同煤集团总医院志

(1949—2012)

《同煤集团总医院志》编纂委员会 编

煤炭工业出版社

·北 京·

图书在版编目（CIP）数据

同煤集团总医院志：1949—2012／《同煤集团总医院志》编纂委员会编. －－北京：煤炭工业出版社，2017

ISBN 978－7－5020－5907－1

Ⅰ. ①同… Ⅱ. ①同… Ⅲ. ①医院—概况—大同—1949—2012 Ⅳ. ①R199.2

中国版本图书馆 CIP 数据核字（2017）第 114192 号

同煤集团总医院志（1949—2012）

编　　　者　《同煤集团总医院志》编纂委员会
责任编辑　罗秀全　郭玉娟
责任校对　姜惠萍
封面设计　于春颖

出版发行　煤炭工业出版社（北京市朝阳区芍药居 35 号　100029）
电　　话　010－84657898（总编室）
　　　　　010－64018321（发行部）　010－84657880（读者服务部）
电子信箱　cciph612@126.com
网　　址　www.cciph.com.cn
印　　刷　中国电影出版社印刷厂
经　　销　全国新华书店

开　　本　787mm×1092mm$^1/_{16}$　印张　33　插页　22　字数　790 千字
版　　次　2017 年 9 月第 1 版　2017 年 9 月第 1 次印刷
社内编号　8787　　　　　　　定价　300.00 元

版权所有　违者必究

本书如有缺页、倒页、脱页等质量问题，本社负责调换，电话：010－84657880

《同煤集团总医院志》
编纂委员会

主任委员　　王隆雁　　黄建军

委　　员　　王　盛　　陈向东　　孙玉红　　丁龙镇　　孙宏志

　　　　　　雷成宝　　赵爱英　　刘伟隆　　李凤平

主　　编　　王　盛

编纂人员　　赵怀德　　赵志华　　弓晓玲　　徐海坤　　李　星

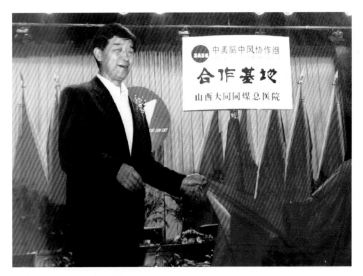

2009 年 11 月 8 日，全国人大常委、中华预防医学会会长、中美脑中风防治协作组中方主席王陇德到医院为中美脑中风协作组合作基地揭牌

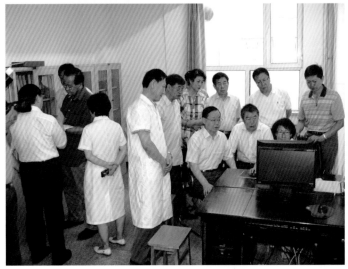

2011 年 8 月 5 日，全国政协常委、副秘书长、中国社区卫生协会会长蒋作君（右六），山西省社区卫生协会会长韩敬（右四）在社区卫生服务中心视察工作

2008 年 6 月 12 日，国家安全生产监督管理总局副局长王德学（左）慰问医院在四川绵竹抗震救灾的医疗队员

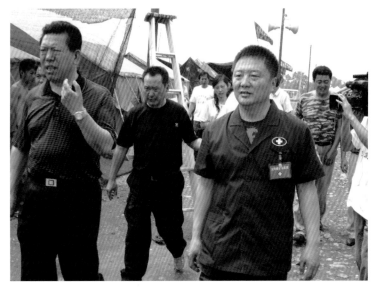

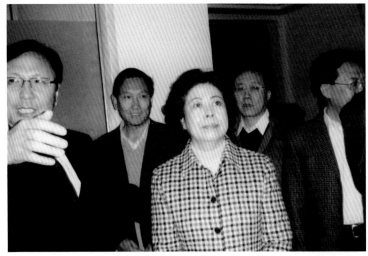

2007 年 10 月 15 日，山西省副省长胡苏平（中）在煤峪口社区卫生服务中心视察

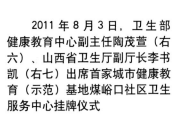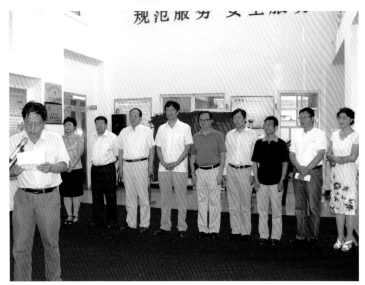

2011 年 8 月 3 日，卫生部健康教育中心副主任陶茂萱（右六）、山西省卫生厅副厅长李书凯（右七）出席首家城市健康教育（示范）基地煤峪口社区卫生服务中心挂牌仪式

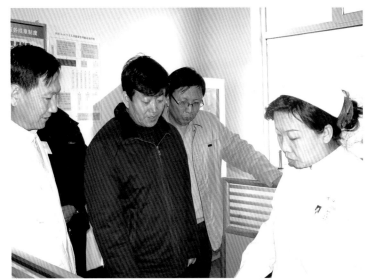

2008 年 12 月 9 日，山西省卫生厅厅长高国顺（中）在煤峪口社区卫生服务中心视察

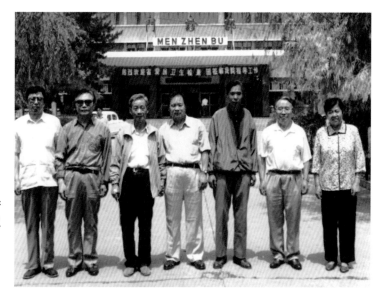

1995 年山西省卫生厅副厅长朱耀文（中）在医院检查工作后合影

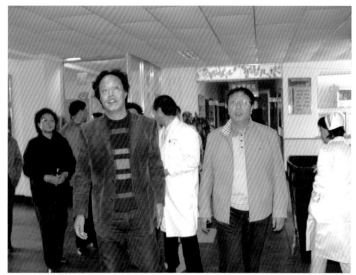

2007 年 8 月 20 日，山西省卫生厅副巡视员徐先定（左）在社区卫生服务中心检查慢病管理工作

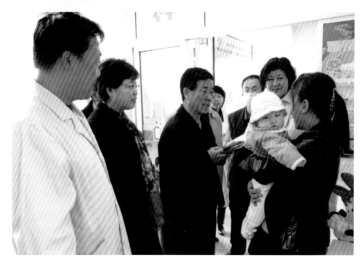

山西省卫生厅副巡视员李贵（中）在社区卫生服务中心视察工作

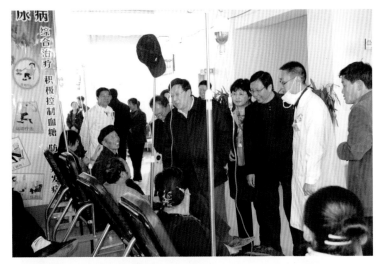

2009 年 11 月 3 日，山西省卫生厅副厅长王俊（右五）在和瑞社区卫生服务中心视察工作

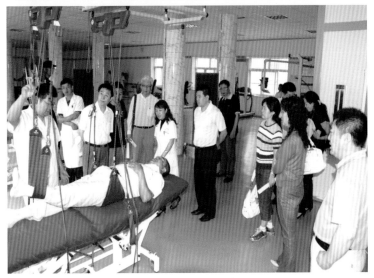

2010 年 8 月 31 日，山西省卫生厅副厅长赵玉军（左三）在医院视察工作

2011 年 4 月 20 日，山西省人力资源和社会保障厅副厅长王俊文（右二）在医院视察工作

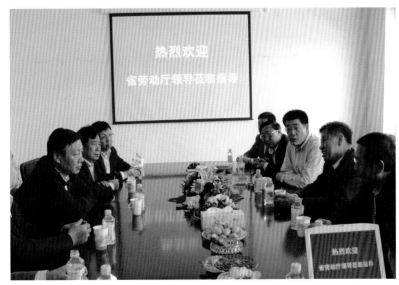

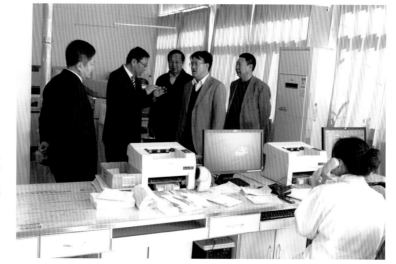

2011年11月，山西医科大学校长段志光（右二）在医院检查山西医科大学附属医院筹建工作情况

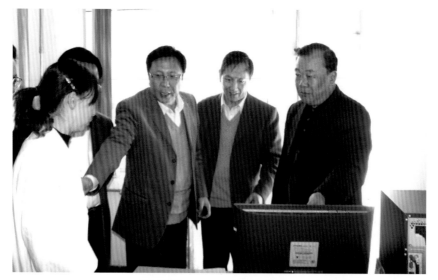

2007年10月29日，大同市委书记郭良孝（右）在社区卫生服务中心视察工作

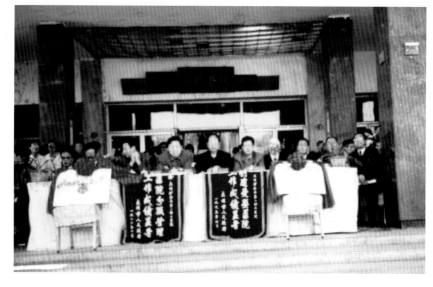

1995年4月11日，大同市副市长付杰让（右四），大同矿务局党委书记高汝懋（右三）、局长王君（右五）出席"三级乙等医院""爱婴医院"挂牌仪式

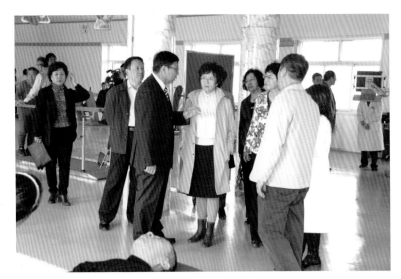

2011 年 4 月 21 日，大同市委常委、常务副市长李世杰（中）在医院康复科视察工作

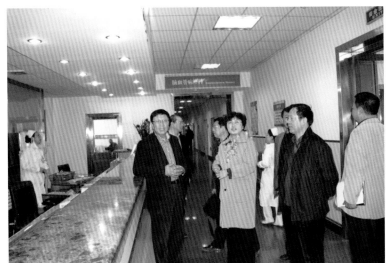

2012 年 6 月，大同市人大常委会副主任张翠萍（中）在医院视察工作

1986 年 10 月，大同矿务局党委书记刘守仁（右四）等矿务局领导到医院视察时在新建门诊大楼前合影

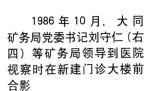
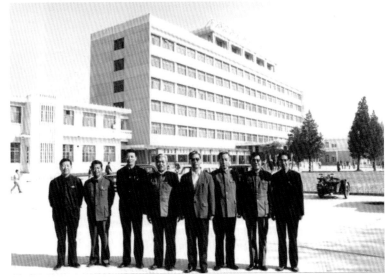

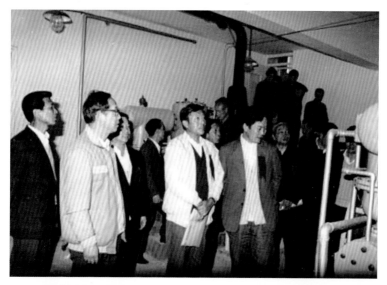

1989 年 11 月，大同矿务局局长马杰（中）等矿务局领导在医院视察工作

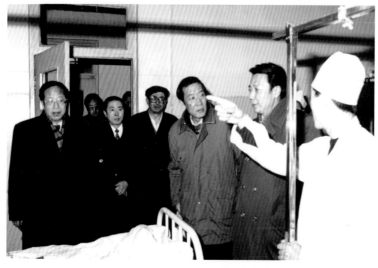

1996 年 1 月，大同矿务局党委书记高汝懋（左一）、局长王君（右二）在医院看望住院患者

2001 年 5 月，同煤集团董事长、党委书记朱晓喜（右一）、总经理彭建勋（中）视察医院义诊现场

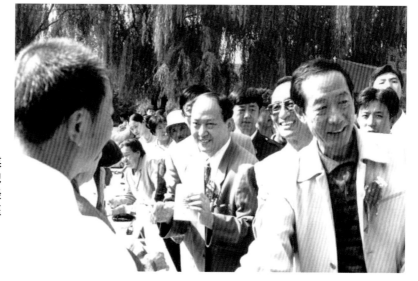

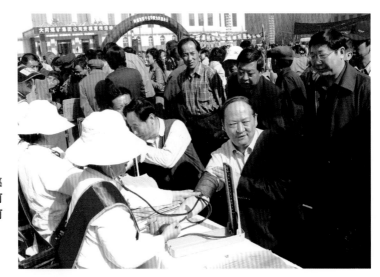

2005 年 5 月 2 日，同煤集团董事长、党委书记彭建勋（前右一），工会主席晋珊元（前右二）视察医院义诊现场

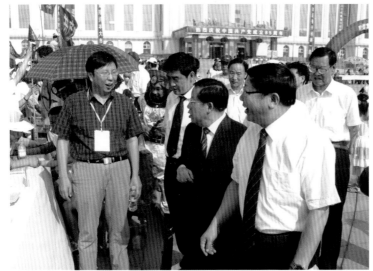

2007 年 7 月 1 日，同煤集团董事长、党委书记刘随生（前右二）视察党员义诊现场

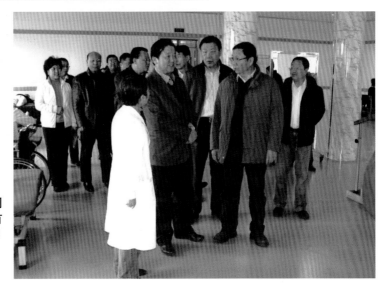

2010 年 12 月 22 日，同煤集团董事长、党委书记张有喜（前左二）在医院视察工作

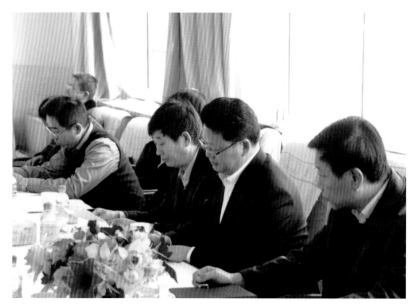

2011年12月12日，同煤集团副董事长、总经理郭金刚（右二），副总经理卢国梁（右一）到医院视察工作

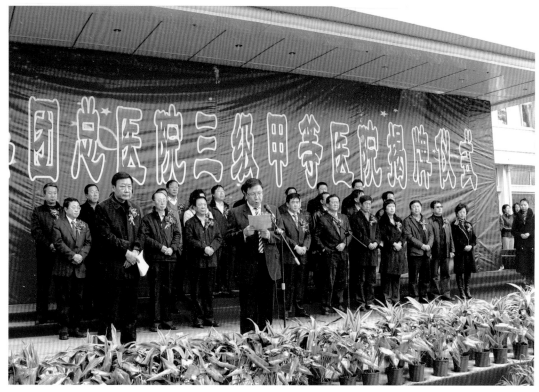

2011年2月27日，山西省卫生厅、大同市卫生局、同煤集团领导出席医院"三级甲等医院"揭牌仪式

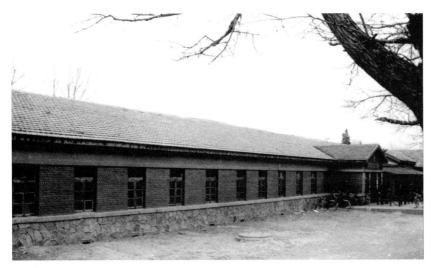

1950 年大同矿务局附属医院住院部和门诊部

1956 年建成投入使用的门诊部

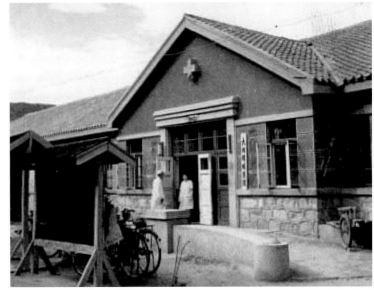

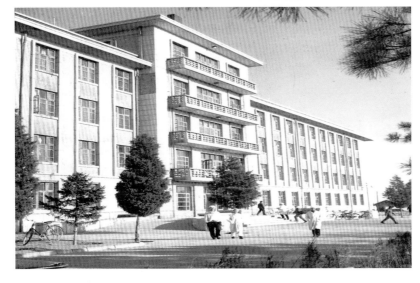

1965 年建成投入使用的住院楼

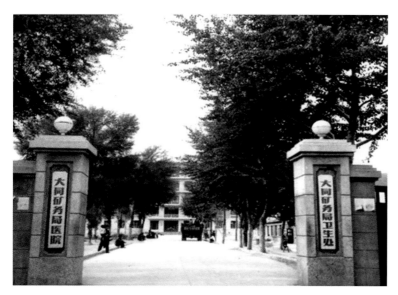

1966 年时的医院大门

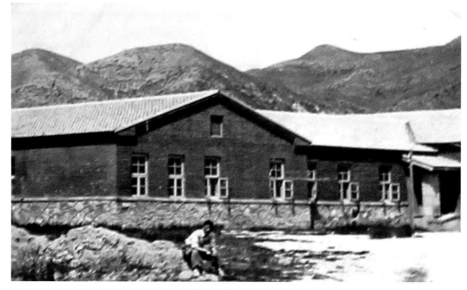

建院初期隔离病区

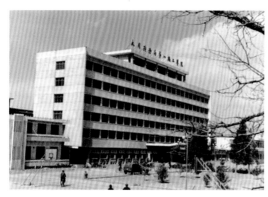

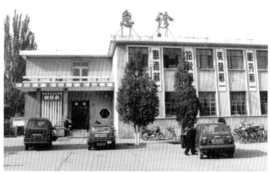

1986 年建成投入使用的门诊部和急诊科

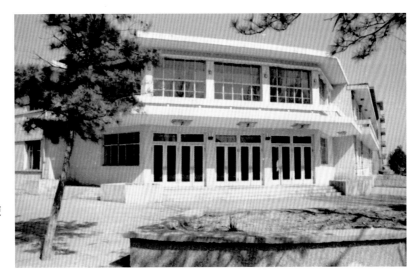

1988 年建成投入使
用的儿科病区

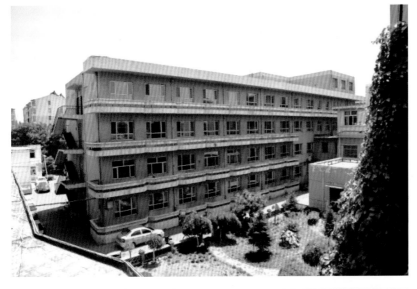

1995 年 1 月投入
使用的老干病区

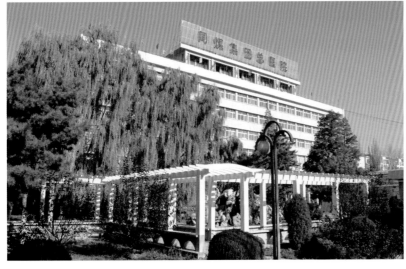

2002 年建成的医
院门诊部前广场

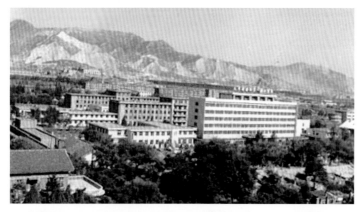

2005 年以前医院俯瞰图

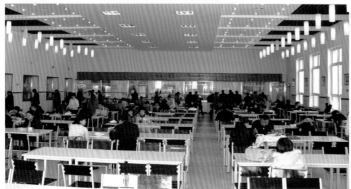

2006 年建成投入使用的职工食堂

2008 年建成的休闲花园

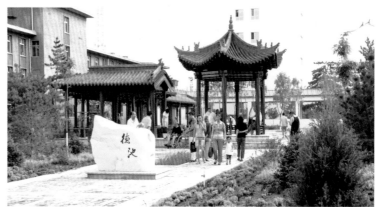

2008 年改造后投入使用
的体检中心

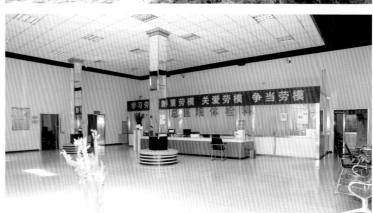

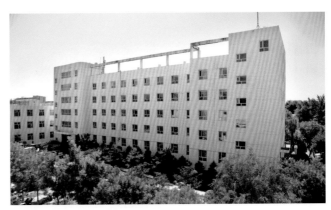

2009 年 9 月建成投入使用的老年病区住院部及消毒供应中心（一楼）

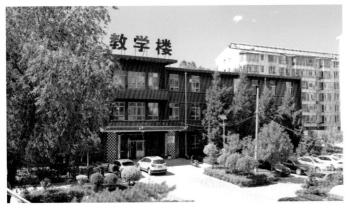

2010 年改造后的教学楼和实习生公寓

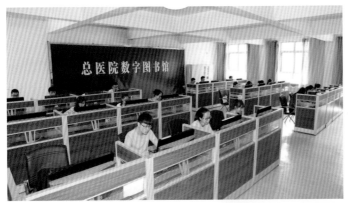

2010 年建成投入使用的数字图书馆

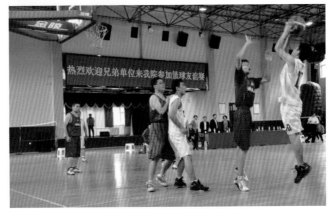

2012 年建成投入使用的职工体育馆

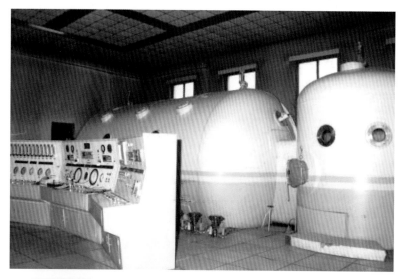

1988 年引进的山西省第一台大型高压氧舱

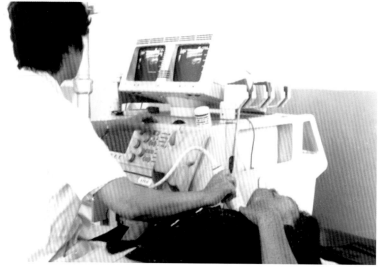

1996 年引进的美国 ATL 公司生产的 9-HDI 彩色多普勒超声诊断仪

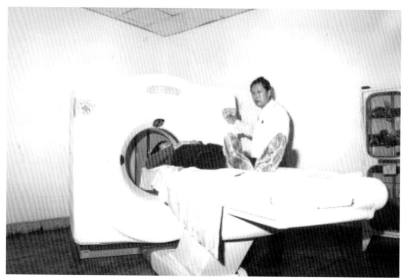

2001 年引进的美国 GE 公司生产的单排螺旋 CT 机

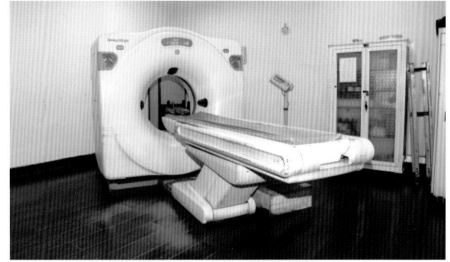

2003 年引进的德国西门子公司生产的 1.5T 核磁共振成像系统

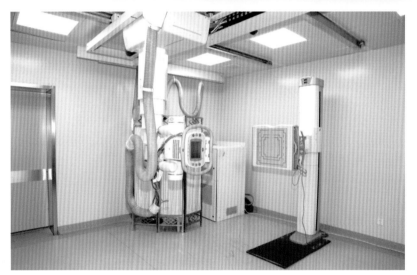

2005 年 12 月引进的美国飞天 6000 数字 X 线摄影系统

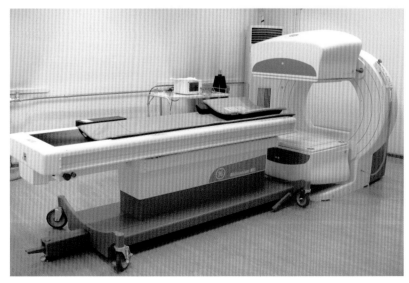

2006 年医院引进的 Millennium MG 全数字 ECT 扫描仪

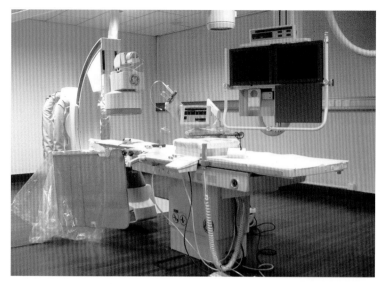

2006 年引进的 LCE+ 血管造影机

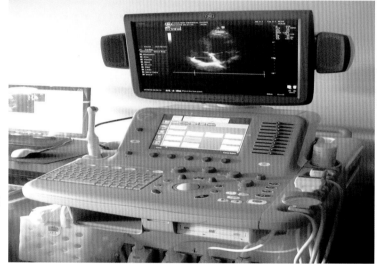

2006 年引进的 TECHNOSMPX 彩色多普勒超声诊断仪

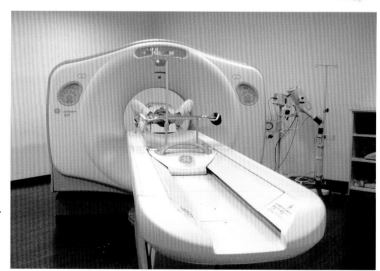

2007 年引进的 LightSpeed64 排螺旋 CT 机

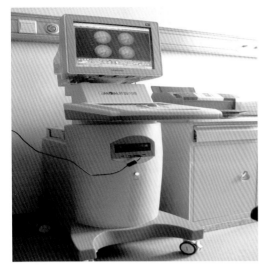

2007 年引进的 OMOM 智能胶囊内窥镜

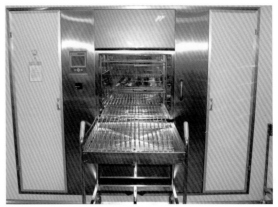

2009 年引进的 XG1—HWB—IB 平移门
脉动真空灭菌器

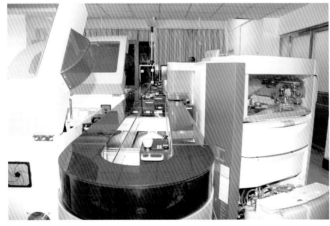

2010 年 引 进 的 ADVIAR 1800
2400 成套检验流水线系统

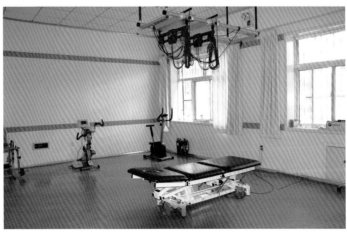

2010 年引进的 S—E—T 泰玛特
悬吊系统

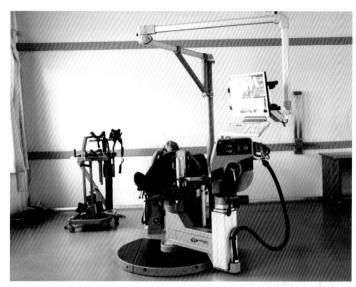

2010 年引进的德国 ISOMED2000
等速肌力评估训练系统

2009 年病区药房
引进的 XANA4001 全
自动单剂量（药品）
分包机

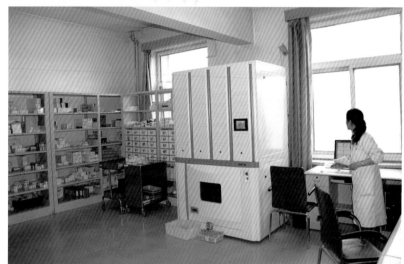

2010 年引进的 ATOLLO—
840 三维门诊自动投药机

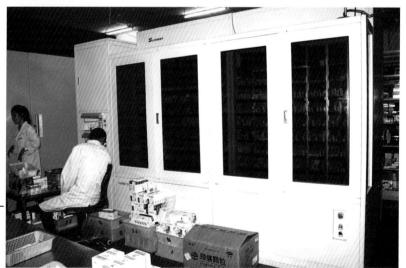

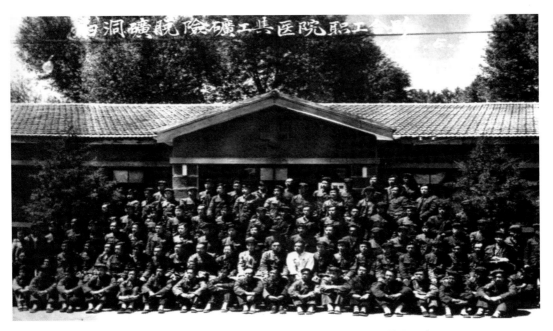

1960年大同煤矿白洞矿"5·9"事故脱险矿工与医院医护人员合影

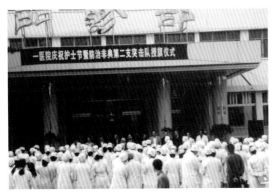
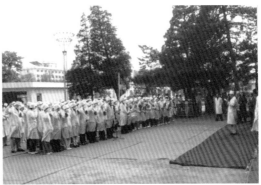

2003年5月12日，医院举行抗击"非典"第二支突击队授旗仪式和宣誓仪式

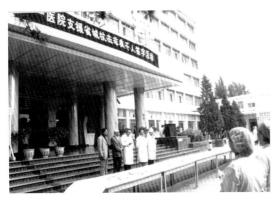
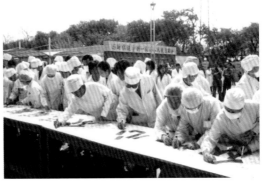

2003年5月21日，医院举办支援省城抗击"非典"千人签字仪式

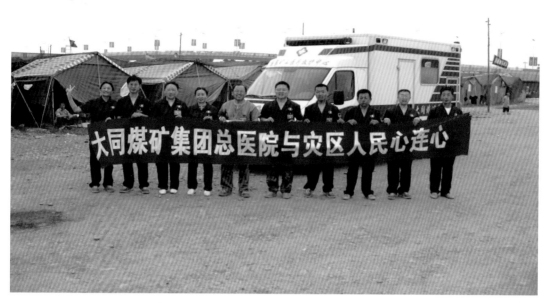

2008 年 5 月参加四川汶川地震抗震救灾的全体医护人员

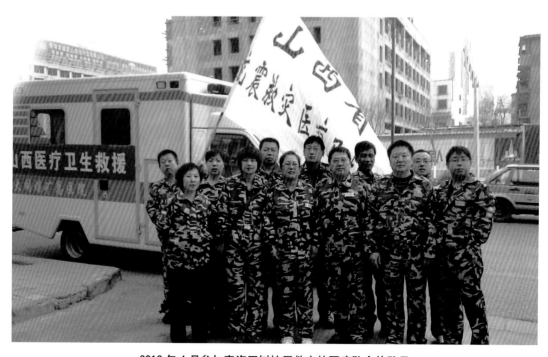

2012 年 4 月参加青海玉树抗震救灾的医疗队全体队员

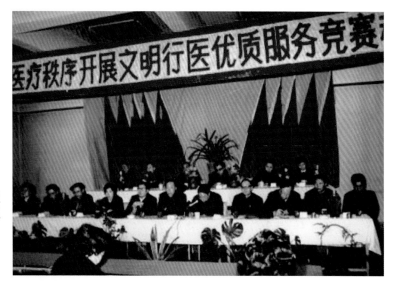

1986 年医院召开整顿医疗秩序开展文明行医优质服务竞赛动员大会

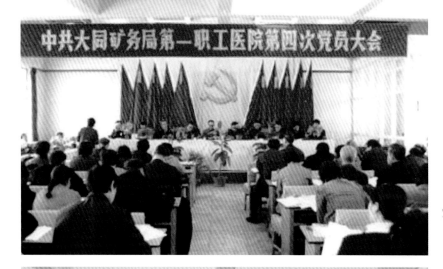

1986 年 12 月 6 日，医院召开第四次党员大会

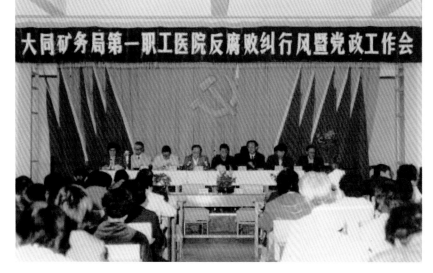

1993 年 10 月医院召开反腐败纠行风暨党政工作会

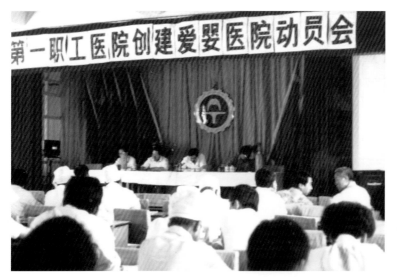

1994 年 7 月 2 日，医院召开创建爱婴医院动员会

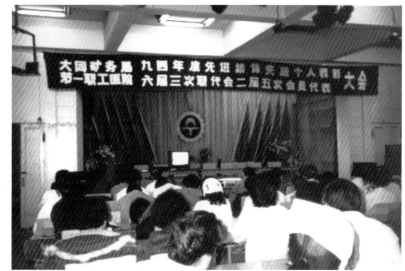

1994 年医院召开六届三次职代会和二届五次会员代表大会

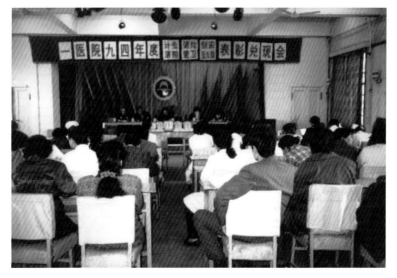

1994 年医院召开计划生育表彰兑现会

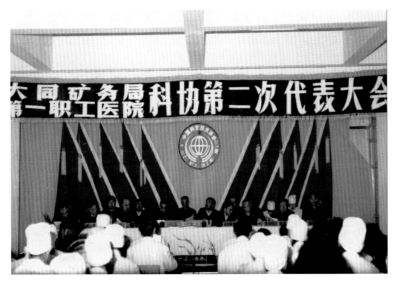

1995 年医院召开科协
第二次代表大会

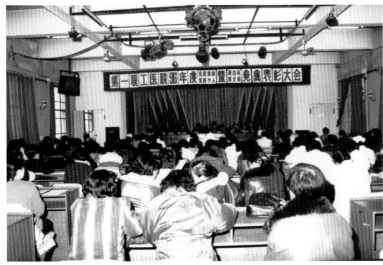

1996 年医院召开先进
集体、先进个人表彰大会

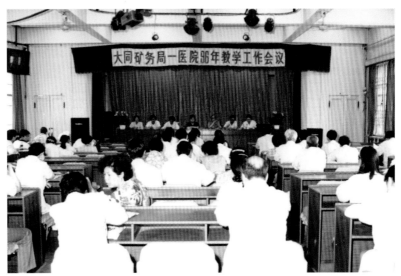

1996 年医院召开教
学工作会议

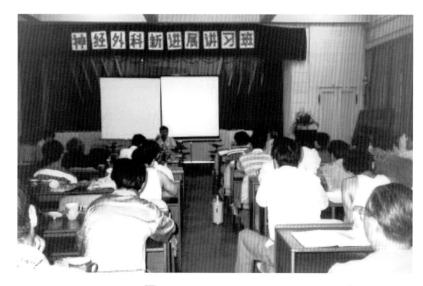

1997 年 6 月 28 日，
医院举办神经外科新进
展讲习班

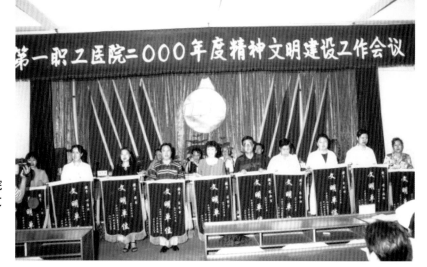

2001 年 7 月医院
召开 2000 年度精神文
明建设工作会议

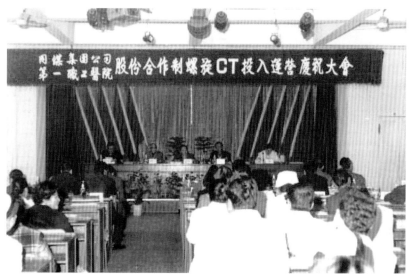

2001 年医院举行
股份合作制螺旋 CT 投
入运营庆祝大会

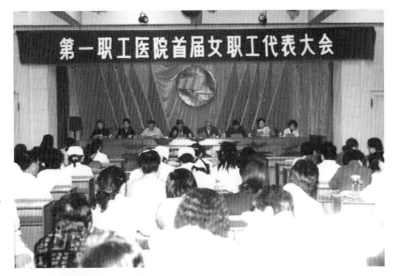

2005 年 5 月医院召开首届女职工代表大会

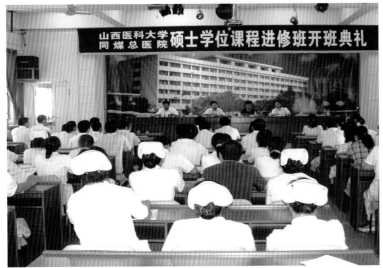

2006 年 9 月 8 日，山西医科大学同煤总医院硕士学位课程进修班开班典礼在医院举行

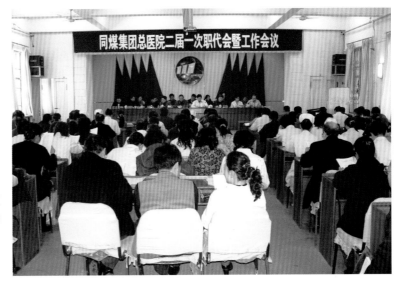

2007 年 2 月 9 日，医院召开二届一次职工代表大会

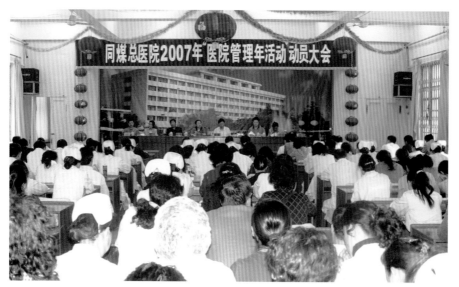

2007 年医院召开"医院管理年活动"动员大会

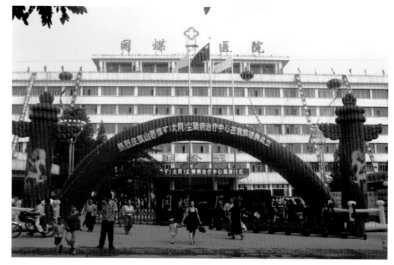

2007 年 8 月 18 日，山西煤矿尘肺防治中心在医院挂牌成立

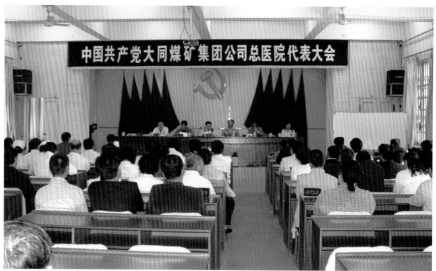

2008 年 5 月 13 日，医院召开党代会

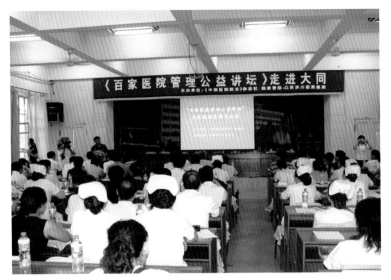

2008 年 7 月 31 日，医院举办"百家医院管理公益讲坛"走进大同活动

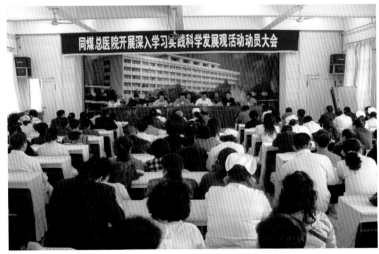

2009 年医院召开开展深入学习实践科学发展观活动动员大会

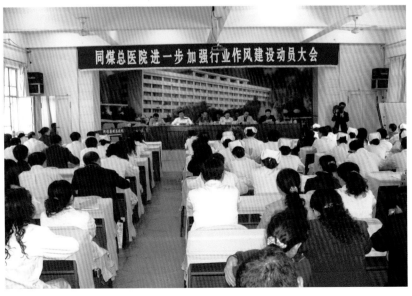

2009 年 4 月 16 日，医院召开进一步加强行业作风建设动员大会

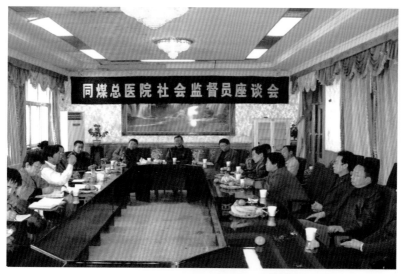

2010 年医院召开社会监督员座谈会

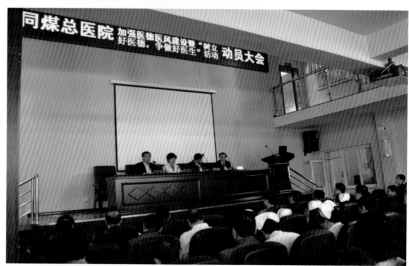

2010 年医院召开加强医德医风建设"树立好医德,争做好医生"活动动员大会

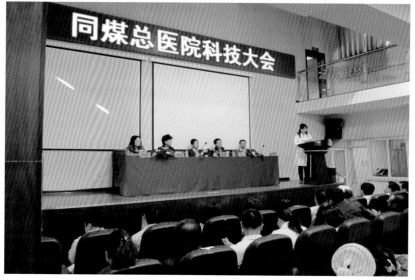

2012 年 4 月 8 日,医院召开首届科技大会

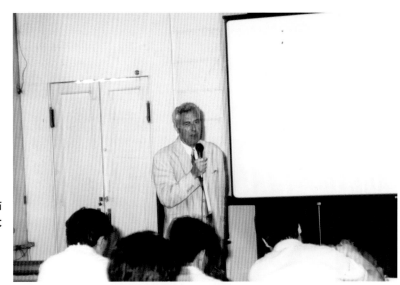

1996 年 6 月法国医师马内尔夫在医院进行学术讲座

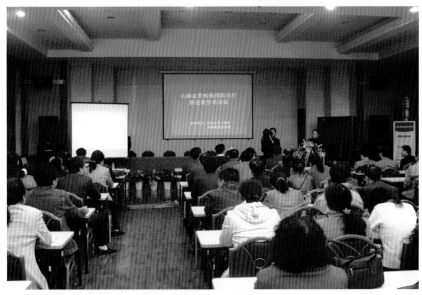

2006 年与北京大学第一医院联合举办心脑血管疾病新进展学术会议

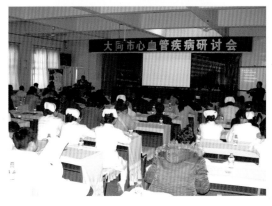

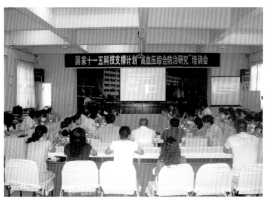

2008 年 1 月医院举办大同市心脑血管疾病研讨会

2008 年 8 月医院举办国家"十一五"科技支撑计划"高血压综合防治研究"培训会

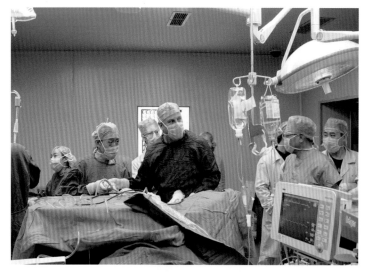

2008 年医院专家与美国专家合作进行骨科手术

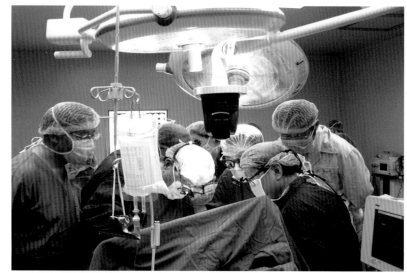

2008 年医院专家与美国专家合作进行脑科手术

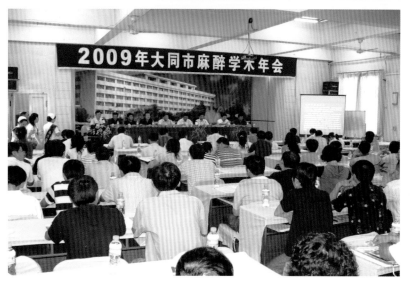

2009 年医院举办大同市麻醉学术年会

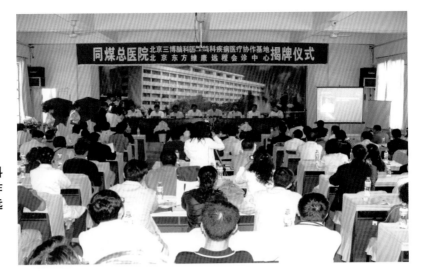

2009 年 5 月 30 日，医院举行北京三博脑科医院脑科疾病医疗协作基地、北京东方维康远程会诊中心揭牌仪式

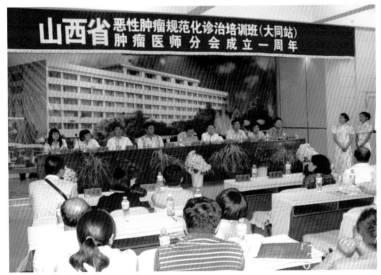

2009 年 6 月 13 日，山西省恶性肿瘤规范化诊治培训班（大同站）在医院开班

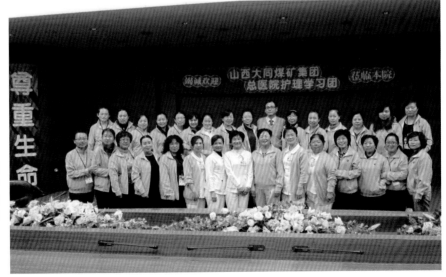

2011 年 医院首次派出优秀护士到台湾有关医院进行学术访问

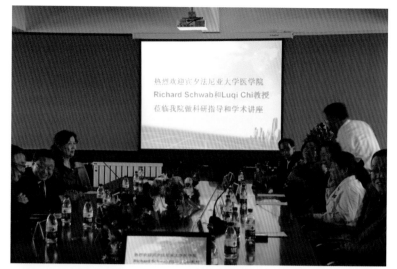

2012 年 3 月 27 日，美国宾夕法尼亚大学医学院教授理查德·施瓦博在医院讲学

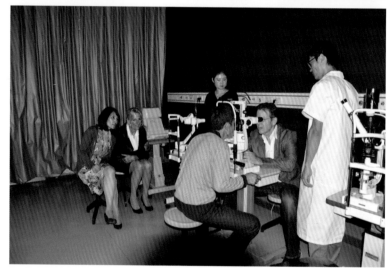

2012 年 9 月 12 日，加拿大眼科教授司兆敏·约翰·布来洛克、卢卡斯·朱莉女士在医院进行学术交流

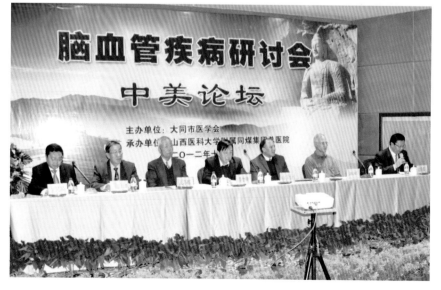

2012 年同煤集团总医院承办的中美论坛脑血管疾病研讨会

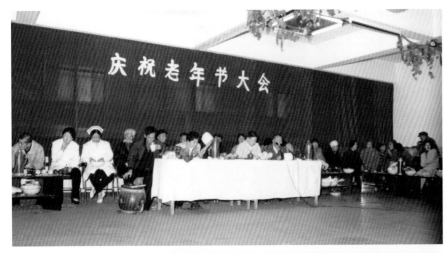

1998 年重阳节医院举办庆祝老年节大会

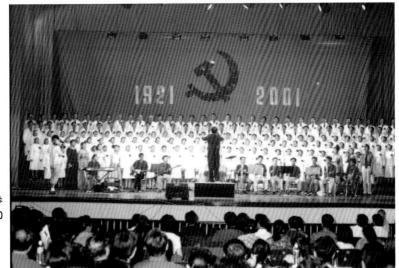

2001 年医院合唱团参加大同矿务局纪念建党 80 周年歌咏大赛

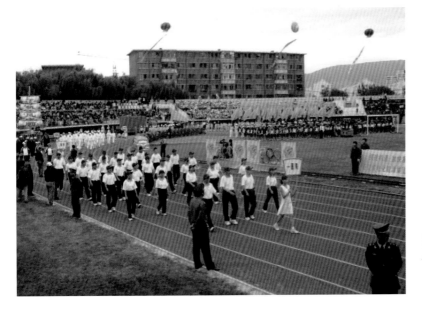

2005 年参加同煤集团运动会的医院代表队入场

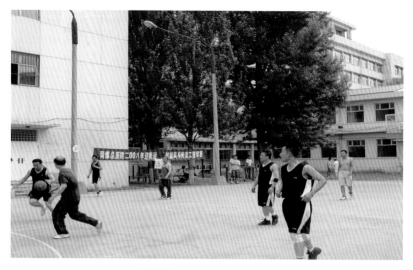

2008年医院举办职工篮球赛

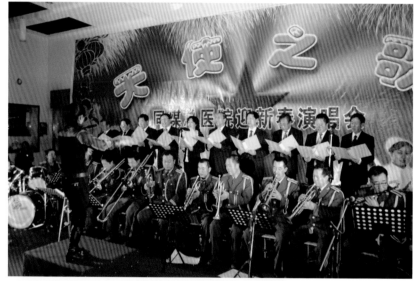

2009年医院举办迎新春演唱会——院领导献歌

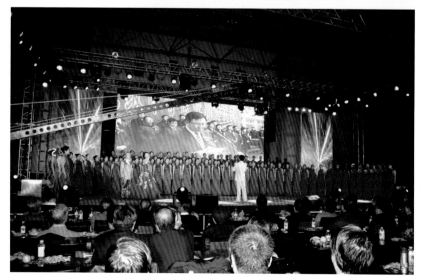

2011年医院举办员工文艺汇演——社区卫生服务中心合唱队献歌

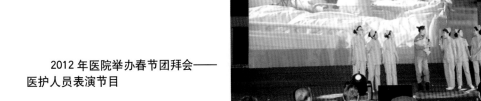

2012 年医院举办春节团拜会——
医护人员表演节目

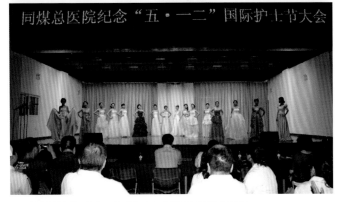

2012 年 5 月 12 日，医院举办纪
念"五·一二"国际护士节大会——
护士进行模特表演

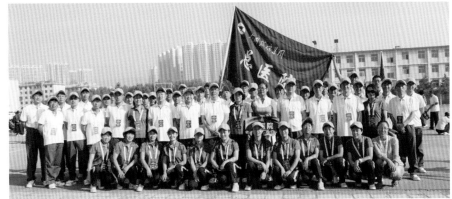

2012 年 8
月参加同煤集
团第二届职工
运动会的医院
党政领导与运
动员合影

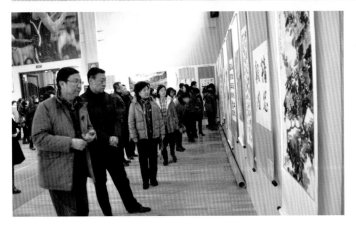

2012 年医院举办职工书画展

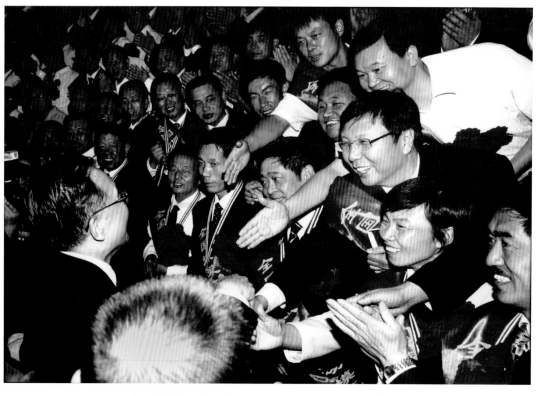

2007 年医院院长王隆雁参加全国煤炭工业系统"劳动模范"大会

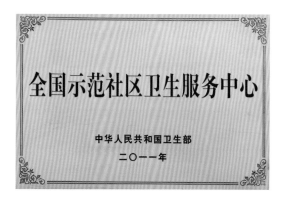

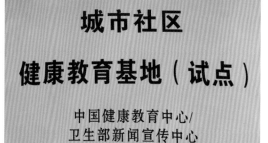

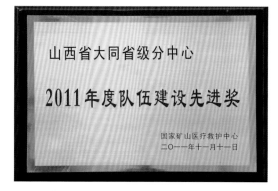

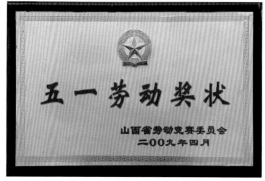

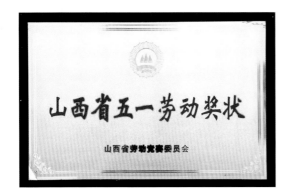

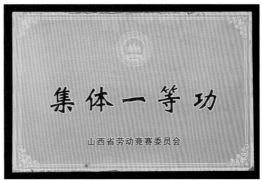

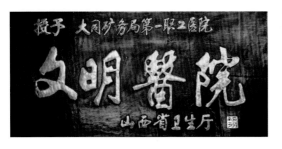

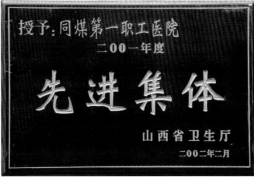

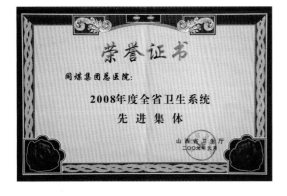

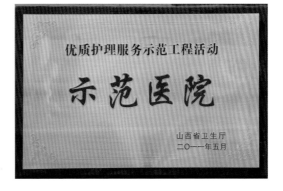

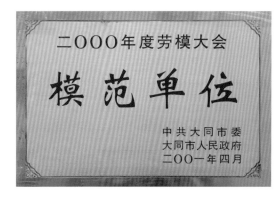

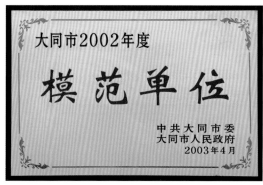

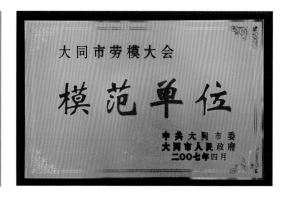

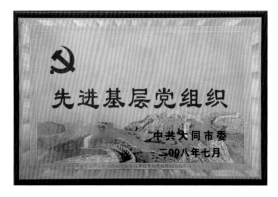

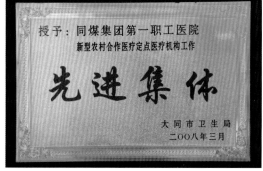

奖　给 第一职工医院

一九九二年度

先进单位

中共大同矿务局委员会

大同矿务局

精神文明建设达标单位

中共大同煤矿集团有限责任公司委员会

大同煤矿集团有限责任公司

二〇〇二年五月

二〇〇四年度

文明单位标兵

中共大同煤矿集团有限责任公司委员会

大同煤矿集团有限责任公司

二〇〇五年五月

二〇〇五年度

文明单位标兵

中共大同煤矿集团有限责任公司委员会

大同煤矿集团有限责任公司

二〇〇六年五月

奖给:总医院

2007年度劳模大会

标兵单位

中共大同煤矿集团有限责任公司委员会

大同煤矿集团有限责任公司

２００８年２月

二〇〇八年度

文明和谐单位

中共大同煤矿集团有限责任公司委员会

大同煤矿集团有限责任公司

二〇〇九年四月

奖给:

2011年度劳模大会

标兵单位

中共大同煤矿集团有限责任公司委员会

大同煤矿集团有限责任公司

二〇一二年一月

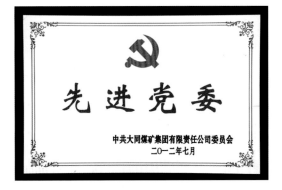

先进党委

中共大同煤矿集团有限责任公司委员会

二〇一二年七月

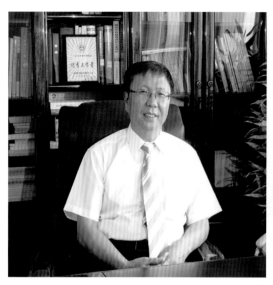

院长　王隆雁

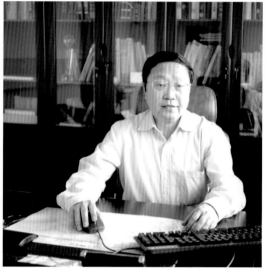

党委书记　黄建军

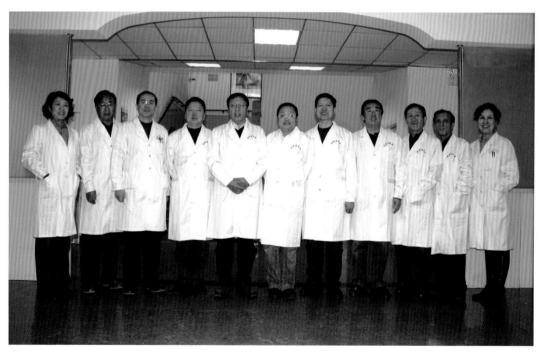

2012 年同煤集团总医院领导班子全体成员

序　　一

　　岁月跌宕，风雨兼程，同煤集团总医院已经走过了六十多个春秋的光辉历程。遥想当年，新中国初建，百废待兴。大同煤矿以其无与伦比的姿态，挺起了共和国煤炭长子的脊梁，为国家建设采掘煤炭、输送能源，而粗放型的井下作业，更需要一支为其救死扶伤的医疗队伍，同煤集团总医院的前身也就由此诞生了。

　　医院初建，人员十余，平房五间，堪为小型医疗保健机构，时值1949年10月。时间荏苒，岁月匆匆，60多年过去，再回首，当年那个小小的医疗机构，已经发展壮大成为一个年门诊量60余万人次、能够服务本地区100多万人口的大型综合性三级甲等医院。

　　古人云："以史为鉴，可以知兴替。"

　　当你打开《同煤集团总医院志》时，你会从中感受到数十年历史之面貌，领略其几代人奋斗之风采。为了翔实记述医院历史，编纂人员历时5年，奔波于北京、河北、太原等地，走访了100多位曾经在医院工作过的离退休领导和老专家、老同志，查找翻阅了大量档案资料，广征博采，去粗取精，整理出了这部数十万言的图文并茂的医院志，以其承前启后，继往开来。

　　《同煤集团总医院志》全方位展示了医院不同时期改革发展的历史风貌和奋斗史实，讲述了医务人员关爱生命、救死扶伤、为煤矿职工家属热情服务的仁爱精神和奉献精神。在大同煤矿的发展史上，我们可以听到医务人员铿锵有力的声音，可以看到他们顽强拼搏的身影。他们兢兢业业、恪尽职守，为煤矿安全生产保驾护航，在抢险救灾中立下了不可磨灭的历史功绩。世事沧桑，岁月更迭，在改革开放的大潮迅猛冲击医疗界和经历了一次次改革阵痛之后，医院又迎来了一次次辉煌的新生。历史的车轮驶入21世纪，医院也迎来了前所未有的新挑战，是原地踏步等待沉沦，还是凤凰涅槃迎接新生，这是必须要做出的抉择。为此，新一届领导班子团结带领全院医务人员，振奋精神，积极进取，瞄准三级甲等医院这个奋斗目标，吹响了进军的号角。

　　经过长期的励精图治和拼搏努力，同煤集团总医院在医疗、教学和科研管理等方面取得了令人瞩目的成就，打造出了一所"基础设施一流，就医环境一流，医疗服务一流，管理水平一流"的高标准现代化三级甲等医院，书写出了可歌可泣的历史新篇章。

　　忆往昔，不胜感慨，纵有千言万语，难表激荡情怀。我有幸为《同煤集团总医院志》作序。回望历史，欣然命笔，虽借东海之水，但不能书写万一。借此成书之际，我由衷地感谢同煤集团多年来对总医院的热情关怀和大力支持，由衷地感谢历届领导班子和全体医务人员为把医院做大做强所付出的辛勤努力。

　　岁月恒久，事业未尽，我辈志同，仍需努力。衷心祝愿同煤集团总医院在未来的征程中，百尺竿头，更进一步，创造更加绚烂夺目的未来，为实现伟大复兴的中国梦贡献力量。

　　是为序。

同煤集团总医院院长 王隆海

2016 年 12 月 1 日

序 二

　　《同煤集团总医院志》是一面督促我们自省的镜子，也是一部指引医院前进方向的罗盘。63 年的风雨磨砺，几代人的付出与奉献，成就了同煤集团总医院今日的辉煌！《同煤集团总医院志》的编纂，可以让社会各界在了解医院历史的同时，潜移默化地受到医院文化的熏陶。编纂院志不仅是回顾，更是医院理念的提升。

　　本书以同煤集团总医院的 60 多年风雨奋斗历程为脉络，展示了医院几十年来的精神传承和辉煌成就。读后能让人形成一个可以触摸和深切感受的历史空间；能让每一位读者从中亲身体会并感悟医院奋发进取的历程和朝气蓬勃的精神；能让更多隐性的精神文化积淀成为全体员工可触可感的显性文化，激励全体员工奋勇前行、服务社会，实现医务工作者远大而崇高的理想！

　　在编纂过程中，由于资料有限，本志书不能全面展示医院几十年发展历程中的每一处细节，因此只能删繁就简、取其精华，以简洁的语言和准确的史料来展示医院昨日的历史和今日的辉煌。

　　作为同煤集团总医院现任党委书记，能够在本届班子任期内完成一部院志的编纂并受邀撰写序言，我感到十分荣幸，同时深感责任重大。在志书初稿审阅过程中，我重新熟悉了医院的过去和现在，为历届班子和几代医院员工的辛勤付出和默默奉献感动着，为同煤集团总医院人在矿山建设中所做出的贡献而自豪和骄傲！我们要以此为动力，永不停息，更加勤奋工作。祝愿医院的明天更加美好！

同煤集团总医院党委书记

2016 年 12 月 1 日

凡　　例

一、指导思想。以马列主义、毛泽东思想、邓小平理论、"三个代表"重要思想、科学发展观和十八大精神为指导，记述同煤集团总医院建立、发展、壮大的历史过程及现状。

二、断限。上限为1949年，部分内容追溯至事物的发端，下限为2012年12月31日。

三、体例。按横排竖写设章、节，述、志、记、传、录、图、表并用，以志为主，近详远略。

四、称谓。均用第三人称，人物直书其名。历史上的典章制度、地名、机构、职业名称等，以所记事物当时的名称为准。名称第一次出现时，一律用全称。

五、纪年。采用公元纪年。

六、数字。以《出版物上数字用法的规定》（GB/T 15835—2011）为准，凡可用阿拉伯数字的均使用阿拉伯数字。

七、计量单位。以1984年2月国务院发布的《中华人民共和国法定计量单位》为准，行文中一般用汉字表示，复合单位一般用符号表示，表中一般用单位符号。

八、人物。医院领导指历任党政正副职领导；人物指具有副高级以上专业技术职称并担任科主任职务或主持工作的人员，以及具有副主任医师或其他副高级以上专业技术职称的人员；劳动模范指荣获同煤集团公司级以上称号的人员。

九、资料。主要来自档案资料、统计资料、各有关部门提供的文字资料、电子文本及各相关人员的口述资料等。历史资料一般不注明出处。

目　　录

概　　述

大同煤矿集团有限责任公司总医院（以下简称同煤集团总医院）坐落在山西省大同市矿区新平旺纬七路一号，地理坐标为东经 113°07′、北纬 40°02′，距大同市区 12.5公里。

同煤集团总医院创建于 1949 年 10 月，时称大同矿务局附属医院。经过六十多年的发展变革，成为一所集医疗、预防、科研、教学、康复、保健于一体的三级甲等医院。

大同煤矿医疗机构的发展可追溯到 1929 年的晋北矿务局医院（大同煤矿有记载的最早医疗机构）。晋北矿务局医院建于 1929 年 5 月，一所为总院，设在永定庄矿厂，是当时大同最早的矿厂医院。医院有房屋 10 余间，设有内科、外科、养病室、挂号室、诊断室、手术室、药房、浴室、储藏室。一所为分院，设于煤峪口矿厂，设备较简单，相当于门诊部。1934 年，总院有主任 1 人、大夫 2 人、医徒 4 人，分院有大夫 1 人、医徒 2 人。医院除进行晋北矿务局职工的医疗、救护外，还对外门诊、培养医徒、开展地方传染病预防等。

1937 年 9 月，日本侵略者占领大同后，1938 年伪南满洲铁道株式会社在大同煤矿的南沟（今煤峪口）、永定庄、树儿洼（今白洞）、四老沟、同家梁、白土窑、忻州窑和胡家湾等 8 个矿先后设立了诊疗所。除白洞矿有医生和看护十余人外，其余诊疗所只有 1～2 名医生。1940 年，日本大同炭矿株式会社在大同矿区新平旺建了医院，称平旺医院。医院建筑面积 3400 多平方米，有门诊部和住院部，设床位 45 张，职工人数 40余人，其中日方人员 30 余人、中方人员不足 10 人，医务人员全部是日本人，服务对象主要是日本在华人员。

1945 年 8 月，日本侵略者投降后，医院由国民党经济部和山西军阀阎锡山共同操纵的"资源委员会山西四矿（晋北、保晋、同宝、宝恒四矿）公司大同煤矿整理筹办委员会"接收，1946 年 6 月改组为大同煤矿医院，只开设门诊，职工不足 20 人，院长是付文符。1948 年 10 月，平旺医院迁入大同城帅府街，靠国际救济公署供给的药品器材进行一般的医疗工作。

1949 年 5 月 1 日，大同和平解放，大同煤矿筹备处成立，同月在永定庄矿二宿舍筹建医院，10 月大同矿务局附属医院正式成立，医院成为山西省第一所煤矿局级医院。医院共有五间平房，职工 11 人，开设内科和外科门诊，医疗设备只有常用的血压计和听诊器，设厂矿诊疗所 3 家、学校诊疗所 1 家。1950 年 9 月，医院随大同矿务局机关搬迁到现址。1950 年年底，开放床位 45 张，医院的主要任务是负责全局职工家属医疗救治和矿山救护工作。医院成立时由局长办公室领导，1955 年 7 月由大同矿务局领导。

大同矿务局附属医院成立后先后进行过 8 次更名：1958 年 6 月 10 日，更名为"大同煤矿医院"；1965 年 5 月 22 日，更名为"大同矿务局医院"；1967 年 3 月 27 日，更名为"大同煤矿医院"，由大同煤矿革命委员会后勤部领导；1970 年 1 月，更名为"大同矿务局第一医院革命委员会"，由大同矿务局革命委员会领导；1973 年 4 月，更名为"大同矿务局平旺医院"；1984 年 1 月 21 日，更名为"大同矿务局第一职工医院"；2002 年 12 月 16 日，更名为"大同煤矿集团有限责任公司一医院"；2005 年 11 月 24 日，更名为"大同煤矿集团有限责任公司总医院"。

同煤集团总医院是大同煤矿最早建立的医疗机构。医院从建院至 20 世纪 60 年代末，主要是承担大同矿务局所属职工和家属的医疗保健任务及矿山救护工作。从 20 世纪 70 年代起，医院的服务范围逐步扩大，除服务大同煤矿职工、家属外，服务半径覆盖大同市矿区、大同市各区县、朔州以北及河北、内蒙古等周边省区。2012 年，医院本部总诊疗 523860 人次，入院患者 27550 人次，手术量 10718 台次。

2012 年底，同煤集团总医院占地面积 102831 平方米，建筑面积 9.92 万平方米，有固定资产 2.74 亿元，万元以上医疗设备 663 台，设备总值 1.94 亿元，其中，100 万元以上设备 25 台，包括 1.5T 核磁共振成像系统、64 排螺旋 CT、各种型号的彩色多普勒超声诊断仪、ECT、DR 机、高压氧舱、大型全自动生化仪、血管造影机、数字胃肠机、乳腺钼靶照相机、视频长程监护脑电图仪、德国 ISOMED2000 等速肌力训练系统、药品自动分装机、西门子检验流水线等。

截至 2012 年底，同煤集团总医院开放床位 1000 张，有临床科室 35 个，医技科室 13 个，省级共建重点学科 1 个，市级重点学科 7 个，矿厂医院 4 所，社区卫生服务中心 7 个，社区卫生服务站（所）13 个。本部在册职工 1510 人，其中卫生技术人员 1146 人，卫生技术人员中正高级职务 67 人、副高级职务 191 人、中级职务 347 人，有医学博士、硕士学历 104 人。社区卫生服务中心、卫生服务站（所）在册在岗职工 575 人。

同煤集团总医院为山西医科大学的附属医院，是山西职工医学院、大同大学医学院、长治医学院、河北联合大学医学院、河北北方医学院、大同卫校等多所医学院校的教学医院，同时也是国家矿山医疗救护中心大同分中心、中国煤矿尘肺病治疗基金会定点医院、中美脑中风协作组合作基地、中国脑中风筛查与防治基地医院、中国医师协会中国急性心肌梗死规范化救治项目合作研究单位、山西省消毒供应中心培训基地、大同市脑肿瘤研究所、大同市高血压脑血管病研究所、国家"十一五"科技项目计划"冠心病早期诊断和综合治疗技术研究"课题合作单位。2010 年 8 月 1 日，康复医学科被人力资源和社会保障部确定为国家工伤康复定点机构。

2005 年 9 月，同煤集团总医院新的党政班子组建以后，提出了"创名院、建名科、出名医，创建高质量的三级甲等医院"的奋斗目标，每年投入数千万元，用于人才培养和引入先进的医疗设备。2006 年以来，共派出 190 多人到北京、上海等地的医院学习进修，赴欧美研修人员有 15 名，赴台湾学习的护士有 25 名。2012 年，医院各类医疗设备基本齐全，人才结构趋于合理，老中青三结合的人才梯队基本形成。同时形成了骨科、神经外科、心血管内科、消化内科、心胸外科、康复医学科、超声医学科等技术水平、服务质量、知名度较高的重点学科团队。2006 年以来，医院本部共有 278 项新技术落户，31 项科技成果获奖，475 篇论文在省级以上医学刊物上发表。

2006 年以来，同煤集团总医院投入资金对门诊大楼、住院部、教学楼、学生实习公寓、学术报告厅、食堂、浴室等进行了大规模改造和装修，面积达 18218 平方米；新建了老年病住院楼、心血管内科病房、重症医学科病房、检验科、配液中心、门诊西药房、专家门诊部、门诊候诊厅、家属楼、体育馆等，面积达 36560 平方米，并在门诊楼安装扶梯 8 部。同时，加强了对院容院貌、环境绿化工程建设，院内的绿化面积达 3 万多平方米。

2006 年以来，同煤集团总医院加强了信息化、现代化建设，投资 1500 万元建成了医院信息化管理系统和互联网系统，包括全自动包药系统、全自动发药系统、自动取单系统、自动挂号和预约挂号系统等，并投资引进了消毒供应系统和追溯系统、现代化气动物流系统、纯净水饮水系统、酸性氧化电位水系统、污物转运系统。另外，还新建了集中配液中心、数字图书馆。这大大改善了患者的就医环境和职工的工作、学习、生活条件。

同煤集团总医院 2010 年率先在山西省开展了"优质护理服务示范工程活动"，取得了可喜的成绩，先后接待了省内外 100 多家医院的领导和医护人员的参观访问。2011年 5 月 12 日，医院被山西省卫生厅授予"优质护理示范医院"，神经外科被卫生部授予全国第一批优质护理服务示范病房、山西省优质护理示范病房，心胸外科被山西省劳动竞赛委员会授予优秀病区。2012 年 11—12 月，卫生部在全国 112 家开展优质护理活动的医院中，进行患者对优质护理服务总体满意度的第三方调查，医院总体满意度为95.44%，名列全国第 27 位，其中有 3 项指标在全国排名第一。另外，2007—2012 年医院所辖各社区卫生服务中心的工作也取得了很好的成绩，新平旺、煤峪口社区卫生服务中心被卫生部命名为全国示范社区卫生服务中心，煤峪口、平泉、新泉街、新平旺社区服务中心被山西省卫生厅评为省级示范中心。

60 多年来医院坚持"以人为本、科技兴院、人才强院"的发展战略，重视人才的培养和教育，在不同时期都涌现出一批领军人物和优秀人才。20 世纪 50—60 年代培养了韩济仁、邸福海、史相荣等老专家，80—90 年代初孙锡孚、郭多文、冯继伟、刘亚俐、孟维新被国务院表彰为"为发展我国医疗卫生事业做出突出贡献人才"，享受国务院特殊津贴。据不完全统计，60 年来医院先后有 300 多人被评为大同矿务局（同煤集团）、大同市劳动模范和先进个人，20 多人荣获省部级"劳动模范""先进个人"和其他荣誉称号。2003 年以后，有 20 位医务人员被集团公司评为"优秀人才"，1 人获集团公司"突出贡献优秀人才奖"。

2006 年以来，同煤集团总医院先后荣获山西省卫生系统先进集体、"全省民主评议医院行风"先进集体、全省医院内涵建设工程先进集体、山西省医德医风建设先进单位、山西省"抗震救灾五一劳动奖"，大同市模范单位、大同市卫生系统先进集体、大同市行风建设工作先进集体、大同市文明和谐单位、大同市卫生下乡先进集体、大同市新型农村合作医疗定点医疗机构先进集体、大同市社区卫生服务工作先进集体，同煤集团先进单位、同煤集团标兵单位、同煤集团先进党委、同煤集团党风廉政建设先进集体、同煤集团文明和谐单位、同煤集团红旗党委等荣誉称号。2009 年和 2010 年连续两年荣获山西省五一劳动奖状，并荣立集体一等功一次。2012 年荣获卫生部"全国医院感染横断面调查组织先进单位"称号。

大 事 记

1949 年

10 月 大同矿务局附属医院建立，是山西省煤炭系统第一家局级医院，地点在永定庄矿二宿舍，职工 11 人，代院长邸福海。另设矿厂诊疗所 2 个。

1950 年

1 月 24 日 制定《大同矿务局附属医院暂行简章（草案）》，就门诊、急诊、住院、收费等事项作出了具体规定。

4 月 矿务局党委任命刘玉琴为大同矿务局附属医院副院长。

9 月 医院由永定庄矿迁入大同市矿区新平旺纬七路一号现院址。分门诊、住院两个区域，西区住院部南病区为外科、北病区为内科，床位 45 张；东区为门诊部，职工 49 人。全矿务局共有矿厂诊疗所 9 个，职工 29 人。

12 月 1 日 医院开始收治住院病人。

1951 年

3 月 13 日 副院长刘玉琴调到中央燃料工业部煤矿管理总局，田耕夫任指导员。

6 月 医院设立管理机构，分设医疗室、药局、卫生室。

1952 年

5 月 建立中医部，是大同市公立医院最早开展中医中药治疗的医院。

7 月 李振国从大同市调入，任代院长主持工作。

9 月 全矿务局 11 个矿厂诊疗所改为卫生所。

本年 成立党支部，田耕夫任党支部书记。

本年 增设理疗室、妇产科门诊。

1953 年

1 月 贾济民任党支部书记。

5 月 中医部迁至同家梁矿诊疗所。

11 月 11 日 李振国被正式任命为院长。

本年 在新平旺和平街设立了第一个妇幼站，各矿也相继成立了接生站。

1954 年

10 月 21 日 成立大同矿务局卫生处。

12 月 23 日 任命张韬为卫生处副处长。

本月 李振国因犯错误被停职。

本年 增设妇产科和五官科病房。

1955 年

3 月 1 日 赵子华从大同市卫生局调任医院副院长，6 月 7 日被任命为大同矿务局卫生处第一副处长、医院第一副院长。

7 月 27 日　李振国被撤销院长职务。

10 月　组建了中医科。

11 月 6 日　卫生处和医院合署办公，两个牌子一套班子，设卫生防疫科、总务科、药材科、妇幼保健科等机构。

本年　大同矿区发生流行性感冒。截至 5 月 10 日，大同矿务局共有流行性感冒患者及疑似患者 2599 人，其中职工占 21%，一矿患者最多，占矿务局流感患者的 33.6%，爆发地区患者占居民总人数的 9.24%。流感发生后，在省、市卫生防疫机构的领导下，组织医务人员 119 人、机关工作人员和家属 500 人，进行了调查、治疗、护理、消毒、宣传防病知识等工作，医院和矿卫生所建立了临时隔离室，将确诊患者和疑似患者加以隔离治疗。同时，发动与组织群众开展全面大扫除；对集体宿舍和公共场所进行了药物消毒；流行期间限制集会和集体娱乐。经过防治，5 月中旬停止流行。由于治疗及时、措施有效，流行期间无一例死亡。

本年　肺所和小儿科病房独立，分别设床位 32 张和 6 张。

1956 年

6 月 21 日　根据卫生部颁发的《关于工矿企业卫生组织机构设置办法》及山西省卫生厅、工业厅，大同市卫生局有关文件通知，卫生处下发了《关于贯彻中央工业企业医疗机构设置办法统一名称和调整领导关系的通知》，决定从 1956 年 7 月 1 日起，各矿、厂、处原有或新设的卫生所一律改称保健站，原卫生所长继任站长。

9 月　经大同矿务局党政批准，医院首次任命了内、外科主任和护士长。

本年　新门诊部建成并投入使用，新建了传染病区和儿科病区。

1957 年

7 月　成立血库和病理室。

8 月 29 日　贾济民调走，杨墨林调入任党支部书记。

1958 年

1 月 22 日　根据《全国农业发展纲要（修正草案）》、中共中央三中全会"关于积极开展卫生运动"的指示和上级通知，卫生处通过大同矿务局向全局下发《关于动员全局卫生保健单位和全体医务卫生人员积极参加除四害讲卫生运动的通知》，为在三年内大同市实现"四无城"的目标作出了具体安排。

6 月 10 日　大同矿务局附属医院更名为大同煤矿医院。

7 月　成立大同矿务局卫生学校，招生 190 余人，校址设在大同矿务局技工学校。

11 月　朱昌武（老红军）从大同市三医院调入，任命为大同矿务局卫生处处长、大同煤矿医院院长兼大同矿务局卫生学校校长。

1959 年

本年　大同煤矿医院、大同矿务局卫生处制定并印发了《大同煤矿医院（大同矿务局卫生处）医疗卫生工作规章制度》小册，共三个部分 27 项制度，发至医院各科、各矿厂保健站。

本年　增设了内科三病区，全院床位达到 400 张，职工 300 人。

1960 年

4 月　《矿工保健》创刊，第 1 期刊登了韩济仁、郭多文、田犹龙、乐兰芳等人撰写的论文 39 篇。

本年　增设了职业病区，设床位 32 张，全院床位达到 450 张。

1961 年

8 月 7 日　吴子明从永定庄矿调任大同煤矿医院副院长兼卫生学校副校长。

1962 年

12 月 31 日　医院进行机构调整，管理机构设院长办公室、人事科、总务科、财务科、药材科、医疗预防科。临床、医技科室有：内科（分内一、内二、内三病区）、外科（分外一、外二病区）、五官科、口腔科、妇产科、小儿科、中医科、针灸科、检验室、放射科、手术室、急诊室、供应室、挂号室。

本年　根据中央精简压缩政策和大同矿务局精简压缩精神，医院应精简压缩 63 户 175 人，最后压缩了 38 户 127 人，其中干部 20 户 68 人、工人 18 户 59 人。

1963 年

3 月 25 日　党支部书记杨墨林调走，魏彦义任党支部书记。

1964 年

本年　建筑面积 5596 平方米的住院楼建成，这是大同煤矿医院第一座楼房建筑。

1965 年

2 月 26 日　根据大同矿务局"六权

集中"的原则，制定了《大同矿务局卫生处（院）体制改革后机构设置组织分工草案》，规定医院和各矿、厂、处、学校保健站的人、财、物统一由卫生处（医院）调配和管理。

5 月 10 日　经大同矿务局上报，中共大同市委批准，成立了中共大同矿务局医院委员会，魏彦义任党委代书记。

5 月 22 日　大同煤矿医院更名为大同矿务局医院。

本年　新建的住院楼投入使用。全院床位达到 641 张，职工人数达到 630 人。同时，增设了骨科病区、检验科。

1966 年

5 月　"文化大革命"开始，医院先后成立了工人造反团、红医兵、捍卫毛泽东思想革命军等 11 个群众组织。

6 月 24 日　根据煤炭部的指示，以吴士明为队长兼指导员，孙锡孚、徐珠等 13 人组成支援三线医疗队，奔赴宁夏大武口煤矿医院。

10 月　"四清"运动后期工作队对党委班子进行了调整。调整后的班子由 7 人组成，魏彦义不再主持党委工作，新的党委会由吴子明主持。

1967 年

2 月　军宣队进驻医院。

3 月 27 日　由军代表、领导干部代表、群众组织代表参加的"三结合"的大同煤矿医院革命委员会成立，同时成立了中共大同煤矿医院革命委员会核心小组。吴子明任革命委员会主任，何锡录（军代表）任核心小组组长。

5 月　医院与卫生处分离。

10 月 6 日　成立传染病区，设床位

60 张，同时单独设立传染病门诊，归儿科领导。

11 月 15 日 军代表何锡录调走，吴子明任核心小组组长，王秉政任革命委员会主任。

1968 年

9 月 26 日 进行机构体制改革，机关由原来的 4 个办公室改为"一室一组"，即革命委员会办公室和政工组，基层由原来的 7 个支部改为 4 个队，各队设队长、指导员。

10 月 15 日 工宣队进驻医院。

1969 年

6 月 25 日 革命委员会扩大会议研究决定，将原来的队改为连，原来的科、室改为排、班建制。红一连下设 2 个排 8 个班，红二连下设 3 个排 8 个班，红三连下设 3 个排 10 个班，红四连下设 2 个排 8 个班，机关为直属班。全院共 4 个连 10 个排 35 个班。

8 月 大同矿务局成立大同矿务局卫校，并从 1969 届应届初中毕业生中招生 250 人，开办了护士专业，具体教学和管理工作由医院负责，为连队建制，指导员闫三保、连长杜效忠都由医院任命。

10 月 恢复党支部组织生活，各连和机关分别成立支部委员会。

本年 内科、儿科、中医科门诊合并成立了新医科。

1970 年

1 月 大同煤矿医院更名为大同矿务局第一医院，床位调整为 518 张，职工528 人。

3 月 13 日 大同煤矿革命委员会后勤部领导到医院召开会议宣布冯继伟、孟维新、田乃琛等 69 名人员调往矿务局第二医院。

8 月 张兴国调医院任核心小组副组长。

10 月 21 日 召开全院党员大会，医院核心小组组长吴子明代表医院核心小组对整建党、"一打三反"和核心小组开门整风工作进行了动员安排。

本月 大同矿务局卫校从 1970 届应届初中毕业生中招生 250 人，其中护士200 名、助产士 50 名，领导和教学体制不变。

11 月 大同矿务局卫校 1969 届护士专业学员毕业分配，大同矿务局第一医院分配了 50 人。

1971 年

4 月 30 日 医院将机关科室设置改为"三组一室"，即政工组、医务组、后勤组、革命委员会办公室。

6 月 19—20 日 中共大同矿务局第一医院第三次党员（代表）大会召开，会议选举产生了中共大同矿务局第一医院第三届委员会委员 7 人，张兴国任党委书记，杜如宣（军代表）任党委副书记。

7 月 20—21 日 共青团大同矿务局第一医院第三次代表大会召开，选举产生了新的团委会，革命委员会副主任曹贵武兼任团委书记，赵怀德任团委副书记。

1972 年

1 月 6 日 党委会议研究，成立落实政策领导组和办事机构，对"文化大革命"期间的案件进行复查。

5月25日　基层党支部进行了调整，将原来的5个支部改为6个支部。

6月10日　医院党委召开全院动员大会，开始对"文化大革命"期间的案件进行复查，20日开始组织专人开展工作。

7月28日　医院党委召开全院职工大会，会上院领导传达了矿务局党委关于医院机构体制改革和中层干部任免的决定。即日起撤销班、排、连建制，取消"新医科"，恢复科室建制和科主任、主治医、住院医三级医师负责制。

8月2日　制定并下发了《科主任、主治医、护士长职责试行》。

9月26日　大同矿务局革命委员会下发（72）革政字44号文决定：抽调韩济仁、张俊英、李承文等13人支援大同矿务局第三医院。

12月15日　制定并下发了医疗和行政管理等18项制度。

1973 年

3月4日　医院党委下发关于整顿工会组织的工作安排，决定3月10日至月底为思想发动阶段；4月1—10日建立车间工会委员会；4月17日建立院工会委员会。

4月17—18日　大同矿务局平旺医院工会第一次代表大会召开，会议通过了"关于引深路线教育，增强党的观念，大力开展劳动竞赛"的决议，会议选举产生了大同矿务局平旺医院第一届工会委员会，孙毓文任工会主任。

本月　大同矿务局第一医院更名为大同矿务局平旺医院。

5月5日　医院党委根据大同矿务局党委的决定，撤销机关"三组一室"，改

为"三处"，即政治处、医务处、院务处，同时下发了"三处"职责范围暂行规定。

6月　解放军支左人员撤离医院。

1974 年

2月8日　医院革命委员会下发（74）2号文件，骨科病区从外科分离，成为独立建制。

4月15日　为方便新平旺和平街八至十二路1700多户9000多人就医，和平街九路卫生站开诊。

9月7日　成立医院总值班室，抽调王秉政、李延令、刘俊、孟作才4人为总值班室工作人员，实行三班工作制，医院领导和机关各部门负责人非办公时间轮流担任总值班。

本年　受山西省卫生局委托，全省创伤骨科进修班在医院开班，到1976年连续三年举办了三期创伤骨科进修班，每期半年。学员来自全省各地，共培训学员110多人。

1975 年

6月1—5日　医院党委扩大会议进行党委、革委会领导班子整顿。参加会议的人员有党委委员、革委会委员、机关部门负责人、各党支部书记、群众代表20多人。会议内容主要是帮助党委、革委会领导班子整风。扩大会议召开后，党委根据群众意见，专题研究整改措施，将领导班子整顿的情况和改进工作的措施分别向全院党员和全体职工进行了通报。

8月7日　成立党委、革委会联合办公室，配备主任、秘书、干事、收发、打字各1人，对内两个牌子，对外称党委办公室。

1976 年

4 月 15 日 大同矿务局平旺医院"7·21 医科大学"成立并举行开学典礼，招生 47 人，学制两年半，培训对象为本院和矿务局所属各矿厂保健站的在职医护人员及大同市破鲁公社、西韩岭公社的赤脚医生。

5 月和 11 月 分别派出两支医疗队到大同市破鲁公社、西韩岭公社帮助农村合作医疗和培训"赤脚医生"，并到乡属各村（大队）进行巡回医疗服务，每期半年。

7 月 28 日 唐山大地震发生后，医院派杜连恒等 3 人参加山西省医疗队奔赴丰南抗震救灾；7 月 31 日 医院派出 20 人的医疗队，由革委会主任曹贵武带队，奔赴地震灾区开滦矿务局吕家坨矿参加抗震救灾。

10 月 新的肺病疗养所在校南街建成，肺病疗养所从校北街（现地质处）搬迁到新址（现结核肿瘤专科医院）。

1977 年

3 月 28 日 大同矿务局决定组建矿办医院，医院派出医务人员 53 人，下放床位 70 张，支援煤峪口矿、同家梁矿、忻州窑矿 3 所矿办医院。卢春祥、赵九芬、吕克争等 19 人支援煤峪口矿医院，孙玉亭、杨志礼、孟淑珍等 19 人支援同家梁矿医院，段国珍、刘汉民、董瑞珍等 15 人支援忻州窑矿医院。支援矿办医院后，医院床位调整为 454 张，职工人数为 566 人。

6 月 28 日 编制《大同矿务局平旺医院管理制度汇编》并下发至全院各科室贯彻执行。

1978 年

4 月 22 日 矿务局革命委员会下发同煤卫字〔1978〕273 号文，将肺病疗养所改为结核病防治所，设床位 100 张，负责全局结核病的查、管、防、治等工作。

4 月 25 日 矿务局革命委员会下发同煤卫字〔1978〕289 号文，在医院职业病区的基础上成立职业病防治所，设床位 80 张，负责全矿务局职业病的查、管、治、防等工作。

5 月 31 日 医院党委会议研究落实知识分子政策工作，对经过落实政策但尚未恢复原职务或不被重用的知识分子，提出安排意见并报矿务局审批。

6 月 1 日 医院党委召开下矿人员返院欢迎会，53 名支援矿办医院的医护人员，除个别人自愿留矿外，大部分人回到医院。

7 月 8 日 撤销革命委员会编制，实行党委领导下的院长负责制。

9 月 27 日 编制并下发《大同矿务局平旺医院科技教学规划提纲（草案）》。

10 月 31 日 共青团大同矿务局平旺医院第四次代表大会召开，会议选举产生了共青团大同矿务局平旺医院第四届委员会。

11 月 3 日 医院党委召开全院职工大会，公开为"文化大革命"期间所谓的"国民党大同煤矿直属区党部"一案平反昭雪。

1979 年

3 月 16 日 经上级批准，医院下发了《大同矿务局平旺医院机构设置、床位、人员编制的意见》，内容包括：医院实行党委领导下的院长负责制；行政机构实行两级制，分党委、行政两大系统；床位编制 520 张，人员编制 807 人。

5 月 1 日　根据上级有关规定，医院开始试行计时工资加奖励的办法。

5 月 11 日　医院党委在五楼大会议室召开落实政策大会，党委书记张兴国宣读审干复查结论，为 23 名在"文化大革命"中受到迫害的同志公开平反。

1980 年

1 月 7 日　医院行政转发山西省、大同市关于计划生育工作的有关文件，按照《山西省计划生育工作的若干规定》，一对夫妇最多生育两个子女（包括收养他人的子女在内）。凡 1979 年 10 月 1 日以后生育三胎或三胎以上的，要按规定实行经济制裁。

1 月 21 日　针对护理差错与护理事故界限不清等问题，医院制订了《关于护理工作差错管理暂行条例》。

7 月 11 日　党委书记张兴国调离医院，王之荣调任医院党委书记。

7 月 12 日　中共大同市委常委会决定，免去曹贵武大同矿务局平旺医院院长职务，任命冯继伟为大同矿务局平旺医院院长。

9 月 10 日　经大同市卫生局批准，冯继伟、郭多文等 37 人晋升为主治医师。

10 月 11 日　经山西省卫生厅批准，孙锡孚、冯继伟、郭多文、徐珠、于怡簋、史相荣 6 人晋升为副主任医师。

1981 年

2 月 21 日　医院进行了机关机构改革，撤销政治处、医务处、院务处，成立党委办公室、院长办公室、人事科、医务科、财务科、总务科、门诊部、防疫办公室。

7 月 1 日　召开贯彻"两个文明"一起抓，创建"文明科室"、最佳医务工作者表彰大会。

7 月 27 日　根据山西省卫生厅《中级卫生技术人员职称晋升方案（试行）》的有关规定，经过考核、考试，大同市卫生局批准姜淑杰等 121 人晋升为医师（药师、技师等）技术职称。

1982 年

3 月 1 日　传染科病区发生爆炸事件，7 人死亡（包括一名实习生），6 人受伤。

7 月 1 日　传染科病区重建工程完工。

10 月　医院神经外科主任郭多文赴日本大牟田市立医院和荒尾市民医院进行学术访问。

11 月 25 日　经矿务局党委批准成立保卫科，原特派员钮万生任保卫科科长。

12 月 7 日　医院党委书记王之荣调走，王秉孝任医院党委书记。

本年　建筑面积 5496 平方米的后住院楼建成投入使用。1～4 层为病房，设置床位 200 张，全院床位增加到 660 张。增加内科四（老干）病区、中医科病房，职业病区床位由 30 张增加到 80 张，职工人数为 818 人。

1983 年

3 月 5 日　成立住院管理处，为科级建制。

4 月　保卫科改为公安科。

9 月 19 日　卫生处制药厂移交医院管理，改称中心制剂室，负责对全矿务局各医疗单位大输液药品和小型制剂药品的供应。

本年 医院深入开展了"文明礼貌月""五讲四美三热爱""文明班组""文明科室""文明个人"和"挂牌服务"等活动。

1984 年

1 月 21 日 大同矿务局平旺医院更名为大同矿务局第一职工医院。

2 月 1 日 启动创建文明医院活动，下发了《开展创建文明医院活动的通知》和《文明医院标准》。

6 月 28 日 医院党政召开专题会议，研究引深创建文明医院活动和迎接山西省文明医院检查工作安排。

8 月 6 日 根据国务院国发〔1983〕141、142 号文和煤炭部、山西省、大同矿务局有关规定，医院下发了《关于延长主治医师以上骨干技术人员退休年龄的暂行办法》，即主治医师以上专业技术人员，因工作需要，经局干部部门批准，女同志可延长至六十周岁退休，男同志可延长至六十五周岁退休。延长退休年龄的一般应免去行政领导职务。

8 月 14 日 医院行政下发《定员奖金包干增收节支提成的奖励办法》，按照定员标准、考核办法、个人和科室的奖励系数、节支计划等，每月考核奖励一次。

11 月 7 日 根据上级规定，从 1984 年 8 月 1 日起，医院对部分知识分子按月发给生活补贴和报销一定数额的图书资料补贴费。

本年 副院长孙锡孚研制的骨盆骨折外固定器荣获山西省科技进步二等奖。

本年 成立功能检查科，包括心电图、B 超、脑电图、窥镜室和肺功能室。

1985 年

9 月 20 日 整顿"以工代干"工作结束。根据条件，经矿务局干部处和大同市人事局审批，全院有 110 名"以工代干"人员转为正式干部。

12 月 与北京阜外医院心血管外科正式签订合作协议。在阜外医院的协助下，由冯继伟院长牵头并亲自参与，首次开展体外循环心内直视手术获得成功，填补了雁同地区的一项技术空白。

12 月 医院被山西省卫生厅授予"文明医院"称号。至 1992 年，医院连续 8 年被山西省卫生厅授予"文明医院"称号。

1986 年

4 月 根据上级文件医院进行了工资改革，并实行了护令津贴制度。全院 881人参加了工资改革，人均基本工资增加23 元。

6 月 10 日 成立了心脏科和神经外科。

8 月 9 日 成立了急诊科。

8 月 19—26 日 医院组织部分科室负责人，由医院领导带队到北京矿务局医院、开滦矿务局医院、中国医科大学一院、抚顺矿务局医院、大连铁路医院参观学习改革和经济管理等方面的经验。

9 月 15 日 医院副院长孙锡孚研制的不稳定骨盆骨折外固定器荣获全国华佗金像奖。

10 月 1 日 新建的门诊楼竣工并投入使用。

10 月 10 日 医院党委书记王秉孝调走，罗乾纪任党委书记。

本月 大同矿务局党委书记刘守仁等

局领导到医院视察工作。

12 月 6 日　中共大同矿务局第一职工医院第四次党员（代表）大会召开，会议听取审议了罗乾纪代表上届党委所作的工作报告，审议通过了《大同矿务局第一职工医院建设发展的第七个五年规划纲要（草案）》，选举产生了中共大同矿务局第一职工医院第四届委员会，委员会由 7 人组成，罗乾纪任党委书记、倪生贵任副书记。

本年　新建的儿科住院楼、污水处理站落成并投入使用。

1987 年

3 月 17 日　依据国家职称改革政策的有关规定，医院被煤炭部确定为全国煤炭系统第二批职称改革试点单位；3 月 17—23 日，派人参加了煤炭部卫生系统职称改革成都会议。7 月，医院的职称改革试点工作在局干部处的直接参与下全面展开。

4 月 23 日　大同矿务局第一职工医院第三届职工代表大会第一次会议召开，会议通过了《关于试行院长负责制实施细则》和《职工代表大会条例》。

7 月　肺结核病防治所、职业病防治所、中心制剂室划归局卫生处。

9 月 23—28 日　在北京阜外医院专家协助下，心脏科进行了 3 例心脏瓣膜置换手术获得成功。

10 月 13 日　重新修订的《大同矿务局第一职工医院规章制度汇编》（两册四编）编辑成册并下发执行。

10 月 29 日　大同矿务局第一职工医院第三届职工代表大会第二次会议召开，会议讨论通过了新建职工住宅分配方案和分房委员会组成人员。

12 月 4—8 日　煤炭部卫生系列高级

职务评审委员会通过了冯继伟、孙锡孚、郭多文、于怡箴、徐珠 5 人晋升为主任医师任职资格，孟维新、刘亚俐等 23 人晋升为副主任医师任职资格。

本年　心内科首次开展的急性心肌梗死静脉溶栓和永久起搏器安装技术获得成功。

1988 年

3 月 1 日　成立医疗设备科。

本月　医院被山西省卫生厅授予"文明医院"称号，医院连续三年获山西省文明医院称号。

4 月 2 日　成立神经内科。

7 月 22 日　矿务局党委正式批准医院实行院长负责制，党委书记罗乾纪兼任政治副院长。

8 月 25 日　大同矿务局第一职工医院第四届职工代表大会第一次会议召开。会议审议通过了《大同矿务局第一职工医院院长任期目标责任制（试行）》《大同矿务局第一职工医院关于贯彻执行全民所有制工业企业职工代表大会条例的实施细则（草案）》。

10 月 20 日　神经外科主任郭多文和杨万澄大夫为一名慕名从内蒙古而来的患者史凤英成功摘除了一个 8 厘米 ×6.5 厘米 ×5 厘米的左侧额顶部巨大肿瘤。

11 月 18 日　神经外科主任郭多文和黄建军大夫为一名病人成功摘除了一个罕见的脑垂体脓肿。

本年　心脏科在冯继伟院长的主持下开展了法鲁氏四联症，三联症根治术，二尖瓣成形术，冠状动脉右室瘘修补术，深低温低流量体外循环直视修补术，右房黏液瘤摘除术，动脉导管未闭合并肺高压术，二尖瓣、主动脉瓣置换术，均获得成功。

本年　骨科应用骨盆骨折闭式加压螺钉内固定术、右肢离断患者断肢再植术获得成功。

本年　CT室、手术室续建工程完工。新购置的第一台日本生产的1250毫安血管造影机投入使用。新建高压氧舱房竣工。

本年　根据山西省卫生厅《关于医院工作人员医德规范及实施细则》《医德守则》和医德医风的10条要求，医院制定了医疗、护理、医技、后勤4个方面70条医德评价考核标准。

1989 年

8月3日　成立高压氧科和监察科，撤销五官科，成立眼科、耳鼻喉科和口腔科。

10月1日　山西省首台大型两舱式高压氧舱投入临床应用。

11月　大同矿务局局长马杰等局领导到医院视察工作。

12月　新购第一台德国西门子公司生产的全身CT投入使用。

1990 年

1月20日　撤销心脏科，成立了心血管内科和胸心外科，神经内科专业从内科分离为独立学科。

4月9日　经上级批准，医院的住院床位由563张调整为615张。

4月17日　医院对职称改革以来取得任职资格的34名高级专业技术人员和588名中初级专业技术人员实行了首次聘任制，聘期为两年。

5月19日　为纠正医疗工作中的不正之风，促进医院提供优质服务，医院聘请了来自全矿务局新闻、机关、有关部门、医疗合同单位、社会各界人士共50人为社会监督员。

8月27日　院办公会议研究决定：为提高新分配来院大学生的综合素质，从本年起，对新来的大学本专科毕业生实行定向（科系）不定科，先轮转后定科的原则，轮转期为三年。轮转前先进行岗前培训，轮转期间由医务科统一管理。

8月30日　大同矿务局第一职工医院第五届职工代表大会第一次会议召开。会议讨论通过了《大同矿务局第一职工医院标准化管理实施细则》《关于严格执行劳动纪律的有关规定》《大同矿务局第一职工医院内部奖励办法（第六修订方案）》。

1991 年

3月7日　质量控制办公室成立。

5月2日　院长冯继伟退居二线，刘亚俐任院长，党委书记罗乾纪调离，元来存调任党委书记。

7月17日　科教科成立。

8月15—19日　由医院主办的全国煤炭系统首届妇产科学术交流会在大同矿务局召开。来自全国煤炭系统各医疗单位和教学单位的149人参加了会议，会议收到学术论文401篇，其中40篇在大会上交流。会议选举刘亚俐为协作领导组成员。

9月28日　由医院主办的山西省超声新技术推广交流会在大同矿务局召开。

10月1日　医院开始实行职工年休假制度。规定工作年限满五年及以上职工可享受7～14天的带薪年休假。

本月　医院召开科协第一次代表大会。

本月　医院副院长孙锡孚出席1991年天津第二届国际骨科学术讨论会，并发表论文一篇。

11 月 12 日 医院制定下发了《大同矿务局第一职工医院社会主义精神文明"八五"规划》。

11 月 20 日 医院党、政、工联合下发《关于开展创建文明科室、班组和文明职工活动的安排》。

11 月 30 日 第五届职工代表大会第二次会议讨论通过了《医德规范实施细则》，并下发全院各科室贯彻执行。

本月 医院副院长孙锡孚参加第二届中国·日本友好骨科联合学术交流会，并发表论文一篇。

12 月 2 日 医院下发《第一职工医院"八五"规划》。规划强调"八五"期间要以深入开展标准化管理和创建"三级甲等"医院为目标。

12 月 15 日 医院党政下发《在科技人员中开展"讲理想、比贡献"竞赛活动的通知》。

12 月 18 日 第一职工医院文化工作委员会成立。主任由党委副书记倪生贵兼任，副主任由院工会主席杨生芳、副院长李凤平兼任，文委办公室主任由赵志华担任，办公地点设在工会。

1992 年

4 月 17—18 日 中共大同矿务局第一职工医院第五次党员代表大会召开，出席会议的正式代表 56 人、列席代表 25 人。会议听取审议了党委书记元来存代表上届党委所作的《从严治党，深化改革，为实现三级甲等医院的奋斗目标而奋斗》的工作报告，听取审议了院长刘亚俐关于"八五"规划说明的报告，选举产生了新一届党的委员会。委员会由 7 人组成，元来存任党委书记。

7 月 17—18 日 大同矿务局第一职

工医院第五届职工代表大会第三次会议召开，会议原则通过了医院党政提出的《关于贯彻局〈干部人事制度改革实施意见〉和〈内部劳动制度改革若干政策措施〉的具体实施办法》《关于转换经营机制改革经营管理与核算办法的意见》《关于扩大服务功能转变医疗作风的几项措施》《关于机构设置和定员编制草案》《关于改进内部奖励办法的草案》5 个改革方案。

8 月 7 日 经矿务局同意的医院机构设置和定员编制草案对有关机构进行了建立、撤销与合并。

12 月 3 日 大同市卫生局考评组成员到医院进行了为期三天的三级医院考察评审工作。

1993 年

8 月 医院主办的全煤系统心血管会议在大同矿务局召开，参加人数 200 余人，协和医院、安贞医院多位知名专家参加会议并进行了学术讲座。

10 月 6 日 医院党委下发了《关于认真贯彻中纪委二次全会精神深入开展反腐败斗争的意见》；同时医院党政联合下发了《关于进一步纠正行业不正之风，加强医德医风建设的实施意见》。

本年 医院先后开展新技术、新项目 78 项，其中有些项目处于国内、省内先进水平，如腹腔镜胆囊取石术、心脏二尖瓣狭窄球囊扩张术、经枕小脑幕切开术、小脑上蚓部肿瘤切除术、骨科人工关节置换术等。

本年 医院荣获"大同市创建卫生城市先进集体""大同市园林绿化达标单位""大同矿务局思想政治工作研究先进集体"称号。

1994 年

1 月 17 日 医院党政召开"大干一百天，上等达标"，以优异成绩迎接省卫生厅"三级乙等医院"评审的再动员大会；同时医院领导同全院各科室签订了达标目标责任书，实行了奖罚考核制度。

2 月 19 日 医院进一步完善二级分科，共设临床一级科室 14 个，二级科室 15 个，医技及辅助科室 14 个。

3 月 21—27 日 举办为期一周的以医院管理为主要内容的中层干部培训班。

3 月 29 日—4 月 5 日 由院长刘亚俐带队，全院部分科主任、护士长、职能科室负责人共 45 人，到山西汾阳医院、山西省眼科医院、阳泉矿务局医院、西山矿务局医院、山西省人民医院就等级医院管理等内容进行学习访问。

4 月 1 日 医院实行全国统一的新工时制度，职工每天工作八小时，平均每周工作 44 小时，每周工作五天半。

5 月 3—12 日 由医院领导牵头，组成医疗、护理、医技、管理、后勤五大组，对医院分级管理上等达标情况进行模拟自检。5 月 16—18 日，院长刘亚俐召集五大组汇报自检情况，针对存在的问题提出整改措施。5 月 20 日，院领导开会研究奖罚兑现。5 月 24 日，召开医院周会通报自检情况和奖罚决定，并对迎接省厅检查作出具体安排。

6 月 17—19 日 山西省医疗机构评审委员会专家组一行 20 人，到医院进行等级医院评审。

7 月 2 日 召开创建"爱婴医院"动员会，会上副院长高崇普作了动员报告，妇产科主任赵桂芳进一步介绍了创建"爱婴医院"的意义和有关具体要求。

本月 医院党政在全院员工中开展了学习人民好医生赵雪芳活动。

8 月 5 日 天津血液病研究所阎文伟教授到医院讲学。

8 月 6 日 医院经过山西省"爱婴医院"专家组检查评估，顺利通过"爱婴医院"评审。

11 月 15 日 成立重症监护治疗科（ICU）。

11 月 25 日 山西省卫生厅对医院三级乙等医院评审中存在的问题、整改措施及落实情况进行了复检。

12 月 17 日 山西省医疗机构评审委员会正式通过大同矿务局第一职工医院"三级乙等医院"的评审。

本年 医院被山西省卫生厅确定为住院医师规范化培训地试点单位，正式成为山西省大同医学专科学校（简称大同医专）的教学医院。

1995 年

1 月 2 日 老干住院楼建成投入使用，该楼共四层，建筑面积 4091 平方米。投入使用后四层为重症监护治疗科（ICU），二至三层为老干和老年病科病区，一层为胸心外科，共设置床位 99 张。

3 月 16 日 经上级批准，住院床位由 615 张增加到 666 张。

4 月 8 日 医院党委书记元来存调往矿务局组织部。

4 月 11 日 举行了"三级乙等医院""爱婴医院"挂匾仪式。

6 月 2 日 医院与华北煤炭医学院正式签订协议，成为华北煤炭医学院的教学医院。

6 月 16 日 南京胸外医院院长谈光新教授到医院作了"同期大容量全肺灌注术"学术报告。

8 月 26 日 经矿务局党委决定，王金文任医院党委书记。

本月 山西省卫生厅副厅长朱耀文到医院视察工作。

10 月 1 日 开始执行全国统一的第二个新工时制度，即职工每周工作五天，休息两天。医院为方便患者就医，工作时间仍维持每周五天半不变，每天下午提前一小时下班；非统一工作时间，机关、门诊休息，急诊和病房按假日班次安排工作。

本月 新购的第一台美国产彩色多普勒超声机和移动式 C - 型臂电视 X 光机投入使用。

12 月 医院首次计算机学习班在门诊六楼教室举行了开学典礼，院长刘亚俐出席并讲话。

本月 医院首例漂浮导管手术在 ICU 成功完成。

1996 年

1 月 大同矿务局党委书记高汝懋、局长王君到医院慰问住院患者。

3 月 15 日 根据大同矿务局关于全员劳动合同制会议精神，医院完成了全员劳动合同制的摸底、动员、签订劳动合同和全面实行劳动合同制的工作。

6 月 14 日 法国放射医学会国际交流委员会主席、法国图卢兹医学院神经放射科主任马尔内夫（ManeLfe）教授一行到医院进行学术交流并讲学，讲授脊柱脊髓疾病的快速影像学诊断。

7 月 4 日 成立透析中心和计算机室，为正科级编制。

11 月 华北煤炭医学院副院长袁聚祥、高普同到医院签订了教学协议合同，流行病学专家韩祥午、金方正、王延伶到医院讲学。

1997 年

6 月 20—22 日 由中华医学会主办、大同矿务局第一职工医院承办的全国神经外科新进展讲习班在大同矿务局召开，来自全国各地的代表共计 300 余人参加会议。中国工程院院士、中华医学会神经外科学会主任委员、北京市神经外科研究所所长、著名神经外科专家北京天坛医院院长王忠诚教授出席会议并作了学术讲座。

11 月 24—25 日 医院顺利通过了山西省医疗机构评审委员会对"三级乙等医院"的复审。

1998 年

7 月 18 日 享受国务院特殊津贴的骨科专家、副院长孙锡孚因病医治无效，于 6 时 30 分在医院去世，享年 71 岁。

8 月 新购的日本产全自动生化分析仪投入使用。

本年 医院有 127 名职工经本人申请、领导批准提前退休。

1999 年

3 月 4 日 院长刘亚俐退休，王贵云任院长。

4 月 成立医院改革办公室，开展科室核算，政工科长周慧龙兼任改革办主任。

5 月 7 日 大同矿务局下发医疗保险制度改革方案。

7 月 28 日 大同矿务局第一职工医院劳动服务公司与新事业公司合并成立大同矿务局第一职工医院煤医实业公司。

9 月 3 日 新平旺和平街九路卫生站

改制为和平街九路一分院，实行独立核算、全额收费。

10 月 18 日 开展了建院 50 周年的庆祝活动。

2000 年

11 月 经同煤集团公司批准，由医院职工集资 356.7 万元，同煤集团公司投资 50 万元，合计 405 余万元，购买美国 GE 公司产螺旋 CT 一台，并实行股份制经营。

12 月 为方便患者查询住院费用，实施"住院费用一日清单"制度。

2001 年

5 月 成立超声诊断科。

2002 年

12 月 16 日 同煤集团公司党政作出决定，原大同矿务局第一职工医院更名为大同煤矿集团有限责任公司一医院。

12 月 20 日 为完善高校毕业生临床住院医师规范化培训计划，医院制定下发《大同煤矿集团有限责任公司一医院临床住院医师规范化培训规划》。

12 月 31 日 新购入飞利浦多参数监护仪一台。

本年 首次对门诊楼一楼进行装修，建立了第一个独立的专家门诊单元，医院大门和院前环境进行了较为彻底的改造。

2003 年

4 月 17 日 医院制定了防治非典型肺炎防治工作预案。

4 月 18 日 医院成立防治非典型肺炎领导组及办公室，并于 2003 年 4 月 20 日建立了隔离病房和发热门诊，同时还建立了隔离病区、发热门诊一线医护人员食住生活区，医院抗击非典型肺炎的战役正式打响。

5 月 21 日 医院在门诊楼广场召开了抗击非典型肺炎誓师大会，并向山西省督导组递交了支援省城抗击非典型肺炎战役的请战书，全院有 800 余人参加了签字仪式。在抗击非典型肺炎战役时期，隔离病房共收治隔离发热病例 40 例，疑似病例 5 例。

6 月 23 日 世界卫生组织 SARS 和卫生部联合考察组，在山西省政协副主席周然陪同下到医院考察抗击非典型肺炎防治工作，医院得到考察组的高度赞扬。

7 月 医院被评为大同市抗击非典型肺炎先进集体。

11 月 医院投资 1440 万元购置的德国西门子公司生产的 1.5ST 核磁共振成像系统安装完工并投入使用。

本年 引进美国 GE 公司生产的骨密度仪和德国莱卡公司生产的双目手术显微镜，并投入使用。

2004 年

3 月 3—6 日 山西省医疗机构评审委员会专家组一行 18 人，对医院"三级乙等医院"进行了第二周期评审。

8 月 18 日 根据山西省、大同市关于城市卫生支援农村卫生工作实施方案，医院制定下发《大同煤矿集团有限责任公司一医院支援农村卫生工作实施方案》。建立了支援农村卫生工作领导组和支援农村卫生工作医疗队，受援单位为新荣区人民医院、浑源县中医院和浑源县 2 个中心卫生院。对口支援医疗队采取分期、分批和轮转方式进行。

11 月 16 日　大同市卫生局重点专科评审专家组对医院骨科、神经外科、心血管内科进行了检查评审。

11 月 18 日　国家矿山医疗救护中心大同分中心在医院挂牌成立。

11 月　同煤集团实施职工内部退养办法，12 月底医院有 67 名职工由本人申请、经领导批准离岗退养。

2005 年

4 月 22 日　骨科为一名双侧膝关节老年患者同时进行双膝人工关节置换术获得成功。

5 月 2 日　同煤集团董事长、党委书记彭建勋视察劳模义诊现场。

6 月 28 日　按照省市卫生部门的要求，医院派出了骨科、外科、妇产科、小儿科、放射科的 5 名有经验的医师，赴阳高县人民医院进行为期一年的支农下乡医疗。

9 月 25 日　同煤集团党政对医院领导班子进行了调整。集团公司三医院院长王隆雁提任医院院长；副院长黄建军提任医院党委书记兼副院长；院长王贵云、党委书记王金文任调研员；党委副书记兼工会主席王盛调往集团公司机关事务处；副院长郁林杰提任同煤集团三医院院长；副院长李凤平改任工会主席；院办公室主任、院长助理周慧龙提任党委副书记；外科主任陈向东、骨科主任丁龙镇、心内科主任孙玉红、老年病科主任雷成宝、五官科主任孙洪志分别提任副院长。

10 月 18 日　医院党委书记、副院长、神经外科主任医师黄建军独立主刀的单鼻经蝶入路脑垂体瘤根治术获得成功。

本月　同煤集团出台《大同煤矿集团有限责任公司医疗卫生改革方案》，将煤峪口矿等 5 家矿厂处医院、保健站划归

医院领导。

11 月 24 日　经同煤集团党政联席会议研究决定，医院更名为大同煤矿集团有限责任公司总医院。

本月　"等离子手术治疗椎间盘突出症"在副院长丁龙镇带领下开始应用于临床。

12 月 31 日　新购的日本东芝公司产全自动生化仪投入使用。

2006 年

2 月 11 日　为加强院前急救及急诊救治工作，经医院办公会议研究决定 120 急救中心与急诊科合并，合称急诊科。

本月　新购的美国 GE 公司产 DR 机投入使用。

3 月　新购的意大利百胜公司产彩色多普勒成像仪、德国产麻醉工作站、美国飞利浦公司产智能超声心动系统、美国柯达公司产 CR + TP 板投入使用。

4 月 7 日　在全市卫生工作大会上，医院荣获四项荣誉：2005 年度医疗机构管理年活动先进集体、2005 年度行业作风建设先进集体、2005 年度血液管理先进集体、2005 年度卫生下乡先进集体。

5 月 9 日　在集团公司召开的精神文明工作大会上，医院被授予精神文明标兵单位。

本月　引进美国 GE 公司大型 C 型臂全血管造影机投入使用，心内科与外请专家合作首次开展的经皮冠脉介入治疗技术获得成功。

6 月 25 日　首次召开同煤集团总医院 2006 年新技术项目交流会。

7 月　前住院楼经过半年装修投入使用。

8 月 5 日　山西医科大学在医院举办的硕士学位进修班正式开学，共有 52 名

学员参加学习。

8 月 13 日 山西省卫生厅副厅长兼社区卫生服务协会会长韩敬一行到煤峪口社区卫生服务中心视察工作。

9 月 11 日 改造装修后的透析中心室投入使用。

10 月 8 日 大同市脑肿瘤研究所在医院挂牌成立。

10 月 28 日 经过四个月对食堂进行的改扩建和装修施工，面积 1640.5 平方米，可容纳 400 人同时就餐的职工、患者食堂投入使用，解决了员工及患者吃饭难这一问题。

11 月 18 日 中国高血压联盟一行 9 人在秘书长郝健生的率领下，在大友宾馆与同煤集团总医院就国家"十一五"攻关课题"心脑血管疾病防治"的科研进行了磋商。通过讨论达成共识，由双方合作共同完成这一课题的研究。

11 月 19 日 医院与北京大学第一医院联合举办的"心脑血管疾病预防治疗新进展学术会议"在同煤集团大友宾馆召开，北京大学附属第一医院心内科主任霍勇教授、神经内科主任黄一宁教授等学者在会上作了学术交流。全市有 120 余名医学界同仁参加。

2007 年

1 月 25 日 同煤集团社区卫生服务工作推进会在医院召开。集团公司领导和大同市卫生局领导到会并讲话，集团公司卫生系统各院、站领导共 150 多人参加。出席会议的大同市卫生局、集团公司领导和与会代表到煤峪口社区卫生服务中心参观学习。

1 月 26 日 新建的心血管内科病区正式投入运行。

本月 手术室改造装修工程全部竣工。

2 月 26 日 日本滕田医学院神经外科教授森田教授一行 3 人，应集团公司和医院邀请，到医院开展学术活动，并成功开展了一例电刺激器植入治疗植物状态手术。

3 月 6 日 同煤集团总医院医院文化工作会议召开，党委书记黄建军、院长王隆雁就医院文化建设工作在会上作了重要讲话。

3 月 15 日 引进的第一台美国 GE 公司产 ECT 机投入使用。

3 月 21 日 新建的心内科 CCU 病房正式投入使用。

3 月 26 日 黑龙江大庆三维物流公司为医院设计安装的气动物流系统投入运行。

4 月 10 日 投资 1220 万元购入的美国 GE 公司产 64 排螺旋 CT 投入使用。

4 月 17 日 新购的国产智能胶囊胃镜投入临床应用。

7 月 1 日 同煤集团董事长、党委书记刘随生视察党员义诊现场。

本月 医院首次派党委书记、副院长黄建军，副院长丁龙镇等 4 人赴美国弗吉尼亚大学和马里兰大学进行学术访问交流。

8 月 16 日 医院被山西省确定为山西煤矿（大同）尘肺病治疗中心，并举行了挂牌仪式。

8 月 18 日 医院被确定为中国煤矿尘肺病治疗基金会定点医院。

8 月 20 日 山西省卫生厅副巡视员徐先定到社区卫生服务中心检查慢病管理工作。

10 月 15 日 中美脑中风协作组·大同站第四次学术会议在医院召开，美方专家道格拉斯·沃斯林教授、王乃东教授，中方专家张勤奕教授等到医院进行专题学术交流，并为一名患颈动脉严重狭窄的病人进行了颈动脉内膜剥脱术。

同日　山西省副省长胡苏平对医院所属社区卫生服务中心进行视察。

10 月 24 日　山西省卫生厅"医院管理年"督导检查组一行到医院检查指导工作。

10 月 28 日　康复医学科成立。

10 月 29 日　大同市委书记郭良孝、市长丰立祥等市委、市政府领导到煤峪口社区卫生服务中心视察工作。

11 月 1 日　原传染科住院楼和原制剂中心改造装修后的康复医学科病房及康复治疗大厅正式接收病人。

11 月 12 日　同煤集团公司职工代表一行 12 人到医院巡视，院长王隆雁向代表汇报了新班子组建以来的工作和今后的目标。

本月　购置意大利产彩色多普勒超声诊断仪一台、便携式彩色多普勒超声诊断仪一台，为 ICU 科配备的连续性血液净化装置投入使用。

12 月 21 日　与北京大学第一医院合作开展的列入国家"十一五"科技项目计划的"冠心病早期诊断和综合治疗技术研究"课题正式启动。

12 月 25 日　被大同市物价局、价格协会评为大同市价格诚信单位。

本月　购置荷兰产彩色多普勒超声诊断仪两台、美国 GE 公司产彩色多普勒超声诊断仪一台。

本月　首次开展主动脉气囊反搏技术获得成功。

2008 年

1 月　新购的美国产乳腺照相机、彩超设备投入使用。

2 月 14 日　医院被评为同煤集团公司标兵单位。

3 月 11 日　在大同市卫生工作大会上，医院被评为大同市卫生系统先进集体、大同市新型农村合作医疗定点机构工作先进集体、大同市社区卫生服务工作先进集体。

3 月 16 日　医院荣获山西省全省民主评议医院行风先进集体，同时获得大同市行业作风建设工作先进集体称号。

3 月 21 日　国家"十一五"支撑课题副课题"中国血压正常高值伴心血管危险因素者的干预研究"在医院正式启动。

4 月　为 ICU 科配备的飞利浦监护系统投入使用。

6 月 2 日　新购的飞利浦 ICU 中央监护系统投入使用。

6 月 10 日　赴四川汶川地震灾区医疗救护队一行 10 人，在副院长陈向东的带领下奔赴灾区。

6 月 12 日　国家安全生产监督管理总局副局长王德学慰问医院参加四川汶川地震抗震救灾的医疗队员。

7 月 15 日　医院主办的《煤海健康报》创刊。

7 月 16 日　山西省卫生厅由 18 名专家组成的检查团对医院进行为期两天的工作督导检查。检查后专家们一致认为医院"班子好，变化大"，为三级甲等医院的评审奠定了扎实基础。

8 月 5 日　神经外科为 2 名持续性植物生存状态患者成功实施了高位脊髓电刺激术，术后半年患者苏醒。

9 月 25 日　"三聚氰胺"污染奶粉筛查工作正式启动。

9 月 30 日　神经外科运用国内先进技术"皮层脑电监测"成功为一名患有难治性癫痫、脑顶叶病灶已八年之久的 16 岁男孩实施了病灶和致痫灶切除术。

10 月 15 日 新建的配液中心正式运行。配液中心的建立，标志着医院在静脉用药和护理服务方面完成了一次重大变革，具有极其重要的历史意义。

11 月 28 日 大同地区心血管外科研讨会在医院召开，来自大同地区各医院的 150 多名医生参加了会议。

12 月 9 日 山西省卫生厅厅长高国顺对煤峪口社区卫生服务中心进行了视察。

2009 年

1 月 10 日 大同地区外科新进展学术会议在医院召开，来自大同地区各医疗机构的 120 多名医生参加了会议。解放军总医院、中山大学附属一院、上海瑞金医院专家作了专题讲座。

1 月 14 日 经上级批准，医院编制床位由 666 张增加到 1000 张。

1 月 31 日 在同煤集团 2008 年度先进集体、劳模表彰大会上，医院再次荣获标兵单位称号。

2 月 引进的美国尼高力公司产视频长程监护脑电图仪投入使用。

3 月 20 日 在山西省卫生工作大会上，医院荣获山西省卫生系统先进集体称号。

5 月 2 日 同煤集团总医院甲型H1N1 流感防控领导组成立，由医院领导和有关科室负责人 18 人组成，院长王隆雁担任组长。

5 月 20 日 经过装修改造的 2000 余平方米的新体检中心和 552.8 平方米的职工浴室投入使用。

5 月 30 日 医院远程会诊中心开通，医院"北京三博脑科医院脑科疾病医疗协作基地"挂牌成立。

6 月 3 日 医院党委书记、神经外科主任医师黄建军主刀，为一名 41 岁男性脊髓肿瘤患者施行了肿瘤切除手术，经过 17 小时的手术，成功切除了患者长达 48 厘米的脊髓肿瘤。

6 月 13 日 山西省恶性肿瘤规范化诊治培训班（大同站）、肿瘤医师分会成立一周年纪念大会在医院召开。

6 月 20 日 卫生部"全国高血压规范化管理"项目大同煤矿社区启动仪式暨培训会在同煤集团总医院举行，中国高血压联盟秘书长王文等对 200 名社区医生进行了培训。

6 月 21 日 医院被大同市人民政府命名为价格诚信单位。

6 月 29 日 与汾阳医学院签订护士实习协议。

7 月 20 日 投资 129 万元引进的 XA-NA4001 全自动单剂量分包机投入使用。

8 月 23 日 大同市医学会麻醉年会在同煤集团总医院召开，大同市卫生局、大同市麻醉学会领导和大同地区 130 多名麻醉专业技术人员参加了会议。会议期间，与会人员聆听了北京医科大学吴新民教授、山西医科大学曹定睿教授关于麻醉专业的学术讲座。

9 月 10 日 消化内科、胸外科、康复科、超声科通过大同市重点学科评估，成为继骨科、神经外科、心血管内科后的重点学科。

9 月 16 日 投资 1645 万元，建筑面积 7319 平方米的老年病住院楼竣工并投入使用，共设床位 200 张。

9 月 17 日 山西省卫生厅妇幼社保处领导到煤峪口、平泉等社区卫生服务中心考察工作。

9 月 28 日 医院制定的《同煤集团总医院应对甲型 H1N1 流感大流行医疗救治工作方案》印发执行。

10 月 8 日 新建的消毒供应中心投

入使用。

11 月 3 日 由医院承办的山西省城市社区卫生工作现场会在同煤集团召开。山西省卫生厅副厅长王俊、大同市常务副市长李世杰、同煤集团副总经理卢国梁、全省各地市卫生局长、部分社区卫生服务中心负责人参加了会议。院长王隆雁在会上作了经验介绍。

11 月 3 日 山西省卫生厅副厅长王俊、大同市卫生局局长张翠萍、同煤集团副总经理卢国梁等视察了煤峪口等社区卫生服务中心。

11 月 8 日 中国脑中风筛查及防控工程大同站启动仪式在医院举行，医院被列为中美脑中风协作组合作基地。全国人大常委、中国预防医学会会长王陇德为基地揭牌，同时在同煤集团会议中心为 800 余人做了健康讲座。

12 月 8 日 大同市主办的大同市乡镇卫生院医务人员培训班在医院开班，来自全市 80 多家卫生院的近百名医务人员参加了为期半年的培训。

本年 投资 327 万元购入的美国 GE 公司产彩色多普勒超声诊断仪投入使用。

本年 心内科在朔同地区开展的三腔起搏器安装技术和急诊冠脉介入治疗技术获得成功。

2010 年

1 月 医院在山西省率先引进"移动护理工作站"电脑系统（EDA），利用掌上电脑扫描患者腕带信息，确认患者身份，保证了患者治疗安全。

2 月 21 日 在同煤集团 2009 年度先进集体、劳动模范表彰大会上，医院第三次荣获标兵单位称号。

3 月 2 日 在大同市卫生工作会议暨 2009 年度先进集体表彰大会上，医院被授予全市卫生系统先进集体称号。

3 月 9 日 医院按照卫生部《关于 2010 年"优质护理服务示范工程"活动方案》要求，制定了《同煤集团总医院 2010 年"优质护理服务示范工程"活动实施方案》，启动了"优质护理服务示范工程"试运行活动，各临床护理单元（除儿科外）全部覆盖。

4 月 1 日 医院"优质护理服务工程"活动率先在山西省内启动。

4 月 6 日 同煤集团董事长、党委书记吴永平，副总经理卢国梁等深入医院调研。调研后对医院的工作作出"工作创新，整体发展，服务到位，措施得力，前景广阔"的评价。

4 月 14 日 按照卫生部有关患者就诊实名制要求，即日起到医院就诊患者全部采用条码认证管理，患者挂号、就诊、检查、交费、取药、住院等各个环节更加便捷。

4 月 15 日 青海玉树抗震救灾医疗救护队一行 6 人，由副院长陈向东带队奔赴灾区。

4 月 24 日 大同市精神文明建设检查团到医院检查指导工作，对医院精神文明建设工作给予了充分肯定。

5 月 27 日 医院荣获 2009 年度全省内涵建设先进集体称号。

6 月 全省首家引进的 ATOLL840 - 三维门诊自动投药机投入使用。

7 月 5 日 山西省卫生厅医政处处长李和平一行到医院检查"优质护理服务示范工程"的开展情况。

8 月 1 日 人力资源和社会保障部及山西省人社厅 9 人组成的工伤康复机构评估专家组，对医院康复科和工伤康复工作进行了检查评估，检查后对医院工伤康复工作给予了很高的评价。

8 月 5 日 由医院承办的山西省"优

质护理服务示范工程"现场会在大同市召开。会议期间卫生部、山西省卫生厅和山西省各地市卫生局、医院领导150多人到医院参观。代表们对医院的优质护理服务、信息化建设、后勤保障系统给予了高度评价。

8月9—11日 山西省医疗机构评审委员会"三级甲等医院"评审专家组一行24人到医院进行三级甲等医院评审工作。

8月29日 医院在杏林小区新建的三栋职工家属住宅楼竣工,以公开、排序、抓号的办法优惠出售给职工。

8月31日 山西省卫生厅副厅长赵玉军到医院视察。

9月19日 为方便患者就医,假日门诊正式启动,节假日期间上午照常门诊。

10月27日 下发《同煤集团总医院院务公开实施方案》。方案包括院务公开的指导思想、公开的原则、公开的范围和内容、公开的形式和时间、公开目录、领导组工作职责及反馈、备案、监督检查、责任追究等项制度。

12月21日 医院正式通过了山西省医疗机构评审委员会对医院申报"三级甲等医院"的评审。

12月22日 同煤集团董事长、党委书记张有喜到医院视察工作。

本年 由副院长孙玉红牵头并参与开展的血管内超声(IVS)技术获得成功。

2011 年

1月28日 同煤集团总医院三届一次职工代表大会暨工作会议召开。会议审议通过了院长王隆雁作的题为《高起点上再跨越,谱写历史新篇章》的工作报告。

本月 心内科刘利平、史宏伟、赵文

奇三人完成了急诊经皮冠脉介入治疗手术。

2月27日 医院隆重举行"三级甲等医院"揭牌仪式。山西省医疗机构评审委员会、大同市卫生局、同煤集团公司领导,市属各大医院、大同大学、同煤集团各医院及矿区有关单位领导及同仁应邀参加揭牌仪式。

3月7日 为方便恒安新区(棚户区)患者就诊,医院开通了医院至恒安新区的免费就医直通汽车。

3月19日 医院同北京协和医院合作,开始进行为期半年的护理专业知识的培训。

4月20日 山西省人力资源和社会保障厅副厅长王俊文到医院视察工作。

4月21日 大同市委常委、常务副市长李世杰到医院视察工作。

5月8日 医院荣获山西省卫生厅2011年"优质护理服务示范工程"活动示范医院称号,神经外科荣获优质护理示范病房称号。同时,医院被山西省劳动竞赛委员会授予山西省五一劳动奖并荣记集体一等功;院长王隆雁获山西省五一劳动奖,神经外科护士长齐润花荣记一等功,护士李建军荣获"山西省十佳明星护士""三八红旗手"称号。

本月 山西省卫生厅授予医院神经内科"优质护理服务先进病区"称号。

6月20日 与山西省老区职业技术学院签订了实训、实习基地协议书。

7月30日 山西省卫生厅厅长高俊到医院视察工作。

7月31日 卫生部脑卒中筛查与防治工程领导组5位专家,到医院检查验收国家脑卒中筛查与防治基地建设情况,检查后对医院工作进展情况给予了充分肯定。

本月 医院超声诊断科主任李海鸣荣

获集团公司"突出贡献优秀人才"奖。

8月3日　煤峪口社区卫生服务中心被国家健康教育中心确定为"国家城市社区卫生服务健康教育基地"。卫生部新闻宣传中心副主任陶茂萱、卫生部新闻宣传中心指导与评价部主任胡俊峰、山西省卫生厅副厅长李书楷出席挂牌仪式。

8月5日　全国政协常委、副秘书长，中国社区卫生协会会长蒋作君，山西省社区卫生协会会长韩敬视察医院和新平旺社区卫生服务中心。

8月18日　医院与德国奇目影像集团就术中三维成像系统临床合作授牌仪式在骨科举行。

8月19日　德国柏林 Ortho Train 康复医院院长 Oliver Kieffev 博士到医院讲学和指导康复治疗工作。

8月24日　中国社区协会主办的"社区在我身边"演讲赛大同分赛区预选赛在医院报告厅举行，医院所属社区的14名社区医生参加了演讲。

本月　医院在山西省首家引进的无菌物品追溯系统投入使用。该系统对无菌物品从清洗、灭菌到使用进行环节追踪，责任到人。

本月　平泉社区卫生服务中心、老年公寓的筹建工作正式启动。

9月1日　山西省行风廉政建设检查督导组到医院检查医院行风建设工作。

9月3日　卫生部在大连召开的"卫生部脑卒中筛查与防治基地"地市医院工作会议上，医院被卫生部列为全国首批18个地市级医院脑卒中筛查与防治基地之一。

10月13日　山西省卫生厅"三好一满意""质量管理年""医院感染"专家联合检查组对医院进行了专项检查。

10月21日　大同市公立医院改革推进现场会在医院举行。大同市市委常委、

大同市政府常务副市长、大同市医改领导组组长李世杰，大同市发改委、大同市卫生局领导及大同市各区县卫生局局长、医院院长，同煤集团医卫中心领导及同煤集团各医院院长共54人参加了会议。院长王隆雁在会上介绍了医院改革工作的成果，与会人员分组参观了医院总部和新平旺社区卫生服务中心。

本月　医院对院内道路和院内广场进行彻底改造，改造后院内环境焕然一新。

11月11日　医院体育馆竣工落成并组织了首场篮球比赛。

11月22日　山西医科大学校长兼党委副书记段志光一行三人到医院检查验收附属医院准备工作情况，对医院发展以及附属医院申报所做的工作给予了高度评价。

11月23日　台湾海峡两岸医院管理文化研讨会到医院参观访问并进行座谈交流，院长王隆雁与其就引入口腔治疗新技术达成初步意向。

11月28日　卫生部在北京启动了"中国急性心肌梗死规范化救治项目"仪式，医院被卫生部列为全国53家试点医院之一。

12月9日　医院党政联合下发文件，成立院志编撰委员会和办公室，正式启动院志编撰工作。

12月12日　同煤集团副董事长、总经理郭金刚带领集团公司有关部门负责人到医院调研，听取了院长王隆雁的工作汇报，并对医院康复科等科室进行了视察。郭金刚对医院工作给予了充分肯定，对医院今后的发展提出了具体要求。

12月18日　医院派出俞霄华等25名临床护理业务骨干，赴台湾台中童综合医院、彰滨秀传医院、彰化基督教医院及基隆长庚医院进行了为期两周的学术访问交流。

12 月 30 日 副院长丁龙镇为一名 97 岁高龄的患者郭先鱼进行髋关节置换术获得成功。

2012 年

1 月 7 日 改造扩建的 1000 平方米的 1～5 层门诊候诊厅，6 部扶手电梯，168 平方米西药房、661.48 平方米检验科投入使用。

2 月 28 日 医院首次科技表彰大会在学术报告厅召开。医院斥资 130 万元对全院开展的 140 个新技术、新项目和优秀论文进行了表彰和奖励。

3 月 27 日 医院与美国宾夕法尼亚大学睡眠中心合作开展的"用立体磁共振成像技术研究中国人阻塞性睡眠呼吸暂停的上呼吸道危险因素"科研项目正式启动。

本月 消毒供应中心被山西省卫生厅列为全省消毒供应中心培训基地。

5 月 11 日 卫生部在北京召开"纪念 5·12 国际护士节 100 周年暨深入推进优质护理服务"大会，医院神经外科被授予全国 123 家医院首批"优质护理服务示范病房"称号。

5 月 31 日 医院被中国医师协会授予中国"急性心肌梗死规范化救助项目"合作研究单位，"脑卒中筛查与防治"基地医院。

本月 心胸外科护理站被山西省教科文卫体工会委员会、山西省卫生厅授予"山西省优秀护理站"称号。

6 月 1 日 在全国医疗卫生服务系统开展的"三好一满意"活动中，医院开展了预约门诊服务，设置了预约服务窗口，开展了现场预约、电话预约、诊间预约、社区预约等多种预约形式。

7 月 6 日 同煤集团总医院在全省首家开展了"慢性病网络管理工程"之血压达标项目，患者用"远程电子血压计"测量血压后，将数据通过无线网络发送到慢性病网络管理平台，由管理员和专家进行实时监控、应急处理和周期性分析，患者通过网络平台在社区服务中心、站就可收到专家的诊断和治疗建议，从而实现血压的有效控制。

7 月 11 日 根据山西省卫生厅《关于同意大同煤矿集团有限责任公司总医院增加山西医科大学附属医院名称的批复》（晋卫医政〔2012〕50 号），医院正式加挂"山西医科大学附属医院"的牌子。

7 月 27 日 经山西省司法厅批准，同煤集团总医院司法鉴定中心成立。

8 月 15 日 "患者服务中心"正式挂牌运行。

8 月 19—20 日 山西省第四届女职工技能大赛护理项目决赛在太原举行，医院重症医学科护士张秀珍在重症监护护理项目比赛中一举夺冠，并确定其代表山西省参加 11 月的全国该项目比赛。儿科护士辛丽霞在新生儿护理项目比赛中获得全省第二名。

9 月 16 日 设计面积 3536 平方米的应急病房破土动工。

9 月 22 日 山西省医院协会企业医院论坛在医院举行，来自全省各大企业医院的领导及医务工作者 130 余人参加。会议就企业医院在国家医疗改革中所面临的问题和解决办法等进行了探讨。

11 月 1 日 成立血管介入外科，心胸血管外科更名为心胸外科。

12 月 20 日 经山西省卫生厅批复，神经外科成为省级重点共建学科。

12 月 22 日 卫生部在全国 112 家开展"优质护理服务示范工程"活动医院的第三方调查中，同煤集团总医院总体满意度为 95.44%，名列全国第 27 位，其中对特殊饮食、对体谅病情、对尊重患者三项的满意度均为 100 分，名列全国第一名。

12 月 28 日 同煤集团总医院被卫生部全国医院感染监测网、监控管理培训基地评为"全国医院感染横断面调查组织先进单位"。

本年 医院与古巴医疗服务中心就眼科医疗长期合作事宜签订了正式协议。

第一章 医院的创建与发展

第一节 创建时期
（1949—1950 年）

同煤集团总医院是随大同煤矿集团有限责任公司的前身——大同矿务局的建立而建立的。1949 年 2 月 8 日，大同矿区解放；3 月，大同市军管会派遣煤矿接管组军代表进驻永定庄、煤峪口、同家梁三个大矿和面窑沟、东沙嘴两个小矿。1949 年 4 月，大同煤矿筹备处成立；5 月 1 日大同市和平解放；同月，大同煤矿筹备处开始筹建医院；8 月 30 日，大同煤矿筹备处改为大同矿务局，地点设在永定庄矿一宿舍；10 月，大同矿务局在永定庄矿二宿舍正式成立大同矿务局附属医院，是山西省煤炭系统第一家局级医院。

大同矿务局附属医院成立时，只有五间平房，三间作诊室、一间作药房、一间作库房，占地面积 150 平方米，设有内科、外科门诊和药房、挂号室，职工 11 人，代院长为邸福海。医院成立前，大同矿务局从当地和外地招聘了 10 名旧职医护人员，他们是：杨丙臣（指导员）、姚士亮（医助、下矿巡诊）、陆斌（医助、下矿巡诊）、邸福海（儿科医生）、王世铎（内科医生）、石贵和（司药）、小池（外科医生、日籍留用人员）、五十岚（内科医生、日籍留用人员）、美津江（妇产科医生、日籍留用人员）、佐佐木（助产士、日籍留用人员）等。医院成立后，由大同矿务局办

公室领导，由办公室秘书王佑祥负责医院工作。

1950 年 1 月，在代院长邸福海的主持下，制定了《大同矿务局附属医院暂行简章草案》，共五章三十一条，对门诊、出诊、急诊及住院等有关事项做了具体规定。

1950 年 1—9 月，医院先后接收解放军转业人员 20 多人，他们是：李登煌、张韬、韩克然、孟清秀、胡守义、栗万锁、张镇、王凤林、李建华、张景英、张维民、李世敏、郭先和、管淑仙、郭三龙、郭万顺、刘廷贵、牛耀荣等。从北京、天津、长城煤矿和大同招聘或调入医护人员 20 多人，他们是：孙耀亭、韩济仁、徐兴华、尹建周、王经武、曹子丹、杨俊如、郝恩慈、李森、周珍、沈玉蓉、王润芝、周郁文、彭亚兰、孙杰仙、王云瑞、周芸、靳玉善、孟作才等。接收或招聘后，有的留在医院，有的担负出诊任务，有的分到各矿诊疗所。

1950 年 4 月，大同矿务局任命刘玉琴为大同矿务局附属医院副院长。邸福海负责医务管理，内科负责人为徐兴华，外科负责人为韩济仁。

1950 年 9 月，大同矿务局附属医院由永定庄矿迁至大同市矿区新平旺纬七路一号——日本侵略者占领时期建立的平旺医院旧址，也就是现在的医院所在地。医院在 1949 年 10 月新中国成立前空置了一年多，房屋遭到严重破坏。搬迁前，大同矿务局于 1950 年将医院房屋加以恢复重

建，作为矿山医院沿用。医院主要建筑有四处，均为砖木结构平房。院内西南侧的一处房为日字形结构，建筑面积 2445.79 平方米，设门诊部和住院部。住院部分南、北住院病区，南病区为外科，北病区为内科，共设床位 45 张。门诊部设内科、外科、妇产科、眼科、牙科、化验室、X 光室、药房、挂号室等。另外三处房，一处为隔离病院，建筑面积 892.39 平方米；一处为办公室、库房、宿舍等，建筑面积 816.80 平方米；另一处为药品器材库，建筑面积 200 多平方米，在住院部的西边。伙房、锅炉房、烘干室、太平间等零星建筑合计 169.50 平方米。全院总建筑面积 4800 多平方米。医疗设备有美国产 50 毫安移动式 X 光机、产床、诊断床、手术床等医疗器械等，之后增加 100 毫安 X 光机 1 台、救护车 1 辆。

1950 年 10 月，医院从当地和北京招聘医护人员 10 多人，他们是：史相荣、苏箴、王淑德、付敬文、付克义、王淑兰、王志哉、张雪英、季德裕、王学宇、郑玉仙、左建周、李栋珍、仓建峰、任堂等，年底前又招聘和接收部队转业人员 10 多人，大多数分配到矿诊疗所。1950 年底，全局有医院一所，矿厂诊疗所 9 所，职工人数 74 人（医院 49 人、厂矿诊疗所 25 人），其中卫生技术人员 63 人（医师 12 人、医士 8 人、护士 30 人、助产士 3 人、药剂人员 6 人、其他 4 人）、行政管理人员 11 人。医院搬迁后，矿务局属各矿（厂）也相继建起了诊疗所，均由医院统一领导。

1950 年 12 月 1 日，医院开始收治住院患者。

第二节　发展时期
（1951—1965 年）

1951—1965 年，医院处于逐渐完善和不断发展时期。这个时期，新建了门诊部、手术室、传染病区和前住院楼，扩建了内、儿科病区，建立了肺病疗养所，配置了制剂室、洗衣房等配套设施，床位由 1950 年的 45 张增加到 1965 年的 641 张；科室设置及其功能基本齐全，职工人数由 1950 年初的 49 人增加到 1965 年的 630 人，其中有相当数量的大中专毕业生；成立了大同矿务局卫生处和医院党委，制定了各项规章制度，理顺了医院与卫生处、医院与各矿保健站、医院内部各科室之间的分工和业务协作关系；成立了大同矿务局卫校，举办了多期培训班，通过派出进修和临床教学，培养了大批人才，医护人员的技术水平有了巨大进步。

1951 年 3 月 13 日，医院副院长刘玉琴调往中央燃料工业部煤矿管理总局，本月大同矿务局任命田耕夫为大同矿务局附属医院政治指导员。6 月，医院成立了医务室、卫生室和药局，邸福海任医务室主任，张韬任卫生室主任。

1952 年 4 月，医院机构设置为：党支部（指导员）、办公室、卫生室、医疗室、护士部、内科、外科、妇产科、小儿科、牙科、化验室、X 光室（包括理疗室）、药房。1952 年，矿务局给医院下达的编制人数是：院长 1 人，指导员 1 人，医务室主任 1 人，卫生室主任 1 人，内科 4 人，外科 3 人，牙科 1 人，眼科 2 人，小儿科 1 人，妇产科 3 人，放射理疗室 2 人，药房 5 人，化验室 2 人，护士部 34 人，办公室 7 人（包括会计 2 人、事务员 2 人、管理员 2 人、挂号员 1 人），卫生室 2 人，合计 70 人。实有人数 69 人，其中医务人员 59 人、管理人员 10 人。另有工勤人员 20 人。

1952 年 5 月，医院设置了中医部，是大同市公立医疗机构最早应用中医中药进行医疗活动的医院。由于条件所限，1953 年 5 月，中医部迁到同家梁矿。

1952 年 7 月，李振国从大同市人民医院调到大同矿务局附属医院任代院长，1953 年 11 月 11 日任命为大同矿务局附属医院院长。

1952 年 9 月，卫生室划归大同矿务局行政福利处，称卫生福利科，张韬任科长。

1952 年医院成立党支部，原指导员田耕夫任大同矿务局附属医院党支部书记。

1951—1954 年，医院针对人员、床位、设备不足的情况，为适应煤矿生产恢复、职工人数增加、医疗需求不断增大的需要，在大同矿务局人事部门的协助下，从大同、保定等地招收了多批人员。进入医院前，先进行考试，考试合格安排适当工作，需要培训的，进行了为期 3~24 个月的培训。1952—1954 年，先后举办护士班一期、护士轮训班多期、助产班一期、保健员班一期、接生员班一期，共培训专业人员 100 多人。培训结束后，部分被分配到矿卫生所，部分留在医院。1954 年护士班学员合影见图 1-2-1。

1953 年 2 月、3 月和 7 月，医院分别接收了新中国成立后的第一批中专毕业生，他们是来自无锡助产学校、镇江第二护校、阜新卫校的施英杰、章元珍、李秀珍、应文娟、陆璐莲、丁凤秀、田继娜、刘宝珠等。

1953 年，医院在新平旺和平街设立了第一个妇幼站，各矿也相继成立了接生站。

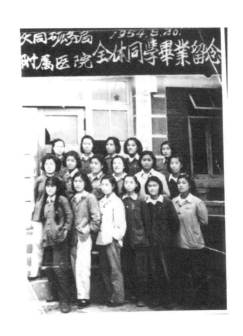

图 1-2-1　1954 年护士班学员合影

1954 年 2—9 月，医院迎来了新中国成立后的第一届大学毕业生，他们是来自北京医学院、河北医学院、山东大学医学院、山西医学院、华东药学院的田乃琛、卢春祥、张雅鑫、乐兰芳、冯继伟、于怡箴、刘克逸、刘绍颜、徐珠、韩仁富、张立贞、吴小蘋等。同时，还接收了来自开滦卫校、阜新卫校及其他地方调入的 10 多名中专护士毕业生，他们是：安士琴、吴瀛洲、张淑珍、李文萍、申秀蓉、田瑞明、叶艳华、莫舜卿、黎云珍、毕妙林等。

1954 年 10 月 8 日，大同矿务局成立了大同矿务局卫生处，由张韬代理副处长，设卫生防疫、总务、药材、妇幼保健等机构。同年，医院增设了妇产科和五官科病房。12 月，大同矿务局正式任命张韬为大同矿务局卫生处副处长。各大矿（厂）相应成立了卫生科，编制 3~5 人，主要负责本矿卫生行政管理工作，未设卫生科的矿、厂，卫生行政工作由卫生所兼管。1954 年，全局医疗机构由 1950 年的

10 所增加到 21 所，医疗设备有：X 光机 4 台、超短波治疗机 13 台、手术床 5 张、接生床 5 张、牙科椅 2 架、显微镜 16 台、电冰箱 7 台、紫外线太阳灯 22 个。

1954 年 12 月，李振国院长因犯错误被停职审查，1955 年 7 月燃料工业部煤矿管理总局批准撤销其大同矿务局附属医院院长职务。1955 年 8 月经中共大同市委批准，开除其党籍。1957 年调往中国煤矿工人北戴河疗养院。

1955 年 3 月 1 日，赵子华从大同市卫生局调到大同矿务局附属医院任副院长，同年 6 月 7 日，被任命为大同矿务局卫生处第一副处长、大同矿务局附属医院第一副院长。

1955 年 9 月，医院再次成立中医科。

1955 年 11 月 6 日，卫生处与医院合并，合并后医院与卫生处为两个牌子、一套人马，行政管理机构由四组变为五科，设医疗预防科、卫生防疫科、药材科、人事科、行政科。另设有院长办公室和护士部。苏箴任卫生防疫科副科长，吴小蘋任药材科负责人，李应任行政科负责人。1955 年大同矿务局附属医院行政组织机构图如图 1-2-2 所示。

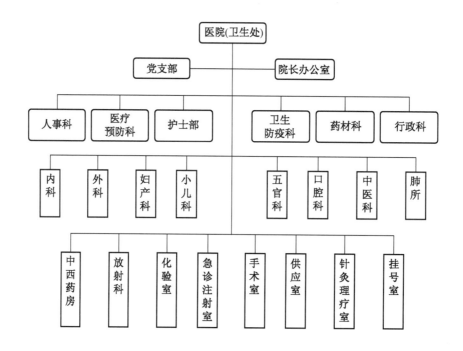

注：1. 医院和卫生处为院处合一体制，院长办公室也是处长办公室，卫生处长同时兼任医院院长。
　　2. 1955 年前医院实行院长负责制，党支部实行政治领导，发挥保证监督作用。
　　3. 行政科下设总务组、财务组、住院处、营养食堂和后勤各班组。
　　4. 药材科下设中、西药库，卫生器材库。
　　5. 肺病区、传染病区由内科统一管理

图 1-2-2　1955 年大同矿务局附属医院组织机构图

1955 年，医院购置匈牙利产 500 毫安 X 光机一台，增设了小儿科和肺结核病房，全院床位增至 155 张，其中内科 51 张、外科 45 张、妇产科 15 张、儿科 6

张、五官科 6 张、隔离病区（含肺病区）32 张。至此，医院内、外、妇、儿、五官、中医、传染病、肺结核病、针灸、理疗、手术室、X 光、中药、西药、检验、营养、消毒供应等科室基本配齐。1955 年底，全局卫生系统职工合计 442 人，其中医务人员 373 人、行政管理人员 69 人（内有医师 6 人、医士 4 人、护士 4 人、其他卫技人员 9 人）。医院本部 210 人，其中医务人员 145 人、行政管理人员 33 人、工勤人员 32 人。20 世纪 50 年代隔离病区医护人员合影见图 1 - 2 - 3。

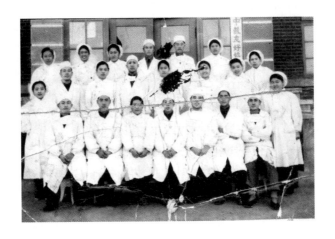

图 1 - 2 - 3 20 世纪 50 年代隔离病区医护人员合影

1956 年，医院在住院部东侧对面新建了面积 1353 平方米的门诊部，在住院部西侧扩建了 305 平方米的手术室（现医务科、液疗室所在地），新建了 640 平方米的小儿科、传染病区，将原隔离病院改扩建为内科病区和儿科病区，新增建筑面积 398 平方米。还新建了锅炉房、仓库、马车房等。新门诊部建成后，原门诊所占房间全部作为外科病房，全院床位由 155 张增加到 290 张，其中内科 85 张、外科 87 张、妇产科 15 张、五官科 12 张、小儿科 33 张、肺病区 58 张。1956 年门诊总诊疗人数 106497 人次，收治住院患者 4248 人次，治愈率 68.5%，死亡率 2.8%，床位利用率 91.2%。1956 年，全局矿、厂保健站发展到 9 所，工地保健站 13 所，学校保健站 2 所，妇幼保健站和接生站 10 所，矿办职工业余疗养所 6 所。

1956 年 9 月，经大同矿务局党政批准，医院首次任命了科主任、护士长。内科负责人史相荣任内科主任，外科负责人韩济仁任外科主任，田乃琛任门诊部主任兼牙科主治医师，李应任行政科科长。任命安士琴为内科副护士长，郝恩慈为外科副护士长，付敬文为五官科副护士长。

1957 年 7 月，医院建立血库。血库建立前，1956 年 12 月，医院派聂海志、马银柱到抚顺煤矿医院学习采血及血液储存技术一个半月，回来后马银柱改做其他工作，血库筹备工作由聂海志一人进行。当时，找血源很困难，血库开展业务后，第一个献血的就是聂海志，之后段桂春，张荀、祖连贵也先后献血。在他们的带动下，医院的一些职工和家属也积极献血。献 200 毫升血者，按工伤伙食费补助标准到食堂免费就餐一个月，家属吃饭不方便的，发给 21 元补助。

1957年8月，医院党支部书记贾济民调走，大同矿务局任命杨墨林为大同矿务局附属医院党支部书记。

1957年，各矿（厂）卫生科撤销，其职能由保健站代替。

1958年6月10日，大同矿务局下文将大同矿务局附属医院更名为大同煤矿医院。床位由1957年的294张增加到363张，其中内科91张、外科115张、妇产科21张、小儿科56张、五官科20张、肺所60张。职工人数311人，其中医务人员200人、行政管理人员31人、工勤人员80人。主要设备有X光机3台、手术床5台、接生床4台、牙科椅2台、显微镜5台、电冰箱7台、超短波治疗机5台。1958年大同煤矿医院（卫生处）机构设置图如图1－2－4所示。

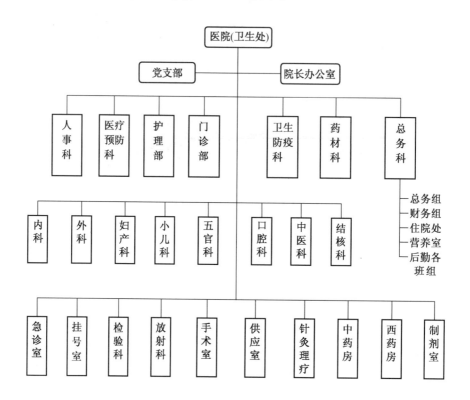

注：医院和卫生处为院处合一体制，院长办公室也是处长办公室。卫生防疫科和药材科为全局性卫生管理机构

图1－2－4 1958年大同煤矿医院（卫生处）机构设置图

1958年7月，由医院申请经大同市批准，报山西省卫生厅备案，成立了大同矿务局卫生学校，田乃琛任教导主任，李栋珍、王云瑞、单文彬任班主任。当年学校招生190多人，分医士甲班、医士乙班和护士班，学制三年。医士甲班30名学员为1957年7月入学的培训班在职人员，卫校成立后列入国家招生计划。1959年10月，医士甲班的学员理论学习结束后分配到医院和各矿保健站担任医士，享受中专待遇。医士乙班和护士班从社会招收具有初中以上文化程度学员160多人。理论学习结束后，因1960年5月9日白洞矿发生特大煤尘爆炸事故，学员全部参加

抢险救护工作，抢险工作结束后提前分配了工作。1961 年 7 月，全体学员返校参加毕业考试后不久卫校停办。医士甲班学员毕业照见图 1 - 2 - 5。

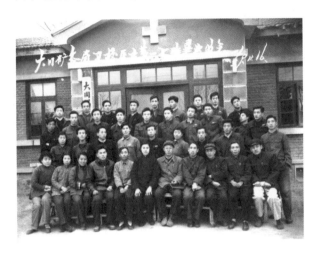

图 1 - 2 - 5　1959 年卫校医士甲班学员毕业照

1958 年 11 月，朱昌武（老红军）从大同市三医院调任大同矿务局卫生处处长兼大同煤矿医院院长、大同矿务局卫校校长。朱昌武调入后全面主持行政工作，杨墨林主持党务工作，赵子华分管医院的医疗护理等工作，张韬分管卫生防疫和各矿厂学校卫生站工作。

1958 年成立护理部，吴建春任护理部主任。同年建立制剂室，由汪文川负责。汪文川是沈阳药学院毕业生，1958 年由大同市三医院调入。制剂室建立后，开始只能做一些小制剂和大输液，全院只有一个小消毒锅，每锅只能放 30 瓶盐水。

1959 年之后，规模不断扩大，制剂品种增加到 70 多种，基本能满足临床需要，见图 1 - 2 - 6。

1960 年，各矿（厂、校）保健站改称卫生站，各矿业余疗养所停办，150 张疗养床划归卫生站改作简易观察病床。各卫生站负责本矿（厂）职工家属的医疗保健和卫生宣教工作，兼管卫生防疫。

1960—1962 年因自然灾害，粮食歉收，

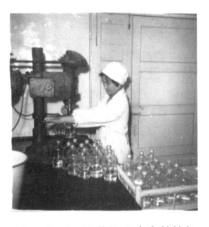

图 1 - 2 - 6　20 世纪 60 年代制剂室

再加上给苏联还债，国家遇到了前所未有的困难。医院除少量人员申请回乡外，绝大部分人员留下来与医院共渡难关。困难时期，食品供应十分紧张，许多人吃不饱，仍然坚持按点上班、按点下班，加班加点毫无怨言，女职工产假 56 天，有的人未休完产假，只要工作需要就上班，干劲十足。当时，职工的工作条件和居住条件都十分简陋，领导和群众同甘共苦，心往一处想、劲往一处使，坚信在党中央的

领导下，困难一定会被战胜！

1961 年 8 月 7 日，大同矿务局永定庄矿副矿长吴子明调任大同煤矿医院副院长兼大同矿务局卫生学校副校长。

1961 年，矿务局卫生系统的人事、财务由卫生处、医院直接管理。同时，卫生处还负责全局药品器械及大型医疗设备的采购和分配。

1963 年 3 月，医院党支部书记杨墨林调走，大同矿务局任命魏彦义为大同煤矿医院党支部书记。1963 年医院领导合影见图 1 - 2 - 7。

1964 年医院开始接收山西医学院实习生，其合影如图 1 - 2 - 8 所示。

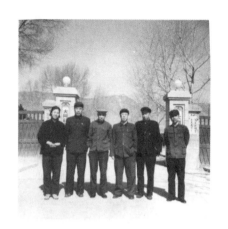

图 1 - 2 - 7　1963 年医院领导合影
（从左至右为于群、魏彦义、杨墨林、朱昌武、吴子明、赵子华）

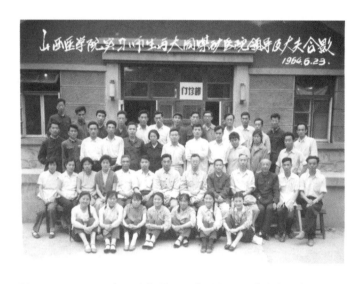

图 1 - 2 - 8　1964 年医院领导、医生同山西医学院实习师生合影

1965 年 2 月，大同矿务局进行"六权集中"为主要内容的机构体制改革，进一步明确：卫生处与医院为两个牌子、一套人马；各矿厂保健站统一由医院垂直领导；医药费统一由局集中掌握和使用；根据具体情况在煤峪口、永定庄、同家梁、四老沟、白洞、晋华宫、忻州窑、雁崖、挖金湾、马脊梁矿、机厂、化工厂设立保健站，大斗沟保健站改为门诊所，划归同家梁矿保健站领导；撤销公司保健站，原公司土建、井巷等单位职工就诊，由各矿保健站负责；撤销一中、二中、技校、煤校、党校各校保健站，改设一个联合门诊部，由医院领导，设在煤校。

1965 年 5 月 10 日，经中国共产党大同市委员会批准，中国共产党大同矿务局医院委员会成立，并设置了政治处，魏彦义任党委代书记，朱朝先任政治处副主任。同月，大同煤矿医院更名为大同矿务局医院，管理机构有干部科、宣传科、医务办公室、防疫科、药材科、行政科、财务科等，并设有三个党支部。医院党委代书记为魏彦义，党委委员有：卫生处处长兼医院院长朱昌武，卫生处第一副处长兼医院第一副院长赵子华，卫生处处长兼医院副院长张韬，卫生处副处长兼医院副院长吴子明，政治处副主任朱朝先，宣传科科长于群，防疫科副科长苏箴，药材科副科长韩克然，行政科科长王洪文，财务科科长王逸远，一支部书记刘尚德，二支部书记王秉政，三支部书记赵子华（兼）。临床医技科室的负责人是：内科主任史相荣，外科主任韩济仁，小儿科主任邸福海，五官科主任田乃琛，妇产科主任张立贞，放射科负责人负希亭，化验室负责人张珣。总护士长为安士琴，各科正副护士长有：李秀蓉、张桂兰、郝恩慈、吴瀛洲、应文娟、施英杰、张淑珍、付敬文、程淑娥、费凤娣、陈志华、马洪儒等。1965 年大同矿务局医院机构设置图如图 1 - 2 - 9 所示。

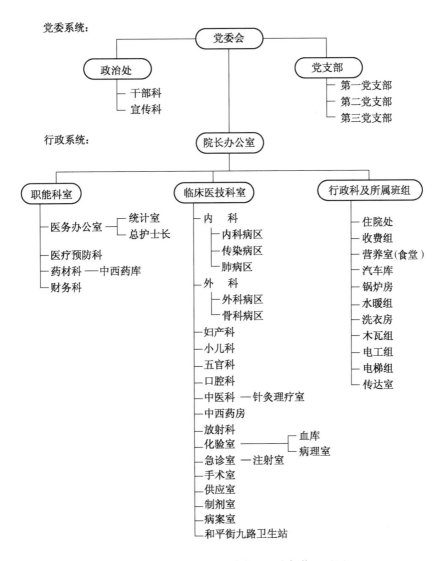

图 1 - 2 - 9　1965 年大同矿务局医院机构设置图

1965 年，前住院楼建成投入使用。该楼设计为 5 层，建筑面积 5569 平方米，是医院第一座楼房建筑。投入使用后，1～4 层为病房，五层为会议室。全院床位增至 641 张，其中内科 119 张、外科 196 张、骨科 27 张、妇产科 31 张、小儿科 63 张、传染科 90 张、五官科 24 张、肺所 91 张，职工人数 630 人，其中医务人员 402 人、管理人员 49 人、工勤人员 179 人。同年，各矿（厂）保健站的人权、财权划归矿（厂）自管，卫生处（医院）不再对基层医疗单位实行垂直领导。

医疗技术方面，建院初期，医院外科只能做骨折整复外固定、创伤清洗、缝合、阑尾切除、疝气修补等小型手术，其他手术都从大同市立人民医院请医生，并请该院外科医生每周来医院查房 1～2 次。1952 年 7 月，李振国担任院长后，终止了与大同市立人民医院签订的医生来院每周查房 1～2 次的协议，派出医院医生孙耀亭、包永峰、邸福海、史相荣等和他本人，到北京医学院、协和医院、开滦医院学习，学习回来后医院的内科医疗水平进一步提高，外科已能逐步开展普外、骨外、妇科、五官科的常见手术。1957 年，医院派乐兰芳到湖南湘雅医院进修心电图专业，乐兰芳回来后医院成为大同市第一家开展心电图诊断技术的医院，当时全市各医院都来请乐兰芳会诊。20 世纪 50 年代后期至 60 年代初期，医院在大同矿务局党委的支持下，先后送出数名年轻有培养潜质的医务人员和 50 年代毕业的大学生到北京等外地大医院进修学习或接受某种专业培训，这些人员经过培养和锻炼，在 60 年代中期到 70 年代都成为医院技术骨干，如内科的史相荣、田犹龙、李玺玉、乐兰芳、孟维新，外科的韩济仁、冯继伟、孙锡孚、郭多文、卢春祥、于怡

箴，妇产科的张立贞，小儿科的邸福海、徐珠、刘淑华，五官科的王杰、张雅鑫，口腔科的田乃琛等，都是当时名望较高的医生，骨科专业、神经外科专业在雁同地区乃至山西省都享有很高声誉。20 世纪 50 年代后期，外科已能做骨折内固定、腰椎间盘切除、脊柱压缩骨折整复、颅脑外伤手术、脾肾胃切除、贲门痉挛手术治疗、门脉高压脾肾静脉吻合分流术、食道癌中上三分之一切除、子宫全切等手术。1959 年，成功进行了心脏二尖瓣狭窄闭式手指分离术，并开展了心包剥离术。20 世纪 60 年代，随着腰麻乙醚吸入插管全麻技术的产生，医院已能进行头颅、腰椎、胸腹部各脏器的较复杂手术，如贲门癌切除、胸膜剥脱术、胸廓成形术、颅内血肿清除术和难度较大的开胸肺叶切除、二尖瓣分离、腰椎结核病灶清除术以及椎板减压术等，并能进行大面积烧伤的治疗。内科方面，除能治疗常见的疾病外，20 世纪 50 年代后期内科已能较好地治疗中毒性痢疾、流行性脑脊髓膜炎等危重病人，推广应用了人工冬眠疗法、杜仲酊疗法等一系列新技术，开展了人工气胸气腹治疗空洞性肺结核、慢性纤维空洞性肺结核和胸腔穿刺、腰椎穿刺、应用心电图机进行大面积心肌梗死抢救及心源性休克抢救治疗等。60 年代，陆续开展了心包穿刺、骨髓穿刺、直肠镜、乙状结肠镜、硬式气管镜、胃镜、骨髓象、肺动力测定等技术。儿科、传染科应用人工冬眠疗法治疗小儿中毒性痢疾、大剂量阿托品抢救爆发型流行性脑膜炎合并休克，应用 654-2 抢救治疗急性肾炎合并高压性脑病、心衰、休克性肺炎、过敏性休克等各种微循环障碍等，都获得了较好的治疗效果。五官科 1959 年已能开展白内障摘除等手术。中医科应用中草药治疗肺炎、肝炎、慢性气管炎、慢性胃炎、肾炎、急腹症、脉管

炎、肺心病、消化道溃疡、肠梗阻、胆石症及采用针灸治疗各种慢性疾病，均获得较好疗效。

第三节 "文化大革命"时期（1966—1976 年）

1966 年 10 月至 1967 年 2 月，医院先后成立了红医兵、赤卫队、反修战斗团、工人造反团、毛泽东思想战斗队、职工战斗队、真理战斗队、白求恩战斗队等 10 多个群众组织。1967 年 2 月，支左解放军进驻医院；3 月 3 日，群众组织大联合，成立"联合总部"。1967 年 3 月 27 日，群众组织在大同煤矿革命委员会和军管会的支持下，对医院党政领导班子进行了夺权，成立了由军代表、群众组织代表、领导干部代表组成的"三结合"的大同煤矿医院革命委员会和中共大同煤矿医院核心小组，医院更名为大同煤矿医院；3 月 28 日，核心小组召开了第一次会议，决定原党委书记魏彦义、副院长赵子华到工人中监督劳动，原卫生处处长兼医院院长朱昌武到供应室劳动，原副院长张韬到洗衣房劳动。

医院成立革命委员会后，吴子明、何锡录、王秉政、刘尚德、谢忠山组成革命委员会常委，原副院长吴子明任革命委员会主任，何锡录（军代表）、王秉政任副主任，委员有丁兰珍、王汉、何安娃、杜连恒、刘尚德、杨玉田（军代表）、王振明（军代表）、程录华、赵潘进、谢中山。1967 年 10 月，增补王有光、胡殿成为委员，核心小组组长为何锡录（军代表），副组长为吴子明，成员有王秉政、李登煌、刘尚德。管理机构有革命委员会办公室、政治处、医务办公室、行政办公室。革命委员会办公室主任为马洪儒，政治处主任为王秉政，医务办公室主任为吴子明（兼）、副主任为曹贵武，行政办公室主任为刘尚德、副主任为王洪文。

基层组织设支部、科室。一支部包括内科、中医科、肺病区，指导员为郭炳刚，内科负责人为何安娃、护士负责人为李秀蓉、杨金玲，肺病区负责人为郭子义、护士负责人张政，中医针灸科负责人为钟有位；二支部包括外科、手术室、供应室，指导员为甘叶发，外科负责人为卢春祥、护士负责人为杜效忠、徐兆丰，手术室负责人为黄福，供应室负责人为纪秀英；三支部包括小儿科、五官科、妇产科，指导员为吴桂芝，小儿科负责人为李卿云、护士负责人为陆月华，妇产科负责人为徐席珍、护士负责人为施英杰，五官科负责人为田乃琛、护士负责人为丁兰珍；四支部包括放射科、化验室、急诊室、病案室，指导员为李登煌，放射科负责人为李登煌，化验室负责人为颜登弟，急诊室负责人为范淑香，病案室负责人为董映文；五支部包括总务科、财务科、住院处、接待室，指导员为刘尚德；六支部包括政治处，指导员为王秉政；七支部包括医务办公室、医疗预防科、药材科、煤校卫生站、九路卫生站，指导员为王云瑞，医疗预防科负责人为赵潘进，药材科负责人为韩克然，煤校卫生站负责人为孙瑛，九路卫生站负责人为蔡世和。

1967 年 11 月，军代表何锡录调走，吴子明任核心小组组长，王秉政任革命委员会主任。

1968 年 4 月，医院成立了"群众专政领导组"，下设"群众专政办公室"；6 月，成立了"工代会"；10 月，工宣队进驻医院。

1968 年 9 月，医院机关原来的四个办公室改为政工组和革命委员会办公室，基层七个党支部缩减为四个队，支部书记改称指导员，同时增设了队长，队以下为科室。政工组主任为李登煌，革委会办公室主任为马洪儒。一队指导员为闫三保、队长为王有光、副队长为何安娃，内科负责人为何安娃、护士长为杨金玲，儿科负责人为李卿云、护士长为陆月华，中医科负责人为吴士明、钟有位，肺病区负责人为郭子义、护士长为张政。二队指导员为甘叶发、队长为曹贵武、副队长为卢春祥，外科负责人为卢春祥、外科护士长为徐兆丰、骨科护士长为杜效忠，手术室护士长为黄福、妇产科负责人为刘宝德、护士长为杨志珍，五官科负责人为丁兰珍。三队指导员为刘尚德、队长为曹洪杰、副队长为董映文，药房负责人为舒世平，放射科负责人为曹洪杰，化验室负责人为段国珍，制剂室负责人为程录华，急诊室护士长为范淑香，供应室护士长为纪秀英，病案室负责人为董映文，九路保健站负责人为赵桂芳。四队指导员为王金儒、队长为高庆文、副队长为贾树旺，锅炉房、汽车库、洗衣房、水暖组、木瓦组、电工组、电梯组、住院处、收费组、传达室都指定了负责人。

1968年12月，开始了"清理阶级队伍"运动和深挖"国民党区党部"运动。在这场运动中，由于受极"左"思潮的影响，医院许多人被列为"清理对象"，有的被打成"历史反革命分子""反动技术权威"，被隔离审查、监督劳动、挂牌批斗；有的被列为有"严重政治历史问题"而接受审查；原党委书记魏彦义、副院长赵子华被打成"走资派"和"叛徒"，被隔离审查、监督劳动、挂牌批斗。1969年6月，革命委员会主任王秉政因历史问题被停职检查，1970年8月被撤销职务。1969年，在深挖所谓"国民党大同煤矿区党部"运动中，全院180人受到牵连，35人被公开审查。1969年10月，医院革命委员会对韩济仁、邱福

海、史相荣、田有犹龙、郭多文进行了降职处分。

1969年6月，医院革命委员会对基层组织进行了改制，将原来的队改为连，科改为排、班建制，原来的四个队改为四个连，各连设指导员、连长，连以下科室为排、班。红一连设两个排、一个独立班，内科、新医科为一排，儿科、传染科为二排，肺病区、"六·二六"门诊为直属班。红二连设三个排，外科为一排，骨科为二排，三排为手术室、妇产科、五官科。红三连设三个排，一排为西药房、中药房、制剂室，二排为化验室、供应室，三排为放射科、急诊室。四连设两个排、四个直属班，食堂为一排，锅炉房为二排，汽车库、电工组、洗衣房、木瓦组分别为直属班。机关只设支部，不设班、排、连。

1970年1月，医院更名为大同矿务局第一医院。2月，曹贵武任革命委员会副主任。3月13日，大同煤矿革命委员会后勤部副组长周良才到医院宣布，抽调冯继伟、孟维新、田乃琛等69名医务人员支援第二医院。第二医院成立后第一医院床位由572张减为528张，传染科与小儿科合并，皮肤科归外科，针灸科与"六二六"医疗队合并，口腔科与五官科合并。

1970年8月，张兴国从挖金湾矿调到大同矿务局第一医院任核心小组副组长。1971年3月，挖金湾矿副矿长纪金魁调任大同矿务局第一医院革委会副主任，分管后勤工作。

1971年5月，吴子明调到大同矿务局卫生处。本月，医院机关改制为"三组一室"，即政工组、医务组、后勤组、革命委员会办公室。政工组组长为李登煌，医务组组长为曹贵武（兼），后勤组组长为纪金魁（兼），革命委员会办公室主任为马洪儒。

1971 年 6 月 26 日，经中共大同市委批准，中共大同矿务局第一医院第三次党员（代表）大会召开，大会决定恢复党委建制，会议选举张兴国为党委书记，杜如宣（军代表）为党委副书记。委员会由张兴国、杜如宣、曹贵武、纪金魁、刘尚德、王有光、孙翠林七人组成。

1971 年 7 月 20—21 日，共青团大同矿务局第一医院第三次代表大会召开，会议选举产生了新的团委会，选举曹贵武为团委书记（兼），赵怀德为副书记，委员会由曹贵武、赵怀德、徐海坤、郭和平、项宝莲、邵怀玉、李占秋七人组成。

1971 年 8 月，张兴国兼任大同矿务局第一医院革命委员会主任。大同矿务局第一医院党委成立后，根据上级部署，工作中心转入体制改革和落实政策的工作。1972 年 1 月 6 日，医院党委开会专题研究落实政策问题，决定 1 月 6—9 日举办骨干人员学习班，6 月 10 日召开全院动员会，6 月 20 日开始组织专人进行案件的复查工作。

1972 年 7 月 28 日，医院党委在前住院楼五楼大会议室召开全院职工参加的机构体制改革大会。会上，医院领导传达了大同矿务局党委关于医院机构体制改革和中层干部任免的决定。医院党委副书记杜如宣代表医院党委讲了机构改革的目的和意义，对改革后的工作做了安排，对新任科室领导提出了具体要求。大会宣布从即日起，撤销班、排、连建制，恢复总住院医师制，医疗工作实行科主任、主治医、住院医三级医师负责制，各科配备了科主任、护士长或科室负责人。

1972 年 8 月 2 日，医院制定下发了《大同矿务局第一医院科主任、主治医、护士长职责试行》；12 月，医院又下发了医疗和行政管理等 18 项规章制度。1972 年，分管后勤的革委会副主任纪金魁调

走；8 月，李三民调任大同矿务局第一医院革委会副主任并分管后勤工作，孙毓文调任大同矿务局第一医院党委副书记。

1972 年 9 月 26 日，大同矿务局革命委员会下发革政字（72）44 号文件决定，抽调韩济仁、张俊英、李承文、李桂英、刘玉润、江浩、聂海志、邢占元、叶艳华、李森、钟有位、黎云珍、唐勇 13 人支援矿务局第三医院，之前第三医院委托第一医院培训的医护人员全部回到第三医院。

1973 年 4 月，大同矿务局第一医院改称大同矿务局平旺医院。同年，增设职业病科，设床位 20 张，并增设了病区西药房。至此，全院床位增至 520 张，职工人数 578 人。

1973 年 4 月 17—18 日，医院召开了大同矿务局平旺医院工会第一次会员代表大会，会议选举产生了第一届工会委员会，孙毓文兼任工会主任。

1973 年 5 月，根据大同矿务局党委的决定，医院撤销了原来"三组一室"，成立政治处、医务处、院务处，刘尚德任政治处主任，曹贵武兼任医务处主任，马洪儒任医务处副主任，李三民兼任院务处主任，郭炳刚、段培金分别任院务处副主任。本月，医院下发了三处职责范围暂行规定。9 月，云岗矿副矿长贾维真调任大同矿务局平旺医院革委会副主任，分管后勤工作。10 月，革命委员会副主任曹贵武调到卫生处，永定庄矿教育科科长贾宝珍调任大同矿务局平旺医院革命委员会副主任，分管医疗。

1974 年 1 月，大同矿务局云岗医院革命委员会主任张韬调任大同矿务局平旺医院革命委员会主任。

1974 年 2 月，骨科、神经外科专业从外科分离，在骨科病区的基础上正式成立骨科，原外科副主任孙锡孚任骨科副主

任，谭政启任护士长。

1974 年 9 月，医院成立总值班室。在院领导、机关部门负责人非办公时间轮流担任总值班的同时，增加了 24 小时专人值班。

1975 年 9 月，大同矿务局雁崖医院革命委员会副主任费殿壁调任大同矿务局平旺医院革命委员会副主任，分管肺病疗养所。

1976 年 4 月，大同矿务局平旺医院"7·21"医科大学成立并开学，学员是从医院和矿厂保健站选拔的 47 名在职医护人员（图 1-3-1）。学校的学制为两年半，李富任党支部书记，李卿云任班主任。

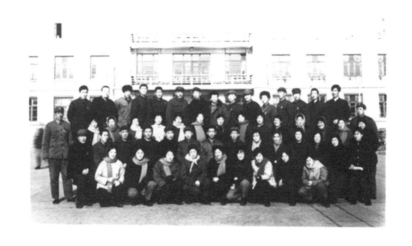

图 1-3-1　大同矿务局平旺医院"7·21"医科大学师生合影

1976 年 4 月，张丙有从大同矿务局印刷厂提任大同矿务局平旺医院党委副书记；6 月，革命委员会主任张韬调到卫生处，曹贵武从卫生处提任大同矿务局平旺医院革命委员会主任兼党委副书记。11 月，分管后勤的革命委员会副主任贾维真退休，原一支部书记王有光提任大同矿务局平旺医院革命委员会副主任，分管后勤工作。

1974—1976 年，受山西省卫生厅委托，大同矿务局平旺医院连续举办了三期创伤骨科进修班，每期学习半年，学员来自全省各地，共培训学员 110 多人。

1976 年 7 月 28 日，河北省唐山市发生 7.8 级大地震，同日医院派杜连恒、魏立平、唐绍勇 3 人加入山西省医疗救护队，奔赴抗震救灾第一线。7 月 31 日上午医院接到煤炭部通知，经医院紧急会议决定，当天傍晚由革命委员会主任曹贵武带队，由高崇普、毕妙林等 20 名医护人员以及第二医院、第三医院的各 10 名医务人员组成的大同煤矿医疗队，带着药品、器械及生活物资开赴唐山地震灾区。参加地震抗震救灾任务的部分医护人员见图 1-3-2。

唐山地震后，1976 年 8 月 2 日，医院党委召开紧急会议，成立了以张兴国为组长，张丙有、贾宝珍、贾维真、费殿壁为副组长，周丽娟、刘尚德、赵怀德、马洪儒、徐海坤、甘业发、魏福彬、钮万生、孙翠林、刘俊为成员的大同矿务局平旺医院防震领导组。领导组下设政工组、医疗组、后勤组，组长分别由张丙有、贾宝珍、贾维真担任。同时开会决定：

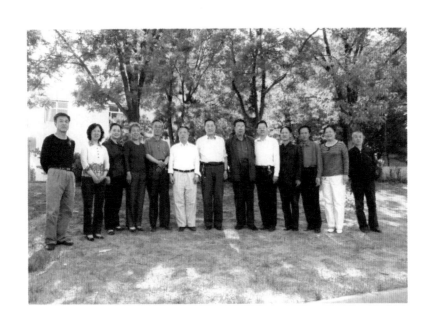

图 1 - 3 - 2　参加 1976 年 8 月唐山地震抗震救灾任务的部分医护人员（2009 年合影）

（1）将办公室腾出来当病房。（2）住院楼一至四楼的病人，轻病人动员回家，重病人搬往平房。（3）医院建立家庭病床，巡回到家看病。（4）搭一个帐篷，存放抢救药品。（5）警报信号，全局统一指挥。（6）对医院及家属区房屋进行一次全面检查。（7）召开党委革委委员、支部书记、科负责人、机关干部会议，传达矿务局和医院党委会议精神，做好防震及抓革命促生产工作。（8）医院、支部及科室领导要分头去唐山抗震救灾的 20 多名同志家里看一看，有困难帮助解决。会后，医院将办公室全部腾出，住院部除手术室外，内科、外科、骨科、妇产科、五官科全部搬到平房，直到 1977 年底。

1966—1976 年，医院虽然贯彻了党中央关于预防为主、面向基层、中西医结合，把医疗卫生工作的重点放到农村和基层去的方针，在中西医结合、巡回医疗、战截瘫、抢救工伤、抢救危重病人等方面做出了不少成绩、积累了不少成功经验，但建院以来形成的一系列行之有效的规章制度被破坏、正常的医疗秩序被打乱，医院主要领导和 50 年代做出重要贡献的技术骨干有的被"打倒"、有的"靠边站"，受过批斗或隔离审查的人员的精神和肉体遭到很大摧残。"文化大革命"前期，革命委员会和核心小组的领导人，除处理日常工作外，主要精力是抓政治、抓运动，基层支部的主要精力是抓政治学习、大批判，学技术、钻研业务反而成了"走白专道路"，因此，医院整体技术水平的发展受到了很大制约和影响。

第四节　调整恢复时期（1977—1983 年）

1977—1983 年，医院认真贯彻卫生部颁发的《全国医院工作条例试行（草案）》，进一步建立健全各项规章制度，加强病房和门诊管理，落实岗位责任制，开展各种形式的社会主义劳动竞赛，通过整顿各项工作步入健康发展的轨道，不断取得新成绩。这一时期，医院党政根据党中央、国务院的统一部署，撤销了革命委员会，建立了党委领导下的院长负责制；调整了机构，完善了制度，制定了科技发展规划，恢复了正常的工作秩序；调整充实了院、科两级领导班子，进一步落实了党的知识分子政策；新建了后住院楼，成立了职业病防治所，购置了部分大型和先进的医疗设备，开展了一系列新技术、新项目，使医院的医疗技术水平有了进一步提高，患者的就医环境、院容院貌也发生了很大的变化。

一、发展历程

1977 年 3 月，大同矿务局组建矿办医院，平旺医院派出医技人员 53 名、下放床位 70 张，支援煤峪口、同家梁、忻州窑三所矿办医院。卢春祥、吴爱、赵九芬、曹文书、吕克争、陈丽英、张玉珍、李香兰、马来顺、张辉、田月英、袁伟、陈学莲、章文英、李秀花、李凤仙、赵丽华、张亚男、刘曼倩 19 人支援煤峪口矿医院；孙玉亭、杨志礼、孟淑珍、宋瑞华、焦爱萍、王仲俊、于志一、张彦文、刘秀兰、曹新华、李秀梅、赵秀芳、尹彩玲、段栓鱼、董玉花、张淑鲜、王力娜、王凌云、张秀花 19 人支援同家梁矿医院；段国珍、刘汉民、董瑞珍、张应娟、郭进、张怀玉、马惠仁、李娟、朱丽平、左艳英、刘转仙、侯玉珍、韩玉荣、刘延智、李改云 15 人支援忻州窑矿医院。支援矿办医院后，骨科与外科合并，医院住院床位由 520 张减少为 454 张，职工人数降到 566 人。一年后，支援矿办医院的人员陆续回到医院。

1977 年 6 月和 1978 年 9 月，医院分别制定《大同矿务局平旺医院管理制度汇编》《大同矿务局平旺医院科技教学规划提纲（草案）》，并下发执行。

1978 年 4 月 22 日，大同矿务局革命委员会同煤卫字（1978）273 号文件决定，"将肺病疗养所改为结核病防治所，设床位 100 张，仍由大同矿务局平旺医院领导，负责全局结核病的查、管、防、治等工作"；4 月 25 日，大同矿务局革命委员会同煤卫字（1978）289 号文件决定，"在平旺医院职业病区的基础上成立职业病防治所，设床位 80 张，负责全局的职业病防治工作"。

1978 年 5 月，医院党委召开专题会议，研究落实知识分子政策和"文化大革命"案件复查工作。7 月，根据中共大同矿务局委员会 1978 年 7 月 8 日同煤发（78）98 号文件，撤销大同矿务局平旺医院革命委员会，实行党委领导下的院长负责制，大同矿务局平旺医院革命委员会主任曹贵武改任大同矿务局平旺医院院长。9 月，贯彻卫生部颁发的《关于预防和处理医疗事故的暂行规定（草案）》《全国医院工作条例试行（草案）》和《医院工作制度、医院工作人员职责试行（草案）》，结合医院实际制定了相关的规章制度和实施细则。11 月 3 日，召开全院职工大会，公开为"文化大革命"期间所谓的"国民党大同煤矿直属区党部"一案平反昭雪，并当场销毁了该案的所有材料。

1979 年 5 月 11 日，医院党委再次召开落实政策大会，宣布"文化大革命"案件复查结论。6 月，进一步落实知识分子政策，在原有基础上各科均配备了科主任、护士长，"文化大革命"中被"打倒"或"靠边站"的科主任、主治医、护士长全部恢复了原来的职务，一批知识分子走上了各级领导岗位。1979 年，118 名专业技术人员晋升了技术职称，孙锡孚、冯继伟、郭多文、徐珠、于怡箴、史相荣晋升为副主任医师。落实政策后各科室的主任、护士长为：内科主任刘宝德、第二主任史相荣，副主任范琴珍，护士长吴晓光；外科主任卢春祥，副主任于怡箴，护士长应文娟，副护士长马桂兰、弓晓玲；骨科主任孙锡孚，副主任郭多文，护士长毕妙林，副护士长项宝莲；儿科主任徐珠，副主任刘淑华，护士长高凤琴；妇产科副主任刘亚俐，护士长杨志珍；五官科副主任张雅鑫，护士长付敬文；中医科主任吴士明；传染科副主任李卿云；肺所所长杜效忠，副所长田荣，护士长刘玉珍；检验科副主任段国珍；放射科负责人负希亭；药剂科副主任程录华；急诊室护士长郝恩慈；手术室护士长张萼云；供应室护士长李云贞。机关科室和各党支部：政治处副主任为赵怀德，医务处主任为杨振全，副主任为李运发，院务处主任为李世家，副主任为郝宝祥，护理部副主任为安士琴，工会主任为周丽娟，团委副书记为徐海坤，保卫（科）特派员为钮万生。一支部副书记为闫玉芳，二支部副书记为陈彬，三支部书记为王金儒，四支部书记为甘叶发，五支部书记为魏福彬，肺所支部书记为孙恩旺，机关支部副书记为钮万生（兼）。

1979 年 5 月，成立同位素室。机构成立前，医院派陆璐琏等五人到无锡等地进修，1980 年陆璐琏进修回来后开始进行订购设备、药品等筹备工作。1981 年房屋建成，4 月正式开展工作。

1980 年 10 月矿务局党委对医院领导班子进行了调整。同年，医院党委给在"文化大革命"期间被隔离审查的干部、工人补发了节假日工资和入坑费 910 元，对在"文化大革命"期间因受审查而致伤致残的人员（经过鉴定为 22 人）给予工伤待遇；对于在运动中死亡的 4 人，按照工伤政策做了处理，对其子女的就业进行了妥善安置。同时还清理运动档案材料

1846 份，对大部分信访案件做了处理。

1981 年 2 月，医院进行机关机构改革。撤销政治处、医务处、院务处，成立了党委办公室、院长办公室、人事科、医务科、护理部、门诊部、财务科、总务科、防疫办公室。赵怀德任党委办公室副主任，孙恩旺任院长办公室主任，李富任人事科科长，李运发任医务科科长，安士琴任护理部副主任，杨振全任门诊部主任，李世家任总务科科长，郝宝祥任总务科副科长，王逸远任财务科科长，刘义任工会副主席，岳有莲任团委书记。4 月，为安置待业青年就业，医院成立大同矿务局平旺医院集体企业服务队。

1981 年，医院对前住院楼进行了防震加固，历时达 5 个月。在防震加固施工期间，内、外、骨、妇、五官科的床位减少了一半，床位的减少给医院工作带来很大的压力。在困难面前，全院职工心往一处想、劲往一处使，克服不利因素，战胜了一个个困难，全年门诊量比 1980 年增加了 14%，各科床位利用率达到了最高水平。为了让住院病人能及时住院，在防震加固期间，骨科在大厅加满了床；内科把办公室腾出来作为病房，自己搬到走廊办公；急诊室、注射室加强了急诊、注射和观察室的工作，全年肌肉注射工作量比 1980 年增加 15%，观察室输液增加 165%。同时，医院还建立了家庭病床，对能在家庭治疗的病人开展上门服务，这大大减轻了住院的压力。

1982 年 3 月 1 日早 7 时 58 分，传染科病区发生爆炸事故，炸塌房屋三间，并造成 6 名医护人员当场遇难，4 人重伤，3 人轻伤，另有一名不明身份的男子死亡。重伤人员中一人因伤势严重经抢救无效于 3 月 7 日死亡。事后查明，肇事者是永定庄矿煤质科班长刘二元，他自绑炸药对医务人员进行恶意报复犯罪。不明身份

男子就是肇事者刘二元。传染病区爆炸事故后，大同矿务局决定在原地进行重建，当年建成了1700多平方米的二层新楼，设床位60张，年底前投入使用。

1982年4月，医院成立麻醉科，焦世保为首任副主任。

1982年底，医院后住院楼建成投入使用。该楼设计为4层，建筑面积5459平方米，可容纳床位300张。1983年，医院床位由481张增加到671张，职业病防治所床位由30张增加到80张。全院年门诊工作量284993人次，比1982年增加12%；收住院患者11166人次，比1982年增长18%；治愈率76.2%，比1982年提高2.3%；床位利用率87.4%，比1982年降低3.7%；抢救危重患者276人，成功率为84.8%。职业病防治所全年进行职业病普查19624人次，确诊尘肺病患者316人。

1983年10月，大同矿务局决定将卫生处药厂划归医院管理，改称为"大同矿务局平旺医院中心制剂室"，产品供应面向全局各医疗单位，汪文川任中心制剂室主任。

二、医院领导成员和领导班子调整情况

1979年3月，孙毓文任党委副书记；7月，副院长贾宝珍调到卫生处，大同矿务局雁崖医院外科主任冯继伟提任大同矿务局平旺医院业务副院长。

1980年5月，白冰（女）由矿区调任平旺医院党委副书记；7月，矿务局对医院领导班子进行了调整，党委书记张兴国调到大同矿务局工大技校，局工大技校党委书记王之荣调任平旺医院党委书记；同月，院长曹贵武、副院长土有光分别被免职调离医院，副院长冯继伟提任平旺医院院长兼党委副书记。9月，大同矿务局雁崖医院内科主任孟维新提任平旺医院业务副院长兼内科第一主任；10月，骨科主任孙锡孚提任平旺医院业务副院长兼骨

科第一主任。1981年1月，大同矿务局行政处副处长王杰调任平旺医院副院长，分管后勤工作。

1982年12月，党委书记王子荣调到大同矿务局卫生处，大同矿务局云岗医院党委书记王秉孝调任平旺医院党委书记；副院长王杰调走，雁崖矿副矿长王卫东调任平旺医院副院长，分管后勤工作。

三、医疗技术和设备

1977—1982年，医院共新增医疗设备98台件，其中大型、先进医疗设备有：800毫安X光机、350毫安X光机、200毫安X光机、手术显微镜、脑电图机、脑血流图机、纤维胃镜、纤维支气管镜、膀胱镜、妇产科内窥镜、血气分析仪、心电监护系统、人工心肺机、眼科激光治疗机、肾图仪、心脏机能诊断仪等。

1977—1982年，医院共开展医疗新技术126项，其中包括心脏瓣膜器械分离术、大网膜游离包脑术、骨盆骨折合并骶髂关节脱位复位、显微外科断指再植、骨盆骨折外固定器的应用与治疗、四肢骨折加压髓内针和加压钢板应用、膀胱黏膜移植修补尿道下裂术、甲状腺癌切除术、肝外阻塞性黄疸经皮穿刺造影引流术、胰头癌切除术、脾修补术、巨大卵巢囊肿切除术、喉头裂开垂直半喉切除术及部分喉切除术、喉镜下取声带肿瘤术、鼻腔肿瘤摘除术、眼眶深部肿瘤摘除术、腮腺混合瘤摘除术等。尤其是骨科专家、副院长孙锡孚（图1-4-1）研制的"赫夫曼氏骨盆骨折固定架"，能治疗严重的骨盆骨折，对提高治愈率、降低死亡率、促进患者早期活动和早日康复十分有效，在国内尚属首创，受到国内外同行的高度关注，1983年获山西省科技进步二等奖。院长冯继伟开展的风湿性心脏病瓣膜器械分离术，不仅填补了医院的技术空白，也填补了大同

市的技术空白。神经外科专家、骨科主任郭多文开展的大网膜游离移植包脑术，不仅填补了大同市的技术空白，而且达到了省级水平。另外郭多文主任根据自己多年的临床实践经验，在当时无 CT、核磁共振等检查设备的情况下，经过多年探索总结，创造出一套适应煤矿医院特点的、简便易行的颅脑外伤早期诊断和手术定位方法——"矢状夹角法"。应用该方法判断颅内对冲血肿部位，大大提高了诊断符合率，使重型颅脑损伤患者的死亡率降到 13%，是国内和省内各大医院平均死亡率的一半。同时，选择性地开展脑肿瘤手术，对于一些缺血性和出血性脑疾患，探索外科手术治疗的途径，成功率达 90% 以上。

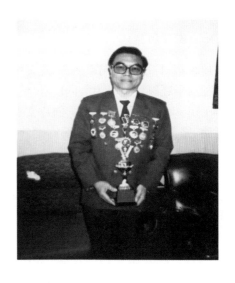

图 1 - 4 - 2　省部级劳动模范郭多文

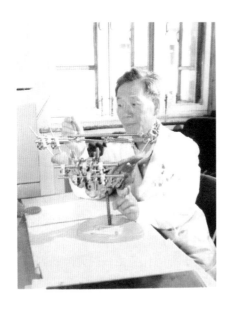

图 1 - 4 - 1　骨科专家孙锡孚和他研制的
骨盆骨折固定架

1981 年，医院骨科被评为大同市和山西省煤炭系统先进集体，郭多文被评为大同矿务局劳动模范标兵、大同市劳动模范、山西省劳动模范，如图 1 - 4 - 2 所示。1982 年，医院被评为山西省、大同市、大同矿务局的先进集体。

第五节　稳定发展时期
（1984—1996 年）

1984—1996 年，医院按照卫生部、山西省和煤炭部的要求，进行了全面整顿，开展了创建文明医院和三级甲等医院的活动，临床科室实行了二级分科，开展了一系列新技术和新项目，实现了"文明医院"和"三级乙等医院"的奋斗目标。这一时期新建了门诊部大楼、儿科住院楼、老干住院楼、高压氧科、CT 室、供应室、集中供氧系统、动物实验室、电话室、食堂、浴室、汽车库、茶炉房、煎药室、污水处理站，扩建了手术室和锅炉房，在医院西侧新建了 1~6 号家属楼和新平旺平易街家属楼，对院内环境进行了改造绿化，建设了后花园等。期间，医院实行了院长负责制，进行了干部人事和职称制度改革，开展了四次工资改革和 10 次职工工资升级，职工人均工资比 1983 年增长了 7 倍。通过整顿、改革和建设，广大职工的积极性不断提高，医院呈现出稳定发展的局面。

一、发展历程

1984年1月，大同矿务局发文将大同矿务局平旺医院更名为大同矿务局第一职工医院。2月，医院启动了创建文明医院活动。3月，医院贯彻煤炭部颁发的《全国煤矿卫生工作条例》《全国煤矿医院整顿意见》《全国煤矿医院管理检查标准》《煤炭工业尘肺管理办法》四个文件，对医疗护理、行政管理工作进行了全面整顿。在整顿的基础上完善了组织机构、修订补充了规章制度，医院的各项工作按照标准化要求进行管理，逐步走向规范化发展的道路。

1984年，医院开展创建文明医院活动。2月，32个科室制定了创文明科室规划，300多名职工制定了个人计划。在创建文明医院活动中，以治理"脏、乱、差"为突破口，组织全院职工深入开展"五讲、四美、三热爱"活动，共青团组织全院青年团员开展"学雷锋、送温暖"活动，工会组织员工开展百分竞赛活动，护理部组织护士开展"五包到床头"活动，医院对照文明医院、文明科室标准，每月检查评比一次。年终，骨科、儿科、肺所、放射科、手术室、九路卫生站、住院处等7个科室被评为先进集体，对做出显著成绩的传染科和进步较快的内科进行了表扬。推荐了刻苦钻研新技术，全心全意为伤病员服务的矿工好医生郭多文，热爱护理工作、埋头苦干、一心扑在工作上的护理部主任安士琴，不怕脏、不怕累为全院送温暖的水暖工崔玉清为矿务局先进个人。在活动期间，全院共收到患者或其家属送来的感谢信、牌匾790多件。

1985年11月，医院成立心内科病区。12月，医院荣获"山西省文明医院"称号。

1986年6月，医院成立心脏科和神经外科，李先军任心脏科主任，王贵云任心脏科副主任，郭多文任神经外科主任。

8月，成立急诊科，张金鉴任科主任。

1986年10月1日，建筑面积9539平方米的门诊部大楼投入使用。门诊楼分三个单元，主楼一至七层，配楼东侧三层、西侧两层。投入使用后，主楼一至四层为门诊部，五至六层为办公室，七层为水房；东配楼一至二层为门诊部，三层为会议室（东配楼于2011年拆除）；西配楼为急诊科和急诊观察室。

1987年3月，大同矿务局第一职工医院被煤炭部确定为煤炭系统职称改革第二批试点单位。7月，为期两年的职称改革试点工作开始；12月，经煤炭部批准，冯继伟、孙锡孚、郭多文、于怡箴、徐珠等5人，孟维新、刘亚俐、卢春祥、李先军、张金鉴、陈延令、刘安保、李卿云、刘以智、张雅鑫、刘淑华、刘淑贞、闫树玉、马冰心、任伯伦、王琪、马鸣林、李剑明、韩冰、张蓴云、安士琴、毕妙林、应文娟等23人首批获得正、副主任医（技、药、护）师任职资格。

1987年7月，肺所、职业病防治所、中心制剂室划归卫生处管理。1987年大同矿务局第一职工医院机构设置和党群组织机构如图1-5-1和图1-5-2所示。

1988年2月，医院成立医疗设备科，陆祥森任副科长。7月，医院实行院长负责制，中层干部的任免由医院党政研究决定。

1988年，医院根据山西省卫生厅关于医院工作人员医德规范及实施细则、医德守则和医德医风的10条要求，制定了大同矿务局第一职工医院医疗、护理、医技、后勤共4个方面70条医德评价和考核标准。

1989年3月13日，医院根据卫生部关于三级医院的评审标准和《山西省综合医院分级管理实施办法》，启动了学习贯彻和开展创建三级甲等医院的活动。当时，医院的奋斗目标是"创三甲"。

1989年8月，医院成立了高压氧科

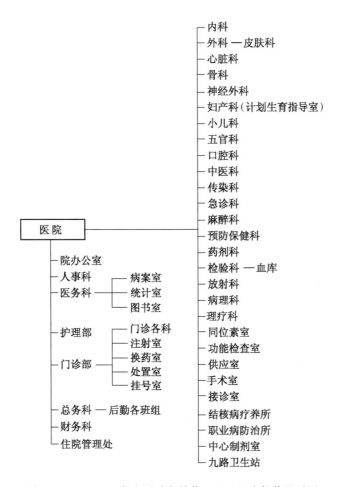

图 1－5－1　1987 年大同矿务局第一职工医院机构设置图

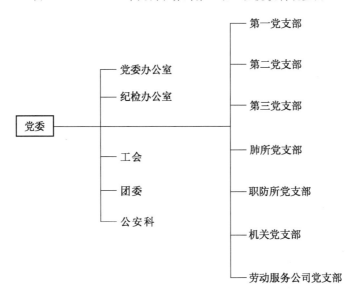

图 1－5－2　1987 年大同矿务局第一职工医院党群组织机构图

和监察科，管立成任高压氧科副主任，李世家任监察科科长。同年，儿科楼、CT楼、高压氧舱投入使用，五官科划分为眼科、耳鼻喉科、口腔科，李剑明任眼科主任，孙辅义任耳鼻喉科副主任，周宝贵任口腔科副主任。

1990年1月，医院成立神经内科、心血管内科和心胸外科，同时撤销心脏科。刘淑贞任神经内科副主任，王贵云任心血管内科副主任，李先军任心胸外科主任。1月10日，大同矿务局下发关于首次专业技术职务聘任和任命办法的通知;2—

4月，医院按照干部管理权限首次聘任冯继伟等34人为高级专业技术职务,李德林等532人为中、初级专业技术职务,徐海坤等21人为政工系列专业技术职务。

1990年，供应室、集中供氧、污水处理站和手术室扩建工程竣工并投入使用。

1991年8月15—19日，全国煤炭系统首届妇产科学术交流会（图1-5-3）在医院召开。9月28日，山西省超声新技术推广交流会在医院召开。1991年，医院被山西省卫生厅列为市级医院分级管理试点单位。

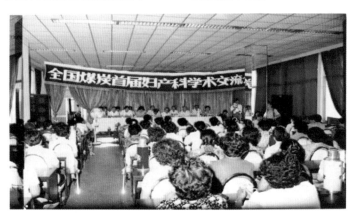

图1-5-3　全国煤炭系统首届妇产科学术交流会会场

1992年7—9月,医院按照上级规定进行了干部人事制度改革,中层干部由任命制改为聘任制,原固定工制度改为劳动合同制,工资、奖金、补贴与岗位、职务挂钩。

1992年8月，大同矿务局第一职工医院根据卫生部关于医院分级管理的要求，实行二级分科。全院有一级科室11个：大内科、大外科、妇产科、小儿科、中医科、传染科、五官科、急诊科、麻醉科（手术室）、理疗科、高压氧科（设病床18张）。二级科室12个：普内科、心血管内科、老干科、神经内科、普外科、骨科、胸心泌尿外科、神经外科、眼科、耳鼻喉科、口腔科、针灸推拿科。医技和其他业务科室12个：药剂科、检验科、

病理科、影像诊断科、物理诊断科、核医学科、预防保健科、医疗设备科、消毒供应室、接诊室、注射室、营养室。机构调整后各科室负责人是：普内科主任刘淑贞、副主任王树雄，心内科主任王贵云，老干科主任马冰心，神经内科副主任张桂兰，普外科主任张金鉴、副主任陈延令，骨科主任孙玉亭、副主任杜连恒，胸心泌尿外科主任李先军，神经外科主任黄建军、副主任杨万澄，妇产科主任赵桂芳、副主任董瑞珍，小儿科主任张丽华、副主任陆素琴，五官科主任兼眼科主任李剑明，耳鼻喉科副主任孙辅义，口腔科副主任周宝贵，中医科副主任白玉兰，针灸推拿科主任吕克争，传染科主任刘以智，急

诊科副主任王通贵、李俊兰，麻醉科主任焦世保，检验科主任潘亚平、副主任尹作骥，病理科负责人王琪，影像诊断科主任时宗诚及副主任刘锡同（放射）、冯凭（CT）、李海鸣（超声），药剂科主任郝立玲，理疗科副主任赵秉铭，物理诊断科主任穆兆铭，高压氧科主任管立成，核医学科负责人闫耀宏，预防保健科副主任霍秀芬，医疗设备科科长田荣，营养（膳食）科科长李建，供应室护士长张宪英，注射室护士长彭冬梅，大内科护士长邓桂梅（副科级），大外科护士长张萍（副科级）。

1993 年 8 月，全国煤炭系统心血管会议在医院召开。

为加强医院管理和医德医风建设，医院健全、完善、重新修订各项规章制度。1990 年医院聘请了 50 名社会监督员，对医院的医德医风、服务态度进行监督。1991 年，医院党委提出"抓党风、带院风、促医风"的工作部署，制定了精神文明建设"八五"规划和"医德规范实施细则"。1992 年医院成立了政工科和医德医风办公室，1993 年成立"医院分级管理"办公室，加大了宣传、组织、考核力度。医院先后 10 次派出 30 名中层干部和专业技术人员参加全国及山西省卫生厅组织的医院分级管理学习班，购入有关创"三甲医院"的书籍 1000 余册，在原标准化管理的基础上，重新修订了全院的各项规章制度并汇编成册，还根据三级乙等医院的标准，制定了全院各科室和各类人员的技术标准和考核标准，将科室和个人的各项任务变成量化指标，每月考核一次，检查结果与奖金挂钩。为加强医德医风建设，医院制定了"十准十不准""文明用语""仪表着装"等规范性制度，工会结合创三甲开展了"双白杯""双文明"竞赛活动，后勤系统开展"三下""一上""三通""两满意"活动，医德

医风办公室和各党支部定期进行患者满意度调查，同时发挥举报箱、举报电话、意见簿的作用，对实施过程中发生的问题，进行了核查、纠正和处理。通过一系列工作，全院的党风、医德医风状况大为好转。经过多次自检，1993 年各项技术指标和硬件设施基本达到或接近三级乙等医院标准，医院党政研究决定把达标目标确定为"三级乙等医院"。

1994 年 1 月 17 日，医院党委召开"大干一百天，上等达标"再动员职工大会，制定下发了"大干一百天达标考核办法"。之后，全院职工积极投身到大干一百天的热潮中，为实现"三乙"目标，拾遗补阙、加班加点。医院中层以上干部放弃星期日休息，职工除特殊情况无一人请假。1 月 30 日，医院与大同医学高等专科学校建立了教学医院协作关系。2 月，医院进一步完善二级分科制，撤销了普内科，增设了呼吸内科、消化内科、血液内分泌泌尿内科，增设了泌尿外科、妇科、产科、计划生育科、儿内科、新生儿科等二级科室；成立老年病科，将眼科、耳鼻喉科、口腔科、皮肤科、康复科设为一级科室。医院共设临床一级科室 14 个，二级科室 15 个，医技及其他业务科室 14 个。3 月 29 日—4 月 5 日，由院长带队，医院部分科主任、护士长、职能科室负责人赴山西省人民医院等五所医院参观学习。在山西省卫生厅医院分级管理评审委员会专家组来院检查前，5 月 3—12 日，医院进行了全面自检，针对存在的问题提出了补救措施。6 月 17—19 日，山西省医疗机构评审委员会专家组一行 20 人到医院进行等级医院评审。8 月 6 日，通过"爱婴医院"专家组评估。

11 月，成立重症监护治疗科（ICU）。机构调整后，刘淑贞任呼吸内科主任，王树雄任呼吸内科副主任，吴富任消化内科

副主任，杜兴海任血液泌尿内分泌科副主任，马冰心任老年病科主任，侯建平任泌尿外科负责人，张巨银任皮肤科负责人，康复科归理疗科管理并由赵秉铭负责，郁林杰任重症监护治疗科副主任，妇科、产科、计划生育科由妇产科主任赵桂芳统一负责，儿内科、新生儿科由儿科主任张丽华统一负责。12月17日，经山西省医疗机构评审委员会评审通过，大同矿务局第一职工医院正式成为三级乙等医院和爱婴医院。

1995年1月，老干住院楼建成投入使用。3月，经上级批准医院编制床位由615张调整为666张。6月2日华北煤炭医学院与大同矿务局第一职工医院举行了教学医院签字仪式。同年，医院被山西省卫生厅定为住院医师规范化培训基地试点单位。

1996年7月，成立血液透析中心和计算机室，刘贵成任血液透析中心副主任，刘永栋任计算机室副主任。

二、医院领导成员和领导班子调整情况

1984年5月，妇产科主任刘亚俐提任大同矿务局第一职工医院业务副院长。6月，大同矿务局宣传部统战科科长杨世荣提任大同矿务局第一职工医院党委副书记。

1986年10月11日，医院党委班子进行了调整。医院党委书记王秉孝调到矿务局卫生处；大同矿务局劳动服务总公司党委副书记罗乾纪调任大同矿务局第一职工医院党委书记；党委副书记杨世荣调到大同矿务局教师进修学校；大同矿务局劳动服务总公司纪委副书记倪生贵调任大同矿务局第一职工医院党委副书记；大同矿务局教师进修学校党支部书记杨生芳调任大同矿务局第一职工医院工会主席。1986年10月医院领导班子部分成员如图1-5-4所示。

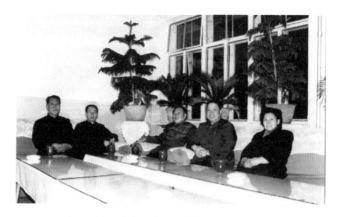

图1-5-4　1986年10月医院党委书记罗乾纪（左2），院长冯继伟（左4），副院长刘亚俐（左5）、王卫东（左1）和前任党委书记王秉孝（左3）合影

1988年7—9月，根据中央关于企业体制改革的要求，大同矿务局党委决定：医院党委书记罗乾纪兼任政治副院长；党委副书记倪生贵改任副院长，分管后勤；副院长王卫东任调研员；基层党支部书记实行兼职。1989年8月，医院恢复专职党支部书记建制，各党支部重新配备了专职书记。1990年1月，倪生贵重新担任党委副书记职务；3月，院长办公室主任李凤平提任大同矿务局第一职工医院副院长，分管后勤。

1991年5月，大同矿务局党委再次对医院领导班子进行调整。院长冯继伟退

居二线，副院长刘亚俐提任大同矿务局第一职工医院院长；党委书记罗乾纪调到大同矿务局供水处，大同矿务局组织部副部长元来存提任大同矿务局第一职工医院党委书记。1992年医院领导班子成员如图1-5-5所示。

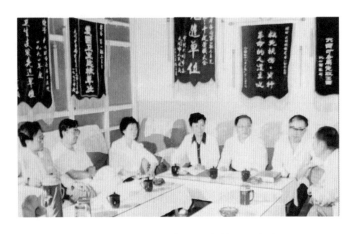

图1-5-5　1992年医院领导班子成员

1992年2月，大同矿务局第三职工医院副院长高崇普调任大同矿务局第一职工医院副院长，分管医疗。

1994年大同矿务局第一职工医院机构设置和党群组织机构如图1-5-6和图1-5-7所示。

1995年4月，医院党委书记元来存提任大同矿务局组织部部长。1995年8月，大同矿务局党委办公室副主任王金文调任大同矿务局第一职工医院党委书记。1996年2月，医院医务科科长薛世定提任大同矿务局第一职工医院业务副院长。

三、医疗设备

1988年，购入第一台日本产1250毫安血管造影机和第一台德国产全身CT。同时，引进道格尔呼吸机、生化分析仪、血气分析仪、十二指肠镜等医疗设备22台。1989年，购入手提式B超检查仪、移动式X光机、心电检查仪、全血快速分析仪、骨科手术器械等医疗设备28台（套），1250毫安血管造影机、全身CT、大型两舱式高压氧舱投入使用。1995年购入第一台美国产彩色多普勒超声诊断仪和移动式C-臂视频X光机。

四、医疗技术

1985年，副院长孙锡孚研制的骨盆骨折外固定器应用于临床，获煤炭工业部科技进步二等奖，1986年9月获全国华佗金像奖，1988年获能源部科技成果二等奖。神经外科1985年成功开展的脑胶质瘤和难度较大的第三脑室肿瘤、第四脑室肿瘤及显微外科游离大网膜与颞浅动脉吻合颅内移植术治疗脑缺血患者等重大手术，在山西省属先进水平。1985年12月胸心外科与北京阜外医院合作率先在大同地区成功开展体外循环心脏直视手术，获大同市科技二等奖，之后陆续开展的法鲁氏四联症、三联症根治术，二尖瓣成形术，主动脉窦瘤破裂修补术，深低温低流量体外循环直视修补术，右房黏液瘤摘除术，动脉导管未闭合并肺高压术，二尖瓣、主动脉瓣置换术等心脏手术达200余例，成功率达到98%，在大同地区均属领先水平。心内科1985以来先后开展的

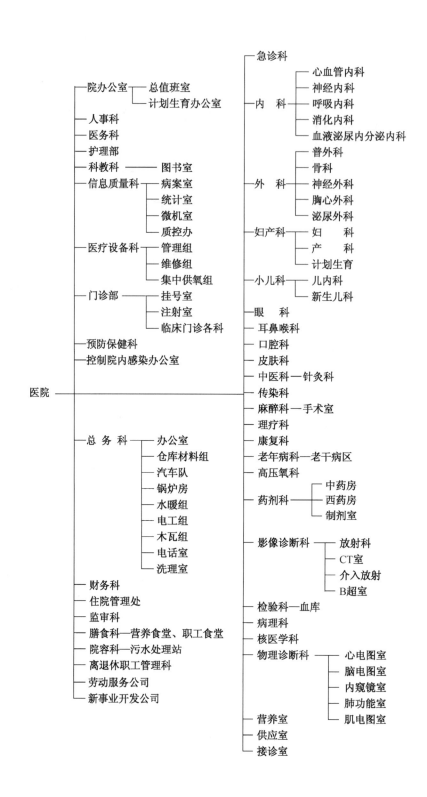

图 1-5-6 1994 年大同矿务局第一职工医院机构设置图

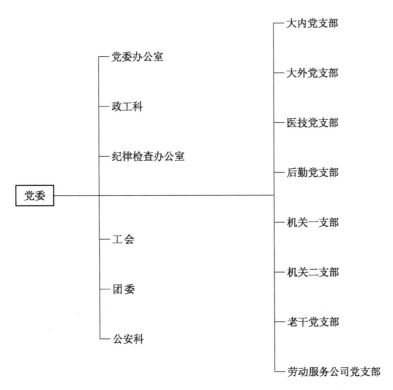

图 1-5-7　1994 年大同矿务局第一职工医院党群组织机构图

急性心肌梗死静脉溶栓、心导管检查、起搏器安装、冠脉造影、射频消融，B 超室 1986 年开展的右心声学造影和经食道超声心动图，妇产科 1994 年开展的"腹膜外剖宫产术"等，均属大同市先进技术。1990 年，骨科开展了闭式加压螺钉内固定治疗骶髂关节骨折脱位技术，在国内尚属首创。1994 年骨科开展脊柱侧弯矫形、全关节置换术，采用正骨推拿法治疗骨折不愈合，该技术通过山西省专家鉴定，达到国内先进水平。据不完全统计，1984—1994 年，医院共开展新技术 314 项。孙锡孚、郭多文、冯继伟、刘亚俐、孟维新等先后被国务院表彰为"为发展我国医疗卫生事业做出突出贡献人才"，享受国务院特殊津贴。医院多次被煤炭部、能源部、山西省、大同市、大同矿务局评为先进单位。神经外科主任郭多文 1984—1992 年先后 4 次被评为省部级劳动模范，3 次荣立山西省"四化建设"一等功。

第六节　困难中发展时期 （1997—2004 年）

1997—1999 年，全国煤炭行业不景气，上级拨付医院的经费和社保补偿资金不能按时足额到位，医院资金周转十分困难。由于药品供应不足，门诊和住院人数降到了历史最低水平。职工连续几个月不能按时发放工资或只发部分工资，部分人员外流，部分人员下岗自谋职业，110 多名职工提前退休，延期退休和返聘的 13 名老专家也终止延期和返聘合同，同时，医院辞退了在医院工作了 8 年的劳动服务公司大集体护士 21 人。1997—1999 年 3 年内，加上正常退休的 44 人，医院实际减员 200 余人。

1999 年 3 月，院长刘亚俐退休，大同矿务局第三职工医院副院长王贵云提任大同矿务局第一职工医院院长；重症监护治疗科主任郁林杰提任大同矿务局第一职工医院业务副院长，赵海提任大同矿务局第一职工医院工会主席。1999 年 12 月党委副书记倪生贵退休。2000 年 9 月，神经外科主任黄建军提任大同矿务局第一职工医院业务副院长；2000 年 10 月，赵海调到大同矿务局第二职工医院；2001 年 3 月，大同矿务局招待所党支部书记王盛调任大同矿务局第一职工医院党委副书记兼工会主席。2001 年医院领导班子成员如图 1-6-1 所示。

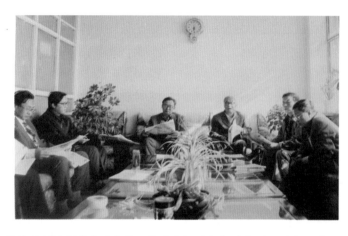

图 1-6-1　2001 年医院领导班子成员：党委书记王金文（右 3），院长王贵云（右 4），党委副书记兼工会主席王盛（右 2），副院长黄建军（右 1）、郁林杰（左 2）、李凤平（左 1）

1999—2003 年，在经济运行十分困难的情况下，医院进行了多项改革。1999 年先后组建了 120 急救中心、成立集资药房，将和平街九路卫生站改为大同矿务局第一职工医院一分院，实行对外服务，增加收入。2000 年 8 月，经大同矿务局领导同意，院党政决定，由职工集资 355 万元、大同矿务局投资 50 万元（合计 405 万元），购买美国 GE 公司螺旋 CT 一台，实行股份制经营；10 月，成立医疗改革办公室，开展科室经济核算。2001 年 5 月，成立超声诊断科。2002—2003 年，医院拆除了大门和门面房，对门诊楼前广场和医院大门进行了改造重建，建设了花园；在门诊楼加建了独立的专家门诊单元，对门诊一层进行了改造和装修，设立了方便门诊；新建了门诊楼至住院楼连廊。

2002 年 12 月，医院更名为大同煤矿集团有限责任公司一医院。

2003 年春季国内爆发传染性非典型肺炎，医院根据上级要求，4 月 17 日医院以同煤一医办〔2003〕24 号文件下发了《关于传染性非典型肺炎防治工作的预案》，4 月 18 日成立了抗击非典型肺炎领导组，下设疫情收集报告及流调组、消杀组、医疗抢救组、综合协调后勤保障组、宣传预防组、非典防治组织督查组 6 个专业组和办公室。4 月 20 日建立隔离病房和发热门诊，并成立了同煤集团一医院防治"非典"工作医务人员继续教育培训领导组，下设医疗培训组、护理培训组、消毒隔离培训组。还制定下发了《同煤一医院防治"非典"工作应急预案》《关于传染性非典型肺炎防治工作预案的补充规定》《防治"非典"医疗救治领导组工作制度》等 14 项规章制度，以及《同煤一医院关于院容院貌综合治理实施意见》。为了随时掌握疑似病例和临床诊断情况以及各组工作状况，领导组制定了例会制度，并将医院抗击"非典"情况以"一医院非典防治领导组工作例会纪要""综合治理督查通报"的形式下发医院各单位。

为了加强对抗击"非典"战役的领导，成立了"发热门诊""隔离病"两个临时党支部，对每批上一线的医护人员都进行授旗仪式，队长进行表态发言。5月21日医院党政在门诊部广场举行了声势浩大的"向梁世奎同志学习，支援省城人民抗击非典型肺炎签名活动"，医院有800多名员工签名，表示时刻准备奔赴抗击"非典"第一线。在抗击非典型肺炎期间，同煤一医院先后组织3支隔离病区、2支发热门诊突击队，共156名医护人员分批战斗在抗击"非典"第一线。

在抗击非典型肺炎的战役中，医院共投入260余万元资金，主要用于购置防治"SARS"方面的医疗设备、防护设施及物资和治疗用药。其中：在SARS病区配制10台无创呼吸机、1台有创呼吸机、1台移动X光机，设病床20张；在发热门诊配有1台移动X光机、1台洗片机；安装紫外线消毒灯57套，配流动消毒车1台，制作隔离防护服300套、口罩2000个、工作帽1300个，购进一次性防护服1000套、喷消毒药量9900升；建立污水污物处理装置；设立一线医务人员公寓，配制公寓内各种服务设施和生活物品；对医学隔离病人实行免费就餐，对农民、城镇低保和困难群众实行免费医疗。

5月5日大同市政府决定同煤一医院为"SARS"的定点医院，5月15日后集中收治疑似病人。医院根据市政府要求将传染病区改为隔离病区。抗击非典型肺炎期间，医院共收治隔离病例40例、疑似病例5例。6月23日，卫生部联合工作组到医院考察时对医院防治"非典"工作给予了很高评价。7月，医院被大同市评为"抗击非典"先进集体；8月，院长王贵云荣立山西省"抗击非典工作"二等功，杜兴海获山西省人事厅、卫生厅"抗击传染性非典型肺炎工作积极贡献奖"。

2003年，随着煤炭形势的好转，集团公司为医院投资1440万元购入1.5T核磁共振成像系统1部，骨密度仪、双目手术显微镜各1台。

2004年5月11日医院与长治医学院签订了教学医院协议。

2004年11月3日，山西省等级医院评审委员会专家组一行18人，对医院进行三级乙等医院第二周期评审。11月16日，大同市卫生局重点专科专家组对骨科、神经外科、心血管内科三个重点专科进行了复检。11月18日，国家矿山医疗救护中心大同分中心在医院挂牌成立。

1999—2004年，医院多次被同煤集团评为先进单位、先进党委，多次荣获大同市模范单位、文明单位、先进基层党组织等称号，荣获山西省2001年度卫生系统先进单位称号。

第七节　跨越发展时期（2005—2012年）

2005年9月，大同煤矿集团有限责任公司对大同煤矿集团有限责任公司一医院领导班子进行了调整。院长王贵云、党委书记王金文任调研员，同煤集团三医院院长王隆雁调任同煤集团一医院院长，副院长黄建军提任同煤集团一医院党委书记，党委副书记兼工会主席王盛调任同煤集团机关事务处副处长，院长助理兼院长办公室主任周慧龙提任同煤集团一医院党委副书记兼纪委书记，副院长李凤平改任同煤集团一医院工会主席，外科主任陈向东、骨科主任丁龙镇、心内科主任孙玉红、老年病科主任雷成宝、五官科主任孙洪志等 5 人提任同煤集团一医院副院长。

2005 年 10 月，同煤集团进行医疗卫生体制改革，将煤峪口矿、忻州窑矿、平泉物业公司、中央机厂、化工厂的 5 家医院，以及化工分厂、煤气厂、水泥厂、宏远公司、力泰公司、技校、北岳职业技术学院的 7 所卫生站划归同煤集团一医院管理。

2005 年 11 月 24 日，大同煤矿集团有限责任公司决定，将大同煤矿集团有限责任公司一医院更名为大同煤矿集团有限责任公司总医院（简称同煤集团总医院）。

同煤集团总医院新一届领导班子上任后，在人事制度、分配制度、医疗制度、护理制度、经营管理制度、社区建设等方面实施了一系列大刀阔斧的改革，对病房、门诊等老化的基础设施分期分批进行了改造，建设了一批新项目，并对老化的设备进行了更新换代。

2006 年，同煤集团总医院党政根据面临的形势和要求，提出了"以党的十六届五中全会精神为指针，以科学发展观统领全局，围绕创建高质量的三级甲等医院，以创名院、建名科、出名医为核心，大力加强学科建设，大力加强人才培养和技术创新，深化依法办院，努力构建和谐的医患关系，全面推进三个文明建设的同步发展"的指导思想。医院以学科建设为中心，全力以赴打造一流服务品牌，对学科带头人和具有培养潜质的业务骨干进行重点培养，形成了一个鼓励和尊重"名医"的良好氛围。在加强医护建设的同时，医院还注重加强党的建设和精神文明建设。2006 年，医院的各项经济指标明显增长，全年收入首次突破亿元大关，职工收入较上年增长 23%，床位使用率达到 122%，门诊就诊人数同比增长了 1.1 倍、住院人数增长了 30.8%、手术台数增长 32%，医院的医疗质量和服务态度得到明显改善，全年患者满意度达到 97.5%。

从 2006 年起，同煤集团总医院陆续购进 64 排螺旋 CT、骨科 3D 术中 CT、西门子全自动流水线、各种型号的彩超、ECT、DR 机、大型全血管造影机、乳腺钼靶照相机、胶囊内镜、数字胃肠机、全自动药品分装机、视频长程监护脑电图仪等设备 500 台件，既有效地解决了医疗设备陈旧短缺的问题，又为临床开展新技术提供了重要保证。

2006—2012 年，同煤集团总医院逐步完成了前住院楼、后住院楼、门诊楼、儿科楼、老干楼、手术室、针灸科、理疗科等医疗区域的装修改造工程；新建了心血管内科病区、CCU 病房、老年病住院楼、重症医学科（ICU）、供应室、酸性氧化电位水系统、集中配液中心、透析中心、检验科、儿科输液中心、产科婴儿室、门诊西药房、妇产科门诊、门诊候诊厅、后住院楼与康复科的连廊等；扩建了门诊大厅和二楼专家门诊部；将旧供应室扩建改造为感染性疾病科，将传染科病房改造为康复医学科病房，将原医院锅炉房改造为体检中心和职工浴室，将原卫生处中心制剂室大输液车间一楼改造为康复科的康复大厅，将二楼改造为针灸科和理疗科，将中心制剂室的片剂车间改造为办公用房，将中心制剂室旧锅炉房改造为学术报告厅，将医院的后办公楼改造装修为教学楼和实习生公寓，将原卫生处旧车库改造为行政物品库房等。生活娱乐设施方面，新建了职工餐厅，改造和扩建了食堂，装修了患者餐厅；新建了新平旺纬七路杏林小区 7～9 号家属楼；新建了体育文化活动中心、紫逸园花园，改造了后花园等文化设施；还新建了配电站、水泵房、120 车库，扩建了洗衣房，改造了院庭广场和院内水泥旧路。2012 年，投资 600 万元的污水处理设施改造工程破土动工；9 月 16 日，建筑面积 3536 平方米的三层应急病房破土动工。

为了方便患者就诊，2006 年以来同煤集团总医院多次对门诊各科进行重新布局，增加了各科导诊台和各科候诊室，设立了方便门诊，增加了慢性疾病门诊诊室及医护人员，增设了预约门诊，扩建了专家门诊单元。改革和修订了 300 多项门诊就医流程，启动了门诊自动叫号系统，在门诊大厅安装了大型电子显示屏，设立了患者自助检验报告取单机等。2012 年 1 月 7 日，新扩建的 1000 平方米的门诊候诊厅竣工，在 1～3 楼层开通了 6 部扶手电梯（共 8 部），157.63 平方米西药房、957.96 平方米检验科也投入使用，门诊的就医环境得到极大改善。

2006—2012 年，医院投资 1500 余万元，对原计算机系统进行了彻底更新换代，新建信息网络服务器系统 22 台、工作站 500 多个。网络干线为千兆光缆局域网，连接着 7 个社区卫生服务中心、大同市医疗保险中心、同煤集团社保处，形成覆盖范围达数十公里的网络系统。为确保系统安全，CIS 服务器、HIS 服务器、PACS 服务器、主交换设备、中心机房 UPS 系统均实现双机热备；同时，配备一台专用备份服务器，住院处、挂号室、收费处、药房等要害部门还配备大型 UPS，确保这些部门在无供电的情况下可至少工作 4 小时。软件系统有医师工作站、医学影像传输、影像信息管理、实验室信息管理、输血管理、手术室管理、集中配液管理、药品管理、门诊患者就诊管理、妇幼保健、体检管理、院内感染控制管理、全成本核算、客户管理、物流管理、消毒供应、医疗质量控制、移动查房等系统，一个集医疗、护理、辅助检查、财务、办公

等 37 个子系统的大型医院信息网络系统初具规模。2012 年，陆续应用了数据挖掘系统、医疗质量持续改进追踪管理系统、医疗质量自动化控制系统、电子会诊管理系统、电子交接班管理系统、单病种质量控制及信息化上报系统等；在医院感染质控方面，应用了雕龙医院感染管理系统、医院感染监测网络系统、环境卫生学监测系统等；在护理质控方面，引进了数字化分析软件，实现了对护理质量、安全、满意度等的科学评估和分析，同时护理相关各类报表均可通过局域网互传，患者入院护理评估、压疮及跌倒、坠床风险评估等均可在电脑上完成。医院各病区、门诊、办公室都实现了计算机办公与管理。2012 年，同煤集团总医院的信息化网络系统较为完善，信息化管理水平名列全省前列，为大同市最好。

为了提高现代化水平，同煤集团总医院在门诊药房和病区药房分别安装了三维门诊自动投药机、药品全自动单剂量分包机，同时建立了集中配液中心；检验科安装了西门子检验流水线；供应室安装了消毒供应追溯系统；病区和门诊安装了现代化的气动物流系统，洁净水系统，污物转运系统等大型设备，不仅提高了科室工作质量和效率，减少了人员，而且确保了安全，方便了患者。

在学科建设方面，2007 年 8 月成立体检科。9 月，消化内科、心胸血管外科、康复医学科、超声医学科被大同市列为大同市医学重点学科。2007 年 11 月 1 日，在传染科住院楼基础上改建装修的康复医学科病房正式投入使用。2009 年 4 月将新生儿科正式独立设立病区。2009 年 12 月，呼吸内科被划分为呼吸内一科、呼吸内二科，普外科被划分为普外一科、普外二科，骨科被划分为骨一科、骨二

科、骨三科，神经外科被划分为神外一科、神外二科，撤销了妇产科，妇科、产科被划分为两个独立的专业科室，传染科更名为感染性疾病科，重症监护治疗科更名为重症医学科，物理诊断科更名为功能检查科，供应室更名为消毒供应中心，注射室改为液疗室。2010年10月成立疼痛科、输血科、集中配液中心。2011年11月，成立介入血管外科，将心胸血管外科改为心胸外科。

在学术交流、科研、教学以及人才梯队建设方面，采取与山西医科大学联合举办研究生班、开办远程教育等多种形式，不断加强与外界的技术交流，组织医务人员走出去，进行学习、考察、进修、攻读学位、参加国际学术会议。2006年以来，先后派出190多人到国内大医院进修学习，15名医生赴欧美进行学术访问，25名优秀护理人员赴台湾进行学习访问。2007—2012年，医院共参与10项国家级、3项省部级和32项集团公司级科研项目，共有31项科技成果获奖，有278个新技术、新项目在医院落户，在省部级以上专业学术刊物上发表学术论文475篇。为了加强人才梯队建设，医院引进博士生1人、硕士生103人、本科生60人，自主招聘本专科院校毕业护士335人，打造了一支年轻化、知识化、专业化的高素质医护团队，提高了医院整体技术水平。为了提高科研能力，医院先后成立了大同市脑肿瘤研究所、大同市高血压脑血管病研究所，与中美脑中风协作组合作开展了缺血性脑血管病的综合治疗，与中国高血压联盟合作开展了列入国家"十一五"支撑课题的高血压综合治疗研究，与日本著名神经外科专家森田教授联合开展持续性植物状态研究，与美国骨科专家道格拉斯联合开展膝关节镜微创手术，与北京天坛医院神经外科及北大医院神经外科合作

进行脑解剖研究。2009年5月，建成了远程会诊中心。2012年5月31日，医院被中国医师协会授予"急性心肌梗死规范化救助项目"合作研究单位。同年，与古巴医疗服务中心就眼科合作事宜签订了正式协议，与美国宾夕法尼亚大学合作开展的"使用立体磁共振成像技术研究中国人阻塞性睡眠呼吸暂停上呼吸道危险因素"的研究课题正式立项。

2012年2月28日，同煤集团总医院召开了首届科技大会，斥资128万元对在科研、教学、新技术开发、科研论文等方面取得成果的科室及人员予以奖励，制定和颁发了《同煤总医院科研管理办法（试行草案）》。这些工作的开展，促进了医院科研能力和技术水平的全面提升。

在教学方面，2009年6月29日、2011年6月20日分别与山西医学院汾阳学院、山西老区职业技术学院签订了护士实习基地的协议书。

为了加强对医院医护人员和来院实习学生、进修人员的教学工作的管理，医院成立了护士培训部，制定了《同煤集团总医院医护人员、实习学生、进修人员教学大纲和培训规划》，出台了《同煤集团总医院外出进修人员的培养规划和规定》，修改了过去进修费全部自理的规定，医院承担部分费用。2006年，医院有40名在职医生参加了与山西医科大学合作开办的硕士研究生班的学习。2006—2012年底，医院共接收实习生2200名、进修医生340人、护士28名，派出进修医生95人、护理人员262名。对新分配来院的研究生、本科生、合同制护士进行岗前培训，新进人员岗前培训率达100%

2006—2012年，医务科、科教科共举办各种专业知识讲座100余次，为基层社区讲学310次。另外，还分期分批对社区医护人员进行了专业技能培训，累计举

办大中小型培训讲座上千次，培训数万人次。2012 年举办了大同市乡村医生培训班，全市 80 多家乡镇卫生院近百名医务人员参加了为期半年的学习培训。2006—2012 年，护理部开设各种讲座 117 次，有 17132 人次参加；2011—2012 年，开设外请专家讲座 15 次，有 12757 人次参加；2012 年举办护士培训 17 次，有 1360 人次参加。

2012 年，医院与北京大学医学部建成数字化教学网络"医学论坛"。同年，制定和完善了临床教学管理工作制度、继续教育管理工作制度，制定了项目预算与支出细则，开展了 5 个继续教育项目。

为了给实习生创造一个良好的学习和生活环境，2009 年医院将后办公楼改造为教学楼和实习生公寓，同时建立了数字图书馆，引进了大医医学搜索数据库，使实习学生的学习环境和生活环境得到改善。2012 年，医院又在数字图书馆建立了"万方数据库"等数据终端，提供各类医学图书阅览、医学文献检索及科技查新服务。

医疗服务方面，同煤集团总医院新班子成员上任后，坚持"患者满意至上、医疗质量第一"的服务宗旨，确立了"患者需求是动力，患者满意是标准，患者感动是追求"的服务理念。针对患者就医过程中可能遇到的问题，在门诊设立了导医服务台，方便患者和家属及时了解和咨询医院就诊流程。同时还成立患者体验小组，人员主要由医患关系办公室成员、志愿者、新调入的大学生和硕士研究生等组成，以跟踪、蹲点等体验方式体验患者就医过程在服务态度、服务流程等方面存在的问题和不足。医患关系办公室将问题汇总、分析，院长在全院大会上进行点评，再进行整改，进而优化医疗安全预警服务流程、质量控制流程。

医院建立了出院患者回访制度、医德医风定期测评和患者满意度调查制度，院领导定期召开社会监督员座谈会征求意见、定期收集整理各科"患者体验""患者回访"过程中反馈的意见。为解决患者反映看病排队等候时间长、科室之间跑路多等问题，不断改进就医流程，将挂号室与收费室合并，增加了挂号收费窗口，形成挂号、就医、交费、取药一条龙，患者挂号后患者的各种信息已传到下一个就医环节，从而大大减少了患者排队等候的时间。为解决患者"看病贵"的问题，院长王隆雁在 2010 年三级甲等医院揭牌仪式讲话中公开向社会承诺，同煤集团总医院晋级不提价，仍执行三级乙等医院的收费标准，把医院应收的一部分费用让利于患者。2010 年以来医院坚持"不提价"的承诺，减少患者的就医成本，受到广大患者的赞扬。同时，为了方便患者就医，开通了医院至恒安新区的往返免费直通就医车。2010 年 9 月 19 日起，医院实现了无假日。2010 年，医院成立了医患关系办公室，为了方便患者投诉在门诊服务台设置了"患者投诉中心"，每天有两位专职工作人员接受患者投诉并及时处理问题；针对患者反映的退费烦琐问题，医院开辟了"退费绿色通道"，由工作人员帮助退费；针对患者反映的开具诊断证明、复印病历、外转报销等需多部门往返等问题，医院在门诊大厅设立了"患者服务中心"，实现了一站式服务；为解决为患者 24 小时不间断供应开水问题，对病区供水系统进行了改造，实现了每天 24 小时不间断供开水；同时，在部分病区实行了一日三餐 10 元包餐制。为解决住院患者因做辅助检查延迟输液的问题，医院将病房超声、CT、X 光线检查时间从早 8 点提前至 6 点半；为进一步提高门诊服务水平，在门诊大厅增设了自助预约机以及电话、现场、门诊工作站、社区自助预约等多种预约方式；同时建立了出院及术后患者预约诊疗服务平台，利用信息技术实现了"碎片时间"预约管理；通过实施"门诊出诊目标靶向图管理"来统计、分析医生出门诊的情况，实行奖优罚劣，确保门诊按时开诊。2012年，医院在医德医风建设方面更加注重实效，制定了由纪委书记牵头每周进行1～2次的医德医风查房制度，制度包括患者对医院的评价和普通员工对医院的评价两项内容；制定了医德医风工作流程、医德医风住院查房制度、满意度调查工作制度等，并重新聘请了36名社会监督员；设立了患者满意度调查员，每月定期到门诊和住院病区进行患者满意度调查；医患关系办公室在接待患者投诉的同时也定期对出院患者按比例进行电话回访。2012年退还红包122个，金额43750元，收到锦旗67面，对17名不作为科级干部进行了诫勉谈话，对24名违反用药等规定的人员进行了处罚。

护理方面，同煤集团总医院在2010年4月12日决定，按照卫生部《关于2010年"优质护理服务示范工程"活动方案》要求，在山西省首家启动"优质护理服务示范工程"活动。8月5日，山西省"优质护理服务示范工程"现场会在同煤集团总医院召开。会议期间，卫生部、山西省卫生厅、山西省各地市卫生局的有关人员参观了医院，对同煤集团总医院的优质护理服务工程、信息化建设、后勤保障等工作给予了很高评价。2011年卫生部确定同煤集团总医院为"优质护理服务示范工程"重点联系医院。从"优质护理服务示范工程"活动开展以来到2012年底，医院先后接待了山西省内外100多家医院1000余名领导和相关人员的参观学习。2012年，"优质护理服务示范工程"活动不断深化，共提出提升护理服务水平的"新发明""金点子"50个，护士在生活护理或与患者交流中发现"隐形病情变化"40例，护士收到表扬信571封、锦旗36面。在卫生部2012年全国开展优质护理活动的122所重点联系医院的第三方满意度调查中，同煤集团总医院总体满意度为95.44%，名列全国第27位，其中对特殊饮食的满意度、对体谅病情的满意度、对尊重患者的满意度三项的得分均为100分，并列全国第一。2012年5月12日，同煤集团总医院被卫生部授予"全国第一批优质护理服务示范病房单位"称号，神经外科被卫生部确定为全国123个优质护理服务示范病区之一。2012年，神经外科被山西省卫生厅确定为全省优质护理服务示范病房（全省28个），神经内科被山西省卫生厅确定为优质护理服务先进病区，心胸血管外科被山西省教科文卫体工会委员会、山西省卫生厅确定为优秀护理站。院长王隆雁荣获山西省"五一劳动奖章"，护理部主任吴晓光荣获山西省卫生厅"推动优质护理服务特殊贡献奖"，神经外科护士长齐润花被卫生部授予首批"优质护理服务先进个人"称号和"山西省个人一等功"，神经内科护士张玮花被山西省卫生厅授予"优质护理服务标兵"称号。消毒供应中心被山西省卫生厅确定为首批山西省15所消毒供应中心培训中心之一。

医疗技术方面，2006—2012年，同煤集团总医院累计开展新技术项目278项，其中神经外科开展的难治性癫痫手术60例，以及与中美脑中风协作组合作完成的颈动脉内膜剥脱术30例，并开展脊髓神经电刺激术对2位植物生存状态患者进行治疗，在世界神经病学大会上引起高度关注。骨科开展全髋关节置换术近千例、多功能外固定架治疗四肢骨折22例、人工膝关节旋转平台假体置换术6例，并开展了膝关节镜微创手术、等离子治疗椎间盘突出症等。心血管内科 2006 年 5 月首次开展经皮冠脉介入治疗技术获得成功，至 2012 年已完成冠状动脉造影及支架植入术近 2000 例，独立完成急诊 PCI 195 例，居大同市之首。2010 年 6 月，首次成功开展血管内超声技术，在大同地区处于领先地位。心胸外科开展不停跳冠状动脉搭桥术 66 例、放射性粒子植入治疗胸部肿瘤 13 例。普外二科开展了腹腔镜胆总管切开探查取石术。消化内科开展的十二指肠镜下胰胆管治疗、肝硬化食管胃底静脉曲张内镜下治疗、胶囊内镜检查及内镜下介入治疗等新技术项目，不仅填补了同朔地区的技术空白，而且多项技术属于国内先进水平。老年病科开设了"老年认知功能障碍临床干预"门诊。呼吸内科开展呼吸机治疗呼吸衰竭、COPD、睡眠呼吸暂停综合征、哮喘发作等重大疾病，仅 2012 年就进行了百余例。病理科开展的 TCT 妇科检查，是目前国际上先进的宫颈癌细胞学检查技术。在护理方面开展的经外周置入中心静脉导管、颈外静脉体表留置针通路在急诊危重病人抢救中的应用，填补了医院的空白。

2012 年，医院进一步完善医疗质量控制体系，转变质控模式，加大医疗质量管理和考核力度，加强单病种、临床路径及电子临床路径质量管理，狠抓医疗质量核心制度落实，严格新技术项目准入制度，对重大、高风险诊疗技术实施分级授权制等，使医疗质量不断提升。2012 年召开院科两级质控会 500 余次，确定院科两级质控点近千个，对急诊、ICU、手术室、围手术期等重点部门、重点环节的制度和流程进行了完善和修订，共新制定 50 项、完善 300 余项制度和流程。陆续完善了手术安全核查体系、院内感染质量控制体系、药品应用质量控制体系、病历质量控制体系以及辅助检查危急值报告体系、急诊救治体系等各类医疗安全管理体系。在急诊救治体系建设方面，建成了急诊无线远程视频监控系统和无线网络生理参数监测系统，实现了对急诊救护患者运送过程的全程监控；开通了脑卒中及心肌梗死救治"绿色通道"，目前心梗患者从发病到进入导管室的时间由之前的平均 3~4 小时缩短到 2 小时之内。门球时间（患者进入急诊科门至球囊扩张所用的时间）国家规定为 90 分钟，医院平均达到 84 分钟，患者的生存概率大大提高。

社区卫生服务方面，同煤集团总医院 2007 年在深入开展医院改革的同时，按照集团公司对二级矿办医院和卫生站医疗改革的意见，对 2005 年纳入同煤集团总医院管理的煤峪口矿等的 5 所医院和煤气厂等的 7 个卫生站及原属总医院管理的和平街一分院进行了重组改制，保留煤峪口矿、忻州窑矿、中央机厂、化工厂 4 所矿办医院，组建了 7 个社区卫生服务中心、8 个社区卫生服务站、5 个卫生所。2012 年，筹建了口泉社区卫生服务中心及老年公寓。2012 年社区卫生服务已有"国家示范社区卫生服务中心" 2 所、"国家城市社区健康教育基地" 1 所、"山西省示范社区卫生服务中心（站）" 5 所。5 所社区卫生服务中心被评为"全国高血压社区规范化管理项目优秀社区卫生服务中心"。2012 年社区卫生服务中心业务收入 6000 多万元。

2009 年 1 月同煤集团总医院编制床位为 1000 张。

2010 年 12 月 21 日，经山西省卫生厅等级医院评审委员会评审通过，同煤集团总医院正式升格为三级甲等医院。

2012 年 12 月，同煤集团总医院被山西省卫生厅确定为山西医科大学附属医院。医院共有临床、医技科室 49 个，与

2005 年相比增加了 12 个。医学重点专科由 3 个增加到 7 个，神经外科被山西省卫生厅确定为省市共建重点学科，骨科、心血管内科、消化内科、心胸血管外科、康复医学科、超声医学科为市级重点学科。

2012 年，医院门诊总诊疗 523860 人次，较 2011 年增长 24.07%，比 2005 年增长了 7 倍；收住院患者 27552 人，较 2011 年增长 18.92%，比 2005 年增长了 1.45 倍；住院及门诊诊者满意度达 96% 以上；医疗事故发生率为 0；入院诊断与出院诊断符合率 99.78%；床位周转次数 27.16 次；甲级病案率 99.9%；五种疫苗接种率 95% 以上；新生儿乙肝、卡介苗 24 小时内接种率 100%；法定传染病报告率 100%；孕产妇保健、儿童保健覆盖率 90% 以上。

2012 年，医院建筑总面积达到 9.47 万平方米，比 2005 年增加 3.65 万平方米，增加了 62.7%。

2012 年，医院固定资产总值达到 2.74 亿元，比 2005 年增加 1.28 亿元，增长 86.31%，其中医疗设备总值 1.56 亿元，比 2005 年增加 0.875 亿元，增长 121%。

2012 年，医院本部财务总收入 4.357 亿元，比上年增长 31.5%，比 2005 年增长 4.9 倍，其中业务收入 3.615 亿元，占财务总收入的 82.97%，是 2005 年的 4.9 倍。随着医院收入的不断增加，职工的工资和福利待遇不断提高。2012 年，职工年平均工资达到 60275 元，比 2005 年增长了 2.7 倍。从 2006 年 10 月 1 日起，医院给每位职工每月发放 80 元的食堂就餐卡；从 2009 年 2 月起，给每位职工每月发放 50 元的洗澡卡；2010 年，医院新建了 19595 平方米的家属楼，并以优惠价格卖给职工；从 2011 年 1 月起，给每位职工每月发放 40 元的洗衣卡。医院还建设了 1950 平方米的体育馆。

2006—2012 年，医院有 20 名员工被评为省部级劳动模范和先进个人，有 118 人被评为大同市、同煤集团劳动模范、先进个人、优秀党员、优秀人才李海鸣荣获同煤集团公司优秀人才称号如图 1 -7 -1 所示。

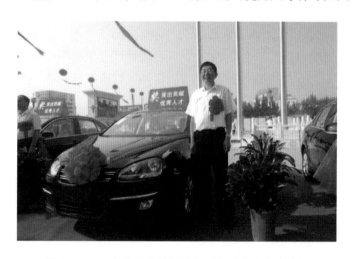

图 1 -7 -1　李海鸣荣获同煤集团公司优秀人才称号

医院的巨大发展，吸引了社会的目光，医院的知名度也随之提高。2007 年 1 月 25 日，同煤集团社区卫生服务推进会在医院召开。2007 年 10 月 15 日，山西省副省长胡苏平到医院视察。2008 年 3 月 21 日，国家"十一五"支撑课题副课题"中国血压正常高值伴心血管危险因素者的干预研究"启动会在医院召开；11月28日，大同地区心血管外科研讨会在医院召开。2009年1月10日，大同地区外科新进展学术会议在医院召开；11月2日，山西省城市社区卫生工作现场会在医院召开；11月8日，中国脑中风筛查及防控工程大同站启动，医院被列为中美脑中风协作组合作基地。2010年8月5日，山西省"优质护理服务示范工程"现场会在医院召开。2011年8月4日，全国政协常委、副秘书长、中国社区卫生协会会长蒋作君到煤峪口社区服务中心视察工作；10月21日，大同市公立医院改革推进现场会在医院召开；11月28日，医院被中国医师协会列为"中国急性心肌梗死规范化救治项目"合作研究单位。2012年3月27日，医院与美国宾夕法尼亚大学睡眠中心合作进行的"用立体磁共振成像技术研究中国人阻塞性睡眠呼吸暂停的上呼吸道危险因素"科研项目正式启动；9月22日，山西省医院协会企业医院论坛在医院召开。

同煤集团总医院受到了社会的一致好评，也获得了各级党政组织、卫生主管部门授予的多项荣誉。2005年医院被评为同煤集团先进集体、同煤集团文明标兵单位、大同市卫生系统先进单位、大同市行业作风建设先进集体、大同市医疗机构管理年活动先进集体、大同市卫生下乡先进集体。2006年被评为同煤集团先进单位。2007年，荣获中共大同市委、大同市政府授予的模范单位称号，被评为大同市卫生系统先进集体、大同市新型农村合作医疗定点机构工作先进集体、大同市社区卫生服务工作先进集体，并荣获山西省"全省民主评议医院行风"先进集体称号。2009年，被评为同煤集团党风建设先进单位、同

煤集团文明和谐单位、大同市卫生系统先进集体、山西省卫生系统先进集体，荣获山西省劳动竞赛委员会授予的集体五一劳动奖。煤峪口社区卫生服务中心、平泉社区卫生服务中心，被山西省卫生厅命名为山西省社区卫生服务示范中心。2010年，医院荣获同煤集团先进单位、全省内涵建设先进集体、山西省医德医风建设先进单位称号。煤峪口社区卫生服务中心被评为全国高血压社区规范化管理项目优秀社区服务中心；大同市矿区新泉街社区卫生服务中心、新平旺社区卫生服务中心，被山西省卫生厅评为省级示范中心；大同市矿区新泉街社区卫生服务中心被卫生部心血管病防治研究中心评为"全国高血压社区规范化管理"先进单位。2011年，医院荣获山西省优质护理服务示范医院称号、山西省劳动竞赛委员会授予的五一劳动奖。新平旺社区卫生服务中心、煤峪口社区卫生服务中心被卫生部命名为"全国示范社区卫生服务中心"，矿区和瑞社区卫生服务中心被大同市卫生局命名为"大同市社区卫生服务示范单位"。2011年5月12日，卫生部在北京召开的"纪念5·12国际护士节100周年暨深入推进优质护理服务"大会上，医院神经外科被授予全国第一批"优质护理服务示范病房"称号。2007—2012年医院连续6年荣获同煤集团标兵单位称号，2006—2009年荣获先进党委称号，2011年荣获党风廉政建设先进单位称号，2012年荣获大同市先进党组织、同煤集团先进党委等荣誉称号。

同煤集团总医院平面图如图1-7-2所示，2012年组织机构示意图如图1-7-3所示，2012年党群组织机构图如图1-7-4所示。

60多年来，医院历经坎坷、磨难，在同

煤集团公司的领导下、在医院领导的带领下，不断发展壮大，医护水平不断提高，医护服务范围不断扩大。医院 1949—2012 年医院床位与职工人数变动情况见表 1-7-1。

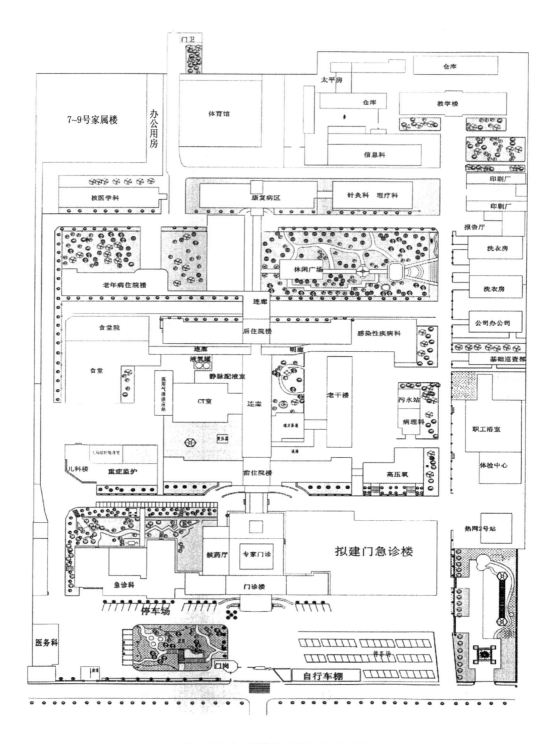

图 1-7-2　同煤集团总医院平面图

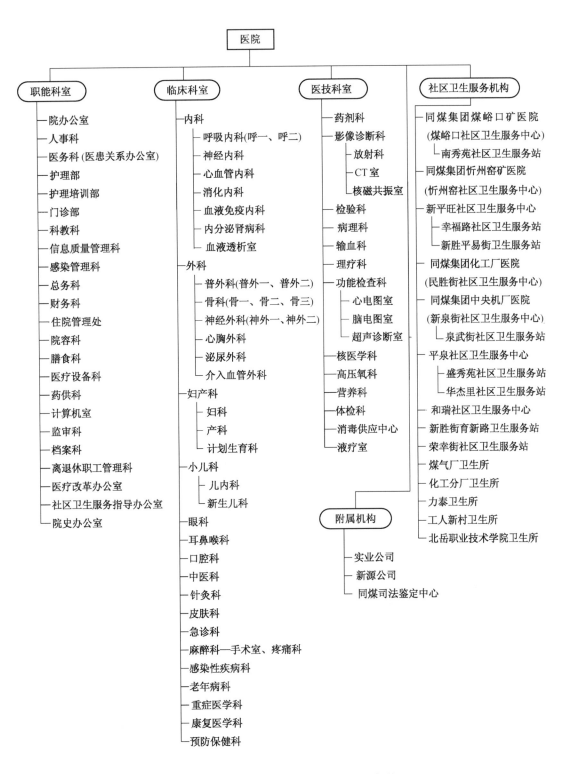

图 1-7-3 2012 年同煤集团总医院组织机构图

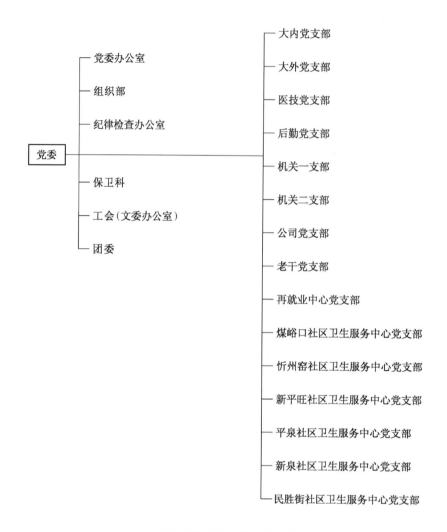

图1-7-4 2012年同煤集团总医院党群组织机构图

表1-7-1 1949—2012年医院床位与职工人数变动情况
（不含社区卫生服务中心、卫生服务站和卫生所的人数）

年份	床位	职 工 人 数				备 注
		全院合计	医务人员	管理人员	工勤人员	
1949	0	11	8	2	1	
1950	45	49	30	9	10	
1951	90	81	55	13	13	
1952	120	89	59	10	20	
1953	155	105	57	18	30	
1954	155	147	99	20	28	
1955	155	210	145	33	32	

表 1-7-1（续）

年份	床位	职工人数				备注
		全院合计	医务人员	管理人员	工勤人员	
1956	290	330	203	42	85	
1957	294	332	212	37	83	
1958	363	311	200	31	80	
1959	400	300	180	32	88	
1960	450	331	192	37	102	
1961	442	445	270	50	125	
1962	428	431	294	45	92	
1963	457	454	302	39	113	
1964	463	454	302	39	113	
1965	641	630	402	49	179	
1966	655	615	388	49	178	
1967	609	439	416	45	178	
1968	572	621	381	51	189	
1969	572	584	356	51	177	
1970	528	518	310	48	160	
1971	500	561	328	44	189	
1972	500	558	372	43	143	
1973	520	578	393	52	133	
1974	520	581	394	47	140	
1975	520	560	402	35	123	
1976	520	597	416	61	120	
1977	454	566	389	61	116	矿办医院抽调53人、70张床
1978	450	581	434	45	102	
1979	460	596	443	23	130	
1980	476	669	469	51	149	
1981	481	721	478	73	170	
1982	489	790	586	56	148	
1983	671	818	615	50	153	
1984	671	845	616	53	176	
1985	671	846	645	53	148	
1986	683	893	686	53	154	
1987	543	828	616	62	150	
1988	563	855	643	67	145	
1989	563	937	679	95	163	
1990	615	960	681	110	169	

表1-7-1（续）

年份	床位	职工人数				备注
		全院合计	医务人员	管理人员	工勤人员	
1991	615	1000	699	121	180	
1992	615	1036	732	127	177	
1993	615	1088	800	115	173	
1994	615	1100	811	136	153	
1995	666	1131	843	140	148	
1996	666	1130	847	134	149	
1997	666	1125	844	136	145	
1998	666	977	739	114	124	
1999	666	995	750	118	127	2000年1月末人数
2000	666	978	736	124	118	
2001	666	964	724	127	113	
2002	666	985	747	126	112	
2003	666	983	747	126	110	
2004	666	993	762	126	105	
2005	666	1029	797	148	84	
2006	666	1018	792	153	73	
2007	666	1036	809	153	74	
2008	666	1139	923	118	98	包括合同制护士70人
2009	1000	1228	947	186	95	包括合同制护士150人
2010	1000	1457	1085	296	76	包括合同制护士254人
2011	1000	1448	1091	286	71	包括合同制护士304人
2012	1000	1510	1145	293	72	包括合同制护士335人

注：1. 以上床位数和职工人数除有备注外均为年末数。

2. 社区卫生服务中心卫生服务站和卫生所的职工人数：2005年788人，2008年720人，2009年676人，2010年649人，2011年615人，2012年575人。

1-8-14。

第八节　医院历任党政领导

医院历任党政领导见表1-8-1~表

表1-8-1　指导员、党支部书记（1951—1965年）

姓名	性别	职务	任职时间	备注
田耕夫	男	指导员、党支部书记	1951年3月—1952年	
贾济民	男	党支部书记	1953年1月—1957年8月	
杨墨林	男	党支部书记	1957年8月—1963年3月	
魏彦义	男	党支部书记	1963年3月—1965年5月	

表1-8-2　党委书记（1965—1967年）

姓　名	性别	职　务	任　职　时　间	备　注
魏彦义	男	党委书记	1965年5月—1966年10月	代理
吴子明	男		1966年10月—1967年2月	主持工作

表1-8-3　党的核心小组组长（1967—1971年）

姓　名	性别	职　务	任　职　时　间	备　注
何锡录	男	核心小组组长	1967年3月—1967年10月	军代表
吴子明	男	核心小组组长	1967年11月—1971年5月	

表1-8-4　党委书记（1971—2012年）

姓　名	性别	职　务	任　职　时　间	备　注
张兴国	男	党委书记	1971年6月—1980年7月	
王之荣	男	党委书记	1980年7月—1982年12月	
王秉孝	男	党委书记	1982年12月—1986年10月	
罗乾纪	男	党委书记	1986年10月—1991年5月	
元来存	男	党委书记	1991年5月—1995年4月	
王金文	男	党委书记	1995年8月—2005年9月	
黄建军	男	党委书记	2005年9月—今	兼任副院长

表1-8-5　党的核心小组副组长（1967—1971年）

姓　名	性别	职　务	任　职　时　间	备　注
吴子明	男	核心小组副组长	1967年3月—1967年11月	
张兴国	男	核心小组副组长	1970年8月—1971年6月	

表1-8-6　党委副书记（1971—2012年）

姓　名	性别	职　务	任　职　时　间	备　注
杜如宣	男	党委副书记	1971年6月—1973年6月	军代表
孙毓文	男	党委副书记	1972年8月—1976年12月	
张韬	男	党委副书记	1974年3月—1976年6月	
张丙有	男	党委副书记	1976年4月—1982年12月	
曹贵武	男	党委副书记	1976年6月—1980年7月	
孙毓文	男	党委副书记	1979年3月—1982年12月	
白　冰	女	党委副书记	1980年5月—1982年12月	
冯继伟	男	党委副书记	1980年7月—1991年5月	
杨世荣	女	党委副书记	1984年4月—1986年10月	
倪生贵	男	党委副书记	1986年10月—1988年9月	

表 1-8-6（续）

姓　名	性别	职　务	任职时间	备　注
倪生贵	男	党委副书记	1990 年 1 月—1999 年 12 月	
王　盛	男	党委副书记	2001 年 3 月—2005 年 9 月	
周慧龙	男	党委副书记	2005 年 9 月—2010 年 12 月	兼纪委书记
刘伟隆	男	党委副书记	2012 年 6 月—今	兼纪委书记

表 1-8-7　院　长（1949—1967 年）

姓　名	性别	职　务	任职时间	备　注
邸福海	男	代院长	1949 年 10 月—1950 年 4 月	
刘玉琴	女	副院长	1950 年 4 月—1951 年 3 月	主持医院工作
李振国	男	院长	1952 年 7 月—1954 年 12 月	
赵子华	男	第一副院长	1955 年 3 月—1958 年 11 月	主持医院工作
朱昌武	男	院长	1958 年 11 月—1967 年 3 月	

表 1-8-8　革命委员会主任（1967—1978 年）

姓　名	性别	职　务	任职时间	备　注
吴子明	男	革命委员会主任	1967 年 3 月—1967 年 11 月	
王秉政	男	革命委员会主任	1967 年 11 月—1969 年 6 月	
张兴国	男	革命委员会主任	1971 年 8 月—1974 年 1 月	
张　韬	男	革命委员会主任	1974 年 1 月—1976 年 6 月	
曹贵武	男	革命委员会主任	1976 年 6 月—1978 年 7 月	

表 1-8-9　院　长（1978—2012 年）

姓　名	性别	职务	任职时间
曹贵武	男	院长	1978 年 7 月—1980 年 7 月
冯继伟	男	院长	1980 年 7 月—1991 年 5 月
刘亚俐	女	院长	1991 年 5 月—1999 年 3 月
王贵云	男	院长	1999 年 3 月—2005 年 9 月
王隆雁	男	院长	2005 年 9 月—今

表 1-8-10　副院长（1958—1967 年）

姓　名	性别	职　务	任职时间
赵子华	男	第一副院长	1958 年 11 月—1967 年 3 月
张　韬	男	副院长	1958 年 2 月—1967 年 3 月
吴子明	男	副院长	1961 年 8 月—1967 年 3 月

表 1-8-11　革命委员会副主任（1967—1978 年）

姓　名	性别	职　务	任　职　时　间	备　注
何锡录	男	革命委员会副主任	1967 年 3 月—1967 年 10 月	军代表
王秉政	男	革命委员会副主任	1967 年 3 月—1967 年 11 月	
杨富九	男	革命委员会副主任	1969 年 8 月—1970 年 2 月	军代表
曹贵武	男	革命委员会副主任	1970 年 2 月—1973 年 10 月	
纪金魁	男	革命委员会副主任	1971 年 3 月—1972 年 2 月	
李三民	男	革命委员会副主任	1972 年 8 月—1973 年 4 月	
贾维真	男	革命委员会副主任	1973 年 9 月—1976 年 11 月	
贾宝珍	男	革命委员会副主任	1973 年 10 月—1979 年 7 月	
费殿璧	男	革命委员会副主任	1975 年 9 月—1976 年 2 月	
王有光	男	革命委员会副主任	1976 年 11 月—1978 年 7 月	

表 1-8-12　副 院 长（1978—2012 年）

姓　名	性别	职　务	任　职　时　间	备　注
王有光	男	副院长	1978 年 7 月—1980 年 7 月	
冯继伟	男	副院长	1979 年 7 月—1980 年 7 月	
孟维新	男	副院长	1980 年 9 月—1996 年 11 月	
孙锡孚	男	副院长	1980 年 10 月—1988 年 4 月	
王　杰	男	副院长	1981 年 1 月—1983 年 7 月	
王卫东	男	副院长	1982 年 12 月—1988 年 9 月	
刘亚俐	女	副院长	1984 年 5 月—1991 年 5 月	
罗乾纪	男	政治副院长	1988 年 7 月—1989 年 10 月	
倪生贵	男	副院长	1988 年 9 月—1990 年 1 月	
李凤平	男	副院长	1990 年 3 月—2005 年 9 月	
高崇普	男	副院长	1992 年 2 月—2001 年 3 月	
薛世定	男	副院长	1996 年 2 月—2001 年 3 月	
郁林杰	男	副院长	1999 年 3 月—2005 年 9 月	
黄建军	男	副院长	2000 年 9 月—2005 年 9 月	
陈向东	男	副院长	2005 年 9 月—今	
孙玉红	女	副院长	2005 年 9 月—今	
雷成宝	男	副院长	2005 年 9 月—今	
孙洪志	男	副院长	2005 年 9 月—今	
丁龙镇	男	副院长	2005 年 9 月—今	

表1-8-13 工会主任、主席（1973—2012年）

姓　名	性别	职　务	任　职　时　间	备　注
孙毓文	男	工会主任	1973年4月—1974年11月	
周丽娟	女	工会主任	1974年11月—1980年4月	正科级
刘　义	女	工会副主席	1981年2月—1984年1月	副科级，主持工作
靳元福	男	工会主席	1983年12月—1986年10月	正科级
杨生芳	女	主席	1986年10月—1997年5月	副处级
赵　海	男	副主席	1997年5月—1999年3月	正科级，主持工作
赵　海	男	主席	1999年3月—2000年9月	副处级
王　盛	男	主席	2001年3月—2005年9月	
李凤平	男	主席	2005年9月—2008年9月	副处级
陈庆春	男	主席	2009年4月—2010年6月	副处级
赵爱英	女	主席	2010年6月—今	副处级

表1-8-14 调研员（1988—2012年）

姓名	性别	职　务	任　职　时　间
王卫东	男	调研员	1988年9月—1991年10月
王金文	男	调研员	2005年9月—2006年3月
王贵云	男	调研员	2005年9月—2006年11月
王　盛	男	调研员	2008年7月—2012年5月
李凤平	男	调研员	2008年9月—2012年9月

第二章 行 政 管 理

第一节 管 理 体 制

一、隶属关系

从大同矿务局附属医院成立到大同煤矿集团有限责任公司总医院，中间经8次更名，一直属于大同矿务局、大同煤矿集团有限责任公司领导。1949年10月—1954年10月，隶属大同矿务局办公室；1954年11月—1967年5月，直属大同矿务局；1967年5月—1970年10月，隶属大同煤矿革命委员会后勤部；1970年10月21日，中共大同煤矿核心小组决定："原隶属于局后勤部的一医院从即日起直属大同煤矿革命委员会领导"；1970年10月之后，医院直属大同矿务局、大同煤矿集团有限责任公司领导。

二、领导体制

医院成立后至1957年，实行院长负责制，党支部实行政治领导和保证监督。

1958—1965年实行党支部领导下的分工负责制，1965年5月成立党委后实行党委领导下的分工负责制。

1967年3月27日，成立大同煤矿医院革命委员会和中共大同煤矿医院革命委员会核心小组，实行由军代表、领导干部代表、群众组织代表组成的"三结合"的革命委员会集体领导制。党的核心小组在领导地位中起主导作用。

1971年6月，医院重建党委，实行党委领导下的分工负责制。

1978年7月，撤销革命委员会编制，实行党委领导下的院长负责制。

1984年，根据《中共中央关于经济体制改革的决定》和大同矿务局党委的规定，实行党委领导下的院长负责制，同时建立了职工代表大会制度，实行民主监督。

1988年7月至今，实行院长负责制，院长对行政工作全面负责，重大问题提交医院党委会、党政联席会议或院务委员会集体讨论决定，党委实行保证监督。同时每年召开一至两次职工代表大会，医院的改革和发展及关系职工切身利益的重大事宜提交职工代表大会审议决定。

三、医院和矿（厂处、学校）卫生站关系

1954年10月前，各矿厂诊疗所（卫生所）隶属医院领导；1954年10月成立大同矿务局卫生处，卫生处和医院合署办公后，各矿厂卫生站由卫生处（医院）领导，站长由医院和所在矿厂党政协商确定后报矿务局审查任免，药品、医疗器材采购、供应统一由卫生处（医院）负责；1965年2月，大同矿务局进行"六权集中"体制改革，各矿厂、处、学校卫生站由卫生处（医院）垂直领导；1967年5月医院与卫生处分立，各矿厂、处卫生站归属矿厂处领导。2005年10月，同煤集团进行卫生体制改革，将各矿厂、处、学校卫生站按地域划分归总医院、二医院、三医院、肿瘤结核医院垂直管理。后

经过改革重组，各矿厂、处、公司、学校卫生站，分别改为社区卫生服务中心或卫生服务站、所。截至 2012 年底同煤集团总医院下设 4 个矿厂医院、7 个卫生服务中心、8 个卫生服务站、5 个卫生服务所。

第二节　管理组织

一、职能科室

（一）院办公室

大同矿务局附属医院 1952 年干部统计表记载，建院初期医院设办公室，有会计 2 人、事务员 2 人、管理员 2 人、挂号员 1 人，负责全院的各种事务性工作。1958 年大同煤矿医院设立院长办公室，周廷佐任办公室主任。"文化大革命"前改称院部办公室，办公室的工作范围除日常事务性工作外，增加了医疗和护理管理

职能，李承文、李运发先后担任院部办公室负责人。1967 年 3 月大同煤矿医院革命委员会设立了革命委员会办公室和医务办公室，将医疗和护理管理职能划归医务办公室。1973 年 5 月，医院撤销革命委员会办公室，原革命委员会办公室的工作由政治处负责。1975 年 8 月，成立院党政合一的办公室，隶属政治处领导。1981 年 2 月，实行党政分开，成立院长办公室。1992 年改称院办公室。

院办公室的主要工作是负责起草院行政工作总结、计划、报告、决议、纪要等文稿；筹办各种行政会议，做好会议记录；做好行政文件的收发、打印、登记、转递、传阅、立卷、保管、利用等工作；做好公务接待、群众来信来访、公印章管理、大事记登记、院总值班安排等工作。

医院院办公室历任主任、副主任见表 2 - 2 - 1。

表 2 - 2 - 1　1967 年 3 月后院办公室历任主任、副主任

机构名称	职务名称	姓名	任职时间
革命委员会办公室	主任	马洪儒	1967 年 3 月—1973 年 5 月
院长办公室	主任	孙恩旺	1981 年 2 月—1987 年 4 月
	副主任	李凤平	1983 年 4 月—1986 年 8 月
	第二主任	罗英	1984 年 1 月—1986 年 5 月
	主任	李凤平	1986 年 8 月—1990 年 3 月
	副主任	樊芝兰	1986 年 6 月—1986 年 8 月
	副主任	丁羽	1986 年 10 月—1987 年 8 月
	副主任	周慧龙	1988 年 9 月—1990 年 10 月
院办公室	主任	周慧龙	1990 年 10 月—1992 年 8 月
	副主任	方和平	1992 年 4 月—1993 年 3 月
	主任	方和平	1993 年 3 月—1999 年 10 月
	副主任	刘秀丽	1995 年 3 月—1998 年 4 月
	主任	周慧龙	1999 年 10 月—2008 年 12 月
	副主任	杨善忠	2002 年 9 月—2010 年 10 月
	主任	席福龙	2007 年 5 月—今
	副主任	高峰	2010 年 10 月—今

（二）人事科

人事科成立于 1955 年 11 月。1957年 2 月—1965 年 4 月，吕进发、曹玫、胡同生、郭炳刚、王淑兰先后担任人事科副科长。1965 年 5 月医院成立政治处，政治处下设的干部科负责人事、工资管理工作。1968 年 9 月，撤销政治处和干部科编制，改为政工组，原干部科工作人员和业务归政工组领导。1973 年 5 月，撤销政工组恢复政治处，人事和劳动工资管理工作由政治处负责。1981 年 2 月，撤销政治处恢复人事科编制。

人事科的主要工作是负责全院机构设置，床位，人员编制管理；干部的任免考核工作；负责职工调入调出、内部调配、签订聘任、解除劳动合同的具体业务；负责职工工资、补贴、考勤、休假、请假、销假、职工养老保险等日常管理和具体业务；负责对行政类专业技术人员进行职务晋升、定职、考核、考试、资格审查等工作；负责人事管理制度的建立，员工档案管理；协同有关部门对新参加工作的大中专毕业生进行岗前教育，办理见习人员试用期满转正、定级工作；负责职工劳动保护用品的发放审批工作；负责劳动纪律教育和奖惩事宜，办理职工离退休、退职等工作。

医院人事科历任科长、副科长见表2－2－2。

表 2－2－2 人事科历任科长、副科长

机构名称	职务名称	姓 名	任 职 时 间	备 注
人事科	科 长	李 富	1981 年 2 月—1983 年 11 月	1957 年 2 月—1965 年 4 月，吕进发、曹玫、胡同生、郭炳刚、王淑兰先后担任人事科副科长的具体时间不详
	科 长	赵怀德	1983 年 11 月—2002 年 9 月	
	副科长	郭和平	1988 年 8 月—1992 年 8 月	
	副科长	魏 伟	2001 年 10 月—2007 年 1 月	
	副科长	高保和	2005 年 8 月—今	
	科 长	刘和平	2007 年 1 月—今	

（三）医务科

大同矿务局附属医院于 1951 年 6 月成立医疗室，负责全院医疗护理的管理工作。1958 年 6 月—1967 年 3 月，医疗护理管理工作纳入院部办公室负责。1967年 3 月医院革命委员会成立医务办公室，负责全院医疗护理管理工作。1971 年 4月 30 日撤销医务办公室成立医务组，1973 年 5 月医务组改为医务处。医务办公室、医务组、医务处都是在院长和分管院长的领导下负责全院的医疗、护理、科研、教学管理等工作。1981 年 2 月 10日，大同矿务局政治部下发同煤干字〔1981〕105 号文，撤销大同矿务局平旺医院医务处成立医务科，医务科成立后负责全院的医疗管理和科研、教学等工作，护理工作划归护理部管理。1991年以后科研教学工作划归科教科管理。

2010 年 6 月医院将隶属门诊部领导的医疗安全办公室改称医患关系办公室，划归医务科领导。

医务科的主要职责是组织制定全院医疗工作、医疗制度、医疗计划并组织实施；对新技术、新项目进行审批、申报；推广临床路径；深入临床科室对重危、急诊、疑难及重大手术前后的患者进行会诊；定期对临床、医技科室进行工作质量抽查和全面检查；定期召开科室主任会议，分析全院医疗工作状况；积极稳妥处理医患纠纷；定期组织医务人员进行"三基训练"及考核。

医院医疗室、医务组（处）、医务科历任正副主任、科长见表2-2-3。

表2-2-3 医疗室、医务组（处）、医务科历任正副主任、科长

机构名称	职务名称	姓名	任职时间
医疗室	主任	邸福海	1951年4月—1958年6月
医务办公室	主任	朱昌武	1967年3月—1968年9月
	副主任	曹贵武	1967年3月—1968年9月
医务组	组长	曹贵武（兼）	1971年5月—1973年3月
医务处	主任	曹贵武（兼）	1973年3月—1973年10月
	副主任	马洪儒	1973年3月—1979年4月
	主任	杨振全	1979年4月—1981年2月
	副主任	李运发	1979年6月—1981年2月
	护士长	安士琴	1972年7月—1979年6月
	护士长	应文娟	1975年4月—1976年9月
	护士长	吴晓光	1976年10月—1979年12月
医务科	科长	李运发	1981年2月—1982年12月
	科长	于怡箴	1983年4月—1986年4月
	副科长	李卿云	1984年7月—1991年7月
	科长	丁羽	1989年8月—1990年3月
	科长	薛世定	1990年10月—1996年3月
	副科长	郑霞萍	1992年8月—1996年7月
	科长	郑霞萍	1996年7月—今
	副科长	李建巍	2002年2月—2006年8月
	副科长	王波	2002年2月—2006年5月
	副科长	薛希瑞（兼）	2008年4月—2009年10月
医患关系办公室	主任	郑霞萍（兼）	2010年6月—今
	副主任	张萍	2010年6月—今
	副主任	孙晨明	2010年10月—2011年7月

（四）护理部

大同矿务局附属医院于1950年9月迁入现址后成立护士部，设总护士长负责全院的护理管理工作。1950年至1958年，王淑德、王淑兰、张义德、高福祥、先后担任正副总护士长。1958年将护士部改为护理部，吴建春任护理部主任；1959年至1966年安士琴、王志英担任护理部代总护士长。1965年后护理部划归院部办公室领导。"文化大革命"期间撤销了护理部，护理工作纳入医务办公室、医务组、医务处统一管理，不再设总护士长。1979年5月12日，矿务局政治部下发同煤干（79）119号文，恢复了护理部建制，任命安士琴为护理部副主任。

护理部的主要职责是制定全院护理工

作计划，全面负责全院护理管理工作，深入科室检查指导基础护理和分级护理制度执行情况，领导协助各科护士长搞好病房和门诊的科学管理，使病区达到规范化、制度化、标准化；开展护理查房，定期召开护士长会议，分析护理工作情况，交流经验，制定整改措施；负责全院护理人员的动态管理、考核、奖惩等事宜；组织全院护士的业务学习、业务培训、考试考核，新护士上岗前培训，实习生、进修生的教学、管理和考核鉴定等工作；组织领导全院护理科研工作及护理新技术的推广应用。

2010 年组织领导全院护理单元开展了"优质护理示范工程"活动，并取得了骄人的成绩。

医院护理部历任正副主任见表 2 - 2 - 4。

表 2 - 2 - 4　1979 年 6 月后护理部历任主任、副主任

机 构 名 称	职 务 名 称	姓 名	任 职 时 间
护理部	副主任	安士琴	1979 年 6 月—1983 年 4 月
	主 任	安士琴	1983 年 4 月—1988 年 10 月
	副主任	张尊云	1984 年 7 月—1989 年 8 月
	主 任	张尊云	1989 年 8 月—1998 年 4 月
	副主任	吴晓光	1989 年 8 月—1991 年 11 月
	副主任	张秀兰	1992 年 8 月—1998 年 4 月
	主 任	吴晓光	1998 年 4 月—2010 年 11 月
	副主任	陈彦芬	1998 年 4 月—2003 年 3 月
	副主任	靳爱萍	1998 年 4 月—2001 年 8 月
	副主任	索 霞	2001 年 10 月—2003 年 9 月
	副主任	俞霄华	2001 年 10 月—2011 年 9 月
	副主任	李 利	2011 年 9 月—今

（五）护理培训部

2011 年 12 月 30 日成立护理培训部，由原护理部副主任俞宵华全面负责。

护理培训部的主要工作是负责制定全院护理人员的业务培训、岗前培训和在职后继续教育计划；选拔优秀护理人员外出进修学习；接收外院和下属医疗单位护理人员来院进修深造；接收并按教学大纲完成各大院校实习护士在院的临床实习工作；培训、考核、管理医院护理带教老师，完成临床带教计划。

（六）门诊部

大同矿务局附属医院于 1956 年 9 月成立门诊部，田乃琛任门诊部主任。门诊部的主要职责是负责门诊科室工作的领导和协调。"文化大革命"期间撤销了门诊部，门诊部的工作划归医务办公室管理。1981 年 2 月 10 日经大同矿务局政治部批准成立了门诊部，并任命杨振全为门诊部主任。

2001 年 10 月医院设置了医疗安全办公室，同门诊部是两个牌子一套人员，负责全院医疗安全和医疗纠纷的调查处理工作。2010 年 6 月将医疗安全办公室改称医患关系办公室，划归医务科领导。

2006 年以后医院从各方面加强了对门诊部的管理，不论从就医环境、设备设施、服务流程，还是人员配置等方面都进

行了根本性改革和改造。2008 年在门诊大厅设立了导医台，2010 年 3 月设立外勤组、导医组，2010 年 11 月建立了志愿者服务队。2012 年 6 月开展了"三好一满意"（服务好、医德好、质量好，群众满意）活动，增设了预约挂号、预约门诊服务。2012 年 8 月 15 日成立了患者服务中心，解决了诊断证明盖章、病历复印、外转诊报销等事宜，缩减了病人来回跑路时间；同时在门诊大厅、走廊增设了自动挂号机、检验报告、X 光报告自动打印机，缩短了患者取报告的时间；另外根据门诊就诊患者日益增多及高峰时挂号、交费排长队的问题，在患者就诊的各个楼层增设了服务窗口，实现了挂号、交费一体化，基本缓解了高峰时患者挂号、交费排长队的难题，同时专门开设了大同市新农合专门窗口。2012 年底门诊部共开设各科普通诊室 35 个，专家门诊 29 个，挂号交费窗口 16 个，药剂、检验、放射、心电、超声等门诊检查和服务窗口 18 个，还开设了方便门诊、慢病门诊、乳腺炎专科门诊。上述服务流程的改革极大地改善了患者的就诊环境，缩短了就医时间。

门诊部现有医护人员 39 名，其中高级职称 3 名，中级职称 13 名，初级 23 名。

医院门诊部历任正副主任、护士长见表 2－2－5。

表 2－2－5　门诊部历任正副主任、护士长

机构名称	职务名称	姓名	任职时间
门诊部	主　任	田乃琛	1956 年 9 月—1958 年
	主　任	韩克然	1966 年 12 月—1967 年 5 月
	主　任	杨振全	1981 年 2 月—1984 年 7 月
	副主任	田　荣	1986 年 8 月—1991 年 8 月
	主　任	段恭友	1988 年 8 月—1999 年 9 月
	负责人	陈建勋	1999 年 6 月—2000 年 2 月
	副主任	陈建勋	2000 年 2 月—2001 年 2 月
	负责人	田　如	2001 年 2 月—2001 年 8 月
	主　任	陈庆春	2001 年 8 月—2005 年 9 月
医疗安全办公室	主　任	陈庆春（兼）	2001 年 10 月—2005 年 9 月
	副主任	张　萍	2001 年 6 月—2010 年 10 月
门诊部	负责人	薛希瑞	2006 年 6 月—2008 年 3 月
	主　任	薛希瑞	2008 年 4 月—2010 年 9 月
	主　任	闫立功	2010 年 10 月—今
	护士长	赵福祥	1987 年 1 月—1991 年 8 月
	副护士长	韩秀珍	1991 年 8 月—1992 年 8 月
	护士长	韩秀珍	1992 年 8 月—1998 年 4 月
	护士长	李　娟	1999 年 6 月—2009 年 8 月
	护士长	邹　颖	2009 年 12 月—今
	副护士长	梁振艳	2010 年 6 月—今

（七）科教科

大同矿务局第一职工医院于 1991 年 7 月 17 日根据同煤一医办字〔1991〕26 号文成立科教科，李卿云任科长。科教科成立后同时也是医院科学技术协会的办事机构。

科教科的主要工作是组织并实施全院的教学、科研、学术活动及医务人员继续教育；对各科申报的科研项目、科研成果进行审查、论证和推荐；协调各科室的科研工作，督促检查各项科研课题的进度，保证课题顺利完成；推荐各学科科研论文的发表；接收各高等院校实习医生临床教学工作；培训带教老师，对实习生实习计划落实情况进行考核、鉴定。

医院科教科历任科长、副科长见表 2 - 2 - 6。

表 2 - 2 - 6 科教科历任科长、副科长

机 构 名 称	职 务 名 称	姓 名	任 职 时 间
科教科	科 长	李卿云	1991 年 7 月—1995 年 5 月
	副科长	刘生莲	1994 年 7 月—1995 年 6 月
	副科长	李荣枝	1995 年 3 月—1998 年 8 月
	科 长	刘生莲	1995 年 6 月—1998 年 4 月
	科 长	刘秀丽	1998 年 4 月—2011 年 7 月
	副科长	赵 霞	2008 年 5 月—今
	副科长	孙晨明	2011 年 7 月—今

（八）总务科

建院初期设总务组，归院办公室领导。1955 年 11 月成立行政科，负责全院的后勤管理和部分行政事务工作。1958 年 6 月，行政科改为总务科。1966 年 12 月，总务科与财务科合并成立财总务科。1971 年 5 月，撤销财总务科成立后勤组。1973 年 5 月 5 日，经大同矿务局政治部批准成立院务处。1981 年 2 月，根据大同矿务局政治部同煤干字〔1981〕105 号文，撤销院务处，成立总务科。

总务科下设办公室、水、电、木瓦、仓库、汽车、电梯、浴室等各班组，主要工作是负责全院房产管理，基本建设工程的招标，房屋维修改造工程，后勤物资采购、供应、仓储管理，供水、供电、供暖、电梯、电话、浴室等后勤设施的日常管理、设备维修等工作。院容科、膳食科成立前还负责院容院貌、环境绿化、洗衣、食堂的管理。

进入 21 世纪，通讯、供暖归集团公司通讯、物业公司管理，运输、木瓦维修等逐步转为社会化服务，救护车划归急诊科管理，救护车调度归大同市"120"急救中心管理。

医院行政科（组处）、总务科历任正副科长、正副主任见表 2 - 2 - 7。

（九）财务科

从建院到 1962 年，医院没有财务科，财务工作先后由办公室、总务科负责。

表2-2-7　行政科（组处）总务科历任正副科长、正副主任

机 构 名 称	职 务 名 称	姓 名	任 职 时 间
行政科	科长	李 应	1956年9月—1958年5月
总务科	科长	李 应	1958年6月—1962年8月
	副科长	耿玉林	1959年6月—不详
	科 长	王洪文	1963年—1967年3月
财总务科	主任	刘尚德	1966年12月—1968年9月
	副主任	王洪文	1967年3月—1968年9月
四队、四连	队长、连长	高庆文	1968年9月—1971年5月
	副队长	贾树旺	1968年9月—1971年5月
后勤组	组 长	纪金魁（兼）	1971年5月—1973年3月
院务处	主任	李三民（兼）	1973年3月—1973年5月
	副主任	郭炳刚	1973年3月—1973年5月
	副主任	段培金	1973年3月—1976年4月
	主 任	郭炳刚	1973年5月—1976年7月
	主 任	李世家	1976年10月—1981年2月
	副主任	郝宝祥	1976年10月—1981年2月
总务科	科 长	李世家	1981年2月—1987年12月
	副科长	郝宝祥	1981年2月—1984年9月
	副科长	谭法森	1981年9月—1989年2月
	副科长	陆祥森	1987年1月—1988年2月
	副科长	王儒堂	1987年8月—1989年8月
	科 长	崔璜锁	1987年12月—1992年2月
	代科长	李世家	1988年8月—1989年8月
	副科长	吴永亮	1988年—1992年8月
	副科长	李 健	1990年10月—1992年8月
	科 长	马文权	1992年2月—今
	第二科长	崔璜锁	1992年2月—1992年8月
	副科长	陆祥森	1992年2月—2000年8月
汽车队	队 长	马岗（副科）	1989年11月—1992年8月
	队 长	魏峰（副科）	1996年7月—2001年9月

1962年9月，局建井公司财务科长王逸远调入医院任财务科长。1966年12月7日，医院党委会议决定将财务科与总务科合并为财总务科，下设财务组。1971年5月撤销财总务科成立后勤组，1973年5月撤销后勤组成立院务处，财务组隶属后勤组和院务处。1981年2月机构改革时，恢复财务科编制。

财务科的主要工作是负责全院年度财务预算的编制、执行工作；月度财务和年

终决算报表编制工作；及时清理债权、债务，完成日常会计业务；加强资金、账务、档案和会计软件管理；严格执行会计审核、报销制度，严格控制不合理的支出。

医院财务科历任副总会计师、科长、副科长见表2-2-8。

（十）住院管理处

表2-2-8　财务科历任副总会计师、科长、副科长

机构名称	职务名称	姓名	任职时间
财务科	科长	王逸远	1962年9月—1967年3月
	科长	王逸远	1981年2月—1984年1月
	副科长	陶惠芳	1983年4月—1986年8月
	科长	陶惠芳	1986年8月—1992年12月
	副总会计师	陶惠芳	1987年2月—1992年12月
	副科长	黄卫东	1990年10月—1992年8月
	副科长	李淑芳	1992年8月—1995年3月
	科长	李淑芳	1995年3月—2009年2月
	副总会计师	李淑芳	1996年8月—2009年2月
	副科长	黄卫东	1998年4月—2004年5月
	科长	侯林	2009年5月—今
	副总会计师	李尚军	2010年12月—2012年3月

建院初期，挂号、办理住出院手续的工作先后由办公室负责。20世纪50年代中后期成立住院处，先后隶属办公室、行政科、四队、四连、后勤组、院务处、总务处领导。1983年3月5日，根据矿务局同煤干字〔1983〕0176号文批复成立住院管理处，为科级建制。1992年8月7日，根据同煤一医办字〔1992〕39号文，撤销科级编制，业务划归财务科管理。1992年8月31日，根据同煤一医办字〔1992〕43号文，恢复科级编制。

2004年5月增设医疗统筹办公室；2005年7月医疗统筹办公室从住院管理处分离，改为医疗保险科；2005年10月归同煤集团社保处管理。

2008年4月，挂号室与收费组合并成立了8个挂号收费窗口，现在门诊共有挂号收费窗口16个。

住院管理处主要负责门诊就医患者的挂号、预约挂号、收费工作；入院患者登记、打印腕带、收取押金，出院患者费用结算及住院患者账户管理等工作。

医院住院管理处历任主任、副主任见表2-2-9。

（十一）信息质量管理科

从建院到1991年，病历统计、分析、报表和保管工作一直由院办公室、医务办公室、医务组、医务处、医务科专人负责和管理。1991年1月2日同煤一医办字〔1991〕39号文，成立质量管理办公室，负责病历统计分析、病历保管工作和标准化考核。1992年8月6日，同煤一医办字〔1992〕36号文将计算机室纳入其中，成立了信息质量管理

科，除了病历的统计和保管，还对全院医护质量进行考核及计算机管理。1993年以后根据等级医院管理的要求，将质量控制纳入医务、护理、感染等机构考核管理。1996年7月计算机室分立独立建科。

表2-2-9　住院管理处历任主任、副主任

机构名称	职务名称	姓名	任职时间
住院管理处	主任	杜效忠	1983年4月—1990年10月
	主任	王建华	1990年10月—1998年7月
	副主任	李淑芳	1990年10月—1992年8月
	副主任	黄卫东	1998年4月—2004年5月
	副主任	蔡秀芳	1999年9月—2004年5月
	主任	蔡秀芳	2004年5月—今
	副主任	李秀荣	2004年5月—今
医疗统筹办公室	主任	黄卫东	2004年5月—2005年7月
医疗保险科	科长	黄卫东	2005年7月—2005年10月

信息质量管理科的主要工作是负责出院患者病历的收集、整理、编码、登记、归档及病案库的管理；负责全院及各科医疗信息的收集、整理、统计、资料保存、保管、利用等，按时编报月度和年度医疗统计报表；负责图书室、阅览室的管理；为各科和出院患者及相关单位提供病案资料查阅、复印服务。

医院信息质量管理科历任主任、正副科长见表2-2-10。

表2-2-10　信息质量管理科历任主任、正副科长

机构名称	职务名称	姓名	任职时间
质量管理办公室	主任	吴晓光	1991年11月—1992年8月
信息质量管理科	科长	吴晓光	1992年8月—1998年4月
	副科长	王文娟	1992年8月—1995年3月
	科长	李荣枝	1998年4月—1998年7月
	负责人	樊凤智	1988年7月—2003年4月
	副科长	樊凤智	2003年4月—今
	负责人	薛希瑞	2004年10月—2008年4月
	副科长	王兴武	2008年5月—2009年12月
	主任	王兴武	2009年12月—今

（十二）计算机室

1987年成立计算机室，隶属院办公室领导。1992年8月，与质量管理办公室合并成立信息质量管理科。1996年7月6日，根据同煤一医办字〔1996〕24号文，成立独立的计算机室。

计算机室的主要工作是进行各种计算机新软件的调研、设计、开发，文档的编

制及程序编制和测试工作;对各种已投入运行的软件进行修改和维护;负责各类新上机人员的培训,指导各计算机用户正确使用、保养和维修;保证全院计算机系统正常运转,并负责全院计算机的采购和管理工作。

医院计算机室历任主任见表2-2-11。

表2-2-11 计算机室历任主任

机构名称	职务名称	姓名	任职时间
计算机室	副主任	刘永栋	1996年7月—2009年12月
	主任	刘永栋	2009年12月—今

(十三)院容科

1992年8月7日,根据同煤一医办字〔1992〕39号文成立院容科。

院容科的主要工作是负责全院的卫生、绿化、环境保护、污水污物处理,经常深入病区、各部门对室内外卫生进行监督检查,及时清理垃圾消灭蚊蝇滋生地,定期在全院投放灭蟑螂药,确保院内环境整洁。

医院院容科历任科长、副科长见表2-2-12。

表2-2-12 院容科历任正、副科长

机构名称	职务名称	姓名	任职时间
院容科	科长	吴永亮	1992年8月—1999年6月
	科长	赵永生	1999年6月—今
	副科长	班福元	2001年10月—2005年3月

(十四)膳食科

大同矿务局附属医院在1950年底就建立了病人食堂,也称营养食堂,1955年配备了营养师,在独立建科之前隶属办公室、行政科、总务科领导。1992年8月6日,根据同煤一医办字〔1992〕36号文成立膳食科,为独立的科级建制。2006年医院对原食堂进行了改扩建,增设了职工餐厅,实行了社会化经营服务模式,膳食科对食堂实行食品卫生监督管理,并根据患者需求和营养师的治疗计划要求食堂为患者配制治疗饮食和营养饮食,提高饭菜质量,搞好食品卫生,确保饮食安全。

同煤集团总医院膳食科历任科长、副科长见表2-2-13。

表2-2-13 膳食科历任科长、副科长

机构名称	职务名称	姓名	任职时间
膳食科	科长	李健	1992年8月—1994年11月
	副科长	田成	1994年10月—1996年7月
	科长	田成	1996年7月—今
	副科长	李志娥	2010年10月—2011年7月

（十五）医疗设备科

1988年2月23日，根据同煤一医办字（88）7号文成立医疗设备科。建科之前，医疗设备的采购、管理、维修由药剂科负责。

医疗设备科的主要工作是负责全院医疗设备、器械、卫生材料的供应及管理；对全院医疗设备、器件进行维修保养，使各种仪器使用完好；对闲置设备进行调整；有计划地对医疗器械进行定期检查和性能鉴定，保证各种设备正常运行；建立设备台账、档案并实行微机管理。

医院医疗设备科历任科长、副科长见表2-2-14。

表2-2-14　医疗设备科历任科长、副科长

机构名称	职务名称	姓名	任职时间
医疗设备科	副科长	陆祥森	1988年2月—1991年8月
	科长	田荣	1991年8月—1997年1月
	副科长	黄建新	1996年7月—今
	副科长	孙跃刚	2001年12月—今

（十六）医院感染管理科

1993年3月医院成立控制院内感染办公室，2005年7月改称医院感染管理科。

医院感染管理科的主要工作是制定院内感染工作计划并组织实施和管理，定期下病房监测督导；对全院环境卫生、消毒液和灭菌剂、感染病例、手术部位、感染切口、各种导管、内镜进行全方位监测；同时对医院全体员工进行感染管理知识的培训；按照国家要求，对医疗废物的存放和处理进行监督。

医院感染管理科历任正副主任、正副科长见表2-2-15。

表2-2-15　医院感染管理科历任正副主任、正副科长

机构名称	职务名称	姓名	任职时间
控制院内感染办公室	主任	霍秀芬（副科级）	1993年3月—1998年5月
	主任	张秀兰	1998年4月—1998年6月
	主任	段恭友	2000年9月—2004年12月
	副主任	靳爱萍	2001年8月—2002年5月
	副主任	陈彦芬	2003年3月—2009年12月
	副主任	索霞	2003年9月—2004年5月
	主任	索霞	2004年5月—2005年7月
医院感染管理科	科长	索霞	2005年7月—2005年9月
	主任	陈彦芬	2009年12月—今

（十七）监审科

1989年8月3日成立监察科。1992年8月7日，根据同煤一医办字〔1992〕39号文改称监审科。

监审科的主要工作是在院党政领导下，正确贯彻执行党的路线、方针、政

策和国家的法律、法规，制定医院监察审计工作计划和安排，并组织实施；依法对全院财务收支情况、基本建设、购销领域等资金的使用情况进行监督审计；办理上级机关转办的信访案件的调查、处理工作；负责协调、督办、处理群众来信来访、患者投诉接待等工作。

医院监审科历任科长、副科长见表2－2－16。

表2－2－16　监审科历任科长、副科长

机构名称	职务名称	姓名	任职时间
监察科	科长	李世家	1989年8月—1992年8月
	监察员（副科级）	高黎虹	1991年11月—1992年8月
监审科	科长	郭和平	1992年8月—今
	专职审计员（副科级）	黄卫东	1992年8月—1998年4月
	专职审计员（副科级）	熊西翔	2008年5月—今

（十八）药供科

1995年3月2日，根据同煤一医办字〔1995〕13号文成立药供科。

药供科的主要工作是严格遵守国家的有关政策、法律、法令及各项规章制度，拟定全院药材预算、采购计划，执行药品采购招标规定；深入科室，了解需求，征求意见，及时更改用药计划，并根据危重患者抢救药品，及时采购，保证临床用药；所购药品做到保质保量，杜绝假药、劣药，做到账卡相符、证件齐全。

医院药供科历任科长、副科长见表2－2－17。

表2－2－17　药供科历任科长、副科长

机构名称	职务名称	姓名	任职时间
药供科	副科长	刘继平	1995年3月—2008年3月
	副科长	常学华	2007年9月—2009年12月
	科长	常学华	2009年12月—今

（十九）档案科

1995年3月2日，根据同煤一医办字〔1995〕13号文成立档案科，隶属院办公室领导。建科之前医院的文书档案、上级文件等资料由党委、行政办公室和有关部门负责保管。2009年12月档案科独立建科。

档案科的主要工作是对全院的文书档案、设备档案、财务档案、科技档案、实物档案等进行收集、整理、装订、归档并编写检索工具等；保证档案的完好率；督促各有关部门按时做好各类档案的整理、移交工作；准确、快捷地为医院各级领导及各部门提供调阅服务。

医院档案科历任负责人、副科长见表2－2－18。

（二十）离退休职工管理科

1991年11月2日，根据同煤一医办字〔1991〕39号文成立离退休职工管理科。建科之前离退休人员的管理工作由工会负责。

表 2-2-18　档案科历任负责人、副科长

机 构 名 称	职 务 名 称	姓 名	任 职 时 间
档案科	负责人	李丽雅	1995 年 3 月—2004 年 12 月
	负责人	黄丽琴	2005 年 1 月—2009 年 12 月
	副科长	黄丽琴	2009 年 12 月—今

离退休职工管理科的主要工作是负责离退休职工的日常管理；组织离退休职工开展有益于身心健康的文化、体育活动；对患病、生活困难退休职工及职工遗属开展家访、帮扶工作等。

离退休职工管理科同时也是医院老龄工作委员会的办公室。

医院离退休职工管理科历任科长、副科长见表 2-2-19。

表 2-2-19　离退休职工管理科历任科长、副科长

机 构 名 称	职 务 名 称	姓 名	任 职 时 间
退管科	副科长	贾世芳	1991 年 11 月—1993 年 3 月
	科 长	贾世芳	1993 年 3 月—1994 年 9 月
	科 长	王儒堂	1994 年 11 月—2004 年 12 月
	负责人	胡迎霞	2004 年 12 月—今

（二十一）医疗改革办公室

1999 年 4 月，根据同煤一医办字〔1999〕69 号文成立医疗改革办公室。

医疗改革办公室成立后，在医院党政的领导下，针对当时医药费短缺、患者外流等状况，起草制定了一系列改革措施，如由职工集资入股购置 CT 机和药品，按入股股份实现分红；下调了 66 项诊疗项目价格，加强了住院患者、统筹患者、工伤患者的核算工作；制定和推广了以科室为单位的成本核算方案，实行了绩效分配制度（主要是对全院各科室医疗指标、工作指标、科室成本核算的考核及奖金分配工作）。

医院医疗改革办公室历任主任、副主任见表 2-2-20。

表 2-2-20　医疗改革办公室历任主任、副主任

机 构 名 称	职 务 名 称	姓 名	任 职 时 间
医疗改革办公室（考核办公室）	主任	周慧龙	1999 年 4 月—1999 年 10 月
	主任	王隆雁	1999 年 10 月—2000 年 9 月
	主任	席福龙	2000 年 10 月—2012 年 12 月
	主任	贾悦	2012 年 10 月—今

（二十二）社区指导办公室

2006 年 3 月成立社区指导办公室。2006 年 8 月至今刘福增任社区指导办公室主任。

社区指导办公室的主要工作是负责院属各社区卫生服务中心、站、所的管理和

服务指导工作；规范各社区卫生服务中心、站、所"六位一体"的服务内容和工作制度；定期对各社区卫生服务中心、站、所的工作进行检查、考核；建立医院和社区卫生服务中心双向转诊平台，促进社区卫生服务工作质量不断提高。

（二十三）院志办公室

2011年12月9日，根据同煤总医办〔2011〕48号文成立院志办公室。

院志办公室的主要工作是收集、整理、编纂《同煤集团总医院志（1949—2012）》。王盛任院志办公室主任（兼）。

二、附属机构

（一）医院实业公司

1981年4月，为安置待业青年就业，经大同矿务局干部处同煤干字（81）283号文批准，成立了大同矿务局平旺医院集体企业服务队，周廷佐、郝宝祥先后任服务队负责人。1983年成立服务队党支部，王金儒任党支部书记。1987年2月，在服务队的基础上成立了大同矿务局第一职工医院劳动服务公司，王金儒任经理兼书记。1988年劳动服务公司改称大同矿务局第一职工医院多种经营公司，正副经理实行了竞争上岗制，邓福成任经理，王金儒任书记。1999年7月，根据大同矿务局关于"劳动服务公司和新事业开发系统合并的实施方案"，多种经营公司与煤医实业公司合并，称为大同矿务局第一职工医院煤医实业公司。合并后，因两个公司的所有制不同（一个为集体所有制，另一个为全民所有制），经营管理上存在诸多问题，因而合并后不久原多种经营公司从煤医实业公司中分离出来，改称大同煤矿一医院实业公司。

大同矿务局平旺医院集体企业服务队成立后，由医院投资在医院后院（现杏林小区8~9号家属楼所在地）建了公司大院，建三排平房，一排作木器厂车间，另两排分别为公司办公室和木器厂办公室及库房；1986年承包医院洗衣房，成立了缝纫组。1989年多种经营公司时期，增设了商店、饭店两个商业网点，之后又在医院西大门外马路边建了药店，经营药品销售业务。20世纪90年代各网点共有集体固定工130多人。2005年10月，同煤集团煤峪口矿医院、忻州窑矿医院划归总医院管理，这两所医院的集体固定工并入一医院实业公司，职工人数达到150多人。

2005年之后，随着公司职工陆续退休和内部退养，企业逐步萎缩；2006年，木器厂停业；2009年，医院旧房改造，商店、饭店、药店、超市停业；2009年，新建杏林小区7~9号家属楼，公司大院拆除。2010年12月，洗衣房移交福奈特洗衣店经营。公司现有缝纫组一个。2011年7月，接管了杏林小区物业管理。公司现有职工89人，其中包括2005年办理了企业内部退养的53人。退休职工由同煤集团实业总公司统一管理。

医院服务队、多种经营公司、实业公司历任正副经理见表2-2-21。

表2-2-21 服务队、多种经营公司、实业公司历任正副经理

机 构 名 称	职 务 名 称	姓 名	任 职 时 间
服务队	负责人	周廷佐	1981年4月—1984年9月
	负责人	郝宝祥	1984年9月—1987年2月

表2-2-21（续）

机 构 名 称	职 务 名 称	姓 名	任 职 时 间
劳动服务公司	经 理	王金儒	1987年2月—1988年7月
	副经理	郝宝祥	1987年2月—1990年1月
	副经理	黄 伟	1987年2月—1988年7月
多种经营公司	经 理	邓福成	1988年7月—1992年11月
	副经理	田 恒	1988年7月—1993年3月
	副经理	周迎庆	1988年7月—1990年2月
	副经理	商晋民	1991年2月—1993年3月
	副经理	李涌刚	1993年3月—1994年10月
	副经理	安素文	1993年3月—1996年7月
	经 理	安素文	1996年7月—1999年7月
实业公司	经 理	安素文	1999年7月—2004年8月
	副经理	班福元	2005年3月—今
	经理（兼）	周惠龙	2005年7月—2008年12月

（二）新源公司

1992年8月，根据大同矿务局关于开发第三产业的精神，经大同矿务局批准，医院成立了新事业开发办公室。1992年9月25日，大同矿务局同煤干字〔1992〕824号文批准大同矿务局第一职工医院成立新事业开发公司，院长刘亚俐兼任经理。1994年10月，新事业开发办公室更名为新事业开发科。1994年12月，新事业开发公司改称第一职工医院煤医实业公司。2001年，新事业开发科撤销。2010年10月，煤医实业公司改称同煤集团总医院新源公司。

新事业开发公司成立后，经营印刷厂、涂料厂业务。1993年在医院大门外建设门面房一排，经营饭店和房屋出租业务；2002年，医院改造院前环境时该平房拆除。2006年代管医院门诊、病房清洁工作；2010年，涂料厂停业。目前，新源公司只有印刷厂一家企业，公司现有管理人员2人，印刷厂职工11人（包括临时工）。

医院新事业开发科历任主任、科长见表2-2-22。

表2-2-22 新事业开发科历任主任、科长

机 构 名 称	职 务 名 称	姓 名	任 职 时 间
新事业开发办公室	主 任	李世家	1992年8月—1994年10月
新事业开发科	副科长	李涌刚	1994年10月—1996年7月
	科 长	李涌刚	1996年7月—2001年8月

医院新事业开发公司、煤医实业公司、新源公司历任正副经理见表2-2-23。

（三）山西同煤司法鉴定中心

2012年7月，经山西省、大同市司法主管部门批准，成立山西同煤司法鉴

定中心。司法鉴定中心的主要工作是面向社会进行道路交通事故受伤人员伤残

司法鉴定、法医临床鉴定、法医毒物司法鉴定。

表2-2-23 新事业开发公司、煤医实业公司、新源公司历任正副经理

机构名称	职务名称	姓 名	任 职 时 间
新事业开发公司	经理	刘亚俐（兼）	1992年9月—1994年10月
煤医实业公司	经理	李 健	1994年12月—1996年
	副经理	刘全旺	1996年9月—1999年6月
	经理	吴永亮	1999年6月—2010年10月
新源公司	经理	吴永亮	2010年10月—今
	副经理	靳录虎	2010年10月—今

司法鉴定中心主任由副院长陈向东兼任，常务副主任由医院办公室主任席福龙兼任，李建国担任司法鉴定中心办公室主任。

第三节 人事管理

一、干部管理

1988年之前，医院的机构设置、人员编制、干部任免、中层以上干部调整，均须呈报中共大同矿务局党委、行政或局党委组织部、干部处、政治部审批。1988年5月，大同矿务局下放了干部管理权限，科级干部任免由医院党政决定，1992年8月由任命制改为聘任制。

1957年1月18日，中共大同煤矿委员会（57）12号文《关于建立分级管理干部制度与干部任免、调动手续等规定（草案）》规定：局党委除协助管理上级党委管理的干部外，医院的党支部书记、科长、副科长、主任、副主任、正副护士长、医士、护士、助产士、药剂士、检验士、X光技术员、牙科技术员及其以上专业技术人员和见习生，均由局党政或党委组织部、干部处分别管理。凡属局党政和局组织部、干部处管理的干部任免、调出

调入，均需报局党委组织部或干部处按照干部管理权限批准后，方能办理。一般干部和工人在医院内部调动，由医院自主决定。

1974年9月28日，中共大同矿务局委员会（74）48号文《关于干部任命管理权限的通知》规定：（1）切实加强党委对干部工作的领导；（2）凡正科、区级以上干部提拔任免、分配调动、奖惩均由局党委审批管理，副科、区职干部的提拔任免和在本单位内部调整均由本单位党委审批管理；（3）今后凡从工人中选拔新干部仍须报局党委政治部批准。关于干部管理权限划分：医院的党委书记、革委会主任由局党委协助市委管理；党委副书记、委员，革委会副主任，政治处、医务处、院务处正副主任，工会主任（主席），团委专职书记，医务各科室正副科主任、主治医师、医师，由局党委和局党委政治部管理。

1977年1月17日，中共大同矿务局委员会政治部同煤政干字（77）8号文《关于干部管理权限的补充通知》规定："平旺医院、雁崖医院、云岗医院所属的处、科党支部正副书记、团委副书记、正副护士长、护士晋升医、技士，均报局政治部审批"。

1987—1989 年，进行专业技术职务制度改革，由任命制改为聘任制。

1988 年 5 月 5 日，大同矿务局同煤干字〔1988〕463 号文《关于下放行政科级干部管理权限的通知》规定："根据有关规定，党委建制的单位，实行经理、处长负责制的，可任命行政正副科级干部。但增加干部编制职数和增加和撤销机构，仍需报局长审批"。该文件下达后，医院党政有了科级干部任免权。

1992 年 8 月，大同矿务局进行科级干部任用制度改革，由任命制改为聘任制。

2006 年以后同煤集团党政将基层提拔任命科级干部权限由原直接提任改为先向集团公司组织部、人事部呈报提拔干部的请示报告，待组干部门同意后基层党政方可任命。

二、劳动制度

从建院到 1971 年底医院员工的用工形式实行长期工、合同工和临时工并存的劳动用工制度。1972 年，根据国务院的有关规定，将符合条件的合同工和临时工全部转为长期工。此后，无论是干部和工人统称固定工，也称长期工。

1981 年，医院根据国务院国发〔1981〕36 号文《国务院关于职工探亲假待遇的规定》作出规定：职工探望配偶、未婚职工探望父母，每年分别给 30 天和 20 天的探亲假；已婚职工探望父母，每四年给假一次，每次假期为 20 天。职工享受探亲假期间工资照发，并按有关规定给予报销相应往返路费。

1985 年 6 月 25 日，山西省劳动局下发晋劳配字〔1985〕100 号文《山西省劳动合同制试行办法》。该办法试行后，新招收工人实行劳动合同制，原有职工为固定工。

1986 年 7 月 12 日，国务院下发国发〔1986〕77 号文关于改革劳动制度的四个暂行规定：《国营企业实行劳动合同制暂行规定》《国营企业招收工人暂行规定》《国营企业辞退违纪职工的暂行规定》《国营企业职工待业保险暂行规定》。根据国家和山西省的有关规定，1987 年 10 月 8 日大同矿务局下发同煤劳字〔1987〕902 号文《关于贯彻劳动合同制工人暂行管理办法的通知》。

1991 年 7 月，实行职工年休假制度。大同矿务局规定，井下职工工作满三年、地面职工工作满五年以上，每年可享受带薪年休假 7～14 天。

1994 年 4 月，实行新工时制度，职工每天工作 8 小时，平均每周工作 44 小时，每周工作 5 天半，星期六下午和星期天为休息日。1995 年，国务院再次颁发新的工时制度，从 1995 年 10 月 1 日起职工实行每天工作 8 小时，每周 5 天工作日，每周平均工作 40 小时。根据国务院的规定，医院为照顾患者就诊，规定上大班人员和门诊每周工作日仍为 5 天半，每天工作 7 小时，星期六上午照常开诊；病房上小班人员按原班次和新工时制度的规定排班。

1996 年 1—6 月，大同矿务局进行劳动制度改革，实行全员劳动合同制管理。全院职工均与企业法定代理人（院长）签订了劳动合同，在职职工同时签订岗位合同。改革劳动制度后，取消了固定工制度，实行"干部能上能下、职工能进能出，工资能高能低"和"双向选择"的用人机制，员工的身份完成了由固定工到合同制的转换。

1998 年，由于全国煤炭行业不景气，大同矿务局实行富余人员下岗制度，医院按照大同矿务局的规定建立了下岗职工再就业中心，并允许职工在自愿的前提下离岗自谋职业，或男职工年满五十周岁、女职工年满四十五周岁提前退休。1998 年医院有 100 余名职工提前退休。

2004 年 11 月，同煤集团实施职工内部退养暂行办法，大同煤矿集团有限责任公司一医院有 67 名职工离岗内部退养。内部退养后待遇有所降低，但仍为在册职工。

三、工资福利

1956 年工资改革前，职工工资实行半供给半工资性质的工资制度，每个职工的工资多少用"分"来表示，分值乘以分数为本人所得工资。1956 年，根据国务院国秘字〔1955〕171 号令、卫生部卫人张字〔1955〕560 号文《关于国家卫生事业机构工作人员全部实行工资制和改行货币工资制的通知》及卫人字〔1956〕443 号文《卫生部关于国家卫生事业机构各类工作人员工资标准及有关规定的通知》，职工工资由过去的供给制与工资制相结合的工资制度改为货币工资制。医院 292 名职工根据不同岗位评定了新的工资标准，全院有 280 人通过工资改革增加了工资，占职工总数的 95.88%，保留原工资的 10 人，其中韩济仁、史相荣、邸福海、田犹龙、尹建周五人定为卫技 7 级，每月标准工资 151 元。

1963 年，医院根据中共中央、国务院批准的《劳动部关于 1963 年工资工作安排意见的报告》和煤炭部、山西省的有关规定，按照"德才兼备、按劳分配、不同岗位、择优选调"的原则，对部分人员调整了工资。全院有 231 人升级或套级，调资比例占全部职工的 50.1%，医务人员的比例略高于其他职工，其中孙锡孚、冯继伟、郭多文、田乃琛、李逸琴分别升到 103 元，卢春祥、于怡箴分别升到 88.5 元。通过这次调资，大大调动了医护人员的积极性。

1969 年 5 月 28 日，大同煤矿革命委员会下发革生字（69）127 号文《关于执行附加工资的通知》，规定从 1969 年 5 月 1 日起井下职工每人每月发给 6 元、井上职工每人每月发给 4 元附加工资。以后均执行 6 元的统一标准。

1972 年，医院根据中共中央、国务院国发（71）90 号文《关于调整部分工人和工作人员工资的通知》和山西省革命委员会晋革发〔1972〕18 号文有关规定，对 1966 年底以前参加工作的一级工、1960 年底以前参加工作的二级工、1957 年底以前参加工作的三级工，以及与上述工人工作年限相同、工资级别相似的工作人员，普遍晋升了一级工资。其中，1957 年底以前参加工作的二级工，1960 年底以前参加工作的一级工和低于一级工的工人，经群众讨论同意，领导批准升了两级。全院职工 550 人，有 75 人升级，54 人转正定级，66 人套级，其中升两级的有 6 人。同时，有 28 名临时工转为固定工。通过升级，全院职工的工资总额由调资前的 25043 元增加到 26306 元，人均工资为 47.8 元。

1978 年，医院根据国务院国发〔1977〕89 号文《国务院关于调整部分职工工资的通知》、国家劳动总局劳薪字（77）110 号文《关于贯彻执行国务院关于调整部分职工工资的通知中若干具体问题的处理意见》和山西省的有关规定，全院有 40% 的职工升级，升级人数为 310 人。

1979 年 2 月，医院根据煤炭部《关于全国统配煤矿实行奖励制度若干问题的规定》和大同矿务局试行计时加奖励的办法，规定从 1979 年 2 月 1 日起，对符合授奖条件的职工每人每月发给基本奖 7 元、附加奖 5 元。同年 12 月，根据山西省煤管局（78）975 号文《关于试行一次性年终奖的通知》，规定从 1978 年起每年按年末在册人数平均每人提取 10 元奖金，根据劳动态度、贡献大小和出勤情况一般奖 10 元，个别贡献大的职工奖 15 元。

1979 年 12 月—1980 年 12 月，医院根据中共中央 70 号文和国务院〔1979〕251 号文《国务院关于职工升级的几项具体规定》，从 1979 年 11 月 1 日起给百分之四十的职工升级。全院 1979 年 10 月底在册人数 599 人，升级 254 人，冲销附加工资后升级面为 42.9%。升级职工冲销附加工资后，全院月增加工资总额 1346 元，升级职工人均增资 5.3 元。

1980 年 11 月，医院根据卫生部、财政部、国家劳动总局关于《医疗卫生津贴试行办法》的通知，从 1980 年 1 月 1 日起，对专职从事或临时从事影响身体健康工作的职工，根据工作量大小、时间长短、条件好坏、防护难易及危害身体健康程度等情况，分别按月或按日计算享受 15 元、12 元、9 元、6 元标准的医疗卫生津贴。

1982 年，医院根据国务院国发〔1981〕144 号文《国务院关于一九八一年调整部分职工工资的通知》和卫生部、国家人事局、国家劳动局卫人字（81）438 号文《关于医疗卫生单位部分职工调整工资方案中若干具体问题的说明》的政策，全院 1981 年末在册人数 721 人，有 549 名职工升级，其中升两级的 115 人，升级面为 76.1%。经过这次升级，全院职工月平均工资（包括各种津贴和奖金）由 71.77 元提高到 75.63 元，提高 5.3%。

1983 年，国家出台了企业职工调整工资政策，凡是 1983 年 9 月 30 日在册、1978 年底前参加工作、全民所有制企业和未列入 1981 年、1982 年调整工资范围的职工列入企业职工调资范围、中年知识分子符合条件可较多增加工资。经过摸底，全院 1983 年 9 月 30 日在册职工 789 人，属于升级范围的职工 203 人，其中符合条件升级的 190 人，补级差的 62 人，按较多增加工资范围再升一级的 49 人，月增资总额 1532 元。

1984 年，大同矿务局根据山西省委、省政府〔1984〕23 号文，对部分知识分子发放生活补贴和图书资料补贴的政策，从 1984 年 8 月 1 日起，对 1960 年前毕业的大专生、1956 年前毕业的中专生，每人每月补贴 15 元，补贴后工资最高不超过 110 元；1966 年前毕业的大专生、1963 年前毕业的中专生，每人每月补贴 10 元，补贴后工资最高不超过 92 元；高级知识分子每人每月补贴 20 元，补贴后工资最高不超过 145 元。图书资料补贴政策是 1966 年前毕业的大专生，1960 年前毕业的中专生及主治医师以上职称的技术人员，每人每年补贴 60 元，其他专业技术人员每人每年补贴 36 元。

1985 年 3 月，医院按照大同矿务局 1984 年吨煤结余工资自费调资和 1984 年度 3% 职工奖励晋级的政策，1984 年 12 月末医院在册人数 835 人，批准升级 679 人，升级面为 81.5%，冲销附加工资后每月增资额 5277 元，人均增资 7.4 元，3% 晋级 41 人，合计每月增资额 5684 元。

1985 年 10 月—1986 年 4 月，医院根据煤炭部煤劳字（85）1073 号文和《大同矿务局关于工资改革若干具体问题的处理意见》，进行了"文化大革命"后的首次工资改革。全院 882 人参加了工资改革。改革前人均标准工资 55.38 元，改革后人均增加 23.60 元，增长幅度为 42.61%。全院用于这次工资改革的金额每月 20815 元，全年 249800 元，相当于改革前全院五个月的标准工资总和。通过工资改革，职工的人均平均工资由 55.38 元增加到 77.53 元，再加上浮动工资，人均平均工资达到了 83.75 元。

1987 年，医院根据山西省劳动局、人事局、财政厅、总工会晋劳险字〔1987〕107 号文，给退休人员增加生活补贴的政策，从 1987 年 7 月 1 日起，对不符合离休条件和不符合劳动人事部劳人险〔1983〕3 号文件退休的职工，退休时，在国务院国发〔1978〕104 号文件规定标准的基础上，连续工龄或工作年限满 35 年以上的每人每月补贴本人退休金的 20%；连续工龄或工作年限满 30 年不满 35 年的，补贴本人退休金的 15%；连续工龄或工作年限不满 30 年的，补贴本人退休金的 10%。对已退休职工按上述标准增加了生活补贴。

1988 年，医院根据大同矿务局内部浮动升级的政策，1988 年 11 月末医院在册人数 894 人，批准浮动升级的 695 人，升级面为 81.8%，月增浮动工资总额 9482 元。

1990 年，医院根据国家政策和大同矿务局规定先后进行了三次工资调整。第一次是兑现专业技术人员职务工资，聘任为高级专业技术职务的，其标准工资低于 126 元的可按 126 元执行；任命为中级技术职务的，其标准工资低于 104 元的可按 104 元执行；任命为助理级技术职务的，其标准工资低于 72 元可按 72 元执行；任命为员级技术职务的，其工资低于 61 元的可按 61 元执行。第二次是全煤系统工资改革，全院 1990 年 5 月末在册人数 940 人，根据条件 842 人每人晋升了一级标准工资，升级面为 96.7%。第三次是大同矿务局获现代化局，国家奖励晋升一级半浮动工资，全院 940 人，其中 853 人每人晋升一级半浮动工资，升级面为 90.7%。同时，提高大中专毕业生的定级

工资待遇，给离退休人员增加离退休金，将 1988 年 7 月以来职工享受的浮动工资全部转为固定工资，并从 1990 年 7 月 1 日起实行提高护士津贴 10% 的工资标准。

1991 年 5 月，医院根据国家提高粮油统销价格，从 1991 年 5 月 1 日起职工每人每月补偿 6 元，纳入本人标准工资。7 月，大同矿务局荣获"金马奖"，职工每人奖励晋升半级工资，同时将现代化局奖励浮动工资转为固定工资。

1992 年 1 月 1 日起，大同矿务局将职工矿令津贴标准由每工作一年发给 0.5 元提高到 1 元；同时对符合考核条件的职工，每人晋升半级浮动工资。同年从 1 月 1 日起，实行房改补贴制度，在职职工每人每月发给本人现行标准工资与上一等级级差的房改补贴；离退休职工为本人离退休时原标准工资与现行工资标准相近工资额与上一级级差作为补贴金额，低于 10 元的按 10 元发给。从 4 月 1 日起，大同矿务局根据财政部关于提高粮食统销价格后适当发给职工粮价补贴的通知，决定每人每月发给粮价补贴 5 元。

1992 年，大同矿务局根据中国统配煤矿总公司中煤总办字〔1991〕425 号文《关于对长期从事煤炭事业的职工建立荣誉制度的决定》，对在煤炭系统工作男 30 年、女 25 年，提前退休工种男 25 年、女 20 年的职工，颁发荣誉证书，同时发给一次性荣誉金，荣誉金标准为总公司所属企业上年度职工月平均工资一个月的工资标准，1992 年 9 月 14 日前达到年限的统一发给 280 元。

1993 年 1 月，大同矿务局根据山西省物价局、财政局晋险金字〔1992〕275 号文《关于调整全省市场用煤和太原市煤气、自来水价格并对职工补贴的通知》，从 2 月 1 日起发给职工每人每月 10

元煤气和职工生活用煤价格补贴。9月30日，根据山西省人民政府晋政发〔1993〕1号文《关于全省全民所有制事业单位高级技术人员发放岗位津贴的实施方案的通知》和大同矿务局同煤干字（1993）674号文《关于我局高级专业技术人员发放岗位津贴的通知》，从1993年1月1日起，在聘教授级高级工程师、主任医师，每人每月发放岗位津贴50元；在聘副教授、高级工程师、高级经济师、高级会计师、高级统计师、高级政工师、副主任医师，每人每月发放岗位津贴40元。

1994年4月，医院执行大同矿务局同煤劳字〔1994〕112号文《关于内部实施三项工资政策的通知》的规定：（1）凡1993年12月末在册职工，从1月1日起，在本人原标准工资基础上可向上调整两个级差的工资，全院参加调资人数1068人，月增资总额34155元，人均增资31元，调整工资后人均月标准工资为194元。（2）调整补贴标准，从1月1日起，调整在册职工书报费、洗理费、交通费补贴标准：书报费按不同职务人人有份，最低每人每月12元，最高30元；洗理费由原来男职工每月7元、女职工每月8元，统一调整为每人每月20元；交通补贴每人每月发给5元；离退休职工按离退休前职务的相应标准发给。（3）调整离退休职工的离退休金。从1993年10月1日起，1978年12月31日前离休人员每人每月增发100元，退休人员每人每月增发60元；1979年1月1日至1985年6月30日离休人员每人每月增发85元，退休人员每人每月增发45元；1985年7月1日至1988年12月31日离休人员每人每月增发70元，退休人员每人每月增发30元；1989年1月1日后离休人员每人每月增发60元，退休人员每人每月增发20元。

1994年11月，大同矿务局进行工资改革，改革后实行岗位技能工资制。医院11月末在册人数1091人，参加工资改革的在岗职工1086人，改革后合计增资161901元，冲销三项补贴后合计增资142353元，人均增资131元。

1995年4月，大同矿务局进行1994年度职工奖励浮动升级。从1995年1月1日起，对符合升级条件的职工，每人奖励一个档次的技能浮动工资，全院浮动升级1030人，人均增资16.77元。

1996年2月，医院根据大同矿务局的规定，实行劳动合同制管理后凡与企业签订劳动合同的职工，每人每月按本人岗位、技能工资之和增发15%的工资性补贴。4月，进行1995年度职工奖励晋升工资，对符合升级条件的职工每人晋升一级奖励技能工资，全院1132人中有1088人晋升工资，人均增资17.03元。

1997年3月，大同矿务局进行1996年度职工奖励晋升工资，全院1996年12月末在册人数1111人，其中升级人数为1065人，增资总额18144元，人均增资17.04元。升级后，全院职工工资总额419727元，人均工资381.72元。

1999年12月22日，大同矿务局下发《关于职工现行工资标准纳入山西省岗位技能工资标准的实施办法》和《大同矿务局关于调整职工工资的实施办法》，根据山西省政府的有关规定，从1999年7月1日起，将职工现行煤炭企业岗位技能工资标准，按照就近就高的原则纳入《山西省国有企业职工岗位技能工资参考标准》，纳入后医院职工人均增资17.75元。在此基础上调整职工工资，调整后在职职工人均增资136元，平均标准工资达到563.87元。但是，由于1997年之后全国煤炭行业不景气，大同矿务局曾有一度只发给职工65%的工资，因此这次套级和调整工资只是"空调",套改后的工资计入本人档案,增加的工资从 2004 年开始兑现。

2005 年 8 月,根据大同煤矿集团有限责任公司同煤经劳字〔2005〕584 号文件下发工资制度改革方案,从 2005 年 9 月 1 日起在全院实行岗位绩效工资制。原职工的岗位技能工资标准存入本人档案,职工按照不同岗位和新的工资制度确定岗位系数,医疗系统管理和专业技术岗位:正处级 7.0,副处级 6.1,副总级 5.5,正科级 5.2,副科级 4.3,科员 3.2,办事员 2.4,主任医师 5.9,副主任医师 5.4,主治医师 4.3,医师 3.6,医士 3.1,未聘专业技术职务的 2.7。工勤人员与其他单位井上工种相同。岗位起点工资随着企业经济效益状况原则上每年确定一次,2005 年 9 月 1 日至年底,岗位起点工资为 400 元。并将原来的矿令津贴改为年功工资,最低每工作一年 2 元,最高每年 15 元,随着工作年限的增长,计算年功工资的标准逐渐增加,43 年封顶,如:工作 43 年时,每工作一年 15 元,年功工资合计 645 元。这次工资制度改革后,岗位起点工资先后进行过四次调整,现行的起点工资是 700 元。

同煤集团总医院从 2006 年以来,在分配制度方面进行了多项改革,重点是向临床一线倾斜。2011 年在呼吸内科、消化内科、内分泌内科、心胸外科、普外科和超声科进行试点,将职工工资由原来岗效工资、创收工资和奖金三部分合为两部分,把创收工资和奖金合并成新的绩效工资,新的岗效工资等于原岗效工资的 80%,增加了绩效工资比例,降低了固定工资比例,制定了医院对科室的工作数量、工作质量考核,科室对个人的考核标准,使职工的薪酬和科室、个人的工作量以及工作中的各环节质量直接挂钩,体现了多劳多得、优劳优得的分配原则。2012 年按照新的考核标准在临床科室全面铺开,逐步达到全员和全成本绩效考核。2012 年,全院职工年平均收入达到 60275 元,比 2005 年增长了 2.7 倍。

四、专业技术职称职务管理

1966 年前专业技术人员职称职务评聘实行任命制。

1951 年 11 月,大同矿务局附属医院经大同市人民政府、察哈尔省人民政府上报卫生部,申请为医生邸福海、史相荣、裴雅洛、韩济仁、孙耀亭、王世铎、尹建周、小池等 21 人颁发医师证书。经卫生部审查,有 3 人颁发了医师证书,10 人待批,8 人将申请退回。卫生部 1951 年颁发的医师证书见图 2-3-1。

20 世纪 50 年代中期,我国专业技术职务制度借鉴苏联的管理模式,把专业技术人员归为国家干部序列,其职务等同于行政级别实行分级管理。

1954 年 11 月,山西省卫生厅发文,统一初级护理人员的职务名称,将过去的助理护士、卫生员、练习护士、护生统称为护理员,护校正式分配的毕业生转正后称为护士。

1956 年 4 月,医院根据卫生部卫人徐字(56)306 号文《国家卫生技术人员职务名称和职务晋升暂行条例(草案)》,对卫生技术人员的职务名称、任职条件、职务晋升办法以及条例的适用范围作出了明确规定。

1963 年 5 月 15 日,医院根据卫生部颁发的《卫生技术人员职务名称及晋升暂行条例(修正草案)》,各类卫生技术人员分为高、中、初三级(即以师、士、员为代表),并根据业务性质分为九大类,即医疗人员、中医人员、卫生防疫人员、妇幼保健人员、药剂人员、中药人

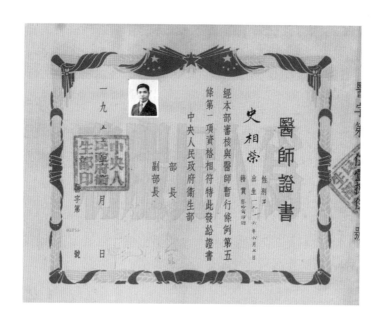

图 2-3-1 卫生部 1951 年颁发的医师证书

员、护理助产人员、检验人员和其他技术人员。医疗人员职务名称定为主任医师、主治医师、医师（住院医）、医士四级，高级医疗人员为主任医师、主治医师、医师三级。护理助产人员职务名称定为护士主任（总护士长）、护士长、护士、护理员四级。检验人员定为主任检验师、检验师、检验士、检验员四级。

1965 年，医院根据山西省卫生厅卫人字（65）322 号文《对贯彻执行卫生技术人员职务名称及晋升暂行条例（修正草案）几个问题的通知》，对同一种工作性质内，由初级晋升为中级或中级晋升为高级时，必须经过卫生主管机关的考核和统一考试的问题，根据省人委暂缓考试的精神，对于那些初、中级卫生技术人员，经过本人自修学习、实际锻炼，科学技术水平与业务能力有显著提高，需要晋升高一级职务的，采取单位领导考核、群众鉴定、卫生主管部门审核批准三结合的办法办理晋升手续。对不同工作性质、跨专业

职务晋升的，对新改之专业必须经过专业进修，或在一定时期内的见习以后，采取本单位领导考核、群众鉴定和卫生主管部门审核批准等手续办理晋升。初级晋升为中级和同级范围内晋升，报地、市卫生局审查批准。中级晋升为高级，由本单位组织作出鉴定，报地、市卫生局审查批准，报省卫生厅备案。医师晋升为主治医师，主治医师晋升为主任医师报省卫生厅审查批准，晋升为主任医师者，由审批单位报卫生部备案。

1965 年 8 月 30 日，医院党委下发医委字（65）2 号文：经局党委批准，田秀清等 15 名同志由护士、护士长任命为医士或放射科技士、化验室检验士，免去原护士或护士长职务。

1966 年"文化大革命"开始后，政府卫生主管部门审批技术职务的工作停顿。1973 年后恢复技术职务审批工作，技术职务晋升由大同矿务局干部主管部门审批。

1973 年 10 月 15 日，根据中共大同矿务局委员会同煤政干字（73）94 号文，经政治部 1973 年 10 月 11 日会议研究决定：范琴珍等 5 人任主治医师，杜连恒等 14 人分别任医（药、技）师，张萼云、高凤琴分别任护士长、副护士长。

1979 年 3 月 27 日，医院党委同煤平医发〔1979〕6 号文转发中共大同矿务局委员会政治部同煤政干字〔1979〕29、31 号文，经局政治部党组 1979 年 3 月 13 日、17 日会议研究同意：时宗诚、负希亭两位同志任放射科主治医师，杨万澄、田荣两人任医师，李森任放射科医师，黎云珍任药剂师。

1979 年 6 月 8 日，根据中共大同矿务局委员会政治部同煤政干字〔1979〕116 号文，经局政治部 1979 年 4 月 23、24、25 日会议研究同意：赵明秀等 77 名护士代医、护理员代医任命为医、技、护、药剂士，李云贞等七名护士任命为护士长或副护士长。

1979 年 6 月 9 日，根据中共大同矿务局委员会政治部同煤政干字〔1979〕119 号文，经局政治部 1979 年 5 月 12 日会议研究同意：刘淑珍等 12 人晋升为主治医师，曹贵武等 15 人晋升为医师，孙翠林等 2 人由护士改为医士。

1979 年 9 月 13 日，根据中共大同矿务局政治部同煤政干字〔1979〕154、156 号文，经局政治部 1979 年 9 月 5 日、7 日研究同意：陆璐琏等 5 人由护士代医、护理员代医任命为医士，骆筠梵晋升为推拿师。

1979 年，医院根据卫生部发布的《卫生技术人员职称及晋升条例（试行）》，将卫生技术人员分为医疗防疫人员、药剂人员、护理人员、其他卫技人员四大类，职级分为主任医师、副主任医师、主治医师、医师、医士、护理员六个级别。护理员、保健员为初级卫生技术人员，医士、护士为中级卫生技术人员。初级晋升中级，由县级卫生机关批准；中级晋升医师、医师晋升主治医师，报地、市级卫生局审批；晋升正、副主任医师报省卫生厅（局）审核，卫生部批准。

1979 年 9 月，医院根据山西省卫生局晋卫政字〔1979〕459 号文《关于卫生技术人员考核晋升工作的通知》和大同市卫生局同卫字〔1979〕45 号文，对 1955 年以前大专院校毕业担任主治医师晋升正副主任医师的人员；1963 年前本科、1961 年前专科毕业的医师晋升主治医师的人员；具有初中文化程度，1962 年前参加工作的初级卫生技术人员晋升中级的人员列入这次考核晋升范围。具体规定是：对"文化大革命"以来，经县卫生局或县团级以上党委批准晋升已公布的中级卫生技术人员应予承认，其中未经过技术考核的不符合《卫生技术人员职称及晋升条例（试行）》规定，此次参加考核考试；经地、市卫生局或相当地、市级主管部门批准晋升为医师、主治医师者，这次要参加考核考试；凡"文化大革命"前经组织上正式批准的医士、医师、主治医师或相当职称者，应予承认，这次不再重新考核。根据上述规定，"文化大革命"期间经大同矿务局党委批准晋升医师以上技术职称的人员和符合这次晋升职称条件的人员，均参加了相应考核、考试。

1979 年 9 月起，专业技术人员职务晋升实行技术职称评定制度。

1980 年 7 月，经大同市矿区卫生局批准，冯凭等 276 人晋升卫生技术初级职称，晋升时间从 1979 年 11 月算起。

1980 年 9 月，经大同市卫生局批准，马冰心、张金鉴、蔡世和、丁淑贞、周嘉美、王琪、李向东、范琴珍、孟维新、郭多文、冯继伟、于怡箴、刘亚俐、张雅鑫、李卿云、刘淑华、卢春祥、张俊英、刘淑贞、李运发、乐兰芳、闫树玉、陈延令、贠希亭、时宗诚、穆九章、李剑明、任伯伦、王玉华、刘安保、孙玉亭、崔继先、焦世保33人晋升为主治医师；吴士明晋升为主治中医师；段国珍、潘亚平晋升为检验主管技师；孟淑珍晋升为主管药师。1980年10月，经山西省卫生厅批准，孙锡孚、冯继伟、徐珠、郭多文4人晋升为副主任医师。之后，于怡箴、史相荣2人晋升为副主任医师。以上人员晋升职称时间均从1979年11月算起。

1980年11月，经大同市矿区卫生局批准，王红等25人改变卫生技术职称（由护士改为医士），改职时间从1979年11月算起。

1981年1月，经大同市卫生局批准，程录华晋升为主管药师。

1981年8月，经大同市卫生局批准，姜淑杰、王金彦、黎云珍、谷明正、张莉等121人晋升为医师、护师、药师或技师。

1981年10月，经大同矿务局会计专业考评委员会通过，矿务局领导批准，陈秀芬、王建华、李淑芳、孟淑华、郭果花分别晋升助理会计师或会计员职称。

1982年8月7日，山西省卫生厅在太原召开全省卫生技术人员职称晋升座谈会，这次会后职称晋升工作转入正常化。

1983年1月21日，根据大同市人民政府同政发〔1983〕7号文，经大同市会计干部技术职称评定委员会审查评定，山西省会计干部技术职称评定委员会认定，王逸远为会计师职称。

1986年2月18日，根据国务院国发（86）27号文“关于发布《关于实行专业技术职务聘任制度的规定》的通知”和中央职称改革工作领导小组职改字〔1986〕20号文“关于转发卫生部《卫生技术人员职称试行条例》和《实施意见》的通知”，从1987年3月起，医院作为煤炭部卫生系列职称改革试点单位，开展职称改革试点。1987年12月，经煤炭部卫生系列高级专业技术职务评审委员会评审通过，冯继伟、郭多文、孙锡孚、徐珠、于怡箴5人首批获得主任医师任职资格；孟维新等23人首批获得副主任医师任职资格。1988年4月，试点工作告一段落，全局职称改革全面铺开。

1990年3月，大同矿务局职称改革工作基本结束。职称改革中，全院所有专业技术人员经过考核评审均获得了相应任职资格。1990年、1991年评审工作暂停两年，1990年开始聘任，高级专业技术职务由矿务局聘任，中、初级专业技术职务由医院聘任；政工系列专业职务，高级职务由矿务局党委聘任，中、初级职务由医院党委聘任。1992年后专业技术职务的评审聘任工作转入正常化。

职称制度改革后，各级各类专业技术人员实行专业技术职务聘任制。卫生技术职务分为医疗、药剂、护理、其他医技四大类，医士、医师、主治医师、副主任医师、主任医师五个等级，医士、医师为初级，主治医师为中级，正副主任医师为高级。中专学历从事本专业工作满一年可定为医（药、护、技）士；大学本科学历从事本专业工作满一年、大学专科学历从事本专业工作满三年，可定为医（药、护、技）师；中专学历担任医（药、护、技）士工作满五年考核评审合格可晋升医（药、护、技）师。大学本科学历受聘医（药、护、技）师工作满四年、大专学历受聘医（药、护、技）师工作满六年、中专学历受聘医（药、护、技）师工作满七年，考核、考试、考评合格可晋升主治（主管）医（药、护、技）师。医学博士学位受聘中级职务满两年、医学硕士学位受聘中级职务满四年，医学本科学历受聘中级职务满五年，考核、考试、考评合格可晋升副主任医（药、护、技）师；受聘副高级职务满五年，考核、考试、考评合格可晋升正高级职务。

1995 年 5 月 1 日，《中华人民共和国执业医师法》开始实施。根据《中华人民共和国执业医师法》和卫生部制定的《医师资格考试办法》，1999 年 11 月，全国医师资格考试首次进行，医师资格考试每年举行一次。医师资格考试制度建立后，各级各类卫生技术人员取得任职资格和执业资格，都必须参加全国统一的资格考试，中级以下职务考试成绩合格取得任职资格证书，国家承认其任职资格和执业资格；晋升正副主任医师在考试成绩合格的基础上，仍须通过逐级考核评审和论文答辩，省卫生系列高级技术职务评审委员会评审通过，方能取得任职资格。

医院 1979—2012 年获高级专业技术职务任职资格人员见表 2 - 3 - 1（注：不包括其他单位取得高级职称后调入的人员）。

表 2 - 3 - 1　1979—2012 年获高级专业技术职务任职资格人员

年份	卫　生　系　列	其 他 系 列
1979	副主任医师（6 人）：孙锡孚、冯继伟、徐珠、郭多文、于怡箴、史相荣	
1987	主任医师（5 人）：孙锡孚、冯继伟、郭多文、徐珠、于怡箴 副主任医师（17 人）：孟维新、刘亚俐、卢春祥、陈延令、闫树玉、刘安保、刘淑贞、马冰心、李先军、刘以智、刘淑华、任伯伦、张金鉴、张雅鑫、李剑明、李卿云、王琪 副主任中医师：马鸣林 副主任药师：韩冰 副主任护师（4 人）：安士琴、毕妙林、应文娟、张尊云	
1988	副主任医师（14 人）：乐兰芳、梁凤桐、孙玉亭、崔继先、焦世保、杜连恒、李向东、蔡世和、时宗诚、丁淑贞、尹建周、王贵云、刘玉梅、管立成 副主任药师：孟淑珍 副主任检验技师：潘亚平	高级经济师：王卫东
1989	副主任医师：赵桂芳 副主任检验技师：张莉	高级工程师：陆祥森
1992	副主任医师（14 人）：薛世定、张桂兰、杨万澄、王树雄、张丽华、张静林、周秀芝、周宝贵、李俊兰、董瑞珍、田润华、赵美玉、李德林、王光宇 副主任中医师（2 人）：高崑、白玉兰 副主任护师：赵秀君 副主任药师：赵志强	
1993	主任医师（13 人）：孟维新、刘亚俐、刘淑华、闫树玉、李先军、张金鉴、卢春祥、马冰心、张雅鑫、任伯伦、刘以智、李卿云、刘安保 主任中医师：马鸣林 主任药师：韩冰	高级政工师（3 人）：元来存、倪生贵、杨生芳

表 2-3-1（续）

年份	卫 生 系 列	其 他 系 列
1994	主任医师（3 人）：穆兆铭、刘俊臣、高崇普 副主任医师（19 人）：郁林杰、张应娟、王隆雁、张立华、陆素琴、项廷贵、王守印、张丽琴、赵文明、刘庆梅、马德成、池中月、王伯英、刘贵成、李进云、纪香兰、张玉芳、孙辅义、赵秉铭 副主任中医师：梁惠珍 副主任护师（5 人）：侯变弟、韩秀珍、张秀兰、李云贞、杨素英 副主任药师：葛书斋	高级会计师：王建华
1995	副主任医师（14 人）：黄建军、丁龙镇、张巨银、董映文、张玉娥、贺明英、李海鸣、张翠英、刘秀梅、王耐、刘保国、王玉莲、霍秀芬、秦淑云 副主任中医师（2 人）：王关林、吴清明 副主任护师（2 人）：葛秀珍、刘玉仙	
1996	副主任医师（6 人）：杜兴海、吴富、刘俊伟、焦婉玲、李建勋、董世定 副主任护师：吴晓光 副主任药师：郝立玲 副主任检验技师：尹作骥	
1997	主任医师（6 人）：薛世定、张丽华、赵美玉、张桂兰、刘生莲、刘淑贞 副主任医师（14 人）：陈向东、崔贵明、何立斌、侯建平、刘培英、孙玉红、孙元成、王改珍、席福龙、肖陆青、袁录、白敏聪、武日富、石爱群	
1998	主任医师：李德林 副主任医师（6 人）：解汉语、张顺利、雷成宝、张学良、马利平、郝世同 副主任中医师：田振虎	
1999	主任医师：郁林杰 副主任医师（6 人）：张润华、刘永红、武宇斐、张年平、李景平、翟继芳 副主任药师：周安丽	
2000	主任医师：张立华 副主任医师（26 人）：沈凌鸿、李彤彤、苏丽环、杜改转、闫立功、陈步云、廖继强、蔡建军、李煜燊、王祥立、王文生、王俊海、王勇（神外）、王兴武、暴军玲、范学英、窦巧娥、张仙桃、栗冬梅、郭彩虹、郑霞萍、康翠梅、何景文、邓杰、孙萍、薛希瑞	高级政工师（2 人）：尚志芬、徐海坤
2001	主任医师：王隆雁 副主任医师（8 人）：田如、陈月莉、宗桂荣、张翠梅、杨志红、张秀花、高志勇、李喜柱 副主任中医师：杨青林 副主任护师：张萍	高级工程师：刘永栋
2002	副主任医师（3 人）：李升、王文娟、纪存祥 副主任药师：韩英英 副主任护师：梁立军	高级政工师（3 人）：王盛、项文进、赵永生

表2-3-1（续）

年份	卫　生　系　列	其他系列
2003	主任医师（5人）：肖陆清、孙玉红、王改珍、刘培英、崔贵明 副主任医师（4人）：王丽庆、常文华、刘晓利、张颖敏 副主任营养师：李志娥 副主任中医师：吴跃男 副主任护师（4人）：庞尔莲、张宪一、任玉红、蔡瑞芳	
2004	主任医师：侯建平 副主任医师（14人）：孙洪志、于爱萍、张永忠、王占海、杜华、于平、武江、许爱梅、崔润梅、燕虹、张悦新、孟云霞、刘利平、王洪	高级政工师：李涌刚
2005	主任医师（16人）：黄建军、陈步云、孙元成、王文生、王俊海、张润华、沈凌鸿、李彤彤、王勇（神外）、石爱群、翟继芳、范学英、窦巧娥、席福龙、康翠梅、张仙桃 主任护师：吴晓光 副主任医师（24人）：王志芳、马霞、李瑞波、范雪梅、栗全玲、史宏伟、王献、梁冰、史永胜、陈琳、孙晨明、张谦、张世连、王勇（胸外）、张宗昌、阴淑英、向俐、赵金凤、陈鸿、杨郁兰、郭旗艳、董云昌、吴伟、冯凭 副主任中医师：李桂萍 副主任检验技师：贾悦 副主任护师（12人）：李素萍、倪先平、石雯、韩玉霞、俞霄华、宋永红、张丽茹、梁金涛、齐润花、张宪英、樊凤智、陈彦芬	高级政工师：胡迎霞
2006	主任医师（5人）：武宇斐、田如、李海鸣、郑霞萍、暴军玲 副主任医师（4人）：辛淑芬、周晓波、王彦华、韩洁 副主任护师（2人）：武翠兰、梁振艳	高级政工师（2人）：安玉梅、林建华
2007	主任医师（8人）：蔡建军、王兴武、苏丽环、刘永红、杨志红、何景文、雷成宝、闫立功 副主任医师（16人）：杨涛（普外）、张敏、安晋云、贺廷永、康进军、周静、吴建军、徐福、杨涛（口腔）、李雪松、朱蓉、寇鹏勇、刘杰、王识、朱云丽、周晓红 副主任护师（5人）：郭晓英、丁明丽、郑美艳、任丽峰、邹颖 副主任药师：王雁玲 副主任技师：王志斌	
2008	主任医师（3人）：陈向东、栗冬梅、张秀花 副主任医师（13人）：纪素清、李小芳、薛晓弘、李军、王志宏、梁振清、王有、杨晓红、丁华、兰日明、仝春芳、丰录、连亚莉 副主任护师（9人）：邬玉梅、王荣琴、孟居安、李利、闫世霞、郝守华、梁咏梅、何晔、高燕 副主任技师：许晓红	高级会计师：李秀蓉 高级经济师：李淑梅 高级政工师：贾世芳
2009	主任医师（8人）：于爱萍、崔润梅、刘晓利、燕虹、白敏聪、常文华、武日富、吴跃男 副主任医师（18人）：仝淑琴、张怡、王俊萍、林玉兰、王志兰、部文清、王彩玲、李振东、张晔、齐俐梅、吴屹、吴丽、段志坚、高日金、栗晓宏、段维娜、乔志灏、张红松 副主任护师（18人）：陈桂梅、贺晨业、靳秀玲、刘凤英、王素萍、魏连梅、武莉、徐艳霞、闫东革、姚富枝、袁海波、袁涛、张慧英、赵鸿艺、周补焕、马连清、宋志坚、田爱军 副主任检验技师：张慧敏	高级经济师：魏伟 高级会计师：李素花 高级政工师（2人）：蔡建国、丁明丽

表 2 - 3 - 1（续）

年份	卫 生 系 列	其 他 系 列
2010	主任医师（10 人）：王献、郝世同、李海英、马霞、董云昌、范雪梅、许爱梅、白永文、胡嫦娥、李桂萍 主任护师（3 人）：俞霄华、任玉红、张丽茹 副主任医师（10 人）：孙一铭、王晓宇、马东、马喜、徐丽坤、丁晓亭、陈改英、常东锋、王润弟、李冬梅 副主任护师（13 人）：叶秀枝、王美美、杜叶、王爱弟、王润华、吴建华、苑宇丽、张培花、于武秀、常美兰、郭华、闫连云、杜翠英 副主任技师（4 人）：李国锋、乔秀清、王懿、储秀清	高级政工师（2 人）：黄静泉、吴永亮
2011	主任医师（7 人）：向俐、陈鸿、李瑞波、刘利平、张谦、赵金凤、孙晨明 主任护师（2 人）：庞尔莲、齐润花 副主任医师（10 人）：薛希相、郝武、雷军、刘红梅、杨秋霞、于莉、张建华、张培萍、张志恩、李建巍 副主任护师（11 人）：耿润梅、景峰、李建梅、刘润花、尚淑清、孙红赟、武芳、武建琴、熊淑玲、苑树霞、赵金兰 副主任药师（1 人）：周桂叶 副主任技师（4 人）：巩文彦、李树平、李鑫、张瑞霞	高级会计师：康树良 高级政工师（4 人）：赵爱英、王桂芳、邓有、赵红
2012	主任医师（5 人）：张学良、史宏伟、王志芳、齐美景、郭旗艳 主任药师：韩英英 副主任医师（19 人）：温世春、马铎、安美玲、李旭、宁剑英、张文霞、许静、丁平、武丽华、史俊、李炜、郭文彬、王志凯、李建东、杨静宁、李剑、刘建平、贾振军、李力波 副主任技师（4 人）：张志琦、贺英、郝雅娟、李红霞 副主任药师（3 人）：杨俊梅、王丽娟、刘叶芳 副主任护师（7 人）：杨云枝、吴翠英、李芳莲、贺玉林、赵秀春、闫秀峰、班映霞	高级经济师：赵喜生

五、离退休职工管理

1978 年前，职工退休执行国务院 1958 年下发的《关于工人、职员退休处理的暂行规定》和《关于工人、职员退职处理的暂行规定（草案）》，干部退休按干部管理权限审批，工人退休由当地政府劳动部门审批，退休费从企业成本中列支，退休职工由本单位工会管理。1978 年国务院 104 号文件下达后，干部退休按干部管理权限审批，工人退休由企业劳动部门审批。2000 年企业退休职工养老金发放纳入省级统筹，职工退休均由山西省劳动和社会保障厅审批。具体情况如下：

1971 年，中共山西省委下发晋政发

（71）180 号文《山西省革命委员会政工组关于干部退休、退职工作的试点意见》。试点意见规定，符合退休、退职条件的职工，可按国务院 1958 年关于工人、职员退休、退职两个暂行规定执行。1973 年，大同矿务局平旺医院有 11 名工人退休。

1975 年 3 月，大同矿务局整顿劳动组织，全面开展职工退休工作。1975 年至 1978 年，医院先后有 34 名干部和工人退休。

1978 年 6 月，国务院颁发国发〔1978〕104 号文《国务院关于安置老弱病残干部的暂行办法》和《国务院关于工人退休、退职的暂行规定》，对男年满

60 周岁，女干部年满 55 周岁，女工人年满 50 周岁，参加革命工作或连续工龄满 10 年；男年满 50 周岁，女年满 45 周岁，参加革命工作或连续工龄满 10 年，经过医院证明完全丧失工作能力；因工致残，经过医院证明完全丧失工作能力；从事井下、高空、高温、特别繁重体力劳动或其他有害身体健康工作，男年满 55 周岁、女年满 45 周岁，连续工龄满 10 年的职工可退休。退休待遇根据工作年限按本人标准工资的 60% ～75% 发给；因工致残退休的职工发给本人工资的 90%；不符合退休条件退职的职工，按本人工资的 40% 发给生活费，低于 20 元的按 20 元发给。对获得省级以上劳动模范、劳动英雄称号的，根据获得的次数和级别分别增加 5% ～15% 的退休待遇。

1980—1982 年国务院先后下发国发〔1980〕253 号文《国务院关于老干部离职修养的暂行规定》、国发〔1982〕62 号文《国务院关于老干部离职休养制度的几项规定》，1982 年 9 月中共中央组织部、人事部根据国务院的规定下发中组发〔1982〕11 号文《关于确定建国前干部参加革命工作时间的规定》、1982 年 12 月劳动人事部下发劳人老〔1982〕10 号文《贯彻国务院老干部离职休养规定中具体问题的处理意见》，对新中国成立前干部参加革命工作时间和老干部离职休养的有关问题作出了若干具体规定，逐步完善了老干部离职休养的政策。

1986 年 5 月，医院为加强离休干部管理，成立了老干党支部。

1987 年，山西省劳动局、人事局、财政厅、总工会联合下发晋劳险字〔1987〕107 号文《关于退休人员给予生活补贴的通知》，对于达到退休年龄、连续工龄或工作年限满 35 年以上的人员，退休时在国发〔1978〕104 号文件规定标准的基础上，每人每月补贴 20%，连续工龄或工作年限满 30 年不满 35 年的补贴 15%，连续工龄或工作年限不满 30 年的补贴 10%。

1991 年，国务院下发国发〔1991〕33 号文《国务院关于企业职工养老保险制度改革的决定》，规定职工个人从 1992 年 7 月 1 日起，缴纳本人工资 3% 的养老金；企业为职工建立养老保险个人账户，账户管理由人事科专人负责。

1991 年 11 月，为了加强对离退休人员的管理，医院成立了离退休职工管理科和老龄委员会，倪生贵兼任老龄委员会主任，贾世芳任副科长。离退休职工管理科成立后，离退休职工管理和离退休费的发放统一由离退休职工管理科负责，1993 年配备了专职党支部书记。

1995 年，医院根据国务院下发的国发〔1995〕6 号文《国务院关于深化企业职工养老保险制度改革的通知》，建立了社会统筹和个人账户相结合的养老保险制度。

1997 年，国务院颁发国发〔1997〕26 号文《国务院关于建立统一的企业职工养老保险制度的通知》。1998 年，山西省人民政府下发晋政发〔1998〕21 号文《关于贯彻国务院决定的具体实施办法》，从 1998 年 7 月 1 日起城镇企业职工的养老保险全部纳入省级统筹，职工按本人缴费工资（上年度本人月平均收入）的一定比例逐月缴纳养老金，逐年过渡，最后达到 8%。企业按月为职工缴纳全部职工工资总额 20% 的养老金，个人缴费和企业缴费的一部分纳入职工个人账户。职工到龄退休时，经山西省劳动和社会保障厅批准发给养老金。养老金由三部分组成，即由基本养老金、个人账户养老金和过渡性养老金，养老保险制度改革后参加工作的职工，只有前两部分养老金。1998 年底前退休的职工，待遇按原办法；1999年1月1日后退休的职工，基本养老金按新办法计算。

2000年初，离退休职工养老金待遇移交山西省劳动和社会保障厅管理，离退休职工管理科只负责离退休职工的日常管理。之后，离退休职工养老金改由山西省劳动和社会保障厅统一发放，2004—2012年，国家连续九年给退休职工增加了养老金，每次增加幅度在10%左右。

第四节　信息管理

一、综述

1950年10月，大同矿务局附属医院设立挂号室和统计室，挂号室归门诊部领导，负责挂号和病案管理；统计室隶属院办公室领导，由王云瑞、石月娥兼管统计工作。各科将每天的工作量和出院病历报送统计室，统计室对出院后的病历进行整理、登记、编目，对各科床位数、门诊人数、住院人数、手术例数、死亡人数、治愈率、死亡率等进行统计形成报表，报送有关科室和院领导，之后将病历送到挂号室保管。

1964年，医院派王玉华大夫去外地医院学习疾病分类和病案统计知识后，病案室从挂号室中分离出来，成立病案统计室。工作人员有王玉华、陆璐琏、王素琴3人，王玉华和陆璐琏都是医务人员，负责疾病分类和病案管理，王素琴负责统计。病案室成立后，统计数据更加全面、科学、细致，为临床医、教、研和领导决策提供了大量较翔实的统计数据和资料。

病案统计室成立后，先后由医务办公室、医务处、医务科领导。1991年医院成立了质量管理办公室，病案统计室归其领导。

1992年8月6日，医院撤销了质量管理办公室，成立了信息质量管理科，除病案统计工作外，增加了全院医疗质量考核和计算机室管理工作，专业技术人员有计算机专业2人、统计专业1人、医护人员3人、病案管理人员1人。1993年调入档案管理员1人，学校正式分配病案管理专业的中专生1人。1993年3月根据等级医院管理的要求，将质量管理划归医务、护理、院内感染办管理。

1998年调入档案管理员1人，2009年增加卫生统计专业的硕士研究生1人。信息质量管理科现有工作人员12人，其中主任1人（主任医师）、副主任1人（副主任护师）、医疗人员4人、护理人员2人、病案管理主管技师1人、统计师1人、病案管理人员2人。

信息质量管理科建立以来，按照等级医院的要求重新修订了病案管理、统计工作的制度、流程，加强了病案及统计工作的管理，使病案管理及统计工作局面得以改观。

1993年以前，病案查找采用拼音卡片检索，1993年后改为四角号码卡片检索，2002年下半年后采用人工登记出院病人台账及微机搜索检索；疾病编码自1991年开始采用ICD-9卡片分类，2002年6月采用ICD-10电脑编码录入。病案库的病案架由最初的木制架2004年更新为钢制架，2011年9月15日为配合山西医科大学附属医院教学楼的装潢，病案室整体搬迁，其病案架更新为钢制密集手摇架。目前病案库有3个，前住院楼五楼病案库保存1993年以前的病案10万余份，1994年1月1日之后的病案在信息科病案Ⅰ、Ⅱ库保存，达30余万份。

统计工具最初使用计算器，直至2002年6月有了电脑自动统计，先由电脑打印蜡纸报表，后在院办文印室印刷。

2008 年开始，实现了全院统计信息网络直报，包括月报、年报，卫生人力资源、死因直报等。2009 年有了第一台 A3 打印机，报表直接由信息科电脑打印。

二、信息化建设初期

1987 年夏，大同矿务局计算机中心与西安交通大学计算机系签订了引进该校计算机系研制的"儿科呼吸系统疾病计算机诊断系统"的合同，医院成为该项目实施单位。大同矿务局计算机中心为医院提供了一台 IBM PC/XT 计算机、一台 BROTHER2024 针式打印机及其他配套设备。为了配合工作，医院成立了计算机室。当时工作人员有刘永栋 1 人，归院长办公室领导。

1987 年，医院引进了"药品配伍禁忌监测系统"，开展了"计算机药品配伍禁忌前瞻性监测"的科研项目，取得了一定成果，当时参与该项工作的人员有韩冰（主管药剂师）、刘永栋（计算机工程师）、郝立玲（药剂科主任）。所撰写的文章在《同煤科技》发表并获优秀论文奖。同年，刘永栋会同人事部门共同开发了"计算机奖金分配系统"，1988 年开始应用。该系统解决了人工计算奖金分配时间长、不准确的问题，提高了工作效率。

1989 年秋冬季，刘永栋开始开发"计算机工资计算系统"，1990 年 10 月开始使用，一直沿用至今。

1990 年，刘永栋开发出"医务统计系统"，一直使用到 2003 年。

1993 年，刘永栋研制完成了"创伤评分 TRISS 法计算尺"课题，该课题在 1993 年 10 月在由中华创伤学会主办、中国煤矿创伤学会承办的首届全国多发伤专题学术会议上作了专题发言，所撰写的论文"介绍一种创伤评分（TRISS 法）计算尺"在《中华创伤杂志》于 1994 年第

1 期发表。1994 年"创伤严重度 TRISS 法计算尺的研制"荣获矿务局工会、团委、科研所、科协主办的"全局首届青年科技明星、科技成果"银奖，刘永栋被授予"煤海青年科技明星"称号。

1995 年，医院投入 20 余万元购置了 1 台 COMPAQ 服务器、14 台计算机及打印机、网络、UPS、空调机等设备，应用 NOVELL 网络系统、FOXPRO2.5 数据库系统与矿务局计算机中心、矿务局财务处合作开发了"医院管理信息系统"。该系统包括人事管理、财务管理、药房管理、药库管理、住院处管理、收费管理、医务统计、病案管理等子系统，网络工程由局计算机中心网络科、医院计算机室、电工组共同完成。人事管理、药房管理、药库管理、住院处管理由矿务局计算机中心开发、医务统计由医院刘永栋升级开发、财务管理由矿务局财务处开发。以上 6 个系统开发完成后都投入使用，从此医院的管理进入了计算机时代。

随着计算机的广泛应用，大同矿务局第一职工医院于 1996 年 7 月将计算机室列为科级编制，刘永栋任副主任。

三、信息化发展时期

2002 年 5 月，大同矿务局第一职工医院在资金紧张的情况下，通过招标方式投资 85 万元与山西导通信息科技有限公司签订了"计算机信息管理系统工程一期工程合同"，该工程安装了 1 台 IBM XSERIES232 服务器，1 台 3COM4900 中心光纤交换机，52 台工作站及打印机、二级交换机、UPS、网络等设备，形成了主干为千兆光缆，百兆到桌面的覆盖所有临床、医技科室，部分职能科室的网络系统。该系统包括挂号、收费管理、住院病人管理、药房管理、药库管理、医技科室管理、病区管理、病案与卫生统计管理、

固定资产管理等 10 个模块。医院信息化管理初具规模。

2004 年 3 月，医院投资 3 万余元购置了 1 台方正圆明 LT200A 服务器等设备，与大同市远大软件工程有限责任公司签订了大同市医保接口合同，使医院信息系统与大同市医保连接，方便了全市医保患者就诊结算，后因网络问题隔断。11 月，购置瑞星 60 用户网络版杀毒软件，提高了信息系统的安全等级。

同煤集团总医院新班子组建后更加重视信息化建设，2006—2012 年投资 1500 余万元对医院信息化建设进行了彻底改造和重新布局。

2006 年 2 月，医院引进了大庆三维公司 ST1608 型气动物流系统，大大减轻了护理人员的工作强度。同年初，购置 2 台 IBM XWERIES236 服务器，以双机热备的方式作为主服务器，使全院信息系统的安全得到了加强。

2007 年秋，医院为煤峪口矿社区卫生服务中心移植安装收费管理、药房管理、药库管理软件系统。

2007 年 9 月，医院通过招标，投资 420 余万元与山西导通信息科技有限公司签订了"计算机信息管理系统工程合同"，购置了 5 台 IBM 服务器、2 台 CISCO CATALYST 4503 交换机、1 台 F5 负载均衡器、2 台 ESAT 8920H 20KVA6AH UPS、236 台计算机及网络设备、专业 PACS 设备、打印机、空调机等，新进或升级包括医生工作站、电子病历、健康体检、社区管理、移动查房、客户管理、PACS、LIS 等 38 个软件模块，使医院成为全省医院信息化程度最先进的单位。

2008 年 5 月，医院为病区药房引进了一台大庆三维公司 SADP 320 自动包药机，极大地提高了住院药房的工作效率，使住院患者的口服药送达更加及时、准确且安全。同年，还购置了 8 台计算机，在图书馆（原门诊六楼）设立了数字图书阅览室。2008 年 12 月医院重新投资与大同市医疗保险结算端口重新联网，使大同市参保人员来医院就诊更加方便快捷。

2009 年，医院引进了大庆三维公司"门诊自动投药发药机"，使门诊患者在交费后能够及时拿到自己的药品，杜绝了排队取药现象，使得药品发放更加安全。同年，为了使职工安心工作，开办了"学生课外辅导站"，配置了十余台计算机并由山西导通信息科技有限公司开发了"学生课外辅导站管理系统"，当学生进入或离开学生课外辅导站时，系统自动用短信通知学生家长。同年 12 月刘永栋被任命为计算机室主任。

2010 年初，医院与所辖社区医疗卫生服务中心实现了计算机双向转诊，并开始实现在社区预约挂总医院的门诊就诊号。2010 年 6 月，医院投资近百万元对原计算机系统进行了更新换代，新建信息网络服务器系统 22 台、工作站 500 多个，网络干线为千兆光缆的局域网，连接 7 个社区卫生服务中心、大同市医疗保险中心、集团公司社保处，形成了覆盖范围达数十公里的网络系统。为确保系统安全，CIS 服务器、HIS 服务器、PACS 服务器、主交换设备、中心机房 UPS 系统均实现了双机热备；同时，配备了 1 台专用备份服务器，住院处、挂号室、收费处、药房等要害部门还配备了大型 UPS，确保这些部门在无供电的情况下至少可工作 4 小时。软件系统有医师工作站、医学影像传输、影像信息管理、实验室信息管理、输血管理、手术室管理、集中配液管理、药品管理、门诊患者就诊管理、妇幼保健、体检管理、院内感染控制管理、全成本核算、客户管理、物流管理、消毒供应、医疗质量控制、移动查房等系统，一个集医疗、护理、辅助检查、财务、办公等37个子系统的大型医院信息网络系统已初具规模。

2011年，医院进一步加大投入，使全院信息化水平、运行环境及其安全性有了更大提高。一是年初在医院教学楼建成电子图书馆。二是对信息系统中心机房进行了改造，使机房面积由原来的30平方米扩大为90平方米，同时购置了2台基站空调、更换了UPS电源电池，大大改善了机房环境。三是开发了"抗生素监测系统"，该系统对减少抗生素不合理使用，防止耐药细菌传播，了解医院抗生素使用情况，以达到合理用药有重要作用。四是开始应用信息系统实现部分病种的临床路径管理。实施临床路径管理可保证患者所接受的治疗项目精细化、标准化、程序化，减少治疗过程的随意性，提高了医院的资源管理和利用率，加强了临床治疗的风险控制，缩短了住院周期，降低了费用。五是医院与武汉雕龙公司签订了联合开发"数据挖掘系统"项目。该系统包括药物临床应用相关指标、医疗质量管理与控制指标、病种分析、医疗付款方式分析、绩效考核、数据编辑、辅助功能、系统管理8个大类80余个功能模块。该系统的应用对提高医院管理水平发挥了重要作用。六是投入170余万元购置了EMC VNX5500存储系统、8台HP刀片服务器、1台IBM SYSTEM X3755服务器，使医院HIS、CIS、PACS、LIS等系统服务器全部实现了双机热备，提高了全院信息化系统的运行速度和安全稳定性。七是与山西导通信息科技有限公司合作开发了"供应室消毒物品追溯系统"，使从供应室发出的消毒物品的清洗、消毒、灭菌、打包、发放、接收、使用、回收等各个环节全部置于计算机管理之下，一旦出现问题，即可对整个流程中的各个环节进行追溯。

2011年10月，医院在教学楼二楼建立了第一个数字图书馆，共安装了24台一体机电脑；购买了万方医学网及大医知识库，并成立了全院网络直报室，方便有关科室的数据上报和查询。目前信息质量管理科有复印室、病案供应室、病案整理室、病案编目统计室、网络直报室、数字图书馆及物价指导室等。

2012年，陆续应用了"数据挖掘系统""医疗质量持续改进追踪管理系统""医疗质量自动化控制系统""电子会诊管理系统""电子交接班管理系统""单病种质量控制及信息化上报系统"等；在医院感染质控方面，应用了武汉雕龙公司开发的"医院感染管理系统""医院感染监测网络系统""环境卫生学监测系统"等；在护理质控方面，引进了数字化分析软件，实现了对护理质量、安全、满意度等的科学评估和分析，同时护理相关各类报表均可通过区域网互传，患者入院护理评估、压疮及跌倒、坠床风险评估等均可在电脑上完成。全院各病区、门诊、办公都实现了计算机办公与管理。2012年，为了进一步提高医疗服务水平，医院开发了影像报告及胶片自助打印系统、电子交班（医师、护士）系统、护理文书系统、住院医师"碎片"时间出诊管理系统、患者自助查询系统、物流输送系统、医技预约检查系统、门诊二次候诊系统、手术麻醉管理系统、患者满意度调查系统、单病种质量考核系统、预约挂号分析系统。同时根据卫生部的要求，增加了临床路径管理系统，还对病种、病案首页进行了升级。

第五节 监察审计

大同矿务局第一职工医院于1989年8月成立监察科，科长李世家，干事李淑媛。1991年11月提任高黎虹为副科级监察员，专管医德医风工作。随着体制改革和职能的转变，于1992年8月将审计与监察合并成立监审科，提任郭和平为科长。

从1993年4月开始，医院信访领导组办公室设在监审科，办公室主任由监审科科长郭和平兼任至今。

监审科的主要工作职责是在医院党政领导下，根据上级纪检监察部门、审计部门和医院党政的有关指示，组织制定医院监察审计工作计划并组织实施；会同医院纪委组织制定全院廉政建设规划、制度和措施，检查本院廉政建设规划、制度的落实情况；负责上级转办和本院监审活动中发现的各类案件的调查、处理，做好与纪检、公安及有关部门的协调工作；负责管理并及时办理上级纪检、检察、审计、信访部门批办的案件，并及时上报调查处理结果；负责来信来访以及患者投诉的接待和信件的立案、查处、结案、归档工作；做好上访人员的劝返、疏导、解释、稳定情绪等工作，对关键人和重点人采取多种方法做好稳控工作。

监审科从成立以来做了大量工作：（1）1992年9月以来，在原监察科的基础上，修订和完善了《监察工作制度》，制定了《审计工作制度》《信访工作制度》《院领导接待来信来访制度》《信访责任追究制度》《监审内控工作制度》《审计监督制度》《本院内部审计实施方案》《患者投诉制度及处理程序》《"三严"工作作风实施方案》《医药购销中的十条规定》《监察、审计、信访干部守则》以及科室工作人员的工作职责等10多项工作制度。（2）在社区聘请各行各业的社会监督员36人，并颁发了聘书。采取走出去、请进来的方法，组织召开社会监督员座谈会59次，争求建议和意见207条，基本上都得到了反馈，采纳和纠正的达87.9%。（3）发放社会满意度调查问卷24170张，收回24092张，满意度达到95%以上。（4）接待群众来信、来访及投诉387件次，结案387件次，结案率达100%。（5）查处违纪案件94件次。（6）参加工程、设备、药品采购招投标、议标商务谈判等87次。（7）积极配合医院领导对同煤集团立项的21项效能监察项目进行专项治理，均收到了良好的经济效益和社会效益。（8）整顿调整了医院效能监察领导组、信访工作领导组、稳定应急领导组以及各个时期、各项工作的具体实施意见和办法。

2007年医院荣获山西省"全省民主评议医院行风"先进集体；2008年医院被大同市政府评为价格诚信单位；并连续多年被评为集团公司信访工作先进单位。

第三章 党 群 工 作

第一节 中国共产党组织

一、院级党组织

1951 年 3 月,大同矿务局党组织派田耕夫任医院政治指导员。1952 年,成立党支部,田耕夫任党支部书记。1953 年 1 月,贾济民任党支部书记。1957 年 8 月,杨墨林任党支部书记。1963 年 3 月,魏彦义任党支部书记。医院党委成立前党的组织生活由中共大同矿务局直属机关党总支、党委管理。1965 年 5 月 10 日,经中共大同市委员会批准成立了中共大同矿务局医院委员会,魏彦义任党委代书记。

大同矿务局医院党委成立后,先后召开过三次党员代表大会,多次进行过班子调整。首届党委会成员由魏彦义、朱昌武、赵子华、朱朝先、于学英(现名于群)五人组成,魏彦义任党委代书记。1966 年"四清"运动后期党委班子进行过一次调整,调整后的党委会成员由吴子明、朱昌武、赵子华、张韬、王秉政、刘尚德、李登煌七人组成,由吴子明主持党委会工作。"文化大革命"开始后党委会受到冲击,1967 年 3 月 27 日,中共大同煤矿医院革命委员会核心小组成立,核心小组成员由何锡录、吴子明、王秉政、李登煌、刘尚德五人组成,何锡录(军代表)任核心小组组长,吴子明任副组长。1967 年 11 月 15 日,何锡录调走,核心小组组长由吴子明担任,并增补了王有光、胡殿臣、于在温(军代表)为核心

小组成员。1970 年 8 月张兴国调任医院核心小组副组长。

1971 年 6 月 19—20 日,经大同矿务局党委批准医院召开了中共大同矿务局第一医院第三次党员(代表)大会,出席会议的正式党员应到 57 人,实到 51 人,会议选举产生了中共大同矿务局第一医院第三届委员会委员,委员由张兴国、杜如宣、曹贵武、纪金魁、刘尚德、王有光、孙翠林七人组成,张兴国任党委书记,杜如宣(军代表)任党委副书记。党委成立后,1972 年 2 月纪金魁调离,7 月 19 日增补李三民为党委委员;1972 年 8 月 3 日孙毓文任党委副书记;1973 年,李三民、杜如宣和曹贵武相继调离,1974 年 3 月 3 日张韬兼任党委副书记,并增补贾维真、贾宝珍为党委委员;1975 年 6 月 13 日增补周丽娟为党委委员;1976 年 6 月 13 日张韬调走,曹贵武兼任党委副书记;1979 年贾维真退休,贾宝珍调离,8 月 18 日增补冯继伟为党委委员。

1980 年 7 月党委书记张兴国调离医院,王之荣调任医院党委书记,张丙有、孙毓文、白冰、冯继伟(兼)任党委副书记,党委委员有孙翠林。1981 年 4 月 20 日增补王杰为党委委员。同年 7 月曹贵武被免除院长、党委副书记职务,王有光被免除副院长、党委委员职务。

1982 年 12 月王之荣、张丙有调离,孙毓文、白冰退休,王秉孝调任医院党委书记,冯继伟兼任党委副书记,增补孙锡孚、孟维新为党委委员。1984 年 4 月杨世荣任党委副书记,1986 年 9 月增补赵

志华为党委委员。

1986年10月王秉孝、杨世荣调离，罗乾纪调任医院党委书记，倪生贵任医院党委副书记。1986年12月5—6日，医院召开了中共大同矿务局第一职工医院第四次党员（代表）大会，应到正式党员148名，实到126人，会议审议通过了罗乾纪代表上届党委所作的工作报告，通过了《大同矿务局第一职工医院建设发展的第七个五年规划纲要（草案）》，选举产生了中共大同矿务局第一职工医院第四届委员会委员，委员会成员由罗乾纪、倪生贵、冯继伟、杨生芳、孟维新、尚志芬、赵志华七人组成，罗乾纪任党委书记、倪生贵任副书记。

1991年5月罗乾纪调离，元来存调任医院党委书记，增补刘亚俐为党委委员。1992年4月17—18日，中共大同矿务局第一职工医院第五次党员代表大会召开，出席会议的正式代表56人、列席代表25人。会议审议通过了元来存代表上届党委所作的《从严治党，深化改革，为实现三级甲等医院的奋斗目标而奋斗》的工作报告，通过了院长刘亚俐代表院行政所作的关于"八五"规划说明的报告，选举产生了中共大同矿务局第一职工医院第五届委员会委员，委员会成员由元来存、刘亚俐、倪生贵、杨生芳、孟维新、高崇普、尚志芬七人组成，元来存任党委书记、倪生贵任副书记。

1995年4月元来存调离，8月王金文调任医院党委书记，倪生贵仍为党委副书记，党委委员有刘亚俐、孟维新、高崇普、尚志芬。1996年11月—2001年3月，孟维新、刘亚俐、倪生贵、高崇普先后退休，1999年12月增补王贵云、郁林杰为党委委员，2001年3月王盛调任医院党委副书记兼纪委书记。2005年9月，王金文、王贵云任调研员，王盛调离，黄建军任党委书记，周慧龙任党委副书记兼纪委书记。2006年4月10日增补王隆雁、陈向东、丁龙镇、孙玉红、李凤平为党委委员。2008年9月李凤平任调研员。2010年12月周慧龙调离。2012年6月刘伟隆调任医院党委副书记。

二、党委职能部门

（一）党委办公室

党委办公室成立于1981年2月，党委办公室成立前，党委的办事机构是政治处。1965年4月9日，中共大同矿务局委员会（65）14号文批准成立中共大同矿务局医院政治处，编制9人，下设干部科和宣传科，朱朝先任政治处副主任，于学英任宣传科长，郭炳刚（副科级）、李润印、吴景玉、张俊华四人任政治处干事，吴桂芝任工会干事。1968年9月，政治处改为政工组，取消了干部科和宣传科编制。1973年5月，撤销政工组恢复政治处。1981年2月，撤销政治处，成立党委办公室。

政治处的工作范围包括医院党政办公室事务、组织、人事、宣传、统战、民兵、武装、保卫等。工会、团委成立前还包括工会、团委工作。1973年5月—1981年2月政治处工作人员最多时达13人，其中政治处主任1人、副主任1人，组织、纪律检查1人，宣传、统战2人，人事、劳动工资管理2人，文秘、收发、打字、图书管理4人，保卫、武装各1人。

1981年2月政治处撤销后，行政办公室的业务划归院长办公室，图书管理归医务科，劳动人事工资管理归人事科。党委办公室的主要工作是：负责起草医院党委的工作总结、报告、决议等文稿；筹办党委召开的各种会议，做好党委、党政联席会议及政工例会记录；做好党委文件的收发、登记、转递、传阅、立卷、保管、利用等工作；做好公务接待、群众来信来访、党委公印章管理；做好民兵武装工作管理等。党委组织部、纪律检查办公室成立前，负责党委的组织、纪律检查工作，政工科成立前和撤销后负责党委的宣传、统战、医德医风管理工作。

1992年4月，为加强宣传工作和医德医风管理成立了政工科。政工科成立后设工作人员3人，除宣传、统战、通讯报道工作外，还包括医德医风管理工作。2001年8月撤销政工科，业务回归党委办公室。

医院政治处、党委办公室、宣传科、政工科历任正副主任、科长见表3-1-1。

表3-1-1　政治处、党委办公室、宣传科、政工科历任正副主任、科长

机构名称	职务名称	姓名	任职时间	备注
政治处	副主任	朱朝先	1965年5月—1966年10月	
宣传科	科长	于学英	1965年5月—1966年10月	于学英现名于群
政治处	主任	王秉政	1966年—1968年9月	
政工组	组长	李登煌	1968年9月—1970年9月	
	副组长	刘尚德	1971年8月—1973年3月	
	组长	孙毓文	1972年8月—1973年3月	兼
政治处	主任	刘尚德	1973年3月—1976年12月	
	副主任	赵怀德	1974年1月—1981年3月	
党委办公室	副主任	赵怀德	1981年3月—1983年4月	
	主任	赵怀德	1983年4月—1983年11月	
	副主任	闫玉芳	1984年2月—1985年11月	
	主任	尚志芬	1984年9月—1987年8月	
	主任	丁羽	1987年8月—1989年8月	
	主任	赵志华	1989年8月—1991年12月	
	副主任	弓晓玲	1987年8月—1989年11月	
	副主任	刘和平	1989年11月—1992年4月	
	副主任	赵永生	1989年11月—1992年4月	
	主任	刘和平	1992年4月—2007年1月	
	副主任	沈小华	1995年3月—2006年6月	
	组织员	安玉梅	1995年3月—2004年5月	副科级
	主任	李涌刚	2007年1月—今	兼
	副主任	魏伟	2007年1月—2010年4月	
	副主任	林建华	2008年4月—2010年4月	
	副主任	高振宇	2010年10月—今	
	副主任	蔡建国	2011年8月—今	
政工科	科长	赵海	1992年4月—1992年8月	
	科长	周惠龙	1992年8月—1999年10月	
	副科长	高黎虹	1992年8月—1994年9月	

（二）党委组织部

2001年8月18日，根据医院党委同煤一医党发〔2001〕38号文件成立了党委组织部。

党委组织部的主要工作是负责党的基层组织建设，组织基层党支部和党员开展"创先争优"活动，指导基层党支部抓好党员教育和日常管理；按照党章规定，做好党支部的换届改选、党员发展工作；认真坚持党内民主生活会制度，坚持每年一次民主评议党支部、民主评议党员的工作；负责中层干部的考核测评工作以及政工系统专业职务的评聘工作。

医院组织部部长、副部长见表3－1－2。

表3-1-2　组织部部长、副部长

名称	职务名称	姓名	任职时间
组织部	部　长	李涌刚	2001年8月—今
	副部长	丁明丽	2010年4月—今

（三）纪律检查办公室

1982年3月医院党委设置了纪检办公室，设专职纪检干事。1986年7月，设专职纪检员，为科级编制。2005年9月集团公司党委给医院增设了纪委书记，由党委副书记周惠龙兼任。

纪律检查办公室的主要工作是负责检查本院各基层组织和党员、特别是党员领导干部贯彻落实党的路线、方针、政策和执行党的决议、党规、党法的情况；定期对党员进行党的路线、方针、政策、党风、党纪的教育；接待受理群众对党的基层组织和党员违纪问题的举报调查，并及时向医院党委和上级纪委汇报。

医院纪律检查办公室历任专职纪检员、纪委正副书记见表3－1－3。

表3-1-3　纪律检查办公室历任专职纪检员、纪委副书记

名　称	职务名称	姓名	任职时间
纪律检查办公室	专职纪检员	赵志华	1986年7月—1989年8月
	专职纪检员	钮万生	1989年8月—1992年4月
	专职纪检员	尚志芬	1992年4月—2009年6月
	专职纪检员	赵　红	2010年4月—今
	纪委副书记	杨善忠	2010年10月—今

三、基层党支部

1965年5月大同矿务局医院党委成立后，下设第一、第二、第三3个党支部，内科系统为第一党支部；外科系统为第二党支部；机关、后勤和医技科室为第三党支部。1967年3月27日，医院成立了党的核心小组，重新组建了7个党支部，第一支部为内科系统；第二支部为外科系统；第三支部为小儿科、妇产科、五官科；第四支部包括检验科、放射科、急诊室、供应室等医技科室；第五支部为后勤科室；第六支部为政治处；第七支部包括医务办公室、药材科、医疗预防科、煤

校卫生站、和平街九路卫生站。1968年9月，医院核心小组将7个党支部改编为4个队，内科系统为一队，外科系统为二队，医技科室为三队，后勤系统为四队，党支部书记改称指导员，每队只设指导员一人，不设支部委员会。1969年6月，将四个队改称为红一、二、三、四连，各连仍设指导员。1969年10月，恢复了党支部组织生活，通过选举产生了红一连、红二连、红三连、红四连和机关5个党的基层支部委员会，配备了专职党支部书记。1972年7月，医院党委对党支部进行了重新划分，成立了第一、第二、第三、第四、机关、后勤6个党支部，第一

党支部为内科系统；第二党支部为外科系统；第三党支部为儿科、妇产科、五官科；第四党支部为医技科室；第五党支部为后勤系统；第六党支部为机关科室。同时恢复了支部书记称谓。1976年增设了肺所、医大两个党支部，1978年医大党支部撤销。1981年11月医院党委撤销了第三党支部，儿科划归第一党支部，妇产科、五官科划归第二党支部，原第四党支部改为第三党支部。1983年增设了职防所和服务队两个党支部，1986年第一职工医院党委成立了老干党支部，1987年7月肺所和职防所党支部划归卫生处。1988年8月至1989年8月，医院党委根据中共中央关于企业改革和大同矿务局政治体制改革的决定，取消了专职党支部书记，将原来的8个党支部划分为11个党支部，选举产生了新的兼职党支部书记。1989年8月，医院党委将11个党支部又重新组建为6个党支部，重新配备了专职党支部书记。1993年8月，将机关党支部划分为机关一、机关二两个党支部，1998年成立了再就业中心党支部。2005年10月，煤峪口矿等5所医院、煤气厂等7个

卫生站的党支部归属医院领导，2007年医院经过整顿，组建了6个社区卫生服务中心党支部。同煤集团总医院现有党支部15个，党员480人。

（一）院本部现有党支部

1. 大内党支部

1965年5月医院党委成立后，内科系统成立了第一党支部。1968年9月，内科、儿科、中医科、肺病区组建为一队，1969年6月改为红一连，设指导员。1969年10月建立红一连党支部。1972年7月，撤销连队编制，重建第一党支部（此时的第一党支部不包括儿科）。1976年，肺所从第一党支部中划出，单独建立党支部。1993年8月，第一党支部改称大内党支部。大内党支部现包括呼吸一科、呼吸二科、神内科、心内科、消化内科、血液免疫科、内分泌肾病科、老年病科、小儿科、感染性疾病科、中医科、理疗科、针灸科、高压氧科、核医学科、血液透析室、防保科、感染管理科。2012年底有党员60人。

医院大内党支部历任书记、指导员见表3-1-4。

表3-1-4 大内党支部历任书记、指导员

名　称	书记	副书记	指导员	任　职　时　间
第一党支部	刘尚德			1965年—1967年3月
			郭炳刚	1967年3月—1968年9月
一队、红一连			闫三保　陈彬（副）	1968年9月—1969年10月
红一连党支部	高庆文			1969年10月—1972年7月
第一党支部	王有光			1972年7月—1976年11月
		闫玉芳		1976年11月—1981年3月
	王金儒			1981年11月—1983年11月
		尚志芬		1983年11月—1984年9月
		弓晓玲		1984年9月—1985年10月
	闫玉芳			1985年11月—1987年8月
		弓晓玲		1987年8月—1988年8月

表3-1-4（续）

名　称	书　记	副书记	指导员	任　职　时　间
第一党支部	闫玉芳			1989年8月—1990年4月
	赵　海			1990年4月—1992年4月
	赵永生			1992年4月—1993年8月
大内党支部	赵永生			1993年8月—1994年9月
	高黎虹			1994年9月—1998年6月
	贾世芳			1998年9月—今

2. 大外党支部

1965年5月医院党委成立后，外科系统成立了第二党支部。1968年9月，外科、骨科、手术室、妇产科、五官科组建为二队，1969年6月改为红二连，设指导员。1969年10月建立红二连党支部。1972年7月，撤销连队编制，重建第二党支部（此时的第二党支部不包括妇产科和五官科）。1993年8月，第二党支部改称大外党支部，1994年9月大外党支部划分为大外一支部、大外二支部，1999年4月又合并为大外党支部。大外党支部现包括普外一科、普外二科，骨一、二、三科，神经外一科、神经外二科，心胸外科，泌尿外科，妇科，产科，眼科，耳鼻喉科，口腔科，皮肤科，麻醉科，重症医学科，康复科，介入血管外科。2012年底有党员67人。

医院大外党支部历任书记、指导员见表3-1-5。

表3-1-5　大外党支部历任书记、指导员

名　称	书　记	副书记	指导员	任　职　时　间
第二党支部	王秉政			1965年—1967年3月
			甘叶发	1967年3月—1968年9月
二队、红二连			甘叶发	1968年9月—1969年10月
红二连党支部	甘叶发			1969年10月—1972年7月
第二党支部	闫三保			1972年7月—1978年
		陈　彬		1978年—1981年11月
		赵志华		1981年11月—1983年11月
		项宝莲		1983年11月—1984年9月
	项宝莲			1984年9月—1987年8月
	卢春祥（兼）	郭和平		1987年8月—1988年8月
	项宝莲			1989年8月—1993年8月
大外党支部	项宝莲			1993年8月—1994年9月
大外一支部	项宝莲			1994年9月—1998年6月
	弓晓玲（兼）			1998年6月—1999年4月
大外二支部	弓晓玲			1994年9月—1999年4月

表 3-1-5（续）

名　称	书　记	副书记	指导员	任 职 时 间
大外党支部	弓晓玲			1999 年 4 月—2000 年 10 月
		高玉兴		2000 年 10 月—2004 年 5 月
	高玉兴			2004 年 5 月—2011 年 6 月
	高振宇（兼）			2011 年 12 月—今

3. 医技党支部

1965 年 4 月医院党委成立后，医技科室、机关各科室、后勤部门联合组建了第三党支部，赵子华任党支部书记。1967 年 3 月，核心小组将第三党支部划分为第四（医技科室）、第五（总务科）、第六（政治处）、第七党支部（机关行政科室），其中放射科、化验室、急诊室、病案室组成第四党支部。1968 年 9 月，医技科室组建为三队，1969 年 6 月改为红三连。1969 年 10 月成立红三连党支部。1972 年 7 月，恢复第四党支部名称，1981 年 11 月改称第三党支部，1993 年 8 月改称医技党支部。医技党支部现包括急诊科、检验科、病理科、输血科、影像诊断科、功能检查科、药剂科、药供科、体检科、消毒供应中心、液疗室、营养科、门诊部、医疗设备科。2012 年底有党员 72 人。

医院医技党支部历任书记、指导员见表 3-1-6。

表 3-1-6 医技党支部历任书记、指导员

名　称	书　记	副书记	指导员	任 职 时 间
第四党支部			李登煌	1967 年 3 月—1968 年 9 月
三队、红三连			刘尚德	1968 年 9 月—1969 年 10 月
红三连党支部	刘尚德			1969 年 10 月—1972 年 7 月
第四党支部	李富			1972 年 7 月—1976 年 4 月
	魏福彬			1976 年 4 月—1979 年 1 月
	甘叶发			1979 年 1 月—1981 年 2 月
第三党支部		徐海坤		1981 年 11 月—1985 年 11 月
	段恭友			1985 年 11 月—1989 年 8 月
	徐海坤			1989 年 8 月—1993 年 8 月
医技党支部	徐海坤			1993 年 8 月—2009 年 4 月
	魏伟			2010 年 4 月—今

4. 后勤（总务）党支部

后勤党支部的前身是第五党支部，成立于 1967 年 3 月，包括总务科、财务科、住院处、后勤各班组。1968 年 9 月总务科改称四队，1969 年 6 月四队改为红四连。1969 年 10 月成立红四连党支部。1972 年 7 月成立后勤党支部，1974 年 1 月恢复第五党支部名称，1981 年 11 月改称总务党支部，1993 年 8 月改称后勤党支部。后勤党支部现包括总务科、财务

科、住院管理处、院容科、膳食科。2012年底有党员24名。

医院后勤党支部历任书记、指导员见表3－1－7。

表3－1－7 后勤党支部历任书记、指导员

名　　称	书　记	副书记	指导员	任　职　时　间
第五党支部			刘尚德	1967年3月—1968年9月
四队、红四连			王金儒	1968年9月—1969年10月
红四连党支部	王金儒			1969年10月—1972年7月
后勤党支部	高庆文			1972年7月—1973年5月
第五党支部	甘叶发			1974年1月—1979年1月
	魏福彬			1979年1月—1981年3月
总务党支部		陈　彬		1981年11月—1984年3月
	赵志华			1983年11月—1986年7月
	李世家			1987年12月—1989年8月
	王儒堂			1989年8月—1993年8月
后勤党支部	王儒堂			1993年8月—1994年9月
	赵永生			1994年9月—2004年5月
		魏　峰		2001年9月—2006年2月
	安玉梅			2004年5月—今

5. 机关第一党支部、机关第二党支部

1965年5月医院党委成立后，成立了第三党支部（机关党支部），包括院机关各科室、后勤、医技各科室。1967年3月，第三党支部划分组建为4个支部，医技科室为第四党支部，总务科为第五党支部，政治处为第六党支部；医务办公室、药材科、医疗预防科、煤校卫生站、和平街九路卫生站为第七党支部。1969年10月将第六、七党支部合并成立了机关党支部。1988年8月将机关党支部划分为机关一、机关二党支部。1989年11月，又将机关一、二党支部合并为机关党支部。1993年8月又将机关党支部划分为机关第一党支部和机关第二党支部。机关第一党支部现包括党委办公室、组织部、纪检办、工会、团委、保卫科，2012年底有党员21人。机关第二党支部现包括院办公室、人事科、医务科、护理部、护理培训部、科教科、信息科、监审科、档案科、计算机室、医改办、社区办、司法鉴定中心，2012年底有党员32人。

医院机关、机关第一、机关第二党支部历任书记、指导员见表3－1－8。

表3－1－8 机关、机关第一、机关第二党支部历任书记、指导员

名　　称	书　记	副书记	指导员	任　职　时　间
第三党支部	赵子华（兼）			1965年5月—1967年3月
第六党支部			王秉政	1967年3月—1968年9月
第七党支部			王云瑞	1967年3月—1968年9月

表 3 - 1 - 8（续）

名　称	书　记	副书记	指导员	任　职　时　间
机关党支部	吴子明（兼） 魏志民（兼）			1969 年 10 月—1972 年 7 月
	马洪儒（兼）			1972 年 7 月—1979 年 4 月
		钮万生（兼）		1979 年 4 月—1982 年 11 月
	张丙友（兼）			1981 年 11 月—1982 年
	孙恩旺（兼）			1982 年 11 月—1988 年 8 月
机关第一党支部	丁　羽（兼）			1988 年 8 月—1989 年 8 月
	赵志华（兼）			1989 年 8 月—1989 年 11 月
机关第二党支部	赵怀德（兼）			1988 年 8 月—1989 年 8 月
	李凤平（兼）			1989 年 8 月—1989 年 11 月
机关党支部	尚志芬			1989 年 11 月—1993 年 8 月
机关第一党支部	尚志芬（兼）			1993 年 8 月—2009 年 6 月
	林建华			2010 年 4 月—今
		郑宏丽		2010 年 4 月—今
机关第二党支部	郭和平（兼）			1993 年 8 月—2010 年
	李淑梅			2010 年 10 月—今

6. 老干党支部

老干党支部建于 1986 年 5 月，2012 年底有党员 51 人。

医院老干党支部历任书记、副书记见表 3 - 1 - 9。

表 3 - 1 - 9　老干党支部历任书记、副书记

名　称	书　记	副书记	任　职　时　间
老干 党支部	罗英		1986 年 5 月—1989 年 10 月
	白冰（兼）		1989 年 10 月—1991 年
	魏玉莲		1991 年—1993 年 8 月
		赵景芳	1993 年 8 月—1995 年 3 月
	杜效忠		1995 年 3 月—1997 年 3 月
	胡迎霞		1998 年 4 月—今

7. 实业公司党支部

实业公司党支部建于 1983 年 11 月，时称服务队党支部。1987 年改为劳动服务公司党支部，1988 年改称多种经营公司党支部，1994 年 12 月改称实业公司党支部。2012 年底有党员 9 人。

同煤集团总医院实业公司党支部历任书记、副书记见表 3 - 1 - 10。

8. 再就业中心党支部

再就业中心党支部成立于 1998 年，党支部书记为李涌刚（兼）。

表3-1-10 实业公司党支部历任书记、副书记

名　　称	书　记	任　职　时　间
服务队党支部	王金儒	1983年11月—1988年7月
劳动服务公司党支部	王金儒（兼）	1988年7月—1988年12月
	邓福成（兼）	1988年12月—1989年11月
多种经营公司党支部	弓晓玲	1989年11月—1993年8月
劳动服务公司党支部	弓晓玲	1993年8月—1994年9月
	贾世芳	1994年9月—1998年9月
实业公司党支部	吴永亮（兼）	1998年—今

（二）社区卫生服务中心党支部

2005年10月，同煤集团总医院将划归医院管理的煤峪口矿、忻州窑矿等5所医院7个卫生站的党支部经过重组建立了煤峪口分院、忻州窑分院、平泉分院、机厂分院、化工厂分院、宏远、厂校7个党支部。2007年改制后将7个党支部重建为煤峪口社区卫生服务中心党支部、忻州窑社区卫生服务中心党支部、平泉社区卫生服务中心党支部、新泉街社区卫生服务中心党支部、民胜街社区卫生服务中心党支部、新平旺社区卫生服务中心党支部6个社区卫生服务中心党支部。

医院煤峪口等6个社区党支部现任书记见表3-1-11。

表3-1-11 煤峪口等6个社区党支部现任书记

名　　称	书记	任职时间
煤峪口社区卫生服务中心党支部	王　体	2007年—今
忻州窑社区卫生服务中心党支部	项廷富	2007年—今
平泉社区卫生服务中心党支部书	张　杰	2007年—今
新泉街社区卫生服务中心党支部书	黄静泉	2007年—今
民胜街社区卫生服务中心党支部	李迎宾	2007年—今
新平旺社区卫生服务中心党支部	王东伟	2007年—今

（三）已撤销或成建制调出的党支部

1. 第三党支部

1967年3月，小儿科（包括传染病区）、妇产科、五官科组成第三党支部。1968年9月，基层科室改为队（连）编制时，撤销了第三党支部，将小儿科划归到一队（一连），妇产科、五官科划归到二队（二连）。1972年7月机构改革时恢复了第三党支部，1981年11月撤销第三党支部，将儿科划归第一党支部，妇产科、五官科划归第二党支部。撤销党支部前，1967年3月—1968年9月吴桂芝任指导员，1972年7月—1981年11月王金儒任党支部书记，1972年7月—1978年陈彬任党支部副书记。

2. 医大党支部

医大（"7·21"医科大学）党支部成立于1976年9月，1978年底撤销，期间党支部书记为李富。

3. 结核病疗养所党支部

结核病疗养所党支部成立于1976年4月，时称肺所党支部。1987年4月改称结核病疗养所党支部，1987年7月划归卫生处。1976年4月—1977年10月费殿壁兼任党支部书记，1977年10月—1981年3月孙恩旺任党支部书记，1981年3月—1987年7月魏福彬任党支部书记。

4. 职业病防治所党支部

职业病防治所党支部成立于 1983 年 4 月，1987 年 7 月划归卫生处管理。1983 年 4 月—1985 年 11 月段国珍任党支部书记，1985 年 11 月—1987 年 7 月徐海坤任党支部书记。

四、党员队伍

建院时只有中共党员一人。1950 年 4 月，大同矿务局任命中共党员刘玉琴为医院副院长，医院共有中共党员 2 名。1951 年 3 月，大同矿务局任命田耕夫为

医院指导员。1950—1952 年，医院接收了不少复转军人，其中多人是中共党员。1952 年初医院成立党支部，当时有党员 11 名。据现有资料统计，1949 年医院有党员 1 名、1950 年 10 名、1951 年 7 名、1952 年 11 名、1953 年 6 名、1954 年 11 名、1955 年 8 名、1956 年 33 名、1966 年 23 名。1966—1976 年共发展党员 36 名，1976—1991 年共发展党员 150 名。

医院 1992—2012 年党员及发展党员人数见表 3 - 1 - 12。

表 3 - 1 - 12　1992—2012 年党员及发展党员人数

年份	支部总数	党员总数	发展党员数	年份	支部总数	党员总数	发展党员数
1992	7	224	9	1993	8	234	10
1994	8	245	11	1995	8	267	13
1996	8	277	16	1997	8	298	18
1998	9	293	12	1999	9	281	11
2000	9	272	11	2001	9	271	6
2002	9	267	6	2003	9	274	11
2004	9	278	9	2005	16	389	15
2006	16	397	14	2007	15	426	15
2008	15	436	14	2009	15	442	12
2010	15	467	14	2011	15	459	7
2012	15	480	5				

第二节　党组织主要工作

一、党的思想政治工作

大同矿务局附属医院建院初期，正处于国民经济恢复建设时期。当时医院工作人员主要来自三个方面：一是留用或招聘的旧职人员；二是接收解放军复转军人；三是招收青年学生经过培训后从事护理工作。因此，医院党的思想政治工作主要是围绕国家经济建设恢复和社会主义改造时

期进行，重点是抓好党在过渡时期的总路线的学习、宣传，落实党的知识分子政策。通过宣传教育，使广大知识分子自觉转变世界观，改进思想作风和工作作风，放手做好本职工作。医院党组织在教育广大职工认真学习的同时，还经常组织医护人员深入矿厂为矿工、家属进行医疗服务，使广大医护人员的思想作风、工作作风、生活作风有了很大转变。1951—1956 年，医院根据党的"团结、教育、改造"方针和"既要大胆使用，又要热情帮助"的知识分子政策，先后呈报矿务局党委批

准提拔 5 名知识分子担任科主任，3 人担任护士长职务。广大知识分子在党的政策感召下，工作热情高涨，在医疗、护理等各项工作中做出了很大成绩，医院的医疗技术水平得到了较快发展。

1957 年 4 月 27 日，中共中央下发《关于整风运动的指示》，决定在全党进行一次以"反对官僚主义、宗派主义和主观主义"为内容的整风运动。运动开始，医院党组织根据中共大同矿务局党委《关于整风运动的计划》《关于在职工中全面开展整风运动的部署》，通过各种形式向群众征询意见，组织发动全院职工群众开展"大鸣、大放、大辩论"，年底职工群众对医院在行政管理、党群工作、人事管理、工资奖励、劳动福利、干部作风、国家政策等方面提出不少意见。通过整风运动全院广大职工群众的思想觉悟有了很大提高，也激发了工作热情。但由于反右派斗争被严重扩大化，把一批知识分子、爱国人士和党内干部错划为"右派分子"，给知识分子的思想造成了极大的压力和心理创伤。

1958 年党中央在全国开展了建设社会主义总路线的宣传教育活动，动员职工积极参加大跃进和大炼钢铁活动，鼓励知识分子走与工农相结合的道路。广大知识分子在劳动和与工农结合的过程中，受到了教育。但在此期间，也滋长了一些浮夸不实之风。

1960—1962 年国家遭遇了前所未有的经济困难和三年自然灾荒，医院党组织针对职工中存在的各种不良思想倾向，教育广大职工要树立克服困难的信心，坚守岗位，做好本职工作，为党和国家分忧解难。1962 年根据国家政策开展了精减职工和压缩城市人口的工作，医院符合精减压缩政策的职工和家属大多数响应国家号召愉快返乡。

1963 年 3 月 5 日，毛泽东主席发出"向雷锋同志学习"的号召，随后全院开展了声势浩大的向雷锋同志学习的热潮，利用黑板报、墙报、简报等形式宣传在学雷锋活动中涌现出的好人好事，使学习活动有声有色。通过向雷锋同志学习，提高了广大职工的思想觉悟，推动好人好事活动的开展。

1965—1966 年，医院党委响应上级号召，在全院深入开展了轰轰烈烈学习毛泽东主席著作的活动。当时主要是学习毛泽东主席的《为人民服务》《纪念白求恩》《愚公移山》三篇文章（后称"老三篇"）和《毛主席语录》。医院党委制定了政治学习制度，全院职工坚持每天不少于 30 分钟的政治学习，星期五下午为全院政治学习日，下夜班人员除特殊情况一般都主动回科室参加学习。通过学习毛主席著作，增强了广大职工对毛泽东同志的敬仰之情，对"老三篇"中张思德、白求恩、愚公移山精神有了较深刻的理解，对端正服务方向、改进服务态度起到了积极的推动作用。

1971 年中共九届二中全会后，医院根据上级部署，开展了"批陈整风""批林整风"运动和学习马克思、恩格斯、列宁、斯大林、毛主席著作的活动，党委和支部分别成立了理论学习小组，举办了多期理论学习班和多层次的学习辅导讲座。

1976 年 10 月 6 日，党中央一举粉碎"江青集团"，宣告"文化大革命"结束。医院同全国一样掀起了轰轰烈烈的揭批"江青集团"运动，学习《毛泽东选集》第五卷的热潮，开展了"实践是检验真理的唯一标准"的大讨论。

1978 年 12 月，中国共产党十一届三中全会召开，全会确立了"解放思想，实事求是，团结一致向前看"的党的思想路线，把党的工作重点转移到以经济建设为中心上来。1979—1981 年党中央又召开了四中、五中、六中全会，确立了党的政治路线、组织路线和实现"工业、农业、国防和科学技术现代化"（简称"四个现代化"）党的总路线。医院党委组织全院党员和干部学习贯彻党的十一届三中、四中、五六中全会精神以及贯彻中共中央、国务院提出的"调整、改革、整顿、提高"的八字方针，结合学习贯彻卫生部颁发的《全国医院工作条例》和《医院工作人员守则》，开展了全面整顿和落实知识分子政策的工作，从政治上、思想上、组织上拨乱反正，清除极"左"思潮的影响。期间，举办了多期学习班，轮训了党员、干部 290 多人，举办不同类型的辅导讲座学习报告会 15 次，受教育人数达 5400 多人次。通过这次思想大讨论，全院广大职工的思想得到了解放，工作积极性更加高涨，推动了医院各项工作的开展。1980 年清理"三种人"和审干复查、落实政策工作全部结案。

1982 年，党的"十二大"召开后，医院党委及时传达贯彻了"十二"大文件精神，组织党员和干部反复学习党的十一届五中全会通过的《关于党内政治生活的若干准则》，邓小平关于党风问题的论述，陈云同志《要讲真理，不要讲面子》的文章，胡耀邦关于思想政治工作问题的讲话，先后轮训党员 103 人，轮训干部 400 多人。各级党组织和党员干部，对照党章和《关于党内政治生活的若干准则》，认真开展党内生活会，认真检查在思想上、工作上、生活作风上存在的问题，开展批评与自我批评。通过教育，多数党员干部的思想认识得到了提高，党员的模范带头作用得到了较好的发挥。在首次开展的"两先一优"（先进党支部、先进党小组、优秀党员）活动中，涌现出一批先进党支部、先进党小组和优秀党员。

1983—1985 年，医院党委组织职工深入学习贯彻党的"十二大"精神，贯彻中共中央、国务院颁发的《中国共产党国营企业基层组织工作暂行条例》《国营工厂厂长工作条例》《国营企业职工代表大会暂行条例》，实行了党委领导下的院长负责制和职工代表大会制。党委制定了关于转变领导干部作风的十条规定和关于全院工作人员应做到的"十提倡十反对"，对全体党员、职工特别是领导干部提出了严格要求。1984 年开展了创建"文明医院"活动。1985 年，医院首次被评为"山西省文明医院"。

1985 年 3—12 月，党中央在全党开展了"整党整风"的思想教育运动。这次"整党整风"主要是从政治上、思想上、组织上进一步清除"文化大革命"的影响。要求党员不但要说清自己在"文化大革命"中是如何走过来的，而且要帮助党组织弄清医院"文化大革命"中的问题。医院党委根据上级安排，制定了《大同矿务局第一职工医院整党整风的实施安排意见》。在这场整党整风运动中广大党员和党员干部通过对《中共中央关于整党的决定》以及邓小平理论、党的路线、方针、政策的学习，充分认识到彻底否定"文化大革命"的重要意义和深远意义。在提高认识的基础上，对政治上、思想上、组织上存在的问题进行了整改，最后进行了组织处理和党员登记工作。全院共有党员 146 名，其中正式党员 127 名，正式党员中 2 名党员因"文革"问题未清暂不讨论登记，1 名党员因平时党员作用差暂缓一年登记，2 名党员因其他原因未登记，其余 122 名正式党员都履行了登记手续。1985 年 12 月 18 日，医院党委对历时 7 个多月的整党工作进行了总结。

1986 年 12 月，医院党委在深入开展"争先创优"活动的同时，加强了精神文明建设，在全院开展了以"医心慈、医风正、医德好、医术精"为主要内容的创建文明医院活动。

1987—1992 年，医院党委全面贯彻落实党的"十二大""十三大"和十三届三中、四中、五中、六中全会精神，深入进行了党在社会主义初级阶段的基本理论和基本路线（简称一个中心、两个基本点，即以经济建设为中心，坚持四项基本原则、坚持改革开放）的教育，深化改革，整章建制，引深文明医院建设。1989 年春夏之间的政治风波后，医院根据党中央和矿务局党委的决定在全院开展了加强和改善党的领导，加强对党员特别是领导干部的党性、党风、党纪的教育和维护安定团结的教育。

1992—1994 年，医院党委深入贯彻党的"十四大"精神，加强党的思想建设、组织建设和党风廉政建设，围绕创建三级乙等医院的活动，党委提出了"抓党风，带院风，促医风"的工作思路，强化了党员教育和医德医风管理，发动群众开展各种形式的竞赛活动。1992 年，医院为加强医德医风建设，制定了《医德医风规范实施细则》，定期进行患者满意度调查。同时要求工会、团委、科协、文委、老龄委结合自身特点，开展各种形式的创建活动。1994 年初，开展了"大干百天，上等达标"活动和向山西省卫生战线先进人物赵雪芳学习活动。通过开展创建活动，广大职工的积极性得到了发挥，1994 年 12 月，实现了山西省三级乙等医院达标目标。

1995—2005 年，医院党政主要围绕建设高标准的三级乙等医院目标，在党的思想建设方面开展了党员"双学"、支部"双评"工作，对党员和干部实行目标管理考核，围绕医疗制度改革开展创先争优活动。1997—1999 年，在大同矿务局遇到建局以来最严重困难，医院经费十分紧张的背景下，医院各级党组织发动群众献计献策，充分发挥了党组织作用和全体党员的先锋模范作用，保证了医院各项改革措施的顺利实施。精神文明建设方面，组织广大党员和干部认真学习中共十四届五中、六中全会和"十五大""十六大"文件，深刻领会邓小平理论、"三个代表"重要思想、科学发展观精神实质，修订了精神文明建设"九五"规划。尤其在 2003 年抗击非典型肺炎的战役中，全院广大职工发扬"国家有难，匹夫有责"的大无畏精神，踊跃报名要求到抗击"非典"第一线。尤其是战斗在隔离病区和发热门诊的同志们发扬"一不怕苦，二不怕死"的革命精神，克服困难，认真工作，涌现出许多可歌可泣的感人事迹。2003 年医院被大同市、山西省评为抗击非典型肺炎先进集体，2 人被评为先进个人。

2006—2012 年，医院党委组织党员、干部认真学习中共党的"十七大"会议精神，深入贯彻落实邓小平理论、"三个代表"重要思想和科学发展观，紧紧围绕"创名院、建名科、出名医"，创建高质量的三级甲等医院的目标，深化改革，依法治院，全面推进物质文明、精神文明（两个文明）建设。2006 年，制定了《同煤集团总医院文化建设纲要》。2007 年，确定了"创新、敬业、奉献、合作"的医院精神，"勤奋、严谨、仁爱、谦和"的工作作风和"创立品牌、追求卓越"的奋斗目标；制定了《党风廉政建设及反腐纠风工作安排》和《加强医院管理纠正医药购销和医疗服务中不正之风的规定》。2009年，医院又深入开展了学习实践科学发展观活动，狠抓党风廉政建设和医德医风建设，制定了《同煤集团总医院关于进一步加强行业作风建设工作方案》，编写了《同煤集团总医院员工手册》，制定了员工的行为规范、员工荣辱观、公共卫生服务用语及各岗位的文明用语、仪表礼仪等要求，把员工行为纳入医院医德医风、文化建设的考核项目。2010年，在纪念建党89周年的大会上，党委要求每个党员要认真履行党章规定的党员义务，努力做到"五个带头"（注：带头学习，积极投身学习型党组织活动，争做学习型党员，努力提高业务技能，成为医院各个岗位上的标兵；带头争创佳绩，党员要具有强烈的事业心和责任感，认真履职，埋头苦干，开拓创新，无私奉献，在本职岗位上做出显著成绩；带头服务患者，积极帮助患者解除疾病，维护患者的正当权益，做患者的知心人、贴心人；带头遵纪守法，自觉遵守党纪党规，模范执行国家的法律、法规和医院的各项规章制度；带头弘扬正气，自觉践行社会主义核心价值体系，发扬社会主义新风尚，维护社会公平正义，敢于同不良风气、违法、违纪行为作斗争）。

2010年12月，同煤集团总医院顺利通过了山西省三级甲等医院的评审。在创建三级甲等医院的活动中，充分发挥了党委的政治核心、党支部的战斗堡垒和党员的先锋模范带头作用。2011—2012年，医院进一步加强了医德医风、惩防腐败体系建设，制定了《同煤集团总医院党风廉政教育计划》；加大了纠正行业不正之风、惩治腐败专项治理的力度；设立了医德医风办公室，制定了《医德医风工作流程》《医德医风查房制度》；重新聘任了36名社会监督员，设立了患者满意度调查员，每月定期到门诊和病房进行患者满意度调查，医患关系办公室定期对出院患者按比例进行电话回访等。总之，同煤集团总医院在这七年中由于政治思想工作做得深入细致，广大员工的积极性得到了充分发挥，大家心往一处想，劲往一处使，接地气，正能量得到了发挥，使得医院的各项工作取得了巨大成就，各项医疗指标创造了历史最好水平，同时实现了几代医务工作者建设三级甲等医院的梦想，前所未有地被山西省授予"五一劳动奖章"。同时，医院党政认真贯彻"多劳多得，按劳分配"的分配原则，员工的收入一年一个台阶，员工对医院的感情也越来越深。

二、纪律检查

医院在1982年前没有专职纪检机构和专职纪检人员，纪检工作由政治处或党委办公室分管，其主要职能是对个别党员作风问题、多吃多占、生活腐败、倒卖药品等违规违纪问题进行严肃查处。1982年3月医院成立纪检办公室，赵景芳任纪检干事。纪检办公室成立后，根据党中央、上级纪委和医院党委不同时期的要求，制定年度工作计划，进行工作总结，完善规章制度，推进了党风廉政建设工作。

1986年7月，医院设专职纪检员，享受科级待遇。

2005年9月，同煤集团公司为医院设置了由党委副书记兼职纪委书记职务。

2010年10月，同煤集团总医院增设了专职纪委副书记。

同煤集团总医院党的纪律检查工作，在医院党委和同煤集团纪委的领导下进行。纪检委和纪检办公室按照《中国共产党章程》和《中国共产党党员领导干部廉洁从政若干准则》开展工作，负责检查各基层党组织和党员干部贯彻落实党的路线、方针、政策及执行党规党纪的情况；定期对党员进行党风党纪和遵纪守法教育；接待受理群众对党员违纪问题的举报，对群众举报或在检查中发现的问题，及时认定、及时查处，并及时向医院党委和上级纪委汇报，需要作出处分决定的提交医院党委会议集体讨论。

自纪检办公室成立以后，在党风建设、反腐倡廉等方面主要开展了如下工作：

一是坚持以医疗为中心，狠抓医疗服务、医药购销、物资采购、设备购置、干部任免、基建工程等领域中腐败行为的治理与整顿。1993 年，医院制定了《医德规范和实施细则》，由医院纪检、监察部门牵头，组织医务人员分别签订了廉洁行医责任书，副科以上干部签订了廉政履职责任书。2002 年，医院以邓小平理论、"三个代表"重要思想为指导，制定了《加强领导班子建设改进领导作风的实施意见》。2005—2009 年，先后制定了《党风廉政建设及反腐纠风工作安排》《加强医院管理纠正医药购销和医疗服务中不正之风的规定》《同煤集团总医院关于进一步加强行业作风建设工作方案》等。2012 年，根据党中央、卫生部、山西省卫生厅关于廉洁风险防控的有关规定，制定了《同煤集团总医院廉洁风险防控措施实施办法》。

二是加强医德医风管理与教育。1995年，在医院党政的统一领导下，以《卫生职业道德教材》《医院规章制度和岗位职责汇编》为主要内容，采取岗前培训、科室学习等形式对全院职工进行职业道德和医德规范教育，并积极宣传廉洁行医、优质服务的先进典型。同时对患者反映强烈的问题，医院和各科都制订了整改措施。2012 年，医院成立了医德医风办公室，制订了《医德医风工作流程》《医德医风住院查房制度》等，由纪委书记牵头组织有关人员定期进行医德医风查房和患者满意度调查，还聘请了 36 名社会监督员，通过多渠道听取院内外群众对医院工作的意见和建议，并及时加以整改。

自开展反腐倡廉、加强医德医风建设和考核以来，1995 年全院共收到表扬感谢信 90 多封，锦旗、镜框 30 多个。2011年，全年退还"红包" 23 人次，金额9600 元，收到锦旗 42 面。2012 年，全年退还"红包" 122 人次，金额 43750 元，收到锦旗 67 面、感谢信 45 封。同时，对17 名不作为的科级干部进行了诫勉谈话，对 24 名违规违纪人员进行了处罚。

2011—2012 年医院被同煤集团党委评为党风廉政建设先进单位。

三、精神文明建设和医院文化建设

1981 年 3 月，医院根据党中央和上级党委的安排，制定了《大同矿务局平旺医院"五讲四美"的具体要求和医德规范守则》，在全体职工中开展了"讲文明、讲礼貌、讲卫生、讲秩序、讲道德，心灵美、语言美、行为美、环境美"的"五讲四美"活动和"良好服务月"活动。在活动中全院各科室都制订了改进服务态度、促进院容院貌改观的具体实施计划，使医院的"五讲四美"活动出现了良好开端，职工的精神面貌发生了深刻变化，全院涌现出许多好人好事，如郭多文、卢春祥等 34 人一次抢救病人 37 小时未回家，骨科大夫孙玉亭为抢救一名受伤患者连续工作 20 小时。此后，每年三月份被定为"文明礼貌月"，每年有不同的活动主题和重点内容。1983 年，医院开展了"文明礼貌月"活动，对职工进行了"五讲四美三热爱"教育及共产主义理想、信念、道德教育，与之相结合还进行了职业责任、职业道德、职业纪律的教育，发动群众制定了"三优一学"的优质服务计划，开展了"文明个人""文明科室""文明班组""文明病室"的活动，要求全院工作人员做到十提倡十反对。同时医院党委制定了"关于转变领导干部作风"的十条规定。全院组成7个学雷锋小组，共40多人参加；19名医生上街为1723人义诊。1984年，医院开展了以创建文明医院为目标，以树立良好医德、为病人服务为主要内容的"两先两优"活动，教育广大职工树立正确的职业道德观；继续综合治理脏、乱、差，倡导优质服务，建立优良秩序，创造优美环境；狠抓环境卫生和门诊、病区秩序管理，增加了优质服务内容，促进了全院各项工作的开展。1985年，医院开展了创建文明医院活动。为了搞好这项活动，医院党政决定由副院长孙锡孚带队，抽出各科负责人及有关人员参加，按照"文明医院千分制"的标准分别两次对全院的院容、院貌、医德、医风、医疗护理质量进行了自检。山西省文明医院检查团来医院检查验收时，医院以916分的好成绩达到了文明医院的标准。1986年10月7日，医院下发了《关于认真学习〈中共中央关于社会主义精神文明建设指导方针的决定〉的安排意见》。1988年，文明医院创建活动连续三年达标。1989年，医院开展了"文明行医、优质服务"双庆立功赛活动。通过开展三个百日竞赛活动，促进了全院医德医风的好转，涌现出了以"十佳"为代表的优质服务先进个人和集体，使文明医院建设取得了连续五年达标的好成绩。1991年，医院围绕精神文明建设"三个三"的总体思路，开展了争"双佳"和"讲比"活动，全院参加讲比竞赛活动的有529人，占全院医务人员的81.8%。1985—1991年，医院连续6年

保持了山西省卫生厅命名的"文明医院"荣誉称号。1992年，医院在加强精神文明建设方面做了大量卓有成效的工作，被评为大同矿务局精神文明建设先进单位。1993年，医院认真落实"两手抓，两手都要硬"的精神文明建设方针，充分发挥党群各部门的合力作用，开展了"双文明""双白杯"竞赛和技术比武岗位练兵活动。1996年，医院从精神文明建设、思想道德建设工作入手，继续开展了"双文明""双白杯"竞赛、学习山西省长治市人民医院妇产科主任"人民的好医生赵雪芳"活动以及"双十""两创""一争"活动，推动了医院精神文明建设的深入发展。

1997年，医院党委组织职工收看了"十五大"开幕式，举办了学习贯彻党的"十五大"精神培训班，修订了医院精神文明建设"九五"规划和实施意见，继续开展了优质服务、文明争创活动。全年收到群众表扬信17封，锦旗14面。

2000年，医院党委按照大同矿务局党委要求，对修炼"法轮功"人员进行了调查摸底，对"法轮功"成员多次家访，教育他们认清"法轮功"邪教组织的本质；组织全院职工收看了"法轮功"邪教组织搞非法活动和封建迷信活动的录像片，从而增强了职工的科学意识和判断是非的能力。

2001年6月12日，医院党委召开全院精神文明建设工作会议，医院党委书记作了《关于围绕医院改革，引深创建活动，进一步开创我院精神文明建设的新局面》的工作报告，要求全院各级党组织和广大职工认清形势，明确任务，紧紧围绕医院改革和发展，深入开展精神文明建设活动。在开展"三学一争"活动中，放射科共产党员李国锋被评为矿务局的职业道德标兵和文明职工，注射室被评为矿

务局的职业道德先进小组，医院团委青年志愿者协会连续两年被评为矿务局先进青年志愿者协会。

2002 年医院党委结合精神文明建设实际制定了各类人员文明服务规范，组织全院职工开展了公民道德与医德医风大讨论，同时加大了精神文明建设一体化考核的力度，选树了神外科、心内科、急诊科、住院处四个文明示范区，多次组织专家医疗队开展广场大型义诊活动和下乡医疗扶贫活动，收到了良好的社会效益。特别是在抢救因多处复合伤而生命垂危的16 岁姑娘伊霞中，表现了医院广大医务人员高尚的医德和精湛的医术，经过数十个日日夜夜的抢救，小伊霞重获第二次生命；为了帮助身无分文的她战胜困难，医院领导带头捐款，广大职工积极参加，为小伊霞捐款近 5000 元，使小伊霞重新站了起来。这一事迹被多家新闻单位报道，引起了社会的广泛关注。2002 年，医院被集团公司授予精神文明建设达标单位称号。

2003 年，医院党政以支部和科室"双创新"活动为平台，继续深化"文明科室""文明职工"活动的内涵，营造文明、健康、向上的良好风气。

2004 年，医院精神文明建设的主要任务是实现两大工程，即员工素质工程、医院形象工程，针对文明职工、文明科室、文明班组、文明支部"四个文明"活动制定了精神文明建设考核标准和办法，坚持每月精神文明例会考核制度，使医院的精神文明建设工作不断得到深化。

2005 年，医院的精神文明建设工作围绕创建"三甲医院"目标，以加强学科建设、科技创新活动为载体，本着"人无我有，人有我新，人新我能"的原则，医院党政把学科建设摆在了极其重要的工作日程。2005 年，在全院开展了

"以病人为中心，以医疗质量为主题"的医院管理年活动。医院按照省、市卫生部门的要求，制定了医疗质量管理方案，修改了《医疗质量考核标准》；推进依法执业，规范执行医疗工作的准入制度；专项治理乱收费等不正之风，贯彻执行了新的医疗收费标准；整顿服务态度，规范仪容仪表，改变工作作风，提高竞争意识，提升了医院和科室的整体形象。

2006 年，同煤集团总医院党政依据集团公司"建设新同煤、打造新生活"的战略远景以及"五个一"总体要求和"三个三"工作思路，坚持精神文明重在建设的方针，制定了坚持"以病人为中心"的服务理念，构建和谐的医患关系，稳步提升医疗服务质量和医疗服务水平，以提高员工素质和医院文明程度为目标，进一步完善基础设施，增强服务功能，提高文化品位，优化诊疗环境，塑造良好形象，努力形成"人人是文明建设的主体，个个为文明建设作贡献"的良好氛围，着力打造"三好一满意"和"百姓放心"的创新型现代化医院。

2006 年 9 月，医院党政认真贯彻胡锦涛总书记关于向北京军区总医院原外一科主任华益慰学习的号召，认真组织党员和医务工作者开展了学习华益慰同志先进事迹活动，并组织开展了树立社会主义荣辱观的教育活动。

2006 年，同煤集团公司在四台矿召开了企业文化建设工作现场会。会后，医院领导亲自带领 60 多名中层干部到四台矿参观学习，又带领有关职能部门的负责人到医院文化建设工作较好的山东泰安医院参观学习。为了认真贯彻落实集团公司企业文化建设工作的要求，结合本院特点和实际，成立了文化建设领导组，研究制定了《同煤集团总医院文化建设纲要》，制定了例会制度，确立了工作思路、工作

重点和工作责任。党政主要领导还多次利用各种会议，向广大干部和职工宣讲医院文化建设的重要意义，以及加强医院文化建设的紧迫性和重要性。为了调动全院职工参与医院文化建设的热情，在全院各支部和各科室进行了医院文化建设研讨活动，主要研讨医院文化建设的核心，医院文化建设的内容、作用，怎样建立具有行业特点又符合医院实际的优秀医院。通过研讨，提高了广大员工对企业文化的认识，激发了广大员工建设医院文化的主动性和积极性。医院借鉴和参照兄弟单位企业文化建设好的经验和做法，把全院划分为医疗、护理、后勤、机关四大标准服务体系，按照 RHM 精细化、人性化管理要求，梳理现有的工作规范和标准，补充完善了新的岗位人员标准、岗位制度标准、岗位流程标准、岗位质量标准，进一步推进了医院的文化建设工作。2006 年是落实医院管理年各项活动取得成效的一年，也是医疗改革与发展迈出坚实步伐的一年。

医院文化是医院在发展过程中形成的以医院精神和管理理念为核心，凝聚、激励医院各级管理者和员工归属感、积极性、创造性的人本管理理论。2007—2008 年，医院党政以加强医院文化建设为主题，确定了"创新、敬业、奉献、合作"的医院精神，"勤奋、严谨、仁爱、谦和"的工作作风，"创立品牌，追求卓越"的奋斗目标，极大地增强了员工的凝聚力，为医院长期发展提供了明确的思路和方向。通过努力，医院在集团公司精神文明年度考核中达到了标准要求。

2009 年是医院认真贯彻党的十七届四中全会精神，增强医院党组织改革创新能力，深化医院内涵建设，争创"三甲"医院，各项工作取得突出成绩的一年。同年 2 月，医院党政下发了《关于同煤集团总医院深入开展学习贯彻党的十七届四中全会精神的安排》，要求全体党员干部在工作中起模范带头作用，培育健康向上的医院文化，创建文明和谐的就医氛围。编订了《同煤集团总医院员工手册》，详细规定了员工守则、员工荣辱观、公共卫生服务用语和各岗位标准服务用语及仪表礼仪等要求；在全体员工中开展说文明话、做文明人、办文明事活动，同时把员工行为纳入医院文化建设考核中；护理部门提出了"用我们的耐心、关心、细心，换取您的安心、舒心、放心"的服务理念；提倡主动服务，关注患者困难，努力创建文明的就医环境及和谐的医患关系。

2010 年 4 月，医院在山西省率先开展了优质护理活动示范工程。2010 年 10 月，医院组建了一支由医院员工、在校学生以及社会其他工作人员组成的近 300 人的志愿者服务队，长期活跃在医院门诊、病房以及社区、敬老院等地。医院门诊大厅设立了便民服务台，每日为近 200 人提供免费测血压、咨询及健康宣教等服务；志愿者服务队每月不定期开展 1~2 次为住院患者提供一般生活护理、沟通交流、陪同检查、健康教育、陪护等服务；在各种节日、主题日组织义诊，进行健康宣教等，目前已基本形成了长效活动机制。全年开展了"与雷锋精神同行，志愿服务在医院"的主题活动。2010 年，志愿者服务达 2790 小时，大型义诊 11 次，服务对象 3500 人次。同年 9 月 30 日，医院对志愿者服务工作出色的单位和个人进行了表彰。

2011 年，医院党政确立了为群众提供满意、放心服务的工作目标，以打造"三好一满意"医院为工作重点。在全院职工共同不懈的努力下，实现了管理、质量、服务等方面稳步提升。医院党政以坚持公益性办院方针为主线，全心全意为患者服务，比解决群众看病难、看病贵为宗旨，全员参与，创新机制，大力开展精神文明创建活动和医院文化建设工作，努力构建文明和谐医院。在弘扬和继承优秀传统文化的基础上，吸收借鉴国内外现代医院文化建设成果，坚持制度创新与观念更新相结合，以"群众满意"为追求，以促进发展为宗旨，以诚信友爱为基石，以人本管理为核心，以学习创新为动力，努力建设具有鲜明时代特征、丰富管理内涵和具有医院特色的医院文化，为构建和谐医院、和谐医患关系，塑造良好医院形象，促进医院持续健康发展提供了强有力的精神文化动力。

为了继承和弘扬医院文化和医院精神，医院于2011年12月9日成立了院志编纂委员会。

2012年10月8日，医院成立同煤集团总医院文化建设工作领导组，组长由党委书记、院长担任，副组长由党委副书记、工会主席、各副院长担任，成员单位由党委办公室、院办公室、工会、团委、文委、组织部、人事科、医务科、护理部、总务科、社区卫生服务指导办公室组成，办事机构设在党委办公室。

医院党政在2006—2012年的七年中，按照集团公司"文化强企，快乐工作"的企业文化建设要求，紧密结合医院工作特点，坚持"党委统一领导，党政群齐抓共管，有关部门各负其责，全院员工积极参与"的领导体制和工作机制，把精神文明建设和医院文化建设有机结合起来，明确了党支部是精神文明建设和文化建设的主体，党员是精神文明建设和文化建设的骨干，坚持以理念渗透为前提，以行为养成为基础，以优质服务为突破口，以提升医疗技术水平、更好地服务煤矿生产和员工健康为目标，扎实推动医院文化建设。经过多年实践，打造了同煤集团总

医院以高超的医术救人，以高尚的医德感人的医院精神；德厚术精、严谨求实的医院作风；以人为本，科技兴院的管理理念；患者满意，社会满意的经营理念；让病人满意从跨入医院开始的服务理念；以病人为中心，视质量为生命的核心理念；德为先、识为重、能为本的人才理念；勇于奉献、争创一流的价值理念。同时通过大力开展群众性文化活动，推行快乐工作法，激发了员工的热情，凝聚了员工的亲和力，调动了员工的工作积极性，推动了医院文化建设和精神文明建设的健康发展。

四、行业作风建设和医德医风建设

建院初期，医院人员构成成分复杂，医疗作风建设的任务较为严峻。医院根据当时医务人员的思想实际，发动群众开展了"根除资产阶级的医学思想作风，树立社会主义的医学思想作风"的教育活动，教育广大医务人员要树立无产阶级世界观，树立为矿工服务、为工农兵服务的思想。首先，在医务人员中制定了"四不准"（不准接受患者的钱物，不准上班吃东西，不准坐患者床边，病房工作不准穿硬底鞋，工作时间衣帽整洁、礼貌待患）。其次，建立了一系列宣传就诊知识和导医服务制度，还建立了节假日照常查房、急诊和不分昼夜抢救危重病人等制度，保证了患者来院就诊可以得到及时治疗。同时，还加强了对工作人员的培养工作，对业务骨干送党校和政训班学习，并加强了对医务人员的业务学习。这些制度及工作对提高职工思想、提高医疗质量起到了积极作用，在群众教育活动中发挥了党政工团协同配合的重要作用。

"文化大革命"结束后，医院党委认真贯彻党中央拨乱反正、解放思想、实事

求是的思想路线，教育党团员和职工端正服务方向，改善服务态度，树立全心全意为病人服务的思想，开展"向病人送温暖"活动，任何人不许以任何借口利用工作之便谋求个人私利，向病人索要礼物。

20世纪80年代后期，拿回扣、收红包、乱收费等行业不正之风开始在医疗卫生领域出现。1986年初，医院党委把端正党风、纠正不正之风当作大事来抓，认真组织党员学习了中发（85）57号文件精神，根据医院实际作出了十项规定，开展了以支部为单位进行自评众议活动。这些规定与活动提高了广大党员干部端正党风、抵制不正之风的自觉性。建立健全了党风专职人员；根据中央（86）10号文件精神，抽调专人，组织人力，认真对全院有关部门进行检查；同年3、7、8、9月集中进行了医德医风教育。1988年，医院从医德教育入手，层层发动宣传，组织广大职工认真学习省厅的十条要求、医德守则、《医院工作人员医德规范及实施细则》，坚持正面教育和自我教育的原则，把医德教育与革命理想、革命纪律教育，与遵守医德守则规范教育，与落实岗位责任制结合起来，使职业道德同职业责任融合在一起，把医德教育转化为规范化的实际行动；围绕为患者提供优质服务这一目的，采取多种形式开展了"优质服务月""病人至上、优质服务百日竞赛"活动，同时严格各种考核制度，开展了医德评价活动，奖优罚劣，树立典型；拟定了《大同矿务局第一职工医院工作人员医德规范及实施细则》，经职工代表大会审议通过并实施；同时建立了对新参加工作的人员实行岗前医德教育制度。同年8月，对43名新职工举办了以医德规范、形势教育为主要内容的岗前医德医风培训班，使新成员一上岗就接受系统的医德教

育。1989年，医院党政根据大同矿务局反腐倡廉精神，结合医院实际制定了《反腐倡廉近期内做好八件事的决定》，基本上刹住了以医谋私和吃喝风。

1990年，医院一方面加强党风党纪教育，组织培训广大党员学习党章、《准则》和中纪委下发的八项条例规定，另一方面实行公开办事制度，增强透明度，自觉接受群众监督。医德医风方面，1990年6月医院在服务态度、服务质量等方面出现了一些问题，引起了大同矿务局党政的高度重视，矿务局主要领导委派矿务局党委副书记、副局长和矿务局有关部门领导来医院进行调研，医院党委根据矿务局党委的要求进行了全面部署，在全院范围内开展了医疗秩序治理整顿，狠抓职业道德教育，改善服务态度和提高医护质量的教育活动。一是成立了医院治理整顿领导组，切实加强对整顿工作的领导。二是进行了广泛全面的发动，开展了全院性大学习、大讨论。通过学习、讨论，使大家认清了医院的形势，看到了医院、科室和个人存在问题的严重性，认识到了医院进行整顿的紧迫性和必要性。三是狠抓整顿措施的落实，在整顿中主要是狠抓劳动纪律、医德规范、技术操作规程的落实，并严格探视、陪侍制度。通过狠抓措施的落实，全院出现了"三多三少"，即遵守劳动纪律的多了，脱岗干私活不坚守岗位的少了；服务态度和蔼热情的多了，顶撞推诿病人的少了；遵守操作规程的多了，违反操作规程的少了。另外，还对两起医疗技术事故进行了认真的调查处理，使全院职工深刻接受了教训，从而提高了工作责任心。通过治理整顿，基本上达到了"三个改善"和"三个提高"的目的，即改善了医疗作风，改善了医疗环境，改善了医院面貌；提高了医护安全质量，提高了医疗服务质量，提高了医院管理水平。

全院各科室拒收红包 27 人次，神经外科主任郭多文廉洁行医，一次拒收红包 500 元。同时，还加强了医院同社会各方面群众的联系，建立健全了群众监督网络，向院内外聘请 19 名党风监督员和 50 名行风监督员，让群众公开评议，对照打分，考评结果及时地反馈，从而促进了党风和行风的转变。

1991 年 12 月，医院党政在门诊挂号处和住院处分别悬挂了《致患者的一封公开信》，主要内容是接受患者监督，改进医疗作风。同年 12 月 28 日，矿务局矿工报进行了全文登载，得到了广大患者的诚恳合作，对促进医院的医疗作风和社会风气的好转起到了一定作用。医院还把医德医风满意度与奖金挂钩，凡满意度达不到规定标准的科室都按规定进行了扣罚，并以每月"奖金会议纪要"的形式通报全院。同时，将每月医德医风考评结果作为评选"文明科室（病区）""文明职工"及开展"白求恩杯""白衣天使杯"优质服务竞赛的重要依据。

1992 年，医院坚持了"以党风带院风促医风"的工作思路，在加强党风建设方面作了大量卓有成效的工作，被评为矿务局党风廉政建设先进单位。

1993 年，医院党委突出"反腐败纠行风"这一主题，在开展系列教育活动的基础上强化了各种监督制约机制，严格制定并执行了加强党风廉政建设和医德医风的"两个实施意见"，层层签订了廉洁行医责任书和廉洁履职责任书，建立了医德医风个人档案，要求每位医务人员书写《医德自传》，将《医德自传》、廉洁行医（履职）责任书、表彰决定、医德评价表、表扬信等内容载入医德医风个人档案。与此同时，根据有关规定严肃查处了个别医疗违纪案件，有效改善了党群、干群及医患关系。

1994 年，医院采取多种形式，组织广大职工特别是党员干部认真学习了《邓小平文选》第二、三卷和党的十四届三中、四中全会及江泽民等中央领导同志一系列重要讲话精神；并认真贯彻了《爱国主义教育实施纲要》，把开展爱国主义教育同爱院、爱岗、遵守职业道德教育结合起来，采取多种形式组织职工学习山西省卫生厅编写的《卫生职业道德教材》，还组织了全院卫生职业道德知识考试，举办了"医德杯"知识竞赛；严格执行《医德医风规范实施细则》等一系列规范性制度，对全院的医德医风状况进行了自查，强化了医德医风监督制约机制，有效提高了全体职工廉洁行医、提供优质服务的意识。

1995 年，党委坚持以《卫生职业道德教材》和《规章制度、岗位职责汇编》为主要内容，采取岗前培训、科室学习等形式对职工进行职业道德和医德规范教育，并积极宣传廉洁行医、优质服务的先进典型。同时，坚持和完善廉洁行医的监督制约机制，针对患者反映强烈的问题深入调查，及时制定整改措施。全院收到表扬信 90 多封，锦旗、镜匾 30 多个，医务人员拒收"红包"达万余元。骨科、急诊科抢救陕西姑娘马婕的先进事迹还被评为矿务局精神文明"十好"群体。急诊科医生马霞从自己家里拿来 1000 元为马捷交了住院押金。

1996 年，医院坚持对新分配来院的毕业生进行岗前教育，坚持每月一次门诊、病区及合同单位的满意度调查，坚持病区公休座谈会、社会监督员座谈会和医德医风考核评价制度。

1997 年，医院举办了学习贯彻党的"十五大"精神培训班，修订了医院精神文明建设"九五"规划和实施意见。一年中，收到群众送来的表扬信 17 封，锦旗 14 面。

1999 年，医院经过广泛征求意见，制定了《纠正行业不正之风和职工违反职业道德的若干处罚决定》，先后对 5 起个别医务人员违反职业道德和发生医患纠纷的问题，按照规定进行了严肃处理并全院通报。

2001 年，医院下发了《医师诊疗工作道德规范》和《医务人员仪表行为规范》，并制定了医师诊断中的 17 条道德要求，18 条医务人员仪表行为规范。

2003 年，医院根据精神文明建设的总体要求，首先将医德医风建设纳入精神文明建设一体化考核，成立了领导组及办公室，由医院党政领导负总责，建立了医德医风教育管理和考评机构，形成了分工明确、各负其责、齐抓共管的局面，实行了月考核、季评价、年终总评价的工作制度。其次结合医院实际制定了《医务人员医德规范及实施办法》《医务人员文明服务规范》以及《医院工作人员仪表着装、文明用语规范》等规定和措施。再次建立了医德医风监督员工作制度，由纪检、监察、党办、院办、医务、护理、门诊部、纠风办人员及各支部书记参加，利用每月召开的精神文明工作例会，听取各方面意见，有针对性地改进工作。最后加强了"四个教育"（形势教育、路线方针政策教育、职业道德教育、职业技能教育）。2003 年全院共收到患者及家属的表扬信 70 余封，锦旗、镜匾 20 多个，医务人员拒收"红包"万元以上。

2005 年底，医院党政为了贯彻落实全省医药卫生系统专项治理乱收费和不正之风工作会议精神，尽力解决群众"看病贵、看病难"问题，取消了开单提成、CT 加急费、CT 和核磁开单费，并严厉打击医药代表做临床收取回扣等不正之风。同时，责成专人对照"三级乙等医院"的收费标准进行了自查自检，对不符合标准的项目进行了纠正。另外，按国家有关药价规定，全部下调了有关药品的零售价，并按照医疗保险政策对统筹患者用药下调了自付比例。

2006 年，医院成立了党委书记、院长亲自挂帅并由专人负责的治理商业贿赂工作领导组及办公室，并多次召开专题会议，将开展治理商业贿赂工作的政策法规传达到每个员工，从药品购销、设备采购、建筑工程等方面进行清查整治，对明显违反用药原则的 3 名当事人给予严肃处理，对 15 名当事人进行了通报批评。

2007 年，医院为了进一步加强医德医风和行业作风建设，采取了以下措施：第一，医院党委制定了《党风廉政建设和反腐纠风的工作安排》《加强医院管理纠正医药购销和医疗服务中不正之风的规定》等政策性文件，按照"谁主管、谁负责"的原则，医院领导与各科主任、支部书记签订了任务书。第二，坚持实行患者满意度调查，按期召开一年两次的社会监督员会议；在门诊和住院大厅公布投诉电话，设立意见箱，由专人及时接待和处理患者投诉。第三，加大纠风专项治理力度，要求全院职工严格执行卫生部"十不准"规定。医院行风督察部门经常深入各科室，对工作人员医德医风、挂牌上岗、服务态度、诊疗秩序等方面进行明察暗访，发现不符合"十不准"规定的立即予以纠正。第四，严禁医务人员收取红包、索要财物、接受馈赠，严禁医生开单提成。对违规医生一经查实，视情节轻重给予罚款、停职等处罚。第五，加强经济活动的监督力度，严格各项招投标工作和审计工作程序。医院各种大型医疗设备、建设材料、维修工程等均采取招标或议标的形式公开进行，并由纪检、监察科全程监督。

2009 年，医院党政以科学发展观为指导，认真贯彻落实党的十七届四中全会精神，狠抓党风廉政建设和医德医风建设，制定并实施了《同煤集团总医院关于进一步加强行业作风建设工作方案》，还召开了加强医德医风建设动员大会，向全院员工发出了进一步加强医院医德医风建设倡议书，在全院开展了医德医风和行业作风建设日常考核与检查工作，促进了医患和谐，社会和患者的满意度得到了提高，使医院的医德医风建设工作取得了明显成效。

2010 年，医院围绕以"病人为中心"的服务理念，以提高患者就医满意度为目的，以患者的实际需求为出发点狠抓精神文明创建工作，全年针对患者普遍反映看病等候时间长、各项检查来回跑腿多等问题，医院首先从改进门诊就诊流程入手，调整就医环境，改革和简化就诊流程 200 余项，大大缩短了患者的就诊时间。

2011 年 1 月 28 日，医院党政制定了《同煤集团总医院加强领导人员作风建设考核实施办法》。继续将加强员工医德医风素质教育作为强化行业作风的抓手，在全院开展了"树立好医德、争做好医生"的竞赛活动，举办了"如何做一名好医生"的教育培训，同时广泛开展了"如何做好学科带头人""如何做一个好党员"的研讨会。要求医护工作的服务理念要从以"医疗为中心"转变为以"病人为中心"，要以解决患者需求为着眼点，不断增强员工的工作责任心和对患者的关爱心，从细微之处做起，为患者提供满意服务、感动服务。如妇产科针对本地区产妇生产后喝红糖水的习惯，推行了为产后妇女送"一杯红糖水"的服务活动，手术室实施了"牵手行动"，儿科免费为患儿提供尿布服务等，使患者和家属都非常感

动。同时，各病区开展了医患座谈会，对出院病人进行电话回访，使医患关系更加和谐。还采取了"换位教育"模式，组织科主任到其他医院以一名患者的身份去就诊，通过体验从挂号到看病的整个过程，使大家切身感受患者就医的难处，从而增强医生的工作责任心和对患者的关爱心。2011 年医院进一步优化了 100 余项服务流程，在门诊新增加 18 个诊位，增设了老年痴呆、糖尿病、康复等特色门诊，在就诊量大的科室实施了弹性出诊制度；实行星期天、国家规定的法定节假日门诊照常工作制度，通过打造"无假日医院"，解决了患者节假日就诊的需求。另外，门诊大厅设置了患者服务中心，新制作了就诊流程图，公布了医疗服务价格和常用药品价格并公布了价格监督电话；为解决同煤棚户区患者就诊不便的问题，3 月份开通了"就医直通车"，每天 6 次定时定点免费接送患者，并在车上提供预约挂号，把服务做到患者家门口。为方便患者及时查询检验结果，门诊大厅设置了两台检验自助取单机，患者可凭单据随时查询、打印检验结果。本年全院共退还患者"红包"23 人次、合计人民币 8600元，收到锦旗 42 面。医院党委还荣获了集团公司"红旗党委"称号。

2012 年，修订了《医德医风工作流程》《医德医风住院查房制度》《满意度调查工作制度》等，由纪委书记牵头进行每周 1～2 次的医德医风查房，征求患者和普通员工对医院的评价；坚持聘请社会监督员，接受社会监督；设立患者满意度调查员，每月定期到门诊和住院病区进行患者满意度调查；医患关系办公室在接待患者投诉的同时也定期对出院患者按比例进行电话回访，综合回访率达到 60% 以上。总之，通过多渠道找寻医院工作的不足之处，尔后进行综合评价，发现问题及

时反馈并整改。2012 年医院对 17 名科级干部进行了诚勉谈话,对 24 名违规人员进行了处罚,全年共退还"红包"112 人次、合计人民币 43750 元,收到锦旗 67 面。

五、治安保卫工作

(一)管理体制

医院治安保卫工作的管理体制经历了以下 6 个时期:

一是不设专职保卫组织和专职保卫人员时期,由大同矿务局保卫处直接负责医院的治安保卫工作。时间是 1962 年 3 月以前。

二是设专职保卫员时期,1962 年 3 月大同矿务局保卫处保卫员田志忠调医院任保卫员。时间 1962 年 3 月—1968 年 4 月。

三是由大同矿务局保卫处委派"特派员"(科级)负责医院治安保卫工作时期。时间是 1968 年 5 月—1982 年 11 月。

四是 1982 年 11 月 4 日成立保卫科,医院设正科级保卫组织机构时期。时间是 1982 年 11 月—1983 年 4 月。

五是设立企业公安组织时期,保卫科改制为医院公安科。时间是 1983 年 4 月—2000 年 4 月。

六是企业公安划归地方政府,公安科一分为二,一部分归云泉公安分局和平派出所,另一部分归医院保卫科。时间是 2000 年 4 月至今。同煤集团总医院现在的安全保卫组织是:公安警务室和保卫科两块牌子,统一指挥,共同工作。现有人员 29 人,其中院本部 21 人,合同制保安 8 人。

医院保卫特派员及公安科、保卫科历任科长、副科长见表 3-2-1。

表 3-2-1　保卫特派员及公安科、保卫科历任科长、副科长

机构名称	职务	姓名	任职时间
	保卫员	田志忠	1962 年 3 月—不详
	特派员	沈香梅	1963 年—不详
	特派员	魏志民	1968 年 5 月—1972 年 9 月
	特派员	钮万生	1975 年 10 月—1982 年 11 月
保卫科	科长	钮万生	1982 年 11 月—1983 年 4 月
公安科	科长	钮万生	1983 年 4 月—1989 年 8 月
	副科长	张润甫	1988 年 10 月—1991 年 4 月
	科长	张润甫	1991 年 4 月—2000 年 4 月
	副科长	孙振荣	1999 年 2 月—2004 年 5 月
保卫科	负责人	张润甫(兼)	2000 年 4 月—今
	副科长	杨晓冬	2004 年 5 月—2010 年 4 月
	指导员	杨晓冬	2010 年 4 月—2011 年 7 月

(二)治安、消防工作

医院治安保卫、消防组织的职责是保卫医院内部员工和患者的人身、财产安全,保护国家财产安全,维护治安秩序,做好防火、防盗、防破坏、防自然灾害事故、禁毒、维稳等工作。

1. 治安工作

医院的治安管理工作不论是特派员时期还是保卫科时期乃至公安科时期，经过广大保卫人员辛勤工作侦破了大量的刑事案件和治安案件，有力地保卫了医院的安定团结和医院环境。多年来破获了多起盗窃案件，处理和制止大量扰乱医疗秩序、损坏医院财产、殴打医务人员、打架斗殴的违法行为；积极协助医务部门调解各类医疗事故和医疗纠纷事件，为创造良好的医疗秩序，为医院的稳定做出了积极的贡献。

1991年8月9日成立了大同矿务局第一职工医院治保委员会，1995年5月10日进行过一次调整，1996年9月11日成立了医院安全领导组，2002年3月29日成立了稳定与安全工作领导组，2004年6月28日成立了医院安全委员会，2007年成立了同煤集团总医院创建治安安全领导组，2009年9月3日成立了同煤集团总医院综合治理领导组和创建治安安全领导组。2012年5月20日安全委员会进行了组织结构调整，安全委员会下设供配电、建筑施工、民爆危化物品、人员密集场所大型活动的治安交通、消防、公共卫生、特种设备、应急救援、污水污物处理九个专业委员会。

安全委员会主任由医院党委书记、院长担任，副主任由医院党委副书记、各副院长、工会主席担任，成员单位由党委办公室、院办公室、保卫科、组织部、网站、纪检办、工会、文委、团委、人事科、医务科、护理部、感染管理科、总务科、财务科、设备科、住院管理处、院容科、膳食科、计算机室、营养科、预防保健科、高压氧科、核医学科、检验科、影像科、药供科、药剂科、科教科、档案科、社区办、实业公司、三产等科室组成，各专业委员会主任由一名副院级领导担任，副主任由科室领导担任。办公室设在保卫科。2012年10月14日综合治理领导组和创建治安安全领导组进行了调整。

安全委员会的主要职能：（1）认真贯彻执行党和国家及上级有关部门关于安全生产、治安、消防、防爆、防污染等方面的法律、法规和政策规定，对医院安全工作负领导责任；（2）制定和修改医院安全方面的规章制度，定期进行安全大检查，发现问题责成有关部门及时处理，重大安全隐患及时上报，并采取措施，及时处理；（3）督促各科室落实安全生产和安全管理责任制；（4）发生重大安全事故及时组织抢救，及时上报，与有关部门共同做好事故的调查处理和善后工作。

2. 消防工作

1974年5月28日医院成立了大同矿务局平旺医院消防领导组，组长由革命委员会副主任担任，成员由政工、医务、后勤、保卫部门负责人和专兼职消防员组成。1987年9月4日成立了大同矿务局第一职工医院防火领导组，1992年9月25日、1996年9月11日、2003年1月10日先后进行过三次调整。2004年6月28日成立了大同煤矿集团有限责任公司医院防火安全委员会，2009年9月3日成立了同煤集团总医院防火安全领导组。2010年、2012年进行过两次调整。防火安全领导组组长由分管行政的副院长担任，副组长由医院党委副书记担任，成员由保卫科长、总务科长、药剂科主任、药供科长、医疗设备科长、财务科长、影像科主任、急诊科主任、公司经理等组成，办事机构设在保卫科。保卫科消防专职人员给职工讲授灭火器的正确使用方法如图3-2-1所示。

在建立健全各项消防安全制度的基础上，为深刻吸取2011年8月24日上海交

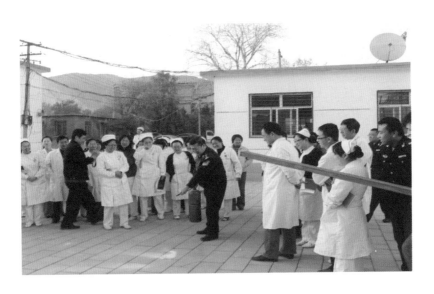

图3-2-1　保卫科专职消防人员给职工讲授灭火器的正确使用方法

通大学附属第三人民医院手术室火灾事故的教训，2011年制定了《同煤集团总医院医疗区域灭火和应急疏散预案》，其中包括手术室、ICU、急诊科、骨科病房、住院病房、门诊大楼等七个特殊区域的灭火和应急疏散预案。在消防安全管理上，历任医院党政领导高度重视，医院从建院至今未发生过重大火灾事故，消防工作多次受到大同市委、大同市人民政府、大同市安全委员会及同煤集团党政的表彰。2011年被大同市人民政府评为2010—2011年度消防工作先进单位。

六、武装工作

1965年4月，医院在政治处配备了民兵武装工作组织专职干事，郭增成任干事。

1973年3月，医院根据矿务局要求组建了民兵独立营，政委由党委书记担任，营长由一名副院长担任，副政委由两名副书记担任，设副营长2人，参谋3人，下设5个连、9个排、28个班。

1980年民兵整组，医院改为师级战备医院，由92人组成，主要任务是一旦发生

战争，承担战地救护和医疗抢救任务。

1991年，医院党政为了搞好拥军优属、拥政爱民工作，成立了"双拥"工作领导组，下设办公室。1992年9月25日，成立了大同矿务局第一职工医院国防教育委员会，1995年12月5日、2001年11月9日先后进行过两次调整，2012年10月10日成立了同煤集团总医院国防教育委员会，主任委员由党委书记、院长担任，副主任委员由党委副书记、各副院长、工会主席担任，委员由党委办公室主任、院办公室主任、保卫科长、科教科长、各党支部书记和党办室武装干事组成，办事机构设在党委办公室。

1995年12月5日、2001年11月9日医院"双拥"工作领导组先后进行过两次调整，2012年10月10日医院重新调整了"双拥"工作领导组，办事机构设在党委办公室。每逢"八一"建军节和春节期间由医院领导慰问军烈属户和驻军部队。

1995年12月5日成立了医院人民武装委员会，2001年11月9日进行过一次调整。2012年10月10日，改组了医院

人民武装委员会，主任委员由党委书记、院长担任，副主任委员由党委副书记、各副院长、工会主席担任，委员由党委办公室主任、院办公室主任、人事科长、医务科长、总务科长、财务科长、网站负责人、党办室武装干事等组成，办事机构设在党委办公室。

1997年9月，成立了医院预备役医疗队，由18人组成，队长由部队现役军官担任，副队长由神经内科主任孙元成担任，成员由医生、护士组成，隶属大同陆军预备役工兵团卫生队指挥和管理，任命干部9人、士兵9人，每年到部队受训。

2001年11月9日，成立了医院人民防空委员会。2012年10月10日，改组了医院人民防空委员会，主任委员由党委书记、院长担任，副主任委员由党委副书记和一名副院长担任，委员由党委办公室、院办公室、文委办公室、医务科、总务科、财务科、保卫科、纪检办、膳食科的主任或科长及党办室武装干事组成，办事机构设在党委办公室。

武装工作平时的任务是：整顿民兵组织机构，对民兵进行训练，开展国防教育，拥军优属。医院领导每半年进行一次议军会，民兵组织每季度进行一次国防教育。

历任专职武装干部有郭增成、郭喜厚、赵景芳、齐润官。

医院多年获同煤集团公司党管武装先进党委、"双拥"工作先进单位、预备役先进单位荣誉。

七、平反冤假错案落实党的政策

1972年1月—1980年12月，医院党委为各个时期形成的冤假错案落实了党的政策。

（一）建立落实政策组织，开展落实政策工作

1971年党委成立后，1972年1月成立了落实政策工作领导组和办公室，由医院党委正副书记挂帅，责成专人对"文化大革命"期间形成的案件进行了复查。截至1975年11月，对全院在"文化大革命"期间立案审查或受到过降职降薪处分的62人，经过复查，撤销原处理决定销案的34件；对定性不准处理不当的28件案件进行了重新处理；对"文革"中被革职、降职、降薪的干部和知识分子恢复了工作职务和工资。

（二）对所谓"国民党大同煤矿直属区党部"一案平反昭雪

1969年，"清理阶级队伍"过程中，大同矿务局发起了深挖所谓"国民党大同煤矿直属区党部"的运动（矿务局下属二级单位称"区分部"）。由于"极左"思潮的影响，加上各单位私设公堂，大搞"逼供信"，全局清查工作很快出现了扩大化。医院受到该案株连人数达180多人，其中35人被公开隔离审查。

1970年中共大同矿务局核心小组遵照中央、省、市委的指示，对"区党部"一案，进行了认真细致地调查核实。于1972年做出了"事出有因，查无实据，应于否定"的结论。医院从1970年开始，停止了"深挖国民党大同煤矿直属区党部"的运动。1978年10月28日，局党委在大礼堂召开为"国民党大同煤矿直属区党部"一案平反昭雪大会，党委书记肖向东宣布"区党部"一案纯属冤案，应予彻底平反。1978年11月3日，医院党委召开全院职工大会，公开为所谓"国民党大同煤矿直属区党部"一案受害人员平反昭雪，并当场销毁了有关此案的所有材料。

（三）落实审干政策

1978年12月开始，在1975年落实政策的基础上，进行了审干案件的复查工作。根据上级有关政策，对1975年作出

过处理的 28 件案件全面进行了复查。经过复查，报经矿务局党委批准，不算问题、予以销案的 9 件；撤销"文化大革命"以来的结论和处理，予以平反的 13 件；维持"文化大革命"前审干结论的 6 件，其中一人原"特嫌问题挂起来"的结论予以撤销。

（四）落实"右派"改正政策

1978 年 12 月，根据中共中央中发〔1978〕55 号文件精神开始落实"右派"改正政策。

经过落实，原定为"一般右派分子"的李和昇，经 1979 年 2 月 8 日中共大同市委同发干字〔1979〕143 号文批复："撤销原大同市委工交部 1958 年 7 月 21 日对李和昇撤职、降薪、监督劳动的批示，恢复原 117.50 元工资待遇"。原定为"中右派"的吴瀛洲、时宗诚二人，经 1979 年 4 月 1 日中共大同市委同发干字〔1979〕224 号文批复，撤销 1958 年原中共大同市委、大同市委工交部对上述两人按"中右派分子"处理的决定。对在反右派斗争中自行脱离医院的韩逸民，经查证落实和派人外出调查，新老单位均无右派分子的结论批示材料，也未按右派分子对待，所以，经请示中共大同市委同意："不存在右派摘帽和改正问题"。"右派"改正工作于 1979 年 4 月结束。

（五）清理运动档案，落实运动中被打伤、致残、致死和受株连人员的各项待遇

（1）1979 年 5 月—1981 年 4 月，医院党委对"四清""文化大革命"中形成的运动材料进行了清理。共清理运动档案 1846 份，清理干部档案 383 份，工人档案 26 份。其中矿处级干部 8 人、正科级干部 11 人、副科级干部 7 人、医务人员 321 人、一般干部 36 人，对所有党员档案都进行了清理。对调出医院人员的档案，派人到新单位或书面通知本人所在单位进行了清理。清理出来的材料，属受害者本人被迫所写的交代、检查，全部退还本人或其家属；属组织调查取证、被撤销处理决定的材料及其他应处理的材料，经过登记，全部予以销毁。

（2）落实受审查人员的各项待遇。受审查人员经过落实政策后，除及时恢复原职务、原工资，降薪职工按原工资标准补发少发的工资外，为"文化大革命"隔离审查期间的干部和工人补发了节假日工资和下井入坑津贴共计 1696.60 元。对在运动中因刑讯逼供致残的 18 名同志，经调查核实与医疗鉴定，按照政策仿照工伤对待，不能坚持原工作的，分配适当工作。对已退休的 2 人也仿照工伤待遇办理了退休。

（3）对在"文化大革命"运动中，蒙受不白之冤去世的 4 名同志，仿照工伤死亡待遇，为他（她）们召开了追悼会，对其子女就业作了妥善安排。

（4）因"文化大革命清队"受株连的家属、子女、亲友在工作、入党、入团、参军、升学等方面受到影响的，也在一定范围做了善后工作。

（六）落实党的知识分子政策

1981—1986 年，医院党委把落实党的知识分子政策作为一项重要任务。按照"四化"标准、德才兼备原则，1981 年在知识分子中大力选拔优秀干部，共提拔处级干部 3 人、科级干部 20 人。要求入党的知识分子有 28 人，有 8 人被批准加入中国共产党。

1984 年，医院为 92 名知识分子发放了生活补贴，为科技人员发放了图书资料补贴。解决了 3 名知识分子夫妇两地分居的问题，提拔了处级干部 1 名、科级干部 5 名。对 6 名到达法定退休年龄的知识分子办理了延期退休手续，免去其行政职

务，使其继续从事专业技术工作。吸收符合党员条件的6名知识分子入党，其中2名为副主任医师，3名为主治医师。

1985年医院为两名知识分子办理了农转非户口，为11名知识分子解决了夫妇两地分居问题。

1986年医院发展党员20名，其中知识分子占90%；按照"四化"标准选拔19名知识分子担任各级领导职务；为6名知识分子解决了夫妇两地分居问题；为两名知识分子家属办理了农转非户口；安排6名知识分子子女就业；组织了88名知识分子到外地疗养。

第三节 工 会

一、概述

大同矿务局附属医院于1952年成立了车间工会委员会，隶属大同市大同矿区工会矿务局第一支分会领导，以后隶属中国煤矿工会大同矿务局机关工会委员会领导。1956年11月召开了大同矿务局附属医院第四届工会会员大会。据老同志回忆，1956—1965年王云瑞、李启会、时宗诚、马银忠等兼任过医院车间工会主席。

1965年4月中共大同矿务局政治部（65）26号文件通知，吴桂芝担任医院工会干事。1966年11月8日，医院党委研究决定郭炳刚任工会副主任。"文化大革命"期间工会组织遭到破坏。

1973年3月17日，大同矿务局党委作出《关于整顿健全工会组织的安排》，医院先后进行了会员登记，并建立了工会小组和车间工会。1973年4月25日，大同矿务局平旺医院召开了第一次工会会员代表大会，会议选举产生了大同矿务局平旺医院工会委员会，选举党委副书记孙毓文兼任工会主任，冯延明任工会副主任。

1974年11月，周丽娟从矿务局机关调任医院工会任主任（正科级），孙毓文不再兼任工会主任。1981年3月刘义调任工会副主任（副科级）。1983年12月靳元福任工会主席（正科级），恢复工会主席的称谓。1986年10月杨生芳调任工会主席（副处级），靳元福任工会副主席。1987年12月赵海任工会秘书（副科级）。1991年5月，医院成立文化工作委员会，赵志华任文委办公室主任。1991年11月方和平任工会秘书。1991年12月赵志华兼任工会副主席。1992年8月赵海任工会副主席（正科级）。1993年8月王晓华任工会专职女工委员（副科级）。1996年7月邓有提任文委办公室副主任，2000年10月邓有提任文委办公室主任。1997年5月赵海任工会主席（正科级）主持工作。1999年3月赵海提任工会主席（副处级）；2000年10月弓晓玲任工会副主席（正科级），主持工作。2001年3月党委副书记王盛兼任工会主席。2005年9月李凤平任工会主席。2009年4月陈庆春任工会主席。2010年6月赵爱英任工会主席。2011年7月刘秀丽调任工会副主席。

医院工会历任主席（主任）、副主席（副主任）、秘书见表3-3-1。

二、职工代表大会

1956年11月，大同矿务局附属医院第四届工会会员大会召开。

1973年4月17—18日大同矿务局平旺医院工会第一次会员代表大会召开，会上由党委书记张兴国作了党委工作报告，会议通过了大同矿务局工会第七次代表大会代表名单和《关于引深路线教育，增强党的观念，大力开展劳动竞赛的决议》，选举产生了第一届工会委员会，孙毓文兼任工会主任。

表3-3-1 工会历任主席（主任）、副主席（副主任）、秘书

机 构 名 称	主席（主任）	副主席（副主任）	任 职 时 间
工会		郭炳刚	1965 年 4 月—1967 年 3 月
	孙毓文		1973 年 4 月—1974 年 10 月
		冯延明	1973 年 4 月—1974 年 10
	周丽娟		1974 年 11 月—1981 年 3 月
		刘 义	1981 年 3 月—1983 年 11 月
	靳元福		1983 年 12 月—1986 年 10 月
	杨生芳		1986 年 10 月—1997 年 5 月
		靳元福	1986 年 10 月—1991 年 4 月
		赵海（秘书）	1987 年 12 月—1990 年 4 月
文委办公室		赵志华	1991 年 5 月—1996 年 12 月
工会		方和平（秘书）	1991 年 11 月—1992 年 4 月
		赵志华	1991 年 12 月—1996 年 12 月
		赵 海	1992 年 8 月—1997 年 5 月
女工委员		王晓华	1993 年 8 月—1995 年 7 月
文委办公室		邓有（副主任）	1996 年 7 月—2000 年 10 月
工会		赵海（主持工作）	1997 年 5 月—1999 年 3 月
	赵 海		1999 年 3 月—2000 年 9 月
		弓晓玲（主持工作）	2000 年 10 月—2010 年 2 月
文委办公室	邓 有		2000 年 10 月—今
工会	王 盛		2001 年 3 月—2005 年 9 月
	李凤平		2005 年 9 月—2009 年 3 月
	陈庆春		2009 年 4 月—2010 年 6 月
	赵爱英		2010 年 6 月—今
		刘秀丽	2011 年 7 月—今

1984 年 4 月 18 日，大同矿务局第一职工医院二届一次职工代表大会召开，参加会议的代表 63 人，列席代表 12 人。会议听取审议了院长冯继伟所作的行政工作报告，审议通过了《1984 年住宅分配方案》，选举产生了分房委员会。

1987 年 10 月 9 日，大同矿务局第一职工医院三届二次职工代表大会召开。出席会议的正式代表 53 人，列席代表 24 人，特邀代表 3 人。会议审议通过了《医院分房方案的说明报告》《提案征集工作报告》。

1989 年 11 月 4 日，大同矿务局第一职工医院第四届职工代表大会召开，大会审议通过了《大同矿务局第一职工医院工作人员医德规范及实施细则》。出席会议的正式代表 43 人。

1990 年 8 月 30 日，大同矿务局第一职工医院第五届职工代表大会召开，会议讨论通过了大同矿务局第一职工医院《关于严格执行劳动纪律有关规定》《关于下发医院标准化管理实施细则》《关于医

院内部奖励办法第六修订案》。

1991年11月26日，大同矿务局第一职工医院五届二次职工代表大会召开，参加会议的正式代表53人，列席代表24人，特邀代表3人。会议审议通过了刘亚俐院长所作的《"八五"规划的报告》的工作报告，选举产生了第一职工医院分房委员会。同年还召开了第一职工医院工会会员代表大会，会上工会主席杨生芳作了《工会工作报告》。

1992年7月17—18日，大同矿务局第一职工医院五届三次职工代表大会召开。会议审议通过了院长刘亚俐所作的《关于1992年上半年工作总结和下半年工作安排》的工作报告，并通过了《财务工作报告》《关于机构设置和定员编制草案》《关于干部人事制度改革实施意见》《关于改进内部奖励办法的草案》、《关于扩大服务功能，转换经营机制》等改革方案说明的报告。

1994年1月18日，大同矿务局第一职工医院第六届职工代表大会召开。会议审议通过了院长刘亚俐所作的《增强创新意识，强化管理，为我院达"三乙"创"三甲"而努力奋斗》的工作报告。

1995年8月11日，大同矿务局第一职工医院六届二次职工代表大会召开。会议审议通过了院长刘亚俐作的《抓管理、促服务、创水平，为我院整体医疗功能上台阶而奋斗》的工作报告。

1997年8月4日，大同矿务局第一职工医院七届二次职工代表大会召开。会议审议通过了院长刘亚俐所作的《围绕加强医院建设，强化全面质量管理，为创建三级甲等医院奠定更加坚实的基础》的工作报告，并通过了《1997年度职工培训计划》《1996年度财务收支执行情况，1997年财务收支预算及业务招待费情况的报告》《1996年大修、维检项目执行情况和1997年大修、维检工作的安排报告》《内部奖励修订方案说明》《提案审查工作报告》。

1998年2月20日，大同矿务局第一职工医院七届三次职工代表大会召开。会议审议通过了院长刘亚俐所作的《把握形势，接受考验，统一思想，共渡难关》的工作报告，并通过了《关于1997年大修、维简项目执行情况和1998年大修、维简计划安排的报告》《1998年职工培训计划，提案征集、审查和处理情况的报告》。

1999年4月20日，大同矿务局第一职工医院七届四次职工代表大会召开。会议审议通过了院长王贵云所作的《群策群力，共渡难关，振奋精神，加快发展，为把我院建设成为患者满意的医院而奋斗》的工作报告，并通过了《清产核资，购买CT球管集资方案，自费药房筹资管理及分配方案》《财务预决算》《居民用电管理办法》《专家双休日门诊诊疗费的提成》《提案征集审查处理情况》《物资设备管理办法》《1999年职工培训计划》《业务招待费说明》，对院级领导进行了民主测评。参加会议的正式代表113人，列席代表45人。

2000年6月9日，大同矿务局第一职工医院七届五次职工代表大会召开。会议审议通过了院长王贵云所作的《关于筹资购买螺旋CT并实行股份合作制的管理办法说明》的报告，并通过了《1999年度财务收支情况和2000年财务预算报告》《提案征集、审查、处理情况》，选举产生了螺旋CT董事会和监事会。出席会议的正式代表119人，列席代表41人。

2001年1月12日，大同矿务局第一职工医院八届一次职工代表大会召开。会议审议通过了院长王贵云所作的《解放思想，大胆改革，开拓进取，再续辉煌，努力开创医疗工作新局面》的工作报告，并通过了《2000年度财务收支执行情况和2001年财务预算》《2000年职工培训工作，业务招待费使用情况的报告》《提案审查工作报告》。参加会议的正式代表117人，列席代表39人。

2002年1月18日，大同矿务局第一职工医院八届二次职工代表大会召开。会议审议通过了院长王贵云所作的《抓住机遇，开拓创新，与时俱进，再创佳绩》的工作报告，并审议通过了《关于终止自费药房集资款的决议》《关于2001年财务决算及2002年财务收支计划安排》《2002年职工培训计划》《2001年招待费使用情况》。

2003年3月28日，大同煤矿集团有限责任公司一医院首届一次职工代表大会召开。会议审议通过了院长王贵云所作的《与时俱进，争创"三甲"，强化经营，提高效益，为建成大同地区一流医院而努力奋斗》的报告，并审议通过了《八届二次职代会提案落实、提案征集情况的报告》《同煤集团一医院2003年职工培训计划》《2002年招待费使用情况和2003年招待费使用意见报告》《同煤集团一医院科室核算的调整方案》《同煤集团一医院医疗事故处理预案》。

2005年2月28日，同煤集团一医院首届二次职工代表大会召开。会议审议通过了院长王贵云所作的《以人为本，科技创新，努力营造温馨就医环境，为在三年内把我院建成三级甲等医院而奋斗》的工作报告，并审议通过了《关于2004年财务决算，2005年财务收支计划的安排》《2005年职工培训计划》《2004年业务招待费使用情况》《提案征集情况报告》《医疗事故处理草案的报告》。

2005年12月27日，大同煤矿集团有限责任公司总医院首届一次职工代表大会召开。会议审议通过了院长王隆雁所作的《关于2005年度工作总结，2006年度工作安排》的工作报告，并通过了《同煤集团总医院"十一五"规划》。

2006年2月27日，同煤集团总医院首届二次职工代表大会召开。会议审议通过了院长王隆雁所作的《加快学科建设，打造一流服务品牌，为早日实现三级甲等医院目标而努力奋斗》的工作报告，并审议通过了《同煤集团总医院2005年财务决算情况和2006年财务预算报告》《首届一次职代会提案落实和二次职代会提案征集情况的报告》《同煤集团总医院2006年职工培训计划》《同煤集团总医院2005年业务招待费使用情况及2006年业务招待费计划的报告》。出席会议的正式代表131人，列席代表50人。

2007年2月9日，同煤集团总医院二届一次职工代表大会召开。会议审议通过了院长王隆雁所作的《树立科学发展观，提高核心竞争力，为把我院建成具有一流服务水平的医院而奋斗》的工作报告，并审议通过了《同煤集团总医院2006年财务决算和2007年财务预算报告》《同煤集团总医院"十一五"规划（2006—2010年）的报告》《同煤集团总医院首届二次职代会提案落实和二届一次职代会提案征集的报告》《同煤集团总医院2007年职工培训计划》和《2006年招待费使用情况说明及2007年招待费使用意见的报告》。出席会议的正式代表140人，列席代表44人。

2008年2月15日，同煤集团总医院二届二次职工代表大会召开。会议审议通过了院长王隆雁所作的《关于2007年工作总结和2008年工作安排》的工作报告，并审议通过了《同煤集团总医院二届一次职代会提案落实和二届二次提案征集情况的报告》《同煤集团总医院2008年职工培训计划》《同煤集团总医院 2007 年大修、维简基本情况的汇报》《同煤集团总医院关于 2007 年招待费使用情况说明和 2008 年招待费用使用意见的报告》。出席会议的正式代表 136 人，列席代表 47 人。

2009 年 2 月 6 日，同煤集团总医院二届三次职工代表大会召开。会议审议通过了院长王隆雁所作的《继往开来，再续辉煌》的工作报告，并审议通过了《同煤集团总医院 2008 年财务决算及 2009 年财务预算的报告》《二届二次职代会提案落实和二届三次职代会提案征集情况的报告》《同煤集团总医院 2009 年职工培训计划》《2006—2008 年维简、大修基本情况的汇报》《同煤集团总医院 2008 年招待费使用情况说明及 2009 年招待费使用意见的报告》。参加会议的正式代表 136 人，列席代表 47 人。

2011 年 1 月 28 日，同煤集团总医院三届一次职工代表大会召开。会议审议通过了院长王隆雁所作的《高起点上再跨越，谱写历史新篇章》的工作报告，并审议通过了《二届三次职代会提案落实和三届一次职代会提案征集情况的报告》《同煤集团总医院 2010 年财务决算及 2011 年财务预算的报告》《同煤集团总医院 2011 年继续考核方案的征稿》《同煤集团总医院 2011 年员工培训计划》《同煤集团总医院 2010 年和 2011 年维简、大修基本情况的报告》《同煤集团总医院 2010 年招待费使用情况说明及 2011 年招待费使用意见的报告》。党委书记黄建军在会上作了总结讲话。参加会议的正式代表 153 人，列席代表 50 人。

2012 年 3 月 10 日，同煤集团总医院三届二次职工代表大会暨工作会议召开。会议审议通过了院长王隆雁所作的《强化危机意识，推进抢抓发展机遇，为实现医院的稳步发展而努力奋斗》工作报告，并审议通过了《同煤集团总医院三届一次职代会提案落实和三届二次职代会提案征集情况的报告》《同煤集团总医院 2011 年财务决算及 2012 年财务预算报告》《同煤集团总医院 2012 年员工培训计划》《同煤集团总医院 2011—2012 年维简、大修基本情况的报告》《同煤集团总医院 2011 年招待费使用情况说明及 2012 年招待费使用意见的报告》。参加会议的正式代表 153 人，列席代表 50 人。

三、维权帮扶

医院工会组织成立以来，在医院党委的领导下，围绕党政的中心工作，组织职工参与企业管理，严格执行职工代表大会制度，尤其是《工会法》颁布以后，发挥工会工作“一个职能”“两个机制”的作用。工会每年按时筹备和召开职工代表大会，认真收集职工代表的提案，职代会期间认真答复职工代表的提案，认真维护职工代表的权益。

多年来，医院工会在实践中不断探索职工参与民主管理、民主决策和民主监督的形式与渠道，在规范职工代表大会制度、提升会议质量、院务公开、干部评议、分配监督等方面作了大量工作，从而为职工在新的条件下更好地行使自己的民主权利、维护合法权益创造了条件。一是规范了职工代表大会制度，每年年初按时召开职代会，定期组织职工代表对一些热点问题开展巡视，如对奖金分配、食堂、浴室等问题进行巡视检查，有效发挥了职代会的作用。二是开辟职工群众参与民主管理、民主监督的渠道，各科室成立了民管小组，让职工对企业行为进行全过程、全方位的监督，在关系职工切身利益的问题上拥有知情权、参与权、评议权、监督权。三是建立了民主评议院领导的制度，以职代会的形式定期对院领导进行民主测评，从而密切了干群关系。四是积极开展合理化建议活动，每次职代会前广泛征集职工群众意见，通过职工的广泛参与，不但增强了职工的主人翁责任感，同时也为医院全面发展奠定了良好的群众基础。五是工会女工委员会经常组织女职工学习《工会法》《妇女权益保护法》《婚姻法》和有关女职工劳动保护的规定，及时向医院党委反映女职工工作和生活中存在的困难和问题，保护了女职工的合法权益，增强了女职工的维权意识，调动了女职工的积极性，促进了女工维权工作的深入开展。为保护妇女的合法权益，自 2006 年以后，医院工会每年同院方签订女工特殊待遇保护专项合同。工会组织经常深入基层调研，听取广大职工群众的意见，积极向医院党政汇报，针对职工提出的问题给予解答，并督促有关部门认真改进。经常对职工代表进行相关法律法规知识的培训，让广大职工代表用法律武器维护自己的合法权益。

关心职工生活，帮助困难职工渡过难关是工会组织的一项重要职能。工会成立以来一直主管着由行政拨款，对困难职工定期进行困难补助的工作。1963 年 5 月 15 日，大同煤矿医院车间工会委员会制定了《关于互助储金入会退会暨借款退款等工作制度》，经车间工会委员全体会议讨论通过，经党支部同意后印发执行。20 世纪 60 年代，车间工会帮助困难职工发放困难救济金，组织会员成立互助组，职工参加存款，本着谁有困难谁先用的原则，极大地发挥了互助组的优越性，受到了广大职工的好评。

20 世纪 70—80 年代互助组以工会小组为单元设置，医院建立了 13 个互助组、储金会 21 个，195 人参加储金，共筹集资金 5140 元，发挥了互帮互助的作用。与此同时，1973—1979 年通过行政拨款补助困难职工 625 人，补助金额 1826 元。

进入 21 世纪以后，扶贫帮困工作是工会的一项重要工作。医院工会采取行政拨款、职工集资、捐款捐物等形式，对困难职工、离退休职工、死亡职工、遗孀等困难群体进行帮助。同时对全院困难职工进行摸底，对符合国家低保救助对象的职工上报材料，帮助其享受国家低保政策，解决其家庭生活困难。

2005 年开始工会根据集团公司党委、行政、工会关于大病救助办法的规定，采取由医院行政、工会各出 10000 元和发动职工捐款的办法，为医院患大病的职工募集救济资金，当年集资 52801 元，按照规定上缴集团公司工会 10%，医院留47520.9 元，当年对两位患大病员工各救助 10000 元。2006 年员工捐款 57240 元，行政出资 20000 元，工会出资 10000 元，合计 77240 元，上缴集团公司工会 7696元，2006—2007 年共为 9 名患大病的员工救助 75000 元。

2010 年之后，工会还开展了对职工遗属和特困户进行重大节日慰问及发放困难补助的工作。2010 年对 25 名遗属补助 2500 元，对 4 名患大病员工补助 4000元，春节前对 24 名困难员工补助 6000元。2011 年对 26 名遗属补助 2600 元，对 4 名特困员工补助 4000 元，春节前对 30 名遗属和特困员工补助 8000 元。2012年春节前对 54 名困难职工补助 19500 元，中秋节前对 4 名大病员工补助 4000 元，对 28 名遗属补助 2800 元。女工委员会设立了女工困难档案和单亲女工档案，开展了"姐妹献爱心"活动，帮助了不少困难女职工渡过难关。

同时工会还担负着抗震救灾、抗洪救灾、贫困地区的捐款捐物任务，多年来共收集职工捐款数万元，捐衣捐物数万件。

四、劳动竞赛

医院党政历来重视职工群众的社会主义劳动竞赛活动，工会组织根据党政不同时期的工作任务，开展适合医院特点的劳动竞赛活动，极大地鼓舞了职工群众的工作热情，推动了医院的发展。

1959年大同煤矿医院车间工会组织全院职工开展了热火朝天的社会主义大跃进劳动竞赛活动，全院25个工会小组191名工会会员写了竞赛决心书，开展了向本院护理员杨生旺等学习活动，使医院的各项工作出现了你追我赶的新气象。

工会组织成立以来，一直负责每年先进集体和先进个人的评选工作。同时，根据上级工会组织和医院党政的安排，开展群众性的多种竞赛活动和技术比武活动。

1978年1月26日，成立了大同矿务局平旺医院竞赛评比领导组，由医院党委副书记任组长，成员由革命委员会副主任、工会主任、政治处主任、医务处主任、院务处主任、总护士长、团委书记、各党支部书记、各车间工会主任等17人组成。领导组成立后，先后进行过两次调整，1981年6月1日成立大同矿务局平旺医院竞赛委员会。委员会成立后，先后进行过五次调整，主任委员由医院党委书记或党委副书记担任，副主任委员由院长或副院长、工会主席担任，委员由党委办公室主任、院办公室主任、团委书记、人事科长、医务科长、护理部主任、门诊部主任、总务科长、财务科长、防疫办公室负责人、各党支部书记等组成。办事机构设在工会。

竞赛评比委员会的主要职能是发动职工开展社会主义劳动竞赛；制定竞赛计划和评比规则；组织年度和专项竞赛的评比工作；评选医院和矿务局的先进集体和模范、先进个人等。领导组或委员会每年召开1~2次例会，根据需要由委员会主任决定随时召开。

1984年2月7日，医院党政根据山西省卫生厅"开展创建文明医院的活动意见"的要求，组织全院职工开展了实现"文明医院"的竞赛活动。

1986年工会开展了"优秀服务百分赛"活动，在大同矿务局验收"合格职工之家"活动中，医院7个车间工会有5个车间工会获得"合格职工之家"称号。

1987年3月，医院正式成立了劳动竞赛委员会，委员会由15人组成，冯继伟任主任委员，倪生贵、孟维新、杨生芳、王卫东任副主任委员。劳动竞赛委员会办公室设在工会。

1989年2—8月，医院开展了以治理整顿医疗秩序为主要内容的"病人至上，优质服务"双百日竞赛活动。同年9月开展了"文明行医，优质服务"双庆立功竞赛活动。

1996年，开展了"双文明""双百杯"竞赛活动。

进入21世纪，工会围绕提高医院服务工作竞争力，充分发挥行业特色，以科技创新、技术进步、提高员工素质为重点，以科室、班组为平台，深入开展了形式多样的群众性"创新杯"竞赛活动。一是在医护人员中开展了"尽职责、争做文明人""白求恩杯""白衣天使杯"流动红旗赛；二是在女工中开展以"巾帼建功"为重点，在推进"建设新同煤，打造新生活"的两新愿景进程中，充分发挥女职工半边天作用的活动；三是在医务人员中开展了"安康杯"电子版病例操作赛，在护理人员中开创了"最佳护士""星级护士"竞赛活动；四是在全院各岗位开展了"转型跨越我出力、我为企业献一计""你健康、我快乐""多谋新思路、多出新主意"的合理化建议征集活动。2011年在集团公司"转型跨越我出力、我为企业献一计"合理化建议征集活动中，医院职工获个人第二名的好成绩。劳动竞赛活动的开展，充分调动了职工群众的工作热情，有力地推动了医院各项工作发展。

五、文化工作

活跃职工文化生活，陶冶职工情操，增强职工体质，是工会工作的一项基本职能。医院自工会组织组建以来，经常组织职工开展各种各样的文化体育活动。20世纪70年代，医院工会每年都组织职工开展篮球赛、羽毛球赛、乒乓球赛、拔河赛，并组建了医院男女篮球队、男女羽毛球队和男女乒乓球队，参加了大同矿务局的比赛。1976年5月工会举行了医院首届职工田径运动会。那个年代职工业余生活十分单调，工会经常给职工包场看电影，1973—1979年工会会费收入3811元，用于职工看电影等文体活动支出3056元。

1983年工会举办了春季运动会，进行了田径、篮球、羽毛球、拔河共10项比赛。并组织了院篮球队，乒乓球队、羽毛球队参加了矿务局的比赛。

1988年工会组织了迎新春文艺会演。同年工会举办了中老年健身迪斯科舞蹈学习班，老年迪斯科舞蹈队在矿务局大赛中获得第一名。1988年，举办了全院车间工会男女篮球比赛，并参加了矿务局职工运动会，医院羽毛球队获男子团体第四名、女子团体第二名及女子个人第二、三、四名。

1990年工会举办了老年越野、竞走、太极剑等比赛，并组织职工进行了滑冰赛。

1991年医院党委根据矿务局党委成立文化工作委员会的通知精神，成立了大同矿务局第一职工医院文化工作委员会（简称文委），党委副书记倪生贵任文化工作委员会主任，副主任由工会主席杨生芳和副院长李凤平担任。下设办公室，由赵志华任主任。文化工作委员会成立后和工会积极配合在加强精神文明建设，培育"四有"职工队伍，满足广大职工群众日益增长的物质文化生活需求方面开展工作，大力开展了群众性文化活动，丰富了职工群众文化生活的需要。

1993年工会组织青年参加了全局青年风采赛，获个人表演奖。参加矿务局第十届职工文艺会演，获集体繁荣奖。在大同矿务局举办的"百名歌手电视排行榜赛"中获银屏奖。在全国企业"长乐杯"服饰赛中，陈宁获全国企业十大名模称号。钮新华创作的歌曲《我是矿山的白衣战士》被中国音协企业歌曲集锦收集发表。

1994年组织员工参加了大同矿务局钢琴、手风琴大赛，3人获三等奖。在矿务局女职工"百佳文学艺术"评选活动中荣获集体百佳奖，3人获得个人百佳奖。在矿务局庆"七一"爱党书法赛中，有两名员工分别荣获二、三等奖。在矿务局第六届文学创作评选活动中，一人获三等奖。

1995年，组织职工参加了矿务局"五爱春联"征集活动、票友京剧赛、矿处级卡拉OK赛、科普知识赛、导游知识赛等文化活动，均取得了好成绩，被矿务局评为先进单位。钮新华和张枚同共同谱曲的《胡麻花儿开》获山西省第二届群艺二等奖。

1996年组织职工参加了矿务局滑冰、游泳、棋类、文艺会演、书法赛等12项比赛，有上千人次参加。

1997年组织职工参加了矿务局首届

迎春风筝赛，4 人获个人三等奖。参加大同矿务局"五一""五四"演唱赛，获组织奖。全年组织职工参加矿务局和医院文体活动 28 项，有 2200 人次参加。

1998 年，组织各项文体活动 30 项，有 1230 人次参加。组织参加了集团公司风筝赛。在集团公司男女乒乓球赛获女团第三名、个人第五名，第二届员工篮球赛第三名，网球公开赛获个人第一名，男子羽毛球赛获团体第六名，象棋赛（老年）个人三等奖，网球赛个人冠军。矿山春歌赛获优秀协作奖，同煤欢乐演唱获优秀演员奖，组织参加集团公司迎奥运越野赛获优秀组织奖，迎春员工书画展获优秀奖。参加集团公司文艺演唱获表演奖，医疗系统篮球赛获优秀组织奖，摄影赛获二等奖。在集团公司新春联征集活动中分别获一等奖和二等奖，新春乒乓球赛获个人二、三等奖，建党八十周年演唱会两人获优秀奖，老年运动会 11 人获奖，钓鱼赛获个人第一名。

2000—2009 年共组织职工参加集团公司及医院文体活动 286 项，9337 人次参加。在集团公司羽毛球赛中获女团第二名、男团第五名，"书法表演赛"、员工庆"元旦"擢轮赛、"迎奥运"健身越野万人赛获优秀组织奖，"人人都是通风员"书法展获优秀奖，乒乓球赛获女团第四名及个人第四、第六名，羽毛球赛获男团第六名。在集团公司第四届全煤运动会医疗服务工作中被评为特殊贡献奖。医院举办了青春之歌卡拉 OK 演唱会、台球赛、新春团拜会；举办了迎春书画展，展出作品 39 幅；举办了猜谜、擢轮、象棋、跳棋、乒乓球、拔河赛、跳绳赛、车间篮球赛；举办了"三八"女工舞会等活动，成立了离退休人员合唱团。2009 年医院举办了"天使之歌"演唱会（图 3 - 3 - 1）、迎新春摄影展（作品 50 幅）、健美瑜伽培训班和健美操培训班、院庆书画展（作品 50 幅），印制了建院 60 周年纪念邮册一套，医院员工和离退休人员人手一册。在集团公司乒乓球赛中，医院女团获第四名。

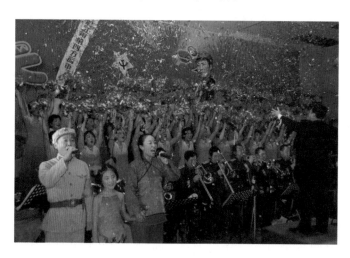

图 3 - 3 - 1　2009 年医院"天使之歌"演唱会现场

2010 年在医院体育馆举办了新春团拜联欢会，特邀天津曲艺团来院演出，集团公司领导和有关部门负责人以及医院员工 600 余人观看了演出。医院还举办了擢轮赛、象棋赛，跳棋与军旗赛、台球赛、迎国庆乒乓球赛、员工书画展、摄影展等活动 10 项，参加人数 1012 人次。

2011 年组织员工参加集团公司元旦万人越野赛、老年员工书画展、象棋赛、擢轮赛、乒乓球赛、建党 90 周年红歌赛。医院还举办了群众性的迎春联欢会，参加员工 600 多人；举办了庆"五一"员工踢毽子、跳绳、拔河赛，开办了瑜伽培训班，参加人数 1294 人次；组织劳模、摄影爱好者 14 人到龙庆峡进行采风。全年组织和参加矿务局举办的文体活动 20 余项，有 1294 多人次参加。2011 年 9 月在矿务局员工乒乓球赛中，女子团体获第一名，个人获第二名，

2012 年 1 月院组织举办了同煤医卫系统迎新春演唱会，参与演员 400 余人，观众 1000 多人，2012 年院组织和参加矿务局举办的文体活动约 12 项，参加活动人数 2256 人次。

第四节　共青团组织

一、概述

大同矿务局附属医院在 20 世纪 50 年代初建立了团支部，设兼职团支部书记，刘自新任兼职团支部书记，当时有团员十余人。1954 年丁凤秀兼任医院团支部书记，当时有团员 30 余人。1956 年吴毓荣担任医院专职团支部书记，安士琴为组织委员。全院有团员 43 人。1958 年 2 月，于群任医院专职团支部书记，有团员 50 余人。1960 年 12 月于群任大同矿务局机关团委书记兼医院团总支书记，安士琴、何安娃等 3 人任团总支委员，下设 5 个团支部，有团员 60 余人。从医院建立团支部到建立团委会前，团的工作隶属中国新民主主义青年团大同矿务局总支委员会、大同煤矿委员会领导，1957 年后隶属中

国共产主义青年团大同矿务局机关团总支、团委会领导。

1966 年 11 月医院成立了共产主义青年团大同矿务局医院委员会，任命王有光为团委副书记。1967 年 3 月，"文化大革命"夺权后，共青团组织处于瘫痪状态。

1971 年 7 月 20 日，共青团大同矿务局第一医院第三次代表大会召开。会议选举产生了共青团大同矿务局第一医院第三届委员会，曹贵武任书记（兼）、赵怀德任副书记，共有 7 名委员组成团委班子，下设 5 个团支部，团支部书记为兼职，医院共有团员 150 余人。1973 年 8 月赵怀德调医院政治处，徐海坤任团委副书记。

1978 年 10 月 31 日，共青团大同矿务局平旺医院第四次代表大会召开。出席大会的代表 54 名，会议选举产生了共青团大同矿务局平旺医院第四届委员会，徐海坤当选副书记，团委会由 9 人组成，有 5 个团支部，有团员 160 余人。

1993 年 7 月，共青团大同矿务局第一职工医院第五次代表大会召开，出席大会的代表 65 人，大会选举了共青团大同矿务局第一职工医院第五届委员会，委员会由 5 人组成，胡迎霞当选书记，下设 6 个团支部，团员 200 余名。1995 年 3 月李淑一提任团委副书记，2004 年 5 月提任团委书记。2008 年 5 月—2010 年 4 月，团委组织部干事丁明丽临时代管团委工作。2010 年 4 月提任邹颖为同煤集团总医院团委副书记。

截至 2012 年底，共有团员 122 名，青工总数 491 人，其中 28 周岁以下青年 255 名。

医院共青团组织历任书记、副书记见表 3-4-1。

表3-4-1　共青团组织历任书记、副书记

名　称	书　记	副书记	任　职　时　间
团支部	吴毓荣		1956 年—1957 年 12 月
	于　群		1958 年 2 月—1960 年 11 月
团总支	于　群（兼）		1960 年 12 月—1966 年 12 月
团　委		王有光	1966 年 11 月—1967 年 3 月
	曹贵武（兼）	赵怀德	1971 年 7 月—1973 年 10 月
		徐海坤	1973 年 8 月—1981 年 3 月
	岳有莲		1981 年 3 月—1986 年 9 月
		贾世芳	1985 年 1 月—1985 年 9 月
	李涌刚		1987 年 12 月—1993 年 3 月
		胡迎霞	1993 年 3 月—1993 年 7 月
	胡迎霞		1993 年 7 月—1998 年 4 月
		李淑一	1995 年 3 月—2004 年 5 月
	李淑一		2004 年 5 月—2008 年 5 月
		邹　颖	2010 年 4 月—今

二、青年工作

（一）青年思想教育

20 世纪五六十年代医院团的工作在院党组织及上级团委的领导下，结合青年的思想实际和医院的中心工作，开展了政治理论学习、共产主义理想教育、形势任务教育等活动。同时结合团员青年特点组织开展了一系列健康向上的文体娱乐活动，自编自演医院的好人好事，到病房、院外宣传演出，受到了群众的好评。1963年 3 月 5 日，全院广大青年响应毛泽东主席"向雷锋同志学习"的号召，开展了轰轰烈烈地向雷锋同志学习的热潮，大力开展了做好人好事活动，组织团员青年为行动不便的患者剪指甲、洗头、喂饭、利用业余时间参加各种义务劳动，团的工作搞得有声有色。

1971 年 7 月恢复团委以后，团的工作逐步走向正规，首先恢复了团的组织生活制度，严格了团的纪律，坚持了"一课三会"制度。其次围绕党政中心工作开展了一系列适合青年特点的活动，成立了团青学哲学小组，组织团青开展了学习马列著作和毛主席著作活动，召开了学习经验交流会，在青年中开展了马克思主义思想教育运动，使青年的思想觉悟有了极大提高。同时还组织团青开展了植树，修路，挖防空洞，下矿下井参加高产，学雷锋做好事，为患者及孤寡老人送温暖等一些适合青年特点的活动。

20 世纪 80—90 年代，医院团委积极响应党中央的号召，组织团青开展了"五讲四美三热爱"活动，并把这一活动同加强对青年的思想教育与开展各项工作结合起来，人人争做"五讲四美三热爱"的模范；结合医院实际组织广大团青开展"爱岗争优"活动，成立了青年业余突击队，广大青年加班加点、不计报酬、积极工作。尤其在抗震救灾、抢险救灾、抢救危重患者的战斗中，以及义务劳动、植树造林等活动中，充分发挥了共青团组织的

突击队和战斗队作用，涌现出许多先进集体、先进个人和好人好事，受到了医院党政领导及职工群众的赞扬。

进入 21 世纪，共青团的工作不论从内涵建设和外延发展上都发生了很大变化，青年工作不只是传统意义上的组织青年参加义务劳动，搞一些突击活动，组织一些文体活动等。为了加强青年工作，2001 年 5 月 1 日医院党委根据集团公司党委《关于成立大同煤矿集团有限责任公司青年工作委员会的通知》要求，成立了大同矿务局第一职工医院青年工作委员会，由党委副书记王盛任主任，刘和平、周慧龙、弓晓玲、赵怀德、郑霞平、吴晓光、邓有、李淑一为副主任，常务副主任兼秘书长李淑一，标志着党委加强了对共青团工作的领导。医院团委根据医院青工委工作步骤，围绕医疗中心工作，以提高青年的思想道德、文化修养和业务技术水平，选拔、培养、推荐、评选青年人才，代表和维护青年的合法利益，为青年工作、学习、生活、成才提供了服务，从而发挥了共青团组织党的助手和突击队作用。还开展了爱国主义教育活动，组织团青凭吊万人坑，重温入团誓词，召开团青代表学习"十六大"精神座谈会，使团青的思想觉悟有了很大提高，工作热情得到了进一步发挥。2004 年 4 月，在医院儿科对面空地创建了"共青林"，共栽种各种树苗 600 余株，并成立了志愿小组，定时做好小树的维护工作，小树成活率达 98%，为医院增添了一角绿地。2005 年，开展了"增强团员意识主题教育"知识竞答活动；在医院门诊大厅开展了"为印度洋海啸灾民募捐活动"，捐款数百元；团委书记李淑一撰写的《进一步加强企业青年思想政治工作》的论文获山西省煤炭青年工作研讨会三等奖。2006 年，在医院团青中开展了社会主义荣辱观

知识答卷活动，参加了同煤集团公司团委举办的"扬荣弃耻"便民活动，医院青年志愿者提供了医疗咨询项目，服务群众 300 人次。除此以外，医院团委把集团公司敬老院定为医院青年志愿者服务点，坚持为孤寡老人服务；每年春节为医院部分退休老职工送春联和慰问品。医院多名团青受到集团公司团委的表彰，王大煜、李国峰多次获得同煤集团"十佳青年""十大杰出青年""青年岗位能手""矿山标兵"荣誉称号。张丽茹、马霞、刘立平、马东、王晓宇先后被集团公司团委评为青年岗位能手、矿山青年标兵等称号。2007 年、2009 年、2010 年医院团委被集团公司团委授予"帮助青年就业创业先进集体"。2009 年 ICU 青年护士张秀珍取得了全国煤矿创伤急救护理技术一等奖，2012 年度获"山西省第四届女职工职业技能大赛重症护理组比赛第一名""五一劳动奖章""山西省三八红旗手""矿山青年标兵"；同煤集团总医院团委被集团公司评为"红旗团委""总医院先进青年志愿者服务队"，连续多年被集团公司团委评为"红旗团委"、再就业单位先进集体、青年志愿者先进集体。

（二）青年文明号活动

1997 年，根据集团公司团委的工作安排，围绕医院实际，下发了《关于深入开展创建青年文明号活动的实施意见》，在全院各团支部开展了文明创建活动，此项活动的开展有力地调动了青年的积极性，并取得了较好的成绩。2002 年、2004 年、2005 年 ICU 科被集团公司团委表彰命名为"青年文明号"科室。2004 年心内科团小组获得集团公司"青年文明号"称号，2007 年检验科团小组获得集团公司"青年文明号"称号。2005 年以后团委根据集团公司团委"真诚服务青年，拓展信息渠道，加大

输出力道，强化就业文化"要求，对员工子女就业情况进行了摸底，组织待业青年参加同煤集团公司团委举办的"青年就业洽谈会"，协助 10 余名待业青年走上了工作岗位。

（三）青年志愿者活动

2010 年 11 月医院团委积极响应卫生部"志愿服务在医院"的号召，组建了"青年志愿者服务队"，志愿者由医院员工、在校学生以及社会其他工作人员组成。开展了"志愿服务在医院"活动，医院党政领导高度重视，成立了由医院党委书记黄建军、院长王隆雁任组长，相关部门负责人和团委书记为成员的"志愿服务在医院"领导小组，并多次召开专题会议安排部署和协调指导志愿者服务的相关事宜。团委结合医院实际，建立了志愿者服务工作制度，明确了服务方向，确定了服务内容，制定了服务流程。出台了《志愿者管理办法》，编制了《志愿者服务手册》，要求每位志愿者认真填写同煤集团总医院志愿工作承诺书，并建立了志愿者个人档案。为了增强青年志愿者的服务意识，弘扬"奉献、友爱、互助、进步"的志愿服务精神，团委以制度为抓手，构建志愿服务规范化；以培训为抓手，形成志愿服务专业化；以爱心为抓手，形成志愿服务多样化；以奉献为抓

手，形成志愿服务长效化。志愿者统一着装，统一标志。以年度为单位拟定了志愿者服务计划，使志愿服务从起步开始就沿着制度化、规范化、有计划、有步骤地开展起来。志愿者们以"3·5"中国青年志愿者日"12·5"国际志愿者日"全国高血压日""联合国糖尿病日"以及"3月21 日世界睡眠日"等为契机，结合主题，联合各社区卫生服务中心，邀请相关科室和专家为职工家属提供健康教育、咨询、宣传、诊疗、举行大型义诊及讲座，为广大患者提供志愿诊疗服务。截至 2012 年底，共举行各种培训 30 余次，其中大型培训 3 次，参与人数达 456 人次，院外发放学习材料 655 份，极大地提高了志愿者的服务能力。2010 年 10 月开展志愿服务以来，仅测血压人数就达 10 万人次。截至 2012 年底，院内志愿者 317 人，院外志愿者 168 人。志愿者服务的时间超过了7220 小时，参加义诊人数达 3980 人次，发放健康宣教资料 6500 余份，被服务的人数达八万人次以上。下社区 27 次，邀请专家下社区 56 人次，为 3500 名社区居民提供了疾病的预防、保健知识和治疗建议。2011 年 9 月 30 号，医院召开会议对志愿者服务工作出色的单位和个人进行了表彰。图 3－4－1 所示为青年志愿者在集团公司办公楼广场举行义诊活动。

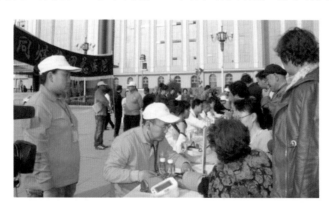

图 3－4－1 青年志愿者在集团公司办公楼广场举行义诊活动

第四章 医 疗 管 理

第一节 医疗质量管理

同煤集团总医院在 64 年的发展过程中，在不同阶段、不同时期根据广大患者的需求和国家的有关规定，制定了不同时期的医疗质量管理制度，建立和完善了三级医疗质量控制体系，使医院的医疗质量管理水平不断完善、不断提高，达到了国家三级甲等医院的标准。

一、医疗质量管理初级时期

医院 1950 年 9 月迁至现址后，设立了内、外科住院部，成立了医疗室，医疗室负责医疗护理的日常管理。1950 年 10 月制定了《大同矿务局附属医院暂行简章（草案）》，作为医院的管理制度。1955 年在推行民主管理的基础上，医院建立和修订了各种制度，如急诊、住院、出院、会诊、转科、医疗诊断、手术、护理、化验、药品调剂等规定，还将值班制度由大轮班改为分科值班、门诊时间由半日门诊改为全日制门诊，还制定了探视、病人请假等规章制度，同时建立了传染病隔离制、车间医生制等医疗质量管理制度。20 世纪 50 年代末至 60 年代初，制定了大同矿务局医院《医疗卫生工作规章制度》，分三大部分：第一部分，一般工作制度，共三项 12 款；第二部分，医疗工作制度，共 18 项 158 款；第三部分，对患者的要求，共 5 项 52 款。20 世纪 50 年代末到"文革"前，医疗质量由医疗组、医务组负责起草制定和检查落实医疗

工作的执行情况。这一时期，医院形成了医疗质量管理的雏形，但仍无一套完整的管理组织体系，无系统理论与分析方法指导实践。仅就终末质量进行控制，是典型的事后管理阶段。

二、医疗质量管理成长时期

1966 年，"文化大革命"开始后，医院建立的一些医疗质量管理制度受到了很大的冲击。1971 年医院成立了医务组，医务组负责医疗和护理质量的管理工作。1972 年 10 月，医院成立了医疗质量鉴定组。1973 年 3 月撤销医务组成立医务处，负责全院的医疗、预防、科研、教学培训和考核工作，并进行医疗质量检查及病案分析。为了加强对医疗工作的领导，由革委会副主任曹贵武兼任医务处主任。1973 年 12 月撤销了医疗质量鉴定组，成立了医疗质量委员会，由革委会副主任贾宝珍任主任委员。

1976 年"文化大革命"结束到 80 年代初，医院贯彻执行卫生部颁发的《全国医院工作条例》《医院工作人员守则》，制定了院长、科主任定期查房、出门诊制度，整顿了三级医师负责制，开展了"良好服务年活动"；同时根据大同市卫生局的安排，开展了"医院工作质量优良月"活动。在活动中，狠抓以医疗为中心的各项质量管理制度的落实，并经常进行质量大检查，还开展了技术大练兵、大比武活动。同时，根据医疗质量管理的要求和当时医院的现状，为了加强医疗质量管理，医院在 1981 年 2 月撤销了医务

处，成立了医务科，专门管理和协调解决医院在医疗活动中出现的各种问题，制定有关医疗质量管理的制度和措施。1984年，医院根据《煤矿医院管理条例》，强化了三级医师查房制度以及疑难、危重、死亡和重大手术病案讨论制度，建立了病历评阅和定期检查制度。1985年医院围绕创建"文明医院"，大力加强技术管理，开展科研活动。1988年，医院在认真贯彻《煤矿医院标准化管理》的同时，从3个方面对医疗质量加强管理：一是注重信息反馈，加强医疗统计，发现问题及时处理解决，疏通管理渠道，达到控制的目的；二是定期不定期地对门诊、住院病历进行检查，找出问题并和奖金挂钩，进一步提高了病历书写质量；三是采取增加窗口、来诊咨询、小承包、挂号处方制等措施，协调医患关系，使门诊"三长一短"现象有所缓解。1989年，医院将标准化管理列为主要工作去抓，整顿了原有的各专业委员会，新成立了"医院感染管理委员会""消毒管理委员会"等6个专业委员会。先后召开了8次全院性大会，在全院发放与标准化有关的书籍300余本，印发各种资料、表格上万份，还举办了中层干部标准化管理学习班。医务科设有专门的质量管理人员，医院的质量检查由医院相关职能部门负责，医务科的主要工作是对全院病历、处方质量检查与其他部门检查结果进行汇总和分析评价，同时向临床科室反馈。这种组织结构增加了管理层级，由事后检查为主的管理过渡到以预防为主、检查为辅的管理，但也没能改变医疗质量管理职能分散的局面。

三、医疗质量管理成熟时期

1990年，标准化管理进入惯性运转阶段，1991年医院成立了质量管理办公室，1992年改称信息质量管理科。医院根据矿务局工作安排，结合医院实际情况分别进行了两次治理整顿：一是成立了医院治理整顿领导组，切实加强对整顿工作的领导；二是狠抓标准化管理，努力改善和提高管理水平。制定了医院"标准化管理实施细则"，并成立了两个考核大组、六个考核小组，还制定了四项较为细致的检查考核办法，每月逐项逐条进行考核。通过实施标准化考核，医院的管理工作得到了改善和提高。1992年成立了医院质量管理委员会，院长刘亚俐任主任委员，党委书记元来存及副院长孟维新、高崇普任副主任委员。

1992年，医院为加强分级管理，实行了二级分科管理模式，同时结合医疗质量管理的实际情况，整理、撰写和汇编了医疗质量标准与质量管理的系列丛书——《医疗管理质量标准》一套四本，共63章、496节，内容涵盖医院各临床科室、医技科室；建立了以质量为中心的各项医疗质量标准及考核评价体系，使医院管理由传统的经验管理向科学化管理过渡，做到质控有目标、管理有遵循、检查有尺度、考核有标准、奖惩有依据，从而使医院质量管理工作逐渐步入科学化、标准化、规范化的轨道。同年成立了控制感染办公室。

1994年2月，为迎接山西省卫生厅评审，医院新制订了《防止医疗事故差错发生的措施和制度》等多项医疗质量制度及考核办法，进一步完善了二级分科，同时采取"走出去，请进来"的办法，学习兄弟医院医疗质量管理经验；还举办了全院中层管理人员参加的医院分级管理学习班，强化了院科两级领导加强管理、控制医疗质量的意识。8月，医院顺利通过了"爱婴医院"评审。12月，经山西省医疗机构评审委员会评审，通过了三级乙等医院的评审并挂牌。

1995年，按照山西省卫生厅新颁布的《医院文书书写规范》和《护理文书书写规范》，组织医护人员学习掌握新标准要求，规范医疗文书书写，提高病历的内在质量。发挥各科质量小组作用，针对科室质量方面的问题和不足及时进行质量控制。

1996年围绕分级管理，着重抓了临床科室的专业技能操作，以及医学"三基"训练200题的应知、应会学习，组织各科开展技术操作训练与考核。并在普遍进行专业考核的基础上，举办了全院临床基本技能和基础理论知识竞赛。

1997年，以迎接三乙复审为契机，全力抓了医护质量，特别是规章制度的落实。对考核指标进行了调整，修订了"医院内部奖励办法"。同年举办各种医疗质量培训班14期，培训人员300余名。

1999年5月1日，医院筹建的"大同矿务局急救中心"投入运行，开通了绿色通道，并充实了专家门诊，开设了方便门诊和双休日门诊。

2001年11月调整了大同矿务局第一职工医院医疗安全委员会，主任委员由院长王贵云担任，副主任委员由副院长郁林杰、黄建军和党委副书记王盛担任。

2004年6月调整了同煤集团一医院医疗安全委员会，医院围绕等级医院建设，对全院469项规章制度和各级各类人员岗位职责进行了整理和修订，保留了其中的270项，修订了98项，新增101项。另外根据国家出台的一系列法律法规，结合医院实际先后出台了16个相应的规定。在全省第二周期评审中，率先通过三级乙等医院复审。

四、医疗质量管理强化时期

2005年9月，医院新班子组建后提出了"创建高标准三级甲等医院"的奋斗目标，医院工作以"创名院、建名科、出名医"为核心，大力加强学科建设，大力加强人才培养，大力加强技术创新，深化依法办院，努力构建和谐的医患关系。10月首先下发了"同煤集团一医院关于开展以病人为中心，以提高医疗质量为主题"的医院管理年活动方案，同时制定了《同煤集团一医院医疗质量管理方案》，修订了《同煤集团一医院医疗质量考核标准》，增加了"医院管理评价指南"的考核指标。另外，规范了各级各类人员岗位执业的准入制度，制定了《规范医疗执业行为规定》，对未取得执业资格的医护人员一律不准单独顶岗，对不符合执业专业的医师变更了相应的执业专业和执业地点；还制定了医疗新技术的准入制度，特别是新开展手术项目的合格准入，同时按照"医疗机构执业许可证"的医疗范围进行自检自纠，撤销了无执业许可证的美容门诊。

2006年，医院继续深入开展"以病人为中心，以提高医疗质量为主题"的医院管理年活动。制定了医院《临床科室医疗质量与医疗安全规范》，内容包括诊断质量、治疗质量、十二项核心制度、医疗环节质量和流程规范、临床科室医疗质量考核评价标准，以加强临床科室医疗环节质量管理与控制。并举办了医疗安全和医疗质量教育学习班，培训内容重点是医疗环节质量的控制，如何落实核心工作制度和关键流程管理。同时医务科每月深入科室，对照医疗质量标准进行检查，特别是对病历的及时性及知情同意书告知患者的执行情况以及合理使用抗生素等方面进行重点检查。对重点环节、重点人群、重点科室、重点问题采取各种方式进行质控。为了推进依法执业行为，制定了《规范医疗执业行为的若干规定》，严格执行了医师注册制度，严格规范了审批医师的处方权和报告签发权制度，进一步完善和规范了医疗文书的书写，进一步加强了急诊急救管理，制定和修订了《医院突发医疗卫生事件的应急预案》，调整了医疗质量管理委员会，院长王隆雁任主任委员。

2007年，医院成立了院长亲自挂帅的管理年活动领导小组，召开了全院"管理年活动"动员大会。全年主要做了以下工作：一是制定下发了《同煤集团总医院管理年活动实施方案》，修订和完善了医疗十二项核心制度，新增了《医患沟通制度》《危重患者管理制度》《抗菌药物分级使用管理办法》等各种制度。二是将所有医疗相关法律法规及制度、操作规范等汇集成《医疗管理与医疗技术手册》。三是相继出台了《手术分级管理制度》《转院转科制度》《临床用血管理办法》。规范编辑了《药品管理篇》《医疗质量篇》《医疗安全篇》《医疗管理篇》《行为规范篇》《应急救治篇》共六本手册。四是根据《处方管理办法》加强了处方规范化管理，医务科按照卫生部相关要求制定了《同煤集团总医院处方集》，出台了《处方常用药品通用名目录》，全部弃用旧式不合格处方，规范了处方通用名的书写格式，同时组织全院医生开展处方检查点评工作，针对不合格处方多次进行全院通报，根据卫生部下发的《抗菌药物临床应用指导原则》制定了医院《抗菌药物分级使用分级管理办法》，成立药物不良反应监测组并建立了报告制度，保证了临床用药的安全、合理。五是严格执行三级医师查房制度，加强对合理检查、合理治疗、合理用药的监督和控制，同时聘请国家级医院知名专家指导临床科室三级医师查房，强化了医院查房制度的落实。六是临床科室成立了以科主任为主要成员的病历质控小组，通过三级医师查房对运行

病历进行实时监控，做到不合格病历和丙级病历严禁出科，同时制定了医院运行病历评价标准，由科室质控员参照标准进行质控，医务科定期抽查。七是制定了《医疗事故防范预案、处理预案》《医疗安全管理制度》《医疗纠纷报告制度》《医疗纠纷投诉接待制度》《医疗纠纷院内处理程序》《纠纷事故争议处理程序》等，并通过纠纷专题报告会和案例分析会对全院医务人员进行质量安全知识教育。八是完善了临床用血管理，规范了输血报告单的填写，重新建立了由分管院长为组长的输血管理委员会，修订了医院临床用血管理办法，2010年10月成立了输血科。

2008年医院继续强化医疗十二项核心制度的知晓率，通过院领导、医务科的督导和科主任在晨会上的适时贯彻，使十二项核心制度在临床医疗活动中转化为自觉的行为；健全了医院质量控制网络，加强科室质控活动，明确了院、科二级责任。通过针对某一个技术项目或某一个特殊的医疗环节进行专项质控活动、单病种质量控制、病历质量控制、医技质量控制、药事质量控制等多方面、多形式的质控活动，促进了医疗质量的进一步提高；加强业务培训，采用分专业、变题型、重实际的考核办法，先后分数次对全院医务人员进行了三基知识考核，强化了专业基础知识的掌握。医院通过安全专题会议，医学知识竞赛中的案例分析，疑难病历、死亡病例讨论，外请律师作法制讲座等措施，反复强化医务人员在日常医疗活动中的安全意识；医院的医疗安全委员会每月定期活动，通过查验医疗安全活动记录，了解科室存在的安全隐患；院、科室两级质控活动也都始终贯穿着医疗安全这一主题。

2009年医院围绕"质量是核心、细节是关键、落实是根本"的内涵建设总

体方针，以质控活动为切入点，加强了医疗、护理、感染、药事等各方面、各环节的质量控制工作。8月成立了同煤集团总医院医疗机构安全领导组及办公室，院长王隆雁、党委书记黄建军为组长，陈向东、孙玉红、丁龙镇、孙洪志、雷成宝、周慧龙、陈庆春、李凤平、王盛、郑霞萍为副组长，郑霞萍任办公室主任。同时还成立了同煤集团总医院医疗技术委员会，副院长陈向东任主任委员。

2009年着重抓了核心制度、重点项目、重点科室、重点环节、临床路径的质量控制工作。

（1）核心制度质控：医院把修订和新增的医疗十四项核心制度要点编辑成问答形式的小册子，下发到科室并随时提问医务人员。同时通过抽查运行病历来检查核心制度的执行情况，院长亲自参加科室交班会、病例讨论会以督促核心制度的落实。严格执行三级医师查房制度，强化了科主任的规范查房意识。

（2）重点项目质控：制订了电子病历书写规范，加快了电子病历的时间质控和逻辑质控，对运行的电子病历实施人工和计算机的全面质量控制。严格执行了对疑难病历、抢救病历、死亡病历实行科主任逐份把关、医务科抽查、院领导亲自点评的三级病历质控。加强围手术期专项质控，修订了《同煤集团总医院手术分级管理办法（修订版）》等一系列的手术管理、术前讨论、手术分级管理制度，明确了不同等级手术所对应的医务人员名单，定期由专职质控人员到手术科室及麻醉科进行包括术前检查、术前讨论、知情同意、手术标识、手术分级管理、麻醉前访视、围手术期用药等相关检查。

（3）重点科室质控：加强了对急诊科和重症医学科（ICU）的管理，医院根据卫生部颁布的《急诊科建设与管理指南》和《重症医学科建设与管理指南》标准，制定了《危重患者抢救制度及流程》，明确了院内、院外救治流程。按规定配备固定的急诊科医务人员，完善急救措施，规范急诊留观和急诊抢救病历格式；组织专家多次深入急诊科和ICU参加交班、质控、病例讨论，进一步加强对急、危重患者及复合伤病人的诊治管理。

同时，加强了血液透析室的质控管理，按照《血液透析质量控制规范（试行）》修订并完善透析室相关工作制度、质量标准及诊治流程，尤其规范了对乙肝和丙肝病人的管理。

（4）重点环节质控：强化了放射、CT、B超室随访制度的落实，制定并实施了检验科、影像科、同位素、功检科危急值报告制度，加强了B超、心电图、内窥镜、病理的图文报告质量控制。

（5）加强单病种临床路径质量控制。院长王隆雁概括的临床路径："总结有效的，写你所做的，做你所写的，完善不足的。"

同煤集团总医院2009年12月分别成立了临床路径管理委员会和临床路径指导评价小组。临床路径管理委员会主任委员由院长王隆雁担任，陈向东为副主任委员，委员由丁龙镇、孙玉红、孙洪志、雷成宝、郑霞萍、王兴武、吴晓光、周安丽组成，郑霞萍任办公室主任。临床路径指导评价小组由陈向东副院长任组长，成员由副院长和主要临床学科带头人组成。在全院开始分批、分科实施，逐步推进，截至2012年底，全院临床路径开展了112个病种，涉及24个科室，13093份病例，占总出院人数的48%。2012年临床路径入组率达69.19%，入组后完成率达98.34%，变异率为6.22%，退出率为1.66%。另外通过对电子临床路径中存在变异的病历进行信息化统计与查询，便于发现临床路径实施过程中的不合理变异情况，直接与考核挂钩。

通过严格实施临床路径，进一步规范了诊疗行为，减少了不必要的检查，规范了用药品种，降低了用药比例，明显缩短了平均住院天数，降低了患者的住院费用，同时控制了医疗服务成本。如脑梗死临床路径实施后平均住院日由20.72天降至13.82天，平均费用由6551.7元降至5234.3元，降幅为49%和25%；心肌梗死临床路径实施后平均住院日由14.20天降至12.24天，平均费用由24794.9元降至21705.1元，降幅均超过15%。

2010年4月医院按照卫生部有关患者就诊实名制要求，凡来院就诊患者全部采用条码认证管理。患者在医院挂号、就诊、检查、交费、取药、住院等各个环节更加便捷。全院每个科室均成立了"医患沟通小组"，并发放了"医患联系卡"，开展了"迎、陪、送"服务活动。

2011年医院建立并完善了药品应用质量控制体系、病历质量控制体系、临床路径质量控制体系、门诊专家会诊体系、辅助检查危急值报告体系、手术安全检查体系、医院感染质量控制体系、患者投诉管理体系、急诊救治体系九大质量控制体系的建设，建立了"一六四"质量安全管理体系，即由院长王隆雁为质控中心主任，六个部门组成四级质控网。同时与国际名校美国宾夕法尼亚大学医学院等院校建立了交流协作关系，邀请知名专家来医院指导质控管理工作。

2012年医院进一步完善了医疗质量控制体系：一是转变了质控模式，加大了医疗质量管理和考核力度，加强了单病种、临床路径（电子临床路径）质量管理，狠抓医疗质量核心制度落实，严格新技术项目准入，对重大、高风险诊疗技术实施分级授权制。二是成立了医疗质量控制领导组以及临床、医技、合理用药、信息和医疗安全质控组，建立并完善了院级、职能科室、医疗科室、个人四级质控体系，合理制定医疗质控点及评价指标，形成了全过程、全方位立体式的医疗质量控制管理体系。三是创新质控模式，由单一下科检查变为环节＋终末＋追踪＋信息等多模式质控，通过实施"发现问题、分析原因、解决问题、督导跟踪、持续改进以及考核奖惩"PDCA循环模式，利用信息化监控持续改进医疗质量。四是2012年召开院、科两级质控会500余次，建立院、科两级质控点近千个，对急诊科、重症医学科、麻醉科及手术科室围手术期等重点部门、重点环节的制度和流程进行了完善和修订，共制定了50个、完善了300余个制度和流程，如在急诊救治体系建设方面，建成了急诊无线远程视频监控系统和无线网络生理参数监测系统，实现了急诊救护患者运送过程的全程监控。五是开通了脑卒中及心肌梗死救治"绿色通道"。目前心梗患者从发病到进入导管室时间由之前的3~4小时缩短到2小时之内；门球时间（患者进入急诊科门至球囊扩张所用的时间）国家规定为90分钟，医院为84分钟，大大提高了患者的生存率。到2012年底医院已独立完成急诊PCI 195例，居大同市三级医院之首。

总之，2006年以来医院从建立健全院、科、个人三级质控网络着手，对医疗质量进行全面、全程及全员参与的质量控制体系，通过各种形式的质控活动，找出每一个影响医疗质量的细节，提出改进措施，严格落实于临床实践中。在全院推广了"质控会"这种行之有效的质控方式，通过院、科两级"质控会"来"提出问题—全员讨论—找出造成问题的原因—提出解决问题的办法—制定奖惩措施—反馈调整"。此外，还重点加强了核心制度、病历质量、围手术期等重点环节以及急诊科、重症医学科、血液透析科等重点科室、重点部门和医技科室的质量控制管理工作。在临床用血管理、合理用药管理、新技术项目管理等方面也都加大了控制力度，同时还建立了病历点评、处方点评制度等。

2006年以来，由于狠抓质量控制管理工作不放松，使医院的医疗质量管理工作发生了质的飞跃，受到了广大患者和家属的好评。院长王隆雁在抓质量控制管理工作中的几点体会：①抓质量必须全员参与；②信息化建设是抓质量的基础；③绩效考核是抓质量最有效的工具；④管到"末梢"才能管好质量；⑤可以突击开展一些质量活动，也可以在某段时间内重点完成某项质量工作，但要想取得实效，必须持之以恒；⑥抓质量不能有功利思想；⑦文化建设是质量工作之魂；⑧质量是医院永恒的主题。

第二节 医疗法制管理

一、医疗机构管理

国务院于1994年发布了《医疗机构管理条例》及实施细则，并于同年9月1日起施行。医院在其行政法规实施后申请领取了"医疗机构执业许可证"，同时保证日常医疗工作中严格在执业范围内执业，保证了医疗机构主体的合法性。同煤集团总医院的"医疗机构执业许可证"职业范围明确，并按期校验。

2005年11月医院由"大同煤矿集团有限责任公司一医院"更名为"大同煤矿集团有限责任公司总医院"，2009年1月床位数由666张增加至1000张，诊疗科目由原来的19项增加到24项，均经过了山西省卫生厅的审核批准。

二、医务人员执业管理

1998年6月26日全国人大常委会颁布了《中华人民共和国执业医师法》（简称《执业医师法》），并于1999年5月1日起正式实施。《执业医师法》第一次规定了医师资格考试制度与医师执业注册制度。随后，根据《执业医师法》的规定，卫生部相继颁布了《具有医学专业技术职务任职资格人员认定医师资格及执业注册办法》《医师资格考试暂行办法》《医师执业注册暂行办法》等相关法规。

1993年3月26日，卫生部颁布了《中华人民共和国护士管理法》，并于1994年1月1日起施行。医院根据办法精神制定和规范医院护士执业的管理办法，对全院从事护理工作的人员进行了执业资格注册，并始终严格执行。

1998年6月国家颁布《执业医师法》后，医院首先根据《具有医学专业技术职务任职资格人员认定医师资格及执业注册办法》，对全院在1998年6月26日之前取得医师以上卫生专业技术职务的265名医师进行了医师资格的直接认定。其次，自1999年国家举行第一次医师资格考试至2012年底，医院共有226人参加并通过医师资格考试。最后，对没有取得医师资格证书和专业不对口的医务人员进行了岗位调整。同时医院对技师、药师等进行了规范管理。总之，医院通过一系列法律法规和规章制度的落实，完善了医务人员职业行为，保证了医院的职业行为主体化、合法化。

三、医疗技术准入管理

2009年3月2日，卫生部颁布了《医疗技术临床应用管理办法》，医院根据此办法制定了《同煤集团总医院新技术项目准入管理规定》。

（1）一类技术：由科室提出申请，医务科组织医院技术委员会进行论证，对涉及伦理学的项目要进行医学伦理论证，论证通过后方可开展。

（2）二、三类技术：医院技术委员会论证通过后，医务科负责协助进行申报资料的整理，向山西省卫生厅、卫生部进行技术项目申报，申报通过后方可开展。

（3）新开展技术项目实施跟踪管理，每年度医院技术委员会对新开展的重点项目主要人员资质、设备、开展例数、质控记录等进行跟踪调查评估，根据存在的问题提出相应的整改措施并限期改进，对存在重大问题的技术项目勒令中止。

截至 2012 年底，医院经山西省卫生厅批准的二类技术准入项目有：2010 年 7 月批准准入的心血管介入诊疗技术（冠心病介入诊疗技术、心律失常介入诊疗技术）项目，2010 年批准准入的血液透析室项目，2011 年 11 月批准准入的离子植入治疗技术项目。

四、大型设备准入管理

2004 年 12 月 31 日，卫生部、国家发展与改革委员会、财政部颁布了《大型医用设备配置与使用管理办法》，医院在原有大型设备的基础上，2006 年以后又逐年增加了 ECT、乳腺钼靶、数字血管造影机、双排 CT、全景牙科摄影机、数字 C 型臂等设备。2012 年通过了山西省大型设备认证审批。

2012 年 10 月 24 日，医院成立了医学装备委员会，委员会由医院主要领导、职能部门、相关业务科室及设备科相关人员组成，负责确定并建立本院设备管理体系，对医疗设备引进的咨询、审议、决策及设备项目协调等管理工作，包括对设备的规划、计划、论证、技术问题进行评价

或咨询。

五、药品管理

建院初期医院的药品管理没有完整的规定和法规，尤其麻醉药品存在很多漏洞。1955 年医院实行了"协定处方制"，就是药房和各治疗科室负责人协商，将备用药品编成协定处方由药房负责刻印装订成册交与各科室医生人手一本，以便开方使用，药房将协定处方的片散合剂等预先由专人配置好备用。这样做，既方便门诊病人取药，又快捷无误，住院病人实行摆药制，此法延续到 20 世纪 80 年代。

20 世纪 80 年代后，医院根据国家规定制定了《麻醉药品、第一类精神药品管理实施办法》，规范了麻醉药品、精神类药品的管理。1992 年 9 月 25 日成立了大同矿务局第一职工医院药事管理委员会，院长刘亚俐任主任委员，副院长孟维新、高崇普任副主任委员。1996 年 9 月 11 日、2004 年 6 月 28 日先后对该委员会进行过两次调整。90 年代以后，医院逐步修订完善了《麻醉药品管理办法》，同时根据山西省卫生厅的要求，组织全体医师、护士长、医务科主任进行了"医务人员麻醉药品临床使用与规范化管理远程培训"，经考核并取得合格证后方可从事麻醉药品临床使用。

由于医药技术发展迅速，新药、进口药增多，临床医生迫切需要一本内容全、资料新并便于查阅的手册，1987 年 5 月 1 日药剂科创办了《药讯》刊物，每季度出版一期，截至 2012 年底共出版 76 期。此刊对医生了解新药并运用起到了积极作用。

2003 年医院按照《医疗机构药事管理规定》的相关要求，药事管理委员会新编了《实用药物手册》一书，发放到每一位医生手中，并对医务人员有针对性

地进行药事管理相关内容的宣传、教育、培训。还修订了相应的药事管理制度和操作规程，对药品的遴选、验收、储备、贮存、效期管理等均有严格规定并纳入计算机管理，使药品管理资料完整，有原始记录。同时还下发了医院"药品处方集"和"基本用药供应目录"，设置各种药品标识，明确标注。还成立了药品质量监督管理组织，定期对药库、调剂室的药品质量抽检，每月对科室麻醉药品、精神类药品、急救高危药品进行检查，分析总结，落实整改措施。制订了优先使用国家规定的基本药物以及抗菌药物使用管理的相关规定和评价方法。药剂科每季度对医院基本药物使用情况进行分析。

2009年初，医院进一步加强了药事质量控制管理，促进临床合理用药。首先，重新调整药事管理委员会和机构组成人员，成立了药物与治疗学委员会和医院临床药学室，按照《抗菌药物临床应用指导原则》，制定了医院《抗菌药物分级使用分级管理的办法》，明确了临床各科限制使用和特殊使用抗菌药物人员。成立了药物不良反应监测组并建立了报告制度，保证临床用药的安全、合理。其次，根据《处方管理办法》加强了处方管理。对处方格式、颜色、书写及保管等内容进行合理改进，严格按流程调配处方，对处方用药适宜性进行审核，做到"四查十对"，使医院处方合格率达到95%以上，调配出门差错率小于万分之一，饮片配方总量误差率小于5%。再次，建立了处方点评制度，对药物用量进行动态监测。每月对各类药品进行数量及金额排序，定期公布，对处方定期检查、点评、通报，实施超常预警，有效干预了不合理用药。最后，加强临床药学工作，定期抽查运行病历、出院病历及死亡病历，对合理用药特别是抗菌药的合理使用进行评价、分析、

汇总并及时反馈。同时重点加强了对I类切口围手术期预防用药的管理工作，保证了临床用药的规范化、合理化。

为了加强药品应用的管理，医院于2009年8月27日对医院药事管理委员会进行了调整，主任委员由院长王隆雁担任，副主任委员由各业务副院长担任，成员由药剂科、药供科、医务科、医院感染管理科、部分临床和医技科室主任（科长）组成，办公室设在药剂科。

药事管理委员会的主要职能是：①贯彻执行《药品管理法》及其实施细则，组织制定本院相应的规章制度，督促检查《药品管理法》及有关制度的执行情况，对违反事件及时纠正，严肃处理；②审定本院年度用药计划，制定调整本院基本用药目录，定期研究审定需增加或淘汰的药品品种；③制定本院药物临床应用指导原则、管理办法或实施细则，并督促实施；④审定各科提出的自制制剂、协定处方及临床试用计划，审核各科医师处方权限，定期组织检查各科医师合理用药情况，并把检查结果作为考核科室和医师工作质量的依据之一；⑤适时分析药物不良反应，对不合理用药及时提出干预和改进措施，确保用药安全有效；⑥定期组织检查各种毒、麻、精神及放射药品的使用和管理情况，发现问题及时纠正，对违反者严肃处理并及时上报；⑦对医务人员进行药事法规、合理用药知识的教育，编辑出版本院《药讯》期刊和用药信息，指导临床合理用药。

（一）专业人员情况

2012年医院共有药学专业技术人员35名，见习人员9人；主任药师1名，副主任药师6名，占药学人员的15.9%（注：2012年新参加卫生系列高级资格考试，有1人取得正高资格、3人取得副高资格）；全日制本科以上学历人员占全部

药学人员的 27%，专科以上学历人员占80%。

（二）特殊药品管理

医院参照国家有关规定，制定了特殊药品的管理制度和应急预案，加强了对麻醉、精神类、高危药品的管理，规定了科室急救备用药使用管理与领用、补充流程。药剂科质量与安全控制小组每月对临床科室及药房进行专项检查。

（1）强化了麻醉、精神类药品的管理，规定各药房、麻醉科、药库必须由专人负责保管。专用处方册登记，入库双人签收，日交接记录完整无误；各临床科室的药品专柜必须加锁保存，基数无误，交接记录完整，处方定期点评反馈。

（2）强化了高危、抢救药品的管理，规定了各药房、临床科室高危药品标识，品种、数量必须登记在册；护理部每月定期检查各科室抢救车药品效期及基数等。

（三）抗菌药物使用管理

医院 2011 年 5 月 13 日召开了"同煤集团总医院临床合理用药专项整治活动动员大会"。于 2011 年 5—7 月对全院执业医师和药师进行了三次抗菌药物使用知识和规范化管理培训，并进行了考核，同时授予相应资质的"抗菌药物培训合格证"，严格了医师抗菌药物处方权限和药师抗菌药物调剂资质管理。

2011 年 6 月 18 日，医院邀请首都医科大学附属北京朝阳医院感染和临床微生物科教授作了"抗菌药物的合理应用"学术报告。

2011 年 11 月开始，医院利用信息化优势开展了抗菌药物质量的控制。组织相关专业技术人员运用信息化手段，对抗菌药物处方、医嘱实施专项点评；药剂科每月坚持点评医嘱病历 500 份左右，做到了对 25% 有处方权医师全部抗菌药物医嘱的专项点评。抗菌药使用超过 2 种以上、

时间超过 7 天，医生工作站可以及时收到提示，医务科定期（每日或每周）下发超期用药警示单。医务科追踪检查，重点追踪对象是多次出现同类问题的科室及主管医师。实施抗菌药物临床应用指标信息化动态监测，实行临床医师信息化抗菌素使用分级管理，使医生培训率达到了100%，患者抗菌素知识知晓率达到了90%。

2012 年医院制定了《同煤集团总医院抗菌药物专项整治活动方案（2012 年补充版）》，进一步明确了抗菌药物临床应用管理责任制，并和各临床科室签订了责任状。同时下发了新的抗菌药物分级目录，规范了外科系统围手术期抗菌药物使用；对抗菌药物供应目录实行动态管理，每年调整一次；定期发布细菌耐药预警通报。

（四）突发应急预案

2007 年，医院制定了特殊药品管理应急预案、药品不良反应药害事件报告程序、科室突发应急培训及各种大型设备故障、停电应急措施等，定期检查应急药品，保证药品的品种及质量适应应急需求。

（五）临床药学工作情况

药剂科现有临床药师 6 名，全面负责医院药物咨询、处方点评、合理用药宣教及评价干预、药学查房、各种数据上报整理工作。临床药师与医师合作，参与临床查房、会诊、疑难重症、死亡病例讨论，为患者提供个性化用药方案，保证患者合理用药和用药安全；对医院住院医嘱、门诊处方每月进行处方点评与不合理用药分析；对临床不合理用药及时干预，纠正和杜绝临床上已发生或潜在的不合理用药现象，确保患者用药安全、有效、经济、合理。

2012 年门诊处方点评总数为 12266

份，其中合格处方为 11959 份，不合格处方数为 307 份，合格率为 97.5%；对住院处方进行点评通报，共点评 2817 份，合格率为 96.7%；共抽查点评各科室抗菌药物医嘱 3025 份，合格率为 95.4%。不定期对照说明书对不适宜用药等进行干预，上报药物不良反应病历共 487 例，其中由于抗菌药引起的药物不良反应占 31.65%。加强对药物不良反应进行监测、报告和分析评价，为临床合理、安全用药提供更多有价值的信息。

（六）中药、制剂管理

1958 年秋医院建立了灭菌制剂室，自己动手研制了一套"自然减压过滤罐装器"，每天生产葡萄糖注射液 30 瓶。20 世纪 70 年代医院新建了制剂室，引进了自动减压过滤装置，葡萄糖注射液日产量 1000 余瓶，还生产普通西药 50 余种；中医科自己加工制作十几种蜜丸、水丸等中成药。2008 年 10 月建立了静脉输液集中配制中心，日配液约 2500 步。

六、血液管理

1957 年 7 月，医院在化验室设立了血库，负责采供血、血型鉴定及全院的交叉配血工作。1982 年卫生部颁布了对献血者定期进行查体的要求后，医院开始对献血者定期进行病史查询、体格检查和必要的血液检查及鉴定后采血。1993 年，卫生部颁布了《采供血机构和血液管理办法》，大同市中心血站成立并开始供血，医院停止自行采供血，所使用的血液制品全部来源于大同市中心血站。

我国于 1997 年 12 月 29 日颁布了《中华人民共和国献血法》，2000 年卫生部制定了《临床输血技术规范》。医院根据这些规章制度制定了临床用血管理制度，2004 年 6 月 28 日成立了医院临床输血管理委员会。2004 年 8 月，根据临床

用血工作的需要，医院邀请大同市中心血站站长和主任来医院开办技术讲座，主讲输血误区和冰冻血小板的临床应用，医院临床医生 180 余人到会聆听了讲座。

2007 年 10 月医院成立了输血科，加强了用血管理工作。

2009 年 8 月 27 日，医院重新调整了临床输血管理委员会。主任委员由分管副院长担任，副主任委员由其他业务副院长担任，委员由医务科长、护理部主任、医院感染科主任及部分临床、医技科室主任、护士长组成，办事机构设在输血科。输血管理委员会的主要职能是：①根据卫生部《医疗机构临床用血管理办法（试行）》和《临床输血技术规范》，指导全院的临床用血工作；②审核本院用血计划；③制定本院输血工作的要求、流程和制度，对执行情况进行督促检查；④协调处理输血并发症及输血过程中的意外情况。同时，依据《中华人民共和国献血法》《医疗机构临床用血管理办法（试行）》等要求，规范了输血申请单、输血同意书、输血转输记录单及输血不良反应回报单的填写格式，并实现了电子化管理，保证了成分输血率 100%，使输血不良反应发生率大大下降。同时又建立了以信息化为支撑的安全输血平台，特别是全院冷链的计算机控制，保证了用血安全。

七、突发公共卫生事件应急管理

2003 年 5 月，针对我国当时应对突发公共卫生事件的能力较弱等问题，国务院颁布了《突发公共卫生事件应急条例》，山西省人民政府颁布了《实施〈突发公共卫生事件应急条例〉办法》。2003 年 6 月 21 日，医院根据国务院、山西省的两个条例及相关法律法规，结合医院的实际情况，制定了《同煤集团一医院突

发公共卫生事件应急预案》，分为组织机构、救治队伍、制度职责、后勤保障等章节，并对全院各级各类人员进行培训，以求做到"指挥统一、反应迅速、工作有序、救治高效"，同时根据预案进行了多次演练，取得了较好的效果。

2004年11月18日，国家矿山医疗救护中心大同分中心在医院成立，自成立以来，共处理突发应急救治事件85起，成功救治率达100%。

2006年3月26日，同煤集团总医院制定了《突发公共卫生事件相关信息报告管理工作规范》。2006年12月12日，制定了《防治传染病突发应急预案、传染病检测报告和应急处置预案》；同时，为了更好地实施医院突发公共卫生事件应急预案，制定并下发了一些针对具体突发公共卫生事件和医院内可能影响医疗救治工作的突发事件的单项预案，如《人禽流感防治应急预案》《灾害事故应急预案》《住院患者发生猝死的应急预案》《药物引起的过敏休克风险预案》《停电应急预案》《停水应急预案》《中毒抢救管理程序》等，并组建了医院的应急救治队伍。另外，医院还组织全体医务人员认真学习了《突发公共卫生事件应急条例》等相关法律法规，同时多次组织实施了突发公共卫生事件救治演练。通过采取上述一系列措施，完善了应急救治体系，使应对突发公共卫生事件的能力显著提高。

2009年3月16日，同煤集团总医院修订了《同煤集团总医院突发公共事件医疗卫生应急救援预案》，并制定了《危重患者抢救制度及流程》，明确了院内、院外救治流程。还充实了急诊科的技术力量，完善了急救设施，按规定配备了固定的急诊科医护人员。同时规范了急诊留观和急诊抢救病历格式，加强了急诊医生的突发应急演练，建立院前急救体系，使医院的应急救护能力大大提高，成功完成了多次群体事件伤亡事故（件）的抢救任务。

八、医疗事故与纠纷管理

1985年11月27日，山西省人民政府颁布了《山西省医疗事故鉴定处理试行办法》，就医疗事故的定性、鉴定与处理进行了相关规定。医院为贯彻此办法，成立了医疗差错事故鉴定委员会，并制定了医疗纠纷和差错事故的预防与处理措施，对医院的医疗纠纷和医疗差错进行管理。

为了正确处理医疗事故，保障患者和医务人员的合法权益，维护医疗单位的工作秩序，国务院于1987年6月29日发布了《医疗事故处理办法》，对全国医疗纠纷的分级、鉴定、预防和处理等作出了统一规定。医院根据规定重新调整了医疗差错事故鉴定委员会，进一步规范了医疗纠纷和差错的预防与处理措施，由医务科负责对医院的医疗纠纷和医疗差错进行管理，并在实践过程中不断充实完善。

2000年以前医疗纠纷处理由医务科负责，主要任务是处理医患纠纷。

2001年11月3日，医疗纠纷办公室独立，由门诊部主任陈庆春兼医疗安全委员会办公室主任，张萍任副主任。主要职责是负责医疗安全管理工作，制定并维护医院的正常医疗秩序，进一步做好患者投诉工作。医疗纠纷办公室成立以后，首先，完善和制定了各项医疗安全工作制度，结合医院具体情况制定了《医疗安全管理措施》及《医疗纠纷与医疗事故处理办法》，这样解决医疗纠纷就有了依据。其次，对医疗安全工作进行检查，并针对医疗过程中存在的医疗缺陷及可能发生的医疗差错隐患做到早期发现、及时讨论、及时纠正、及时防范。

随着形势的变化，1987 年颁布的《医疗事故处理办法》逐渐不能适应形势发展的需要，医疗纠纷的处理在法律上出现了新的盲区。为了改变这种情况，国务院于 2002 年 4 月 4 日颁布了《医疗事故处理条例》，并相继出台了配套文件，如《医疗事故技术鉴定暂行办法》《病历书写基本规范（试行）》《医疗事故争议中尸检机构及专业技术人员资格认定暂行办法》《医疗事故分级暂行标准》《重大医疗过失行为和医疗事故报告制度的规定》《医疗机构病历管理暂行规定》，于 2002 年 9 月 1 日正式实施。

2003 年根据国家颁布的《医疗事故处理条例》《重大医疗过失行为和医疗事故报告制度的规定》，医院制定了《重大医疗过失行为、医疗事故防范预案和处理程序》，并制定了院、科两级医疗纠纷处置预案。2006 年对上述规定及程序又进行了修订。

2004 年，医疗纠纷办公室重归医务科管理，由医务科科长郑霞萍兼办公室主任，同时进一步规范了医疗纠纷和差错的预防及处理措施，对全院的医疗纠纷和医疗差错进行科学管理，并在实践过程中逐步完善。

2005 年 12 月 26 日医院再次调整医疗安全组织机构，成立同煤集团总医院医疗安全管理领导组，医院院长王隆雁、党委书记黄建军任组长，党政一把手同时兼任医疗安全委员会主任委员。办公室设在医务科，医务科科长郑霞萍负责。同时根据卫生部的要求，医院制定了医疗事故的处理预案。办公室的主要职责是妥善处理医疗风险监测及医疗纠纷，要做到发生医疗事故争议、医疗纠纷，医务科组织相关职能部门（属医疗的医务科负责，属护理的护理部负责，属后勤的总务科负责），调查了解事情的经过，按《医疗事故处理条例》规定程序封存有关药品、器械及病历资料并妥善保存；必要时要做好现场保护；同时采取积极有效的措施，避免和防止对患者身体健康造成损害并扩大，力争把损害程度降到最低；对患者死亡有争议的纠纷，院、科两级领导以科学的态度告之家属，并积极配合司法机构做好准备工作；医疗安全委员会办公室对已发生的医疗纠纷事件进行证据收集和资料整理，将书面材料上报医院领导；医疗安全委员会对协商解决的事故、争议及纠纷事件，本着公平公正的原则对该案件作出定性处理；负责每季度的医疗纠纷总结分析及年度两次院级医疗安全教育。

2009 年底，根据卫生部医疗纠纷处理工作要求，大力推动医患纠纷人民调解机制的工作格局，积极预防和妥善处理医患纠纷，逐步建立和完善医院预防和化解医患纠纷的长效机制，全院医务人员参加了山西省医疗保险，医院发生的医疗纠纷由医患双方共同委托山西省高级人民调解委员会进行调解，作出公平、公正处理，这样的处理方法使医患双方均达到了满意的效果，有力维护了医院的正常医疗秩序。

2011 年同煤集团总医院为了在处理医疗纠纷中更好地维护医患双方的合法权益，加入了山西省医疗纠纷高级调解委员会，对出现的医疗纠纷采取多渠道的解决途径，将所发生的纠纷引导到法制解决的轨道上来。

2001—2012 年底，医院接待患者投诉共 525 件，在处理医疗事故中，医院遵循公开、公平、公正、及时、便民的原则，坚持实事求是的科学态度，做到事实清楚、定性准确、责任明确、处理恰当。发生医疗事故争议后，医患关系办公室严格按照《医疗事故处理条例》的程序进行。一是发生医疗事故争议后，如果病人需要抢救或治疗的，科室负责人应立即组织力量采取有效治疗措施，必要时由医务科牵头成立院内治疗小组和请院外专家会诊，尽可能减轻由此给病人造成的损害；同时与病人或家属进行沟通，做好解释工作，尽量做到把争议化解至最低程度。二是医务科接到医疗事故争议后，立即组织人员对患方和当事科室进行调查，事件性质清楚在3个工作日内与有关科室协商定出处理意见，事件性质不清，5日内召开医疗安全委员会、有关专家开会讨论。一般的争议必须在一周内将初步答复意见与患方沟通，协商一致后，医院与患者亲属必须签署《医疗纠纷解决协议书》，协议书应当阐明医患双方的基本情况和医疗的原因以及协商确定的赔偿数额等，并由双方当事人在协议书上签名，由大同市公证处公证后生效。三是发生医疗事故争议，医患双方自行协商不能达成一致的，在患者自愿的条件下，双方可以共同书面申请卫生行政部门进行调解。

第三节　医疗工作

一、门诊、急诊服务

门诊、急诊是医院的窗口，是医院和患者接触时间最早，而且是人数最多和社会人员分布最广的一个就医区域。所以，门诊、急诊服务的优劣，医疗质量的高低，直接反映了医院的整体水平，也是衡量医院管理的重要标志。

（一）门诊服务

建院时医院只设门诊，没有病房，再加上患者少，所以管理也显得不十分重要。1950年9月医院搬迁至现址，由于地方所限，门诊和病房设在同一区域，所以在管理上存在一定的难度。1956年初医院新建了门诊部，就医环境得到了很大

改善。1956年9月医院成立了门诊部，对门诊工作实施了管理。但是，门诊旧式的服务模式为集中型，如挂号、收款、取药等均为固定性，往往在患者流量大、高峰时间造成人员拥挤、等待及秩序混乱等状态，给患者就诊治疗带来了极大的不便。

1958年以后医院制定了《门诊规则》和《出诊制度》。《门诊规则》共九条：①门诊患者应遵守门诊时间（根据本局作息时间随时公布），急诊例外；②门诊职工或家属须持有医疗证，按次挂号，无医疗证者必须持有原机关的介绍信，各矿卫生所介绍来局门诊治疗的患者必须带有记载详细的三联单；③凡急诊患者经值班医师认为有必要急诊时可优先挂号；④患者办好挂号手续后到候诊室试体温，然后到各科室门前依次就诊，不得擅入诊疗室；⑤凡各矿介绍来局之门诊患者需由各科负责医师或主治医师给予详细检查诊治；⑥诊疗处置须听从医师指导，患者不得强求住院、化验、X光检查、开诊断书、开休假证明等，医生对此种要求有权拒绝；⑦在门诊期内候诊患者，应遵守秩序，不得喧嚷、乱窜并注意清洁卫生，不许乱吃零食及随地吐痰；⑧患者要爱护公物，如有损坏者，应按市价赔偿；⑨只许一人挂一号。

《出诊制度》共五条：①患者不能行动或因运输可发生生命危险等特殊情况可以出诊；②为了清楚既往病历记载的诊断和治疗经过请出诊者必须有家属或同事亲自来医院与医师接谈，医师认为有出诊必要时，才准予挂号出诊，一般用电话请出诊者，一律不予出诊；③凡请出诊者，与医师接谈后，医师认为需要病人来院检查时，而家属因无法搬运者，医院可借运输工具或人力，但此种费用由病家自理；④医师出诊后认为与出诊时所述病况极不

相符者，医师有权向职工原单位提出意见给予批评，如系家属可提请家属委员给予批评教育；⑤凡请出诊挂号时亦得持有医疗证或介绍信。

这些规则和制度的制定使医生和患者都有了一个约束。但是，由于门诊布局不合理，患者就诊和物理检查来回奔波，再加上高峰期、季节性疾病，医院看病"三长一短"（即挂号排队时间长，看病等候时间长，取药排队时间长，医生问诊时间短）的现象仍十分严重。另外，门诊出诊医师的工作方式比较单一，即病人挂号来诊就看，单一地完成检查、诊断及收费，呈现为被动性的工作，所以门诊的管理工作没有得到根本性转变。

1967 年 4 月医院撤销了门诊部，门诊管理由医务办公室统一负责。20 世纪 70 年代后医院的病人不断增加，门诊就诊患者又出现了"三多一少"的现象，挂号难、取药难现象十分普遍，如中药房每天药方都发不出去，患者意见很大。

为了改进门诊秩序，1971 年 12 月医院制定了《门诊管理制度》（10 款）：①门诊工作人员必须认真学习马列主义、毛泽东思想，努力改造世界观，用毛主席的哲学思想统帅医疗实践，指导工作，以白求恩为榜样，全心全意为人民服务。②贯彻"预防为主""中西医结合"的方针，积极宣传毛泽东思想，向病人介绍防病知识。充分发挥病人和工作人员的积极性，搞好门诊工作。③开诊时间：星期一至星期六上午八时至十二时，下午二时至六时，（星期二、星期四下午学习），非门诊时间由各科值班人员接诊。④学习解放军，执行"三大纪律、八项注意"，坚守工作岗位，衣帽整齐，对病人要热情，虚心听取工农兵意见，接受工农兵监督，改进门诊工作。⑤挂号室应予开诊前一小时挂号，各矿厂、处、学校病人挂号时，

应带卫生站转诊单及诊疗手册，平旺地区职工初诊带单位介绍信，家属带户口本，复诊时凭诊疗手册挂号，诊疗手册要妥善保管，不得涂改或转借，如丢失或封面撕毁者，均按初诊补领。对外病人除急救者外，应凭介绍信挂号，挂号人员对介绍证明应认真审查，病人的姓名、性别、年龄、住址、收费类别要逐项填写在诊疗手册上。⑥中西药房要严格执行药品保管和消耗登记统计制度，药物配剂要按操作规则，对超量、涂改、不合规定的处方应与医生联系解决。对超过极量和用药限量的处方，药房有权拒发。发药前应核对，并向病人说明用法。⑦检验、放射、心电图等科室人员进行各种检查时，要注意检查内容及要求，急症者优先检查，准确、及时、密切地配合临床，填写报告结果时要认真查对，如遇检查结果有可疑时，应与有关科室联系或重作检查。⑧注射室人员要严格执行无菌操作，防止感染。注射前做到"四对"（对姓名、药物、剂量、方法），有疑问时应问清楚再注射，对作过敏试验阴性或有过敏病史的病人，注射药物后应注意作短时观察。⑨急诊室人员工作时要严肃、认真、敏捷，随时准备好一切急救用品，并掌握各科值班人员姓名，对来诊病人要先检诊，并作必要的检查（如体温、血压等），若遇传染病人要隔离分诊。危重者立即通知医生并协同抢救，并可先作输氧、人工呼吸、止血、注射强心剂等处置。对需住院行走不便的病人，要护送入病房；对留门诊观察的病人，应根据医嘱负责治疗、护理及作病情观察。⑩加强战备观念，熟悉战地救护技术，提高革命警惕，并向一切不良行为作斗争，要爱护国家财物，严格执行收费制度，积极参加集体劳动，搞好门诊管理及清洁卫生工作。并制定了《门诊医生职责》（10 款）、《门诊护士职责》（10 款）。

1981 年 2 月医院为了加强对门诊工作的管理，恢复了门诊部。1986 年新门诊楼投入使用后，门诊环境和就诊秩序有了很大改善。但是，由于门诊患者逐年增加，挂号人数与实际就诊人数严重不符，许多病人通过医院熟人带着看病，既节省了挂号程序，又能提前就诊，真正挂了号看病的患者需要长时间等待，因此患者意见很大。为了改变这种状况，医院曾采取不少措施，如凭挂号收费小票取药，凭挂号室发给的空白处方开药，多次重新调整门诊布局，增设专家就诊区域等，但收效甚微。

2006 年以来同煤集团总医院从方方面面加大对门诊部工作的领导和管理。第一，加强了门诊部的组织机构建设，调整了门诊部领导成员及工作人员，设置了服务台，建立了志愿者队伍。第二，对门诊就诊科室进行改造和扩建，增加了专科门诊和独立的专家门诊，对门诊各科室进行了重新布局，安装了叫号系统。第三，对门诊药房进行扩建并安装了自动发药系统，改变了"人等药"现象，缩短了患者取药时间。第四，扩建了慢病门诊并增加了人员。第五，建立了抽血、化验候诊大厅，并安装了检验结果自动打印机。第六，对急诊科进行了扩建，将 120 和急诊科重新组建成立了急救中心。第七，改造扩建候诊大厅并安装了扶梯。第八，整个门诊就诊采用了电子工作系统，挂号、就诊、交费、检查、取药、入院等流程实现了计算机流水作业。2006—2012 医院门诊逐步进入了现代化管理模式与流程再造时代。

1. 从集中型向分散型改进

从 2006 年开始，医院根据门诊需要进行了多方位的改进，将挂号、分诊分散于各楼层，针对检查科室或专科的设置，将集中收费改为分楼层收费。这种由集中向分散改变的方式，进一步方便了就诊患者，缩短了等候时间，减少了病人及家属的奔波，同时也较大幅度地提高了门诊的工作效率。

2. 由被动型向主动型改进

为了更加方便患者就医，医院从 2009 年实行预约挂号及预约门诊：

（1）门诊医师认为病人需要复诊时，可嘱咐病人当日预约下次复诊时间，也可预约医生的碎片时间复诊。由此使病人可以有计划地安排就诊时间，减少排长队、缩短候诊和在医院停留的时间。

（2）根据门诊特点，针对病人不熟悉门诊环境，以及考虑老弱残疾等病人，在门诊大厅设立咨询服务台、专诊导医、导诊员及备用推车、病人专用轮椅等，开展发放诊疗卡、预约挂号、预约检查、咨询解疑、化验单查询、助残扶弱、提供健康宣教资料等多项便民服务。

3. 从不规范到规范，实现流程再造

2006 年以后，医院逐步在门诊一楼设置了多种服务项目，如门诊平面图、专家介绍、便民措施等。收费处、药房和抽血室等地各种标识和服务流程非常醒目，一楼还设置了检验报告的自助打印机。在二至四楼设立了挂号收费窗口，实现了流程再造。

为提供多样化服务，全院实行弹性工作时间，根据不同季节门诊病人量的高低，提前 1 小时或半小时挂号，缩短了病人排队挂号时间。2010 年 8 月 15 日实行了无假日医院，即周六、周日、节假日实行半天门诊，极大地方便了不同人群就诊。健康体检为需禁饮食做抽血化验、B超、胃肠拍片、钡餐透视、胃肠镜检查等患者提供免费早餐，同时进行体检结果的反馈和健康指导，根据受检者要求对体检人数多的到各单位上门服务，或利用周六、周日加班体检，方便了受检查者。

4. 从普诊型向专诊型改进

1994 年医院开始设立专科门诊，如心血管内科、肾内科、血液内科；2006 年以后逐渐开设了各个专科门诊；2012 年开设了疑难病会诊中心，对三次就诊或多科不能确诊的患者免费会诊。

5. 从手工操作向信息化改进

门诊工作信息化和网络化是门诊工作最重要的创新，也是历史发展的必然。院长王隆雁说：必须坚定不移地走数字化门诊的道路，可以说信息化是早投资早受益的事情，也是保持医院可持续发展的关键一步。

2006 年以后医院在门诊管理建设过程中，充分利用信息系统重新设计了就医流程，提出了"门诊一站式服务"。比如挂号、收费由原先的两个地点集中同步完成，从根本上解决了排队问题。

2008 年门诊采用计算机管理系统，建立了电子就诊卡、电脑挂号、自动分诊、就诊、电子处方、电子检验单、电脑缴费、电脑取药等系统。因此从病人到医务人员都必须遵循门诊电脑管理系统处理程序，进行挂号、就诊、治疗、取药、注射等。诊疗工作信息化大幅度提高了工作效率，有效减少了排队挂号和取药时间，取消了计价，简化了就诊程序，有效缩短了病人的就诊时间，杜绝了插队挂号、不挂号就诊等不良现象，患者满意度达到 96% 以上。

网络还延伸到诊室（门诊医生工作站），处方不再用手写（建立电子处方）、检验流程自动化（检验流水线工程）、放射阅片数字化（医生工作站阅片）、药物使用智能化（摆药机上线）等优化服务的数字化举措使医院的医疗服务驶上了快车道。

6. 从经验管理向规范化管理提升

2006 年以后，为把各种规章制度、指标要求形成规范化管理，形成有章可循、违章必究的良性运转模式，医院将门诊职能管理与属地管理相结合，实行了门诊部集中领导与分片管理的新机制，把管理落实到人，采取责任制分区管理；实行门诊部封闭式管理新机制，建立日巡查、周点评、月考评及季度点名讲评的管理模式，不是门诊部的单位和个人实行严格的属地管理，提升部门的工作质量；完善了门急诊值班、巡查、安全管理的新机制，完善和制定了巡查、登记、记录制度。针对专家不能准点出门诊问题，医院采取"靶图控制管理"制度。

（二）急诊服务

建院时医院没有急诊科，20 世纪 50 年代初设立了注射室，注射室除注射针剂外兼管急诊患者的分诊；50 年代中期设置了急诊室，但仍和注射室为一室，是一室两个牌子，有 4 名护士，主要职责是门诊各科针剂注射，以及外科的换药和各保健站送来的工伤及急诊患者的接诊和分诊。这种设置一直延续到 1986 年 8 月 9 日医院正式建立急诊科为止。20 世纪 50 年代末，医院制定了《急诊制度》：①急诊患者由各科值班医师分别诊治；②值班医师接到护士通知后，应及时前往诊治，不得延误，保证急诊患者得到及时诊疗处理；③急诊后，值班医师应将患者病情和诊治处置等详细信息记录于病志上；④急诊室护士应记载急诊患者和医师到达急诊室的时间及患者转交情况；⑤对急诊患者认为有紧急处置必要时（如手术、洗胃等），应尽早告知有关人员先作准备。

1971 年，医院作出了危重病人"先抢救，后补办手续"的规定。

1986 年 10 月，门诊楼建成后，急诊科有了独立的就诊区域，并设置了观察室，使急诊患者就诊更方便快捷。

1993 年医院制定了《关于危重病人

范围及抢救成功标准》，以及各科室《急诊范围》。

1999年5月医院筹建了大同矿务局急救中心，开通了绿色通道，包括120、急诊科、ICU，对危重病人实行随到随诊，先抢救治疗，后挂号交费，保证患者得到及时有效的治疗。

2004年9月重新制定了《急诊科工作制度》（7款）、《抢救室工作制度》（8款）、《急诊观察室制度》（6款）、《急救中心"120"科工作制度》（8款）。

2009年医院对急诊区域进行了改造和扩建，重新布局了抢救室、处置室、留观室、各科诊室、急诊药房、收费室，并将120急救中心和急诊科合并统一管理。从2007年8月开始，急诊科医生由轮换制改为固定制，增加了护士；改进优化了急诊流程，编写了《同煤集团总医院急诊抢救流程及预案》；改造急诊布局设施；购置了先进的急救设备，实行专人保管，每周保养，使设备完好率达到100%；对急诊科医护人员进行了急救知识专业技能学习及培训；设立急诊导诊工作台，危重病人急诊就诊全程都有医护人员陪送。

2009年开始，急诊科聘请"护工"为急诊病人导医，推送病人做各项检查和送取血液标本，避免了急诊病人找相关检查科室耽误时间，缩短了急诊病人的就医时间。

二、医疗服务

1955年10月，医院开始推行医疗保护制，如美化环境，减少恶性刺激，减少病区噪声等。

为了方便和平街群众看病，1953年医院在和平街一路成立了妇幼卫生站，20世纪60年代与和平街九路保健站合并。保健站创建初期，设有门诊、药房、妇产科、注射室、挂号室，主要开展一般常见病、妇女病、接生、打预防针等工作，并到家属区，建家庭病历。1972年5月保健站主要负责妇幼保健工作和计划生育工作，建立了妇女计划生育卡片。在此阶段，开展了上环、取环和人流及妇女病的诊疗技术。

1971年12月25日，医院为贯彻毛泽东主席"认真搞好斗、批、改""全心全意为人民服务""六·二六"指示精神，制定颁发了《大同矿务局第一医院革命委员会关于有关医疗管理制度的暂行草案》，包括医疗管理制度11项：门诊管理制度，查房制度，会诊制度，外诊制度，医疗事故管理制度，门诊医生职责，门诊护士职责，病房医生职责，病房护士职责，分级护理制度，科主任、主治医、护士长职责。另有行政管理制度10项：财务管理制度，行政物品管理制度，医疗器械及药品管理制度，出入院管理制度，探视制度，陪视制度，住院伤病员守则，卫生管理制度，关于加强经费收入的几项规定及财务管理的几项规定，关于救护车辆管理的规定。

1974年，医院派出了两批计划生育"四术"手术医疗队和一支防疫队，各科医生下基层保健站会诊、参加手术50余人次。内科、骨科、儿科在平旺地区建立了家庭病床，共医治病人56人次。1—8月份预防接种25000多人次，下矿进行矽肺普查体检2500多人。

1975年，医院贯彻毛泽东主席的"六二六"指示，坚持面向基层、面向生产、面向群众，派出技术力量较强的医护人员组成的巡回医疗队三批，共20名医务人员，深入矿山、深入井下、深入家属区，积极开展防病治病调研工作。对矽肺、冠心病、妇女病等进行普查，共普查矽肺875人，冠心病208人，妇女病778

人，接触 TNT 的人员 650 人。

1976 年初，大同矿务局平旺医院共派出七期九支下乡、下矿巡回医疗队，其中赴农村两期、下矿五期，共 88 名医务人员。建立家庭病床 383 张，巡视病人达 9500 人次，抢救危重病人 557 人，收住病患 7282 人，并为忻州窑矿 3000 余名职工进行了冠心病普查。

1976 年 11 月，遵照毛泽东主席关于"把医疗卫生工作的重点放到农村去"的指示，医院四名医务人员组成了一支为期半年的卫生工作队，在西韩岭公社十个大队间、13000 多农民中开展了防病治病工作，在广大妇女中开展了以上环为主的计划生育工作。医疗队员和贫下中农同吃、同住、同劳动、同学习，打破了分科界限，开展炕头手术、地头扎针，建立家庭病房，中西医结合，用一根针、一把草送医送药上门，为很多农民群众解除了痛苦。半年间共治疗病人 4459 人次，抢救危重病人 13 例，开展各种手术 22 例，出诊治疗 154 人次，针灸 64 人次，在农村建立家庭病房 20 户；为农村妇女上环 117 例、流产 69 例，共做节育手术 246 例，对已上环和已做绝育手术的妇女 160 人进行了普查；培训赤脚医生 20 名。

1979 年初，医院贯彻卫生部颁发的《全国医院工作条例》和《医院工作制度、医院工作人员职责试行草案》，修订、完善、健全了以岗位责任制为中心的各项规章制度，做到了业务管理正常化、规章制度条理化、操作技术规范化。加强了门诊工作，各临床科室都配备了主治医师负责门诊工作，内科、外科、骨科、妇产科都坚持了科主任定期门诊工作日制度。为提高医务人员的技术水平，全年外派进修人员 9 名，参加大同市学术活动 435 人次，参加山西省学术活动 28 人次，参加在北京举办的学术讲座 6 人次，邀请

外地专家来医院进行学术讲座 5 次，举办了两期西医学中医学习班，共有 26 人参加学习，同时医院还为全省主办了三期骨科进修培训班，共 100 余名学员参加了学习。

1984 年 2 月，开展了创建文明医院活动，按照文明医院的标准，每月进行检查评比，年内收到感谢信、锦旗等 790 多件。

1988 年，根据山西省文明医院千分标准制定了医疗、护理、医技、后勤 4 个方面共计 70 条考核标准，制定了医德评价标准和医德规范；注重对典型的培养，开展了评选十佳服务人员活动。

1989 年 2 月，医院根据山西省卫生厅的部署，联系医院实际，开展了以治理整顿医疗秩序为主要内容的"病人至上、优质服务"百日竞赛活动；6 月为了巩固成绩，又开展了第二个百日竞赛活动；9 月又根据大同矿务局的安排，开展了"文明行医、优质服务"双庆立功竞赛活动。护理部组织了 168 人次的"护理伦理学"学习班，举办了"职业道德研讨会"。

2004 年，医院注重以人为本、以患者为中心的服务理念，从方便患者出发，设计了各种医疗程序搞好工作衔接，如入院与出院的衔接，急诊与入院的衔接，科室之间和院外的衔接。并定期进行患者满意度调查，定期召开社会监督员座谈会，把以患者为中心的服务理念贯穿于医疗服务的全过程。

2006 年，集团公司贯彻国务院《关于大力发展城市社区卫生服务的决定》精神，将煤峪口矿医院、忻州窑矿医院、新区医院等 17 所分院、卫生所全部转型改制从事社区医疗服务工作，将过去以治疗为主变为医疗、保健、健康教育、预防、康复、计划生育"六位一体"的管

理模式。各社区医疗服务中心（站）深入开展上门入户调查，服务于社区、服务于群众，2006 年共为社区 930 名妇女免费进行了体检（每人免费 116 元），减免医疗费 107830 元，为 1.2 万余户居民建立了健康档案，为社区低保和困难户发放了 200 张优惠医疗卡。

2010—2012 年，同煤集团总医院为了进一步加强、完善、优化医院优质服务理念和程序，加强了对医务人员优质服务理念的教育，改革、简化了 300 余项患者就医流程，医院围绕主题主要做了以下工作。

（一）开展预约诊疗服务，多渠道方便患者就医

（1）2011 年制订了《同煤集团总医院预约诊疗工作实施方案》，2012 年重新修订了《同煤集团总医院预约诊疗工作实施补充方案》。客服中心统一管理预约挂号信息并在预约日前一天利用电话、短信等方式提醒患者及时就诊。

（2）增加了预约方式：医院在门诊大厅增设了两台自助预约挂号机，建立了出院病人预约诊疗服务平台，实行医生碎片时间及碎片地点的预约就诊管理。

（3）扩大了预约范围：除国家要求外，增加了手术后病人（含介入手术）出院后仍需药物治疗或检查的患者。

（4）提高了预约率：除国家要求外，医院要求妇科门诊预约率必须达到 60% 以上，普通、专家门诊每月复诊预约率分别不得低于 40% 和 60%。

（5）管理成效：在大同地区，同煤集团总医院的各项预约诊疗指标最好，增幅最快。2012 年，预约总数达 115486 人次，较 2011 年同期增长了 188.15%，预约率达到 28.43%，复诊预约数达 58771 人次，社区预约数达 6640 人次。自 2012 年 6 月实行碎片管理后，碎片预约数达

2769 人次。

（二）优化服务流程，提高患者就医感受

（1）根据病人数量和峰谷调配医疗资源，做好门诊和辅助科室的错峰衔接，病房超声、CT、X 射线等科室实现了弹性工作时间。

（2）合理安排门诊的诊疗过程和时间：①新增诊室 18 个，增设了阿尔茨海默病、脑卒中、糖尿病、康复、乳腺等特色门诊；②高峰时段增加门诊诊室及专家，实行弹性出诊；③病房碎片预约管理，专家在住院部利用手术及诊疗空余时间接诊门诊患者，满足患者的需求。

（3）增加了服务方式和设施：①开通社区免费"就医直通车"，车上预约挂号，方便矿区偏远地区患者就医；②启动门诊改造工程，扩充门诊楼各层候诊区，增设了扶梯；③新增加 6 个挂号收费窗口；④把挂号与收费合并为同一窗口；⑤入院前导诊护士进行血压测量；⑥门诊转科患者由导诊护士利用信息化协助完成转科，无须重新挂号。

（4）辅助科室报告提速：①优化临床检验流程，对 30 余项辅助检查项目实施了大提速工程，各项辅助检查报告时间均达到了国家要求，大型设备的检查，如 CT、MRI 出报告时间由 48 小时缩短至 24 小时内；②检验项目实现了网络即时传送，医生工作站可同步查询检验结果；③在门诊大厅设置了检验自助取单机，患者可凭条码随时查询、打印检验结果；④建立了辅助检查结果网络查询系统。

（5）缩短了患者取药时间：2008 年门诊西药房安装了自动发药机，从过去的"人等药"变为现在的"药等人"。

（6）对出院患者实行了连贯性服务：护士负责健康教育—出院带药送药到床—10 分钟内办理出院手续—医生负责出院

后随访及复诊预约—社区跟踪服务（特别是分娩后、康复治疗的跟踪服务）。

（三）开通绿色通道，优化急诊流程

同煤集团总医院不断强化急救能力，建立了急诊无线远程视频监控系统和无线网络生理参数监测系统，院内与急救车实现了远程数据的及时传送，对急诊救护患者运送过程进行了全程监控，争取患者在短时间内及时得到有效救治。

2011年3月，医院召开专题会议下达了关于先治疗后付费的通知，以抢救生命为原则，一律实行优先抢救、优先检查和优先住院，与医疗相关的手续后补办的原则，先救治、后交费。急诊科制作了"绿色通道"专用章，医院总值班室制作了"绿卡"，专项用于"绿色通道"。从绿色通道进入病房的时间由60分钟缩短至30分钟，特殊病种如急性心肌梗死、脑梗塞患者，从急诊科进入导管室、手术室的时间不超过1小时。急诊科加强了与其他科室的协作配合，提高了危重症患者的抢救成功率，2011年10个月的抢救成功率为100%

2012年医院修订完善了急诊科各项制度，主要包括急诊科分诊制度、急诊会诊制度、急诊科与120交接制度；优化了急诊PCI等8项流程。同时，建立了120院前急救与绿色通道无缝隙连接的联动机制，制定针对急诊患者进病房、ICU或手术室的服务流程，保证"绿色通道"畅通，全面提高应急救治能力。

对于危重病人的管理，医院做了创伤严重程度评估体系和疾病严重程度评估表，完善急诊留观病人管理措施，加强了病人在急诊中的合理分流，缩短了分流流程，坚持留观病人留观不超过48小时制度。

对于群死群伤的救治，医院制定了快速分诊、分类救治原则，急诊科根据伤员病情分层、分区救治。

医院与社区医院实行双向转诊，急诊预约入院，实现了直接入院与办理入院手续同步进行，为患者提供了方便快捷的服务。

三、突发公共卫生事件与抢险救灾

同煤集团总医院是大同矿区最大的医疗机构，也是矿区一支重要的公共卫生应急保障力量。医院建院63年来，始终担负着大同煤矿、大同矿区和周边地区矿难、爆发型传染病、突发性群体事件的抢救治疗工作及国家自然灾害的抢险救灾工作，如在"五·九"矿难、唐山地震、汶川地震等抢险救灾，非典型肺炎、甲型H1N1流感等大型爆发型传染病事件中，医院党政都精心组织，认真制定实施救治方案，抽调医术精湛的医护人员参加抢险救治工作，广大参救人员发扬救死扶伤的人道主义精神和特别能战斗的作风，救治了不少矿工兄弟与受难群众的生命，受到了国家、山西省、大同市、集团公司的表彰和奖励。

1999年3月12日，成立了大同矿务局第一职工医院急救中心。

2003年6月21日，根据国家相关法律法规，结合医院的实际情况，制定了《同煤集团一医院突发公共卫生事件应急预案》，分为组织机构、救治队伍、制度职责、后勤保障等章节，并对全院各级各类人员进行培训，以求做到"指挥统一、反应迅速、工作有序、救治高效"，同时根据预案进行了多次演练，取得了较好的效果。

2004年11月18日，国家矿山医疗救护中心大同分中心在同煤集团一医院挂牌成立。

2006年3月26日，同煤集团总医院制定了《突发公共卫生事件相关信息报告管理工作规范》。2006 年 12 月 12 日，制定了《防治传染病突发应急预案》。同年，成立了传染病检测报告和应急处置领导组；同时，为了更好地实施医院突发公共卫生事件应急预案，制定并下发了一些针对具体突发公共卫生事件和医院内可能影响医疗救治工作的突发事件的单项预案，如《传染性非典型肺炎应急预案》《人禽流感防治应急预案》《灾害事故应急预案》《住院患者发生猝死的应急预案》《药物引起的过敏休克风险预案》《停电应急预案》《停水应急预案》《中毒抢救管理程序》等，并组建了医院的应急救治队伍。另外，医院还组织全体医务人员认真学习了《突发公共卫生事件应急条例》等相关法律法规，同时多次组织实施了突发公共卫生事件救治演练。通过采取上述一系列措施，完善了应急救治体系，使应对突发公共卫生事件的能力显著提高。

2009 年 3 月 16 日，同煤集团总医院修订了《同煤集团总医院突发公共事件医疗卫生应急救援预案》，并制定了《危重患者抢救制度及流程》，明确了院内、院外救治流程。充实了急诊科的技术力量，完善了急救设施，按规定配备了固定的急诊科医护人员。同时规范了急诊留观和急诊抢救病历格式，加强了急诊医生的突发应急演练，建立院前急救体系，使医院的应急救护能力大大提高，成功完成了多次群体事件伤亡事故（件）的抢救任务。

2011 年 7 月，国家矿山应急救援大同队医疗分队在同煤集团总医院筹建成立，由 150 人组成院前急救分队，实行半军事化管理，专业化培训，并配备个人装备，定期演练，随时集结，随时出动。

自 2004 年 11 月国家矿山医疗救护中心大同分中心成立到 2012 年底，共处理突发应急救治事件 85 起，成功救治率达100%。

（一）建院以来七次大型突发事件抢救工作

1. "五·九"事故抢险救灾

1960 年 5 月 9 日 13 点 45 分，大同矿务局老白洞矿发生重大煤尘爆炸事故，684 名矿工遇难，井巷工程遭到极大破坏，造成整个矿井停产，这是新中国成立以来最大的一次矿井事故。事故发生后医院除组织大批医护人员参加抢险救护外，还将正在卫校学习的医士乙班和护士班的150 多名学员全部抽出参加抢险救护，医院共收治伤病员 108 名。

2. 唐山地震抗震救灾

1976 年 7 月 28 日凌晨，唐山发生7.8 级强烈地震。医院接到上级通知后，28 日派出杜连恒、唐绍勇、魏力平参加山西省抢险救灾医疗队奔赴地震中心丰南县。7 月 31 日上午医院接到煤炭部通知，立即召开紧急会议部署，当天傍晚派出由革命委员会主任曹贵武带队，高崇普、张立昌、李世家、刘以智、吴晓光、王守印、田荣、李向东、毕妙林、弓晓玲、刘翠英、焦士保、刘英、池中月、刘淑华、李月兰、程录华、李树林、何子君，以及雁崖医院、云冈医院各 10 名医务人员组成大同煤矿医疗队，带着药品、器械及生活物资开赴唐山地震灾区。由于道路不畅，8 月 1 日午夜到达开滦矿务局吕家坨矿，矿医院院内的露天广场上到处都是伤者，医疗队所有人员顾不上吃饭和休息，立即查看患者伤情，分出轻重患者，紧急救护重伤员。为伤员施行肠穿孔伴腹膜炎手术一例，膀胱破裂尿道会师术一例，并为数十名血气胸和四肢骨折伤者施行了手术。医疗队出发时，大型手术器械无法携带，只带了简易的、便携式手术器械，医疗队员冒着余震危险进入有大裂缝的危楼，将无影灯、手术器械台、手术床等大型手术器械抢抬出来。地震灾区生活条件简陋，工作环境恶劣，男同志住在临时搭建的只有油毡顶棚、四面无遮挡的简易棚内，女同志住在一辆中型轿车里，医疗队员们战胜了高温酷暑、蚊虫叮咬、不能洗澡洗衣等诸多困难，仍在搭建的帐篷里给病人诊治护理，为各个居民临时居住点巡回医疗、喷洒消毒，奋战一个月，圆满完成了医疗救护和预防次生传染病的任务。

3. 抗击非典型肺炎战役

2003 年春季爆发了全国范围的非典型肺炎（SARS）。医院于 2003 年 4 月 5 日组织有关临床科室主任召开了防治非典型肺炎专题会。2003 年 4 月 17 日制定了《医院"非典"防治工作应急预案》，2003 年 4 月 18 日成立"非典"防治工作领导组及办公室，紧急购置了防护隔离器械、物品，实行全院统一消毒。2003 年 4 月 20 日，发热门诊开始运作，隔离病房开始收治病人，第一支突击队正式战斗在抗击非典型肺炎第一线。同时，开通防治"非典"热线咨询电话，实行 24 小时值班，固定了"非典"专用救护车，制定下发了《关于传染性非典型肺炎防治预案补充规定》等一系列工作流程和管理制度。

抗击非典型肺炎战役打响后，全院广大党员、干部、医护人员积极报名参战。先后有 800 多名同志通过签名、写请战书表达了投身一线的决心。5 月 12 日，医院举行抗"非典"第二支突击队授旗仪式。5 月 21 日，医院举行"支援省城，千人签字活动"誓师大会，全体医护人员向省委督察组递交了支援省城抗击"非典"请战书。

防治"非典"期间，医院成立了防治非典型肺炎医疗抢救专家组，先后组建了三支隔离区突击队、两支发热门诊突击队，有 156 名医护人员分批战斗在"非典"一线。共诊治发热病历 287 例，其中收住隔离区 40 例、疑似病例 5 例。

医院的非典型肺炎防治工作执行卫生部的法规和文件，在大同市卫生局和集团公司防治"非典"领导组的领导下开展工作，使用中国疾病预防控制中心（CDC）提供的"非典"防治技术规范。对所有看护"非典"病人的有关人员及后备人员进行全面的感染控制措施培训，共培训 1000 余人，培训工作由医院领导负责。

在此期间，医院共投入 260 余万元资金，用于购置防治"非典"必需的医疗设备、防护设施及物资和药品。"非典"防治工作进行以来，医院隔离病区和发热门诊发现病例后指定专人通过电话或传真报告，每日定时上报，报告登记完整无误。

2003 年 6 月 23 日，世界卫生组织（WHO）和卫生部联合考察组来同煤集团一医院进行考察指导，对医院防治"非典"工作表示非常满意并给予充分肯定。同时，医院在防治"非典"工作上成绩卓著，受到了同煤集团公司和山西省的表彰奖励。

4. 汶川地震抗震救灾

2008 年 5 月 12 日，四川省汶川县发生 8.0 级地震，造成重大人员伤亡和财产损失。5 月 13 日医院接到国家安全生产监督管理总局矿山医疗救护中心和大同市卫生局的紧急通知，要求同煤集团总医院立即成立抗震救灾医疗队并随时准备奔赴抗震救灾第一线。

5 月 13 日上午 11 时，医院立即召开党政联席会议，决定组建由副院长陈向东为队长，选拔身体素质好、专业技术过硬、政治觉悟高的医护人员为骨干的抗震救灾医疗救护队，并于 12 时前将人员名单上报矿山医疗救护中心。与此同时，要求总务科、设备科、护理部、药剂科等相关部门立即着手进行急救设备、药品以及人员装备和后勤保障物品的筹备工作。当天下午，书记黄建军、院长王隆雁在全院党员、干部大会上传达了矿山医疗救护中心的通知精神，宣布成立同煤集团总医院赴四川抗震救灾医疗救护队的决定和救护队员名单。同时要求全院各部门、科室紧急行动起来，相互协调配合，在最短时间内完成全部准备工作，保证救护队随时出发。

5月14日、18日，院长王隆雁和副院长陈向东分别召开专题会议，详细听取了各筹备部门的工作汇报，根据上级要求对救护队人员、药品及设备种类、物资装备等进行了调整和补充。

6月9日，国家矿山医疗救护中心正式下达通知，要求同煤集团总医院救护队必须在6月11日到达灾区。当天院长王隆雁组织救护队员召开会议，详细听取了工作汇报，要求所有救护队员要服从指挥、顾全大局、搞好团结、不怕吃苦、肯打硬仗，同时要加强自身安全的保护，圆满完成救灾任务。6月10日上午7时整，同煤集团总医院赴汶川抗震医疗救护小分队一行10人奔赴抗震救灾一线。6月11日下午4时30分，医疗队准时赶到了四川省绵竹市二号立交桥灾民集中服务中心。大家顾不上休息，与前期医疗队进行交接后，就投入了抗震救护工作。

绵竹市二号立交桥灾民集中服务中心安置的主要是绵竹市汉旺镇、清平乡、天池乡、金花镇四个乡镇的灾民，以及过渡简易活动板房的建筑工人、志愿者、医疗防疫人员、部分特警等近4000人。根据上级指示，同煤集团总医院医疗队与北京煤炭总医院、晋煤集团总医院三家救护队组成一个医疗队，主要在医疗点负责上述人员的医疗保健任务。医疗队根据当时的情况，主动增加了对居住在帐篷内灾民的巡诊，以及排除疫情、心理疏导、慢病咨询等任务。图4-3-1所示为医疗队员为灾民检查身体。

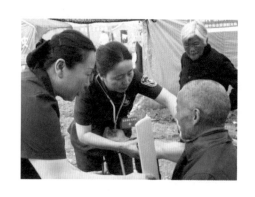

图4-3-1 医疗队员为灾民检查身体

在接管灾民安置点后救护队员怀着对灾区人民的一片热心，凭着坚强的意志和信念，克服高温、潮湿、蚊虫叮咬、生活条件艰苦等困难，始终保持着高昂的斗志，工作积极主动，不叫苦，不叫累。在灾区的十天中共接诊灾民982人次，帐篷内巡诊814人次。

值得一提的是工作之余，医疗队员们还帮助灾民搭防晒网，修理破损的帐篷，平整泥泞的路面。看到灾民的生活条件很差，救护队员主动把为自己准备的食品、日用品无偿送给了他们。同时还将救护队带去的近6万元的药品、医疗器械赠送给了一直奋战在救灾一线的绵竹市中医院的同仁，并捐赠现金1万元，以表达对这些救灾勇士们的诚挚敬意。绵竹市中医院为了表示对救护队的感谢，赠送了"心系灾区、情系医院"的锦旗（图4-3-2）。

6月21日，根据国家安全生产监督管理总局矿山医疗救护中心的指示，救护队撤出了灾民临时安置点，救护队的工作也得到了绵竹市委、市政府的高度肯定，绵竹市副市长亲临救护医疗点慰问并赠送"震魔无情、人间有爱、赴川施援、情深

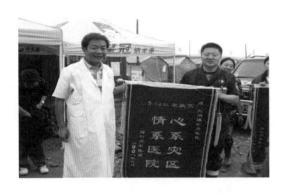

图4-3-2　绵竹市中医院赠医院救护队
"心系灾区、情系医院"锦旗

谊长"的锦旗。救护队撤离时指挥部的
领导、灾民们依依不舍地与救护队员们话
别，当地乡亲用他们特有的方式"送亲
人"歌曲为救护队送行，此情此景令所
有的队员都流下了激动的泪水。

地震发生后，全院广大医护人员踊跃
报名，要求到抗震救灾第一线。同煤集团
总医院员工积极主动为灾区捐款16.8万
元，全体党员主动缴纳特殊党费4.1万
元。

5. "三聚氰胺"奶粉事件

2008年夏季全国爆发了"三聚氰胺"
奶粉事件，同煤集团总医院在接到通知
后，院长王隆雁紧急召开院务专题会议，
传达卫生部及各级卫生行政主管部门的指
示精神，将诊疗工作进行了详细安排，成
立领导组并制定了相关规定，成立由儿科
主任及B超主任组成的诊疗专家组，设
立专门的诊区，制定了诊疗流程，详细统
计汇总，及时跟踪信息，对确诊结石患儿
给予退费，并且在院内醒目位置粘贴了温
馨提示。

2008年9月12日，同煤集团总医院
从发现第一例因服"三鹿"奶粉致泌尿
系统结石患儿开始，至2008年12月5日
止，初次筛查患儿数为4677人。其中初
次筛查患儿中阳性患儿为339人（包括

住院患儿11人）。截至2009年2月6日，
初次筛查中阳性患儿复查人数为121人，
复查阳性患儿中转阴性的人数为96人，
仍然为阳性的是25人。

6. 甲型H1N1流感事件

2009年3月甲型H1N1流感爆发。医
院根据卫生部及山西省卫生厅的工作部
署，按照医院甲型H1N1流感防控应急预
案，成立了甲型H1N1流感医疗救治专家
组，并强化了医务科、护理部、感染办、
门诊部、防保科的职能，感染性疾病科负
责应对甲型H1N1流感的门（急）诊、
住院管理工作。为了加强对甲型H1N1流
感防控工作的重视，医院先后对全院医务
人员进行了三次防治知识培训，并面向全
院患者做了相应的甲流知识宣传。

甲型H1N1流感爆发以后，医院接诊
发热患者3200多例，收住院隔离患者65
例，其中确诊患者15例，危重症8例，
轻症7例，治愈13例。

7. 玉树地震抗震救灾

2010年4月14日7时49分，青海玉
树发生7.1级地震。当日晚同煤集团总医
院接到大同市政府的通知，要求组建大同
市赴青海玉树医疗救援队，大同医疗队由
同煤集团总医院6名、大同市五医院2
名、三医院与七医院各1名医护人员组
成，队长由同煤集团总医院副院长陈向东
担任。4月15日上午11点医疗队从大同
出发，下午4点随省队乘专列于16日中
午抵达西宁，按山西省卫生厅安排由大同
10人、运城4名医护人员及司机组成赴
格尔木市人民医院医疗队。4月18日医
疗队员到达格尔木市人民医院后，队员们
顾不上休息，克服高原反应，立即投入到
抗震救灾的医疗救治工作中去。

地震后格尔木市人民医院共接收伤员
53人，分别收住在骨科、神经外科、普
外科、蒙藏科。医疗队进驻后克服语言沟

通障碍、大型医疗设备缺乏等困难与当地医院及外省医院医务人员积极配合，开展救治工作。同时，医疗队每天对所管辖的病人做到参加早交班、两查房。在救援期间同煤集团总医院和运城医院的医生共同联手完成了5台手术，还多次参加疑难危重病人的讨论和治疗方案的制定。

队长陈向东不仅是同煤集团总医院的领队，同时担任山西省救援队驻格尔木市人民医院救援队的队长，负责指挥协调来自山西省八家医院医护人员的医疗护理及后勤保障工作，任务相当繁忙。他作为外科专家，每天除负责外科伤员的诊治工作，还参与全院会诊及危重患者的转运工作。一位多脏器功能衰竭的病人，需要转运至机场，同煤集团总医院救护车司机魏

峰、刘凤亮圆满完成了这次转运任务。

同煤集团总医院急诊科主任王占海由于高原反应，在手术台上突然大汗淋漓，但他咬着牙坚持做完手术，让对口援助医院的医护人员们深深感动和敬佩。

在这次医疗救治过程中，同煤集团总医院护士长宋志坚、李利积极帮助格尔木市人民医院开展基础护理工作。尤其是宋志坚护士长上午承担300部以上配液工作，李利护士长上午负责灾民治疗护理工作，下午两位护士长分别在各自的科室为藏族患者做清洗面部、头发及修剪指甲等基础护理工作。她们的热情服务赢得了患者、格尔木市人民医院院长、护理部主任及医务人员的高度赞扬。图4-3-3所示为医疗队员为伤者喂水。

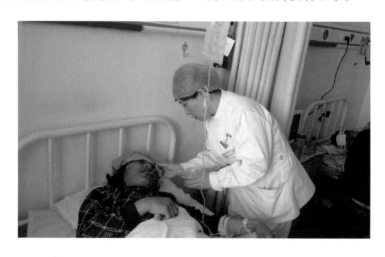

图4-3-3　医疗队员为伤者喂水

同煤集团总医院医疗救援小组共进行病例会诊32次，手术5台，查房602次，护理4167次，并将价值8029.2元的医疗器械和价值13988.67元的急救药品捐赠给格尔木市人民医院。图4-3-4所示为赴玉树医疗队全体成员及为灾区捐赠的药品、器械。

山西医疗救援队由于工作出色，受到了青海省政协副主席李中保的接见和慰

问，其对医疗队的工作给予了充分肯定。医疗队撤离时，格尔木市常务副市长、卫生局局长亲切接见了医疗队全体队员并一起座谈，对医疗队的工作给予了高度赞扬。

（二）历年对部分突发事件的救护（据不完全统计）

1959年8月23日，忻州窑矿发生瓦斯爆炸事故，医院出动几十名医护人员奔

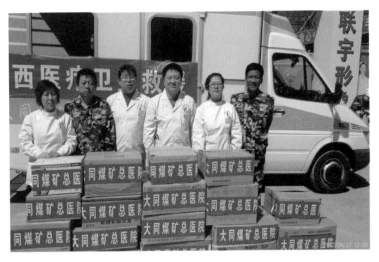

图 4 - 3 - 4 赴玉树医疗队全体成员及为灾区捐赠的药品、器械

赴抢险救护第一线，抢救伤员。

1961 年 5 月 12 日 18 时 50 分，大同矿务局忻州窑矿大北沟区在新开拓的 E 层辅助水平发生了死 28 人、伤 42 人的重大瓦斯爆炸事故。医院出动医疗队抢救伤员并收治受伤矿工。

1976 年 10 月 31 日，大同矿务局挖金湾矿发生瓦斯爆炸事故，医院接到矿务局关于抢救挖金湾矿瓦斯爆炸事故受伤矿工的通知后，不到一个小时由骨科、外科、手术室、医大学员组成的四十多人的抢救医疗队，迅速赶到挖金湾矿和提前到达的雁崖医院医护人员共同参加抢救，井下伤员全部出井住入雁崖医院后，医疗抢救队员绝大多数返回医院。毕妙林、弓晓玲、薛如清三人留在雁崖医院继续工作，她们在最初抢救过程中连续工作三十六个小时不休息，在 20 多天救护工作中不怕苦和累始终战斗在救护第一线，给医院争得了荣誉。

1976 年 11 月 25 日，矿务局工程处发生翻车事故，部分人员受伤。当天是星期日，医院领导接到通知后，及时赶到医院进行现场组织与指挥，短时间内组织了骨科、外科、手术室、化验室、放射科等科室 50 多人的抢救队伍，使 20 多名伤员很快得到了救治，危重病人经过抢救后转危为安，医务人员从当天下午五点半一直工作到第二天清晨。

1979 年忻州窑矿发生大同市人汽公司汽车与火车相撞事故，致多人受伤，医院骨科、外科、手术室的医务人员接到通知后，立即奔赴现场抢救。大批伤员送到医院时，各临床和医技科室的医务人员相互配合，直至将伤员安排妥当、抢救脱险。

1988 年 11 月 22 日，云冈矿中学发生食物中毒意外事故，医院立即组成了由副院长带队、8 名技术骨干参加的抢救小组，连夜赶到现场进行抢救。

1998 年，王村矿发生瓦斯爆炸事故，医院接到矿务局通知后，立即组织技术骨干组成的抢险救护队奔赴现场，实施救治。

2000 年 6 月 8 日，平旺地区发生氯气中毒事件，医院成功抢救了 106 名中毒患者。

2000 年 9 月 5 日，永定庄矿发生瓦斯爆炸事故，医院组建抢险医疗队参加了伤病员的救治工作，收治伤员 20 名。

2002 年 9 月 5 日，集团公司新区一小学发生食物中毒事件，共有 200 多名学生急送医院救治，医院领导迅速组织救治。经检查有 80 多名学生收住在儿科、急诊科、传染科，经过 10 余个小时的检查救治，中毒学生全部安全离院。

2005 年 3 月 28 日，同煤大唐塔山煤矿发生"3·28"大面积顶板塌方事故，医院承担了井下医疗应急救援和事故现场终末消毒任务。

2005 年 10 月 25 日，医院成功抢救了中铁三局 26 名车祸伤员。

2006 年 6 月 11 日，徐州矿业集团运销公司参观团在应县路段发生车祸，医院出动救护车 3 辆、医护人员 42 人进行抢救，收治伤员 19 名。

2009 年 3 月 10 日，恒安新区发生天然气爆炸事故，以副院长陈向东带队，30 余名医护人员参加抢救伤员，医院出动救护车 2 辆 4 车次，收治伤员 7 名。

2009 年 6 月 12 日，四老沟矿发生工作面塌方事故，医院出动多名医护人员和救护车参加现场救护，对 8 名遇险矿工在住院期间给予精心治疗和护理，使遇险矿工康复出院。

2010 年 8 月 23 日，忻州窑矿发生瓦斯吸入中毒事故，医院出动救护车 2 辆，15 名医疗人员参加抢救，收治伤员 5 人。

2010 年 8 月 25 日，大斗沟至二工区路段两辆中巴车相撞，死亡 4 人，伤 17 人。医院出动救护车 3 辆 6 车次，有 52 名医护人员参加抢救，收治伤员 4 人。

2010 年 9 月 2 日，大同市公交车与永定庄矿班车相撞，医院出动救护车 2 辆，18 名医护人员参加抢救，收治伤员 5 人。

2010 年 10 月 2 日，其他医院救护车运来车祸伤员 5 人，医院 13 人参加了伤员救治。

2010 年 10 月 24 日，老平旺路段中巴车与大车相撞，医院出动救护车 2 辆 3 车次，24 名医护人员参加抢救，收治伤员 8 人。

2010 年 11 月 3 日 9 时 30 分，忻州窑三脚沟煤矿挖掘车翻入沟中，死亡 3 人，医院出动救护车 2 辆，22 名医护人员参与救治，收治伤员 1 人。

2010 年 12 月 7 日 14 时，永定庄发生中巴车相撞事故，医院出动救护车 3 辆 6 车次，44 名医护人员参加抢救，收治伤员 14 人。

2011 年 1 月 27 日，白洞煤业公司门口发生车祸，医院出动救护车 2 辆，21 名医护人员参加抢救，收治伤员 7 人。

2011 年 2 月 18 日早 6 时，塔山矿大巴车在鸦西公路发生车祸，伤 40 人，医院出动救护车 3 辆，60 名医护人员参加医疗抢救。

2011 年 5 月 30 日，中国农业银行矿区分行发生柴油中毒事件，医院收治中毒伤员 10 人，18 名医务人员参加抢救。

2011 年 6 月 3 日，同煤四中发生学生群殴事件，伤 5 人，医院出动救护车 2 辆，19 名医护人员参加救治。

2011 年 6 月 10 日，医院收治其他医院救护车送来车祸伤员 8 人，12 名医护人员参加抢救。

2011 年 6 月 21 日，同煤安全苑发生火药雷管爆炸事件，死亡 2 人，伤 3 人，医院出动救护车 2 辆 4 车次，26 名医护人员参加抢救。

2011 年 7 月 16 日，恒安新区路段中巴车发生车祸，医院出动救护车 2 辆 3 车次，收治伤员 9 人，24 名医护人员参加抢救。

2011 年 7 月 23 日，南郊区平旺乡曹家窑村发生二氧化碳泄漏事件，医院收治中毒患者 10 人，20 名医护人员参加抢救。

2011 年 7 月 29 日，煤峪口矿班车与小车在立交桥口相撞,医院出动救护车 2 辆,收治伤员 20 人,47 名医护人员参加抢救。

2011 年 8 月 17 日,鸦西公路发生雁崖煤业班车与水泥车相撞事故,伤 41 人,医院出动救护车 3 辆 9 车次,救治伤员 9 人,60 名医护人员参加抢救。

2011 年 8 月 22 日,永定庄矿路段发生同家梁矿班车与小车相撞事故,伤 18 人。医院出动救护车 3 辆,41 名医护人员参加了抢救。

2011 年 9 月 9 日,恒安新区发生天然气中毒事件,医院收治 5 名中毒人员,12 名医护人员参加抢救。

2011 年 11 月 23 日,南郊路段发生车祸事故,医院收治伤员 5 名,13 名医护人员参加抢救。

2012 年 4 月 12 日,校南街路段发生 19 路公交车同中巴车发生相撞事故,伤 24 人,医院出动救护车 4 辆 8 车次,40 多名医护人员参加抢救。

2012 年 5 月 19 日,鸦西路段金宇高岭土班车同大车相撞,伤 31 人,医院出动救护车 3 辆 6 车次,57 名医护人员参加抢救。

2012 年 5 月 19 日,五九公路段两辆小车相撞,伤 5 人,医院出动救护车 2 辆,20 名医护人员参加抢救。

2012 年 9 月 19 日,恒安新区路口处忻州窑矿班车同小车相撞,伤 11 人,医院出动救护车 2 辆,34 名医护人员参加抢救。

2012 年 9 月 28 日,平旺立交桥口处忻州窑矿班车发生事故,伤 11 人,医院出动救护车 1 辆,26 人参加抢救。

2012 年 10 月 17 日,抢救 6 名被强光刺激烧伤的患者。

2012 年 10 月 19 日,恒安一中门口怀仁十二中学生接送车追尾,伤 17 人,医院出动救护车 3 辆,49 名医护人员参加抢救。

2012 年 10 月 23 日,其他医院救护车送来车祸伤员 5 人,16 名医护人员参加抢救。

2012 年 11 月 7 日,平旺高架桥车辆打滑撞在护栏上,伤 5 人,医院出动救护车 1 辆,39 名医护人员参加抢救。

四、中医和中西医结合

大同矿务局附属医院是大同市开展中医中药治病最早的公立医院。中医科开诊后应用中草药治疗肺炎、肝炎、慢性支气管炎、肾炎、急腹症、脉管炎、肺心病、慢性胃炎、消化道溃疡、骨折等 30 多种疾病。开展了多种中西医结合治疗新技术,1956 年妇产科开展了针灸催乳,耳针治疗妊娠呕吐、先兆子痫,用中药、针灸治疗乳腺炎,脐风散治疗婴儿吐,中药治疗流产等。1958—1959 年,内科应用中药治疗肾炎、肝炎、肝硬化腹水等收到了很好的效果。外科应用中药治疗肠梗阻、阑尾炎、胆结石、耳针治疗各种痛症,均收到一定疗效。儿科应用中草药治疗急性痢疾、百日咳;外科卢春祥应用中西疗法治疗肠梗阻 24 例,收到良好效果;1959 年 8 月冯继伟、张岫梅应用中药疏滞通瘀汤治疗急性阑尾炎 31 例;孙耀亭、于怡箴应用挂线疗法和中药治疗肛门直肠瘘 220 例;儿科李承文开展了口服生硫黄治疗小儿消化不良疗效观察;五官科王杰应用黄连碱对慢性上颌窦炎进行治疗;骨科开展了中药接骨;针灸科应用耳针治疗急、慢性风湿性关节炎、神经衰弱、神经性头痛等都取得了很好的疗效。

1960 年初开展了经络测定的研究。1965 年开始推行单方验方、推拿、按摩、拔火罐法等。1969 年,医院成立了新医科、"六·二六"门诊,大力开展中西医结合和新医疗法,应用中西医结合的方法治疗一些常见病、多发病,将中西医结合在全院推开。据门诊工作量记载那几年中医科每天就诊患者在 150 人次左右。

1970 年医院开始推行中药麻醉，通过反复实践，终于使中药麻醉试验成功，一年中共开展中药麻醉 36 例。1973 年，医院成立了针麻协作组，开始了针刺麻醉研究，为找到准确的针麻穴位，手术室的麻醉师焦士保、杨生旺、唐勇等同志互相在自己身上扎针试验，医院手术的针刺麻醉率达 40%。口腔科开展了针麻拔牙。妇产科开展的中药治疗宫外孕、宫颈糜烂等都收到了良好效果。外科开展的中药治疗胆道蛔虫、胆道术后综合征、黄疸等都收到了良好效果。五官科用新医疗法治疗眼科疾病也收到了良好效果。外科门诊用新医疗法为云冈公社农民李进福治疗外伤性脉管炎，解除了他多年未愈的痛苦。1972—1975 年医院应用中西医结合治疗急腹症 1074 例，其中：阑尾炎 505 例，肠梗阻 264 例，胆囊炎 247 例，消化道溃疡 58 例，肾炎 30 例，小儿肺炎 100 例，肝炎 80 例，小夹板骨折固定 61 例，慢性咽炎 70 例，面瘫 4 例，穴位指压拔牙 60 例，消化不良 20 例。

1977 年医院开办了两期西医学中医学习班，参加学习的同志们经过半年多的集中学习和临床实践，中医中药理论有了很大收效。1977 年底全院已有中西医结合的医生 36 名，全年为基层培养进修人员 60 名。当年，开展中西医结合的病种有 43 种，进行了 1155 例的临床观察，另外又搞了各科各种疾病的协定处方 46 种，例如：中西医结合治疗急腹症、腮腺炎，肺病区运用 TB 空洞 1 号治疗肺结核、肺部感染、肺咯血、心力衰竭等并发症收到了明显效果。制剂室密切配合临床需要，开发中草药制剂 38 种应用于临床。

1977 年 10 月，医院为了进一步推广中西医结合，以传染病区为试点，将传染病区划归中医科领导。中医科医生应用中医中药理论和方法，对各型传染性肝炎、痢疾、伤寒、病毒性脑炎、婴儿肝炎综合征、流行性腮腺炎、麻疹等传染性疾病进行治疗及临床疗效观察。其中用自己制剂的"解毒退黄汤""降酶冲剂"治疗急性病毒性黄疸型肝炎，疗效较为显著。据 51 例儿童成人混合组疗效统计，肝功恢复最短为 16 天，最长为 82 天，临床平均治疗为 31.8 天，较山西省中医研究所报道的"急肝汤"治疗病毒性肝炎平均治愈 50 天缩短 28 天。

1978—1980 年，医院连续举办了四期西医学中医学习班，培训学员 78 人，全院西医学中医人员达治疗人员的 50%。中西医结合的主要项目有：内科治疗急、慢性肾炎，外科治疗急腹症，儿科治疗小儿腹泻、黄疸、出血性肠炎等。中药房将 10 多种奇缺药品加工成粉状，共分包了 176 斤，还加工中草药 5929 斤，自制丸药上千斤，制剂室自制中药合剂 700 剂，胎盘注射液 13457 支。

1976—1980 年，医院每年组织职工到七峰山和其他地方采集中草药累计数千斤（图 4-3-5）。

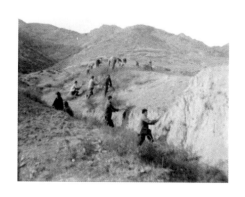

图 4-3-5　20 世纪 70 年代医务人员上山采药

1977—1982 年，五官科运用中西医结合方法治疗的病例有：眼球钝挫伤 500 例（疗效好，得过局科研奖），眼底病 100 例，病毒性角膜炎 10 余例，慢性咽炎 500 例，上颌窦炎 70 例，急性扁桃体炎 50 例，还有发烧、牙痛，用补肾活血汤治疗不孕症 13 例。

进入 20 世纪 80 年代以后，中医科采用中西医结合治疗冠心病、胆囊炎、胆结石效果较好，儿科开展了哮喘、血小板减少性紫癜、过敏性紫癜、病毒性脑炎、婴儿肝炎综合征、肾病、川崎病、病毒性心肌炎、再生障碍性贫血、厌食症、消化性溃疡、特发性肺含铁血黄增多症、生理性流涎、癫痫、西医难以处理的婴幼儿腹泻、少见的眼球震颤、失明、耳聋、嗜酸性粒细胞增多症的中医治疗，并应用中西医退热法进行临床治疗。妇产科对乳腺病变在西医诊断的基础上配合中药内服外用方法治疗，对外阴白斑病变采用中药加内外用药疗效较好。同时，中医科开展了激光治疗等新技术。

20 世纪 90 年代到 21 世纪初，针灸科增加了中频按摩仪、中药熏蒸机等设施治疗风湿、腰腿痛、中风等疾病，利用穴位埋线方法治疗疾病。还开展了穴位注射、传统针灸疗法、浮针、热敏疗法、火针项目。2012 年开展了拔针治疗骨脊椎减压、面瘫、顽固性关节炎，采用埋线法治疗哮喘、胃病、减肥等。

五、巡回医疗和医疗下基层

从大同矿务局附属医院成立到同煤集团总医院，医院按照煤炭部、山西省、大同市、大同矿务局的安排多次参加下矿、下乡巡回医疗和派驻外省医疗队，并积极完成了医疗巡回任务。

1964 年煤炭部决定以大同矿务局医院为主，阳泉矿务局、西山矿务局医院为辅组成支援三线（宁夏）医疗队，大同矿务局医院派出以吴士明任队长兼指导员，队员有孙锡孚、徐珠、刘以智、李剑民、张立贞、刘庭杰、骆钧梵、李中士、穆兆铭、王增寿、王改翠，以及阳泉矿务局、西山矿务局、贺兰山公司各 3 人共 21 人组成医疗队，在宁夏工作一年多。

1965 年 6 月 26 日，医院遵照毛泽东主席"六·二六"指示精神，坚持面向基层、面向生产、面向群众，为工农兵服务，为煤炭生产服务，实行开门办院的方针。坚持下矿下乡，全力支持矿办医院，做到要人给人、要物给物，卫生院、保健站有问题需要解决，随叫随到，下矿下乡医疗队做到长年坚持不懈，人数逐年增加，质量逐年提高。还开办了家庭病床，送医送药上门。

1977 年医院派出 53 名医务人员到基层，支援矿办医院，同时支援矿办医院各种物品 2188 件。派出农村医疗队两期 14 人，医院赴西韩岭公社和破鲁公社的两个医疗队在农村工作了半年（图 4 - 3 - 6），共开展计划生育手术 575 例，其中人流 295 例、绝育 31 例、上环 249 例，并且分别被评为市先进医疗队。

1978 年医院派出下矿巡回医疗队 12 人，健康普查 5021 人，矽肺普查 19 人。

1983 年，计划生育宣传月一开始，市、局要求大同矿务局平旺医院抽调技术熟练的医务人员组成四术队，深入矿山、工厂、农村开展四术工作。医院首先组织人力物力，腾出一个病区临时作为四术病区，接纳来院做手术的人员。同时抽出 25 人组成的四个手术队，到煤峪口矿、南厂、口泉镇、马脊梁、大斗沟、

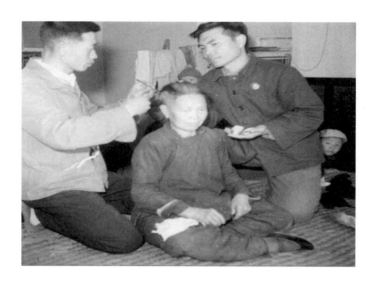

图4-3-6　郭多文、杨生旺在患者家中为患者治病

机厂、七峰山、化工厂等地区做绝育手术。三个月内共做四术3605例，其中做结扎手术1836例，人工流产464人次，上环1040人次，男扎6人，取环259人次。

1997年，医院根据山西省卫生厅晋卫字〔1997〕29号文《关于开展卫生下乡支农活动的通知》的要求，派出百余名医务人员到雁北十三县参加医疗扶贫工作，还派出专家30多人次分别到大同县、天镇、浑源县等地进行诊疗活动，为数百名农民兄弟进行义诊和咨询。

2005年5月，国家部署了"万名医师支援农村卫生工程"工作，开展医疗卫生服务和技术培训工作，对贫困县医院进行对口支援，大同市卫生局划定阳高县人民医院为同煤集团总医院对口支援医院，三年为一个周期。医院从2005年5月始至2008年6月，共派遣医疗队6批62人次，医院结合阳高县人民医院实际，从管理和技术上全面援助，主要任务是为受援医院开展临床、医技工作，以及为受援医院培养技术骨干。

同煤集团总医院三年期间为阳高县人民医院赠送药品90余种，价值101337.2元，提供各种护理器械16余种，其他护理用品共计6000余元。

2008年7月—2009年6月，同煤集团总医院除继续完成"万名医师支援农村卫生工程"活动外，又接受了支援浑源县人民医院的任务。2008年7月医院派出一行10人的医疗队到浑源县人民医院进行工作。为了大家工作得更好，生活得更好，安全得到保障，医院自出资金给医疗队租了楼房，买了电磁炉、锅碗瓢盆等生活用品，并固定专车接送医疗队员。

2010年9月6日，院长王隆雁带领医务科科长郑霞萍等有关人员亲临浑源县医院、灵丘县医院商榷支农援助工作各项事宜。通过双方医院领导的共同探讨，就年底上等级医院问题、进修人员的食宿问题、急需解决的有关资料不足问题以及灵丘县医院要求腹腔镜技术的开展、心脑血管疾病的技术引进等技术上的支持双方均达成一致意见。

2011 年，同煤集团总医院继续对浑源县人民医院展开第二周期"万名医师支援农村卫生工程"的援助及南郊区、新荣区人民医院"对口支援"工作。在支援工作中同煤集团总医院全面贯彻执行《中共中央、国务院关于进一步加强农村卫生工作的决定》和《山西省城市三级医院对口支援县级医院项目实施方案》，为确保"万名医师支援农村卫生工程"顺利实施，医院精心组织，由医务科制定了《受援工作计划和实施方案》，将骨科、妇产科、超声诊断科、内科、口腔科等作为支援和扶持的重点科室，开展重点医疗服务项目，全年派出医疗队员 17 名。2011 年度持续帮助受援医院改进完善医疗质量、医疗安全管理制度 7 项，对特色专科骨科提供技术支持 18 项，重点技术落实在股骨颈、股骨粗隆间骨折的内固定术及人工关节置换手术，成功为 3 例患者做了股骨头置换术。进行了 C 型臂下股骨骨折带髓钉及钢针固定术 29 例，股骨粗隆间粉碎性骨折（DHC）7 例，都收到了良好效果；门诊诊疗 7200 人次；协助、参与、指导骨科、妇科、口腔科手术近 512 例；指导性会诊及疑难病例讨论 103 人次；危重病人抢救治疗 124 人次；急诊成功抢救心肌梗死心停跳近 1 小时、濒临死亡患者 2 例；年义诊 865 人次；免费接收进修人员 23 人次，其中骨干医师培训 18 名。开展各专业学术讲座、业务培训达 520 人次，教学查房 769 余次，手术示教 132 次，组织集体阅片 56 次。开展新技术项目 5 项：①内科心梗溶栓术、电复律；②骨科人工关节置换术；③妇产科宫颈 TCT 检查；④超声科超声心动、胃肠检查；⑤口腔科光固化治疗、舌系带成形术、根管治疗术、烤瓷牙。

2012 年 5 月，院长王隆雁带队，携医务科科长、麻醉科主任、护士长、普外科二科主任前往浑源县人民医院实地考察，对受援医院开展腔镜的实际情况进行评估，提出建设性意见，并捐赠了 B 超机等医疗设备，如图 4-3-7 所示。

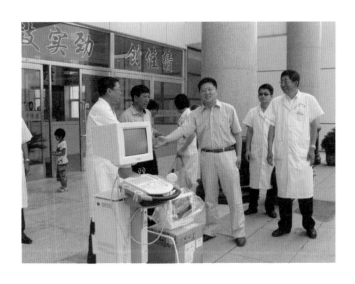

图 4-3-7 向浑源县人民医院捐赠 B 超机等医疗设备

6月医院特地安排浑源县医院外科、麻醉科、病理科的医务人员来同煤集团总医院进行腹腔镜手术的全员短期培训，为在县医院开展胆囊腹腔手术做准备工作。医院将该项目交给普外二科主任徐福为受援医院做筹备配套工作，利用双休日时间到县医院对已选择的病人实施手术教学。截至2012年底在县医院开展胆囊炎、胆结石腹腔镜手术16台。

2012年8月，医院派病理科副主任连亚莉去浑源县医院，利用半年时间从结构布局、设备配置、学科建设、规范管理及人员配置等全方位组建了病理科，同时接受县医院医生来医院病理科学习培训。浑源县医院有胃镜设备，但使用得很少，医院决定帮助其把此项目开展起来，同煤集团总医院特派消化科副主任医师前往帮扶内镜的筹建工作，并进行了规范化培训，2012年底在县医院做电子胃镜检查128人次。2012年7月20日医院将一台价值3.9万元的监护仪，2台价值47万元的功能麻醉机捐助给浑源县人民医院。浑源县人民医院在同煤集团总医院的支援和扶持下，2012年晋升为二级甲等医院。

2010—2011年，大同市卫生局安排南郊区、新荣区人民医院作为同煤集团总医院的对口支援单位。医院结合两家医院的实际诊疗水平，制定了《同煤集团总医院支援南郊区、新荣区人民医院的工作计划》，并派出临床科室（骨科、妇产科、内科、超声诊断科、口腔科）及职能科室（医务科、护理部、信息管理）的22名专家和医疗骨干组成的医疗队奔赴两郊区。派驻医师把同煤集团总医院改革与发展的信息和经验，通过临床教学、示范查房、手术示教、疑难病例和死亡病例讨论等各种临床规范向受援医院医务人员以带教形式进行培训，使其业务素质得

以提高，并增强了对农村常见病、多发病、疑难杂症的诊疗服务，提高了受援医院的医疗技术水平。

根据全年数字统计，同煤集团总医院帮助对口医院制定完善落实医院管理制度、医疗护理制度、病案工作制度、医疗安全制度、医疗质量管理制度等近53项；建立特色专科一个；门诊诊疗患者3400人次；急诊成功抢救心肌梗死濒临死亡患者2例；协助指导各科手术近50余例；指导性会诊及疑难病例讨论103人次；季度义诊543人次；分别在5个科室开展新技术项目6项（内科心梗溶栓术、骨科人工关节置换术、妇产科宫颈TCT检查、超声科超声心动、胃肠检查、根管治疗术）；各种学术讲座、业务培训达854人次；教学查房864余次；手术示教32次；组织集体阅片56次；配套经费4.3万元，捐赠药品及医疗护理用品约3.0万元；同煤集团总医院免费接收进修医护人员23人次。

医院为了帮助县医院制定和完善发展规划、建立和完善各项医院管理制度及推动医疗质量与安全工作，医院又派医务科主管医疗安全人员前去指导工作。根据各医院存在的问题，如安全行医、保障医疗质量作为重点培训内容。一年中集中培训医务人员4次约160人，培训内容为："医疗纠纷防范与有效应对措施"。

2012年同煤集团总医院继续对南郊区人民医院开展"对口支援"工作。根据受援医院要求，医院派出骨科、妇产科、超声诊断、内科、口腔专业，重点安排普外科胆囊腹腔镜、病理科、电子胃镜的援助工程。全年派出对口支援医师21名；南郊区人民医院门诊诊疗3506人次；参与指导骨科、妇科、口腔科手术64例，胆囊腹腔镜16例；疑难病例讨论48人次；危重病人抢救治疗11人次；年义诊

154 人次；接收进修人员 19 人次，其中培训骨干医师 13 名。

2012 年，医院对"对口医院"进行各种专业学术讲座、业务培训 938 人次，教学查房 769 余次，手术示教 132 次，组织集体阅片 56 次。超声诊断科开展了多项新技术，如心脏彩超、视网膜脱离并动脉膜脱离、肿瘤、肝脏复杂彩超等，完成 90 多例疑难诊断的会诊。

南郊区人民医院在同煤集团总医院的帮助下晋升为国家二级甲等医院，同煤集团总医院也完成了卫生部关于帮助县级医院完成上等级医院的目标任务。

总之，2006—2012 年的七年中，同煤集团总医院医疗队为受援医院开展手术数 598 例，门诊诊疗人次 12392 人次，下乡诊治患者 1344 人次，帮助开展新技术项目 43 项，会诊及疑难病历讨论次数 394 次，健康查体 2963 人次；为各医院建立各项管理制度 174 项，提出建设性意见 90 余条。

另外，同煤集团总医院受大同市卫生局委托，2009 年 12 月 8 日—2010 年 4 月 18 日承办了对大同市九个县、区的 99 所乡镇卫生院的 99 名内科、儿科医务人员的授课 760 个学时的培训教学工作。

20 世纪 70—80 年代末，据不完全统计医院接收全局各医疗单位、省内外兄弟矿务局、驻同部队 600 余名医护人员来医院进修学习。

1991—2005 年接收 167 个医疗单位、990 名医师来医院进修学习。

2006—2012 年接收基层医院、二级医院、三级医院 121 家单位，进修医师 341 人。其中安排集团公司基层人员 268 人，外单位 29 人，对口支援单位 44 人（浑源县人民医院 14 人，灵丘县人民医院 7 人，南郊区人民医院 10 人，新荣区人民医院 13 人）。

2006—2012 年组织专家到社区卫生服务中心会诊 341 次，其中疑难病例会诊 265 次，手术指导 76 次，讲学 1016 次。通过指导与培养，提高了基层卫生技术人员的急救、常见病、多发病的诊疗技能，使其掌握相关专科临床适宜技术，保证医疗安全，使慢性病管理更加规范，用药干预、生活方式及心理指导水平受到居民认可，还开展了基层康复指导培训，使康复方式更加科学、合理。同时，减少了基层患者转诊的次数，使社区居民受益匪浅，满足了社区居民对医疗卫生服务的需求。

六、医疗指标与平均费用

（一）医疗指标

1954—2012 年医院医疗指标见表 4-3-1。

表 4-3-1 1954—2012 年医院医疗指标

年份	实开床位数（张）	门诊总诊疗人次	期内住院人数	出院患者平均住院天数	病床周转次数	病床使用率（%）	治愈率（%）	死亡率（%）	抢救病人数
1954	155	97300							
1955	155	101842							
1956	290	106497	4248	17			68.5	2.8	
1957	294	114878	5051	17			73.6	3.4	
1958	363	162763	5769	16			73.9	3.3	

表 4 - 3 - 1（续）

年份	实开床位数（张）	门诊总诊疗人次	期内住院人数	出院患者平均住院天数	病床周转次数	病床使用率（%）	治愈率（%）	死亡率（%）	抢救病人数
1959	400	217366	6406	19		91.2	77.6	3.7	
1960	450	198175	7019	20		79.7	74.3	2.9	
1961	442	172102	5924			82.6	63.1	4.6	
1962	428	186146	5558	19		82	66.0	4.5	
1963	457	171242	5975			89.2	68.6	3.7	
1964	463	215064	6765	21		95.2	65.5	3.5	
1965	641	256580	9572	18			61.1	3.3	
1966	655	256472	10975	18		95.8	69.2	4.7	
1967	609	274319	9833	20			70.5	2.2	
1968	572	294693	9259	17			73.8	2.61	
1969	572		10443					3.38	
1970	528	299337	9391	17			74.4	2.7	
1971	500	274181	9089	17			75.0	2.4	
1972	500	264075	9734	16			73.4	1.8	
1973	520	196120	10557	15		85.7	75.4	1.4	
1974	520	194890	9899	15		80.6	70.8	2.1	366
1975	520	273411	10426	15		81.0	74.2	1.7	
1976	520	254030	7817	17		66.6	71.0	1.9	607
1977	454	186382	6395	16		62.4	73.6	2.0	221
1978	450	183869	7291	17		81.4	73.6	2.0	113
1979	460	166266	7922	18		87.5	75.3	2.0	166
1980	476	194152	8854	17		88.6	67.4	3.2	207
1981	481	220513	8553	16		88.0	69.7	2.1	260
1982	489	252711	9456	15		93.1	73.9	2.3	380
1983	671	284773	11166	16		87.4	76.2	3.2	276
1984	671	279482	10916	18		90.4	78.1	1.6	282
1985	671	270107	10526	18		90.8	75.2	2.0	262
1986	683	232902	10474	19		89.9	75.9	1.9	224
1987	543	249567	9903	19	16	87.9	78.6	2.1	
1988	563	315036	10126	17	15	89.8	82.6	1.5	539
1989	563	284365	10762	16	19	89.6	78.4	1.5	412
1990	615	302868		16		86.1	80.9		
1991	615								
1992	615	276306		15.3	17.8	80.5	84.2	1.1	667

表 4 - 3 - 1（续）

年份	实开床位数（张）	门诊总诊疗人次	期内住院人数	出院患者平均住院天数	病床周转次数	病床使用率（%）	治愈率（%）	死亡率（%）	抢救病人数
1993	615	255404		14.72	18.6	78.16	81.4	1.3	873
1994	615	257500	9503	15	15.45		94.45		638
1995	666	214202	10463	15.23	16.71	73.35	81.16	0.70	
1996	666	169305	10233	16.51	16.42	78.20	81.43	0.79	
1997	666	155683	9652	16.05	15.54	74.66	83.30	0.56	
1998	666	91946	7423	16.01	12.20	59.51	80.13	0.64	
1999	666	49575	6752	13.64	10.79	50.52	75.57	0.74	
2000	666	42351	7085	10.77	12.10	47.12	73.11	0.86	
2001	666	45485	8085	10.34	13.40	54.20	70.26	0.90	
2002	666	49567	10140	14.57	17.03	94.59	72.05	0.73	
2003	580	53614	9162	14.30	15.27	101.8	68.58	0.76	
2004	580	62252	9927	13.97	17.87	98.03	68.87	0.98	
2005	666	65917	11223	17.07	19.24	84.73	75.69	0.97	
2006	666	139331	14683	16.70	23.85	122.3	73.19	0.95	
2007	666	155843	16305	19.25	24.69	136.9	73.09	0.87	783
2008	900	193647	16407	18.65	18.22	103.6	74.44	0.71	871
2009	800	247264	18180	16.61	20.55	117.01	70.20	0.85	1106
2010	800	311504	19397	13.86	24.64	98.62	69.25	0.69	995
2011	1135	417201	23167	13.94	22.91	89.59	69.65	0.53	1052
2012	1000	523860	27552	12.98	27.08	99.26	71.38	0.43	1411

说明：1954—1986 年数据来源于病案统计室 1987 年 7 月整理的统计数据汇编；1995—2006 年数据来源于集团公司医疗卫生中心统计年报；2007—2012 年数据来源于信息科。1991 年无数据栏目，因资料欠缺，未收录。

2006 年同煤集团总医院围绕"创建三级甲等医院"的奋斗目标，加大了改革力度，加大了基础建设步伐，加大了优质服务范围，使医院的各项医疗指标发生了质的变化，创造了历史最高水平。

2005—2012 年医院各临床科室门诊患者普遍飞速增长，2012 年医院门诊就诊共计 52 万多人次，比 2005 年增长了539.78%，门诊就诊患者平均以 26.11%的速度提升，是 2005 年的 6 倍，如图 4 - 3 - 8 所示。

2012 年医院急诊患者共计 35430 人次，比 2005 年增长了 267.17%。急诊患者平均以 37.36%的速度提升，是 2005 年的近 13 倍，如图 4 - 3 - 9 所示。

2012 年医院出院患者共计 27064 人次，比 2011 年增长 18.54%，比 2005 年增长 142.49%。医院出院患者平均以 11.71%的速度提升，2012 年已达到 2005 年的 2.42 倍，如图 4 - 3 - 10 所示。

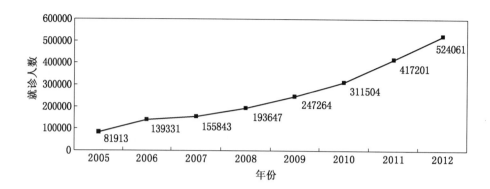

图4-3-8　2005—2012年医院门诊就诊人数

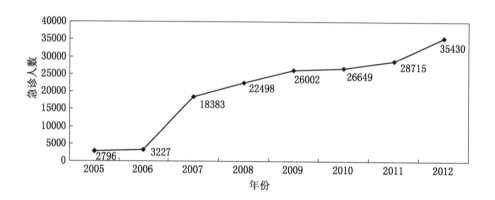

图4-3-9　2005—2012年医院急诊人数

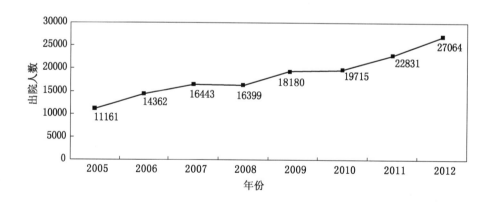

图4-3-10　2005—2012年医院出院人数

2005—2012年医院各临床科室患者平均住院天数整体明显缩短，2012年比2005年缩短4.09天，如图4-3-11所示。

2012年医院手术例数共计10718人次，比2005年增长了278.06%，手术量平均以18.09%的速度提升，手术量是2005年的4倍，如图4-3-12所示。

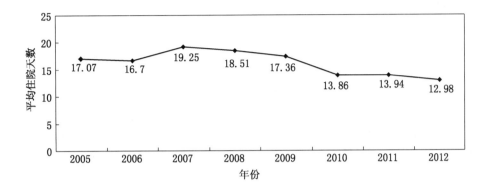

图 4 - 3 - 11　2005—2012 年医院患者平均住院天数

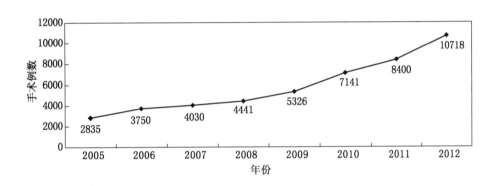

图 4 - 3 - 12　2005—2012 年医院手术例数

（二）控制医疗成本与降低平均费用

（1）2011 年医院晋升为"三级甲等医院"后，为了减轻患者的就诊成本，医院仍按"三级乙等医院"标准收费，与"三级甲等医院"收费标准对比，年收入减少五千万左右，既控制了医疗成本，又造福于一方患者。

医院 2009—2012 年住院及门诊人均费用见表 4 - 3 - 2。

表 4 - 3 - 2　2009—2012 年住院及门诊人均费用

项　目	年　份	2009	2010	2011	2012
住院病人人均医药费用/元	国家平均值	9753.0	10442.4	10935.9	11180.8
	医院人均值	5419.9	5701.0	6299.5	6656.1
	差值	4333.1	4741.4	4636.4	4524.7
门诊病人次均医药费用/元	国家平均值	203.7	220.2	231.8	242.1
	医院人均值	174.4	176.8	180.2	181.14
	差值	-29.3	-43.4	-51.6	-60.96

（2）单病种费用控制：2012 年产科新增新生儿游泳、抚触等服务，但剖宫产平均住院天数为 4 天，平均费用为 3900 元，仅为大同市同级医院的 60% 左右，阴道分娩顺产平均住院 1 天，侧切 2 天，仅为大同市同级医院的一半；阴道分娩平均费用为 1200 元，低于大同市三级医院的 3500 元。

（3）临床路径费用控制：2012 年医院开展了临床路径 112 个病种，共 13093 例，占总出院人数的 48%。通过严格实施临床路径，进一步规范了诊疗行为，减少了不必要的检查，规范了用药，降低了用药比例，明显缩短了平均住院天数，降低了患者的住院费用，同时控制了医疗服务成本。如脑梗死临床路径实施后平均住院日由 20.72 天降至 13.82 天，平均住院费用由 6551.7 元降至 5234.3 元，降幅为49% 和 25%；心肌梗死临床路径实施后平均住院日由 14.20 天降至 12.24 天，平均住院费用由 24794.9 元降至 21705.1 元，降幅均超过 15%。

第四节　医疗技术临床应用管理

2006—2012 年医院坚持"科技兴院"的发展战略，以"创名院、建名科、出名医"为目标，注重专业技术人才和学科带头人的培养以及新技术项目的开展，医院技术委员会严格按照《新技术准入制度》实行规范化管理，逐渐形成了以骨科、神经外科、心血管内科、消化内科为龙头，多专科齐头并进的医疗技术发展新格局。

一、技术项目准入

按照卫生部《新技术准入管理办法》，医院对二、三类技术项目实行了准入审批制度，如对介入、血透、放射性粒子植入治疗胸部肿瘤进行申报并获山西省卫生厅医政处准入。

二、技术项目开展情况

（1）三级医院要求的技术项目，医院完成率由 2004 年的 80% 提高到 2012 年的 95%，替代项目实现 100% 完成。

（2）新技术开展情况：2006—2012 年医院共开展新技术项目 278 项，其中，2006 年开展新技术项目 69 项，涉及 21 个科室；2007 年开展新技术项目 35 项，涉及 14 个科室；2008 年开展新技术项目 42 项，涉及 18 个科室；2009 年共开展新技术项目 18 项，涉及 9 个科室；2010 年共开展新技术项目 36 项，涉及 16 个科室；2011 年开展新技术项目 35 项，涉及 23 个科室；2012 年开展新技术项目 43 项，涉及 22 个科室。

（3）具体实施情况：医院与国内外多所医院及科研机构开展了广泛的合作及学术交流活动，成立了远程会诊中心、大同市脑肿瘤研究所、大同市高血压脑血管病研究所；作为中国脑中风筛查及干预工程大同站，与中美脑中风协作组合作开展了缺血性脑血管病的综合治疗；与日本著名神经外科专家森田教授联合开展了持续性植物状态的研究；与中国高血压联盟合作开展了国家"十一五"科技支撑计划课题——"高血压综合防治研究"等项目；与北京天坛医院神经外科、北大医院神经外科合作进行了脑解剖研究；卫生部授予同煤集团总医院"卫生部脑卒中筛查与防治基地"等，推动了医疗技术水平不断提高。

医院目前多项技术已达到国内先进水平，有些项目填补了山西省、朔同地区技术空白。心血管内科 2007—2012 年共开展了冠状动脉造影术 2509 例，急诊 PCI 到 2012 年独立完成例数已达 195 例，极大地降低了心梗患者的死亡率；心胸外科完成了不停跳冠状动脉搭桥术 95 例，放射性粒子植入治疗胸部肿瘤 15 例；骨科开展了人工关节置换术 1000 余例；神经外科颈动脉内膜剥脱术至今已累计开展了 30 余例，同时开展的脊髓神经电刺激术对 2 例植物生存状态患者手术成功在世界神经病学大会上引起高度关注。开展的颅内肿瘤摘除术、立体定向脑内血肿抽吸术、内镜下垂体瘤切除术、难治性癫痫手术等均处于省内先进水平；消化内科胶囊内镜检查及内镜下介入治疗、功能检查科经食道超声心动图、腹腔肿瘤超声造影剂成像技术及超声引导下肝脏、胰腺穿刺术等多项技术项目已广泛应用于临床，为解除患者病痛做出了很大的贡献。

2012 年初各临床医技科室共申报新技术项目 45 项，涉及 21 个科室。妇科开展宫、腹腔镜的联合诊治技术 17 例、宫腔镜诊治技术 98 例，普外一科开展经腹膜前间隙腹股沟疝无张力修补术 161 例，心内科开展中国急性心肌梗死规范化治疗项目 130 余例，呼吸二科开展持续气道正压通气治疗阻塞性睡眠呼吸暂停通气综合征 36 例，超声科开展经超声引导穿刺术 800 余例。

截至 2012 年医院重点技术项目完成情况：急诊 PCI 达到了 130 例，比 2011 年翻了一番，心胸外科完成不停跳冠状动脉搭桥术 95 例，放射性粒子植入治疗胸部肿瘤 14 例；骨科开展人工关节置换术（含髋关节、膝关节、股骨头置换）1000 余例；神经外科颈动脉内膜剥脱术至今已累计开展了 30 余例。2006 年底开始开展 ERCP 技术治疗胰胆管疾病，截至 2012 年底开展了百余例，成功率达到 97%。在 ERCP 的基础上，还进行了十二指肠乳头括约肌切开术（EST）、内镜下鼻胆汁引流术（ENBD）、内镜下胆汁内引流术

（ERBD）等介入治疗，由于不用开刀、创伤小，住院时间也大大缩短，深受患者欢迎。医院现引进了日本 Olympus H260 十二指肠镜，视野清晰，另外配备了高频电以及各种所需的导管导丝、电切刀、网篮球囊等设备，为该技术的实施提供了保证。

第五节 医疗安全管理

为了贯彻"以患者为中心"的服务理念，不断增强医务人员医疗安全的管理意识，维护患者的合法权利，2010 年成立了同煤集团总医院医患关系办公室，开展了患者咨询、随访及满意度调查、接待患者投诉与医疗纠纷的处理。

2011 年医院又创新成立了患者体验组，制定了《同煤集团总医院患者体验实施方案》，体验对象包括医患关系办公室工作人员、新分配和新调入医院的医务人员、进修生及社会聘请人员等。通过亲身体验、现场跟踪、回顾调查（电话随访、问卷调查、召开座谈会等）、前台体验等方法，发现问题、解决问题，提高患者满意度。同时绘制了同煤集团总医院医患关系办公室工作流程图（图 4-5-1），并编制有关工作内容，制订了各项制度。

一、建立患者随访与投诉制度

2010 年，医院为提高服务水平，畅通医患沟通渠道，倾听患者的需求和心声，接受患者的意见和投诉，于 4 月份建立了电话随访制度，主要内容有治疗效果、医疗技术、医护人员服务态度、住院期间的不满意等问题，至 2012 年 12 月底随访了 5903 名患者。

为了规范投诉处理程序，维护医院正常的医疗秩序，保障医患双方的合法权益，医院根据卫生部《医院投诉管理办

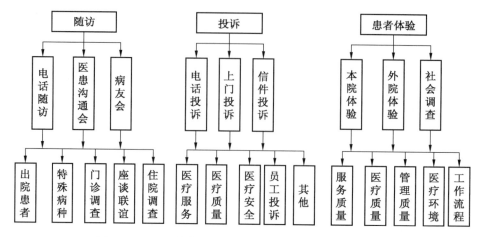

图4-5-1　同煤集团总医院医患关系办公室工作流程图

法（试行）》的相关规定，2010年6月7日成立了医患关系领导组和医患关系办公室，领导组正副组长由院长、书记担任，并增加了医患关系办公室人员，扩大其功能，除原定的工作职责外，另开设了咨询、随访、投诉以及参加科室沟通会，重点开设了专人进行出院患者电话随访、短信随访、信件随访及门诊、住院满意度调查。

2011年3月，医院为了实现优质服务，将投诉台前移，医患关系办公室工作人员走出办公室，在门诊大厅设立医疗服务投诉台，工作日程除主动接待处理患者投诉外，还要对退费、退号原因进行分析处理，使患者提出的服务问题得到及时解决，这样既方便了患者，又大大缓解了医患矛盾。

2012年9月1日，医院为了解决多年来患者办理出院手续、复印病历烦琐，新农合患者照相、住院结账、直报，诊断证明盖章等问题，成立了"同煤集团总医院患者服务中心"，解决了患者往返跑路、耽误时间，办事难的症结。

二、实施患者体验与跟踪活动

2011年为扩大医院服务功能，全面

提高医疗质量，更好地为患者提供全方位的医疗服务。同年6月医院成立了患者体验小组，以跟踪、蹲点等方式体验患者在就医过程中服务流程、服务质量、服务态度存在的问题和不足，不断改进服务流程，方便患者就医。一是让科主任、职能科室负责人到大同市三、五医院按正常看病流程进行就诊，感受患者在就医过程中的心情和感受；二是请新分配来院的大学生、研究生、新调入的医护人员、大同大学老师、红十字会工作人员在本院门诊、病房进行就诊和走访，体验和发现医院存在的服务缺陷及问题，由医患关系办公室将问题分类汇总，做成幻灯，院长在全院大会进行点评，并对问题提出整改措施。至2012年底施行患者体验活动900多人次，服务170350人次。

2012年同煤集团总医院根据卫生部《医院投诉管理办法（试行）》的相关规定，强化了"以病人为中心"的服务宗旨，教育医务人员要增强职业道德理念，增强服务意识和法律意识，提高医疗质量，注重人文关怀，优化服务流程，改善就诊环境，加强医患沟通，努力构建和谐的医患关系。医患关系办公室定期或不定期参加临床、医技科室的沟通会。两年来参加病友会 79 次，医患沟通会 552 次，收集意见 800 多条。在医患沟通会上认真倾听患者对医院的感受，将病人的要求通过分析、整理、改进，变为推动医院工作的动力。2012 年 12 月为出院患者发放新年贺卡 500 份、满意度调查表 500 余份，发放门诊满意度调查表 260 余份，收到了较好的效果。由于获得较多的医疗安全信息，经过持续改进，同煤集团总医院的满意度从 82.3% 上升到 91%，有效提升了医院的服务质量与信誉度。图 4 - 5 - 2 所示为院长王隆雁召开患者沟通会，图 4 - 5 - 3 所示为医院召开患者体验反馈职工大会。

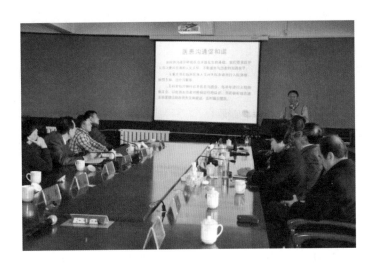

图 4 - 5 - 2　院长王隆雁召开患者沟通会

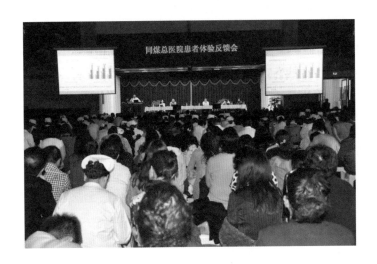

图 4 - 5 - 3　医院召开患者体验反馈职工大会

三、制定医疗质量与安全检查规定

2006 年以来，医院为了确保患者在医疗活动中的安全，做了以下工作：第一，制定了九大安全目标和定期监督检查制度，通过严格执行查对制度，来提高医务人员对患者身份识别的准确性，确保所执行的诊疗活动过程准确无误。第二，保障患者用药安全包括从药品采购、储存、调剂、处方、医嘱、使用、观察等各个环节，涉及药师、医师、护师等多个职种，以及患者本人的沟通制度，目的是要做到确保每一位患者的用药安全，减少不良反应。第三，做到正确执行医嘱是医疗质量与医疗安全的重要保证措施，只有在紧急抢救危重患者的特殊情况下方可使用口头或电话的临时医嘱与数据报告，医护人员之间要有效沟通，正确核对。第四，建立"危急值"报告制度，落实以病人为中心的服务理念，尤其是对危重患者的服务质量。第五，建立安全的手术核查制度，严格防止手术患者、部位及术式错误的发生。第六，建立防范与减少患者跌倒事件的具体措施。第七，积极倡导、鼓励医护人员主动报告不良事件。

2009 年以来，医患关系办公室按规定就患者安全目标下巡下视 50 多次，通过医疗安全目标的实时监测，发现医疗安全隐患 80 多项，医院将安全信息、风险监测与实际情况相结合，从管理体系、运行机制与规章制度上进行有针对性的持续改进，确保了每一位患者的安全。

四、利用信息化保证患者医疗安全

（1）建立自动识别系统：一是病房科室护士可以在患者床旁采集并录入患者生命体征信息，进行患者身份确认，对医嘱用药核查并确认，保证了患者医疗信息的准确性，避免了患者信息手工填写错误、液体输注错误等医疗差错的发生。二是采用自动识别技术中经济实惠的条形码技术对检验、检查及收费等进行管理，开立检验申请单时自动生成条码，每个条码仅对应该患者的医疗信息，患者可以凭条码进行检验项目的缴费和结果的自动打印。三是手术室利用 EDA 进行术前患者安全核查，患者基本信息、手术方式、手术部位与标识、麻醉方式等核查步骤及核查人信息均记录在信息系统中，避免了手术安全核查流于形式，真正做到了术者、麻醉师、巡回护士三方核查，保证了手术的安全性。

（2）用药安全：从开立医嘱、配药、摆药到发药、服药（服药到口）等都要经过微机医嘱审核、配液中心及摆药机用法用量审核、药师人工审核、发药审核以及护士掌上电脑用药审核等多道核查关口，利用信息化优化了送药流程，缩短了配药时间，避免或减少了人工医嘱、处方等文书不规范或难辨认导致的人为错误，保证了患者的用药安全。

另外还建立了智能化药品配伍禁忌提示系统，医院利用电子病历医生工作站为临床医生提供了具有在线服务功能的专业性药学辞典，医疗处方实施红绿灯方式的交通管制，开立两种或多种药品医嘱时，若存在配伍禁忌，医师工作站将收到信息系统温馨提示，医生可根据实际情况继续使用或重新开立医嘱，避免或减少了配伍禁忌的发生。

第六节　院内感染管理

1993 年 3 月 6 日，医院成立了控制感染办公室，由霍秀芬任主任，有专职人员 2 人，专管全院感染控制工作。同时成立了医院感染委员会，高崇普任主任委员，霍秀芬、张萼云任副主任委员，委员 17 名。

1994 年 11 月 6—8 日，医院举办了"院内感染管理学习班"，并进行了考试。通过此项活动，增强了医务人员对院内感染管理的意识。

1995 年 3 月，医院根据山西省卫生厅颁发的《关于感染管理实施细则》103号文件，强化院内感染管理，进行自查自纠，推动了医院的感染管理工作。同年7月16日，按山西省卫生厅关于进行医院检查的文件，院内立即进行了传阅布置，同时召开有关部门会议，对院内感染工作做了认真安排。7月26日，对医院感染管理进行了自查自检；8月16日，召开医院周会，重点布置了迎接感染管理工作大检查事宜；8月21日，山西省感染管理检查团到医院进行了检查。

1998年，全国煤炭形势走向低谷，大批医务人员离岗，感染办全体人员退休，医院进行了人员重组，感染办当时隶属护理部管理。

2003年初，由护理部两名主管护师负责管理院内感染工作。同年3月非典型肺炎时期，医院从护理部抽调索霞、陈彦芬两位副主任及常凤英、赵福祥四人组成院内感染办公室，开展感染控制工作。抗击非典型肺炎战役结束后，医院恢复了控制感染办公室，索霞、陈彦芬任副主任，2004年5月提任索霞为主任。2005年改称感染办公室。2003年后期至2005年，感染办主要做了基础的感染病例回顾性检查工作。

2005年10月，医院对感染办进行了人事调整，由陈彦芬、常凤英、侯富云组成，感染监测工作步入了日常管理程序，监测工作逐步走向正轨。经过两年的努力工作，医院感染率由2005年的4.21%降低到2007年的3.75%；抗生素使用率由2005年的73.76%降低到2007年的60.96%；送检率由2005年的17.47%升高到2007年的32.43%；人员培训由2005年的350人次增加到2007年的1565人次，培训内容包括各种法律法规、指南、规范。医院感染办从"非典"时期兼管了洗衣房的工作，对全院使用的床单

元制订了物品收发流程。

2008年，感染办的工作人员增加到4名，开展并完成了ICU气管切开病人医院感染的目标性监测，针对存在的问题，制定了相关控制医院感染的SOP具体管理目标；对各社区卫生服务站进行医疗废物分类、收集的培训，组织全院护士长进行医院感染环境卫生学监测的技术操作考试。强化了贯彻执行《医院感染管理办法》，重点加强感染高危部门的环境目标监测，有效预防和控制医院感染的发生，全年择期手术HIV检查率、孕妇分娩前HIV检查率保持在100%，感染率控制在3.11%以下。为了控制和降低感染率，医院采取了如下措施：①修订和完善了医院感染管理的相关规章制度，对医院感染重点部门进行改造，更新了内窥镜、口腔科等科室的清洗、消毒设备，将妇产科、急诊科、门诊手术室、处置室、换药室等部门的器械全部统一收回供应室清洗消毒，降低了感染率。②对全院医、技、护及实习、进修人员和各社区卫生服务中心医务人员进行了感染新知识新理论的培训，参加人员达822名。③开展医院感染现患率的调查工作，加强针对重点部门、高危因素、高发部位的目标性监测以及环境卫生学监测。

2009年医院为了降低院内感染发生率，不断完善感染控制工作，一是重新修订医院感染管理规章制度、职责及流程；新增体检科、新生儿科、理疗科感染监控小组，感染监控小组共计38个，成员146名。二是重新规范了麻醉科、感染性疾病科、导管室、急诊科、血液透析室、新生儿科等重点科室以及发热门诊的布局，安装了62台循环风消毒机及2台床单元消毒机，引进了酸性氧化电位水设备；新供应室的建成，实现了器械物品等集中规范的清洗、消毒灭菌。三是继续开

展医院感染现患率调查以及对医院感染重点部门、高危因素、高发部位的目标性监测，发现问题，制定措施，及时通知临床科室。

2009 年，医院根据"三级甲等"评审标准的要求，将感染办更名为感染管理科，并成立了同煤集团总医院感染管理委员会。2009—2012 年，感染管理科依据《医院感染管理办法》的要求，在日常工作的基础上做了以下几个方面的工作：①感染管理委员会每年与各科室签订感染管理责任书，根据医院具体情况每年调整，每年召开 2～3 次感染委员会会议，解决感染控制工作中存在的问题。②随着医院信息化建设步伐的加快，逐步开展医院感染病例计算机上报程序，到 2010 年底基本完成了病例计算机上报工作，感染管理科将每一份感染病例上报至山西省质控部。③开展了多项目标性监测工作，如手术部位感染监测、ICU 感染因素监测、新生儿监测、多重耐药菌监测、导管相关感染监测、围手术期抗菌药物使用监测等。④开展了每年一次的现患率调查，由临床感染质控医生与感染管理科专职人员共同完成，并将调查结果汇报给山西省卫生厅。⑤在山西省内第一家引进新的消毒设备，建立了酸性氧化电位水楼宇系统，并在 2010 年完成"酸性氧化电位水消毒效果研究"，获得 2010 年集团公司科技进步三等奖；为保证环境消毒安全，全院重点部门、重点科室安装循环消毒机以保证环境安全，并在重点部门、重点科室安装了非手触式水龙头、干手设备、冲眼设施，全院安装空气消毒机 140 余台。⑥为提高全院医务人员手卫生的意识和依从性，感染管理科举办了两次医务人员手卫生竞赛。通过竞赛活动，全院医务人员提高了手卫生的意识。⑦开展了质控活动，感染管理科与医务科、药剂科、护理部等职能部门共同下临床科室，与临床科室人员共同开展质控活动，参与抗菌药物管理、围手术期用药、临床病例讨论、多重耐药菌患者的管理等以降低医院感染发病率，避免医院感染暴发。⑧为提高医务人员对医院感染控制的反应能力，举办了多次应急演练。2011 年举办了医疗废物遗撒应急演练，2012 年举办了医院感染暴发应急处置演练，医院针对演练存在的问题，要求有关科室制定整改措施，限期整改。通过演练强化了职能部门和相关科室医务人员对医院感染的风险意识和规范应急处置能力。⑨在感染管理科的牵动下，完善了消毒供应中心"两规一标"的建设，医院于 2012 年 3 月完成了消毒供应中心的追溯系统工程。追溯系统的完善大大提高了医院的数据化管理、信息化管理、科学化管理水平，展示了消毒供应中心全新的工作面貌和服务理念。⑩感染管理科采取现场培训、下科培训、下发学习资料等多种培训方式把医院感染的新知识、新理论以及一些新的政策、法规对全院医护技人员进行培训，通过医院感染管理简讯形式传达感染管理的新动态。2010—2012 年全院共举办培训班 40 余次，参加人员 6000 多人次，并以开卷和闭卷的考试方式对培训内容进行测试，成绩合格率达 100%。

2012 年，医院根据国家新下发的《消毒技术规范》《医院空气净化管理规范》《2012 年全国抗菌药物临床应用专项整治活动方案》《三级综合医院评审标准实施感染细则》，修订了部分医院感染管理的规章制度、职责和流程，下发到各个医院管理小组；结合医院的实际情况，重新调整了医院感染管理科成员；同全院各科室签订了医疗废物管理责任书，加强了对医疗废物的管理；新建儿科临时输液室和产房，使其布局和流程更加合理；增加多重耐药菌网络上报和多导管评估的电子病历评估系统，信息更真实。在 ICU 和血液透析室举行了医院感染暴发应急处置演练，提高医务人员对医院感染暴发的反应能力；在感染性疾病科进行了职业暴露应急演练，通过演练增强了医务人员对职业暴露的应急处理能力及职业防护意识，强化了部门之间的联系与合作。

2012 年大同市医院感染质控部设立在同煤集团总医院，负责本地区各医院感染工作的监督检查，对大同市一医院至五医院、精神病等医院进行感染工作计划、目标的制定，并组织感染知识的培训，按计划实施监测，深入各医院做监督指导评价。

2012 年产科建立婴儿洗澡游泳间的同时，感染管理科专职人员在产科的配合下，为保证婴儿洗澡用水无污染，杜绝婴儿洗澡用水引起医院感染暴发，对婴儿洗澡用水反复多次进行监测，制定有关婴儿洗澡用水的制度、措施、流程。

2012 年医院按照三甲标准建立了医、护、感染、检验、临床科室多部门的合作机制及组织机构，责任和分工更加具体明确，对多重耐药菌各环节、流程的管理进行监督指导，并落实隔离措施。

第五章　医　疗　科　室

第一节　内　科

　　1949 年建院时只设有内科门诊。1950 年 9 月医院搬至现址后，设内科病房，在住院部北病区设床位 20 张（含儿科）。医生徐兴华、王世铎 2 人，徐兴华是内科负责人。当时能够治疗肠胃炎、肠炎、神经衰弱、麻疹、关节炎、一氧化碳中毒等常见病症。1953 年 4 月以后史相荣为内科负责人。1954 年床位达到 89 张，包括儿科和隔离病区（肺病区、传染病区）。1955 年儿科、肺病科单设病房，内科床位编制为 51 张。1956 年医院新建了门诊部，内科床位增加到 85 张。1956 年 9 月史相荣经大同矿务局党政批准正式任命为内科主任。

　　20 世纪 50 年代后期，内科已能治疗患中毒性痢疾、流行性脑脊髓膜炎等危重病人。推广应用人工冬眠疗法、封闭疗法、杜仲酊疗法等，并开展了人工气胸气腹治疗空洞性肺结核、慢性纤维空洞性肺结核和胸腔穿刺、腰椎穿刺等。1957 年，医院派乐兰芳到湖南湘雅医院进修心电图专业，医院成为大同市医疗机构中第一家开展心电图专业的医院。1959 年应用心电图机进行大面积心肌梗死抢救及心源性休克抢救治疗。1958—1959 年，内科应用中药治疗肾炎、肝炎、肝硬化腹水等。

　　1962 年内科设置内一、内二、内三病区，共有床位 148 张。1965 年前住院楼建成，内科病房搬到前住院楼四层，设

床位 119 张。20 世纪 60—70 年代，内科的医疗技术水平有了极大的提高，先后开展了心穿刺术、直肠镜乙状结肠镜、骨髓穿刺、硬式气管镜、胃结肠镜、骨髓象、胸心导管检查。1972—1975 年，内科中西医结合治疗消化性溃疡 58 例，治疗肾炎 30 例、肝炎 80 例、面瘫 4 例、消化不良 20 例。20 世纪 50—70 年代内科造就了史相荣、田犹龙、李玺玉、乐兰芳、孟维新等一批技术水平高、医德高尚的内科专家和学科带头人。图 5 - 1 - 1 所示为 1978 年内科全体医护人员。

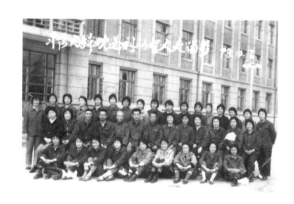

图 5 - 1 - 1　1978 年内科全体医护人员

　　进入 20 世纪 80 年代以后，内科能进行心血管检查及纤维支气管镜、纤维胃镜、纤维结肠镜、血液流变学检查等。同时，随着冠心病、心肌梗死猝死逐年增加，成立了神经内科。1992 年 8 月成立了老干病区，1994 年 2 月全院实行二级分科，老干病区改为老年病科，又分出呼吸内科、消化内科、血液泌尿内分泌科。

此时，内科称大内科，为一级科，其余为二级科。2007 年 12 月增设呼吸内二科，2009 年 11 月撤销血液泌尿内分泌科，成立血液免疫科和内分泌肾内科。大内系统设有呼吸内一科、呼吸内二科、消化内科、神经内科、心血管内科、血液免疫科、内分泌肾病科、老年病科 8 个学科，开放床位 471 张。

医院内科 1954—1986 年床位数、门诊人数、住院人数见表 5 - 1 - 1。

表 5 - 1 - 1　内科 1954—1986 年床位数、门诊人数、住院人数

年份	床位数（张）	年门诊人次	年住院人次	床位使用率（%）	治愈率（%）	死亡率（%）	出院患者平均住院天数
1954	89	28541	不详				
1955	51	21942	不详				
1956	85	28426	993		65.1	2.3	24
1957	84	28720	1092		71.8	3.0	20
1958	91	44211	1346		71.9	2.5	19
1959	129	61233	1458	90.5	76.8	3.3	27
1960	132	57728	1489	104.7	75.1	2.8	28
1961	130	49633	1141	99.8	61.2	5.5	
1962	148	58710	1001	78.6	57.9	4.3	46
1963	128	49049	928	82.3	64.0	4.0	
1964	127	62507	1184	95.5	55.3	3.9	35
1965	119	75070	1522		49.2	3.1	26
1966	130	70287	1408	96.7	55.3	4.3	27
1967	105	75928	1355		53.6	4.2	33
1968	105	72720	1305		51.6	6.1	27
1969	105		1199			5.7	
1970	105	新医科 156553	1289		63.1	5.4	25
1971	105	新医科 115887	1263		57.2	5.5	29
1972	105	104386	1684		58.2	4.5	22
1973	105	51253	2294	88.9	57.7	3.0	15
1974	105	50557	2264	87.1	56.4	4.5	15
1975	105	69967	2055	90.9	63.1	4.1	17
1976	105	63787	1416	48.2	60.4	5.8	20
1977	90	41491	1237	64.2	54.6	4.1	17
1978	91	44406	1578	92.9	65.0	3.7	20
1979	97	43603	1866	94	67.5	3.3	18
1980	97	49906	2059	97.8	67.4	3.2	16
1981	97	60891	1758	96	52.4	5.2	16
1982	97	86452	1934	97.2	59.2	5.2	17

表 5 - 1 - 1（续）

年份	床位数（张）	年门诊人次	年住院人次	床位使用率（%）	治愈率（%）	死亡率（%）	出院患者平均住院天数
1983	120	72679	2238	94	57.7	5.2	18
1984	120	70779	2265	92.2	70.7	3.3	18
1985	120	68122	2129	92.3	65.8	4.6	18
1986	116	59151	2092	101.6	64.1	4.3	22

医院内科历任正副科主任、正副护士　　长见表 5 - 1 - 2。

表 5 - 1 - 2　内科历任正副科主任、正副护士长

任 职 时 间	负责人	科主任	副主任	护 士 长	副护士长
1950 年 2 月—1953 年 3 月	徐兴华				
1953 年 4 月—1956 年 9 月	史相荣				
1956 年 9 月—1967 年 3 月		史相荣			
1956 年 8 月—1959 年 3 月					安士琴
1959 年 3 月—1961 年 5 月					应文娟
1958 年 1 月—1964 年 6 月				李秀蓉	
1961 年 6 月—1965 年 10 月					郝恩慈
1962 年 12 月—1963 年 6 月					安士琴
1964 年 6 月—1965 年 9 月				郝恩慈（内一病区）	
1964 年 6 月—1967 年 3 月				张桂兰（内二病区）	
1964 年 6 月—1966 年 4 月				李秀蓉（内三病区）	
1964 年 6 月—1972 年 6 月				陈志华（内科肺病区）	
1964 年 7 月—1967 年 3 月			李玺玉		
1965 年 10 月—1972 年 6 月				杨金玲	
1967 年 3 月—1970 年 3 月	何安娃				
1968 年 8 月—1972 年 12 月	刘宝德				
1972 年 7 月—1975 年 6 月			李玺玉		
1972 年 7 月—1976 年 4 月				纪秀兰	
1972 年 10 月—1975 年 7 月				郝恩慈	
1973 年 7 月—1981 年 5 月		刘宝德			
1979 年 3 月—1986 年 1 月			范琴珍		
1979 年 6 月—1984 年 7 月		史相荣			
1979 年 12 月—1981 年 5 月				吴晓光	
1980 年 3 月—1990 年 1 月				李云贞	
1981 年 2 月—1987 年 1 月			刘安保		
1981 年 2 月—1983 年 2 月				赵秀君	

表 5-1-2（续）

任 职 时 间	负责人	科主任	副主任	护 士 长	副护士长
1982 年 6 月—1986 年 8 月			王贵云		
1983 年 4 月—1990 年 1 月					张萍
1983 年 4 月—1992 年 8 月					戴素萍
1983 年 10 月—1992 年 8 月					邓桂梅
1986 年 8 月—1986 年 11 月			高崇普		
1986 年 8 月—1990 年 1 月			刘淑贞		
1987 年 1 月—1992 年 5 月		刘安保			
1990 年 10 月—1994 年 3 月			王树雄		
1992 年 8 月—1994 年 3 月		刘淑贞			
1992 年 8 月—1998 年 7 月				邓桂梅（大内科副科级）	
1992 年 8 月—1994 年 3 月				戴素萍	
1992 年 8 月—1994 年 3 月					韩玉霞

一、心血管内科

1985 年 11 月，医院设立了心内科病房，1986 年 6 月在心内科病房基础上与心胸外科专业合并成立心脏科（其中心内科床位 22 张）。1989 年 10 月，心内、心胸外科分家后正式成立心血管内科，床位增至 33 张，兼管老干病区床位 20 张。1994 年 4 月老干病区独立，心血管内科为单一专业学科。1994 年 9 月 6 日被列为大同市重点专科。

2012 年全科开放床位 62 张（含CCU 病床 11 张）；专科医生 15 名，其中主任医师 6 名、副主任医师 3 名、主治医师 4 名、医师 2 名，有硕士研究生学历者 4 名；护士 38 名，其中副主任护师 5 人、主管护师 5 人、护师 6 人、护士 22 人。

1986 年在雁同地区率先开展永久起搏器安装术及经食道心房调搏诊断病态窦房结综合征；同时对急性心肌梗死患者应用尿激酶、链激酶经静脉溶栓治疗。1993年开展了冠状动脉造影、射频消融根治室

上性心动过速，并成功承办了全煤系统心血管会议。

2006 年同北京朝阳医院、阜外医院合作开展冠脉介入手术治疗急性心肌梗死。2011 年初开始独立完成急诊冠脉介入治疗，该技术在朔同地区处于领先水平，在国内处于先进水平。至 2012 年底急性心肌梗死患者从发病到进入导管室平均时间由最初的 3~4 小时缩短到 2 小时之内；门球时间（患者进入急诊科门至球囊扩张所用时间）国家规定为 90 分钟，心内科可以达到 84 分钟，大大提高了急性心肌梗死患者的存活率，明显降低了死亡率及致残率。2011年参加了卫生部组织的"中国急性心肌梗死规范化救治项目"，在全国 53家三级甲等医院中，同煤集团总医院综合排名第 10 名（山西仅有两家医院参加）。

建科以来，医护人员在省级以上刊物发表论文 200 余篇，出版书籍 4 部，其中 1 部为第三主编，3 部为第一副主编；20余项科研项目获同煤科技进步二、三等

奖，1 项在市科研评比中获奖，同时承担国家科研课题 5 项。自 2002 年以来，连续被评为同煤集团公司先进集体、集团公司先进女工集体、院先进集体。在集团公司及大同地区享有较高的声誉，并且在历次等级医院评审和复审中获得了专家的好评。

（1）医院心血管内科 1985—2012 年住院床位数及年住院人数见表 5 - 1 - 3。

表 5 - 1 - 3　心血管内科 1985—2012 年住院床位数及年住院人数

时　　间	床位数（CCU 床位数）（张）	年住院人次
1985 年 11 月—1989 年 9 月	22（包括 CCU 3 张）	300
1989 年 10 月—1994 年 8 月	33（包括 CCU 4 张）	400
1994 年 9 月—1999 年 3 月	36（包括 CCU 4 张）	600
1999 年 4 月—2005 年 9 月	39（包括 CCU 6 张）	800
2005 年 10 月—2006 年 12 月	44（包括 CCU 7 张）	1029
2007 年	62（包括 CCU 11 张）	1182
2008 年	62（包括 CCU 11 张）	1699
2009 年	62（包括 CCU 11 张）	1688
2010 年	62（包括 CCU 11 张）	1754
2011 年	62（包括 CCU 11 张）	2078
2012 年	62（包括 CCU 11 张）	2239

（2）医院心血管内科 2004—2012 年门诊工作量见表 5 - 1 - 4。2008—2012 年介入治疗历年工作量图如图 5 - 1 - 2 所示。

表 5 - 1 - 4　心血管内科 2004—2012 年门诊工作量

年度	普通门诊人次	专家门诊人次	急诊人次	合计（人次）
2004	523		119	642
2005	2520		739	3259
2006	3530	1367	762	5659
2007	3778	2520	917	7215
2008	4874	2086	993	7953
2009	8345	1144	317	9806
2010	5650	4166	1461	11277
2011	6304	6663	1560	14527
2012	7119	8379	1891	17389

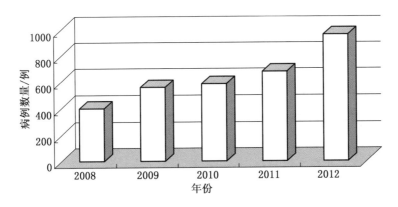

图 5 - 1 - 2 心血管内科 2008—2012 年介入治疗历年工作量图

（3）医院心血管内科历年新技术项目开展情况见表 5 - 1 - 5。

（4）医院心血管内科 2003 年以来科研项目获奖情况见表 5 - 1 - 6。

表 5 - 1 - 5 心血管内科历年新技术项目开展情况

技术项目名称	开始时间	年治疗例数	独立完成时间	备注
急性心肌梗死静脉溶栓	1986 年	60 ~ 80	1986 年	省内先进
永久起搏器安装	1986 年	20	1986 年	雁同首家
双腔起搏器安装	2001 年	15	2009 年	省内先进
三腔起搏器安装	2009 年	3		国内先进
活动平板诊断冠心病	2005 年	200	2005 年	市内先进
射频消融治疗室上速	1994 年	20	2008 年	市内先进
射频消融治疗分支室速	2008 年	1 ~ 2		省内先进
冠状动脉造影	1991 年	600	2007 年	国内先进
经皮冠脉介入治疗	2006 年	300	2008 年	省内先进
冠脉复杂病变介入治疗	2006 年	50	2010 年	国内先进
急诊冠脉介入诊疗	2009 年	60	2011 年	国内先进
主动脉气囊反搏	2007 年	10 余例	2009 年	国内先进
血管内超声（IVS）	2010 年	4	2010 年	国内先进
设立 CCU 中心监护	1985 年	700 余例	1985 年	市内先进
开展有创血压、中心静脉压监测	2002 年	60 余例	2002 年	市内先进
核素心肌显像诊断冠心病	2009 年	30 余例	2009 年	市内先进

表 5 - 1 - 6 心血管内科 2003 年以来科研项目获奖情况

时间	项 目 名 称	奖 励 单 位	奖 励 等 级
2003 年	射频消融治疗室上速	同煤科研所	科技进步二等奖
2006 年	人工心脏起搏器治疗缓慢心律失常	同煤科研所	科技进步二等奖

表 5 - 1 - 6（续）

时间	项目名称	奖励单位	奖励等级
2006 年	运动平板试验诊断冠心病	同煤科研所	科技进步三等奖
2007 年	冠状动脉造影加经皮冠脉介入诊疗冠心病	同煤科研所	科技进步二等奖
2009 年	CT 肺动脉造影诊断肺栓塞	同煤科研所	科技进步三等奖

（5）医院心血管内科 2007—2012 年新技术项目开展情况见表 5 - 1 - 7。

（6）医院心血管内科 2012 年医疗设备情况见表 5 - 1 - 8。

表 5 - 1 - 7 心血管内科 2007—2012 年新技术项目开展情况

技术项目名称	2007 年	2008 年	2009 年	2010 年	2011 年	2012 年	合计
急性大面积心梗抢救	108	125	124	140	96	110	703
冠状动脉造影	200	269	360	400	600	680	2509
经皮冠脉腔内成型及支架植入	90	136	150	170	230	290	1066
急诊 PCI 术（支架植入）	1	2	2	15	65	130	215
永久起搏器安装	11	20	15	20	24	17	107
三腔起搏器安装				4	2	1	7
心腔内电生理检查	18	18	14	16	13	16	95
射频消融术	18	18	14	16	13	16	95
活动平板试验	60	182	200	200	190	340	1172
有创血压、CVP 监测	1	2	10	15	20	40	88
设立 CCU	476	428	496	656	765	900	3721
主动脉气囊反搏	1		1	4	10	4	20
血管内超声（IVS）				4			4
核素心肌显像			10	17	8	16	51
左心导管检查及造影		2	3	4	3	4	16

表 5 - 1 - 8 心血管内科 2012 年医疗设备情况

固定设备名称	型号	产地	购进时间
CCU 中央监护遥测系统	PM900（一拖 11 台床旁加 5 台遥测盒）	深圳迈瑞	2006 年 1 月
医用悬吊系统	Gemina 3100HL	德国	2007 年 4 月
Drager 呼吸机	Savina	德国	2009 年 1 月
无创呼吸机	Bipap synchrony	美国	2010 年 10 月
心脏远程监测系统	JHY - 1C	郑州	2009 年 6 月
主动脉球囊反搏泵	S98XT	美国	2007 年 9 月
运动平板	NET ECGLAB	北京	2003 年 1 月
多功能空气消毒机	KDSJ - B80 型（9 台）	成都	2006 年 1 月
尼士动态血压分析系统	DS - 250	日本	2010 年 7 月

表 5 - 1 - 8（续）

固定设备名称	型 号	产地	购进时间
多导电生理仪	ERA300B（升级）	德国	2005 年 1 月
射频治疗机	RF99A（华南仪器厂）	河南	2000 年 9 月
监护除颤仪	M1723B	广州	1999 年 6 月
监护除颤仪	M4735A	飞利浦	2003 年 5 月
心电图机	ECG - 9020P	日本	2007 年 11 月
心电图机	ECG - 1103G	深圳	2010 年 11 月
临时起搏器	MEDTRONIC 5348	美国	2005 年
临时起搏器	MEDTRONIC 5375	美国	1991 年 8 月
双腔起搏系统分析仪	XP2351	西安	2000 年 3 月
经食道心房调搏仪	DF5A	苏州	2006 年 1 月
微量泵	贝朗 345031012	德国	1995 年 12 月
注射泵	SP - 5001	日本	2006 年 7 月
注射泵	TCT - TV（2 台）	广西	2007 年 11 月
维科特输液泵	RSB - 20	长沙	2006 年 3 月
注射泵	Perfusor	德国	2009 年 1 月
输液泵	Infusomct P	德国	2009 年 11 月
双通道注射泵	WES - 50F6	浙江	2009 年 12 月

（7）医院心血管内科历任科主任、护士长见表 5 - 1 - 9。

表 5 - 1 - 9　心血管内科历任科主任、护士长

任 职 时 间	科主任	副主任	护士长	副护士长
1985 年 11 月—1989 年 9 月		王贵云	张 萍	
1989 年 10 月—1994 年 3 月	王贵云		纪存祥	
1994 年 10 月—1998 年 5 月	马冰心			
1994 年 10 月—2005 年 12 月			陆素梅	
1995 年 3 月—2002 年 9 月		孙玉红		
1998 年 4 月—2002 年 3 月	刘生莲			
2002 年 9 月—2008 年 12 月	孙玉红			
2002 年 9 月—2008 年 10 月		白敏聪		
2004 年 5 月—2009 年 12 月				张培花
2008 年 10 月—今	白敏聪	张润华、刘利平		
2009 年 12 月—今			梁立军	刘焕召
2012 年 4 月—今		剧中华		

二、神经内科

1990 年 1 月神经内科专业独立建科，当时有医师、护士各 9 名，设床位 30 张，主要开展脑血管疾病、有害气体中毒及神经系统脱髓鞘性疾病的诊治。

1990 年 10 月，医院任命刘淑贞为科主任，医师有张桂兰、王树雄、刘裕文、孙元成、赵晓明、王文生、崔润梅、许爱梅、王俊海，护士 9 名。1991 年 8 月，张桂兰任副主任，科内又陆续增加了范雪梅、宗桂荣、杨志红、刘晓利、沈继春、燕虹等医生，床位增至 36 张。1991 年以后逐步建立了神经内科临床、教学及科研的各项治疗常规及规章制度，并开展了多项当时具有省内先进水平的诊断与治疗项目，同时在雁同地区最早开展"全脑血管造影"（DSA）术，成功抢救重症脑出血、癫痫持续状态、重症格林－巴利等危重病例，还开展了脑梗塞的大剂量尿激酶溶栓治疗。1998 年 4 月王树雄任科主任，开展了颅内血肿穿刺的微创治疗及精神疾病的心理 CT 筛查工作。2004—2009 年，副主任王俊海独立完成了颅内血肿经 CT 引导下穿刺引流 70 余例，不仅成功抢救了脑出血患者，同时大大降低了患者的致残率。2006 年开展的经颅多普勒检查（TCD），丰富了脑卒中诊治经验和高新技术的各项辅助检查，使患者得到了及时准确的诊断和救治，大大降低了死亡率及致残率。2009 年孙元成任科主任，科室建设得到进一步发展，颅内高压、神经系统脱髓鞘疾病、炎症性疾病诊疗水平有了很大提高。2010 年建立了"神经内科监护室"，为重症脑卒中、昏迷、脑疝等危重患者及时提供救治。

目前全科开放病床 79 张，有专科医师 14 名，其中主任医师 3 名、副主任医师 4 名、主治医师 3 名、医师 4 名；医生中硕士研究生学历 6 名；护理人员 36 名，其中副高职称以上 4 名。护士队伍是一支优秀的护理团队，可为患者提供心理护理、饮食指导、康复训练等全方位的优质服务。

2012 年全科门诊量为 20809 人次，收治住院病人 2116 人次，其中各类脑血管病人 1000 余人次，慢性疾病（非脑血管疾病）1000 余人次，床位使用率达 94.8% 以上。全科发表论文 30 余篇。

医院神经内科历任科主任、护士长见表 5 - 1 - 10。

表 5 - 1 - 10　神经内科历任科主任、护士长

任 职 时 间	科主任	副主任	护士长	副护士长
1990 年 1 月—1990 年 10 月		刘淑贞		
1990 年 1 月—1992 年 3 月			李云贞	
1990 年 10 月—1992 年 8 月	刘淑贞			
1991 年 8 月—1993 年 3 月		张桂兰		
1992 年 8 月—1994 年 10 月			陆素梅	
1993 年 3 月—1998 年 5 月	张桂兰			
1994 年 10 月—1998 年 4 月				庞尔莲
1996 年 7 月—1998 年 4 月		李俊兰		
1998 年 4 月—2004 年 9 月	王树雄			
1998 年 4 月—2009 年 12 月			庞尔莲	
1998 年 4 月—2009 年 12 月		孙元成		
2004 年 5 月—今		王俊海		
2009 年 12 月—今	孙元成		曾媛	

三、消化内科

消化内科创建于 1994 年 2 月，当时床位 30 张，专科医生 8 名，是一个集医疗、教学、科研、急救为一体的专业学科，医疗技术力量雄厚，为大同市最大的消化内科医疗机构之一。2009 年被列为大同市医学重点专科。

现开放床位 64 张。全科有专科医生 14 名，其中副高职称以上 6 名；研究生学历 4 名；护理人员 24 名。科内配有奥林巴斯 H260 系列放大变焦电子胃肠镜、十二指肠镜、富士能 590 系列电子染色胃肠镜、超细胃镜、胶囊内镜、超声内镜、C13 幽门螺旋菌检测仪、高频电治疗仪、微波治疗仪、24 小时 PH 监测仪器等，检查设备在省内领先。

学科带头人吴富 1990 年率先在大同地区开展了肝癌的导管治疗、肝癌肝动脉栓塞化疗术，积累了许多宝贵的经验。1995 年以来，开展了内镜下的介入治疗、急诊内镜、内镜下止血、内镜下微波烧灼息肉、内镜下肿瘤的微波治疗，并陆续在同朔地区率先开展了食管狭窄内镜下扩张术、微波治疗及支架置入术，消化道息肉高频电切除术，消化道异物取出术，B 超引导下肝穿刺，肝硬化食管胃底静脉曲张内镜下硬化剂注射、组织胶注射、圈套器治疗。

2006 年建立了拥有 200 平方米的内窥镜室，开展了十二指肠镜下逆行性胰胆管造影、乳头切开术、网篮及球囊取石术、支架植入术。2006 年开展了内镜下高频电切电凝息肉切除术，该技术获得同煤集团科技进步三等奖。2007 年开展了十二指肠镜下胰胆管介入治疗术，以及食管胃底静脉曲张内镜下治疗术。2008 年在全市首家开展了胶囊内镜对小肠疾病的诊断新技术项目，填补了多年来小肠疾病诊断的空白，获得大同市首家胶囊内镜对小肠疾病的诊断新技术项目的科技进步三等奖。2010 年开展了 C13 呼气试验检测幽门螺旋菌及超声内镜检查。2006 年以来还开展了色素内镜、无痛内镜、超声内镜及十二指肠镜检查和多种内镜下治疗等新技术新疗法，以及放大内镜、内镜染色，提高了消化道早期肿瘤的诊治水平。并于 2008 年成功承办了大同地区消化学术会议。

在后备人才培养上，从 1990 年开始每年选派一名医生到北京解放军总医院、北京医科大学第三医院、中日友好医院、北京友谊医院、上海仁济医院、北京协和医院、西安西京医院、山西省人民医院等知名医院消化内科进修学习。2003 年开始，由于内镜介入治疗技术储备的需要，选派医生进修 ERCP 技术、TAE 技术、超声内镜技术、内镜治疗技术，为提高科室核心技术竞争力作人才储备。

在完成消化道常见病、多发病诊疗工作的基础上，开展了食管狭窄的内镜下扩张术、微波治疗及支架植入术；食管静脉曲张破裂出血的内镜下套扎及硬化治疗，消化道出血的内镜下治疗，消化道肿瘤局部化疗术，消化道息肉高频电切除术，逆行性十二指肠镜胰胆管造影及乳头切开术、结石取石术、支架植入术，肝癌肝动脉栓塞化疗术等并取得了良好的临床效果。

目前消化内科年内镜数量达 10000 余例，住院病人为 2000 余人次。科研项目连续四年获得同煤集团科技进步二、三等奖，2009 年总结内镜下胆胰管疾病的乳头切开取石、胰胆管狭窄的支架引流，获得同煤集团科技进步二等奖，消化内科连续多年被评为大同市和集团公司先进集体。在国内各种刊物发表论文 20 余篇，撰写书籍一部。

（1）医院消化内科历年床位数及年收治病人数见表5－1－11。

表5－1－11 消化内科历年床位数及年收治病人数

年　度	床位数（张）	年住院人数
1994	20	200～300
1995—1996	20	300～400
1997—2006	37	400～500
2007	46	1337
2008	46	1220
2009	60	1515
2010	60	1575
2011	60	1835
2012	64	1959

（2）医院消化内科2004—2012年门诊工作量见表5－1－12。

表5－1－12 消化内科2004—2012年门诊工作量

年　份	人　次	年　份	人　次
2004	1500	2005	1500
2006	10053	2007	11015
2008	12341	2009	15614
2010	17390	2011	22021
2012	25056		

（3）医院消化内科2007—2012年技术项目开展情况汇总见表5－1－13。

表5－1－13 消化内科2007—2012年技术项目开展情况汇总

技术项目名称	2007 年	2008 年	2009 年	2010 年	2011 年	2012 年
急诊内镜	30	39	39	26	31	28
内镜取异物	8	9	9	11	17	17
食管扩张支架术	5	5	13	5	15	10
ERCP	14	16	16	26	30	29
肝动脉栓塞术	18	14	14	8	5	4
重症胰腺炎	6	7	6	6	5	9
超声引导肝穿术	2	1	6	2	4	3
C^{13} 呼吸试验	0	0	442	1074	1130	800
静脉曲张硬化	6	3	3	0	3	1
胶囊内镜	0	0	87	72	88	45
超声内镜	0	0	5	23	100	8

（4）医院消化内科2007—2012年内镜检查工作量见表5－1－14。

（5）医院消化内科历任科主任、护士长见表5－1－15。

表5－1－14 消化内科2007—2012年内镜检查工作量

项目	2007 年	2008 年	2009 年	2010 年	2011 年	2012 年
胃镜	3690	3904	5211	4984	7145	6965
肠镜	1005	1264	1062	1126	1548	1710

表5-1-15 消化内科历任科主任、护士长

任 职 时 间	科主任	副主任	护士长	副护士长
1994年3月—1996年7月		吴富		
1994年3月—1995年3月				宋志坚
1995年3月—1999年9月			宋志坚	
1996年7月—今	吴富			
1999年9月—2007年8月			张宪英	
2002年9月—今		暴军玲		
2004年6月—今		孟云霞		
2005年8月—2009年11月				苑树霞（代理）
2009年12月—2011年2月			郑美艳	
2009年12月—今				苑树霞

四、呼吸内科

呼吸内科组建于1994年2月，当时设床位35张，主要负责呼吸系统常见病的诊断及治疗。期间引进并开展了支气管动脉碘油造影术、纤维支气管镜检查、小灌洗等技术项目。1998年开展了支气管镜检查及镜下治疗、支气管动脉造影及栓塞术、肺功能检查及支气管激发试验；2005年开展了急性肺栓塞诊断及溶栓治疗；2007年开展了大容量全肺灌洗术新技术项目。

（一）呼吸内一科

2007年12月因住院患者逐年增多，医院增设了呼吸内科二病区，原呼吸内科为呼吸内科一病区。2008年医院将病区改制为呼吸内一、二科。

呼吸内一科现开放床位79张，有专科医师11名，其中主任医师1名，副主任医师2名，主治医师4名，住院医师4名（硕士研究生学历5名，大学本科学历6名）；护理人员34名，其中主任护师1名，副主任护师2名。

科室拥有独立的支气管镜室、肺功能室、睡眠检测室。设备包括有创呼吸机2台、无创呼吸机7台、监护仪6台、微波治疗仪1台、电子支气管镜1台、超声清洗机1台、内镜吸干机1台、输液泵4台、维科特输液泵1台、血氧饱和度仪4台。电子支气管镜室拥有一整套电子支气管镜工作平台及相关清洗、消毒等配套设施，可以开展常规支气管镜检查及经支气管取活检、取异物、微波治疗、灌洗等技术；肺功能室可以完成常规肺功能及支气管激发、舒张等全套检查；引进多导睡眠呼吸检测仪，可以完成睡眠呼吸暂停综合征的诊断及治疗，在同朔地区处于领先地位；有两台PB840呼吸机和心电监护仪等设施，初步完成了RICU的组建，可用呼吸机治疗危重呼吸衰竭等，使呼吸内科救治重症呼吸衰竭的水平上了一个新台阶；同时配备数台无创呼吸机，用以治疗慢性呼吸衰竭病人。

在改善呼吸内科硬件设施的同时，科室根据本地区实际需求，引入多项新技术项目，其中包括：①引进大容量全肺灌洗术治疗尘肺病，使同煤集团总医院成为晋北地区唯一的该项技术定点医院；②经皮肺活检术，通过与北京各大医院建立良好的协作关系，并在医院CT室及B超室的

协助下，完成了数十例 CT 或 B 超引导下经皮肺活检术，使科室诊断技术达到了新的水平；③开展了支气管动脉栓塞术治疗大咯血；④开展了急性肺栓塞的诊断及溶栓治疗等。同时，建立了呼吸内科专业技术组（7 个）：大容量全肺灌洗术组、支气管动脉造影及栓塞组、经皮肺活检组、有创及无创呼吸机应用组、支气管镜下肺泡灌洗组、支气管镜下治疗组、肺癌的诊断及治疗组。

2008 年开展了经皮肺活检（CT 或 B 超引导）。2009 年开展了无创呼吸机治疗慢性呼吸衰竭和有创呼吸机的应用。2012 年完成了中心静脉导管置管引流胸腔积液 58 例，高压泵雾化吸入 361 例，支气管镜下肺泡灌洗及镜下治疗 31 例。

全科医护人员在省级以上医学杂志上发表论文 50 余篇，出版著作一部。2012 年全科门诊量达 8750 人次，收治住院病人 2045 人次。

（1）医院呼吸内一科历年床位数及收治病人数见表 5 - 1 - 16。

表 5 - 1 - 16　呼吸内一科历年床位数及收治病人数

年　　度	床位数（张）	年住院人数
1995—1997	35	100—200
1998—2000	40	50—200
2001—2006	65	500—1200
2007	70	1764
2008	85	2167
2009	85	1559
2010	77	1428
2011	85	1806
2012	79	2045

（2）医院呼吸内一科 2007—2012 年门诊工作量见表 5 - 1 - 17。

表 5 - 1 - 17　呼吸内一科 2007—2012 年门诊工作量

年份	普通门诊人次	专家门诊人次	合计（人次）
2007	2923	1856	4779
2008	3628	1722	5350
2009	3872	1923	5795
2010	4036	2212	6248
2011	5021	2934	7955
2012	7059	1679	8738

（3）医院呼吸内一科现有医疗设备见表 5 - 1 - 18。

表 5 - 1 - 18　呼吸内一科现有医疗设备

设备	型号	产地	数量（台）	年份
有创呼吸机	PB840	美国	2	2009
无创呼吸机	Bipap	美国伟康	7	2009
监护仪	PM - 500	深圳迈瑞	1	2005
监护仪	PM - 9000	深圳迈瑞	2	2009
监护仪	PM - 9800	深圳迈瑞	3	2010
微波治仪疗	WB - 3200	徐州奥瑞	1	2008
电子支镜气管	EB - 2075	日本富士	1	2009
超声清洗机	AQ300	上海	1	2009
内镜吸干机	HG - 2	沈阳	1	2009
输液泵	Intusomot	德国朗贝	2	2009
输液泵	purfusor	德国朗贝	2	2009
维科特输液泵	RSR - 20	长沙维特	1	2006
血氧饱和度仪	CSI - 503	美国	4	2006

（4）医院呼吸内科历任科主任、护士长见表 5 - 1 - 19。

表 5-1-19 呼吸内科历任科主任、护士长

任 职 时 间	科主任	副主任	护士长	副护士长
1994年3月—1994年10月	刘淑贞	王树雄		
1994年10月—1998年4月	王树雄			
1995年3月—2007年12月			韩玉霞	
1995年4月—1996年7月				陈彦芬
1998年4月—2000年6月		杨建民		
1996年7月—2000年9月				于武秀
1998年4月—2007年12月		王改珍		
2001年8月—2003年4月		刘俊伟		
2003年4月—2007年12月	刘俊伟			
2003年11月—2007年12月			王桂莲	
2004年2月—2007年12月				阎世霞

（5）医院呼吸内一科历任科主任、 护士长见表 5-1-20。

表 5-1-20 呼吸内一科历任科主任、护士长

任 职 时 间	科主任	副主任	护士长	副护士长
2007年12月—今	刘俊伟			
2007年12月—2009年11月			王桂莲	
2007年12月—2009年12月			韩玉霞	闫世霞
2008年10月—今		马霞		
2009年12月—2012年4月				任玉红
2009年12月—2012年4月				赵金兰
2012年4月—今			武建琴	贺建梅

（二）呼吸内二科

2007年12月设呼吸内二病区，借用康复科一楼，医护人员从呼吸内科抽调医生6人，借调护士6人，新招聘合同制护士10人，设床位40张。2008年10月呼吸内二科正式成立，并于2009年10月搬入新老年病住院楼四层，开放床位46张。

呼机内二科现有专科医师10名，其中主任医师3名、副主任医师1名、主治医师2名、医师4名；医生中拥有硕士研究生学历3人、大学学历5人；护士19名，其中副主任护师1名、主管护师1名、护师5名、护士12名。

科室设有肺功能检查室、多导睡眠监测室。设备有：多导睡眠呼吸监护系统1套，肺功能检查仪1台，多参数监护仪2台，无创辅助呼吸机6台，电子支气管镜1台，微量输液泵2台，单导心电图机1台，德国百瑞射流雾化泵2台。

呼吸内二科以诊断和治疗呼吸系统疾病为主，主要包括气管、支气管、肺、纵隔及胸膜等疾病，如慢性阻塞性肺疾病、呼吸衰竭、肺炎、胸膜炎、哮喘、支气管扩张、肺栓塞、肺间质性疾病、阻塞性睡眠呼吸暂停低通气综合征、各类呼吸系统肿瘤及各种呼吸系统疑难病症等；尤其对

支气管哮喘、慢性阻塞性肺疾病、肺栓塞、肺间质性疾病、睡眠呼吸障碍疾病能依据指南规范诊治，并逐渐创立了自己的特色。

建科以来开展的技术项目有：

（1）2008年初开展了雾化吸入治疗支气管哮喘急性发作及慢性阻塞性肺疾病急性加重。

（2）2009年开展了无创辅助通气治疗慢性阻塞性肺疾病及慢性呼吸衰竭急性加重；同年开展了肺癌综合治疗，CT或超声引导下经皮肺穿刺活检术。

（3）2010年开展了肺功能检查，同时开展了气道高反应性测定进行哮喘的诊断及鉴别诊断。

（4）2011年底开展了多导睡眠呼吸监测，同时对阻塞性睡眠呼吸暂停低通气患者进行持续气道正压通气治疗。

（5）2012年与美国宾夕法尼亚大学合作开展了中国人阻塞性睡眠呼吸暂停低通气综合征上呼吸道危险因素分析。

2011—2012年科室发表论文10余篇。

医院呼吸内二科2010—2012年科室主要医疗指标见表5-1-21。

表5-1-21 呼吸内二科2010—2012年科室主要医疗指标

年份	开放床位（张）	年收治病人数	平均住院天数	治愈率（%）	抢救人次	抢救成功率（%）
2010	40	1091	15.66	82.39	23	73.91
2011	40	1321	14.95	83.06	50	86.00
2012	46	1429	15.50	68.04	63	90.48

医院呼吸内二科历任科主任、护士长见表5-1-22。

表5-1-22 呼吸内二科历任科主任、护士长

任职时间	科主任	副主任	护士长
2007年12月—2009年12月		王改珍	
2007年12月—2008年6月			韩玉霞
2008年6月—2009年12月			郑美艳
2008年10月—今		王志芳	
2009年12月—今	王改珍		周霞

五、内分泌肾病内科

医院于1994年2月将肾脏病、内分泌、血液免疫性疾病专业从大内科分离出来，成立了血液泌尿内分泌内科，开始了血液免疫性疾病专科的诊治工作。当时设置床位20张，医生8名，护士10名，包括血液、内分泌、肾内科、风湿病四个专业，兼收药物中毒、发热待查患者。科室兼管血液透析室，医生2名，护士3名，血透机3台。杜兴海、焦婉玲、薛希瑞、刘贵成分别为内分泌专业、血液、肾脏病、血液透析专业学科带头人，年收治病人200~300例。

科室初建时，正逢三级乙等医院评审，很多技术项目是空白，为了完成三级乙等医院的必备项目，建立健全科室的各项规章制度，全科上下团结一致，在有关科室的配合下，完成了甲状腺激素测定、甲状腺三种抗体检测、肾上腺皮质激素测定、垂体激素测定及肾皮质疾病的诊治；血液病专业完成了MDS、多发性骨髓瘤的诊治、出血性疾病的实验室检查、急性肾功能衰竭的诊治等三级乙等医院的必备项目，同时建立健全了从医生到护士的各项规章制度，年底顺利通过了三级乙等医院专业科室的评审，为科室的管理、发展奠定了坚实的基础。

1995 年，科室搬迁到后住院一楼东病区，和人工肾透析室合为一个病区，床位增至 22 张，医生增至 11 人，护士增至 16 人，年收治病人 300～400 例。随着血液专业郭彩虹、张顺利等业务骨干的调入，基础力量得到加强。科室派出 2 名医师到京津沪地区上级医院进修学习，并开展了肾上腺髓质激素和皮质激素测定、性腺功能检查、甲状旁腺疾病等诊治项目，病人就诊量逐渐增加，科室管理不断完善。

1996 年 7 月人工肾透析室独立设科。1997 年夏季，科室搬迁到后住院楼 2 楼，1999 年搬迁到后住院楼 3 楼。2005 年 10 月—2006 年 10 月，前后病区楼重新装修，科室临时搬到急诊科，年底搬回后住院楼 2 楼西病区，床位增至 26 张，实际床位数增至 32 张，医生 12 人，护士 24 人，住院病人增加到 400～600 人次。2009 年 9 月，新老干楼建成，科室搬迁到新老干楼 2 层和 3 层。

2009 年 11 月，医院撤销血液泌尿内分泌内科，成立了内分泌肾病内科和血液免疫内科两个专业学科。内分泌肾病内科编制床位数 35 张，杜兴海任科主任，于武秀任护士长。科室医生 9 人，其中副高职称以上 4 人，有研究生学历 4 人；护士 17 人。2012 年收治住院病人 933 人次，门诊量为 15610 人次。

2009 年初医院申报三级甲等医院，科室完成了三级甲等医院必备项目 20 多项，同时开展了肾上腺微腺瘤的诊治、肾上腺皮质功能检测、原发性醛固酮增多症的诊治、胰岛素与 C 肽检测的应用、糖尿病胰岛细胞抗体的检测、甲状旁腺疾病的诊治、血液细胞染色体检测、T 细胞亚群检测、骨髓活检临床应用、白血病融合基因检测、肾性高血压的诊治、原发性肾小球疾病的诊治等，并加强了病历质量控制，顺利通过了三级甲等医院专业科室的评审。另外，开展了胰岛素泵治疗糖尿病、糖尿病足感染蚀骨清创术、地特胰岛素的临床应用、GLP-1 类似物的临床应用等新项目。

（1）医院血液泌尿内分泌内科 2006—2009 年医疗指标统计见表 5-1-23。

（2）医院内分泌肾病内科 2010—2012 年医疗指标统计见表 5-1-24。

表 5-1-23 血液泌尿内分泌内科 2006—2009 年医疗指标统计

年份	门诊人次	日均门诊人次	出院人数	平均住院天数	平均开放床位数（张）	病床周转次数	病床使用率（%）	床平均工作日
2006	7991	28.04	1030	16.63	25.32	40.68	200.15	730.50
2007	9881	34.31	1075	19.54	32.08	33.59	173.94	634.88
2008	10961	38.06	907	18.36	36.00	25.31	133.63	489.08
2009	14794	43.2	1182	29.62	33.34	27.22	194.63	710.4

表 5-1-24 内分泌肾病内科 2010—2012 年医疗指标统计

年份	门诊人次	日均门诊人次	出院人数	平均住院天数	平均开放床位数（张）	病床周转次数	病床使用率（%）	床平均工作日
2010	17738	58.93	596	19.03	20.00	29.80	133.26	486.40
2011	14444	17.99	698	18.20	35.00	19.94	101.71	371.23
2012	15610	61.94	900	15.61	42.00	21.43	94.50	345.86

（3）医院血液泌尿内分泌内科历任科主任、护士长见表5-1-25。

（4）医院内分泌肾病内科科主任、护士长见表5-1-26。

表5-1-25　血液泌尿内分泌内科历任科主任、护士长

任 职 时 间	科主任	副主任	护士长	副护士长
1994年3月—1996年7月		杜兴海		
1995年3月—1998年4月				俞霄华
1996年7月—2009年11月	杜兴海			
1998年4月—2000年9月			俞霄华	
2000年9月—2000年10月				于武秀
2000年10月—2009年11月			于武秀	

表5-1-26　内分泌肾病内科科主任、护士长

任 职 时 间	科主任	护士长
2009年11月—今	杜兴海	于武秀

六、血液免疫内科

血液免疫内科于2009年11月从血液泌尿内分泌内科分离，独立建科。血液免疫科是以血液系统疾病及免疫系统疾病为主要发展方向，并对发热待查疾病、急性药物中毒、药物过敏等疾病同时开展诊断治疗的临床科室。

科室开放床位30张，现有医护人员23名，其中医生8名，护理人员15名；医生中副主任医师2名，主治医师3名，住院医师3名；医生中研究生学历5名，本科学历3人；护理人员中副主任护师2名，主管护师1名，护师3名，护士9名。

医院于1994年2月将血液免疫性疾病专业从大内科分离，成立了血液泌尿内分泌内科，开始了血液免疫性疾病专科的诊治工作。2009年又将血液泌尿内分泌内科划分为内分泌肾病内科、血液免疫内科两个专业学科。血液免疫内科重点开展血液病及风湿病两大病种的临床诊治工

作。独立诊断并治疗了不同类型血液系统疾病，包括急性白血病（急性髓系白血病、急性淋巴细胞白血病）、慢性白血病（慢性粒细胞白血病、慢性淋巴细胞白血病）、再生障碍性贫血（急性再障、慢性再障、急性造血功能停滞）、溶血性贫血、营养性贫血（巨幼细胞性贫血、缺铁性贫血）、骨髓增生异常综合征、特发性血小板减少性紫癜、过敏性紫癜、多发性骨髓瘤、淋巴瘤、骨髓增殖性肿瘤（骨髓纤维化、原发性血小板增多症、真性红细胞增多症、慢性粒单核细胞型白血病）、血友病、维生素K依赖性凝血因子缺乏症等。尤其是2011年以来，科室在大同地区率先开展了骨髓相关实验室检查，并且是大同市唯一一家将这些高额的检查项目纳入医保项目的医院，检查包括骨髓病理、流式免疫分型、染色体测定、融合基因检测等，使诊断与国际接轨，诊断的准确率大幅提高，对预后的判断更加科学，治疗方案的制定更为合理。2011—2012年，先后外派医护人员前往中国医学科学院天津血液病医院血液学研究所、解放军空军总医院、山西医科大学第二附属医院进修学习，掌握了血液病诊断及治疗的最新进展，治疗上采用国内最优化方案、最前沿的药物，极大地提高了难治性

血液病及恶性血液病的完全缓解率，在诊治上达到了大同市领先水平。

在免疫系统疾病诊治上，不仅擅长于风湿性、类风湿性关节炎、痛风性关节炎的诊治，而且不断地有干燥综合征、系统性红斑狼疮、强直性脊柱炎、韦格纳氏肉芽肿、硬皮病、多发性肌炎及皮肌炎、银屑病关节炎、白塞氏病、雷诺氏病等结缔组织病得到确诊及治疗。尤其是科室与口腔科、病理科联合开展的唇腺病理检查，增加了干燥综合征的确诊率。在治疗上个体化应用激素、免疫抑制剂治疗，针对类风湿性关节炎、强直性脊柱炎、银屑病关节炎还应用目前国内前沿的生物制剂——益赛普进行治疗，收到了极好的治疗效果。

发热待查类疾病也在血液免疫内科的诊治范围，根据患者不同的临床表现、发热时间长短及传染病流行季节等特点，检查包括一般细菌、病毒、传染病、肿瘤、结缔组织病、血液病等方面，使95%的发热患者得到了确诊及治愈。

药物中毒性疾病及药物过敏性疾病是科室日常救治最多的病种，根据患者病情轻重，采用静脉输液保守治疗或血液透析、血液灌流治疗，抢救成功率高。

在血液科院内感染控制方面，有详尽的控制措施，包括日常消毒、医务人员手卫生、粒缺患者保护性隔离、抗生素合理应用等办法，院内感染率明显低于国内大型医院血液科的院内感染率，尤其真菌感染发生率极低，也因此降低了患者的医疗费用。

科室拥有一支高素质的护理队伍，护理人员学历较高，高年资护理人员护理经验丰富，多人曾赴台湾、北京、天津等高水准医院进修学习过专科护理。针对血液病患者开展经外周中心静脉置管术，从而避免了化疗药外渗等不良事件的发生，使化疗更安全。

科室现有医疗设备包括：Olympus双目显微镜一台，全自动多参数心电监护仪两台，微量注射泵一台，静脉输液泵一台，罗氏血糖仪一个。

有多篇专业论文在国内权威杂志发表，包括《中华血液病杂志》《中华风湿病杂志》《中华创伤与修复杂志》《中国综合临床》《淋巴瘤与白血病》等，另外护理论文在《实用医技杂志》《基层医学论坛》发表等。

（1）医院血液免疫内科2010—2012年专业技术指标见表5-1-27。

表5-1-27　血液免疫内科2010—2012年专业技术指标

技　术　指　标	2010年	2011年	2012年
编制床位数	20	23	30
出院总人数	674	683	893
治愈数（率）	179（31.18%）	221（32.69%）	470（52.75%）
好转数（率）	348（60.63%）	390（57.69%）	394（44.22%）
未愈数（率）	40（6.97%）	63（9.32%）	26（2.92%）
死亡数（率）	7（1.22%）	2（0.30%）	1（0.11%）
抢救成功（率）	22（81.82%）	26（92.31%）	24（95.83%）
病床使用率	112%	111.29%	108.45%
三日确诊率	93.55%	92.68%	97.31%

表 5 - 1 - 27（续）

技 术 指 标	2010 年	2011 年	2012 年
甲级病案率	100%	100%	100%
院内感染率	4.7%	5.03%	2.13%
出院患者平均住院日	13 天	13.46 天	13.25 天

（2）医院血液免疫内科 2010—2012 年开展的新技术见表 5 - 1 - 28。

表 5 - 1 - 28　血液免疫内科 2010—2012 年开展新技术

2010 年	2011 年	2012 年
骨髓流式免疫分型	1. 骨髓融合基因检测 2. 骨髓病理活检术 3. 染色体核型分析 4. 恶性肿瘤的靶向治疗	胸骨髓穿刺术

（3）医院血液免疫内科历任科主任、护士长见表 5 - 1 - 29。

表 5 - 1 - 29　血液免疫内科历任科主任、护士长

任 职 时 间	副主任	护士长
2008 年 10 月—今	刘杰	
2009 年 12 月—今		侯静

第二节　老年病科

1992 年 8 月，设独立老干病区，隶属心血管内科，设置床位 10 张。1994 年 2 月从心血管内科分离成立老年病科（含普通老年病房和老干病房），床位增加到 60 张。2009 年 12 月搬到新住院楼，床位增加到 79 张，分老年性疾病和离退休干部两个治疗病区，并设立老年病专科门诊及老年认知功能障碍临床干预特色门诊，成为大同地区最大的治疗老年性疾病的综合性科室。病区设置、技术水平以及开展的技术项目均名列全省第一，年收治老年患者 1500 人次以上，并成为山西省防治老年性疾病的会员单位。

科室现有医生 12 名，其中主任医师 5 名，副主任医师 3 名，主治医师 2 名，医师 2 名；医生中拥有大学学历 11 名，硕士研究生 1 名；护理人员 30 名，其中副主任护师 1 名。

病区配有功能齐全的抢救监护病房，拥有 PHILIPS 监护系统 1 套（配置床旁监护仪 6 台），床旁心电监护仪 4 台，PHILIPS - MP20 除颤仪 1 台，常规心电图机 2 台，微量静脉输液泵 8 台，自动血压监测仪 1 台，胰岛素泵 6 台，无创呼吸机 3 台。

老年病科从事内科各系统疾病治疗工作的 12 名医师，分别在北京协和医院、北京阜外医院、北京大学第一医院、中日友好医院、北京解放军 301 医院、北京天坛医院、上海瑞金医院等大型综合医院的专业学科进修学习。

全科设 5 个专业治疗组：

（1）心血管专业组：可熟练抢救各种类型的心力衰竭、心肌梗死及其并发症，进行机械及药物治疗各种危及生命的心律失常，治疗各种心肌病、心肌炎、冠心病、高血压病及全身疾病所致的心脏变，以及心血管疾病的介入治疗。先后开展了急性心肌梗死的溶栓治疗，心源性休克的治疗，顽固性心绞痛的抗凝治疗，非

瓣膜性病变心房纤颤合并左心房血栓形成的溶栓治疗，室上性心动过速的药物治疗，冠状动脉造影和冠状动脉的介入治疗，人工永久型和临时性心脏起搏器安装等10余项临床科研项目。

（2）脑血管专业组：常规治疗急慢性脑血管疾病、颅内神经变性、脱髓鞘病变、痴呆的临床表现，及时有效的治疗各种脊髓病变，积极开展老年慢性脑功能障碍的防治。先后开展了急性脑梗塞的双联抗血小板治疗，卒中后认知功能障碍的筛查与干预，血管性痴呆的临床观察和干预。

（3）呼吸专业组：2009年开展了无创呼吸机使用和支气管镜下检查治疗慢性阻塞性肺部疾患技术，提高肺部疾患的诊疗水平；提高了肺癌的诊疗水平；开展了胸腔积液的鉴别诊断和治疗、慢性肺功能衰竭患者的康复治疗。

（4）肿瘤专业组：能完成各类肿瘤患者的化疗方案实施。

（5）糖尿病专业组：能熟练抢救糖尿病的各种急性并发症，以及慢性并发症的治疗，正确指导糖尿病患者的治疗和康复。

科室主要针对老年人心脑血管疾病、慢性阻塞性肺部疾患、糖尿病、高血压的特点，积极开展老年性疾病防治，主要开展冠心病的诊断和治疗、冠状动脉造影及冠脉内支架植入术，复杂心律失常的诊断治疗，人工永久型起搏器的安装，各种类型心力衰竭的诊断和治疗及心功能的评价，慢性充血性心衰的临床药物研究，支气管镜的检查和治疗，慢性阻塞性肺部疾患及其并发症的治疗，慢性呼吸功能衰竭的呼吸机治疗。肺癌的化疗和肺动脉内的介入化疗，糖尿病及其各类急慢性并发症的诊断和治疗，糖尿病的胰岛素泵治疗，指导心脑血管疾病的康复锻炼，慢性肺功能低下的康复治疗，老年痴呆的康复训练，老年性高血压临床筛查及干预，老年患者常见病症的综合治疗处于本地区的领先水平。

老年病科的发展已步入快车道，门诊量由2008年的2534人次增加到2012年的11675人次，住院患者由2008年的1238人次增加到2012年的1901人次，手术量由2006年的61人次增加到2012年的219人次。科室医护人员在省级以上刊物发表论文十余篇。

医院老年病科2007—2012年医疗指标统计见表5-2-1。

医院老年病科历任科主任、护士长见表5-2-2。

表5-2-1　老年病科2007—2012年医疗指标统计

年份	床位数（张）	年门诊人次	日均门诊人次	年住院人次	床位使用率（%）	平均住院天数	治愈率（%）	死亡率（%）	出院患者平均医疗费（元）	抢救危重患者	抢救成功率（%）
2007	66	1948	6.76	1181	126.4	23.2	71.3	1.18	6140	68	73.5
2008	77	2534	8.80	1241	102.9	21.8	73.5	0.81	5867.2	63	81.0
2009	51	4194	14.56	1491	134.0	19.8	66.6	0.79	6601.3	85	85.8
2010	51	5450	18.11	1393	119.1	17.2	73.1	0.93	6942.0	52	82.69
2011	77	7857	31.81	1633	93.47	17.1	84.9	0.57	8198	80	88.75
2012	69	11675	46.33	1997	119.1	16.2	86.5	0.90	8079.5	96	85.42

表5-2-2　老年病科历任科主任、护士长

任 职 时 间	科主任	副主任	护士长	副护士长
1992年8月—1994年10月		马冰心（老年病区）		
1992年8月—2008年2月			崔增梅	
1994年10月—1997年11月	刘淑贞			
1995年3月—1998年4月		雷成宝		
1998年4月—2009年12月	雷成宝			
1998年4月—1998年8月		李俊兰		
2002年9月—2009年12月		武宇斐		
2004年2月—2009年12月				郭晓英
2009年12月—今	武宇斐		郭晓英	
2012年4月—今				赵金兰

第三节　儿　科

1950年9月医院搬到现址后设儿科门诊，病床设在北病区归内科管理，当时只有儿科医师1名。1955年单独设置了儿科病房，床位6张，仍归内科领导。1956年医院在康复科旧址建了674.54平方米的平房一栋（含食堂109.74平方米），作为儿科、传染科病区，儿科独立，设床位33张。1965年病区搬至现旧址的原平房，设置床位63张。1988年旧平房拆除建成两层的儿科病房。1994年全院实行二级分科，儿科为一级科室，儿内科、新生儿科为二级科室。

目前儿科开放床位42张，其中儿内科30张，新生儿科12张，病区设有抢救室、早产儿病房、新生儿重症监护病房和液疗中心。

2012年全科有医师12名，其中主任医师3名，副主任医师5名，主治医师2名，住院医师2名；护士21名，其中具有副高职称以上人员5名。

主要设备有：红外线抢救台2台，婴儿培育箱3台，心电监护仪6台，微量输液泵6台，微量血糖仪2台，经皮测胆仪1台，蓝光治疗仪1台，婴儿体重秤1台，简易呼吸器2台，定容式呼吸机1台。

建科初期，由于设备条件非常简陋，当时病房几乎没有任何设备，诊治患儿疾病主要依靠医护人员临床经验、临床技术和高度负责任的一丝不苟的精神来完成。20世纪50年代末到60年代后期，儿科开始应用三通管，解决了休克等危重患儿的静脉推药问题。同时，应用人工冬眠疗法抢救中毒性痢疾，大剂量阿托品抢救爆发型流行性脑膜炎，并可对感染性休克进行抢救。还开展了GVG用于新生儿硬肿症、654-2穴位注射抢救急性肾炎以及高压性脑病、心衰、休克性肺炎、过敏性休克等各种微循环障碍性疾病的治疗。骨髓穿刺由髂前发展到髂后，并开展了棘突、胸骨等高部位的检查治疗。

20世纪70年代，儿科坚持开展有机磷中毒的诊断和抢救，侧脑室引流治疗晚期结核性脑膜炎合并脑水肿、脑积水，硬膜下穿刺治疗硬膜下积液，肝素治疗新生

儿硬肿症,大剂量复方丹参治疗硬肿症;采用火烧 APC 药物、654-2 穴位注射,治疗秋季腹泻;利用各种液体配制 2:1 液、4:3:2 液、ORS 高张盐水等治疗腹泻,效果良好。病房还开设了自己的实验室,医生自己给病人化验血、尿、便三大常规。由于当时医疗条件较差,病人特别多,特别是当时没有预防接种,所以传染病大肆流行,暴发性流脑、麻疹、中毒性痢疾发病率非常高,当时医师徐珠把从北京儿童医院进修学到的知识用于临床,成功救治了许多危重症患儿,如化脓性脑膜炎、重症肺炎、心力衰竭、硬膜下积液、感染性休克等疾病。同时科室坚持每周 2 次小讲课,实行三级医师查房制度和疑难病例讨论,开展了免疫、遗传方面的研究,并亲自到放射科阅片指导临床治疗。1972—1975 年,儿科应用中西医结合治疗小儿肺炎 100 例。当时儿科的医疗水平在雁同地区处于领先水平。

20 世纪 80 年代以后,儿科先后派多名医生到北京、天津、上海、太原等地的知名医院进修学习、参观,有力地促进了科室医疗技术水平的进步。成功开展了应用氨茶碱抢救新生儿肺炎伴呼吸衰竭,胸腔闭式引流加 3% 双氧水冲洗胸腔治疗脓胸;应用激素加双磷酰胺治疗肾病,简易呼吸机抢救呼吸衰竭,输液泵治疗新生儿疾病,新生儿抢救器治疗新生儿硬肿,酚妥拉明、酚苄明治疗心衰,多巴胺、硝普钠治疗心衰,口服补液盐治疗婴幼儿腹泻合并轻中度脱水。1983 年开展的重症肺炎血气分析获大同矿务局科研奖。20 世纪 50—80 年代,儿科造就了邸福海、徐珠、刘淑华、任伯伦等儿科专家。

20 世纪 90 年代以来,儿科队伍不断壮大,知识不断更新,对一些疾病有了新的认识,利用免疫调节剂增强了小儿疾病的治疗,并应用小儿蓝光箱治疗新生儿黄疸。小儿心电监护仪的应用为临床治疗提供了可靠性依据。

1994 年医院实行二级分科,儿科为一级科室,儿内科、新生儿科为二级科室,当时并没有真正分科,只是设有新生儿病房。儿内科为综合科室,收治以呼吸、消化、泌尿、肾脏、血液、心脏、内分泌等专业为主的疾病。新生儿病房只收治新生儿肺炎、新生儿败血症等新生儿感染性疾病和新生儿硬肿症、新生儿黄疸等非感染性疾病。直到 2009 年才真正成立了新生儿科,科室由年资较高的骨干医师和经过专门培训的护士组成,技术力量雄厚,同时配备了专用设备,收治各种新生儿感染性疾病、新生儿缺氧缺血性脑病、新生儿硬肿症、新生儿惊厥以及新生儿黄疸等新生儿各类疾病和早产儿,新生儿科救治成功率大于 95%,早产儿和低出生体重儿的存活率达 100%。

儿科多年来坚持三级医师查房制度,积极开展新技术、新项目,儿科诊疗水平有了明显提高;特别是三级甲等医院评审以来,积极配合医院完成了各项指标,成立了科研教学组,积极开展新技术、新项目,同时担任起临床实习生的临床教学工作,建立了哮喘雾化中心,使用普米克令舒氧化雾化治疗支气管哮喘,在临床上取得了良好效果,减轻了哮喘病儿的病痛。

为了既缓解儿科病人床位紧张、住院困难的局势,又不耽误患儿的治疗,2001 年医院给儿科设置了"液疗中心"。但是,随着患儿数量剧增,2011 年医院在儿科病房后边又新建了 200 平方米的"液疗中心","液疗中心"宽敞、整洁,配备有饮水机,24 小时供应热水为患儿提供服务,可同时容纳上百名患儿治疗。目前儿内科开展了支气管哮喘、呼吸衰竭的抢救、心律失常的诊治、紫癜的诊治等 10 余项技术项目。新生儿科开展了新生儿高胆红素血症、新生儿感染、新生儿窒息复苏的抢救、新生儿缺血缺氧性脑病的诊治新技术项目。静脉留置针在儿科临床的应用，减轻了患儿因穿刺带来的疼痛和恐惧，新生儿科股静脉穿刺成功率达95%以上。

2000年前后医院为儿科增添了许多新的设备和仪器，如增添了心电监护仪、超声雾化仪、早产儿培育箱、蓝光治疗箱等设备，为危重患儿的生命体征检测和治疗创造了条件，极大地提高了危重患儿的抢救成功率，使新生儿高胆红素血症的治疗成功率达到100%，早产儿存活率也达到100%。

2012年儿内科开展了支气管哮喘、

呼吸衰竭的抢救，心律失常和紫癜的诊治等10余项新技术项目，并开展了新生儿高胆红素血症、新生儿感染、新生儿窒息复苏的抢救、蓝光治疗新生儿黄疸、新生儿缺血缺氧性脑病的诊治新技术项目以及静脉留置针在儿科临床的应用。特布他林、布地奈德氧化雾化治疗支气管哮喘，蓝光照射配合金双歧或常乐康口服治疗新生儿黄疸，亿活治疗抗生素相关性腹泻在本地区处于领先水平。

2006—2012年医务人员撰写论文30余篇，分别发表在省级和国家级刊物上。

医院儿科1954—1986年医疗技术指标见表5-3-1。

表5-3-1 儿科1954—1986年医疗技术指标

年份	床位数（张）	年门诊人次	年住院人数	床位使用率（%）	治愈率（%）	死亡人数	死亡率（%）	出院患者平均住院天数
1954	0	9183						
1955	6	10418						
1956	33	14472	1166		72.5	67	5.9	7
1957	38	18092	1690		66.9	102	6.3	7
1958	56	27079	1472		62.4	112	7.7	9
1959	56	42339	1744	79.0	70.2	130	7.4	8
1960	56	37012	2053	96.6	70.3	101	4.9	8
1961	56	34085	2049	98.4	56.5	148	7.3	8
1962	56	30404	1590	78.7	55.4	154	9.4	8
1963	56	27167	1788	91.5	63.4	114	6.4	8
1964	56	27915	1983	95.1	94.7	133	6.7	10
1965	63	30801	3963		64.3	180	4.7	9
1966	63	27930	3037	111.0	65.6	236	7.9	9
1967	80	20790	2805		79.0	85	2.7	8
1968	70	26386	2867		77.9	61	2.1	8
1969	63		3518			174	4.8	
1970	63	合并到新医科	2678		73.9	80	3.2	9
1971	60		2917		77.4	41	1.4	9

表 5 - 3 - 1 （续）

年份	床位数（张）	年门诊人次	年住院人数	床位使用率（%）	治愈率（%）	死亡人数	死亡率（%）	出院患者平均住院天数
1972	60	8842	2713		69.5	27	1.1	8
1973	60	16587	3099	80.0	76.5	21	0.7	7
1974	60	14815	2788	99.2	74.4	39	1.4	8
1975	60	15988	2603	92.2	81.1	23	0.9	8
1976	60	13991	1758	59.1	73.7	20	1.2	8
1977	51	12258	1394	56.5	77.6	17	1.3	8
1978	48	12170	1434	63.3	72.2	13	1.0	8
1979	42	13228	1386	68.3	70.3	17	1.2	8
1980	42	14546	1437	69.7	77.1	12	0.9	7
1981	42	18813	1379	67.3	77.0	15	1.1	8
1982	42	22805	1587	78.8	73.3	15	1.0	7
1983	42	28779	1718	84.6	76.2	19	2.1	7
1984	42	27102	1481	82.3	80.5	18	1.2	8
1985	42	27459	1754	101.1	79.8	30	1.8	8
1986	42	21468	1436	86.9	81.3	6	0.4	9

医院儿科 2007—2012 年医疗技术指标见表 5 - 3 - 2。

医院儿科历任科主任、护士长见表 5 - 3 - 3。

表 5 - 3 - 2　儿科 2007—2012 年医疗技术指标

年份	床位数（张）	年门诊人次	日均门诊人次	年住院人次	床位使用率（%）	平均住院天数	治愈率（%）	死亡率（%）	出院患者平均医疗费（元）	抢救危重患者	抢救成功率（%）
2007	40	13863	48	1226	57.41	5.49	80.7	0.24	545	35	91.4
2008	48	18928	65	1234	55.05	7.68	82.1	0.17	652.4	38	89.5
2009	20	18649	77.7	1473	122.0	5.25	91.5	0	695.07	10	100
新生儿	9			24	41.9	4.82	59.1	4.55	1176.4	9	88.8
2010	20	21511	71.4	1346	102.3	6.09	86.9	0	825	36	100
新生儿	9			175	37.53	6.01	70.7	1.17	1286.19	31	90.32
2011	30	27580	111.	1487	89.13	6.65	88.5	0.07	1282.3	41	97.56
新生儿	9			196	33.03	6.05	88.6	0.07	1611.7	35	97.14
2012	30	35833	142	1517	88.91	6.52	88.6	0.07	1393.7	63	98.41
新生儿	9			250	50.21	6.72	65.1	0	1931.3	30	100

表5-3-3　儿科历任科主任、护士长

任 职 时 间	负责人	科主任	副主任	护士长	副护士长
1956年1月—1958年7月	邸福海（兼）				郝恩慈
1958年7月—1966年10月		邸福海			
1958年10月—1961年5月				陈志华	
1961年5月—1966年5月				应文娟	
1966年5月—1967年7月				陆月华	
1967年3月—1972年7月	李卿云				
1967年7月—1972年7月				安士琴	
1972年7月—1974年10月				刘熙春	
1972年7月—1973年9月	徐珠				
1973年10月—1979年3月			徐珠		
1973年10月—1979年6月					高凤琴
1979年3月—1986年4月		徐珠			
1979年3月—1989年1月			刘淑华		
1979年6月—1981年5月				高凤琴	
1983年4月—1995年3月				刘改青	
1988年6月—1990年10月			张丽华		
1990年10月—2002年2月		张丽华			
1991年2月—1995年3月					徐迎新
1992年8月—1993年3月			陆素琴		
1995年3月—2002年9月			崔贵明		
1995年3月—1998年6月				徐迎新	
1998年8月—2007年10月					邬玉梅
2000年1月—2003年11月					奚桂琴
2002年9月—今		崔贵明			
2003年—2009年12月					耿润梅
2009年12月—今				耿润梅	

第四节　感染性疾病科

建院初期因条件所限只设立了隔离病房，各种传染病患者同住一个病房，属内科领导，传染病管理处于不规范阶段。1953年在儿科病房原平房旧址设置了隔离病区，包括各种传染病。1958年肺结核病单独设立了病区，搬到校北街（现地质处所在地），隔离病区收治的病人除肺结核病种外包含所有传染病，床位仍在内科统计之内。1965年儿科搬迁，医院将隔离病区改为传染病区，设置床位90张，仍由内科统一领导。1967年10月10日医院研究正式成立传染病区，设置床位60张，大夫6名，护士9名，并成立了传染科门诊。1967年传染病区划归儿科管理。1977年10月6日，医院研究决定

"传染病区归中医科领导,病区性质不变,作为中西医结合的一个基地,在中医科领导下工作",同时设立了独立的传染科门诊,病区设床位 60 张,医生 6 名,护士 9 名,由吴士明负责。

1979 年 6 月,医院将传染性疾病独立设科为传染科,设床位 30 张。1982 年开放床位增至 60 张,2004 年 10 月 9 日更名为感染性疾病科,主要任务是将发热门诊、肠道门诊、呼吸道门诊和传染科统一整合为感染性疾病科。

1982 年传染科爆炸事件之后,医院于当年在原址建成了占地面积 1700 平方米的新传染病区,新病区分为相对独立的二层小楼病区,设床位 60 张。在 2003 年"非典"期间,共收治发热原因待查患者65 例,圆满完成了突发事件的救治工作,无院内感染发生。2005 年科室搬迁至门诊大楼东侧,2007 年搬至原器械科,设床位 20 张。2009 年 11 月搬迁至新改造、布局合理的现址二层小楼,占地面积 790平方米。

感染性疾病科是医院的一级专业科室,能完成各型病毒性肝炎、肝硬化及其并发症的诊断与治疗,对各种原因所致的肝功能衰竭的抢救及不明原因肝脏损害的诊断与治疗有自己的独到之处;对于流行性脑脊髓膜炎,流行性腮腺炎合并脑炎、胰腺炎、睾丸炎,麻疹合并心衰、喉炎、中毒性痢疾等传染性疾病能够及时作出诊断并及时抢救;对于病情较轻的伤寒、麻疹、细菌性痢疾等可在短时间内治愈。2010 年 2 月,针对慢性病毒性乙型肝炎、慢性病毒性丙型肝炎积极开展了乙肝五项定量检测、乙肝病毒 DNA 检测及丙肝病毒 RNA 检测及肝纤维四项检测的新技术、新项目,为慢性乙肝、慢性丙肝抗病毒治疗及疗效的判断提供了可靠依据。

2012 年全科有医生 5 名,其中主任医师 1 名、副主任医师 2 名、主治医师 2名;护理人员 7 名,其中副主任护师 1名、主管护师 4 名、护师 2 名。病房 14间,床位 20 张,科室布局合理,分区明确(设清洁区、潜在污染区、污染区)。科室设备包括:心电监护仪 2 台,电动吸痰器 1 台,输液泵 1 台,注射泵 1 台,循环式消毒机 19 台。

科室历年来在国家级、省部级刊物发表论文 10 余篇。

医院传染科 1965—1986 年医疗指标见表 5-4-1。

表 5-4-1　传染科 1965—1986 年医疗指标

年份	床位数（张）	年门诊人次	年住院人次	床位使用率（%）	治愈率（%）	死亡人数	死亡率（%）	出院患者平均住院天数
1965	90							
1966	90		2169	70.5	72.2	139	6.1	10
1967	60		1942		81.0	25	1.27	10
1968	60		1071	69.0		28	2.6	9
1969			1418			53	3.48	
1970	44		1166	63.3		40	3.2	10
1971	30		849	65.1		10	1.1	12
1972	30		1302	68.5		7	0.5	10

表 5-4-1（续）

年份	床位数（张）	年门诊人次	年住院人次	床位使用率（%）	治愈率（%）	死亡人数	死亡率（%）	出院患者平均住院天数
1973	30		1262	77.0		4	0.3	9
1974	30		1048	107.8	68.8	4	0.4	11
1975	30		1550	111.5	59.3	6	0.4	8
1976	30		1014	117.3	58.2	10	0.9	12
1977	30		789	90.7	82.0	9	1.1	13
1978	30		721	97.2	67.9	6	0.8	12
1979	30		549	76.8	84.5	5	0.8	15
1980	30	3472	699	73.9	73.2	4	0.9	11
1981	30	5499	827	109.6	63.3	3	0.3	12
1982	60	5559	610	85.7	70.0	0	0	14
1983	60	7310	939	55.9	77.3	4	0.4	13
1984	60	10760	1113	84.1	70.9	8	0.7	15
1985	60	9195	1082	84.8	71.4	8	0.5	17
1986	60	5805	864	79.1	76.2	8	0.8	18

医院感染性疾病科 2007—2012 年医疗指标见表 5-4-2。

医院感染性疾病科历任科主任、护士长见表 5-4-3。

表 5-4-2 感染性疾病科 2007—2012 年医疗指标

年份	床位数（张）	年门诊人次	日均门诊人次	年住院人次	床位使用率（%）	平均住院天数	治愈率（%）	死亡率（%）	出院患者平均医疗费（元）	抢救危重患者	抢救成功率（%）
2007	20	634	2.2	189	98.07	28.8	76.4	0.47	5039.16	7	85.71
2008	20	789	2.74	156	106.3	11.9	76.9	0	6577.70	4	100
2009	20	3053	10.6	189	91.44	29.1	63.4	1.57	5418.75	21	85.71
2010	20	1585	5.27	125	162.7	20	58.1	0	5129.96	5	100
2011	20	2105	8.52	160	56.66	20.6	66.4	0	6451.40	9	100
2012	20	3131	12.4	374	78.59	14.1	78.7	0	3616.90	4	100

表 5-4-3 感染性疾病科历任科主任、护士长

任 职 时 间	科主任	副主任	护士长	副护士长
1979 年 5 月—1984 年 7 月		李卿云		
1981 年 2 月—1982 年 3 月			马桂兰	
1982 年 12 月—1986 年 8 月			毕妙林	

表 5-4-3（续）

任 职 时 间	科主任	副主任	护士长	副护士长
1983 年 4 月—1986 年 8 月		刘以智		
1986 年 8 月—1996 年 11 月	刘以智			
1986 年 10 月—1996 年 7 月			侯变娣	
1992 年 8 月—1994 年 3 月				袁翠莲
1995 年 3 月—2004 年 5 月		王文娟		
1996 年 7 月—1998 年 8 月		张玉芳		
1996 年 7 月—1999 年 9 月			刘玉春	
1997 年 3 月—2000 年 10 月		席福龙		
1999 年 9 月—1999 年 10 月				梁立军
1999 年 10 月—2003 年 11 月			王桂莲	
2003 年 11 月—2007 年 10 月				任玉红
2000 年 10 月—2009 年 12 月		苏丽环（主持工作）		
2000 年 10 月—今		马利萍		
2007 年 10 月—2009 年 12 月				邬玉梅
2009 年 12 月—2012 年 8 月				杜翠英
2009 年 12 月—今	苏丽环		邬玉梅	

第五节 重症医学科

重症医学（Critical Care Medicine, CCM）是研究危及生命的疾病状态的发生、发展规律及其诊治方法的临床医学学科。1994 年 11 月医院在原老干楼四楼成立重症监护治疗科，接受全院危重患者的抢救与治疗。当时设置床位 6 张，医师 8 人，护士 13 人，人员构成：副主任医师 1 名，主治医师 5 名，住院医师 2 名；主管护师 2 名，护师 3 名，护士 8 名。第一任科主任郁林杰，护士长索霞。第二任科主任沈凌鸿。2008 年搬到了儿科病区楼顶加建的重症监护病区。2009 年 12 月重症监护治疗科改称重症医学科。

2012 年全科有医生 6 名，其中主任医师 1 名、副主任医师 2 名、主治医师 3 名；研究生学历 1 名；护理人员 22 名，其中副主任护师 2 名、主管护师 2 名、护师 3 名、护士 15 名。

2012 年开放床位 8 张，可扩张到 14 张，分为病区、办公区、生活区、示教室、家属接待室，可视频探视。

重症医学科配备的仪器设备有：轮式多功能三折叠带护栏床 7 张，林奈特牌电动自动翻身称重床 1 张，每床配有飞利浦公司的插件式多功能监护系统，可行床旁心电、无创血压、呼吸、体温、血氧饱和度、有创血压、中心静脉压、心排量、呼末二氧化碳监测；西门子公司 300A 呼吸机 1 台，900C 呼吸机 1 台，Drager 呼吸机 5 台，PB840 呼吸机 3 台，无创呼吸机（VISION BIPAP）1 台；除颤仪 1 台，临时起搏器 1 台，输液泵 4 台，微量泵 13 台，胃肠营养泵 4 台，中心监护仪 1 台，金宝 PrismaFLEX 床旁血液滤过机 1 台，简易呼吸器 8 个，心电图机 1 台；Drager 吊塔 1 套，可提供电、氧气、压缩空气和负压吸引，每张监护病床装配电源插座 12 个，氧气接口 3 个，压缩空气接口 2 个和负压吸引接口 2 个，设备属大同市第一、山西省一流水平。

重症医学科大多数医护人员曾在北京协和医院、解放军 301 医院、解放军 304 医院、四川华西医院、北京朝阳医院、北京安贞医院、南京中大医院进修学习。医护人员掌握了多器官功能障碍综合征（MODS）监护治疗，复苏，严重感染，镇静与镇痛，心功能不全、心律失常，急性肾功能不全，中枢神经系统功能障碍，严重肝功能障碍，胃肠功能障碍与消化道大出血，急性凝血功能障碍，严重内分泌与代谢紊乱，水电解质与酸碱平衡紊乱，肠内与肠外营养支持，免疫功能紊乱，休克，呼吸功能衰竭等重要器官、系统功能监测的医护专业理论和专业技能。专业特长是各类重症患者的监护治疗，如多发伤的代谢支持和呼吸支持，重症胰腺炎的监护治疗，各类重症中毒的监护治疗，全麻大手术后的治疗，心肺复苏术后的治疗，重症哮喘持续状态的救治，格林 - 巴利综合征的救治，重症肌无力的救治，重症脑炎的救治，COPD 合并 Ⅱ 型呼衰的救治，各类休克的救治，DIC 的预防与治疗，ARDS 的呼吸机支持。

主要技术操作：人工气道建立与管理，机械通气技术，纤维支气管镜技术，气管切开术，深静脉及动脉置管术，血流动力学监测技术，胸穿、心包穿刺术，电复律与心脏除颤术，床旁临时心脏起搏术，持续血液净化技术，疾病危重程度评估方法，穿刺法气管套管植入术等。

重症医学科建科以来成功抢救了因车祸致伤左侧股骨骨折并发脂肪栓塞综合征的生命垂危患者；被高压电击中头部，重度电击伤患者；急性肾功能衰竭、电解质紊乱，心搏骤停 41 分钟的患者。在救治危重型"甲流"患者时，全体医护人员在未打疫苗的情况下，发扬救死扶伤的人道主义精神战斗在抢救工作第一线，成功救治了两名重症患者。

2010 年 2 月，一位患者突然出现呼吸心搏骤停，医护人员立即行心肺复苏术，气管插管建立人工气道，行胸外心脏按压，静推各种抢救药物，多次予以非同步直流电除颤，同时建立深静脉通路，进行不间断的心肺脑复苏术，大约 1 小时后，病人自主心跳、呼吸逐渐恢复，神志转清。2011 年 5 月成功抢救一名结肠癌术后麻痹性肠梗阻、感染性休克、急性呼吸窘迫综合征、合并包括循环、呼吸、肝脏、肾脏及血液等多器官功能衰竭患者。

重症医学科自成立以来，所有 ICU 人本着不抛弃不放弃的人道主义精神和坚持就能创造奇迹的信念，同时充分发挥 ICU 的综合救治优势，保障急危重患者得到规范的、高质量的生命支持，以一流的技术、一流的服务为广大患者服务，一次次地创造着生命的奇迹，让一个个鲜活生命重新绽放光彩。2007 年 1 月—2012 年 12 月，抢救重症患者 672 例，抢救成功率 75%，获得了广大患者及同行的认可。

全科医护人员在省部级刊物上发表论文 34 篇，科室多次被评为院先进集体，2010 年、2012 年同煤集团卫生系统先进集体。

医院重症医学科 2007—2012 年医疗技术指标见表 5 - 5 - 1。

医院重症医学科历任科主任、护士长见表 5 - 5 - 2。

表5-5-1 重症医学科2007—2012年医疗技术指标

年份	床位数（张）	年住院人次	床位使用率（%）	平均住院天数	治愈率（%）	死亡率（%）	出院患者平均医疗费（元）	抢救危重患者	抢救成功率（%）
2007	8	34	45.9	21	7.48	31.4	19976	41	61
2008	8	65	70.6	16.1	0	46.15	18619	63	81
2009	8	56	72.1	13.8	6.38	22.3	21495	100	77
2010	8	50	49.1	13.2	6.67	20	30350	133	87.7
2011	8	60	55.2	14.9	1.94	27.2	33073	163	80.4
2012	8	65	60.5	18.1	9.57	22.6	33787	154	77.3

表5-5-2 重症医学科历任科主任、护士长

任 职 时 间	科主任	副主任	负责人	护士长	副护士长
1994年11月—1996年7月		郁林杰			索霞
1996年7月—1999年3月	郁林杰				
1996年7月—1999年10月				索霞	
1999年10月—2001年10月					李素萍
2000年2月—2001年5月		沈凌鸿			
2001年5月—2007年6月	沈凌鸿				
2001年10月—2012年4月				李素萍	
2003年4月—2007年8月		李彤彤			
2007年8月—2008年4月			王献		
2008年5月—2009年12月		王献			
2009年12月—今	王献				
2009年12月—2012年4月				景峰	
2012年4月—今				高海霞	

第六节 血液透析室

血液透析室成立于1994年9月，病房设在后住院楼一楼东病区，面积约100平方米。当时有医护人员3名，设备只有一台单级小反渗机，两台美国产百特550型透析机，有3~4个病人，只开展血液透析，隶属于血液泌尿内分泌内科。1995年医生增加1名，护士增加2名，长期透析患者有5~6人，年透析患者500人次。

1996年7月4日，血液透析科独立建科。科室新增德国产费森尤斯2008A型透析机1台，长期透析患者有6~7人，年透析工作量为600人次。

1998年，科室新增日本产尼普洛NCU-10型透析机2台，透析患者有7~

9 人，年透析工作量为 800 人次。2001年，长期透析患者为 9 ~ 10 人，年透析工作量为 1000 人次。2003 年，新增德国产费森尤斯 4008S 型透析机 1 台，长期透析患者为 13 ~ 15 人，年透析工作量为 1500人次。2005 年，新增日本产 DBB - 26 型透析机 2 台，长期透析患者为 18 ~ 20 人，年透析工作量为 2000 人次。同时，2005年开展新技术两项，即血液滤过、血液灌流。新技术的开展，提高了人工透析效果，延长了患者的生存期。

同煤集团总医院于 2006 年将急诊科二楼的原观察室、原检验科部分房间经过改造扩建成占地面积近 400 平方米的透析中心。将原来的反渗机全部淘汰，重新配备了 30 床的双极反渗机 2 台，新增供液系统 1 套，日本产 DBB - 26 型透析机 2 台，DBB - 27 型透析机 2 台，DBG - 02 型血滤机 1 台。长期透析患者为 30 ~ 33 人，年透析工作量为 3200人次。

2007 年，新增日本产 DBB - 27 型透析机 2 台，长期透析患者为 43 ~ 46 人，年透析工作量 4600 人次。还新开展了床旁血液滤过技术。

2008 年，新增日本产尼普洛 NCU - 10 型透析机 4 台，长期透析患者为 60人，年透析工作量为 6000 人次。

2009 年，新增日本产 DBB - 27 型透析机 4 台，长期透析病人为 76 ~ 80 人，年透析工作量为 7500 人次。

2010 年，长期透析病人为 89 人，年透析工作量为 1124 人次。

2011 年，长期透析病人为 109 人，年透析工作量为 13532 人次。

2012 年，长期透析病人为 121 人，年透析工作量为 14933 人次。

血液透析室有医务人员 14 人，其中医生 4 人，护士 10 人，具有副高职称以上人员 6 人。

截至 2012 年底有透析机 28 台，双极反渗机 2 台，其中费森尤斯 4008S 型 1台，尼普洛 NCU - 10 型 4 台，日本产 DBB - 26 型 4 台、DBG - 02 型 1 台、DBB - 27 型 15 台。血液透析科目前是大同地区面积最大，设备最先进，患者最多的血液透析中心。

另外，2006—2012 年底科室配合各临床科室抢救极危重病人达 300 余人次，特别是配合 ICU 科成功抢救了数例多脏器衰竭的极危重病人。还开展了组合型血液净化对多病种的治疗，如甲亢危象、急性坏死性胰腺炎、多种药物或食物中毒等。

医院血液透析室历任科主任、护士长见表 5 - 6 - 1。

表 5 - 6 - 1　血液透析室历任科主任、护士长

任 职 时 间	科主任	副主任	护士长	副护士长
1996 年 7 月—2009 年 12 月		刘贵成		
1996 年 7 月—1998 年 4 月			赵秀君	
1998 年 8 月—2004 年 4 月			戴素萍	
2004 年 2 月—2009 年 12 月				王荣琴
2008 年 10 月—今		张顺利		
2009 年 12 月—今	刘贵成		王荣琴	

第七节 康复医学科

康复医学科于 2006 年 2 月筹建，2007 年 10 月 28 日正式建科。建科时病房开放床位 22 张，有康复医师 3 名，治疗士 3 名，护士 3 名。

2012 年底开放床位 44 张。康复医师 6 名，其中主任医师 2 名，主治医师 1 名，医师 3 名（2 名为康复专业的硕士研究生）；康复治疗师 10 名，其中初级治疗师 5 名，治疗士 1 名；护士 7 名，其中副主任护师 2 名，主管护师 1 名，护师 4 名。

康复医学科 2009 年 9 月被列为大同市重点学科，2010 年 8 月通过国家人力资源和社会保障部验收，成为山西省工伤康复的定点机构之一。康复医学科是目前山西省晋北地区综合医院规模最大的康复医疗机构。

康复医学科科室建筑面积 3000 余平方米，设有康复评定室、运动疗法室、作业疗法室、文体训练馆、物理因子治疗室、语言治疗室、认知功能障碍治疗室。现有各种专科设备总计价值 600 余万元，包括德国 ISOMED2000 等速肌力测试/训练系统 1 台、芬兰平衡测试/训练系统 1 台、挪威泰马特悬吊系统 1 台、美国 HILL 多功能治疗床 1 张、美国下肢关节被动训练仪 1 台、比利时 FYSIOMED 短波治疗仪 1 台、肢体气压治疗仪 1 台、吞咽障碍治疗仪 1 台、英国爱克龙电动起立床 1 张、美国 Chattanooga 电疗工作站 1 台、意大利上肢 CPM1 台、手指手腕 CPM1 台、器械 66 件套等，有些康复设备是目前世界一流水平，整体设施的配备是山西省较为齐全、最大的康复中心。

康复医学科 2007 年率先在大同市开展早期系统化、规范化的康复治疗。科室除治疗住院患者外，还把早期康复治疗介入神经内科、神经外科、骨科、重症监护科、老年病科进行早期康复治疗，覆盖病种达 42 种之多，如神经系统的脑出血、脑梗死、重症肌无力、帕金森氏病、格林巴利综合征、肌萎缩侧索硬化、亚急性联合变性等，各种骨折、骨病、髋与膝关节置换术后、颈腰椎病、截瘫；心梗合并脑梗塞、心房纤颤合并脑梗塞，脑外伤等疾病。

2006—2012 年科室开展的诊疗项目有：①骨科康复，包括各种骨折术后、膝关节置换术后、髋关节置换术后、骨性关节炎、颈椎病、腰椎病变、肩周炎、肩袖损伤、网球肘等；②神经系统的康复，包括脑出血、脑梗死、脊髓炎、格林－巴利综合征、亚急性联合变性、肌萎缩侧索硬化、帕金森氏综合征、结核性脑膜炎等的康复治疗；③脑外伤的康复治疗；④脊髓损伤的康复治疗；⑤烧伤的康复治疗；⑥脑瘫的康复治疗；⑦失语症和构音障碍的评定与康复治疗；⑧吞咽功能障碍的康复治疗；⑨心理测试及康复治疗；⑩认知功能障碍的治疗；⑪平衡功能评价和治疗；⑫等速肌力测试和评价系统相关治疗；⑬肉毒毒素注射治疗肌痉挛；⑭在理疗方面开展了各种疼痛治疗，瘢痕的软化，肌电生物反馈，腰椎间盘、颈椎间盘突出的牵引治疗，各种炎症如盆腔炎、阑尾炎、肺炎、伤口感染、褥疮的治疗。

康复医学科从建科以来不断把新技术、新项目应用于康复治疗中，2008—2012 年底全科开展的新技术有 19 项：神经发育促通技术（Bobath 技术、Rood 技术、PNF 技术等），关节松动术，步态分析，各种光疗，低中高频治疗，超声波治疗，冷疗，蜡疗，言语吞咽治疗，作业治疗，认知功能训练，肌电生物反馈治疗，等速肌力测定和训练，静动态平衡测定和训练，基本假肢矫形装配技术和使用技术，肉毒毒素注射技术，关节腔内注射技术，减重和运动控制训练，神经肌肉激活技术。

2012年立项的《12周运动心脏康复对心肌梗死患者心功能和运动能力的影响》课题，被山西省卫生厅确定为省级科研项目。

2012年11月成功举办了国家级继续教育项目，参加人员有河北、内蒙古和山西康复医学科的人员，培训人数50余人。

2012年11月成功举办了山西省第十届物理与康复医学年会。

2012年等速肌力测试及训练系统对膝关节骨关节病的评价和治疗项目获同煤集团科技进步二等奖。

从建科以来，由于治疗技术水平不断提高，影响力不断增强，区域的辐射能力逐渐扩大，2012年科室收治的病人除同煤集团，本市和省内的病人占病人总数的15.6%。同时来康复医学科进修的人员也有所增加，2011—2012年共接受来自社区卫生服务中心、大同大学附属医院、怀仁中医院的神经内科医生及大同大学的教师8名。

另外科室还加强自身人才的培养工作，2011年派出7名医护人员外出学习；2012年派出11名医护人员外出学习，其中有4名参加了香港复康会举办的康复医师、治疗师及护理人员学习班，2012年外请中康的治疗师每月1~2次定期培训全科的医师和治疗师。

2008—2012年全科医务人员共在国家级、省级刊物发表论文20余篇，其中有一篇曾在国际物理医学与康复医学学会第7届世界大会上交流。康复医学科

2009年12月被评为同煤集团文明示范单位；2010年、2011年连续两年被评为同煤集团先进集体；2011年7月被评为山西省"十一五"残疾人康复工作先进集体；2012年被评为同煤集团卫生系统先进集体、医德医风先进集体。

医院康复医学科2008—2012年医疗技术指标见表5-7-1。

表5-7-1　康复医学科2008—2012年医疗技术指标

年　份	出院人数	平均住院天数	康复治疗量（万人次）
2008	60	90	6.7
2009	71	85	7.2
2010	96	78	8.7
2011	136	72	12
2012	353	40	15

医院康复医学科历任科主任、护士长见表5-7-2。

表5-7-2　康复医学科历任科主任、护士长

任　职　时　间	科主任	副主任	护士长
2006年2月—2009年11月		贺廷永	
2008年10月—2009年12月		范雪梅	闫世霞
2009年12月—今	范雪梅		闫世霞
2010年10月—今			刘晓利

第八节　中　医　科

1952年5月大同矿务局附属医院设立中医部，中医中药人员各1人，是大同市公立医院中最早开展中医中药医疗活动的医院，何文士是医院的第一位中医师。

1953年5月，因受房屋、人员等条件限制，中医部迁到同家梁矿诊疗所

（隶属医院管理），中药房仍设在医院。1955 年 10 月张琪调入医院，医院重新组建了中医科（何文士留三矿）。1956 年尚玉林调入为中医学徒工。1959 年初到 1960 年刘廷桀、刘霭庭、赵泰山、李逸琴、赵生银、钟有位、任建邦调入医院中医科，张琪为中医科负责人。1959 年理疗室（曹自修、吕克争等）从放射科划归中医科领导，中医科发展到 12 人。当时正值中医的鼎盛时期，就诊患者很多，应用中草药治疗肺炎、肝炎、慢性支气管炎、肾炎、急腹病、脉管炎、肺心病、慢性胃炎、消化性溃疡、骨折等 30 多种疾病，每天就诊患者 80 余人，发草药 200 余剂。

1955 年，中医科有诊室两间，因为患者太多，1960 年中医科和中药房一起搬至原矿务局机关大食堂对面的回民食堂，两年后又搬回门诊部。当时中医科、针灸科、中药房是一个科室，由曹自修负责。20 世纪 60 年代初，将中药房、针灸科分出。1964 年吴士明从山西医学院西医学中医学习班毕业后进入中医科，1964 年马鸣林调入医院中医科，是医院第一个中医大学学历的中医师。

20 世纪 60 年代起医院开始推广中西医结合治疗新技术，如用中药、针灸治疗乳腺炎，脐风散治疗婴儿吐，中药治疗流产等。1960 年初，开展了经络测定的研究。1965 年开始推行单方验方、推拿、按摩、拔罐等疗法。"文化大革命"初期医院开设了"六·二六"中西医结合门诊，在全院开始了广泛推行中西医结合治疗的方法，每天接受中西医结合治疗的患者达 170 人次。直到 20 世纪 80 年代，接受中西医结合治疗的患者仍然很多，中药房每天发草药 400 余剂。1963—1968 年中医科年门诊就医人数达 4 万 ~ 7 万人次。

1970 年医院成立了新医科，由中医科和内科医生姜淑杰、张俊英，儿科医生任伯伦、张应娟组成，由院办李承文负责。主要开展应用中西药结合的办法治疗一些常见病、多发病及疑难病等，中西医结合涉及各个学科，年门诊量达 11 万 ~ 15 万人次。1972 年医院撤销了新医科，恢复了中医科。1977 年 10 月，医院研究决定"传染病区归中医科领导，病区性质不变，作为中西医结合的一个基地，在中医科领导下工作"，病区设床位 60 张，定员医生 6 名，护士 9 名，由吴士明负责。主要是应用中医中药理论、临床经验对各型肝炎、痢疾、脑膜炎、麻疹、水痘等传染性疾病进行研究探讨和治疗。

1985 年医院为中医科设置了病房，和老干科共用一个病区，开放床位 9 张。1995 年 3 月中医科病房搬至高压氧科二楼，病床增至 20 张。1999 年撤销了中医科病房。2000 年又在老年病科恢复了中医科病床，开放床位 6 张。

中医科从建科涌现出何文士、张琪、刘廷桀、刘霭庭、吴士明、马鸣林等一批名医。

医院不断加强中医科的新生力量，2010 年 7 月有了第一位硕士生，2010 年 12 月有了第一位博士生。

中医科现有中医师 9 名，其中副高职称以上 4 名；医生中有博士生 1 名，硕士研究生 3 名。多年来，中医科以其独特的方法对心脑疾病、脾胃病、外科病、妇科病、小儿病、五官和皮肤等科的疾病进行治疗，疗效显著，受到了广大患者的好评。2012 年门诊量为 15381 人次，是 2005 年的 6.6 倍。中医科发表论文 40 余篇。

医院中医科 1954—1986 年、2005—2012 年门诊工作量见表 5-8-1。

医院中医科历任科主任、护士长见表 5-8-2。

表 5-8-1　中医科 1954—1986 年、2005—2012 年门诊工作量

年份	1954	1955	1956	1957	1958	1959	1960	1961
门诊量（人次）	21987	29794	15533	12836	13384	25113	25592	20680
年份	1962	1963	1964	1965	1966	1967	1968	1969
门诊量（人次）	23054	30989	41687	53445	42169	55705	70448	统计
年份	1970	1971	1972	1973	1974	1975	1976	1977
门诊量（人次）	数据归新医科		17760	26291	31743	66039	61125	39329
年份	1978	1979	1980	1981	1982	1983	1984	1985
门诊量（人次）	39101	25030	40132	36278	29826	35929	30507	25830
年份	1986	2005	2006	2007	2008	2009	2010	2011
门诊量（人次）	18735	2306	6184	5471	6794	9052	10145	12175
年份	2012							
门诊量（人次）	15381							

表 5-8-2　中医科历任科主任、护士长

任　职　时　间	负责人	科主任	副主任	护士长
1955 年 10 月—1967 年 3 月	张琪			
1967 年 3 月—1972 年 7 月	吴士明			
1972 年 7 月—1976 年 10 月			吴士明	
1976 年 10 月—1985 年 10 月		吴士明		
1981 年 2 月—1990 年 10 月			马鸣林	
1990 年 10 月—1992 年 8 月		马鸣林		
1992 年 8 月—1996 年 7 月			白玉兰	
1995 年 3 月—1998 年 8 月				薛如清
1996 年 7 月—1997 年 2 月		白玉兰		
1998 年 4 月—2001 年 4 月			高昆	
1998 年 8 月—1999 年 10 月				王桂莲
2002 年 2 月—2009 年 12 月			田振虎	
2009 年 12 月—今	田振虎			

第九节　针灸科

1955 年 10 月曹自修、吕克争分别从大同、朔县调入大同矿务局附属医院，医院在 X 光室腾出一间房，由曹自修、吕克争两人开始开展针灸、按摩、拔罐等理疗项目，归 X 光室管理。1959 年 10 月针灸理疗室从 X 光室分出，归中医科管理。

20 世纪 60 年代中后期，根据毛泽东主席"要把医疗卫生工作的重点放到农

村去"的指示精神，医院将针灸理疗室改称"六·二六"医疗队，书记吴桂芝，队长段运昌，医护人员有曹自修、吕克争、刘熙春、宋元、骆钧梵、王关林、赵秉铭、陆璐琏。1970 年刘玉林、袁伟、余仙芝 3 人从大同矿务局卫校分配到"六·二六"医疗队。"六·二六"医疗队成立以后，分组分期下矿下乡开展巡回医疗，为广大矿工和农民送医送药，不论到农村，还是下矿区，每期为时一个月，深受广大矿工和农民的欢迎。1972 年医院撤销医疗队，恢复针灸理疗科，曹自修负责，医务人员有吕克争、宋元、骆钧梵、王关林、赵秉铭、刘玉林。1979 年医院将针灸理疗科和中医科合并，吴士明任科主任。

1992 年 8 月，针灸理疗科与中医科分家，医院把针灸与理疗分为两个独立科室，成立了针灸科。当时针灸科有工作人员 8 名，设治疗床 8 张，设备有 TDP 治疗仪 5 台，以及电针治疗仪，多选用体针进行治疗。所开展项目为针灸传统治疗法、推拿治疗法，所治疗疾病有面瘫、腰腿痛、网球肘、肩周炎等。

2009 年 11 月针灸科从门诊大楼四楼搬至经过改造的原中心制剂室二楼，治疗条件、治疗环境得到了极大改善。

针灸科现有治疗床 22 张，医生 9 名，其中副高职称以上 3 名、主治医师 2 名、医师 4 名；硕士研究生学历 2 名。设备增加了中频按摩仪、中药熏蒸机、TDP 治疗仪（18 台）、电针治疗仪（7 台）、颈椎牵引椅（2 台）。

开展的项目有：穴位埋线、传统针灸疗法、热敏灸疗法、穴位注射、浮针、火针等疗法。2012 年新开展拨针、骨减压针治疗顽固性骨痛、面瘫、顽固性关节炎，还开展了埋线治疗哮喘、胃病、减肥等慢性病。

2006—2012 年科室每年派出 1 名医生到国内知名大医院进修学习，随时了解掌握新技术、新项目，使全科的业务技术水平有了很大提高，治疗范围也在不断地扩大。

2006—2012 年科室人员在国家级刊物发表论文 3 篇，省级刊物发表论文 10 余篇。

医院针灸理疗科 1957—1986 年工作量见表 5 - 9 - 1。

医院针灸科 2007—2012 年治疗工作量见表 5 - 9 - 2。

表 5 - 9 - 1　针灸理疗科 1957—1986 年工作量

年份	治疗人次	年份	治疗人次	年份	治疗人次	年份	治疗人次
1957	8309	1965	16618	1973	19832	1981	5014
1958	10663	1966	23060	1974	20813	1982	7463
1959	9905	1967	27886	1975	18844	1983	8944
1960	7710	1968	26297	1976	22995	1984	10435
1961	5982	1969	新医科	1977	16552	1985	6500
1962	6056	1970	35306	1978	15055	1986	18980
1963	5799	1971	39432	1979	不详		
1964	10444	1972	23976	1980	不详		

表5-9-2　针灸科2007—2012年治疗工作量

年份	2007	2008	2009	2010	2011	2012
治疗人次	4620	16051	16664	12597	23481	23414

医院针灸科历任科主任见表5-9-3。

表5-9-3　针灸科历任科主任

任　职　时　间	科主任	副主任
1992年8月—1996年12月		吕克争
1996年11月—1998年8月	赵秉铭	
2004年5月—2009年12月		韩洁
2004年5月—2006年		谷文
2009年12月—今	韩洁	

第十节　理　疗　科

大同煤矿医院于1959年10月将针灸理疗室从X光室分出，划归中医科管理。20世纪60年代中后期，医院将针灸理疗室改称"六·二六"医疗队，1979年医院将针灸理疗科和中医科合并。

1992年8月医院把针灸理疗分为两个独立科室，成立了理疗科。当时有赵秉铭、陈改英、张增梅、魏献华、刘英、石建英6名医务人员，赵秉铭任副主任。设备有TDP治疗仪5台，超短波治疗仪1台，微波治疗仪1台，体外反搏仪1台，紫外线治疗仪1台。1994年因等级医院要求，康复科设在理疗科，为两个牌子、一套人员。当时设备有跑步机1台，划船器1台，举重仪1台，按摩椅1台，脚踏仪1台，自行车治疗仪1台。2007年恢复理疗科。

2012年科室有医务人员2名，其中副主任医师1名。设备有超短波治疗仪2台，微波治疗仪2台，中频脉冲治疗仪1台，激光治疗仪1台，氦氖激光治疗仪1台，毫米波治疗仪1台。治疗项目有：肺炎、盆腔炎、附件炎、腰腿痛、椎间盘膨出、颈椎病、各种扭挫伤、网球肘炎、腱鞘炎、肩周炎等。

医院理疗科2007—2012年理疗工作量见表5-10-1。

表5-10-1　理疗科2007—2012年理疗工作量

项　目	2007年	2008年	2009年	2010年	2011年	2012年
超短波	1796	2659	1998	1824	1796	1502
脉冲	1720	2051	1206	1266	1702	1193
微波	592	177	422	514	592	351
激光	235	209	297	215	235	120
其他	900	1329	1256	1206	900	697
合计	5243	6425	5179	5025	5225	3863

医院理疗科历任科主任见表 5 - 10 - 2。

表 5 - 10 - 2　理疗科历任科主任

任 职 时 间	主任	副主任
1992 年 8 月—1996 年 7 月		赵秉铭
1996 年 7 月—1996 年 11 月	赵秉铭	
1996 年 7 月—2003 年 4 月		王彦华
2003 年 4 月—今	王彦华	

第十一节　高压氧科

高压氧科成立于 1989 年 10 月 2 日，安装了山西省最大的高压氧舱设备，设立舱位 20 张（包括 3 张过渡舱位），于当年底开始收治病人。人员有管立成、张淑琴、常青、陈学明、时丽达、郝喜荣，管立成任副主任。

建科 23 年来共收治患者 10 万余人次，救治重症患者近千例。主要以一氧化碳中毒患者为主，其次是其他有害气体中毒、突发性耳聋、糖尿病足、颅脑外伤、脑梗死等患者。1993 年 10 月、2000 年 9 月成功救治了晋华宫矿、永定庄矿特大井下瓦斯爆炸事故幸存矿工兄弟生命，还成功救治了同煤实业总公司氯气泄漏等重大突发性、群体性中毒事故。

高压氧科 2007—2012 年分别救治患者 2800、3100、3000、3300、3200、3400 人次。

2012 年高压氧科有医务人员 6 名，近年来全科人员共撰写论文 20 余篇，并获同煤集团科技进步三等奖 2 项，接收进修及培训其他医院的医护人员 50 余人。

医院高压氧科历任科主任见表 5 - 11 - 1。

表 5 - 11 - 1　高压氧科历任科主任

任 职 时 间	科主任	副主任	负责人
1989 年 8 月—1990 年 10 月		管立成	
1990 年 10 月—1998 年 7 月	管立成		
1998 年 7 月—2000 年 1 月			张淑琴
2000 年 2 月—2008 年 12 月		张淑琴	
2010 年 10 月—今		王俊海	

第十二节　液 疗 室

大同矿务局附属医院于 1955 年成立了注射室（1955 年前门诊患者从药房拿药到病房注射），当时注射室和急诊室为一室，诊室挂注射室、急诊室两个牌子，主要工作是注射各种针剂、伤口换药、工伤患者和急诊患者的分诊，当时只有一名护理人员。之后，老红军牛耀荣成为出诊医生。1955 年段运昌从太谷调入医院注射室，成为出诊医生。1960 年，注射室人员增加到 4 人，马洪儒为副护士长。20 世纪 70 年代注射室设置了观察床。1986 年注射室护理人员有 9 名，其中护士长 1 名，护士 8 名。班次分三班制，负责全院门诊病人的各种注射、洗胃、导尿、灌肠及对观察室病人的病情观察，夜班担负着急诊患者的治疗及护理。

1986 年 10 月医院成立了急诊科，注射室和急诊室分家，注射室有工作人员 9 人，其中护士长 1 人，班次分为早班、二班、大班，负责全院门诊病人的注射、输液等工作。

2004 年底，注射室归急诊科统一管理。2005 年 10 月注射室同急诊科分离，改称液疗室，负责门诊患者的输液、注射等工作。在开展优质护理服务中，实行一站式服务即病人就诊后持医生开的输液处方直接到液疗室，收费、取药全部由工作人员完成，减少了病人来回跑路、等待时间长的现象，为患者提供了优质服务。

液疗室历任护士长见表5-12-1。

表5-12-1　液疗室历任护士长

任职时间	护士长	副护士长	负责人
1956—1964 年			马洪儒
1964 年 6 月—1965 年 7 月		马洪儒	
1965 年 7 月—1969 年 3 月			王振卿
1969 年 3 月—1975 年 7 月	范淑香		
1975 年 7 月—1979 年 10 月	郝恩慈		
1979 年 10 月—1986 年 5 月	范淑香		
1981 年 5 月—1990 年 12 月	高凤琴		
1990 年 10 月—1992 年 8 月		彭冬梅	
1992 年 8 月—1993 年 12 月	彭冬梅		
1994 年 3 月—1995 年 3 月		杨月兰	
1995 年 3 月—2008 年 11 月	杨月兰		
2008 年 12 月—今	马玉莲		

第十三节　外　科

大同矿务局附属医院建院时设外科门诊。1950 年 9 月医院从永定庄矿迁入现址后设置了外科病房，地点在南病区，开放床位 20 张。当时有医生 2 名，韩济仁为外科负责人。凡是创伤、急腹症、妇科疾病、妇女生产、五官疾病、口腔等疾病都属外科系统。1956 年门诊部建成后床位增设到 87 张，韩济仁经大同矿务局党政批准被正式任命为外科主任。

20 世纪 50 年代初期外科主要治疗骨折整复外固定、创伤清洗、缝合、阑尾切除、疝气修补等小型手术。到 20 世纪 50 年代后期骨外科专业医疗技术水平有了很大提高，可以进行骨折内固定、腰椎间盘切除、脊椎压缩骨折整复、肠胃吻合、肾脾胃切除、子宫全切除等手术。1958 年还开展了颅脑外伤手术、其他骨科病灶清除术、食道癌中上 1/3 切除术和胃食管吻合术。1959 年成功进行了心脏二尖瓣狭窄闭式手指分离术，并开展了心包剥离术。20 世纪 50 年代末期还应用中药治疗肠梗阻、阑尾炎、胆石症，耳针治疗各种痛症，均收到一定疗效。

1960 年，外科开放床位增加到 113 张。1963 年开放床位达到 156 张。1965 年医院的第一座住院楼建成后，病房搬入住院楼二楼和三楼，分两个病区，三楼和二楼西为外科病区，开放床位 196 张；二楼东为骨科病区，开放床位 27 张；外科、骨科两个病区共开放床位 223 张。这一时期医院（指"文化大革命"前）的外科、骨科专业技术水平得到了极大的发展，能进行腹部各脏器较复杂手术，还可做贲门癌切除术、胸膜剥脱术、胸廓成形术、胸椎结核病灶清除术以及椎板减压术和一般头颅手术，并能进行大面积烧伤的治疗。随着腰麻乙醚吸入插管全麻的应用，还开展了胃大部切除术、胆囊切除术、复杂的骨科手术、颅内血肿清除术。同时，能做难度较大的开胸肺叶切除、二尖瓣分离、腰椎结核病清除手术。这一时期造就了韩济仁、孙耀亭、冯继伟、孙锡孚、郭多文、卢春祥等一批优秀的有较高技术水平、又有很高知名度的医学专家。图 5-13-1 所示为 1960 年外科全体医护人员合影。

1972 年 5 月，医院党委会研究决定：卢春祥任外科主任医师，主治医师孙锡孚负责骨科病区，主治医师陈延令负责外科病区，应文娟任外科病区护士长，谭政启任骨科病区护士长。1974 年 2 月骨科和神经外科两个专业从外科分离，单独成立骨科。外科设床位 77 张。外科主要是对腹部外科、心胸外科、泌尿外科、血管外科、乳腺外科、颈部疾患、肿瘤、烧伤等

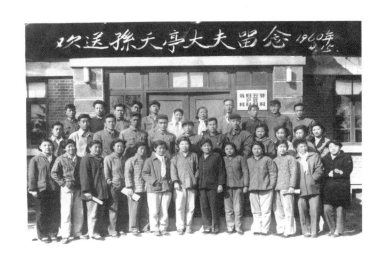

图 5 – 13 – 1 1960 年外科全体医护人员合影

疾病进行诊断与治疗。1974 年外科应用中西医结合方法治疗急腹症 1016 例，其中，阑尾炎 505 例、肠梗阻 264 例、胆囊炎（胆结石）247 例。1974 年，外科对两名 75% 以上Ⅱ度、Ⅲ度烧伤的患者救治成功。

1986 年 6 月，心胸外科专业从外科分离，与心内科合并成立心脏科后，外科开放床位 74 张。1980 年外科开展了动脉导管结扎术、胃底曲张静脉结扎术、门腔静脉吻合术、胰十二指肠切除术和胆总管空肠套入式吻合术。1981 年开展的前列腺切除术切口改进获大同矿务局科研成果四等奖。1983 年开展了甲状腺癌的双侧甲状腺全切除术、肝外阻塞性黄疸的经皮穿刺造影引流术。20 世纪 80 年代还进行了半肝切除术、门腔分流术、膀胱肿瘤切除术、回肠代膀胱术、胃全切除术、门脉高压门体循环阻断术、大面积烧伤早期植皮术。1991 年率先在雁同地区开展了 ERCP 及胆道镜取石术，并成功抢救了一例心脏停搏 52 分钟、呼吸停止 72 小时的患者。20 世纪 80 年代到 21 世纪初，外科涌现出于怡箴、陈延令、张金

鉴、闫树玉、陈向东等多位优秀的外科专家。

一、普外科

1992 年 8 月泌尿外科专业划归胸心外科，外科改称普外科，开放床位 60 张。1993 年 10 月，在大同地区率先开展了腹腔镜胆囊切除术。1996 年率先在国内开展了腹股沟疝无张力修补术。1998 年开展的胃肠道肿瘤的综合个体化治疗，静脉营养支持技术，重症胰腺炎的综合治疗等新技术挽救了众多患者的生命；同时在大面积特重度烧伤、闭合性腹部外伤的诊断及治疗方面积累了宝贵的经验，2011 年，又率先在大同市开展了经腹膜前间隙腹股沟疝无张力修补术，该术式切口小，复发率低，年手术量近 200 余例。

截至 2009 年底普外科开放床位 65 张，有医生 16 名，其中副高以上职称 8 名，有研究生学历 5 名；护理人员 32 名，其中副高以上职称 3 名。年手术量近 1500 余例。

2006—2012 年普外科医护人员在国家级、省级刊物发表论文 60 余篇，获同

煤集团公司科技进步二、三等奖 10 余项。

2009 年 12 月医院将普外科按专业分为普外一科和普外二科。分科后各种数据

仍在一起统计。

（1）总医院外科 1954—1986 年医疗技术指标见表 5 - 13 - 1。

表 5 - 13 - 1　外科 1954—1986 年医疗技术指标

年度	床位数（张）	年门诊人次	年住院人次	床位使用率（%）	治愈率（%）	死亡率（%）	出院患者平均住院天数
1954	45	14443					
1955	45	15759					
1956	87	20035	1358		67.3	0.9	17
1957	87	23323	1436		81.5	1.4	19
1958	115	39585	1898		85.5	1.2	16
1959	113	47584	1955	93.8	84.3	1.8	18
1960	113	43163	2059	105.7	79.3	1.8	18
1961	107	36267	1740	98.9	70.6	1.8	
1962	107	42916	1646	94.9	70.8	1.4	18
1963	156	35564	1793	103.2	72.4	1.8	
1964	163	35421	2008	97.4	67.0	1.6	26
1965	196	40041	2262		62.6	1.7	13
1966	197	45442	1382	100.0	76.0	1.9	18
1967	189	47166	1265		77.6	1.2	20
1968	189	48927	1303		80.5	1.8	17
1969			1302			2.1	
1970	82	67689	1359		78.4	1.5	16
1971	77	76834	1380		79.4	1.9	15
1972	77	71779	1348		121.	1.7	16
1973	77	45403	1288	78.9	89.2	0.9	16
1974	77	18513	1187	75.0	84.6	1.7	17
1975	77	25296	1401	80.1	82.6	1.7	15
1976	77	22852	1215	64.1	81.8	1.1	15
1977	65	37270	876	51.1	79.4	1.9	16
1978	66	33317	1154	78.7	83.2	2.2	16
1979	66	22190	1326	85.8	85.2	1.9	15
1980	78	14879	1399	90.4	86.9	1.7	16
1981	78	15908	1244	89	83.0	1.2	15
1982	78	19745	1444	84.9	84.8	1.2	17
1983	82	20794	1511	85	85.2	4.6	16
1984	82	20884	1670	95.9	86.5	1.0	16
1985	82	20774	1500	94.2	81.8	1.4	18
1986	82	18270	1511	102.8	80.5	1.2	18

（2）医院普外科2007—2012年医疗技术指标见表5-13-2。

（3）医院普外科新项目开展年度及例数见表5-13-3。

（4）医院普外科现有医疗设备见表5-13-4。

（5）医院普外科历任科主任、护士长见表5-13-5。

表5-13-2 普外科2007—2012年医疗技术指标

年度		床位数（张）	年门诊人次	日均门诊人次	年住院人次	床位使用率（%）	平均住院天数	年手术例数	治愈率（%）	出院患者平均医疗费（元）	抢救危重患者	抢救成功率（%）
2007		54	9625	32	1345	147.6	21.5	964	83.4	5009.59	21	80.9
2008		54	11566	40.16	1233	113.3	18	877	83.7	5567.87	11	72.7
2009		60	13947	48.43	1533	122.9	16.9	1223	80.9	5763.20	20	90.0
2010		60	15166	50.39	1552	112.2	15.1	1310	77.1	5824.84	43	83.7
2011	普外一	35	1184	5.24	464	146.6	14.7	402	86.6	6544.70	4	100
	普外二	35	5177	22.9	398	99.7	14.2	335	80.2	7539.50	7	71.4
2012	普外一	32	9174	36.4	1229	168.4	13.3	1076	87.4	6545.0	16	87.5
	普外二	33	8824	35.0	1017	127.5	13.0	868	86.4	8166.40	19	89.17

注：2010年后的统计数据含普外一科、普外二科。

表5-13-3 普外科新项目开展年度及例数

项 目	开始时间	年手术例数	独立完成时间
ERCP及胆道镜技术	1991年	100～200	1991年
无张力疝修补术	1996年	50～100	1996年
腹腔镜胆囊切除术	1998年	200～400	2009年
胃肠道肿瘤综合治疗	1998年	50～100	1998年
肛周疾患手术	2001年	100～200	2001年
经腹膜前间隙腹股沟疝无张力修补术	2011年	200	2011年

注：2010年后的统计数据含普外一科、普外二科。

表5-13-4 普外科现有医疗设备

医疗设备名称	型号及数量	购买时间
腹腔镜设备	STORZ，1台	2000年
胆道镜设备	OLYMPUS. CLE-10，2台	1996年、2005年
监护仪	宝莱特，1台；买瑞，1台	2005年
超声刀	GENERATOR300，1台	2010年

注：2010年后的统计数据含普外一科、普外二科。

表5-13-5　普外科历任科主任、护士长

任 职 时 间	负责人	科主任	副主任	护士长	副护士长
1950年9月—1956年10月	韩济仁				
1956年10月—1967年3月		韩济仁			
1956年9月—1964年6月					郝恩慈、李秀珍、章元珍、刘广泰、刘天恩先后担任过外科正副护士长
1964年6月—1970年4月				吴瀛洲	
1967年3月—1972年7月	卢春祥				
1972年7月—1979年3月			卢春祥		
1972年7月—1975年4月				应文娟（外科病区）	
1972年7月—1974年2月				谭政启（骨科病区）	
1973年10月—1974年2月			孙锡孚（负责骨科病区）		
1975年4月—1978年11月				毕妙林	
1979年3月—1991年8月		卢春祥			
1979年6月—1991年8月				应文娟	
1979年6月—1981年2月					马桂兰
1979年6月—1984年9月					弓晓玲
1979年6月—1983年4月			于怡箴		
1983年4月—1994年10月			陈延令		
1986年10月—1991年8月					韩秀珍
1991年8月—1998年7月		张金鉴			
1991年8月—1996年7月				刘翠英	
1991年8月—1998年8月					王桂莲
1992年8月—2001年10月				张萍（大外科副科级）	
1994年1月—1999年10月			王隆雁		
1996年7月—1998年4月				王巍巍	
1998年4月—2001年5月			陈向东		
1998年8月—1999年10月				武翠兰	
1999年1月—2001年10月				索霞	
2001年5月—2008年12月		陈向东			
2001年1月—2009年12月				宋志坚	
2001年1月—2009年12月			蔡建军		
2001年12月—2008年5月					郑美艳
2008年4月—2009年12月			徐福		

（一）普外一科

普外一科成立于 2009 年 12 月，主要收治胃肠道急腹症、腹部损伤、肛周疾病、胃肠道肿瘤、后腹膜肿瘤及腹股沟疝等疾病。现拥有十二指肠镜、腹腔镜、动脉血氧监护仪、电子血压测定仪等设备，目前可以独立完成胃肠道肿瘤、肛肠疾病、疝等普外科的手术，对腹部急性创伤能够做到诊断迅速、准确，治疗措施得当。同时十分注重开展新技术、新项目，其中大肠癌腹腔镜手术、胃肠道肿瘤综合治疗（根治手术，配合术前、术后化疗，介入治疗）、经腹膜前间隙腹股沟疝无张力修补术等居省内领先水平。

普外一科现开放床位 32 张，有医生 8 名，其中主任医师 1 名，副主任医师 3 名，主治医师 3 名，住院医师 1 名；护理人员 19 名，其中副主任护师 1 名，主管护师 2 名，护师 2 名，护士 14 名。

医院普外一科现任科主任、护士长见表 5 - 13 - 6。

表 5 - 13 - 6 普外一科现任科主任、护士长

任 职 时 间	科主任	护士长
2009 年 12 月一今	蔡建军	宋志坚

（二）普外二科

普外二科成立于 2009 年 12 月，主要收治肝胆胰脾疾病和乳腺甲状腺疾病患者。科室特色是"普外科微创技术的运用和发展"。

目前开放床位 33 张。现有医师 10 名，其中副主任医师 5 名，主治医师 1 名，住院医师 4 名；有研究生学历 4 名，本科学历 5 人，大专学历 1 名；护理人员 16 名，其中副主任护师 2 名，主管护师 1 名。

2011 年开展的"腹腔镜胆总管切开探查取石术（LCHTD）"，获医院 2012 年"开展新技术项目一等奖"。2012 年开展了"超声引导下麦默通微创旋切活检/切除术，乳管内镜检查术"新技术。

为了提高医生的业务水平，科室每年派出 1~2 名医生到外地国家级医院进修学习，使科室的医疗技术水平有了很大提高。同时还承担了医院实习生和进修生的教学任务，住院医师规范化的培训以及社区医疗培训。

2012 年收治病人 1000 余人，手术量 700 余台。

医院普外二科现任科主任、护士长见表 5 - 13 - 7。

表 5 - 13 - 7 普外二科现任科主任、护士长

任 职 时 间	科主任	护士长
2009 年 12 月一今	徐福	贺晨业

二、骨科

骨科病房创建于 20 世纪 50 年代。1965 年前住院楼建成后骨科病区在二楼东独立设置，当时开放床位 27 张；1969 年前住院楼二楼全部设置为骨科病区，床位增加到 90 张；1971—1973 年骨科病区开放床位 86 张，属外科管理。1966—1972 年，丁兰珍、杜效忠、邓花荣担任过骨科病区护士长和负责人。1972 年前，王守印担任过骨科病区排长和负责人。1972 年 5 月医院党委会研究决定，"主治医师孙锡孚负责骨科病区，二楼（骨科病区）护士长为谭政啓"。1973 年赵明秀担任护士长。1973 年 10 月孙锡孚提任外科副主任，专管骨科。1974 年 2 月骨科和神经外科专业正式从外科分离建立骨科，床位编制为 86 张。孙锡孚为科副主任主持工作。1977 年 3 月 22 日因下放部分医务人员支援矿办医院，骨科又合并到外科。1978 年 10 月 28 日骨科又同外科

分离，第二次单独设科。1979 年 3 月孙锡孚提任骨科主任、郭多文提任副主任。1980 年 10 月孙锡孚提任副院长，郭多文提任骨科主任。1986 年 6 月神经外科专业从骨科分离独立建科。1995 年 3 月，医院将骨科分为显微手外科和骨科两个专业科室，骨科床位编制为 50 张，显微手外科床位编制为 20 张。1999 年 6 月，显微手外科撤销，又回归骨科。2009 年 12 月将创伤、脊柱、关节镜、显微手外专业划分为骨Ⅰ、骨Ⅱ、骨Ⅲ三个专业病区。截至 2009 年底骨科有医务人员 63 名。其中副高职称以上 15 名，中级职称 19 名；有硕士研究生 6 名，本科以上学历 21 名。开放床位 106 张。

20 世纪 70—80 年代，骨科在学科带头人孙锡孚、郭多文的带领下，科室不断研究新理论，开展新技术、新项目，使骨科的医疗技术水平发生了质的飞跃，在雁同地区乃至山西省和全国煤炭系统享有很高的地位和声誉，并赢得了广大患者的信任，成为大同市最早的重点学科。

20 世纪 70 年代，主要开展了股骨颈骨折闭式螺丝钉内固定、人工股骨头置换、骨盆手术、先天性髋关节脱位手术、股骨头坏死手术等。1972 年，骨科应用中西医结合方法治疗小夹板骨折固定 61 例。1974 年成功进行了一例断指再植手术。

1980 年开展了人工关节、脊椎矫形、显微外科手术（包括游离皮瓣植、拇指再造、断肢断指再植、眼皮瓣转移），先天性髋关节脱位保守治疗和手术，螺丝钉治疗小腿骨折，髌骨骨折内缝合术。

1981 年开展的小腿筋膜间综合征手术革新获大同矿务局科研二等奖，断指再植获三等奖，人工股骨头置换术获四等奖。

1983 年开展了新项目股骨颈骨折肌皮瓣移植术。

1984 年孙锡孚自制的骨盆骨折外固定器，率先在全国开展了骨盆骨折外固定架的应用技术，首创国内外骶髂关节骨折脱位闭式加螺钉内固定治疗法，经临床应用，将过去的骨盆骨折残废率由 60% 下降为不足 15%。1984 年孙锡孚研制的骨盆骨折外固定器获山西省科技进步二等奖，1986 年获得全国华佗金像奖，孙锡孚《骶髂关节骨折脱位经皮 AO 钉内固定》论文 1991 年 10 月在天津第二届国际骨科学术讨论会上宣读，《骶髂关节骨折闭式加压钉内固定》论文 1991 年 11 月在第二届中日友好骨科学术交流会、第二届中日友好整形外科学术会上发表。

1985 年开展了人工关节置换技术、膝关节镜在临床上的应用。

1989 年率先在雁同地区开展了胸腰椎骨折脱位或合并截瘫的经椎弓根 RF、Steffee 钢板、AF 内固定技术，脊柱骨病椎体融合器的临床应用技术，脊柱侧弯矫形技术等。

1989 年率先在全国开展了经坐骨结节骨圆针内固定治疗髋臼骨折技术，骨盆骨折髋臼切开复位内固定与外固定架的联合应用技术，下肢骨牵引结合外固定架治疗骨盆骨折，骶髂关节脱位闭式复位空心钉内固定技术，先天性髋脱位的保守及手术治疗，骨盆肿瘤或其他病变所致的骨盆半盆切除手术等。

1996 年 7 月丁龙镇提任骨科主任，骨科在他的带领下经过多年的奋斗，医疗技术水平又有了长足发展。1996 年率先在雁同地区开展了颈椎前路手术及单开门手术，应用颈椎前路钢板内固定技术手术及后路椎弓根内固定技术。

2006 年初，引进美国产等离子刀射频消融微创手术系统，开展髓核成形术（椎间盘突出等离子射频消融），对腰椎间盘突出、椎间盘源性腰腿疼痛的患者能够达到立竿见影的治疗效果，特点是手术时间短、伤口小、疼痛轻、费用低，术后即可下床活动，不需住院、输液，得到了广大患者的认可。2006—2012年共开展了200余例手术，有效率达80%。

2008年开始引进并开展伤口湿性治疗新项目。2010年科室3名护理人员经过外出学习培训，2011年取得国际伤口治疗师资质1人，伤口专科护士资质2人。2011年组建了山西省首个以国际伤口治疗师、伤口专科护士、骨科专家、临床医师共8人为团队的伤口规范治疗小组，填补了山西省专业化、规范化治疗伤口的空白，成功治愈了近500例难治性伤口。伤口湿性治疗较传统换药具有痛苦小、愈合快、成本低、抗生素使用率极大降低的显著特点，尤其是对慢性难愈性伤口、复杂伤口的治疗已不再困难，取得国内领先水平。

2010年4月率先在山西省开展无痛病房，应用无痛治疗新项目，使广大患者在治疗、检查、手术等过程中感到轻松无痛苦，减少了就医患者在治疗过程中的痛苦。无痛病房就是遵照医护密切合作的模式在病人入院后，护士进行无痛理念宣教，对疼痛进行测评并报告主管医生，主管医生复测疼痛级别，科主任及首席疼痛医生选择最佳镇痛方案，观察疗效，必要时请麻醉医生会诊，制定进一步的镇痛方案，以达到减除或缓解疼痛、改善功能、减少药物不良反应、提高生活质量的目的。

骨科由最初单一抢救工伤，为煤矿创伤患者服务，逐步发展为在创伤外科、关节外科、脊柱外科及骨科基础研究等方面取得了很大的成绩，诊疗技术居全国先进水平，部分项目达到国际先进水平。近几年，骨科严格按照等级医院要求，积极完成临床科室和重点专科技术项目，不断开展新技术、拓宽新项目，先后增加新技术新项目40多项，在创伤诊断、治疗、抢救、颈椎病脊髓型手术治疗、人工全髋关节、全膝关节置换，膝关节镜，等离子刀射频消融，扎伊诺夫外固定架治疗跟腱挛、难愈性伤口治疗等技术方面取得了可喜的成绩。同时，还加强国际技术交流，成功举办了国际膝关节镜技术交流学术会，成为以创伤治疗为主的全面发展的大型综合性专业学科。

20世纪70年代以来，骨科涌现出孙锡孚、郭多文、孙玉亭、杜连恒、丁龙镇等一批技术优秀的骨科专家。

骨科2012年全年完成手术1363例，人工股骨头置换手术从1985—2012年底共开展了1600例，人工全髋关节置换术从1989—2012年底共开展了200例，人工膝关节置换术从2005—2012年底共开展了50例。2011年门诊就诊患者为32190人次，2012年门诊就诊患者为39073人次，床位使用率在100%以上。（注：以上数据按三个病区合并统计）。2012年，骨科经山西省卫生厅批准成为朔同地区唯一一家医疗机构和个人资质都具备的可开展关节置换术的专业学科。

2009年等离子刀射频消融治疗颈腰椎椎间盘突出症获同煤科技进步二等奖，2010年膝关节镜手术、人工关节置换技术获同煤科技进步一等奖。科室多次被医院、集团公司、大同市评为先进集体。

骨科现有设备：疼痛治疗仪1台，电动牵引治疗仪2台，骨密度检测仪及骨质疏松治疗仪，等离子刀射频消融系统，C型臂3台，膝关节镜，多功能手术床等。2006年引进美国Jcic公司的Athro-Care 2000射频消融气化系统，均为目前国际上最先进的现代化医疗设备。

（1）医院骨科1965—1986年医疗技术指标见表5-13-8。

表5-13-8　骨科1965—1986年医疗技术指标

年份	床位数（张）	年门诊人次	年住院人数	床位使用率（%）	治愈率（%）	死亡人数	死亡率（%）	出院患者平均住院天数
1965	27				51.1			134
1966	27		976	101.3	50.1	10	9.5	165
1967	27		605		68.0	8	3.7	56
1968			721		76.0	16	2.1	42
1969			860			9	1.0	
1970	90		828		81.8	10	1.2	34
1971	86		792		84.0	9	1.1	33
1972	86		753		81.9	10	1.3	28
1973	86		625	97.8	89.9	3	0.5	35
1974	86	22298	784	85.2	83.1	8	1.0	36
1975	86	32749	894	74.5	84.1	6	0.7	36
1976	86	29165	867	59.1	80.2	13	1.4	27
1977	72		682	62.9	88.2	8	1.2	24
1978	73		743	76.4	87.7	11	1.5	26
1979	73	6591	943	83.7	73.4	16	1.7	23
1980	73	15889	1009	85.1	79.8	19	1.6	23
1981	73	18535	815	85.2	74.3	13	1.6	23
1982	73	24155	987	87.1	79.9	22	2.3	23
1983	73	23293	1022	82.4	83.5	19	2.7	23
1984	103	23753	1181	85.3	82.9	16	1.4	27
1985	103	22727	1191	80.7	77.5	15	1.2	26
1986	103	21122	938	102.8	83.6	11	1.2	29

医院骨科2007—2012年医疗技术指标见表5-13-9。

（2）医院骨科历任科主任、护士长见表5-13-10。

表5-13-9　骨科2007—2012年医疗技术指标

年份	床位数（张）	年门诊人次	日均门诊人次	年住院人次	床位使用率（%）	平均住院天数	年手术例数	治愈率（%）	出院患者平均医疗费（元）	抢救危重患者	抢救成功率（%）
2007	78	16020	55.6	1017	135.1	38.5	830	93.8	5539.00	25	92.0
2008	80	18703	64.9	1068	101.1	31.6	830	94.2	5797.40	11	100
2009	70	22596	78.5	1099	96.1	25.8	904	89.9	6384.70	16	93.7
2010	70	26146	86.9	1260	110.0	21.7	1101	90.6	6368.00	13	100
2011	100	32190	130.3	1514	95.8	22.7	1320	91.9	8277.00	9	88.8
2012	106	39073	155	1656	83.0	19.9	1361	87.8	8650.30	18	100

表 5 - 13 - 10 骨科历任科主任、护士长

任 职 时 间	科主任	副主任	护士长	副护士长
1974 年 2 月—1979 年 3 月		孙锡孚		
1974 年 5 月—1978 年 12 月			赵福祥	
1979 年 3 月—1980 年 10 月	孙锡孚			
1979 年 3 月—1980 年 10 月		郭多文		
1978 年 12 月—1982 年 10 月			毕妙林	
1979 年 6 月—1983 年 11 月				项宝莲
1980 年 10 月—1986 年 8 月	郭多文			
1982 年 2 月—1986 年 10 月			赵秀君	
1983 年 10 月—1990 年 10 月				彭冬梅
1983 年 11 月—1992 年 8 月		崔继先		
1986 年 8 月—1995 年 3 月	孙玉亭			
1986 年 8 月—1996 年 5 月		杜连恒		
1986 年 10 月—1995 年 3 月			薛如清	
1990 年 10 月—1995 年 3 月				于武秀
1994 年 10 月—1996 年 7 月		丁龙镇		
1995 年 3 月—1996 年 7 月				侯静
1996 年 7 月—2009 年 12 月	丁龙镇			
1996 年 7 月—1998 年 4 月				陈彦芬
1998 年 4 月—2009 年 12 月		李喜柱		
1998 年 4 月—2001 年 8 月		陈庆春		
1998 年 4 月—1999 年 6 月				石雯
1999 年 6 月—2009 年 12 月			侯静	
1999 年 6 月—2009 年 12 月			石雯	
1999 年 6 月—2009 年 12 月		崔建平		
2004 年 5 月—2006 年 2 月		贺廷永		
2004 年 5 月—2009 年 12 月		何立斌		

（3）医院显微手外科历任科主任、 护士长见表 5 - 13 - 11。

表 5 - 13 - 11 显微手外科科主任、护士长

任 职 时 间	科主任	副主任	护士长	副护士长
1995 年 3 月—1996 年 11 月	孙玉亭			
1995 年 3 月—1996 年 7 月				于武秀
1996 年 7 月—1999 年 6 月		崔建平		
1996 年 7 月—1998 年 4 月				侯静
1998 年 4 月—1999 年 6 月			侯静	

（一）骨科一病区

骨科一病区成立于 2009 年 12 月，以治疗创伤、脊柱专业及骨科其他病种为主。开放床位 38 张。

骨科一病区目前有医生 5 名，其中副主任医师 3 人；有硕士研究生学历 2 人。

医院骨科一病区现任科主任、护士长见表 5－13－12。

表 5－13－12　骨科一病区现任科主任、护士长

任 职 时 间	科主任	护士长
2009 年 12 月—今	李喜柱	石雯

（二）骨科二病区

骨科二病区成立于 2009 年 12 月，主要以创伤及关节疾病专业的诊治为主。开放床位 40 张，现有医生 14 名，其中副主任医师 4 名。

2010 年以来开展关节镜下手术 50 余例，全膝关节置换 34 例，全髋关节置换 33 例。

医院骨科二病区现任科主任、护士长见表 5－13－13。

表 5－13－13　骨科二病区现任科主任、护士长

任 职 时 间	科主任	副主任	护士长
2009 年 12 月—今	崔建平	贺廷永	石 雯

（三）骨科三病区

骨科三病区成立于 2009 年 12 月，以创伤、手外伤专业及其他病种治疗为主。开放床位 32 张。现有医护人员 19 名，医师 7 名，其中副主任医师 2 名；护士 12 名。

医院骨科三病区现任科主任、护士长见表 5－13－14。

表 5－13－14　骨科三病区现任科主任、护士长

任 职 时 间	主任	护士长	副护士长
2009 年 12 月—今	何立斌	石雯	吴翠英

三、神经外科

神经外科专业于 1986 年 6 月从骨科分离，正式设立大同矿务局第一职工医院神经外科，设床位 33 张，郭多文为第一任主任。并于当年成立重症监护病房（NICU），1994 年被大同市列为重点学科，设有大同市脑肿瘤研究所，2012 年 9 月被山西省卫生厅列为省级重点共建学科。

神经外科现有医生 12 名，其中拥有山西省医学专家、大同大学教授 1 名，主任医师 4 名，副主任医师 2 名，主治医师 3 名，住院医师 2 名；医生中有本科学历 8 名，硕士研究生学历 4 名。护理人员 29 名，其中主任护师 1 名，副主任护师 1 名，主管护师 5 名，护师 3 名，护士 19 名；护理人员中有大学本科学历 5 名，大学专科学历 15 名。

全科开放床位 58 张，其中神经外科专科监护床 5 张，年手术量突破 300 余台。2011 年 7 月，医院将神经外科分为功能神经外科和脑血管病神经外科两个专业科室（护士不分科，仍为一个护理单元）。

神经外科学科的发展已有 50 余年的历史。1960 年医院派郭多文医师到北京神经外科研究院学习神经外科专业，于 1961 年学成归来，在雁同地区率先开展了神经外科专业的诊治工作，是华北地区最早开展神经外科专业的医院之一。20 世纪 70 年代郭多文成为雁同地区著名神经外科专家，山西省神经外科学会会员。颅脑创伤是神经外科急诊，突出表现为急、危、重特点，郭多文提出的治疗原则是血肿清除争分夺秒、骨片减压达颅底，并研发出快速开颅电钻，为手术治疗颅脑外伤赢得了宝贵时间；提出了着力点与中线的矢状夹角定位对冲伤性颅内血肿新的

理论观点，为救治神经外科颅脑创伤做出了突出贡献，培养了一批优秀人才，提高了神经外科的医疗技术水平。在他的带领下，科室团队开展了一系列的国内先进项目：颅脑A超，经皮颈总动脉穿刺造影，Seldinger技术全脑血管造影，气脑造影，脑室造影，脊髓造影等。20世纪70年代，在雁同地区首先开展了脑出血的手术治疗和脑缺血的游离大网膜颅内移植术、颞肌贴敷大脑皮植术，并在大同地区独立开展各种颅脑外伤脑瘤切除手术和脊髓肿瘤的手术治疗。1975年成功进行了不锈钢颅骨修补术。进入80年代神经外科可进行各种颅脑外伤及颅脑肿瘤手术、颅骨修补一次完成手术、颅内矢状窦小血肿的脑血管造影诊断术，1988年成功为一名内蒙古患者摘除6.9厘米×7厘米×5厘米的脑膜瘤。

神经外科专业在各个时期的发展均具有不同时期的专业特点：20世纪60年代初，神经外科专业在学科带头人郭多文的带领下，在雁同地区率先开展专业诊疗工作并积累了丰富的经验，为科室的创立和发展奠定了坚实的基础。20世纪80年代初，率先在同朔地区开展了显微神经外科手术技术及数字减影全脑血管造影、脊髓血管造影技术，能够完成三级医院重点专科要求的技术项目，同时还开展了颅内各部位血肿清除术、经蝶垂体瘤切除术、脑动脉瘤夹闭术、癫痫的手术治疗、脑动静脉畸形切除术、桥小脑角区听神经瘤切除术、鞍区肿瘤切除术、脑室肿瘤切除术、巨大脑膜瘤切除术、颅底斜坡肿瘤的切除术、枕大孔区畸形手术治疗以及高颈段肿瘤、颅眶－颅面沟通肿瘤、三脑室后部肿瘤切除等高难度手术。1981年开展了治疗脑血栓的游离大网膜包脑术，填补了医院的空白。20世纪90年代初在国内率先开展了"硬膜外血肿的钻孔治疗"和

"外伤性脑梗塞的溶栓治疗"，并首次完成了"罕见巨大复发性脑胶质瘤的摘除"（摘除肿瘤重2000克）。1997年6月成功举办了中华医学会神经外科分会神经外科新进展讲习班，中国工程院院士、中华医学会神经外科分会主任委员、北京神经外科研究所所长王忠诚等8名专家学者出席。

进入21世纪以后，神经外科在学科带头人黄建军的带领下，专业技术水平又有了长足发展。尤其是2006年以后与天坛医院、北京大学第一医院、首都医科大学三博脑科医院、宣武医院等密切合作完成4项应用解剖研究，其中3项获奖。与中美脑中风协作组合作已经完成颈动脉内膜剥脱术20余例，进行了50余例颅内动脉瘤、脑血管畸形的介入治疗，开展了锁骨下动脉、颈动脉、椎动脉狭窄的支架治疗。能够开展原发性三叉神经痛、面肌痉挛、顽固性癫痫的手术治疗，持续性植物生存状态的高位脊髓电刺激治疗，痉挛性斜颈等功能神经外科手术，积累了丰富的经验。在治疗各种复杂颅脑损伤方面具有丰富的经验。能熟练应用显微技术开展各类颅内肿瘤、脑动静脉畸形、颅内动脉瘤、颅底畸形脊髓空洞症、复杂性脑脊液修补等显微手术。

2005年与中美脑中风协作组合作成立了大同市脑血管病研究所，并在全省首家开展颈动脉内膜剥脱术治疗颈动脉狭窄。

2006年成立了大同市脑肿瘤研究所，能够开展颅内特别是颅底及脊髓髓内、外各种肿瘤的显微手术治疗。

2007年与北京大学第一医院神经解剖教研室合作进行了基础实验研究，担负了教育部基础医学研究课题"颅面沟通肿瘤的显微解剖研究"。

2008年设立了功能神经外科分支学科，开展了脊髓电刺激治疗持续性植物生存状态，皮层脑电图监测下治疗顽固性癫

痛等手术，已取得了阶段性成果。开展幻肢痛，残肢痛，脊髓损伤后顽固性疼痛，痛性糖尿病性周围神经病的显微神经外科治疗，显微血管减压术治疗三叉神经痛、舌咽神经痛、面肌痉挛。

2008年10月成立了大同煤矿集团有限责任公司总医院中心实验室。

2009年开展了脑干病变的显微手术、脊髓髓内肿瘤等高难度神经外科手术。同年6月由神经外科专家黄建军、主任医师白永文为一名41岁男性脊髓肿瘤患者成功切除了长达48厘米的罕见的巨大巨长脊髓脊外肿瘤。

2009年成立了癫痫治疗中心，并与首都医科大学三博脑科医院合作开展难治性癫痫的外科治疗。与此同时开通北京维康－同煤远程会诊服务中心，解决了同朔地区广大群众"看病贵、看病难"的问题。

近年来，神经外科医生发表神经外科专著3部，在国内最具权威的神经外科专业杂志《中华神经外科杂志》上发表论文10余篇，《中华创伤杂志》《中华外科杂志》《中华儿科杂志》《中华显微外科杂志》发表论文各1篇，省级医学刊物上发表论文50余篇。《三叉神经痛与面肌痉挛微血管减压的显微解剖研究》科研课题获中国煤炭工业科学技术成果一等奖一项，大同煤矿集团科技进步一等奖2项，《桥小脑角功能神经外科显微血管解剖研究》获得集团公司科技进步一等奖，成功举办了华北地区神经外科新进展讲习

班，邀请全国著名神经外科专家、工程院院士王忠诚教授来医院讲学，科室的工作成绩受到了专家教授们的肯定。

2000年9月神经外科在全市率先开展了整体护理服务，提高了全科整体的护理水平。2010年医院全面开展"优质护理服务示范工程"，神经外科作为首批示范试点科室，受到了医院党政和上级卫生部门及患者的好评。2011年5月被山西省卫生厅授予首批优质护理服务示范病区，荣记集体一等功一次。2012年5月被卫生部授予全国123个优质护理示范病区之一，全国第一批优质护理示范病房。

神经外科从建科至今造就了郭多文、杨万澄、黄建军等一批医术高明、医德高尚的专家队伍，同时也造就了一支工作上认真负责，技术上精益求精，为患者服务一丝不苟的优秀护理团队。从建科培养进修医师和护士，实习医师及护士1000余名。

科室现有设备：开颅手术动力系统2套，Mayfield手术头架1套，Leica手术显微镜2台，射频双频双极电凝仪1台、德国蛇牌双极电凝仪1台，MD2000脑立体定向仪1台，脑干诱发电位仪1台，颅内压监护仪1台，美国Drager呼吸机一台，全自动多参数监护仪9台，64通道尼高力视频脑电监测仪2台，术中脑电监测仪1台，WOLF脑室镜1台。

（1）医院神经外科2007—2012年医疗技术指标见表5－13－15。

表5－13－15　神经外科2007—2012年医疗技术指标

年　份	床位数（张）	年门诊人次	日均门诊人次	年住院人次	床位使用率（%）	平均住院天数	年手术例数	治愈率（%）	出院患者平均医疗费（元）	抢救危重患者	抢救成功率（%）
2007	50	3351	11.6	584	108.7	35.2	193	93.2	8142.00	123	83.7
2008	68	3955	13.7	585	86.7	34.7	162	88.3	10449.0	96	88.5

表 5 - 13 - 15 （续）

年 份		床位数（张）	年门诊人次	日均门诊人次	年住院人次	床位使用率（%）	平均住院天数	年手术例数	治愈率（%）	出院患者平均医疗费（元）	抢救危重患者	抢救成功率（%）
2009		58	4692	16.3	524	89.9	34.4	239	82.6	12170.0	97	79.3
2010		58	4713	15.7	552	97.5	26.7	299	76.3	12991.0	90	93.3
2011	神外一	33	1093		131	89.7	42.2	28	82.6	11649.0	10	60.0
	神外二	32	254		150	100.3	36.6	70	66.9	20647.0	31	80.7
2012	神外一	29	3006	11.9	362	92.5	30.4	111	70.3	18667.0	47	85.1
	神外二	29	360	1.43	313	116	36.8	163	68.2	23792.0	68	91.2

（2）医院神经外科历任科主任、护士长见表 5 - 13 - 16。

表 5 - 13 - 16 神经外科历任科主任、护士长

任 职 时 间	科主任	副主任	护士长	副护士长
1986 年 6 月—1991 年 1 月	郭多文			
1986 年 10 月—1996 年 7 月			赵秀君	
1990 年 10 月—1992 年 3 月		黄建军		
1991 年 11 月—1994 年 1 月		杨万澄		
1992 年 3 月—2000 年 9 月	黄建军			
1995 年 3 月—2001 年 5 月		刘培英		
1996 年 7 月—1998 年 6 月			刘翠英	
1998 年 8 月—2001 年 10 月				齐润花
2001 年 2 月—2008 年 10 月		武日富		
2001 年 5 月—2005 年 9 月	刘培英			
2001 年 10 月—2010 年 10 月			齐润花	
2002 年—2010 年 10 月		马 喜		
2008 年 4 月—2010 年 10 月		白永文		
2008 年 5 月—2010 年 10 月		王 勇		
2008 年 10 月—2010 年 10 月	武日富			

（3）中心实验室

医院中心实验室主任见表 5 - 13 - 17。

表 5 - 13 - 17 中心实验室主任

任 职 时 间	副主任
2008 年 10 月—今	马 东

（一）神经外一科

神经外一科于 2010 年 10 月成立，主要是开展以难治性癫痫治疗、微血管减压手术为主的功能神经外科亚专业学。科室现有医生 6 名，其中主任医师 2 名、副主任医师 1 名、主治医师 2 名、医师 1 名；医生中有硕士研究生学历 2 名。2012 年

开放床位 29 张。

医院神经外一科现任科主任、护士长见表 5 - 13 - 18。

表 5 - 13 - 18　神经外一科现任科主任、护士长

任 职 时 间	科主任	副主任	护士长
2010 年 10 月—今	武日富	王　勇	齐润花

（二）神经外二科

神经外二科于 2010 年 10 月成立，是以神经血管外科为主要发展方向，同时对颅脑损伤、颅内肿瘤、脊髓占位等疾病进行治疗的综合性科室。

现有医生 6 名，其中主任医师 1 名、副主任医师 2 名、主治医师 2 名、住院医师 1 名；医生中有硕士研究生学历 2 名、大学本科学历 4 名。开放床位 29 张，不包括与神经外科一病区共用 5 张床位的神经外科专科监护室。

医院神经外二科现任科主任、护士长见表 5 - 13 - 19。

表 5 - 13 - 19　神经外二科现任科主任、护士长

任 职 时 间	科主任	副主任	护士长
2010 年 10 月—今	白永文	马　喜	齐润花

四、心胸外科

医院于 1986 年 6 月 10 日将心胸血管外科专业和心内病区合并成立心脏科。1990 年 1 月心内、心胸血管外科分家成立胸心外科。1992 年 8 月泌尿外科专业划归胸心外科，称胸心泌尿外科。1994 年 2 月，泌尿专业独立建科，胸心泌尿外科改称心胸血管外科。2012 年 11 月 1 日，医院成立血管介入外科，原心胸血管外科所涉及的血管外科病种（包含放射性粒子植入相关业务）划归血管介入外

科。心胸血管外科更名为心胸外科。2009 年被列为大同市重点学科。目前开放床位 27 张，共有医生 6 名，其中主任医师 1 名，副主任医师 2 名；医生中有硕士研究生学历 2 名。护理人员 15 名，其中副主任护师 2 名，主管护师 3 名。

1983 年，医院开始筹备开展低温体外循环心内直视手术的新项目，进行了相关技术人员的培训，并购置相应的医疗设备。第一批派往天津胸科医院进修学习的有李先军、焦世保、张萼云、李翠兰、唐绍勇。首批进修人员返院后，又派王思远、段维娜、丁兴华、刘锡同、王玉英、张彦文、张萍、陆素梅等赴北京阜外医院进修学习。同时购置了上海Ⅲ型人工心肺机 1 台，美国多功能心脏监护仪 1 台，美国鸟牌呼吸机 1 台和成套的心脏外科手术器械。

1984 年初，派麻醉科医生石爱群赴内蒙古乌兰察布盟心脏研究所进修心脏外科体外循环专业。

1985 年初，大同矿务局第一职工医院同北京阜外医院进行了关于心脏外科技术第一次有偿援助的谈判，根据阜外医院的建议，后于 1986 年 6 月成立了大同矿务局第一职工医院心脏科（包括心脏外科和心脏内科）。同年成立了心脏外科动物实验室，配置了相应设备和工作人员，开展了狗的动物实验，总结出了一些低温体外循环下心内直视手术的规律和经验。1985 年 3 月在乌兰察布盟进行了中国医学科学院北京阜外医院同大同矿务局第一职工医院进行有偿援助的第二次谈判，决定当年 8 月由阜外医院心脏外科朱晓东主任带领临床、医技方面的相关技术人员在大同矿务局第一职工医院考察有关心脏外科动物实验的情况，并在大同市举办首期心脏外科学习班。1985 年 8 月，北京阜外医院心脏外科朱晓东主任和十余名临床与医技科室的专家来院，考察了心脏外科

动物实验的开展情况，并举办了大同市首届心脏外科学习班，参加学习班的人员有100多人。同时决定于1985年底前将低温体外循环心内直视手术从动物实验阶段转入临床工作阶段。1985年12月底心胸血管外科在北京阜外医院心脏外科专家带领下为5名患者实施了房间隔缺损和室间隔缺损修补术，是大同地区率先开展低温体外循环心内直视手术的医院，到1991年底共完成了二尖瓣闭式扩张术、动脉导管未闭手术、室间隔缺损修补术、房间隔缺损修补术、二尖瓣膜置换术、主动脉瓣置换术、二尖瓣成形术、深低温低流量体外循环心内直视手术100余例，成功率达98.3%。

1993年下半年开始独立或在北京专家的协助下，相继开展了肺癌根治术、食管贲门癌根治术、纵隔肿瘤切除术、创伤性膈疝修补术、腋下小切口肺大疱切除加胸膜闭锁术、左腋下小切口动脉导管未闭结扎术、急性脓胸扩清术、急性化脓性心包炎扩清术、支气管成形术（肺袖状切除术）、局部浸润严重的肺癌切除术（左心房部分切除）、贲门失迟缓症的Heller氏手术、心包大部切除术（心包剥脱术）、胸壁结核病灶切除术、食管裂孔疝修复术、慢性脓胸胸膜剥脱术、选择性支气管动脉造影化疗药物灌注术。

2000年初科室对大同矿务局42所中小学校，近7万学生进行了先天性心脏病普查工作，查出先天性心脏病患者40余人，近30人在心胸血管外科接受了手术治疗。

2005年底在院领导的支持下，开启了"爱心护心"工程，建立了专项扶贫资金，对接受手术治疗的心脏病患者进行补贴；同时和凤凰万峰心脏中心建立了协作关系，再次启动了心脏外科专业手术治疗工作，先后开展了非体外循环下冠状动脉搭桥术、先天性心脏病的介入治疗、风湿性心脏病联合瓣膜替换术、冠状动脉搭桥加瓣膜替换术、心脏刀刺伤修补术。在胸外科方面，开展了电视胸腔镜下肺大疱切除加胸膜闭锁术，电视胸腔镜下肺叶切除术，晚期肺癌放射性粒子植入术，多发性肋骨骨折、连枷胸的人工骨肋骨钉肋骨内固定术，膈肌膨升矫治术，肺内巨大肺大疱切除术，电视胸腔镜下行双侧自发性气胸的肺大泡切除术，双侧多发性肋骨骨折肋骨内固定术，有的项目达到省内先进水平。在血管方面，2006年5月科室引进了英国DIAMILD激光治疗仪，在大同地区率先开展了下肢静脉曲张的激光治疗；与此同时，用"静脉"带动"动脉"，大规模开展了激光治疗下肢静脉曲张，急性双侧髂股动脉骑跨栓球囊导管取栓术，右髂内动脉瘤腔内覆膜支架隔绝术，主动脉夹层（Ⅲ型）覆膜支架内膜修复术，下腔静脉滤器静脉植入术，下肢动脉硬化闭塞症内膜剥脱术，下肢动脉硬化闭塞支架植入术，下肢动脉硬化闭塞取栓加人工血管转流术，下肢动脉硬化闭塞支架植入加人工血管转流术，慢性髂股动脉栓塞症球囊导管取栓术，右侧颈动脉假性动脉瘤覆膜支架植入术，左侧肱动脉外伤性假性动脉瘤切除血管端端吻合术，左侧锁骨下动脉闭塞支架植入术，下肢动脉硬化血栓形成导管溶栓术，腹主动脉瘤覆膜支架植入术，胸主动脉瘤覆膜支架植入术，肾动脉狭窄球囊扩张加支架植入术，动脉硬化闭塞症腹主动脉-双侧股动脉人工血管移植术。

近年来全科在《中国心血管病研究》《山西医药杂志》《中国煤炭工业医学杂志》等刊物发表学术论文10余篇，部分论文被评为省、市优秀论文。

同煤集团总医院心胸外科2007—2012年医疗技术指标见表5-13-20。

表 5 - 13 - 20　心胸外科 2007—2012 年医疗技术指标

年份	床位数（张）	年门诊人次	日均门诊人次	年住院人次	床位使用率（%）	平均住院天数	年手术例数	治愈率（%）	出院患者平均医疗费（元）	抢救危重患者	抢救成功率（%）
2007	20	828	2.88	376	283.3	18.1	146	65.6	9339.00	20	90.0
2008	20	848	2.94	368	119.0	37.1	153	60.2	11594.0	13	92.3
2009	30	1169	4.06	249	93.0	28.8	222	56.2	10738.0	33	87.8
2010	30	1916	6.37	407	99.7	20.6	313	57.8	11566	26	84.6
2011	40	3445	14	481	77.8	22	310	52.9	13014	21	85.7
2012	27	4234	16.8	486	87.4	21.5	296	51.7	13743	21	85.7

医院心胸外科历任科主任、护士长见　　表 5 - 13 - 21。

表 5 - 13 - 21　心胸外科历任科主任、护士长

任 职 时 间	科主任	副主任	护士长	副护士长
1986 年 8 月—1997 年 8 月	李先军			
1986 年 8 月—1990 年 1 月		王贵云		
1989 年 9 月—1990 年 1 月			纪存祥	
1990 年 1 月—1992 年 8 月			张 萍	
1992 年 8 月—1999 年 7 月			张宪一	
1999 年 10 月—2001 年 10 月				梁立军
2000 年 2 月—2001 年 5 月		石爱群		
2001 年 5 月—今	石爱群			
2001 年 10 月—2009 年 12 月			梁立军	
2008 年 5 月—2012 年 11 月		李雪松		
2009 年 12 月—2011 年 2 月			李 利	
2011 年 2 月—2012 年 5 月			郑美艳	
2012 年 4 月—今			张 芳	

五、泌尿外科

1994 年 2 月，泌尿外科专业从胸心泌尿外科分离，正式成立泌尿外科，当时设置床位 10 张，同胸心泌尿外科合用一个病区，护理工作站仍为一个单元。1996 年泌尿外科病区独立，床位增加到 20 张，护理工作站为独立单元。2006 年初后住院楼装修后，泌尿外科搬至后住院楼一楼西病区，床位增至 30 张。科室现有床位 27 张，医护人员 21 名，其中医生 8 名（副高职称以上 4 名，中级职称 3 名，拥有研究生学历 3 名）；护士 13 名（副主任护师 2 名）。

从建院到 20 世纪 90 年代初，医院没有设置泌尿外科专业学科，也没有专职泌尿外科专业医生，泌尿外科系统患者都属外科病人，最早从事泌尿外科专业的医生

卢春祥主任于 1991 年 8 月退休。泌尿外科成立后，注重科室发展和人才培养，派出多名医生到北京、天津等专科医院进修学习，培养了一批泌尿外科专业人才。建科以来积极开展了一些新技术、新项目，填补了医院在泌尿外科专业方面的多项空白，使泌尿外科在雁同地区占有了一席之地。

2001 年 8 月首次引进了耻骨后保留尿道前列腺切除术新技术，开展前列腺电切和膀胱肿瘤电切等微创手术。2007 年，随着体外震波碎石机、尿动学检查仪、等离子电切镜设备的引入，科室开展了体外碎石和神经膀胱的治疗，截至 2012 年底完成了体外碎石 500 余例，下尿路腔镜手术 300 余例。近几年随着微创腹腔镜技术的应用，2009 年开展了尿道狭窄冷刀内切开术技术的应用，为尿道狭窄患者提供了一种新的治疗途径。2010 年开展了腹腔镜肾囊肿去顶术、腹腔镜精索静脉曲张

高位结扎术。2011 年开展了腹腔镜输尿管切开取石术、腹腔镜肾上腺腺瘤切除术。2012 年开展了腹腔镜肾癌根治术、输尿管镜碎石术、输尿管镜下取石术，标志着泌尿外科腹腔镜技术水平又进入了一个新阶段。

2010 年成立男性病专科组，为男性不育和性功能障碍患者提供规范化治疗，填补了医院的一项空白，使学科建设更加全面。目前，泌尿外科治疗项目逐渐向新的领域拓展，形成了腔镜组、碎石组、尿控组，向着更加精细化的专业领域发展。2012 年门诊量达 11537 人次，年入院人数近 800 人次，年手术量在 300 余台。

全科医护人员近几年在国家、省级杂志上发表论文 30 余篇。

医院泌尿外科 2007—2012 年医疗技术指标见表 5 - 13 - 22。

医院泌尿外科历任科负责人、科主任、护士长见表 5 - 13 - 23。

表 5 - 13 - 22　泌尿外科 2007—2012 年医疗技术指标

年份	床位数（张）	年门诊人次	日均门诊人次	年住院人次	床位使用率（%）	平均住院天数	年手术例数	治愈率（%）	出院患者平均医疗费（元）	抢救危重患者	抢救成功率（%）
2007	20	3304	11.5	391	163.8	28.2	109	56.5	5976.00	4	100
2008	30	4289	11.9	401	106.9	26	149	63.7	5233.80	5	100
2009	30	6242	21.3	461	112	25.2	189	62.6	6727.50	3	100
2010	30	7061	23.5	456	93.4	16.3	220	63.1	6474.00	11	91.82
2011	30	10121	41	639	81.83	14	297	66.9	6876.00	20	90.0
2012	27	11537	45.8	766	119.2	7.22	312	67.7	7247.7	8	87.5

表 5 - 13 - 23　泌尿外科历任科负责人、科主任、护士长

任 职 时 间	负责人	科主任	副主任	护士长	副护士长
1994 年 2 月—1996 年 7 月	侯建平				
1996 年 7 月—2002 年 2 月			侯建平		
1996 年 7 月—2009 年 12 月				张宪一	
2002 年 2 月—2005 年 9 月		侯建平			

表 5 – 13 – 23（续）

任　职　时　间	负责人	科主任	副主任	护士长	副护士长
2005 年 9 月—2008 年 5 月	廖继强				
2008 年 5 月—2009 年 12 月			廖继强		
2009 年 12 月—今		廖继强		张培花	阎东革

六、血管介入外科

血管介入外科专业于 2012 年 11 月 5 日与心胸血管外科分离正式建科，是医院为了顺应目前血管外科专业及微创介入手术诊疗的发展趋势而设立的。目前全科有医务人员 5 名，其中临床医师 3 名、护理人员 2 名，与耳鼻喉科共用一个病区及护理单元，现有固定床位 10 张。导管室拥有影像医师 1 名，护理人员 1 名，承担全院各科放射介入治疗工作。

目前科室拥有美国通用公司数字减影机（DSA）两台，放射性粒子计划系统（TPS）1 台，美国 mick 粒子植入系统 1 套，英国 DIOMED 激光治疗仪 1 台，全自动多功能监护仪 1 台，除颤仪 1 台。

血管介入外科自创建以来，本着高起点、严要求的宗旨，与北医三院建立了良好而稳固的协作关系，在广泛开展血管内及非血管性介入治疗的基础上积极拓展各项新项目、新技术，填补了医院多项介入手术的空白，目前已开展的主要技术项目有：各种恶性肿瘤的导管精确化疗栓塞术，主动脉夹层及主动脉瘤的腔内修复术，布加氏综合征的腔内成形术，复杂下肢动脉硬化闭塞症的介入、手术治疗，各种大出血的栓塞治疗，肾动脉支架植入术，动脉血栓的介入治疗，静脉血栓、肺栓塞的介入治疗，血管瘤的栓塞治疗，子宫动脉栓塞术保宫治疗子宫肌瘤、肌腺症，放射性粒子植入治疗肿瘤，微创治疗下肢静脉曲张。

医院血管介入外科现任科主任、护士长见表 5 – 13 – 24。

表 5 – 13 – 24　血管介入外科现任
科主任、护士长

任　职　时　间	科主任	护士长
2012 年 11 月—今	李雪松	杜翠英

第十四节　妇　产　科

大同矿务局附属医院 1950 年 9 月迁入现址后设立妇产科门诊，但没有单独病区，住院患者归外科统一管理。

1956 年病房独立，设床位 15 张，同年 9 月张立贞从山西医学院毕业分配到妇产科当医生。1958 年床位增至 21 张，1965 年医院住院楼建成，病房搬入前住院楼一层东侧，设床位 31 张。1966 年床位增加到 33 张，1982 年床位增加到 37 张。1994 年 2 月，全院实行二级分科，妇产科为一级科，妇科、产科、计划生育科为二级科，但实际工作仍由妇产科统一管理。2009 年床位增加到 46 张。2009 年 12 月 19 日，妇产科再次分为妇科专业、产科专业、计划生育专业。妇科、产科病区单独管理，翟继芳主任仍全面负责妇科、产科及计划生育工作。2010 年 8 月妇产科列为院级重点科室。2011 年 11 月，妇科、产科正式独立建科，产科仍在前住院楼一楼，开放床位 40 张；妇科搬至原老干一楼，开放床位 30 张。

建院初期妇产科开展项目仅限于人工流产、接产、难产的处理，1953年左右开始推广无痛分娩法。1956年开展了针灸催乳，耳针治疗妊娠呕吐、先兆子痫，输卵管结扎术（以腹式和阴式两种手术方法进行）。据资料记载，1955—1959年6月共做输卵管结扎术111例。20世纪50—60年代，对慢性输卵管炎导致的不孕症，开展了输卵管通气治疗，以及人工流产、封闭疗法治疗乳腺炎等。进入20世纪70年代，坚持开展中西医结合治疗各类型宫外孕疾病，并成功进行了陈旧性会阴Ⅲ度撕裂修补术及子宫肿瘤阔韧带肌瘤等子宫全切除术。

20世纪80年代以后，在学科带头人刘亚俐的带领下，开展了阴道内子宫全切除术，完成了巨大卵巢肿瘤、宫颈巨大肌瘤切除术、宫腔镜检查、子宫及输卵管造影术、恶性葡萄胎及绒癌肺转移的化疗。20世纪90年代，科室开展了产后DIC的诊断及治疗、阴道成形术、子宫内膜异位症的诊断处理及治疗、输卵管吻合、外阴癌手术切除、巴氏腺囊肿非手术治疗等，使妇产科成为大同地区技术全面、条件优越、设施先进、人员技术水平较高的综合性科室。尤其在计划生育方面，做到了3000例绝育术，无一例医疗差错的技术水平。

从建科到20世纪末妇产科造就了张立贞、刘亚俐、赵桂芳等一批优秀的妇产科专家。

进入21世纪，科室陆续派出医生到全国有关医院进修学习，同时外请专家来讲学，观摩手术，举办新知识、新技术讲座等不断提高妇产科的整体水平。2006—2012年科室不断学习新技术，开展新项目，先后开展了子宫脱垂及非脱垂的阴式子宫手术，筋膜外子宫全切，子宫颈癌、卵巢癌、子宫内膜癌根治术及妇科恶性肿瘤化疗，无痛分娩、无痛流产明显减少了患者对疼痛的恐惧，呵护了女性健康；开展了高危妊娠及病理产科的诊治，新式剖宫产，腹膜外剖宫产，产前、产时胎儿监护；开展了羊水栓塞的抢救，产后大出血危重病人的抢救。新生儿窒息新法复苏的应用，使母婴安全得到了保障，危重病人的抢救成功率达99%，多项技术填补了医院的技术空白。腹腔镜技术、微创阴式子宫切除术及宫腔镜下子宫肌瘤切除、畸形子宫矫形手术等，填补了集团公司医疗领域的技术空白，并处于大同市领先水平。筋膜内子宫全切术、无痛分娩术等技术项目获集团公司技术进步三等奖。

医院妇产科1954—1986年医疗技术指标见表5-14-1。

表5-14-1　妇产科1954—1986年医疗技术指标

年份	床位数（张）	年门诊人次	计划生育门诊人次	年住院人次	床位使用率（%）	治愈率（%）	死亡率（%）	出院患者平均住院天数
1954	15	3772						
1955	15	3149						
1956	15	3107		481		91.7	0.7	8
1957	15	3132		622		93.3	0.7	7
1958	21	4115		667		93.6	0.9	7
1959	21	4890		782	80.3	96.4	0.4	7
1960	21	4086		826	83.9	90.2	0.7	7
1961	21	4435		617	60.4	87.7	0.8	

表 5-14-1（续）

年份	床位数（张）	年门诊人次	计划生育门诊人次	年住院人次	床位使用率（%）	治愈率（%）	死亡率（%）	出院患者平均住院天数
1962	21	4721		910	70.6	95.2	0.5	6
1963	21	4328		935	79.7	93.4	0.2	
1964	21	5996		923	94.7	90.6	0	7
1965	31	6145		956		88.0	0.3	10
1966	33	8016		1147	93.5	89.3	0.3	9
1967	33	7957		1042		81.6	0.2	9
1968	33	9636		1114		87.3	0	8
1969	33			1068			0.2	
1970	30	8365		1081	92.3		0.3	8
1971	28	9009		949	91.7		0	8
1972	28	7903		966	92.5		0.3	8
1973	28	6439		905	91.8		0.2	8
1974	28	5343		789	71.4	81.4	0.3	9
1975	28	6030		809	77.9	80.9	0.5	10
1976	28	5326		692	65.6	79.6	0.6	9
1977	25	5858		636	60.2	87.8	0.4	8
1978	24	5942		809	76.6	87.9	0.3	8
1979	24	5615		968	84.6	91.0	0.3	7
1980	24	6762	4353	1152	93.5	85.9	0.6	7
1981	29	9227	5638	1536	97.3	88.0	0.3	5
1982	37	12100		1787	106.4	94.9	0.1	6
1983	37	17042	12689	1624	91.8	94.5	0	7
1984	37	14634	10764	1855	110.8	94.8	0.1	8
1985	37	14688	6500	1677	97.1	92.7	0	8
1986	37	15089	5700	1975	103.2	93.3	0	7

医院妇产科 2007—2012 年医疗技术　　指标见表 5-14-2。

表 5-14-2　妇产科 2007—2012 年医疗技术指标

年份	床位数（张）	年门诊人次	日均门诊人次	年住院人次	床位使用率（%）	平均住院天数	年手术例数	治愈率（%）	出院患者平均医疗费（元）	抢救危重患者	抢救成功率（%）
2007		15125	52.5								
妇科	8			516	172.	8.64	407	96.4	2987	12	100
产科	28			1904	88.4	5.67	1163	99.8	1525.9	9	100

表 5 - 14 - 2（续）

年份	床位数（张）	年门诊人次	日均门诊人次	年住院人次	床位使用率（%）	平均住院天数	年手术例数	治愈率（%）	出院患者平均医疗费（元）	抢救危重患者	抢救成功率（%）
2008		18931	65.7								
妇科	8			548	107	25.9	458	94.4	3132.8	5	100
产科	28			2014	108	9.0	1242	99.4	1493.8	5	100
2009		24475	85								
妇科	20			529	109	8.93	573	92.3	3189.7	13	92.3
产科	26			2054	134	3.82	1386	99.5	1634.2	6	100
2010		28498	94.7								
妇科	20			548	70.4	7.43	626	95.6	2992.39	6	100
产科	26			2245	94.9	3.71	2017	99.2	1757.58	3	100
2011		38615	156.3								
妇科	30			713	48.4	7.52	763	97.2	3379	7	100
产科	40			2484	63	3.52	2416	99.7	1896	9	100
2012											
妇科	29	35564	141.1	1118	75.9	7.23	1316	94.9	3625.3	15	93.3
产科	34	22341	88.6	3312	102	3.35	3140	99.6	1882.6	12	100

医院妇产科历任负责人、科主任、护　　士长见表 5 - 14 - 3。

表 5 - 14 - 3　妇产科历任负责人、科主任、护士长

任 职 时 间	负责人	科主任	副主任	护士长	副护士长
1954 年 9 月—1966 年 10 月	张立贞				
1966 年 10 月—1970 年 3 月					程淑娥
1964 年 6 月—1968 年 9 月				施英杰	
1966 年 1 月—1967 年 6 月	徐席珍				
1967 年 6 月—1968 年 7 月	刘宝德				
1968 年 7 月—1979 年 3 月	刘亚俐				
1972 年 7 月—1980 年 6 月				杨志珍	
1979 年 3 月—1981 年 2 月			刘亚俐		
1981 年 2 月—1984 年 6 月		刘亚俐			
1981 年 5 月—1982 年 10 月				吴晓光	
1983 年 10 月—1988 年 1 月					刘玉春
1983 年 11 月—1989 年 8 月			赵桂芳		
1985 年 7 月—1987 年 7 月				吴晓光	
1988 年 1 月—1996 年 7 月				刘玉春	

表 5 - 14 - 3（续）

任 职 时 间	负责人	科主任	副主任	护士长	副护士长
1988 年 1 月—1998 年 4 月					马桂英
1989 年 8 月—1998 年 5 月		赵桂芳			
1992 年 8 月—1998 年 5 月			董瑞珍		
1998 年 4 月—2011 年 11 月			翟继芳		
1998 年 4 月—2011 年 11 月			张 怡		
1998 年 4 月—2011 年 11 月			于爱萍		
1998 年 4 月—1999 年 9 月				马桂英	
1999 年 9 月—2009 年 6 月				刘玉春	
2002 年 2 月—2011 年 11 月	翟继芳				
2002 年 9 月—2009 年 12 月					倪先平
2008 年 4 月—2011 年 11 月			王 有		
2009 年 12 月—2011 年 11 月				庞尔莲	
2009 年 12 月—2010 年 6 月					武 莉

一、妇科

2011 年 11 月 6 日，妇科、产科正式分科。目前妇科开放床位 29 张，医护人员 22 名，其中医生 9 名（主任医师 2 名、副主任医师 4 名，医生中有研究生学历 3 名）；护士 13 名。

分科后，妇科不断引进新技术、开展新工作，在稳固发展科内先进诊疗技术的同时，根据科里的具体情况，选择技术骨干医师及根据硕士研究生的研究方向，成立学科专业组，组建了专业技术团队，分别有重点地培养腹腔镜微创技术、妇科肿瘤、内分泌、盆底等亚专业的不同类型专业人才，逐步形成了合理的专业技术人才梯队，使妇科的专业技术水平得到了发展和提高。

妇科成立以来除对妇女的一些常见病、多发病、计划生育等常规治疗之外，以发展腹腔镜、宫腔镜及阴式手术为主导的微创手术技术作为自己的追求目标。经过一年多的发展，妇科已由原来的传统开腹手术，发展到以腹腔镜、宫腔镜及阴式等微创手术为主流的手术治疗方法，成功打造了妇科微创特色品牌。一年来共成功开展各种微创手术数百余例，如腹腔镜下子宫手术系列（包括巨大子宫切除术、子宫肌瘤剔除术），卵巢肿瘤手术系列（包括巨大卵巢肿瘤手术、卵巢巧克力囊肿手术），高难度盆腔子宫内膜异位症手术，盆腔粘连松解术，腹腔镜下异位妊娠手术系列，宫、腹腔镜联合手术等，微创手术比例已达 70%；同时阴式手术可开展脱垂及非脱垂性全子宫切除术，盆底重建术，宫颈病变的规范化筛查与治疗。自独立分科以来，开展新技术项目 9 项，8 项技术填补了集团公司妇科领域技术空白，妇科整体技术水平已达全市前列。

在打造微创品牌的同时，还完善了妇科肿瘤、内分泌、不孕症、子宫内膜异位症、盆底重建、畸形矫正等亚专业的规范化治疗，包括腹腔镜联合阴式手术治疗子宫脱垂、宫腹腔镜联合治疗畸形子宫及不孕不育等，为年轻患者成功保留了子宫，受到了患者的好评。

（一）门诊增加新项目3项

（1）2012年为提高服务水平，在门诊工作量剧增的情况下，为解决病人手术中的痛苦，门诊增加了无痛上、取环及无痛诊刮等特色门诊，还开展了可视无痛人流新项目。无痛人流新技术的开展解决了患者流产带来的痛苦，可视无痛人流技术及设备属国内一流。2012年全年手术量达655台次，比2011年翻了一番。同时科室规范了门诊收费标准，将所有门诊手术项目打包收费，严禁多收费、乱收费、收人情费，2012年底门诊就诊人数达36500人次，较分科前增加17000多人次，门诊手术量达4018台次，是分科前门诊手术量的2倍，门诊工作量居全院之最。

（2）2012年开展了宫颈癌筛查工作，每月筛查量由分科前80余人增加到1000多人，全年发现宫颈癌前期病变患者300余人，宫颈癌患者18人。

（3）创建宫颈修复中心。2012年通过开展阴道镜、微波、LEEP刀、宫颈上药等，对宫颈糜烂、宫颈上皮内瘤变等宫颈病变患者进行诊疗和修复，尤其LEEP刀的开展，扩大了病源，解决了患者对宫颈癌前病变的治疗需求，全年共行LEEP刀手术患者达300余人，是分科前的10倍。

（二）病房开展新项目3项

（1）2012年，新开展宫腔镜检查及治疗工作，宫腔镜的开展为功血、月经不调、异常出血及不孕症患者的诊治提供了更科学、更合理、更适合的检查、治疗方法，全年共开展宫腔镜检查及治疗手术1200余台。

（2）创立了以微创技术为主导的特色学科，2012年3月开始独立进行腹腔镜全子宫切除术新技术，共计完成手术120余例。同时，科室把腹腔镜、宫腔镜两种手术有机结合，降低了患者二次手术的风险，一年内开展宫腹腔镜联合手术50余例。2012年共完成腹腔镜手术262台，宫腔镜手术78台，阴式手术16台，一年微创率由原来的20%达到目前的50%。

（3）开展难度较大的妇科恶性肿瘤微创、化疗、介入综合新项目诊治，全年共收治宫颈癌、子宫内膜癌、卵巢癌等恶性肿瘤患者80多人，工作量是分科前的4倍，均运用微创、化疗、介入技术进行了综合治疗，提高了患者的生活质量，延长了患者的生存期。

目前，妇科拥有现代化高科技诊疗设备数台，如美国华莱士LEEP刀、数码电子阴道镜、奥林巴斯宫腔镜、腹腔镜、微波治疗仪、臭氧治疗仪、贝尔森可视人流设备。

医院妇科现任科主任、护士长见表5-14-4。

表5-14-4 妇科现任科主任、护士长

任职时间	科主任	副主任	护士长
2011年11月一今	翟继芳	张 怡	杨云枝

二、产科

2011年11月6日产科正式独立建科。现开发床位43张，医务人员35名，其中医师10名，护士25名，具有副高以上职称10名，有研究生学历2名。

产科成立后，首先在门诊开设了孕妇学校，把母乳喂养的知识及指导、住院指征（如临产先兆）、待产、分娩过程，产后保健，产褥期营养指导告知孕妇及家属；重新严格规范了孕期检查诊疗流程，门诊开展了糖尿病筛查、母儿血型不合的诊治，填补了对妊娠期糖尿病早中期孕妇管理的空白，大大降低了妊娠期糖尿病这种高危因素对母婴健康的危害。为了解决挂号难的问题，开展了预约挂号服务项目，预约挂号率达到60%左右。

建科后对待产室进行了规范化管理，增设了胎心监护中央控制系统，开展了产程活跃期的全程胎心监护工作，也为孕妇整个待产过程中起到了保驾护航的作用，为胎儿在产程中的安全提供了更全面的保障，降低了新生儿窒息率和死亡率。产妇增设导乐镇痛分娩仪，2012年共做镇痛分娩76例，提高阴道分娩率，降低剖宫产率，待产室还配有导乐球、导乐凳。

2012年新建了婴儿洗浴中心，开展院内婴儿的游泳、洗浴、抚触项目，受到了广大家长的好评。

建科后，继续开展新生儿两病筛查，即先天性甲状腺功能低下和苯丙酮尿症，2012年全年筛查率达80%；继续开展了听力筛查，全年共筛查婴儿658例。科室还开展了产妇盆底的康复治疗，对产后42天的产妇进行盆底肌力测定，并进行预防性治疗1个疗程，2012年共做217例，取得了良好效果。

产科独立后，重新制定了各级各类人员岗位职责和行为规范，利用科会多次组织医护人员学习，要求医师、助产师、护士24小时开机，以便到岗应急。

产科根据医院要求加强了医疗质量的管理，提高了妊娠合并症及并发症的诊治水平，如妊娠合并糖尿病、妊娠合并甲亢、妊娠合并贫血、妊娠期高血压疾病等基本上都能得到及时救治。还成功抢救了胎盘早剥、DIC，保留了患者的子宫。阴道分娩由过去大部分使用抗生素药品，现在基本不用，剖宫产术患者严格按照预防用药原则，不超过48小时，有指征一定要做阴道分泌物培养加药敏试验，根据结果及临床指征酌情用药。

医院开展优质服务活动后，产科在开具出生证明做到了及时准确，不拖延、不刁难家属，受到了家属的好评。产科每位医师自己做了名片，出院时发放给患者，接受监督和咨询，对产后2小时内的产妇，科室免费发放红糖水。2012年末在待产区、家属比较集中的地方张贴"拒收红包"标语及"告知书"，科内规定收受红包者，一经核实查实严厉处罚，收一罚十，调离岗位，甚至调离科室。

2012年内发表了国家级论文1篇、省级论文1篇，成功开展了糖尿病筛查、盆底的康复治疗2项科研项目。

医院产科现任科主任、护士长见表5-14-5。

表5-14-5　产科现任科主任、护士长

任 职 时 间	科主任	副主任	护士长
2011年11月—今	于爱萍	王 有	庞尔莲

第十五节　五 官 科

大同矿务局附属医院1950年9月从永定庄矿迁入现址，设牙科、眼科门诊，当时牙科医生为曹子丹，眼科医生为汪经武，护士有王润芝、苏箓。1954年在外科病区增设五官科病房，设床位6张，包括眼、耳鼻咽喉、口腔专业，共有医生四名，与外科同在一个病区，属外科领导。1956年床位增加到12张，1959年床位增加到21张。1965年前住院楼竣工后搬到一楼西侧，床位增加到24张，成为独立的护理单元。1983年床位增至40张。1989年8月，撤销五官科，成立眼科和耳鼻咽喉科，从前一楼搬到前四楼，但仍为一个护理单元。耳鼻咽喉科设床位15张，2000年9月耳鼻咽喉科与眼科合并为五官科,从前四楼搬到后住院楼一楼,开放床位 20 张。2009 年 8 月,医院又一次撤销五官科,将耳鼻咽喉科与眼科分离,但仍在一个病区,一个护理单元,耳鼻咽喉科开放床位 20 张,眼科开放床位 7 张。2010 年 6 月,眼科搬至原老干四楼,与耳鼻咽喉科彻底分开。

建院初期五官科主要对常见病、多发病进行常规诊断及治疗活动,只能做一些常规的小手术治疗。1959 年开展了应用中药黄连碱对慢性上颌窦炎的治疗,还自制简便气管滴入导管,应用气管镜给麻醉药,支气管碘油造影,气管滴入链霉素或雷米封治疗肺结核,气管滴入抗菌素治疗肺脓肿等,都取得了很好的效果。20 世纪 70 年代引进硬质气管镜、食管镜设备及手术器械,开展了鼻息肉摘除术、鼻中隔矫正术、下鼻甲部分切除术、扁桃体摘除术、喉裂开术等手术。1972—1975 年,科室应用中西医结合治疗慢性咽炎 70 例。20 世纪 80 年代,先后开展了鼻侧切开术,食道异物取出术、气管异物取出术、乳突根治术,上颌窦根治术、喉切除术,

上颌骨部分切除术,鼓室成型Ⅰ型、Ⅱ型术。20 世纪 90 年代,开展了全喉切除术、颈阔清手术、腮腺混合瘤切除术、面神经解剖术、甲舌囊肿切除术。2000 年开展了鼻内窥镜鼻息肉摘除术及鼻窦开放术新技术,每年 60 余例。

在眼科专业方面 1959 年开展了白内障摘除术等,20 世纪 60 年代能完成外眼手术、大切口的囊内手术、外伤等手术。20 世纪 80 年代,先后开展了冷冻治疗角膜炎、青光眼小梁切除术、鼻泪吻合术、虹膜部分切除术、晶体摘除术、眼肌手术、眼内磁性异物取出术、眼睑全层切除移植修补术和眶内深部血管瘤切除术等,外请专家可完成视网膜脱离的电凝手术。进入 20 世纪 90 年代,开展了视网膜脱离、结膜囊成型、现代白内障囊外摘除等难度较大的手术。2005 年开展了白内障超声乳化联合人工晶体植入术,每年 100～200 例。

医院五官科 1954—1986 年医疗技术指标见表 5 - 15 - 1。

医院五官科历任负责人、科主任、护士长见表 5 - 15 - 2。

表 5 - 15 - 1　五官科 1954—1986 年医疗技术指标

年份	床位数 (张)	年门诊 人次	年住院 人数	床位使用率 (%)	治愈率 (%)	死亡率 (%)	出院患者 平均住院天数
1954	6	22074					
1955	6	16827					
1956	12	19914	105		9204	0	19
1957	12	14157	142		87.5	0.6	17
1958	20	15444	178		89.3	0	17
1959	21	18178	286	67.1	94.6	0.6	17
1960	21	15832	326	79.6	94.6	0	17
1961	21	13997	197	54.1	96.0	0.5	17
1962	21	13259	243	65.3	96.5	0	17
1963	21	11868	322	74.1	61.5	1.1	17
1964	21	14512	422	97.0	87.4	0	20
1965	24	16874	607		91.6	0.3	11

表 5 - 15 - 1（续）

年份	床位数（张）	年门诊人次	年住院人数	床位使用率（%）	治愈率（%）	死亡率（%）	出院患者平均住院天数
1966	24	17068	628	84.7	92.1	0	12
1967	24	16254	642		94.8	0	11
1968	24	18332	696		95.2	0.1	11
1969	24		682			0.6	
1970	24	21849	727		93.4	0.3	10
1971	24	21940	679		93.7	0.3	12
1972	24	19402	719		89.1	0	11
1973	24	15638	680	80.1	94.7	0.3	10
1974	24	14452	699	79.7	93.2	0.1	10
1975	24	15783	788	86.6	93.1	0	9
1976	24	13529	568	73.3	93.7	0.1	11
1977	21	12375	475	103.4	91.0	0	14
1978	21	12430	552	81.7	93.3	0	14
1979	21	12852	598	99.2	94.2	0	13
1980	25	15040	810	118.6	94.1	0.1	12
1981	25	16691	643	103.9	95.1	0.4	12
1982	25	21869	740	104.7	93.8	0.2	12
1983	40	23221	932	93	95.2	0	13
1984	40	22564	841	95.6	91.1	0	15
1985	40	20922	785	97.2	81.7	0	16
1986	40	16270	716	84.3	85.1	0	17

表 5 - 15 - 2 五官科历任负责人、科主任、护士长

任 职 时 间	负责人	科主任	副主任	护士长	副护士长
1956 年 8 月—1966 年 7 月					付敬文
1956 年 9 月—1966 年 10 月	田乃琛				
1966 年 7 月—1970 年 2 月				丁兰珍	
1967 年 3 月—1970 年		田乃琛			
1970—1978 年	董 贵				
1978 年 3 月—1979 年 3 月	张雅鑫				
1972 年 5 月—1973 年 5 月				赵明秀	
1979 年 3 月—1981 年 2 月			张雅鑫		
1979 年 6 月—1983 年 10 月				付敬文	
1981 年 2 月—1987 年 8 月		张雅鑫			
1983 年 10 月—1998 年 7 月				孙素萍	

表 5 - 15 - 2（续）

任 职 时 间	负责人	科主任	副主任	护士长	副护士长
1983 年 10 月—1990 年 11 月					朱丽华
1983 年 11 月—1989 年 8 月			李剑明		
1992 年 8 月—1998 年 4 月		李剑明			
1998 年 4 月—2000 年 9 月			张立华		
1998 年 4 月—2000 年 5 月			黄振东		
1998 年 8 月—2004 年 2 月					韩中伟
2000 年 9 月—2003 年 4 月			孙洪志		
2003 年 4 月—2009 年 8 月		孙洪志			
2004 年 2 月—2010 年 6 月				韩中伟	
2009 年 12 月—2010 年 6 月					孟居安

第十六节 耳 鼻 喉 科

医院于 2009 年 8 月撤销了五官科，重新设立耳鼻喉科，与眼科、口腔科共设一个护理单元。开放床位 20 张，有医生 6 名、护士 7 名；其中副高职称以上 5 名，医生中有研究生学历 2 名。

2009 年开展了鼻内窥镜下良性肿物摘除术、鼻窦开放术、鼻息肉摘除术，鼻内窥镜鼻息肉摘除术、鼻窦开放术每年

30 余例，并且开展了支撑喉镜下喉部良性肿物切除术。2010 年底开始开展新生儿听力筛查，截至 2012 年底共完成 778 例。

科室现有设备：耳鼻咽喉科诊疗仪 1 台，乳突器械 1 套，支撑喉镜手术器械 1 套，气管镜 1 套，鼻内窥镜器械 1 套，食管镜、电测听检查设备、音叉检查仪等。

医院耳鼻喉科 2007—2012 年医疗技术指标见表 5 - 16 - 1。

医院耳鼻喉科历任负责人、科主任、护士长见表 5 - 16 - 2。

表 5 - 16 - 1 耳鼻喉科 2007—2012 年医疗技术指标

年份	床位数（张）	年门诊人次	日均门诊人次	年住院人次	床位使用率（%）	平均住院天数	年手术例数	治愈率（%）	出院患者平均医疗费（元）	抢救危重患者	抢救成功率（%）
2007		8000	27.8								
2008		8909	30								
2009 年 9—12 月	20	1651	22.3	34	29.2	11.7	17	79.4	2953	1	100
2010	20	11647	38.7	193	31.2	11.2	89	66.7	2431.7	5	60
2011	20	14702	60	296	37.3	9.44	89	65.4	2386	3	100
2012	20	17433	69.2	386	41.9	8	120	76.2	2441.6	5	100

注：2009 年 8 月份前眼科与耳鼻喉科病房同在一个病区（五官科病区）。2007 年病房装修时两科共设床位 16 张，收治住院患者 434 人次，年手术量 173 例；2008 年两科共设床位 37 张，收治住院患者 423 人次，年手术量 195 例；2009 年 1—8 月两科共收治住院患者 397 人次，手术 191 例。

表 5 - 16 - 2　耳鼻喉科历任负责人、科主任、护士长

任 职 时 间	负责人	科主任	副主任	护士长	副护士长
1989 年 8 月—1996 年 7 月			孙辅义		
1996 年 7 月—1999 年 7 月		孙辅义			
1998 年 4 月—2000 年 9 月			杜改转		
2000 年 9 月—2003 年 4 月			孙洪志		
2003 年 4 月—2005 年 9 月		孙洪志			
2005 年 9 月—2009 年 8 月		孙洪志			
2009 年 8 月—今	杜改转				
2010 年 6 月—今				孟居安	

第十七节　眼　　科

医院于 2009 年 8 月 5 日撤销五官科，眼科与耳鼻喉科专业分离独立设两个专业科室，2010 年 6 月眼科搬至原老干楼四楼，眼科第一次单独设立病区和护理单元。现开放床位 20 张，有医生 6 名，其中副高职称以上 3 名，医生中研究生学历 1 名；有护士 7 名，其中副高职称以上 2 名。

眼科现有设备：超声乳化仪、角膜曲率仪、眼科 A 超、眼科显微镜、非接触眼压计、后节显微镜等。

2011—2012 年开展了白内障超声乳化联合人工晶体植入术，每年 200～300 例，还开展了青光眼小梁切除术、眼内容物剜除术、义眼台植入术、眼外伤手术、外眼手术。

医院眼科 2007—2012 年医疗技术指标见表 5 - 17 - 1。

医院眼科历任负责人、科主任、护士长见表 5 - 17 - 2。

表 5 - 17 - 1　眼科 2007—2012 年医疗技术指标

年份	床位数（张）	年门诊人次	日均门诊人次	年住院人次	床位使用率（%）	平均住院天数	年手术例数	治愈率（%）	出院患者平均医疗费（元）
2007		5978	20.7						
2008		6831	23.7						
2009 年 9—12 月	15	8393	29.1	47	271	20.5	46	87.7	4441.3
2010	20	9539	31.7	376	120	9.05	249	85.5	2801
2011	20	12543	51	508	53.9	8.69	355	90.1	3441.6
2012	20	15442	61.2	578	68.4	8.6	388	88.6	3211

注：2009 年 8 月份前眼科与耳鼻喉科病房同在一个病区（五官科病区）。2007 年病房装修时两科共设床位 16 张，收治住院患者 434 人次，年手术量 173 例；2008 年两科共设床位 37 张，收治住院患者 423 人次，年手术量 195 例；2009 年 1—8 月两科共收治住院患者 397 人次，手术 191 例。

表5-17-2 眼科历任负责人、科主任、护士长

任 职 时 间	科主任	副主任	负责人	护士长
1989年8月—1998年4月	李剑明			
1998年4月—2000年9月		张立华		
1998年4月—2000年5月		黄振东		
2010年6月—今			丁 华	韩中伟

第十八节 口 腔 科

大同矿务局附属医院于1950年10月后设立牙科门诊,当时只有牙科医生曹子丹和护士一人。1954年3月田乃琛从北京医学院毕业分配来院,从事牙科专业。1956年9月经大同矿务局党政批准任命田乃琛为门诊部主任兼牙科主治医师,负责牙科工作。1955年开始统计门诊就诊人次。20世纪60年代初牙科医护人员有田乃琛、陈金昌、郭三龙、项启春(女医生)、王月娥(护理员)。20世纪60年代中后期改称口腔科。1970年田乃琛、郭三龙调大同矿务局二医院,周宝贵负责口腔科工作。1989年8月医院将口腔科明确为科级编制,但是没有独立设置病房,一直和眼科、耳鼻喉科共用一个护理单元。

建科初期主要以牙科疾病的治疗为主,承担矿山医疗救护,负责颌面部外伤及颌骨骨折等工伤救治工作。1955—1968年门诊就诊日平均为20余人次。20世纪70年代门诊除开展补牙、拔牙、镶牙等一般牙科疾患治疗外,由于技术和条件限制,只能自己加工一些活动可摘义齿,门诊手术主要以外伤、囊肿摘除为主,日门诊量仍维持在20人次左右。1972—1975年,口腔科采用中西医结合治疗方法,穴位指压拔牙60例。1980年开始随着口腔学科迅速发展,可开展多个新技术项目,

如紫外线灯固化,窝沟封闭防龋技术、光敏复合树脂修复牙体缺损以及唇裂修复术、腭裂修补术等,日门诊量平均在30多人次。从20世纪90年代至今,科室逐渐开展新技术项目数十个,如颌骨骨折切开复位微型钛板固定、种植牙技术、冷光美白、牙脱位即刻再植技术、超声洁牙机行龈上洁治术、口腔正畸等,日门诊量平均40余人次,最高时可达百人。经过60多年的发展,科室规模不断扩大,2006年以后设备更新,技术更加完善,现已发展成为集口腔颌面外科、口腔内科、口腔修复、口腔正畸、口腔种植于一体的综合性科室。

口腔科开放床位8张,有专业技术人员15名,其中主任医师1名,副主任医师4名,主治医师6名,医师2名,技师2名,医生中有硕士研究生学历2名,大学本科学历10名。

科室拥有一流的口腔设备,包括牙科综合治疗椅9台(自设洁牙机、光固化机),种植机1台,数字化牙片机1台,曲面断层机1台,超声清洗机1台,真空高温消毒柜2台,空气循环消毒机5台,高频电刀1台,点焊机1台,无油气泵2台。

目前,口腔科已开展的医疗技术项目分为一般项目、重点项目和特色技术项目三大类。一般项目包括:腮腺肿瘤及浅叶切除术,牙周病诊断、治疗设计及基础治疗,正畸(一般错合畸形的活动、固定矫形器矫治),口腔黏膜病的诊治,磨牙

根管治疗，光固化树脂充填，全口义齿、固定义齿、可摘局部义齿修复等；重点项目包括：牙周系统综合治疗（龈下刮治、根面平整、牙周固定、调牙合牙周手术），固定 - 活动联合义齿修复，种植义齿修复，复杂根管治疗和根尖外科手术等；特色项目主要是微动力拔牙和三维热牙胶根管充填。

医院口腔科 1955—1986 年门诊工作量见表 5 - 18 - 1。

医院口腔科 2007—2012 年医疗技术指标见表 5 - 18 - 2。

医院口腔科历任负责人、科主任见表 5 - 18 - 3。

表 5 - 18 - 1　口腔科 1955—1986 年门诊工作量

年份	门诊人次	年份	门诊人次	年份	门诊人次	年份	门诊人次
1955	3908	1963	6478	1971	11079	1979	7421
1956	5010	1964	8355	1972	10027	1980	8844
1957	6291	1965	9100	1973	8160	1981	9596
1958	8312	1966	9817	1974	8074	1982	11707
1959	8124	1967	9156	1975	8235	1983	11363
1960	6971	1968	9173	1976	7203	1984	12300
1961	7023	1969	不详	1977	7227	1985	12641
1962	7026	1970	9575	1978	7901	1986	10821

表 5 - 18 - 2　口腔科 2007—2012 年医疗技术指标

年份	床位数（张）	年门诊人次	日均门诊人次	年住院人次	床位使用率（%）	平均住院天数	年手术例数	治愈率（%）	出院患者平均医疗费（元）	抢救危重患者	抢救成功率（%）
2007	6	7117	24.7	66	43.7	30	24	90.6	1777.2	1	100
2008	6	8564	29.7	47	50.3	21.5	16	86.7	2544.1		
2009	3	11060	38.4	64	106.	11.7	26	85	2663.2		
2010	3	11397	37.9	77	95.8	16.9	29	68.2	2325	1	100
2011	5	12797	51.8	90	129	26.3	52	88.3	4472		
2012	8	15305	60.3	79	34	11.9	47	84	5107.5	1	100

表 5 - 18 - 3　口腔科历任负责人、科主任

任 职 时 间	负责人	科主任	副主任
1956 年 9 月—1970 年 3 月	田乃琛		
1970 年 4 月—1989 年 8 月	周宝贵		
1989 年 8 月—1995 年 3 月			周宝贵
1995 年 3 月—1998 年 4 月			项廷贵
1998 年 4 月—2003 年 9 月		项廷贵	

表 5 - 18 - 3（续）

任 职 时 间	负责人	科主任	副主任
2002 年 9 月—今			闫立功
2002 年 9 月—2009 年 12 月			周晓波
2009 年 12 月—今		周晓波	

第十九节 皮 肤 科

1955 年 12 月，穆九章从部队转业来医院，医院设置了皮花科门诊，1960 年后改称皮肤科，他一人一直从事皮肤专业到离休。1973 年 7 月—1974 年 7 月，医院派张巨银到山大二医院进修皮肤科专业，皮肤科增加到两人。20 世纪 60 年代皮花科改称皮肤科，一直属于外科领导。当时科室条件简陋，房间狭小，治疗设备较少。据资料记载，20 世纪 60—80 年代年门诊患者为 8000～13000 人次，最高时为 16400 人次。

1985 年皮肤科在大同市率先使用喷雾式液氮冷冻器，并开展皮肤冷冻技术，用于治疗雀斑、传染性软疣、尖锐湿疣、寻常疣、化脓性肉芽肿等疾病。1990 年科室在大同市率先购买 CO_2 激光治疗仪开展治疗寻常疣、跖疣、扁平疣、尖锐湿疣、鸡眼、化脓性肉芽肿、血管瘤、腋臭、老年疣、基底细胞上皮瘤、光线性角化病、表浅的毛线血管扩张等疾病。

1994 年 2 月医院将皮肤科正式设置为一级科室。

1994 年开展了真菌镜检和淋球菌镜检技术，该技术对皮肤真菌感染及淋病患者具有重要的诊断价值。2012 年成立了皮肤病理室，开展了光动力治疗技术项目，可以治疗肿瘤、痤疮、尖锐湿疣等。

目前科室共有医生 5 名，其中有硕士研究生学历 3 名，病房编制床位 6 张，年收治病人 50 多人，2012 年门诊工作量 25573 人次。现有设备包括：多功能皮肤微波治疗仪，德国百康过敏治疗系统，Wood 灯。在国家级及省级期刊发表论文数篇。接收基层皮肤科进修医师数十人。

医院皮肤科 1964—1986 年门诊工作量见表 5 - 19 - 1。

医院皮肤科 2007—2012 年医疗技术指标见表 5 - 19 - 2。

表 5 - 19 - 1 皮肤科 1964—1986 年门诊工作量

年份	门诊人次	年份	门诊人次	年份	门诊人次	年份	门诊人次
1964	8277	1971	不详	1978	5806	1985	16406
1965	8486	1972	不详	1979	6853	1986	12897
1966	12681	1973	6517	1980	8544		
1967	13477	1974	8246	1981	9390		
1968	12772	1975	12451	1982	11460		
1969		1976	10209	1983	13333		
1970		1977	7940	1984	16482		

表 5 - 19 - 2　皮肤科 2007—2012 年医疗技术指标

年份	床位数（张）	年门诊人次	日均门诊人次	年住院人次	床位使用率（%）	平均住院天数	治愈率（%）	死亡率（%）	出院患者平均医疗费（元）	抢救危重患者
2007	6	9334	32.4	54	13.1	16.6	90.2		2710.4	
2008	6	11460	40	42	44.6	22.6	92.8		3349.6	
2009	6	13618	47.2	32	34.4	22.2	89.7		4716	
2010	6	14293	47.5	35	22.4	13.2	77.4	3.23	3347.3	1
2011	6	18899	76.5	46	37.4	15.6	93.9		4277.4	
2012	6	25573	101	61	32.1	11.2	79.1		2721.2	

医院皮肤科历任负责人、科主任见表 5 - 19 - 3。

表 5 - 19 - 3　皮肤科历任负责人、科主任

任职时间	负责人	科主任	副主任
1994 年 2 月—1996 年 7 月	张巨银		
1996 年 7 月—2002 年 2 月			张学良
2002 年 2 月—今		张学良	

第二十节　麻　醉　科

麻醉科正式建科于 1983 年 4 月。现全科共有医护人员 42 名，其中麻醉医师 16 名，护士 26 名；有副高职称以上 4 名，硕士研究生学历 2 名。2006 年 10 月，医院将手术室进行了全面改造，装备了 11 间配置先进的新手术间，其中有 6 个绝对无菌室，4 个相对无菌室，1 个处置室。麻醉科现有德国 drager - primius 麻醉工作站 1 台，Drager 系列麻醉机 8 台，谊安麻醉机 2 台，多功能监护仪 10 台。

医院于 1950 年 10 月设置了手术室，当时只有两个房间，条件十分简陋，只开展一些小手术，如阑尾炎切除、肠梗阻减压、粉瘤、鸡眼等，当时没有专职麻醉医师，施行手术时均由临床医师兼作麻醉，隶属外科领导。1955 年赵铎从汾阳护校毕业来院当了麻醉医生，医院有了第一个专职麻醉医师。1956 年医院在南病区西侧新建了手术室（现医务科、防保科所在地），手术室的条件得到改善。1961 年手术室独立，手术室包括麻醉医生和护士，护士长张淑珍全面负责科室工作。1962 年，焦世保由外科调入手术室做麻醉医师，当时麻醉设备只有两台国产的 103 型麻醉机，没有监测设备和呼吸机，开展一些大型手术只能做人工呼吸，用手操作呼吸囊，血压计只有立式或卧式水银血压计。使用的麻醉剂是全麻药吸入麻醉剂乙醚氯乙烷，静麻药硫喷妥钠、1% 普鲁卡因，肌松药有司考林注射液、管箭毒注射液，局部麻醉药有普鲁卡因、丁卡因、利多卡因。1963 年开展了硬膜外阻滞麻醉，全麻使用乙醚开放点滴吸入至麻醉到三期二级行气管插管闭式循环乙醚吸入维持麻醉，大型手术用 1% 普鲁卡因复合麻醉维持，内加杜冷丁、异丙嗪辅以肌松剂。这一时期尽管人员少，麻醉设备简陋，条件差，但开展手术种类较多，手术量逐渐增加，开展了胃大部切除术、胆囊切除术、门静脉分流脾肾静脉吻合术、食道癌切除吻合术、肺叶切除术、外伤性颅脑损伤大骨片减压血肿清除硬膜外血肿清除术、胸腰椎骨折截瘫减压内固定术、四肢骨折内固定术、宫外孕子宫切除术等。

20 世纪 60 年代末 70 年代初，手术室人员逐渐增加，设备逐步更新，麻醉技术也逐步发展，广泛开展了硬膜外阻滞麻醉，氯胺酮、r－羟基丁酸钠麻醉剂广泛用于小儿手术。1970 年后广泛开展针麻和中草药麻醉；1973 年医院成立了针麻协作组，开始进行针刺麻醉，手术针麻率达 40%。

1980 年开展了氯胺酮、普鲁卡因静脉复合麻醉法。1984 年手术室派人去天津学习心胸外科手术麻醉和体外循环灌注，同时派麻醉医师和器械护士赴北京阜外医院学习，归来后开展了心脏手术。1985 年应用上海 II 型体外循环机施行低温体外循环下心内直视术。1988 年扩建手术室 6 间。

医院于 2006 年 12 月最先在大同市引进了腰硬联合技术，改善了外科及骨科的手术条件。2007 年 7 月，医院被中国煤矿尘肺病治疗基金会授予煤矿尘肺病康复定点医院，麻醉科引进了尘肺病大容量肺灌洗之麻醉技术，属省内领先，填补了大同市的空白。2007 年 8 月，掌握了不停跳冠脉搭桥术麻醉技术，该技术国内先进、省内领先。2007 年 10 月，引进了纤微支气管镜及成像系统，为麻醉提供了便利，同时也填补了大同市麻醉界的空白。2008 年 6 月，科室首次应用轻比重麻醉药新技术，填补了建院以来的空白。同年开始应用新型静脉麻醉药异丙酚、瑞芬太尼、异氟醚。2010 年开始应用喉罩、纤支镜新技术。2010 年主持承办大同市麻醉学术年会。

医院麻醉科 2007—2012 年麻醉工作量见表 5－20－1。

医院麻醉科历任科主任、护士长见表 5－20－2。

表 5－20－1 麻醉科 2007—2012 年麻醉工作量

类 别	2007 年	2008 年	2009 年	2010 年	2011 年	2012 年
常规手术	1693	1910	1964	2321	2557	3690
急诊手术	1464	1384	1604	1576	1818	2346
无痛人流			406	372	337	296
疼痛治疗			685	814	1007	152
合 计	3157	3294	4659	5083	5719	6484

表 5－20－2 麻醉科历任科主任、护士长

任 职 时 间	科主任	副主任	护士长	副护士长
1964 年 6 月—1967 年 3 月			张淑珍	
1967 年 4 月—1970 年 4 月			黄福（负责人）	
1970 年 4 月—1973 年 9 月			张巨银（负责人）	
1973 年 10 月—1984 年 7 月			张蕚云	
1983 年 4 月—1986 年 8 月		焦世保		
1983 年 4 月—1991 年 12 月			张秀兰	
1984 年 7 月—1991 年 12 月				李翠兰
1986 年 8 月—1998 年 7 月	焦世保			
1991 年 12 月—1998 年 7 月			李翠兰	

表 5 - 20 - 2（续）

任 职 时 间	科主任	副主任	护士长	副护士长
1992 年 8 月—1998 年 8 月				张彦文
1995 年 3 月—2000 年 10 月		宋金梅		
1998 年 8 月—2009 年 4 月			张彦文	
2000 年 10 月—2009 年 12 月		段维娜		
2000 年 10 月—今		陈 琳		
2002 年 9 月—2005 年 9 月				王大煜
2008 年 10 月—今		兰日明		
2009 年 12 月—今	段维娜			
2009 年 12 月—2010 年 6 月				张丽茹
2010 年 6 月—今			张丽茹	

第二十一节　急 诊 科

急诊科的前身是急诊室和注射室。急诊室成立于 20 世纪 50 年代中后期，当时急诊室和注射室为一室，诊室挂注射室、急诊室两个牌子，主要工作是注射各种针剂、伤口换药、工伤患者和急诊患者的分诊救治，当时只有 4 名护理人员，老红军牛耀荣为出诊医生，1956 年后段运昌调入任出诊医生。当时不论白天，还是夜间有抢救工伤或急诊病人都是通知有关科室进行处置。1956 年以后马洪儒从矿保健站调回医院，任急诊室和注射室副护士长，之后王振卿、范淑香先后担任过护士长。20 世纪 70 年代急诊室设置了观察床。1986 年注射室有护理人员 9 名，其中护士长 1 名、护士 8 名，并增加了观察床，班次分三班制，负责全院门诊病人的治疗及护理，门诊各科各种注射、洗胃、导尿、灌肠及对观察室病人的病情观察，夜班担负急诊患者的护理。在急诊科成立前急诊室只设出诊医生，没有专科医生。

1986 年门诊大楼建成后，医院于同年 8 月 9 日在急诊室和注射室基础上抽调

部分护士组建了急诊科，任命毕妙林为急诊科的第一任护士长，同年 10 月任命张金鉴为急诊科主任，由各科抽调一名医生到急诊科工作一年，1989 年后改为 6 个月轮换制度。当年急诊科设观察床 20 张，有抢救室、处置室、手术室、治疗室，诊室内外科共用一室，处置室的工作由护士来操作，1989 年改为医生清创处理。当年抢救室的设备有洗胃机一台、心电图机一台、心电监护仪一台、国产鸟牌呼吸机一台。2006 年 2 月，急诊科和 120 急救中心合并，更有利于统一协调管理，有利于急诊患者的抢救。

从 2007 年 8 月开始，急诊科医生由原来的轮换制改为固定制。2008 年医院对急诊科进行了改扩建，在一楼扩建了内科、外科、儿科诊室、抢救室、观察室（原二楼观察室改为血液透析室）、挂号室，增设了抢救设备，使急诊科的布局更加合理，流程更加快捷，抢救工作更加及时。急诊科从 2006 年以后逐步完成了急诊病人的流程改进工作：①改进优化急诊流程，去除不合理环节，编写了医院第一部《急诊抢救流程及预案》；②改造急诊布局设施，使急诊就诊更方便快捷；③购

置先进急救设备,并进行专业培训,专人保管,每周保养,使设备完好率达到100%;④每年对医务人员进行1~2次急救知识技能学习及培训;⑤固定急诊医护人员,使队伍稳定,有利于管理;⑥提高服务质量,增强主动服务意识;⑦设立了急诊导诊工作台,让危重病人急诊就诊全程都有医护人员陪送;⑧加强了救护车管理,接送病人更加及时快捷。通过几年的努力,急诊科不论从规模到设备及人员达到全市第一,在全省急诊领域也属一流。近几年就诊患者逐年增多,病人数量由建科时30人/日增加到现在110人/日。

截至2012年底,急诊科现有工作人员46名,其中主任医师1名,副主任医师4名,主治医师11名,医师2名,主任护师1名,副主任护师4名,主管护师8名,护师4名,护士6名,政工师1名,司机4名。

医院急诊科历任主任、护士长见表5-21-1。

表5-21-1 急诊科历任主任、护士长

任 职 时 间	负责人	主任	副主任	护士长	副护士长
1986年8月—1991年2月				毕妙林	
1986年10月—1991年8月		张金鉴			
1991年2月—1991年8月				刘翠英	
1991年8月—1996年7月				王巍巍	
1991年8月—2001年4月			王通贵		
1991年8月—1996年7月			李俊兰		
1996年7月—1998年4月					施丽灵
1998年4月—2001年2月			武日富		
1998年4月—2001年5月				施丽灵	
2001年2月—2001年5月	张悦新				
2001年5月—2003年4月			张悦新		
2001年5月—2010年6月					梁振艳
2003年4月—2005年9月		张悦新			
2004年5月—2005年7月			王文娟		
2005年7月—2006年7月		王文娟			
2006年2月—2008年4月	王占海				
2006年2月—2007年7月				武翠兰	
2006年2月—今			魏 峰		
2006年2月—今			田 茹		
2007年8月—今				张宪英	
2008年4月—2009年12月			王占海		
2009年12月—今		王占海			
2010年10月—今			史永胜		
2012年4月—今					任玉红

第二十二节　急救中心

1999 年 3 月 15 日，大同矿务局第一职工医院成立急救中心（急救中心由主任、护士长、医生及护士、司机等人员组成），将急诊、ICU、120 救护车组成了一个绿色通道。急救中心主要负责院前急诊患者的救护，同时开通了"120"急救电话。李素萍任急救中心副护士长，魏峰任 120 救护车队长，副院长郁林杰兼任急救中心主任，2000 年 2 月刘俊伟任急救中心副主任。2001 年 8 月，120 救护车归急救中心。2004 年 11 月 18 日，国家矿山医疗救护中心大同分中心在医院挂牌。2006 年 2 月撤销急救中心，人员、救护车归属急诊科。

医院急救中心历任主任、护士长见表 5-22-1。

表 5-22-1　急救中心历任主任、护士长

任职时间	副主任	护士长	副护士长
1999 年 4 月—1999 年 10 月			李素萍
1999 年 10 月—2006 年 2 月		武翠兰	
2000 年 2 月—2001 年 8 月	刘俊伟		
2001 年 8 月—2006 年 2 月	田　如		

第二十三节　预防保健科

大同矿务局附属医院于 1951 年 3 月设置了卫生室，专门管理各矿保健站，全局流行病的防治和全局爱国卫生工作。新中国成立初期，大同矿区伤寒、回归热流行，医院责成专人深入矿区宿舍，接种伤寒疫苗，喷洒六六六、奎宁进行灭虱，并开展卫生知识宣传教育，使上述传染病得到了控制。20 世纪 50 年代，矿区经常发生的传染病有十多种，冬春以麻疹、百日咳、流脑、猩红热为主，夏秋则以痢疾、伤寒、副伤寒、传染性肝炎为主，有时还爆发流行性感冒、小儿麻痹、斑疹伤寒等。1951 年，医院内科开始收治肺结核病人。1953 年，全局开展了 3 次大型卫生活动，配制大量的敌敌畏、六六六粉，对食堂、理发所、澡堂、托儿所、单身宿舍等进行消毒。20 世纪 50 年代中期，卫生处劳动卫生组负责全局食堂卫生、饮水、环境卫生管理等工作。1955 年 4 月，全局九个矿（厂）发生流感，4 月 6 日—5 月 10 日共发生 2599 例，职工占 85.9%。为此，医院设置了隔离病区，收治传染病患者，并派出医务人员指导各隔离所、各单位成立临时防疫委员会，设立临时隔离所，采取对发病患者进行隔离治疗、护理，公共场所用漂白粉消毒，易感人群服用钙克斯等措施，两周后流感得以控制，之后逐渐停止流行。1960 年开始贯彻饮食卫生"五四"制。

新中国成立初期，医院开始施行预防接种。1951 年起推行鼠疫菌苗、伤寒疫苗、霍乱混合疫苗、牛痘疫苗、卡介疫苗、百白破混合疫苗等预防接种。是年，全局 360 人接种牛痘疫苗。1952 年有 500 多人接种牛痘疫苗。1956 年，传染病防治重点是痢疾、麻疹、流行性感冒，防治措施主要是服用紫草根（粉），注射胎盘球蛋白、百日咳菌苗、伤寒菌苗，接种牛痘疫苗，使用赤痢多价噬菌体。1957 年制止了永定庄岩岭地区长达 5 年之久的痢疾流行。1962 年 10 月 29 日，大同矿务局第二中学发生猩红热传染病，到 12 月 20 日共确诊 169 例，医院在大同市防疫站配合下，采取了隔离消毒、口服磺胺类药物、清洁消毒卫生治理等综合措施，控制了猩红热的流行。1965 年，新平旺、煤峪口地区发生流行性脑脊髓膜炎 85 例，医院采取了有效措施使疫情得以控制。20

世纪 60 年代，对全局新生儿普遍接种了牛痘疫苗预防天花。1967 年医院和卫生处分家，医院成立了防疫办公室，专门负责平旺地区的卫生防疫工作。

1987 年 4 月，医院撤销防疫办公室，成立预防保健科。刚成立时只有两名工作人员。1988 年初增加到四名，主要负责平旺地区的计划免疫、儿童保健、传染病传报及医院内部的卫生检查监督、消毒、健康教育和妇保工作。

2011 年秋，从儿科病区搬到现址。2012 年科室占地面积 120 平方米，设备有冷藏柜 2 台、冷冻柜 1 台、冰箱 1 台、小冰箱 5 台、婴儿床 2 张、电脑 2 台、打印机 2 台、成长体重计 2 台、儿童体重秤 1 台、婴儿电子秤 1 台，全科有医护人员 8 名，其中副高职称以上 4 名，有硕士研究生学历 1 名。

2009—2012 年的主要工作：

（1）计划免疫工作，科室对所管辖地段内出生的新生儿进行免疫接种。2009—2012 年，对属于所管辖地段内出生的新生儿进行免疫接种，并建立了计免接种卡和接种本。四年共建卡 3489 人，其中发放糖丸 1248 粒，接种百白破 1269 针次，麻疹 349 针次，乙肝疫苗 9 针次，乙脑 348 针次，A 群流脑 587 针次，甲肝 223 针次，麻风 282 针次。还有计划地组织了四次补接种，共接种麻疹 300 余人，同时开展了大型疫苗接种即麻疹和脊髓灰质炎糖丸的强化工作，无一例差错发生。

（2）儿童保健工作，对所管辖地段内儿童进行系统管理。2009—2012 年建档人数达 318 人，儿童体检数达 337 人次，还开展了儿童卫生保健科学知识的宣教工作，2012 年全年咨询人数达 500 多人次。

（3）传染性疾病管理工作，严格执行《传染病防治法》和《网络直报制度》，做到及时、准确地进行传染病网络直报。2009 年全年网络直报各种传染病 1478 例，2010 年全年报告传染病 1273 例，2011 年全年报告传染病 1315 例。2012 年全年共报告传染病 1662 例，其中乙肝及携带者 776 例，丙肝 100 例，甲肝 6 例，未分型肝炎 2 例，梅毒 200 例，结核 93 例，细菌性痢疾 13 例，流行性腮腺炎 194 例，猩红热 98 例，手足口病 122 例，布鲁氏菌病 14 例，伤寒 11 例，水痘 22 例，HIV 阳性 4 例，淋病 2 例，风疹 3 例，其他感染性腹泻 2 例。

（4）健康教育工作，从 2006 年开始每季度进行门诊和病房的卫生科普宣教，每年主办健康教育四期，发放宣传资料 10000 余张，并根据问卷调查结果进行效果评价。

（5）妇保工作，按妇幼保健管理常规做好孕期检查首诊负责制，及时准确填写妇保手册，做好高危产妇的筛查工作和按时完成各项报表的呈报。

医院预防保健科历任科长、副科长见表 5-23-1。

表 5-23-1 预防保健科历任科长、副科长

任 职 时 间	科长	副科长
1989 年 8 月—1993 年 3 月		霍秀芬
1993 年 3 月—1995 年 3 月		陆素琴
1995 年 3 月—1996 年 5 月	陆素琴	
1995 年 3 月—1998 年 6 月		张应娟
1996 年 7 月—2003 年 4 月		王月莲
2003 年 4 月—2005 年 11 月	王月莲	
2007 年 8 月—2009 年 7 月	禾常青	
2009 年 7 月—2009 年 12 月	郑霞平（兼）	
2009 年—今		宋建芳

第六章 医技科室

第一节 功能检查科

1957 年，大同矿务局附属医院选派内科医师乐兰芳赴湖南湘雅医院学习心电图，学成归来后在内科病房兼职做心电图，是大同市第一家开展心电图的医院，当时大同市属医院都来医院请乐兰芳做心电图和会诊。1961 年医院成立心电图室，配备了心电图机（工业用 A 型超声机），当时工作人员只有史启义 1 人，后来增加了穆富贵，归内科领导。20 世纪 70 年代以后，人员增加了陈政策、田润华、庞月英，仍归内科领导。1984 年成立功能检查室，包括心电图、脑电图、B 超、肌电图、内窥镜和肺功能室，为独立建制。1987 年 5 月改称功能检查科，增加了呼吸机、血气分析项目。1992 年改称物理诊断科，包括心电图、动态心音图、脑电图、肌电图、脑血流图、内窥镜室、肺功能室，B 超室划归影像诊断科，血气分析划归检验科。2001 年 5 月 15 日超声独立设科，改称超声医学科。2009 年 12 月，撤销超声医学科，恢复功能检查科。功能检查科分为超声专业组和物理诊断专业组两组。超声专业组分为门诊超声、病区超声、急诊超声、TCD 室四个诊区，另外还配备了床旁超声仪一台，年均检查约 10 万人次；物理诊断专业组分动态心电图室、脑电图室、肌电图室及无创心功能室。医院超声专业组和物理诊断专业组 2008—2012 年工作量对比图如图 6－1－1 和图 6－1－2 所示。

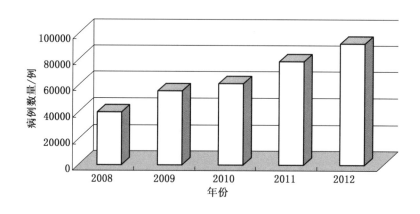

图 6－1－1 医院超声专业组 2008—2012 年工作量对比图

功能检查科是以诊断为主，兼以部分超声治疗项目的综合性医技科室，为雁同地区的知名专业学科，2009 年 9 月被大同市评定为医学重点学科。

功能检查科主要开展的诊断治疗技术项目有：腹部超声、心脏超声、周围血管

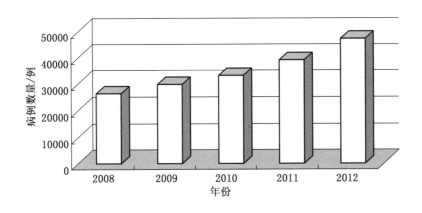

图6-1-2　医院物理诊断专业组2008—2012年工作量对比图

及浅表器官超声检查、妇产科超声、腔内超声、介入超声、超声造影、术中超声，心电图、动态心电图、TCD、脑电图、无创心功能等。2012年1月开展了经直肠超声引导前列腺穿刺活检，2012年8月开展了肝肿瘤射频消融。开展的项目为二维超声、三维超声、腔内超声、介入超声、超声造影（肿瘤超声造影及右心声学造影）、经颅多普勒超声、无创心功能、诱发电位。科室不断改进工作方法，尽力满足临床工作需要，紧跟本领域发展动态，创造性地引进新技术、新项目，与时俱进，以精湛的技术、优质的服务在业界声誉卓著，效益良好。

介入超声为科室特长，达到省内先进、本地一流水平。经食道超声心动图，

腹腔肿瘤超声造影剂成像技术，胃肠道超声检查新方法，超声引导下肿瘤穿刺活检，超声引导下置管引流或注入药物、硬化剂治疗，经阴道、直肠超声检查技术，产前胎儿先天性胎儿畸形筛查，先天性心脏病伞堵术中监测，右心声学造影均开本地应用之先河。

科室2012年底有医技人员26名，其中副高职称以上人员4名、主治医师10名；有硕士研究生学历3名、在读硕士研究生1名。

科室有国产、进口设备17台，超声专业配有经食道超声探头、经阴道直肠两用腔内探头和穿刺引导架。

医院功能检查科2007—2012年工作量见表6-1-1。

表6-1-1　功能检查科2007—2012年工作量

项　　目	2007年	2008年	2009年	2010年	2011年	2012年
腹部超声	14001	21882	26747	35591	48737	69541
心脏超声	12144	13911	21949	23793	27260	18805
TCD	1145	971	988	1327	1568	2573
心电图	15079	19437	21780	24641	28545	36418
脑电图	600	575	727	625	677	635
心功能测定	512	440	485	162	160	199
动态心电图	430	504	494	669	766	711

医院功能检查科历任科主任、副主任
见表6-1-2。

表6-1-2　功能检查科历任科
主任、副主任

任 职 时 间	科主任	副主任
1961年—1984年（心电图室）	史启义（负责人）	
1984年2月—1992年7月	史启义（负责人）	
1992年1月—1999年5月	穆兆铭	
1992年8月—2000年6月		李海鸣
1995年3月—1998年4月		周秀芝
1998年4月—2004年12月		魏力平
2001年5月—2006年9月		马青琳
2001年5月—2008年12月		王 红（主持工作）
2002年2月—2004年6月		孟云霞
2008年12月—今		栗全玲
2008年12月—今	李海鸣	
2010年10月—今		王晓宇

第二节　医学影像科

大同矿务局附属医院于1951年3月设立X光室，当时只有一台50毫安X光机（图6-2-1），医院的第一代放射人员是负希亭、李登煌。1952年医院安装一台SHIT牌100毫安X光机。1954年前人员增加了薛文华、贾宝珍、赵忠南。1955年医院购置一台匈牙利500毫安大型X光机，是医院的第一台大型设备。1957年前X光室人员增加了谷明正、张振海、时忠诚，当时理疗的吕克争归放射室领导，负责人是负希亭。1962年改称放射科。20世纪60年代以后放射科逐步引进各种大中小型X光机，放射科在人员、设备、规模上不断发展和壮大。1988年建立CT室，1992年8月6日成立影像诊断科（放射、CT、B超），1992年2月成立介入放射室。2001年5月B超室划归物理诊断科，2003年成立核磁共振室。2009年12月，更名为医学影像科。

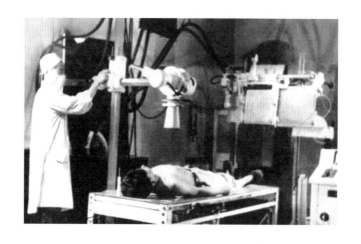

图6-2-1　建院初期安装的X光机

在技术方面，从建科到20世纪60年代，只能开展全身各部位摄影及床旁照相和断层摄影。20世纪70年代，开展了胆囊、胆道（经皮肝穿胆囊造影）、膝关节充气、腕关节、静脉肾盂、胃肠道造影。1983 年开展了双重气钡造影和小肠插管气钡造影。1990 年开展了支气管造影。1992 年开展了近红外线乳腺疾病诊断。1993 年开展了心脑血管等特殊造影、肝癌区域性灌注化疗及检查术、支气管动脉灌注化疗术、数字减影血管造影。1994 年开展了颅内血管病变的检查治疗。1995 年开展了二尖瓣球囊成形术。1998 年开展了肺及腹部介入取活检技术。2001 年开展了食管狭窄扩张术＋支架置刀术。2005 年开展了心脏介入治疗。2006 年开展了周围血管成形术。2008 年开展了动脉导管未闭粘堵术。2012 年 1 月开展了乳腺钼板摄影和口腔全景摄影（成人、儿童）。

医学影像科现已发展成为一个能够担负本地区和跨地区多种影像检查与诊断，拥有介入放射学专业，融医疗、教学、科研为一体的现代化医学影像学科。2006 年以来，医院不断投入先进设备，诊断水平有了进一步提高，为临床治疗提供了保障。现已成为技术精湛、设备先进、服务优良的专业学科，在大同地区医学影像检查诊断及介入治疗方面处于领先地位。

截至 2012 年底，科室有工作人员 40 名，其中硕士研究生学历 4 名，本科学历 17 名，大专学历 4 名，中专及以下学历 15 名；副高职称 7 名，中级职称 16 名，初级职称 11 名，科内人才梯队配置合理，全科分普放、CT、MR、介入诊疗四个专业组。

医院医学影像科历年来影像设备一览表见表 6－2－1。

表 6－2－1 医学影像科历年来影像设备一览表

名 称	规格型号	产地	使用日期	备注
X 光机	50MA 移动	美国	1951 年	报废
X 光机	100MA 移动	捷克	1952 年	报废
X 光机	500MA 移动	匈牙利	1955 年	
X 光机	KC－400MA	上海	1966 年	报废
X 光机	TUR－350MA	德国	1978 年	报废
X 光机	200MA	北京	1979 年	报废
乳腺摄影机	30MA	上海	1981 年	报废
X 光机		四川内江	1983 年	报废
X 光机缩影机	110mm×110mm	捷克	1983 年	报废
X 光机	800MA	捷克	1983 年 8 月	报废
X 光机	DT－FV500MA	日本东芝	1986 年 7 月	报废
全身 CT	DRH－2	德国	1988 年 12 月	报废
日本岛津 X 光机	1250MA	日本岛津	1989 年 12 月	报废
X 光机诊断机	F99－ⅡA	北京万东	1992 年	报废
红外线乳腺诊断仪	DEC－L	北京	1993 年 12 月	报废
移动电容 X 光机	FC－125	山西	1995 年 1 月	报废
X 光机	FSK302－1	北京万东	2000 年	报废
X 光电视透视机	CX－YT100	四川内江	2001 年 6 月	报废
移动 X 光机	mu125p	日本岛津	2001 年 11 月	

表 6 - 2 - 1（续）

名 称	规格型号	产地	使用日期	备注
磁共振成像系统	SYNYOMR2002B	西门子	2002 年 1 月	
移动 X 光机	POLEMO311	西门子	2003 年	
DR	飞天 6000	GE 公司	2006 年 2 月	
血管造影机	LCE +	GE 公司	2006 年 3 月	
深部 X 光机治疗机		北京	未安装	
CR	柯达 850	柯达公司	2006 年 3 月	
数字血管造影机	LEC +	GE 公司	2007 年	
胃肠造影机	Zs - 30	日本岛津	2007 年	报废
螺旋 CT 机	DXI	GE 公司	2007 年	
64 排螺旋 CT 机	LISPEDCCT	GE 公司	2007 年	
X 光机	fSK302 - 1	北京	2007 年	报废
DR 数字摄影机	ALOICTI	GE 公司	2007 年	
X 光机	F99 - 2A	北京	2007 年	报废
X 光机	玲珑 6000	GE 公司	2007 年	
移动 X 光机	MU125P	日本岛津	2007 年	
数字胃肠机	BSX - 150B	日本岛津	2007 年	
64 排 CT	LIGHTSPEED VCT	GE 公司	2007 年	
乳腺钼靶机	Performe MCF - 110	GE 公司	2008 年	
乳腺钼靶机	MGF - 110	芬兰	2010 年	
电视遥控透视机	BGL - 30000	四川内江	2010 年	
DR 数字摄影机	ALOICTI	GE 公司	2010 年	
数字平板血管造影机	Optima3100	GE 公司	2012 年	
牙科曲面全景 X 线机	CranexD	芬兰	2012 年	
双排螺旋 CT 机	BrivoCT - 325	GE 公司	2012 年	

医院影像医学科 2007—2012 年工作　量见表 6 - 2 - 2。

表 6 - 2 - 2　影像医学科 2007—2012 年工作量

年度	放 射 科				CT 室				介入放射	
	透视	平片	照影	乳腺钼靶	头部平扫	头部强化	体部平扫	体部强化	介入治疗	血管造影
2007	7168	21454	174		7636	157	5561	430	346	
2008	8158	24223	196		6751	611	5648	616	316	85
2009	11675	30383	498	193	7824	245	6906	706	302	253
2010	9078	38215	282	230	10860	1358	7633	1494	301	285
2011	11878	40756	262	171	13981	808	10377	1433	355	320
2012	12466	46207	370	308	16163	943	13214	1385	478	477

医院医学影像科历任负责人、科主任见表6-2-3。

表6-2-3 医学影像科历任负责人、科主任

任职时间	负责人	科主任	副主任
1951年3月—1966年	负希亭		
1966年2月—1968年9月	李登煌		
1968年9月—1970年3月	曹洪杰		
1970年7月—1981年2月	负希亭		
1981年2月—1984年8月		负希亭	
1981年11月—1984年8月			梁凤桐
1984年7月—1986年8月			时宗诚
1986年8月—1996年12月		时宗诚	
1986年10月—1996年7月			刘锡同
1989年9月—今			冯凭
1995年3月—今			闫保堂
1996年7月—今		刘锡同	
1998年4月—今			李和平
1998年4月—2004年12月			吴景利
2002年2月—今			李国锋

第三节 医学检验科

大同矿务局附属医院建院时没有医学检验专业人员和设备。1951年1月,张珣调入,医院建立化验室,当时有显微镜1台,检验师只有张珣一人。1955年6月以后颜登弟、张莉、段桂春调入化验室。1957年初建立了血库。1957年6月增设病理室。化验室从建立到正式建科前张珣、颜登弟、段国珍分别负责。1972年7月医院正式设立了检验科,并分了门诊、住院病区化验室,任命段国珍为科副主任。从创建初期到1985年,检验科的设备不断增加,有显微镜10余台、电冰箱、

光电比色计、水浴箱、电烤箱、细菌培养箱、CO_2测定仪、火焰光度计等。1992年8月6日,医院将病理室与检验科分离,建立病理科。2010年10月,医院又将血库与检验科分离,建立输血科,检验科改称医学检验科。

1986—1989年,检验科仪器增加了PC603和PC703血细胞计数仪、急诊全血分析仪、贝克曼单通道全自动生化分析仪、奥立龙K和Na测定仪、低温冰箱、尿干化学测定仪、ABL-3血气分析仪;1990年,增加了F-800两分类血细胞计数仪;1998年,增加了东芝40全自动生化分析仪;2003年,增加了KX-21三分类血细胞计数仪;2006年,增加了东芝120全自动生化分析仪;2007年,增加了CA1500全自动血凝仪;2009年,增加了贝克曼全自动化学发光仪、ABX120全自动五分类血细胞分析仪、时间分辨测定仪、血黏度测定仪、尿沉渣分析仪、血沉测定仪;2010年,增加了西门子流水线、微生物分析仪、特种蛋白仪。

医学检验科从建院时的三大常规检查发展到现在的生化、免疫、细胞、微生物、临检、PCR六个学科300多个项目。目前,科室设置了生化室、细胞室、PCR室、细胞室、免疫室、临检室六个专业组。2012年开展了巨细胞病毒IgM、IgG抗体检测,EB病毒抗体检测,抗布鲁菌抗体测定,结核杆菌DNA检测和B型心钠素测定。医学检验科已成为大同市医学检验设备最先进、检验项目较为齐全的专业学科。

截至2012年底,全科共有工作人员22名,其中副高职称6名,中级职称9名,检验师4名,检验士1名,医师2名。

医院医学检验科医疗设备一览表见表6-3-1。

表6-3-1 医学检验科医疗设备一览表

序号	设备名称	规格型号	检验项目	数量	使用日期
1	电热恒温水浴箱	DR-HW-1			1983年1月
2	显微镜	BAUSCH	镜检		1983年1月
3	电热恒温水浴箱	DR-HW-1			1983年1月
4	显微镜	LOMB			1983年1月
5	电冰箱	BYD202		2台	1986年4月
6	显微镜	CHC-212			1986年10月
7	电冰箱	BYD202			1990年7月
8	电冰箱	BCD-181B			1994年4月
9	电冰箱	BCT-222	贮血		1995年4月
10	显微镜	CHK			1996年2月
11	显微镜	CHL-212	镜检	3台	1997年2月
12	电冰箱	BCD-222			1999年11月
13	电冰箱	BCD-222B			2000年9月
14	尿液分析仪	H-100	尿常规		2004年8月
15	尿液分析仪	H-100	尿常规		2004年8月
16	离心机	LT-04A	离血		2005年8月
17	全自动血球计数仪	KX-21N	血常规		2005年9月
18	全自动生化分析仪	TBA-120			2006年1月
19	全自动血凝分析仪	CA-1500			2006年9月
20	全自动电解质分析仪	Easglyteplus			2006年9月
21	血气分析仪	MEDICA			2006年9月
22	电热恒温培养箱	SKP-02B			2006年12月
23	多参数血气分析仪	opTⅠCCA			2007年11月
24	生物安全柜	BSC-1360ⅡB2			2008年3月
25	生物安全柜	BSC-1360ⅡB2			2008年4月
26	全自动化学发光分析仪	ACCESS2			2009年2月
27	全自动五类血细胞分析仪	PENTRA120RET	血常规		2009年2月
28	血沉分析仪	ZC-400	血沉		2009年2月
29	全自动血流变仪	ZC-600			2009年2月
30	血沉分析仪	ZC-400			2009年2月
31	时间分辨前处理	EFFICUTA			2009年6月
32	时间分辨荧光仪	ANYTEST			2009年6月

表 6-3-1（续）

序号	设备名称	规格型号	检验项目	数量	使用日期
33	全自动洗板机	SYM-810			2009年6月
34	震荡仪	SYM-810			2009年6月
35	离心机	600B			2009年7月
36	离心机	600A			2009年7月
37	离心机	600B		2台	2009年7月
38	冷藏箱	SC-287		2台	2009年8月
39	电冰箱	IGNIS			2009年9月
40	CO_2 培养箱	WT-2-160			2009年9月
41	生物安全柜	BSC-1100			2009年11月
42	全自动血液分析仪	ADVIA2120	血常规		2009年12月
43	离心机	G16			2009年12月
44	高速离心机	G20			2009年12月
45	高速冷冻离心机	R16			2009年12月
46	电冰箱	BCD-203		2台	2009年12月
47	恒温金属浴				2009年12月
48	荧光定量PCR	SLAN			2009年12月
49	全自动生化分析仪	ADVI1800		2台	2010年1月
50	样品管理器、轨道	ADVIAWORKCELL、V2YSA CELL		1套	2010年1月
51	全自动化学发光分析仪	ImmuLIFE2000			2010年1月
52	全自动化学发光分析仪	ADVIA centaurxp			2010年1月
53	全自动特种蛋白仪	BN Pro spec		2台	2010年1月
54	微生物鉴定及药敏	UaIK Auay40s1			2010年1月
55	冷藏箱	SC-289		2台	2010年1月
56	去离子水机				2010年1月
57	冷藏箱	Sc-287		6台	2010年1月
58	冷藏箱	SC-287		2台	2010年1月
59	尿沉渣仪	LX-5000	尿常规	2台	2012年1月
60	尿液分析仪	H-300	尿常规	2台	2012年1月
61	酶标分析仪	RT-600			2012年2月
62	高压消毒锅	LMQC			2012年6月
63	糖化血红蛋白仪	D-10			2012年11月
64	血沉分析仪	VITAL	血沉		2012年12月

医院医学检验科 2007—2012 年工作量见表 6 - 3 - 2。

医院医学检验科历任负责人、科主任见表 6 - 3 - 3。

表 6 - 3 - 2　医学检验科 2007—2012 年工作量

年度	临检	生化	细菌	免疫	血库	血液细胞
2007	102969	35686	16047	16177	4244	
2008	87259	28913	16616	11769	4345	
2009	102188	39908	15616	16359	4264	4547
2010	167886	83466	14849	62195	5647	21012
2011	219647	144385	267528	67616	73	24475
2012	121414	75416	8936	27400	2281	20115

表 6 - 3 - 3　医学检验科历任负责人、科主任

任职时间	负责人	科主任	副主任
1951 年 1 月—1964 年	张珣		
1958 年 9 月—1966 年 3 月	颜登弟		
1966 年 3 月—1972 年 7 月	段国珍		
1972 年 7 月—1983 年 4 月			段国珍
1981 年 2 月—1991 年 7 月			潘亚平
1986 年 10 月—1991 年 11 月			张彦雁
1991 年 8 月—1994 年 6 月		潘亚平	
1992 年 8 月—1996 年 7 月			尹作骥
1995 年 3 月—1999 年 10 月			张弘
1996 年 7 月—今		尹作骥	
2000 年 10 月—2010 年 10 月			贾悦
2010 年 7 月—今			李树平

第四节　病理科

大同矿务局附属医院于 1957 年 6 月在化验室设立了病理室。科室成立初期，只有两间平房，两位工作人员，设备简陋，科室仅有一台苏联产显微镜及一台切片机。在此期间，由王琪独立开展了常规石蜡切片的制作及诊断技术、特殊染色、冰冻切片的诊断及尸体解剖工作。1992 年 8 月 6 日，正式成立病理科。1999 年，科室房间增至 6 间，工作人员增加到 5 名，科室设备增加了脱水机一台、OlympusCH30 显微镜一台，新开展的技术项目是甲状腺及乳腺穿刺病理诊断。2004 年，房屋增加至 9 间，科室新增 leica 五人共览显微镜（1 台）、图文报告系统、密闭式全自动脱水机（1 台）、包埋机（1 台）、多功能取材台、leica 冰冻切片机及石蜡切片机。2004 年开展了免疫组织化学染色 ER. PR. CerBb - 2. P504s. P63. 等项目及诊断。以后逐年新增了 EMA. P16. GFAP. S - 100. CD3. CD5. CgA. Syn. 等免疫组织化学项目。2009 年 12 月开展了液基薄层细胞学检查。

截至 2012 年底，病理科有工作人员 6 名，其中副主任医师 1 名，主治医师 2 名，医师 1 名，技术员 2 名。

病理科担负着同煤集团总医院、下属社区卫生服务中心及周边地区医疗单位的病理检验工作，并享有较好的声誉。近几年在省市级刊物上共发表论文 10 余篇。2008 年及 2010 年两度被评为医院先进科室。

医院病理科 2007—2012 年工作量见表 6 - 4 - 1。

表6-4-1 病理科2007—2012年工作量

年份	诊断	制片	细胞学	冰冻	特殊染色	免疫组化	涂片
2007	2844	6873	1662	66	79	34	
2008	2864	7805	1320	71	94	111	
2009	3376	9607	2152	104	121	275	
2010	3645	9801	4526	103	265	253	
2011	4693	11719	6936	157	462	428	53
2012	5761	15267	13216	238	187	475	88

医院病理科历任负责人、科主任见表6-4-2。

表6-4-2 病理科历任负责人、科主任

任职时间	负责人	科主任	副主任
1992年8月—1993年3月	王琪		
1993年3月—1994年7月			王琪
1998年4月—2003年8月			王有
2004年2月—2009年7月			刘翠英
2008年10月—2009年12月			霍成
2009年12月—今		霍成	
2010年9月—今			连亚莉

第五节 输 血 科

大同矿务局附属医院于1956年12月派聂海志、马根柱两人到抚顺矿务局医院学习采血技术。两人学习归来后，1957年7月在化验室建立了血库，当时只有聂海志一人，自己采集血源；1958年后汪文川药师负责配制血液保存液，采集血液供医院临床使用。人员由化验室工作人员轮转，1972年后张莉大夫、邢秀珍护士固定在血库工作。1993年，大同中心血站成立开始供血，医院停止自己采集血液。

2007年10月成立输血科，归检验科领导。2010年10月医院按国家要求将输血科与检验科分离，输血科独立建制。输血科作为一级科室，是一个集医疗、教学、科研为一体的科室，成立后给临床提供红细胞、血浆、血小板和冷沉淀等血液成分及对临床输血进行指导和监督。

2012年输血科提供的检测及服务项目有输血前相容性检测，包括ABO血型鉴定、Rh（D）血型鉴定、产前免疫抗体筛查、不规则抗体筛查（3株细胞）、ABO交叉配血，ABO抗体效价测定，新生儿溶血病检查，直接抗人球蛋白试验，成分输血；输血科还为患者及患者家属提供有关输血方面的治疗咨询服务。新技术开展了抗凝集技术配血法，该方法的原理是抗人球蛋白配血法，它能检测出相关免疫性抗体，为病人提供更安全的输血治疗。

截至2012年底，输血科有工作人员7名，其中副高职称3名，中级职称2名，初级职称2名。

2011—2012年全科共发表论文8篇，2011年被评为医院先进集体。

医院输血科主任见表6-5-1。

表6-5-1 输血科主任

任职时间	主任
2010年10月—今	贾悦

第六节 药 剂 科

大同矿务局附属医院于1949年10月建院时设置了西药房，司药是石贵和。

1951 年，医院设置了药局，并设置了药库、器械库。1952 年 5 月以后设置了中药房，司药是王汝昌。1950—1955 年中西药房、药库、器械库人员陆续增加了韩克然、李森、张维明、沈玉荣、舒世平、梁玉如、王坤祥、吴小蘋、刘成义、李启会、刘增田等。1954 年 9 月吴小蘋从华东医学院毕业分配到医院药材科，是医院第一个药学专业的大学生。西药库由王坤祥负责，器械库由梁玉如负责，中药库由刘秉国负责。

1954 年成立了药材科，设置了中、西药库，增设了中药制药组，医疗设备库负责医院和全局各保健站的药品和器械采购、供应及管理工作。1955 年初住院药房和门诊药房合并为大药房，负责人为刘成义，1955 年西药库由吴小蘋负责，中药房由王汝昌负责，中药库由刘秉国负责。袁秀山、常秀英、刘秉国三名司药，袁秀山负责做丸药（十几种），常秀英管中草药，后由刘锦兰管中成药，做报表。闫映清、田爱英管中草药，当时中草药、细料、剧毒药有 800 余种，中成药有 20 多种。由于吃中药的人数不断增加，建立了煎药室（1995 年取消煎药室），设一名煎药工煎药，专管住院患者服汤药。

1958 年，中药库（在医院汽车库里）有 100 余平方米，中药房有 50 余平方米，煎药室有 20 余平方米。

1955 年起，医院实行了“协定处方制”，就是药房和各治疗科室负责人协商将所用药品种、剂量汇编成一览表，由药房刻印并装订成册交与各科室医生人手一本，要求各科医生按“协定处方”目录书写药方，药房将协定处方的片散、合剂等药品，按数量或剂量预先装袋、装瓶配置好，这样做，既方便了门诊病人取药，又快捷无误。

1955 年 11 月，医院和卫生处合并成立了药材科，医院设置了药材组，由吴小蘋负责。药材组下设器械库和药品库。

1958 年秋，汪文川从大同市三医院调入药材科，开始创建灭菌制剂室，当时只有小型蒸馏水器一台、高压灭菌锅一台，当年制成的成品经制剂室生产人员自己滴注，试验后确认无热源反应即在临床应用。制剂室创立后还自己动手研制了“自然减压过滤罐装器”，提高了制剂效率，每天生产大输液和手术用盐水 30 瓶，当时因条件所限，制剂室没有单独的消毒锅，而是同化验室、供应室、手术室共用一台消毒锅。汪文川是制剂室负责人。

1959 年，中西药房合并，负责人是刘成义。1959 年 4 月，医院将中草药库改造为制剂室，安装了一台高压消毒锅和自制自然减压过滤装置，配备药师 2 名、药剂士 1 名、工人数名，日产输液药品 120～240 瓶，可满足全局医疗单位临床使用。同时，还生产输血、手术麻醉及各种灭菌制剂 300 余种。1965 年后，医院制剂室先后搬迁到本院旧单身宿舍、旧手术室，厂房扩充到 200 平方米，日生产大输液 400 瓶。

20 世纪 60 年代，制剂室开始生产小针剂及其他灭菌制剂、胎盘组织液和 ACTH，日生产葡萄糖注射液 500 瓶，同时进行多种外科门诊、病区所用软膏、碘酊红汞等的配制，以及五官科眼药膏、药水的配制。药房负责全院门诊、住院的处方调配和药品使用领取的统计工作。

1961 年，汪文川负责西药库。1961 年 9 月，胡同生任药材科科长。1962 年 8 月刘成义调走，舒世平负责西药房。1962 年药房全体人员合影如图 6－6－1 所示。1963 年 8 月—1965 年 8 月，由汪文川负责药材科工作。

1965 年 9 月—1970 年 2 月，韩克然

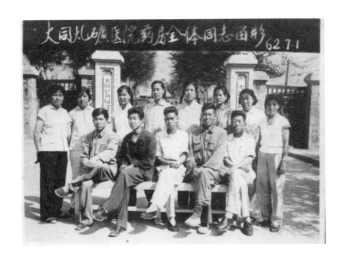

图 6-6-1 1962 年药房全体人员合影

任药材科副科长。

1965 年前住院楼建成后，医院设置了病区药房，逐步又设置了传染病区药房、急诊药房、医疗器械库、药品库房、普通制剂药房、药品检验室。

1967 年，医院和卫生处分离，医院成立药材科，主要管理医院内部药品、医疗器械的采购、领用、发放、维修等管理工作。

1973 年，医院新建制剂室 400 平方米，引进自动减压过滤装置，能生产普通制剂 50 余种，日产大输液 600 瓶。生产各种小品种制剂和多种小针剂，分装庆大霉素注射液等供临床使用。还新建中药制剂室 60 平方米，自制中成药蜜丸、水丸 16 种。1985 年 7 月制剂室划归卫生处，但医院仍保留一些药膏、药水的制剂和调配。1987 年 5 月 1 日，药剂科主办的《药讯》创刊，每季度出一期，截至 2012 年底共出了 76 期。

1990 年，采用计算机单独建账管理药品账目，使药品账目更加准确清晰。

2003 年组建了药事委员会，2009 年改为药物与治疗学委员会。

同煤集团总医院从 2006 年以后，为了适应门诊和住院患者的需求，加大了对药剂科的投入，改造和扩建了中西药房及候药厅的使用面积，调整了住院药房、急诊药房的使用面积，引进了先进的设备，缩短了门诊取药排队的时间，住院患者及时用上了所需药品。2006 年使用了气动物流系统发放住院患者药品，减少了护士的跑腿时间，便于患者及时用药。2007 年建立了药物不良反应监测报告程序。2008 年 10 月建立了静脉输液集中配制中心，每天配液 2500 步左右。2009 年 6 月引入安装了全省首家全自动单剂量口服摆药机。2009 年 12 月药剂科成立了临床药学室，有 5 名专职的临床药师，参与临床诊疗及会诊活动。2010 年 4 月住院药房以病人为中心，服务临床，药品下送至全院各病区。2010 年 5 月，医院药事与药物治疗学委员会制定了《同煤集团总医院抗菌药物临床应用管理组修订处方点评惩处规定》，制定了《抗菌药物分级管理目录》，规范了处方点评工作。2010 年 6 月全省首家引进门诊全自动投药机，缩短了患者候药时间。2012 年 1 月开展了抗菌药物监测网上报数据分析以及医院单病种抗菌药物的使用分析。

据不完全统计，20 世纪 60—90 年代，药剂科管理和发放的药品有 700 余种，平均日发放处方 400 余张。2008 年西药总数 686 种，中药 302 种。2010 年药品总数 1278 种，其中西药 736 种，针剂 350 种（普通制剂 319 种，葡萄糖注射液 12 种，麻醉药品 19 种），片剂 398 种（片剂 274 种，酊水 112 种，消毒液 12 种），中药饮片 458 种，中成药 69 种。2012 年药品总数 1314 种，其中西药（含针剂、片剂）856 种、中药（草药、成药）458 种。

从 2006 年开始，药剂科的工作量逐年加大，2006 年处方总数为 296989 张，日均 813.6 张；2007 年处方总数为 491307 张，日均 1346 张；2008 年处方总数为 517729 张，日均 1418.4 张；2009 年处方总数为 1266340 张，日均 3469.4 张；2010 年处方总数为 2379703 张，日均 6519.7 张；2011 年处方总数为 2983718 张，日均 8174.5 张；2012 年处方总数为 3534504 张，日均 9683.6 张。

目前中药房（中药库）占地面积 70 余平方米，中草药有 410 余种，中成药有 30 余种，中草药处方日均 50 张，中成药处方 100 张左右。

西药房（门诊药房、病区药房、急诊药房）占地面积 260 余平方米，西药库（片剂库、针剂库、液体库、冷库）占地面积 500 余平方米。

2002—2011 年，全科完成技术项目 12 项，在本院发表论文 13 篇，发表省级论文 22 篇、国家级论文 2 篇。

截至 2012 年底，药剂科有药剂人员 40 名，其中硕士研究生学历 3 名，本科学历 13 名，专科学历 14 名；副主任药师 4 名，主管药师 20 名，药师 9 名，药士 3 名，见习药师 4 名。

医院药剂科历任正副科长（主任）见表 6-6-1。

表 6-6-1　药剂科历任正副科长（主任）

任职时间	科长（主任）	副科长（副主任）
1962 年 6 月—1963 年 7 月	胡同生	
1965 年 9 月—1970 年 2 月		韩克然
1972 年 7 月—1975 年 2 月	刘考文	
1979 年 6 月—1981 年 2 月		程录华
1981 年 2 月—1984 年 7 月		孟淑珍
1984 年 7 月—1990 年 6 月		孟淑珍
1986 年 10 月—1990 年 10 月		郝立玲
1990 年 10 月—2009 年 2 月	郝立玲	
2003 年 4 月—2009 年 12 月		周安丽
2009 年 12 月—今	周安丽	
2010 年 10 月—今		韩英英

第七节　核医学科

医院于 1977 年 6 月抽调陆璐琏、闫耀宏、纪香兰、王刚、刘玉武五人，先后在大同市商业职工医院、江苏省原子医学研究所进修学习一年。他们学习归来后，于 1979 年 5 月 4 日成立同位素室，负责人是陆璐琏。1981 年 4 月正式开展了同位素的诊断工作，当时仪器设备有脏器扫描仪、肾图仪、手动放免仪、离心机，主要开展一些脏器的扫描及 T3、T4、AFP 等简单的放射免疫项目。1992 年 8 月 6 日同位素室更名为核医学科。

1999 年，沿用一台小型放免仪陆续开展了甲状腺功能系列（游离三碘甲腺原氨酸、游离甲状腺素、高灵敏促甲状腺素、甲状腺微粒体抗体、甲状腺球蛋白抗体）、胰岛功能系列（葡萄糖耐量试验、血清胰岛素）、肿瘤系列（癌胚抗原、甲胎蛋白、甘胆酸、铁蛋白、B2-微球蛋白）、绒毛膜促性腺激素等放免项目，科室的诊疗水平有了一定的提高。

2001 年购置了一台紫外可见分光光度计、两台高速离心机；2004 年购置了一台微机放射性活度计和大面积 r、B 检测仪；2005 年购置了一台全自动放免仪；2006 年购置了全数字多用途可变角度双探头 ECT 系统（MG 型）；2009 年购置了一台甲状腺功能检测仪；2011 年又购置了一台放射性核素活度计。2012 年 2 月改建放射性源库并购置一台符合国家标准的通风橱。

随着科室设备不断增加，2001 年以来陆续开展了多项新的检查项目，主要有胰岛素抗体、血清 C 肽测定、CA－125 和 CA－199 妇科肿瘤相关抗原（CA－125、甲胎蛋白、癌胚抗原、血清人绒毛膜促性腺激素）、生殖系列（促卵泡生成素、促黄体生成素、雌二醇、泌乳素、睾酮）、肝纤维化四项（血清 III 胶原测定、血清 IV 胶原测定、血清层粘连蛋白测定、血清透明质酸酶测定）、醛固酮、肾素活性、血管紧张素 II、地高辛测定、胃泌素、胃动素等新项目，使科室的放免检测项目及水平进入了大同地区前列。

2006 年引进美国通用医疗有限公司生产的 MG 型 SPECT 核医学诊断系统后，科室的工作分为四部分，即 ECT 显像和放免检查，功能检查和 131I 甲亢治疗。ECT 显像开展的项目主要有骨扫描、甲状腺扫描、肾动态＋GFR、心肌动静态核素扫描等，放免开展的项目有 30 多项，功能检查主要是摄碘率测定。

2006 年放免 3250 人次，功能检查 109 人次；2007 年放免 4481 人次，显像 99 人次；2008 年放免 4470 人次，显像 112 人次；2009 年放免 5847 人次，显像 241 人次，功能检查 11 人次；2010 年放免 6662 人次，显像 219 人次，功能检查 46 人次；2011 年放免 4124 人次，显像 265 人次。2011 年 7 月份核医学科所有的放免项目都划归检验科，检验项目进入了流水线。目前科室主要工作以 ECT 显像为主。2012 年显像 153 人次，功能检查 26 人次。

截至 2012 年底，核医学科有医务人员 4 名，其中副主任技师 1 名、主管检验师 1 名、医师 1 名、技师 1 名。

医院核医学科 2007—2012 年工作量见表 6－7－1。

医院核医学科历任负责人、科主任见表 6－7－2。

表 6－7－1　核医学科 2007—2012 年工作量

项　　目	2007 年	2008 年	2009 年	2010 年	2011 年	2012 年
显像治疗	22	57	220	231	264	189
功能测定	106	14	35	46		26
放射免疫	4639	4704	6121	7324	4276	

表 6－7－2　核医学科历任负责人、科主任

任　职　时　间	负责人	科主任	副主任
1979 年 5 月—1990 年 7 月	陆璐琏		
1990 年 8 月—1995 年 10 月	阎耀宏		
1995 年 10 月—1998 年 4 月	余永平		

表 6-7-2（续）

任 职 时 间	负责人	科主任	副主任
1998 年 4 月—1999 年 10 月			余永平
1999 年 10 月—今		张 弘	
2008 年 5 月—2010 年 10 月			史永胜

第八节 体 检 科

同煤集团总医院体检科成立于 2007 年 8 月 7 日，是集团公司最早的专职体检机构。成立初期，在门诊二楼设置了独立的体检区域，主要是做常规体格检查、心电图检查、胸部透视、腹部超声检查、血尿常规、血糖、血脂、肝功能、肾功能、乙肝五项检测等，当年完成体检 9000 余人。

2009 年医院自筹资金将原锅炉房进行了改造和装修，建成了体检科，占地面积为 2000 平方米。分设内科、外科、五官科、妇产科、皮肤科、放射科、B 超室等独立的体检区域，各科室配备了副主任医师以上专家主诊，设立了总服务台、专家会诊室、贵宾接待室、总检工作室、检后就餐室。

体检科现有 GE 彩色多普勒超声诊断仪、直接数字化 X 线摄影系统、法国骨密度检查仪、Sure Touch 乳腺检查仪等先进的医疗设备。各科室配备了电脑，安装"导通体检专用软件"与医院计算机系统联网实现体检结果无缝隙对接及体检数据局域网双向传输。所有医务人员都能熟练掌握计算机操作，确保正确输入体检结果，完整保存保留电子档案。同时设立了"高血压脑卒中筛查"等 30 余种体检套餐、300 余项体检项目。还建立了专家会诊服务制度，详细解读体检报告，有针对性地指导受检对象，让他们及时了解防病

治病知识。同时开辟了转诊就医绿色通道。2012 年开展了尿素碳十三呼气试验新项目。

同煤集团总医院体检科是同煤集团一流、雁同地区领先的体检中心，是同煤集团公司离退休干部体检定点单位，山西省定点放射工作人员职业健康体检专职机构，同煤集团总医院脑卒中筛查定点科室，同煤集团军转干部健康体检定点医院。

2008 年获同煤集团总医院"先进科室"称号，2010 年、2011 年连续荣获山西省健康管理协会"健康管理先进集体"。

截至 2012 年底，体检科有工作人员 20 名，其中主任医师 4 名，副主任医师 5 名，主治医师 1 名，医师 2 名，医士 1 名，副主任护师 2 名，主管护师 1 名，护师 1 名，导医 3 名。

医院体检科主任、护士长见表 6-8-1。

表 6-8-1 体检科主任、护士长

任 职 时 间	主任	副主任	护士长
2007 年 7 月—今			武翠兰
2008 年 5 月—2009 年 12 月		张 谦	
2009 年 12 月—今	张 谦		

第九节 消毒供应中心

消毒供应中心的前身是供应室。1952 年前，大同矿务局附属医院只有一台高压

灭菌锅，各科负责清洗需要消毒的物品，然后放到高压锅消毒，高压锅放在外科病区，由专人保管。各科备有电煮锅，注射器等小型物品由科室自己消毒。1952年后成立供应室，最初有应文娟、高国志等人在供应室工作。成立初期条件十分简陋，只有一口消毒锅、两个洗水池，主要负责全院棉球、纱布的制作，注射器、针头、输液吊瓶的清洗及密闭，输液器的打包和消毒。各种治疗包由临床科室医护人员清洗、包装后送到供应室进行灭菌消毒，灭菌消毒合格后由各科医护人员取回。随着医院供应室工作环境的改进，消毒设备逐步改变，20世纪50年代中期增加了蒸汽消毒锅。1965年以后，供应室搬到了原内科三病区。随着医院的发展，供应室已不能满足临床和手术室的需要，1980年医院新建了315平方米的供应室，1987年在后住院楼东侧新建了供应室（现传染性疾病科），不论是工作环境还是消毒设施都有了很大改善。随着一次性物品的普及，医院逐渐使用一次性注射器、输液器，供应室工作人员将使用后的一次性物品回收、消毒、毁形后移交回收部门。临床科室部分治疗包由供应室工作人员回收、清洗、包装、灭菌。

2009年4月，医院按照卫生部关于供应室新规范要求新建了950平方米的供应室，并投资400余万元装备了最新、最先进的消毒设备，成为山西省最规范、最标准、最现代化的消毒供应中心。2009年10月将供应室更名为消毒供应中心并投入使用。2009年10月—2012年3月，消毒供应中心按照规范要求，陆续将所有重复使用的器械、器皿统一回收，工作性质也发生了质的改变，由之前的做棉球、叠纱布等工作转变成为各种手术器械的清洗、消毒、包装、灭菌，所有重复使用物品均下收下送。为保证无菌物品的质量，增强工作人员的责任心，医院2011年在山西省率先安装了计算机追溯系统，创立了消毒供应中心质量控制管理的新机制。2012年将手术室器械、产房敷料包、骨科和导管室敷料包、螺纹管等物品回收到消毒供应中心集中清洗消毒。2012年通过了山西省消毒供应中心培训基地的验收，成为大同市唯一一家消毒供应中心培训基地。

消毒供应中心现有护理人员23名，其中副主任护师1名，主管护师6名，护师1名，护士15名。

消毒供应中心现有设备：平移门灭菌柜2台，520快速清洗消毒机2台，清洗中心1个，超声清洗机2台，快速生物培养锅1个，干燥柜1个，德国HAWO热封机1个，包装材料切割机1个，纯水制造机1台，蒸汽发生器1台，洗车装置2台，搬运车13辆，敷料检查桌1台，下收下送车4辆，压力气枪2个，压力水枪2个，包装台6个，带光源放大镜2个，洗眼装置1个。

医院消毒供应中心历任护士长见表6-9-1。

表6-9-1 消毒供应中心历任护士长

任 职 时 间	护士长	副护士长	负责人
1955—1956 年			应文娟
1957—1961 年	陆璐莲		
1964 年 5 月—1965 年		费凤娣	
1966 年—1969 年 3 月	应文娟		

表 6-9-1（续）

任 职 时 间	护士长	副护士长	负责人
1969 年 3 月—1972 年 7 月	纪秀英		
1972 年 7 月—1976 年 4 月	耿玉梅		
1977 年 5 月—1980 年 3 月	李云贞		
1981 年 4 月—1984 年 10 月	马秀兰		
1984 年 10 月—1988 年 1 月	王钟俊		
1988 年 1 月—1989 年 1 月	纪存祥		
1989 年 9 月—1992 年 8 月	张宪一		
1992 年 9 月—1999 年 9 月	张宪英		
2000 年 9 月—2003 年 11 月		耿润梅	
2000 年 10 月—2003 年 9 月		常凤英	
2003 年 11 月—2009 年 12 月		奚桂琴	
2009 年 9 月—今	宋永红		

第十节　营养科

大同矿务局附属医院建院初期建立了营养食堂，1954 年 7 月田瑞民从开滦卫校毕业来医院到营养食堂为专职营养师；1955 年成立了营养室，同年 7 月徐宗蟾从天津调入医院为营养师。"文化大革命"时期撤销营养室。1992 年 4 月李志娥任营养医师。1993 年 8 月，许霞任营养医士。当年营养室由膳食科和医务科双重管理，负责住院病人的营养咨询，参与危重病人的营养支持及管饲饮食配制等工作。2004 年 7 月又重新组建营养室，由医改办的李志娥兼任营养师工作。2010 年 10 月医院提任李志娥为膳食科副科长，专管营养配餐工作。2011 年 7 月营养室从膳食科分离正式成立了营养科，李志娥为营养科副科长。2011 年后增加了营养专业人员并选送到天津第三中心医院、华西医院营养科进修学习；同时引进先进设备，邀请国内营养专家来医院进行技术指导和培训。

截至 2012 年底，营养科有营养专业人员 7 名，其中副主任营养医师 1 名，营养医师 2 名，营养技师 3 名，护士 1 名；有硕士研究生学历 2 名，本科学历 3 名，专科学历 2 名。

2012 年投资约 50 万元，为营养科购置了国内先进的人体成分分析仪、胶体磨、电子天平、食物模型、全营养蔬果调理机等设备。

营养科目前主要从事临床营养治疗、教学和科研工作。营养科采取请进来走出去，长期与短期相结合的方式对人员进行培训，提升了营养专业的技能。2010 年 11、12 月邀请天津第三中心医院营养科齐玉梅主任、董文军副主任来医院讲课；与全国的营养学科先进单位——天津第三中心医院营养科建立了友好合作关系，先后派出 4 名专业人员去天津第三中心医院进修学习，多次参加全国性的短期营养学培训班。

医院于 2010 年 11 月率先在雁同地区进行规范的营养学科建设，按学科建筑要求投资约 100 万元对食堂进行房屋改造，为科室的发展奠定了坚实的基础。2012年底改建后的治疗膳食配制室、肠内营养配制室、营养门诊三个功能区启用。

营养科从 2012 年 3 月起借鉴国内先进的营养学科建设经验，紧紧围绕"一切以病人为中心"的指导思想，制定了营养科工作制度、工作流程和各岗位人员工作职责等。同时密切与临床科室合作，先后开展肠内营养治疗、糖尿病治疗膳食、营养门诊、营养风险筛查等营养学科的内涵建设，建立了营养评价、营养诊断、营养治疗、营养会诊、营养宣教等临床营养诊疗体系；开展了肠内营养液的配制，营养治疗工作逐步展开。营养医（技）师每天深入病区进行营养查房，对各种危重病人、术后病人及营养不良的患者进行代谢支持、代谢调理，提供个体化营养支持方案；为糖尿病、痛风等住院患者提供个体化制作的称重膳食；为临床医护人员提供临床营养信息，参加临床医患沟通会，对患者和家属进行营养宣教，提高医患营养意识和营养治疗依从性。现在营养治疗工作逐渐得到临床医护人员和患者的重视和认可，科室业务量不断增加。2012 年 2—12 月接受肠内营养治疗人数约 167 例，肠内营养治疗人数日最高为 21 人，涉及 8 个科室，接受糖尿病营养宣教和治疗膳食人数约 145 例，会诊病人数 30 人次，门诊病人 25 人。2012 年被评为集团公司卫生工作先进集体。

医院营养科现任科长见表 6 - 10 - 1。

表 6 - 10 - 1　同煤集团总医院营养科现任科长

任 职 时 间	副科长
2011 年 7 月—今	李志娥

第七章　基　层　医　院

第一节　煤峪口矿医院

煤峪口矿医院是一所一级甲等医院，位于大同市矿区煤建街一号。医院占地面积15584平方米，建筑面积7254平方米，有住院和门诊两栋主楼及库房、药库、洗衣房等配套设施。现有固定资产500多万元。煤峪口矿医院门诊楼外景如图7-1-1所示。

医院设有内科、外科、骨科、五官科、小儿科、妇产科、中医科、人工肾科、手术室、康复理疗室等13个临床科室和药房、放射、功检、化验、防保等11个医技科室。

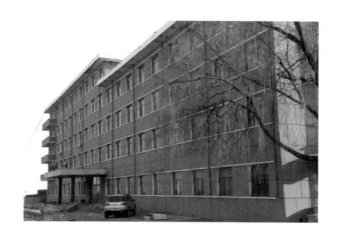

图7-1-1　煤峪口矿医院门诊楼外景

大型医疗设备有500MAX光机、日本东芝产的影像增强仪、进口呼吸机、麻醉机、血透机、全自动生化仪、全自动血球仪等。

历史沿革：1949年10月大同矿务局附属医院在煤峪口矿井口成立诊疗所，1952年改称卫生所，有医务人员5名，占地约60平方米的几间平房，承担着矿山复产时600多名矿工的医疗、急救及转诊工作，隶属大同矿务局附属医院领导。

1956年卫生所改为保健站，医务人员增至50人，除井口留急救站外，保健站搬至旧礼堂旁的一排平房和一幢复式平房内，占地约350平方米。

1957年设中医门诊，中医师王子兴坐诊，并增设中药房，张纯富为中药调剂员。门诊有内、外、儿、妇产和中医科。同年由大同矿务局附属医院调拨一台二手匈牙利产60毫安X光机。

从1949年建所到1958年，一直属于大同矿务局附属医院（卫生处）领导，1958年以后属大同矿务局附属医院（卫生处）和煤峪口矿双重领导。

1960年保健站更名为卫生站，职工

增至 68 人，在旧单身大楼底层增设病房，开放内、外、妇、儿综合床位 40 张。

1965 年，大同矿务局"六权集中"，保健站又归大同矿务局医院（卫生处）领导。1967 年保健站直属煤峪口矿领导。

1971—1973 年，保健站连续三年派出 20 多人的采药小分队赴浑源大柴峪乡大山中采集中草药 30 多个品种，10 多吨原药材，为医院节约了一大笔资金。

1973 年，煤峪口矿投资建成的面积 2794 平方米的第一幢门诊、住院综合楼投入使用，同时配备了 200 毫安 X 光机、综合手术床等较大型医疗设施。工作人员达百人以上，设内、外、妇、儿、中医等临床科室和药房、检验、放射、注射室等医技科室，开放床位 90 张。

1977 年 4 月 1 日，卫生站经山西省卫生厅批准改为煤峪口矿医院。开放病床 110 张，有医务、管理及后勤人员 150 名。同年，大同矿务局平旺医院抽调了一支由 19 人组成的医疗骨干队伍来医院帮助工作，外科开始做一些中、小型手术，内科抢救一些危重病人、药物中毒等患者。

1985 年，医院安装了第一台日本产岛津 SDL - 300 台式 B 超仪和 500 毫安 X 光机。1985 年以后，一些年轻医务工作者从成人高校毕业返院，使医院的人才结构发生了变化，促进了医院业务工作的开展。

1992 年之后，医院先后投资 300 多万元添置了麻醉机、呼吸机、500 毫安 X 光机、影像增强系统、半自动生化分析仪等大型医疗设备，同时骨科、外科、妇产科的一些新技术、新项目开始在临床应用，如骨科内固定手术、肿瘤切除术、髓核摘除、开颅探查、剖宫产手术、子宫全切等手术相继开展，还多次成功救治了心肌梗塞、脑梗塞、重型脑炎、药物中毒等

患者，提升了医院的服务能力。

1993 年占地面积 15584 平方米、建筑面积 7254 平方米的新住院楼和门诊楼建成并投入使用。医院搬迁至新址后，重新调整设置了内、外、骨、五官、手术室、小儿、妇产、中医、康复理疗等 13 个临床科室和药房、放射、功检、化验、防保等 11 个医技科室。开放床位 118 张，全院职工 160 名，其中医务人员 138 名，管理及其他人员 22 名。1993 年门诊就诊患者 99311 人，收治住院患者 2146 人，床位使用率 90.5%，周转率 18.9%，治愈率 89.4%，病死率 0.17%。

1998 年，医院引进血液透析仪，开展了尿毒症患者透析治疗，成为大同矿务局矿办医院第一家，矿务局内第二家开展此项治疗的医院，大大方便了矿务局内部病员的治疗，同时为患者节约了不少医疗费，也成为医院创收的主要项目。从 1998 年 5 月 15 日开诊至 2012 年底，收治尿毒症病人近 60 人，做透析 26620 人次。

20 世纪 90 年代中期，医院共有 20 多篇专业论文在国内省内医学期刊上发表。1998 年，院长刘宝德参加了在韩国举办的世界老年医学大会，会上宣读了论文并获奖。1991 年、1995 年在全矿务局接尘职工普查中，放射科 X 光片率达到了 57.1% 的纪录，超部优标准。从 1990 年起，医院连续在医疗卫生系统标准化考核中成绩名列第一，荣获矿务局和大同市"先进集体"称号，多次荣获矿务局"先进集体"称号。

20 世纪 90 年代以后，在临床工作多年的刘宝德院长提出了"一带、二送、三自修"的人才培训理念，加大了人才培养的力度，联系北京、天津、唐山、太原、重庆一些医院的知名教授、专家来院讲课、带教手术，专家为医院带来了新的理念和先进的医学技术。医院在请进来的

同时，选送了 30 多名临床优秀医生去外地医院进修学习，学习回院后在各临床科室积极开展工作，使医院的医疗技术水平有了一定的提高。骨、外科的发展水平、技术含量成为全局矿办医院之首，妇产科业务在矿办医院中也首屈一指。肿瘤化疗也在临床开展。医院还鼓励员工参加执业资格考试，支持员工参加学历教育自学考试。

2002 年新领导班子上任后，提出了"以建设一级甲等医院为目标，大力发展社区卫生服务"的理念，积极采取措施，培养了 50 名适合社区医疗工作的全科医学人才。

2005 年初，医院根据国务院颁发的《关于发展城市社区卫生服务的指导意见》，将红光北街原医院旧址改造装修为社区卫生服务中心，同年 5 月底竣工，煤峪口社区卫生服务中心正式成立。

2005 年 10 月同煤集团进行医疗制度改革，煤峪口矿医院划归同煤集团总医院领导。从而医院的重心也转向了社区卫生服务，"六位一体"工作也全面启动。另外借助同煤集团总医院的资源优势，医院的双向转诊、健康教育、康复理疗、妇保儿保、慢病管理、入户调查、建立健康档案等工作均取得明显成绩。

2006 年 8 月，经大同市卫生局评审，煤峪口矿医院被评为一级甲等医院，并于同年 12 月挂牌。

2007 年，医院增设了煤峪口矿医院南秀苑社区卫生服务站。同年医院自筹资金对社区卫生服务中心进行了装修，院容院貌发生了很大改观。医院下设煤峪口矿井下急救站、同忻矿井口急救站、麻家梁矿井口急救站。

1977—2012 年，医院有 30 多人取得了大学本科学历，100 多人取得了专科学历，7 人考取了医学专业的硕士研究生。

截至 2012 年底，医院共有员工（包括三个急救站）52 人，其中本科学历 9 人，大专学历 19 人，中专学历 16 人；副高以上职称 2 人，中级职称 24 人，医师（护师、药剂师）8 人，医士（护士、药剂士）13 人，具备执业资格 45 人。

医院和党支部多次被同煤集团总医院评为先进党支部和先进单位。

煤峪口矿医院历任站（院）长、书记见表 7-1-1。

表 7-1-1　煤峪口矿医院历任站（院）长、书记

任　职　时　间	院（站）长	党支部书记	副院（站）长、副书记
1950 年 12 月—1953 年 3 月	史相荣		
1953 年 4 月—1954 年 5 月	胡步新		
1954 年 6 月—1957 年	韩克然		
1957—1966 年	冉吉祥		刘考文
1967—1970 年	李建华		
1970—1972 年		王秋群	
1971—1975 年	姜春喜	刘子芳	
1975—1978 年	冉吉祥	司德来	
1978—1984 年	姜春喜	闫三保	高助章　辛德富
1984—1985 年	满太华		
1984 年—1988 年 4 月		满太华	

表 7 - 1 - 1（续）

任 职 时 间	院（站）长	党支部书记	副院（站）长、副书记
1985 年—1988 年 4 月	姜春喜		刘宝德
1985 年—1996 年 6 月			张广敏
1989 年 6 月—1992 年 8 月		姜春喜	程录华
1989 年 6 月—2002 年 12 月	刘宝德		
1992 年 8 月—1994 年 1 月		张广敏	
1992 年 8 月—2002 年 12 月			王 富
1992 年 8 月—2004 年 3 月			王 体
1994 年 1 月—1995 年 10 月		何建忠	
1996 年 1—6 月		张守忠	
1996 年 7 月—2000 年 3 月		薛礼斌	
1996 年 7 月—2002 年 12 月			王占军
1996 年 7 月—今			项文进
2000 年 4 月—2001 年 6 月		刘宝德（兼）	
2001 年 7 月—2002 年 12 月		王 富	
2003 年 1 月—今	王 富		
2003 年 1 月—2004 年 3 月		杨玉军	
2003 年 1 月—今			李 杰 宋熙福
2004 年 4 月—今		王 体	王 印 刘贵生

煤峪口矿医院历年员工、党员、床位　　见表 7 - 1 - 2。

表 7 - 1 - 2 煤峪口矿医院历年员工、党员、床位

时　间	员工数（人）	党员数（人）	床位数（张）
1949 年 10 月—1953 年 3 月	5		
1953 年 4 月—1954 年 5 月			
1956 年	38		
1957 年 1 月—1966 年	68		40
1967—1970 年	90		40
1971—1972 年	90		
1973—1978 年	150		90
1979—1985 年		30	110
1986—1988 年	150	31	101
1989 年—1992 年 7 月	150	31	101
1992 年 8 月—1993 年	160	26	121
1994—1995 年	162	31	121

表7-1-2（续）

时　间	员工数（人）	党员数（人）	床位数（张）
1996年1—6月	174	31	121
1997—2000年	194	34	105
2000年4月—2001年	156	36	105
2001年7月—2002年	164	22	65
2003年—2004年3月	166	18	65
2004年4月—2005年	180	18	65
2005年—今	52	19	65

南秀苑社区卫生服务站成立于2006年6月，位于大同市矿区南秀苑居民区，有租用房两间，建筑面积370平方米，使用面积246平方米。南秀苑社区卫生服务站外影如图7-1-2所示。

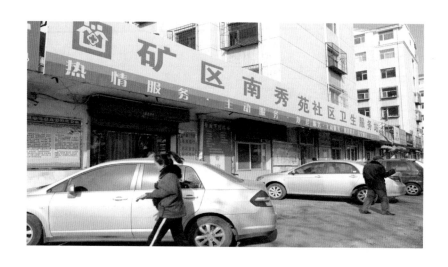

图7-1-2　南秀苑社区卫生服务站外景

服务站设全科、慢病、防保、化验、B超、药房、液疗、中医、理疗、康复等诊室。医疗设备有B超机1台，心电图机1台，半自动血球仪1台，半自动生化分析仪1台。服务站服务范围为南秀苑、北秀苑、兴秀苑三个居民小区，人口约1.6万人。服务站以"六位一体"医疗服务为主，全年接诊能力3万人次，已对居住区中的90%居民通过入户调查建立了健康档案，社区卫生服务取得了很好的成绩，而且与社区居民建立了良好的关系，深受居民的欢迎。2010年，被山西省卫生厅授予"山西省社区卫生服务示范机构"称号。

截至2012年底，服务站有员工20名，其中本科学历4人，大专学历2人，中专学历13人，高中学历1人；副高职称1人，中级职称8人，医师（护师、药剂师）5人，医士（护士、药剂士）5人。服务站负责人：郭进义。

第二节 忻州窑矿医院

忻州窑矿医院是一所集临床、社区、医疗、预防、保健为一体的综合医院。医院位于大同市矿区场内路南，占地面积5417平方米，建筑面积6630平方米，使用面积4100多平方米。忻州窑矿医院外景如图7-2-1所示。

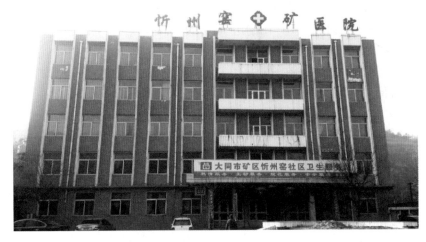

图7-2-1 忻州窑矿医院外景

医院设内科、外科、妇产科、儿科、五官科、精神病科、中医科、功能科、防保科、药剂科、后勤组、医务科、急救站等，开放床位70张。

2012年医院有副主任医师1名，主治医师10名，主管护师6名，医师9名，助理医师6名，医士2名，护师5名，药剂士2名，无职称8名，后勤人员3名，会计1名。

主要医疗设备有500毫安X光机、心电图机、B超诊断仪、多参数监护仪、血球计数仪、肺功能仪、微波综合治疗仪、电脑中频治疗仪、牵引治疗床、心脏急救仪、激光治疗仪等医疗设备。

历史沿革：1952年大同矿务局附属医院在忻州窑矿安乐庄设立卫生所，当时有平房两间，设备简陋，仅有医生1人，护士2人。

1953年卫生所改为保健站，地址由安乐庄迁至忻州窑南山坡底旧把头大院，房屋5间，工作人员增加到7人，其中医士2人，药剂士1人，护士4人，并增加了简单的医疗设备。

1955年保健站由旧把头大院迁至安乐庄职工子弟小学，工作人员增加到21人，并设站长1人。1957年，保健站又由安乐庄子弟小学搬到北山新建的平房，设内科、儿科、外科等9个科室。

1958年设立简易病床25张。设置了内科、外科、小儿科、口腔科，尤其是产科病房的设置，结束了在家接生的历史。1958年以后保健站隶属大同矿务局卫生处（医院）和忻州窑矿双重领导。

1959年8月23日，忻州窑矿发生瓦斯爆炸，全站医护人员参加了救援。

1960年大同矿务局将保健站改为卫生站。1965年1月，大同矿务局进行"六权集中"改革，卫生站划归卫生处（医院）垂直领导，1967年卫生处与医院分家，卫生站由矿直接领导。

1968 年卫生站成立了防保科，工作人员 3 人，专管预防保健、计划免疫和职业病防治工作。

1977 年 3 月，卫生站改称忻州窑矿医院，医院开放病床 85 张，同时增设了放射科、心电图室。大同矿务局平旺医院抽调有临床经验的 15 名医护人员帮助医院开展了各项医疗技术。

从 1977 年建院到 1980 年末，医院有设备 16 台，价值 18 万元，最小的设备价值 500 元，最大的设备价值 7 万多元，当时比较先进的就是 7 万多元的 500 毫安 X 光机和 4000 多元的心电图机，后增加了一台 1 万多元的牙科综合治疗机。1990—2005 年，医院共增加了 58 台医疗设备，价值 86 万元，主要设备有 B 超诊断仪、多参数监护仪、血球计数仪、肺功能仪、微波综合治疗仪、脑电中频治疗仪、牵引治疗床、心脏急救仪、激光治疗仪等。目前比较先进的设备是价值 21 万多元的 B 超诊断仪和 4 万多元的牵引床。无论检查项目，还是治疗功能，都是比较先进的。这些设备的增添，有力地推动了临床诊断与治疗水平。住院床位由 85 张发展到 150 张。随着医疗事业的不断发展，医疗环境的改善，医疗技术稳步提高，从理论知识到实践经验，从临床护理到危重病人的抢救，从非创伤性治疗到手术治疗，年年都有新的进步，不仅为广大职工和家属的生命健康起到了医疗保障作用，而且还吸引了附近部分县、区的病人，取得了一定的经济效益和社会效益。现在医院已发展成为一所集临床、社区医疗、预防保健为一体的综合性医院。

1989 年 9 月 1 日《中华人民共和国传染病防治法》正式实施后，医院对甲类、乙类、丙类传染病分别实行严格监测、强制管理，同时为防保科配备了专职传染病管理人员 1 名，负责全矿传染病的登记报告、上门访视指导、消毒隔离工作。对水源进行漂白粉消毒，监测化验水质，防止二次污染，保证水源符合饮用水标准。为防止传染病扩散，成立了发热门诊、肠道传染病门诊，对不明原因发热病人进行排查，对肠道传染病进行隔离住院治疗。

1989 年 11 月 10 日，建筑面积为 6630 平方米，使用面积为 4100 多平方米，占地面积 5417 平方米，前门诊楼为五层，后住院楼为三层，两楼由长廊式平房连接，呈"工"字形的新医院在场内路南建成。

1989 年底医院迁入新址后，药品种类由原来的 10 类增加到现在的 30 多类，共计 180 多种。库房分西药库、中药库、器械库和敷料库。配备了西药柜和中药柜，管理方式实行分类存储，特殊药品由专柜专人负责保管。同时，建立健全了药品管理制度、特殊药品管理制度、器械管理制度、一次性用品管理制度，健全了采购、验收、领发手续等规章制度。

1990—1999 年，医院设置的专业科室有：内科、外科、妇产科、小儿科、五官科、中医科、功能科、防保科、药剂科、后勤组、医务科。人员从 90 人逐渐增加到 156 人，其中副高职称 3 人，中级职称 30 人，初级职称人员占多数。

1990—2007 年，年平均门诊患者为 6000 余人次，年住院患者 300 人次左右，年放射检查（包括职业病普查）3000 余人次，年化验检查 3800 人次，年 B 超检查 200 余人次，年心电图检查 200 余人次。

从 1990 年开始，由于预防工作越来越受到重视，卫生防疫工作持续稳步开展，计划免疫工作扎实推进，使常见的传染病如麻疹、伤寒、菌痢等逐年大幅度减少，肝炎、结核病的发病率也明显下降。

1998 年，防保科工作人员增至 7 人，分别负责计划免疫、儿保、妇保、职业病防治和传染病、流行病的预防和监控、饮用水的监控。1990—2008 年，全矿共报告各种传染病 598 例，其中菌痢占 468 例。2009—2011 年，共报告各类传染病 21 例。2003 年抗击"非典"期间，为返同人员居家隔离观察 288 人次；发热门诊共有 10 人被留院观察；对有关地域进行消毒处理，共使用消毒液过氧乙酸 350kg。2005 年 9 月，为防保科配备了电脑，用于传染病网络直报。截至 2012 年，忻州窑地区未发生过传染病暴发流行和集体饮食中毒及其他医疗卫生事件。

1990—2005 年，全矿累计出生婴儿 2360 人，建卡、建簿人数为 2248 人，建卡率为 95%。从 1998 年开始，连续 8 年上门入户定点为婴幼儿发放糖丸疫苗 14200 人次，预防接种疫苗 41488 人次。

2000 年，医院将儿科和内科病区合并成立了精神病科，设床位 36 张。精神病科的成立，标志着同煤集团精神卫生事业迈出了第一步，同时也为同煤集团节省了大量外转资金，为大同矿区精神病患者提供了更为方便的临床就诊场所。2001—2005 年，在忻州窑矿党政的大力支持下，医院派有经验的医师、护师到外地精神病院学习进修，同时加强了治疗人员基础知识的培养，使精神病科有了进一步发展。在此期间，忻州窑矿出资购买了脑电图仪、生物反馈仪等治疗仪器。现在住院的精神病患者除了同煤集团的职工及家属外，还扩展到左云县、右玉县、南郊区、北郊区等周边县区。2000—2011 年，门诊咨询精神病患者达 2800 人次，住院治疗精神病患者达 3000 多人次，康复出院上岗工作 400 多人次，为同煤集团精神卫生事业的发展做出了重要贡献。

2002 年，医院将五官科与外科合并，同期设立急诊科。2003 年，接管井口急救站。2002—2005 年，医院职工总数达 189 人。2005 年，医院成立了社区科，分为慢病管理组、儿保组、妇保组、健康教育组、计免组，主要任务是入户调查，建立居民健康档案，参加国家科技项目"高血压流行病学调查"。

2005 年 10 月，忻州窑矿医院正式归属同煤集团总医院领导。

2006 年，社区管理工作取得了较大发展，建立居民健康档案人数达到 8000 人，在北山小区开展了高血压病、糖尿病的建档管理。2006—2011 年，全矿出生婴儿 595 人，建卡建簿 595 人，建卡率为 100%；发放糖丸 6000 多人次，预防接种疫苗 16500 多人次。同时建立了儿童、妇女保健机构，并建立完善了有关制度。2012 年底，建立了孕产健康监护档案 916 份，进行产前检查 5153 人次，产后访视 2367 人次；0～7 岁儿童入保 595 人，建立 595 份儿童保健手册档案，4:2:1 体检 3200 人，监测中发现小儿体格发育不良、佝偻病、贫血等异常现象，及时进行了治疗，并对家长进行了小儿健康知识的宣传与指导。

2008—2011 年，由于棚户区改造，大部分居民搬迁，年门诊人次、住院人次以及各项检查下降率为 50%。

在开展新技术方面：1991 年内科开展了心电监护，功能科开展了心功能测定项目。1992 年妇产科开展了多普勒监测胎心项目，为围产期孕妇护理提供了科学的新方法；外科和妇产科分别开展了胆囊切除术和剖腹产手术。1994 年儿科开展了喘憋性肺炎的新治疗方法，并成功治疗了粟粒性肺结核合并感染的患儿。1995 年医院购入 B 型超声诊断机，使腹部疾病的诊断又上了一个新台阶；五官科独立完成了扁桃体摘除手术和上睑下垂悬吊术。1996年功能科开展了血脂化验，外科完成了睾丸肿瘤切除术、隐睾成形术。1997年五官科完成了隐耳矫形手术。1998年成功为一位76岁老人切除了巨大卵巢囊肿，被同煤集团电视台报道。1999年内科成功抢救了急性右心衰病人和急性心肌梗死患者，外科开展了关节部位损伤的手术治疗。2001年开展了先天性肥大唇整和睑内翻矫形手术。2002年医院购入腰椎牵引治疗床，同期开展了椎间盘突出的牵引复位治疗和综合治疗。2003年医院购入生命体征监护仪，外科开展了直肠良性肿瘤切除术。2004年内科开展了急性心肌梗死溶栓治疗。2005年开展了肺功能测定，填补了矿办医院的一项空白；外科开展了尿道损伤修补术和骨不连手术治疗。

20多年来，医务人员共撰写医学论文40篇，获得科技进步奖10项。

忻州窑矿医院历任站（院）长、书记见表7-2-1。

表7-2-1 忻州窑矿医院历任站（院）长、书记

任 职 时 间	站（院）长	书 记	副站（院）长	副书记
1956—1966年	焦庆忠			
1964—1966年			常福中	
1965—1970年		李木生		
1967—1988年	常福中			
1968—1973年			赵子生	
1977—1980年	胡殿明	胡殿明		
1980—1983年		牛进成		
1980—1987年	冀渝州			
1984—1985年		张庆英		
1985—1987年		阮国俊		
1988—1990年		冀渝州	李万金	
1988—1997年	阮国俊			
1990—1997年			刘福增	
1990—1997年			高 征	
1990—1999年		郑增录		
1995—1997年				曹富花
1997—2007年	刘福增			
1999—2001年		李佃举	项廷富	
1999年—今			李 应	
2001年—今		项廷富		
2004—2006年			阮 滨	
2007年—今	阮 滨			

忻州窑实业公司卫生所（忻州窑前永平街社区卫生服务站）位于大同市矿区忻州窑矿北山，占地面积762平方米，建筑面积762平方米，业务用房面积398

平方米。主要医疗设备有 30 毫安 X 光机、显微镜、产床、电动吸引器等。现有员工 8 名，其中医师 1 名，其他卫技人员 7 名。2012 年负责人是刘利明（代）。

忻州窑实业公司卫生所前身是忻州窑矿劳动服务公司医院，成立于 1985 年，建筑面积 300 平方米，有床位 20 张，设有内科、外科、妇科、儿科、口腔科、中医科、放射科、药房、处置室、计免室、注射室、化验室等科室。员工 61 名，隶属于大同矿务局忻州窑矿劳动服务公司，属集体所有制。服务项目包括医疗、预防、健康体检、健康教育以及职工子女的计划免疫工作、公司妇女病普查等。2003 年医院变更为卫生所，医技人员减少，服务范围和能力缩减。2005 年，集团公司医疗卫生体制改革，卫生所划归同煤集团公司总医院领导。2007 年 11 月通过市卫生行政主管部门的验收，加挂忻州窑前永平街社区卫生服务站牌子，增加了社区服务功能。

第三节 中央机厂医院

中央机厂医院是一所一级乙等医院，位于大同市矿区新泉街南一路，占地面积 1549 平方米，建筑面积 1331 平方米，使用面积 959 平方米，其外景如图 7-3-1 所示。

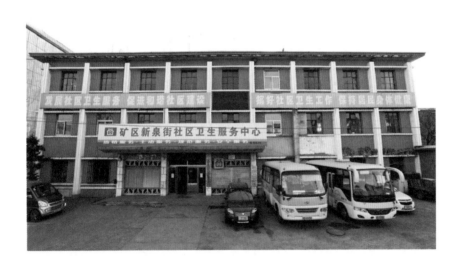

图 7-3-1 中央机厂医院（新泉街社区卫生服务中心）外景

医院设内科、外科、妇科、儿科、口腔科、医学检验科、医学影像科、儿童保健科、预防保健科、全科门诊等科室。开放床位 20 张。

主要医疗设备有 200 毫安 X 光机 1 台，心电图机 2 台，B 超诊断仪 1 台，半自动生化分析仪 1 台，多功能微波治疗仪 1 台，血液细胞分析仪 1 台，尿液分析仪 1 台，低速自动平衡治式离心机 1 台，牙科综合治疗机 1 台，胎儿监护仪 1 台，钾钠氯分析仪 1 台，呼吸机 1 台，洗胃机 1 台，多功能监护仪 1 台，固定资产总值 62 万元。

历史沿革：原中央机厂保健站，创建于 1958 年 5 月，在中央机厂南一路 37 排，建筑面积 300 平方米。建站初期，有医务人员 21 名，2 名临时接生员，胡步新任负责人。设有内科、外科、妇产科、儿科、化验室、处置室、爱委会。1959

年 8 月以后，韩克然任站长。1960 年改称卫生站。

1970 年 10 月，大同矿务局卫校第一批护士毕业生分配到卫生站 18 名，医务人员增加至 39 名，增设了中医科、针灸科、防保科。1971 年 10 月，大同矿务局卫校第二批护士毕业生分配到卫生站 11 名，医务人员达到 50 名。同年成立了党支部，刘秋昌任支部书记。

1990 年 7 月，中央机厂托儿所搬迁，卫生站搬迁至旧托儿所，建筑面积 1700 平方米，设立了病房，开放床位 20 张，增加了放射科。1993 年人员增加到 71 名，开放床位 30 张，年门诊就诊人数达

60000 人次。

1996 年 6 月，卫生站更名为中央机厂医院，李树勋任院长，黄静泉任支部书记。

2002 年 7 月，医院搬迁到机厂招待所，占地面积 1549 平方米，建筑面积 1331 平方米，新增设了 B 超室、心电图室、口腔科。

2005 年底，同煤集团进行卫生系统改制，中央机厂医院隶属同煤集团总医院领导。

2006 年 7 月，中央机厂医院设置了矿区新泉街社区卫生服务中心。2010 年，该中心被评为"山西省社区卫生服务示范机构"，如图 7 - 3 - 2 所示。

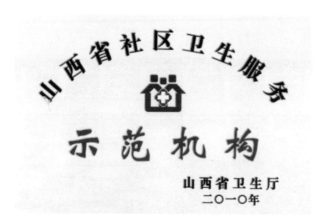

图 7 - 3 - 2　2010 年新泉街社区卫生服务中心被评为"山西省社区卫生服务示范机构"

截至 2012 年底，医院有注册医师 21 人，注册护士 13 人，全科医师 8 人，社区护士 11 人，医技人员 8 人；高级职称 1 人，中级职称 14 人，初级职称 29 人；大专以上学历 29 人，中专学历 20 人。

中央机厂医院历任站（院）长、书记见表 7 - 3 - 1。

表 7 - 3 - 1　中央机厂医院历任站（院）长、书记

任职时间	站（院）长	书记	副站（院）长	负责人
1958 年 6 月—1959 年 8 月				胡步新
1959 年 8 月—1965 年 9 月	韩克然			
1965 年 9 月—1966 年 11 月	高峻			

表 7-3-1（续）

任 职 时 间	站（院）长	书 记	副站（院）长	负责人
1966 年 12 月—1972 年 3 月	李启会			
1975 年—1986 年 6 月			魏玉莲	
1979 年 6 月—1992 年	李启会			
1979 年 6 月—1995 年		高　峻		
1992—1995 年			黄静泉（副书记）	
1992—1996 年	张岱玢		李树勋	
1995 年—今		黄静泉		
1996 年 12 月—1997 年	李树勋（代）			
1996 年 12 月—今			李　嵘	
1996 年 12 月—2012 年 11 月			李宝春	
1998 年—今	李树勋			

第四节　化工厂医院

化工厂医院位于大同市矿区新平旺民胜街，占地面积 1525 平方米，建筑面积 1025 平方米。编制床位 20 张，实际开放 16 张。

业务科室有全科诊室、预防保健科、儿童保健科、妇女保健科、康复科、化验室、供应室、功检科、药房、护理部、社区办、总务科。

医院主要医疗设备有：血液细胞分析仪 1 台，半自动生化分析仪 1 台，妇科治疗仪 1 台，尿液分析仪 1 台，心电图机 2 台，B 超机 2 台，医用显微镜成像系统以及恒温器、离心机各 1 台，红外线理疗仪 1 台，康复治疗仪 1 台，牵引床 1 张，牵引架 1 个，电动吸痰机 1 台，电动洗胃机 1 台，治疗呼吸机 1 台。固定资产 48 万元。

历史沿革：1954 年 2 月成立保健站，地址设在大同市矿区民胜街，占地面积约 260 平方米，建筑面积约 220 平方米。隶属大同矿务局附属医院领导。当时有职工 6 人，其中负责人 1 名，医生 2 名，护士 2 名，总务 1 名。

1960 年改称卫生站。1965 年，人员增加至 12 名，其中负责人 2 名，医生 4 名，护士 4 名，药剂 1 名，总务 1 名。当时设备比较简陋，没有大中型设备。1966 年更名为大同矿务局化工厂卫生所，工作人员 12 名，其中医生 5 名，护士 5 名，工人 2 名。1967 年，大同煤矿医院和卫生处分家后，隶属大同矿务局化工厂领导。

1970 年，人员增加到 19 名，其中医生 6 名，护士 11 名，工人 2 名；1971 年，职工增加到 26 人，其中医生 10 名，护士 14 名，工人 2 名。

1981 年，更名为大同矿务局化工厂保健站，职工增加到 29 人。1986 年，新建了办公楼，占地面积 1525 平方米，建筑面积 1025 平方米，使用面积 1015 平方米。1989 年，职工有 29 人，其中西医医师 8 名，中医医师 2 名，妇科医师 2 名，预防保健医师 1 名，护士 6 名，西药师 1 名，中药师 2 名，放射医士 2 名，检验士 1 名，会计 2 名，负责人 2 名。设临时输液床 6 张，设备有 200 毫安 X 光机 1 台，fx - 102 福田心电图机 1 台，显微镜 1 台，电冰箱 2 台，人流产床 1 张，综合产床 1 张，空压机 1 台，高压消毒锅 1 个，25kg 洗衣机 1 台，剧毒药柜 1 个。科室也由原来的 3 个发展为内、外、儿、妇、中医、预防保健、放射、化验、财务、中西药房等 12 个科室。

1997 年 10 月，更名为大同煤矿集团有限责任公司化工厂医院，职工增至 42 人，其中西医医师 10 名，中医医师 4 名，妇产医师 2 名，预防保健医师 4 名，药剂师 4 名，检验师 2 名，放射医技师 2 名，护士 8 名，会计 2 名，正副院长、书记 4 名。

2005 年 10 月，归属同煤集团总医院，开放床位 20 张。

截至 2012 年底，医院在册员工 30 人，其中主治医师 14 名，医师 2 名，主管护师 1 名，护师 5 名，护士 4 名，药剂师 1 名，经济师 1 名，政工师 1 名，其他 1 名。

化工厂医院历任站（院）长、书记见表 7 - 4 - 1。

表 7 - 4 - 1　化工厂医院历任站（院）长、书记

任　职　时　间	院（站）长	书记	副院（站）长	负责人
1954 年 2 月—1963 年				李运发
1963—1969 年			郝廷魁	
1969 年—1991 年 6 月	黄元正		郭汝镜	
1973 年—1991 年 6 月			焦庆忠	
1986 年 5 月—1991 年 5 月			时忠安	
1991 年 6 月—今	李进同		姚佩英	
1986 年 5 月—1997 年 9 月			樊学书	
1991 年 6 月—1997 年 9 月		王生鹏		
1997 年 10 月—今		柴万夫		
2000—2003 年		曲登山		
2003 年 9 月—今		李迎斌		
2000—2009 年			白　云	
2012 年 12 月	李宝春			

第八章　社区卫生服务中心、卫生站

第一节　煤峪口社区卫生服务中心

煤峪口社区卫生服务中心(图8-1-1)是一所集社区医疗、科研于一体的医疗单位，位于煤峪口地区中心地段的红光北街，成立于2006年5月，占地面积1300多平方米，建筑面积3978平方米。

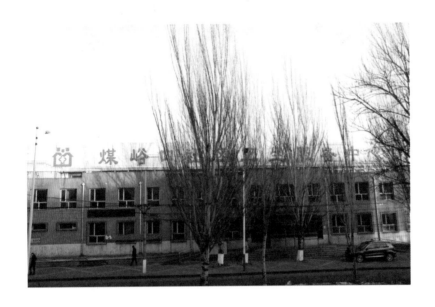

图8-1-1　煤峪口社区卫生服务中心外景

中心设全科、内科、外科、妇科、儿科、五官科、口腔科、中医科、人工肾、康复理疗科等临床科室，药剂、功检、化验、放射、手术室、防保、液疗等医技科室。康复病房开放床位29张。

中心现有固定资产700多万元，主要医疗设备有500毫安X光机2台，影像增强仪1台，牙科综合治疗机2台，岛津300型B超仪1台，日福田台式B超仪一台，12导心电图机1台，纽邦150型吸引机1台，V710西门子麻醉机1台，血液透析机6台，心脏除颤监护仪1台，全自动尿八项分析仪1台，彩超一台，全自动生化仪一台，全自动血球仪一台。

2009年，政府出资国债资金120万元和煤峪口矿医院共同出资，加建了社区卫生服务中心二层大楼，与原楼相接一体，使社区卫生服务中心的办公条件得到很大改善。

2009年6月，卫生部心血管病防治中心颁布了《全国高血压社区规范化管理项目实施表》，中心按照要求完成了"863"计划高血压联盟的筛选病例和药物干预、疗效观察的工作，并建立了个人档案，从而增强了社区卫生服务的科研与临床能力，提高了基础医疗水平。

从中心成立以来，为了提高社区卫生服务中心工作人员的素质，中心先后派出数十名医务人员到同煤集团总医院、大同和太原几家医院学习进修。经过几年的努力，社区基础医疗得以发展。健康教育采取群众乐于接受的形式向社区居民进行广泛教育，取得了较好的效果。慢病管理趋于规范，双向转诊促进了中心与总院的业务交流，中医进社区，深受居民欢迎。妇保、儿保、计划生育趋于规范。

2010 年，中心被山西省卫生厅授予"山西省社区卫生服务示范机构"称号，如图 8 - 1 - 2 所示。

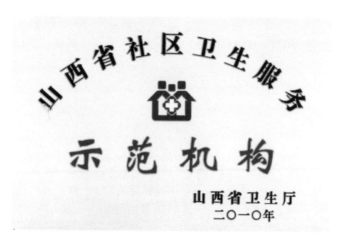

图 8 - 1 - 2　2010 年煤峪口社区卫生服务中心被授予"山西省社区卫生服务示范机构"称号

2011 年 8 月，中心被卫生部新闻宣传中心授予"城市社区健康教育基地（试点）"称号，如图 8 - 1 - 3 所示。

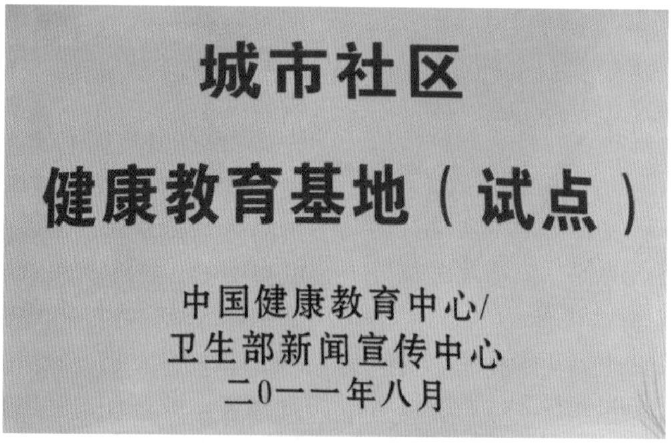

图 8 - 1 - 3　2011 年煤峪口社区卫生服务中心被授予"城市社区健康教育基地（试点）"称号

2011 年 10 月，卫生部"烟包图形警示巡展启动仪式"在煤峪口社区卫生服务中心举行，卫生部、山西省、大同市、集团公司有关领导组织和参加了启动仪式。

2011 年 10 月 16 日，卫生部在山东济南召开的"中国社区学会社区工作论坛会"上，授予煤峪口社区卫生服务中心"全国示范社区卫生服务中心"称号，如图 8-1-4 所示。

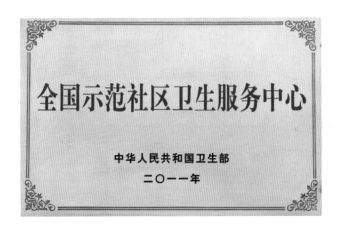

图 8-1-4　2011 年煤峪口社区卫生服务中心被授予"全国示范社区卫生服务中心"称号

从 2007 年起，社区卫生服务中心连续五年荣获同煤集团总医院"先进集体"称号，2006 年、2010 年荣获集团公司"先进集体"称号。

截至 2012 年底，中心共有员工 40 名，其中本科学历 8 名，大专学历 16 名，中专学历 13 名，高中学历 3 名；高级职称 1 名，中级职称 23 名，医师（护师、药剂师）10 名，医士（护士、药剂士）4 名，具备执业资格人员 35 名。

中心主任：王富（兼）；支部书记：王体（兼）。

第二节　忻州窑社区卫生服务中心

忻州窑社区卫生服务中心于 2007 年在忻州窑矿医院正式挂牌，同忻州窑矿医院是两个牌子、一套人员，如图 8-2-1 所示。

中心分别设了慢病管理组、儿保组、妇保组、健康教育组、计免组，主要任务是入户调查，建立居民健康档案，参加国家科技项目"高血压流行病学调查"等。

截至 2012 年底，中心共建立居民健康档案 10700 人，4124 户，其中高血压病 1024 人，糖尿病 228 人，冠心病 90 人，脑血管病 83 人，残疾人 214 人，对慢病进行了规范化管理。同时中心积极开展惠民活动，坚持每月免费为高血压患者发放降压药物，免费为糖尿病患者测血糖，免费为老年人体检等。七年来，惠民资金额共 14 万元。

2006—2012 年，忻州窑社区卫生服务中心在同煤集团总医院的领导下，社区医疗服务取得了很大成绩，得到了社会的认可。2007 年被大同市卫生局授予"社区卫生服务先进集体"称号，2007—2008 年荣获同煤集团公司、同煤集团总医院"先进集体"称号。2007 年被大同市定为社区卫生服务参观示范点。同煤集团公司、大同市领导在视察中心时对社区卫生服务工作给予了肯定。2008 年，山西省卫生厅副厅长高宝顺视察中心，对中心工作给予了高度认可。

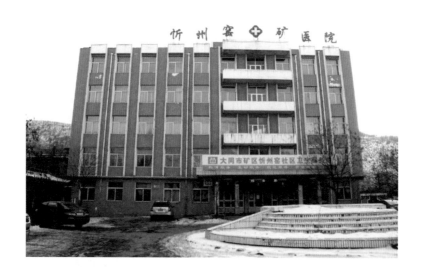

图 8-2-1　忻州窑社区卫生服务中心外景

中心主任：阮滨（兼）；支部书记：项廷富（兼）。

第三节　新泉街社区卫生服务中心

新泉街社区卫生服务中心于 2007 年 10 月在中央机厂医院挂牌，同中央机厂医院是两个牌子，一套人员。中心服务半径为机厂附近方圆 4 平方公里的 6012 户居民，总人数 17216 人。中心下设矿区泉武街社区卫生服务站。

中心本着"以居民的健康为中心、家庭为单位、社区为范围、需求为导向"的理念，以妇女、儿童、老年人、慢性病人、残疾人为重点，本着有效、经济、方便、综合、连续地为居民服务的宗旨，组建了由全科医师、社区护士、预防保健人员、妇保和儿保人员组成的两个家庭服务团队，负责各自辖区内的慢性病管理。制定社区慢性病管理制度，建立 35 岁以上人群血压首诊负责制，建立了掌握高血压、Ⅱ型糖尿病等慢性病管理制度，对确诊的高血压、Ⅱ型糖尿病等慢性病人每年提供至少 4 次的面对面随访，并进行有针对性的健康教育和行为干预。高血压的管理率为 70%，糖尿病的管理率为 68%。2009 年 9 月，中心在同煤集团总医院的领导下，承担了国家"十一五"科研项目"高血压综合防治研究"，共完成病例 380 例，为高血压病的研究提供了科学依据。截至 2012 年底，中心为社区居民建立家庭健康档案 5712 户，普查人口 14919 人，建档率达 86%，其中高血压 1366 人，管理 876 人，管理率 64%；糖尿病 425 人，管理 259 人，管理率 61%；冠心病 113 人，管理 52 人，管理率 46%；脑卒中 180 人，管理 76 人，管理率 42%；精神病 3 人，管理 3 人，管理率 100%；肿瘤 4 人，管理 4 人，管理率 100%；老年人 2397 人，管理 1795 人，管理率 75%。为妇女建档 280 人，为儿童建档 740 人，为残疾人建档 36 人。并把纸质居民健康档案全部录入居民电子健康档案系统。经过几年的努力，逐步形成了医疗、预防、保健、康复、健康教育及计生服务"六位一体"的社区服务模式。

2009 年，中心被卫生部心血管病防治研究中心评为优秀单位，项目负责人李宝春被评为先进个人；2010 年，被山西省卫生厅评为省级创优示范社区。

中心主任：李树勋（兼）；支部书记：黄静泉（兼）。

泉武街社区卫生服务站于 2010 年 9月成立，位于南郊区泉武街，占地面积217 平方米，建筑面积 198 平方米。服务站现有心电图机 1 台，血细胞分析仪1 台，尿液分析仪 1 台。开展的诊疗科目有内科、全科、预防保健科。矿区泉武街社区卫生服务站外景如图 8 - 3 - 1所示。

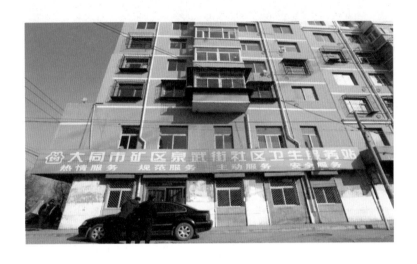

图 8 - 3 - 1　矿区泉武街社区卫生服务站外景

该站所辖区域人口为 9693 户，23644 人，建立健康档案 1319 户，慢性病管理 24 人，老年人管理 111 人。同时为社区居民开展了基本医疗服务、健康生活方式指导，为患者制定了健康指导计划。定期为辖区居民进行健康体检，发现慢性疾病患者，实行危险因素的控制。

2012 年底，中心有医务人员 10 名，其中全科医师 3 人，护士 3 人，药剂师 1人，检验士 1 人，心电图医师 1 人，预防保健医士 1 人。

负责人：李宝春（兼）。

第四节　民胜街社区卫生服务中心

民胜街社区卫生服务中心于 2007 年在化工厂医院挂牌，与化工厂医院是两个牌子，一套人员，是集医疗、预防、保健、康复、健康教育及计划生育服务"六位一体"的社区卫生服务机构。民胜街社区卫生服务中心外景如图 8 - 4 - 1 所示。

中心服务半径为民胜街、民利街、雁永小区、西秀苑小区、锦绣花园、115 队院、校南街小区、郝家寺小区、民荣街小区 的 4700 余户 14500 余人。

中心以防治常见病、多发病、慢性病为主，遇到疑难病例及时上转同煤集团总医院，并对同煤集团总医院下转回社区的患者及时回访，了解病情，为患者做好后期康复治疗服务工作。在预防保健工作中，中心把流动儿童作为重

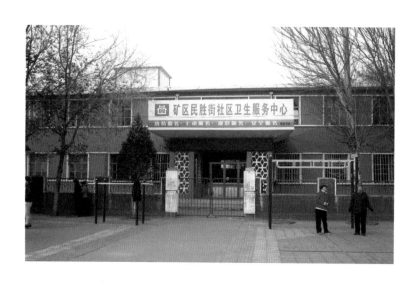

图 8-4-1　民胜街社区卫生服务中心外景

点，保证各种疫苗发放的全覆盖，为防止传染病流行，保护儿童健康起到了积极作用。

民胜街社区卫生服务中心从成立至2011 年，连续 6 年被评为同煤集团总医院先进集体。

中心主任：李宝春（兼）。

第五节　和瑞社区卫生服务中心

和瑞社区卫生服务中心（图 8-5-1）于 2009 年 7 月成立，地址位于大同市矿区恒安新区和瑞街道泰安里商铺 37～39 号，建筑面积 1000 平方米。

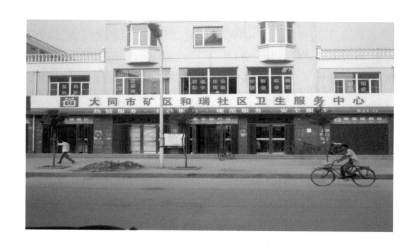

图 8-5-1　和瑞社区卫生服务中心

中心分为公共卫生和基本医疗两个部分，设有预防保健科、全科医疗科、妇女保健科、儿童保健科、口腔科、医学检验科、医学影像科、中医科、中西医结合科、药剂科、康复理疗科，急诊室、抢救室、液疗室、信息管理室、健康教育室、计划生育手术室。设置床位 40 张。

中心主要医疗设备有：B 超仪 1 台，300 毫安 X 光机 1 台，心电图机 1 台，微波治疗仪 2 台，阴道镜 1 台，红外线治疗仪 1 台，半自动生化分析仪 1 台，尿液分析仪 1 台，血球分析仪 1 台，牵引床 1 张，冷光源诊断仪 1 台，电解质分析仪、血黏度监测仪和血球计数仪各 1 台。固定资产 122.5 万元。

中心成立初期，面临新形势下社区卫生服务工作的新挑战，中心领导狠抓基础设施建设，完善了机构设置，健全了规章制度，规范了服务手段。2010 年，为达到山西省卫生厅对社区卫生服务中心的环境、布局和机构设置的要求，中心在同煤集团总医院的扶持下，投入资金对中心内部和外部环境进行了规范与美化，科学合理地完成了三大区域划分，突出体现了社区卫生的温馨服务和规范服务。中心还为各科室配备了各种先进的检验检测仪器，增加了检测手段，提高了疾病诊断的准确性。为了更好地对居民进行健康教育，中心购置了健教设备和大量资料，定期组织居民参加讲座和观看健康知识影碟，还投资建立了宣传橱窗，对居民进行了健康教育。同时明确了各科室的职能，制定了各项规章制度，并装订成册上墙。

2010—2012 年中心党政领导及医护人员克服困难，深入居民家中收集资料，了解健康状况，对慢性病患者做到发现一个登记一个，登记一个建档一个，建档一个管理一个，现已建档 23790 份，并进行了档案分类管理，使其纳入规范化管理。对育龄妇女、儿童、老年人、高血压、糖尿病、心脑血管疾病、矽肺和残疾患者都建立了系统的档案资料，并经常性地进行普查普治，免费为孕妇产前检查 256 人，

产后访视 3478 人，同时对新婚、更年期的妇女进行指导，免费发放避孕药具。对辖区内 1218 名儿童进行了免费体检，筛出体弱儿 13 人，并进行了医学干预，为辖区儿童接种疫苗 21360 人次。

健康教育是社区卫生服务的核心工作，是促进居民建立健康的生活和行为方式，提高人们认识疾病、掌握预防疾病知识的主要手段。2011—2012 年在大同市卫生局的倡导下，中心举行了"服务到家庭　康复到社区""家庭服务团队——你的健康我们护航""健康家园　和谐社区"大型义诊活动，共发放宣传材料 54000 余份，免费为居民体检百余人，免费咨询上千人。中心树立了"以人为本、以民为先"的服务理念，按照社区卫生服务工作的总要求开展了"六位一体"的社区卫生服务，为社区居民提供了近距离、质优价廉、高效方便的卫生服务。每年为辖区内已建档的 65 岁以上老年人免费体检，共体检 468 人，并且进行定期随访，让老年人更加关注健康，让病人感到社区服务的优越性。

另外，中心注重医疗质量与医疗安全两手抓的方针，为了减少医疗质量缺陷，及时排查、消除医疗隐患，减少医疗差错争议，杜绝医疗事故发生，各科室严格执行无菌技术操作规定。为了进一步解决广大居民看病难、看病贵的问题，在同煤集团总医院的大力协助下，中心和同煤集团总医院实现了"双向转诊"，开通了及时就医"绿色通道"。在门诊中遇到疑难杂症和难以治疗的疾病，中心主动向患者介绍同煤集团总医院的优质医疗资源及各科室的专家，为他们在网上预约挂号，并享受 40% 的优惠。2009 年 8 月和中国高血压联盟开展了高血压综合防治以及高血压规范化管理，收到了较好的效果。特聘同煤集团总医院心脑血管病、外科等学科专

家在中心坐诊，还聘用了中医、内科专家在中心长期坐诊。优质的人才、优良的服务赢得了广大社区居民的一致好评。大同市、矿区卫生局的领导同志曾先后到中心视察工作，并对中心的一些新做法给予了充分肯定。每月收入从初建时的 20 万元增至现在的 72 万元。目前，中心日门诊量达 980 多人次，几年来开展各类中小型手术 10006 多例。

2009 年 12 月，中心成为山西省卫生交流会参观单位之一，2009 年和 2012 年度荣获同煤集团"先进集体"称号。

截至 2012 年底，中心共有医务人员 40 人，其中副主任医师 1 名，中级职称 16 名，主治医师 9 名（全科主治医师 6 名），主管护师 6 名，注册护士 14 名。

中心主任：阮　滨（兼）。

第六节　平泉社区卫生服务中心

平泉社区卫生服务中心位于大同市矿区平泉街道新区里 29 栋，占地面积 5200 平方米，建筑面积 3109 平方米。平泉社区卫生服务中心外景如图 8 - 6 - 1 所示。

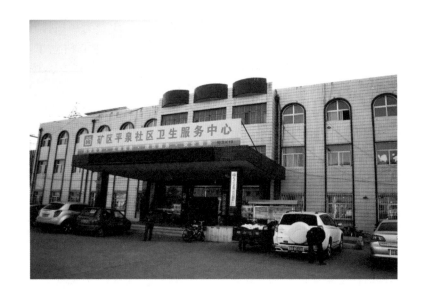

图 8 - 6 - 1　平泉社区卫生服务中心外景

中心设预防保健科、全科医疗科、妇产科、妇女保健科、儿科、儿童保健科、眼科、口腔科、耳鼻喉科、医学检验科、医学影像科、中医科，开放康复床位 50 张。

中心现有员工 64 名，其中专业技术人员 57 名，行政管理人员 7 名，专业技术人员中主治医师 21 名（含全科医师 15 人），医师 7 人，医士 3 人；主管护师 5 人，护师 4 人，护士 10 人；药剂师 1 名，药剂员 2 人；检验士 2 人；经济师 2 人，

会计员 2 人；管理人员 4 人，其他 1 人。

中心现有固定资产 441 万元。主要设备有：500 毫安 X 光机 1 台，B 超机 1 台，牙科综合治疗机 2 台，心电图机 1 台，血细胞分析仪 1 台，离心机 1 台，综合产床 1 台，微波多功能治疗仪 1 台，牵引床、康复治疗床各 1 张，超短波理疗仪 1 台，尿液分析仪 1 台，乳腺诊断仪 1 台，全自动生化分析仪 1 台，光电离子治疗仪 1 台，海仓医用制氧机 1 台，妇科治

疗仪1台，生物显微镜1台，恒温箱1台，冰箱3台，计算机10台，通用X光机1台。

历史沿革：1990年12月大同矿务局新区管理处在矿区新回里居民楼内成立了保健站。建站初期有工作人员15人，站长是冀渝洲，归属新区管理处领导。保健站只有简易的医疗设备，有15张观察床。1991年底在新区里市场开设了门诊，人员增加到40名左右，增设了口腔科和化验室，扩大了服务范围，负责新区居民以及管理处职工家属的医疗和预防保健任务。

1995年，新建的占地面积5200平方米、使用面积2623平方米的新院在新区中心地带竣工并投入使用。两个站点的工作人员全部搬入新址，并增加了医务人员，工作人员60余名，全站近100人。同时新添置了部分大型医疗设备。经大同市卫生局批准保健站升级为大同矿务局新区管理处医院，设置了门诊部和住院部，增设了内、外、妇、儿、五官、手术室、急诊、放射、检验、心电图、B超、西药房等科室。2000年更名为大同煤矿集团公司平泉物业管理公司职工医院。

2005年10月，归属同煤集团总医院。2008年3月，经山西省卫生厅、大同市卫生局验收批准转型为社区卫生服务机构。下辖盛秀苑和华杰里两个社区卫生服务站。

2006年后中心在同煤集团总医院的支持下，从基本设施建设、完善六大功能等方面进行装修改造，完成了全科诊室、健康教育室、信息资料室、计划免疫室的建设，配备了健康教育设备和康复器材。建立完善预防、保健、康复、计划生育、健康教育和基本医疗等社区卫生服务功能，为居民提供了一个温馨、舒适、流程合理的就医环境。目前，为辖区居民建立健康档案6919户、19445人，建档率达

到92%，对慢五病患者和重点人群进行分类及专案管理，现筛出高血压患者1372人，糖尿病患者499人，冠心病患者169人，脑血管患者169人，肿瘤患者25人；6岁以下儿童423人，建卡率达到100%，接种率达到100%，儿童保健管理1879人，孕产妇保健管理84人；65岁以上老人1735人，育龄妇女5556人，残疾人51人，重性精神病患者17人，并实现了计算机管理，通过网络信息实现资源共享。

中心以"健康所托、真情相承、共建和谐社区"的服务理念，改变服务模式，调整科室结构，体现社区卫生"六位一体"的服务功能，因地制宜设置了养老院，把中医药引进了中心，并建立了与同煤集团总医院的双向转诊模式。实现了"小病在社区、大病进医院"的医疗卫生服务模式。

中心每年为平泉辖区的育龄妇女进行内诊、化验、阴道镜检查、B超等价值168元的免费体检活动，2011年共优惠金额近20万元；每年为社区65岁以上老人提供血脂、血糖及心电图、透视等免费常规项目体检；2011年共免检查费近6万元。2012年免费为高血压、糖尿病、冠心病、慢性阻塞性肺部疾病等1500名慢性病患者每月定期测量血压、血糖、心电图及透视检查，减免费用14000余元。

中心从2008年以后按照《山西省城市社区卫生服务机构管理办法实施细则》和《大同市发展城市社区卫生服务的实施办法》，在市、区卫生局的指导和同煤集团总医院的组织协调下，通过不断地改造环境和投入资金，逐步完善了预防、保健、康复、医疗、健康教育与计划生育技术指导的社区卫生服务功能，其中老年保健服务成绩显著。平泉街道居民有一部分是退休和公残职工，其中孤寡老人不在少数，中心因地制宜，专门腾出2层楼房，

按照养老院的设置要求建立了一所能容纳近40人的养老院，一些孤寡老患者得到康复、医疗、保健服务，体现了"老有所养、老有所为、老有所乐、病有所医"的生活方式，让老年人的晚年生活丰富多彩，并为养老院的老人建立了病历档案，每年免费健康体检一次。中心室内室外分别安置了一系列康复运动器材，遇到天气变化，老人们足不出户也能进行体育锻炼，使老年人时时刻刻都生活在健康的氛围中，目前80%的老年人已经改变了原来的不良生活习惯。

2009年，山西省社区卫生服务工作现场会在大同市召开期间，中心被定为现场会参观点之一。

2009年被大同市矿区评为人口和计划生育工作先进单位，被大同市矿区和同煤医卫中心评为计划免疫先进单位、大同市社区卫生服务优秀单位；2010年被评全国高血压社区规范化管理项目"优秀社区卫生服务中心"；2010年被评为"山西省社区卫生服务示范机构"，如图8-6-2所示；2013年被评为"山西省中医药特色社区卫生服务中心"，如图8-6-3所示。

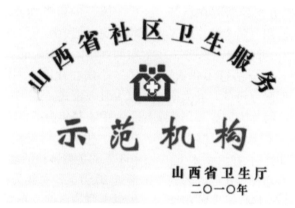

图8-6-2　2010年平泉社区卫生服务中心被评为"山西省社区卫生服务示范机构"

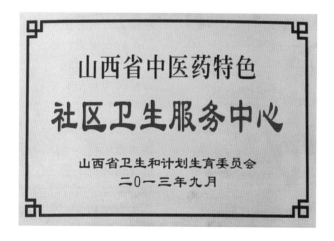

图8-6-3　2013年平泉社区卫生服务中心被评为"山西省中医药特色社区卫生服务中心"

2011 年在山西省卫生厅举办的"我身边的社区卫生服务"演讲比赛中，王志琛荣获个人一等奖。

新区医院历任站长（院长、主任）、书记见表 8-6-1。

表 8-6-1　新区医院历任站长（院长、主任）、书记

任 职 时 间	站长(院长、主任)	党支部书记
1990—2001 年	冀渝洲	裴学文
2001 年—2007 年 9 月	禾常青	张 杰
2007 年 9 月—今	潘建强	张 杰

一、盛秀苑社区卫生服务站

盛秀苑社区卫生服务站成立于 2008 年 3 月，位于大同市矿区平泉街新回里 66 栋，占地面积 350 平方米，使用面积 310 平方米。业务用房面积 280 平方米，设置全科诊室、处置室、预防接种室、治疗室、心电图室、康复理疗室、健康信息室、检验室、液疗室、健康教育室。盛秀苑社区卫生服务站外景如图 8-6-4 所示。

主要设备有：B 超机 1 台，心电图机 1 台，血常规分析仪 1 台，尿常规分析仪

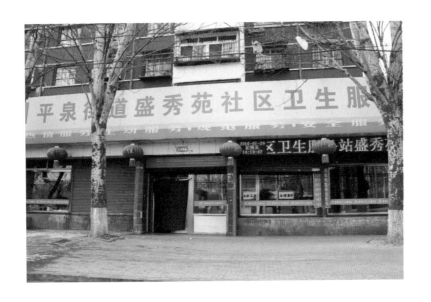

图 8-6-4　盛秀苑社区卫生服务站外景

1 台，腰椎牵引器 1 台，颈椎牵引器 2 台，神灯 3 台，微波治疗仪 2 台，熏蒸床 1 台。固定资产 49 万元，设置观察病床 1 张、液疗椅 29 座。

历史沿革：服务站的前身是中国人民解放军基本建设工程兵 00416 部队卫生院。1983 年 5 月，中国人民解放军基本建设工程兵 00416 部队卫生院撤改，改制为大同矿务局燕子山工程处保健站，地址

在燕子山矿区。当时建筑面积 2300 平方米，有工作人员 74 名，设立综合门诊、处置室、急救室、放射科，设床位 30 张，高富荣任站长，主要为燕子山矿的职工和家属及周边居民服务。1990 年在大同矿务局新一区设立新区卫生所（燕子山工程处第二卫生所），占地面积不足 80 平方米，主要为新区居民开展基本医疗服务，进行简单的医疗处置。高富荣负责。

1993 年有医务人员 54 名，病床 19 张，建筑面积 400 平方米，年门诊 27000 人次。1995 年燕子山工程处第三卫生所搬迁至新回里 66 栋（现址），增加了 B 超、化验、防疫等基本医疗服务。1996 年卫生所更名为大同矿务局第二工程处卫生站，2001 年归宏远公司管理，改名为宏远公司新区卫生所，所长李世杰。

2005 年 10 月归属同煤集团总医院领导，更名为同煤集团总医院宏远分院，王东伟负责。2008 年 3 月改称盛秀苑社区卫生服务站。服务站在同煤集团总医院的扶持下，对房屋进行了装修，重新规划了液疗室、药房、门诊、妇女保健科，新增加了医学检验科、B 超室、预防保健科、康复理疗科、中医科等。2008 年 8 月归属平泉卫生服务中心管理，白树荣负责。2008 年 12 月崔龙负责。

服务站管理辖区人口 7088 人，服务周边居民达三四万人。门诊日接诊 100 人次，年接诊 60000 余人次。门诊以处理常见病、多发病为主，规范了对高血压、糖尿病的管理；目前建立慢病档案 900 余人，使社区高血压控制率稳步提高，还为 65 岁以上老人进行了免费体检；妇幼保健工作也进入良性循环轨道，每年三八妇女节期间，为社区妇女进行免费体检，针对妇女常见病给予相应的指导和治疗；在计划生育服务中，免费发放避孕药具，提供优生优育等咨询服务。利用影像、健教专栏、发放健教处方、开展大型义诊等措施开展健康教育讲堂，使社区广大居民掌握了健康知识，促进了健康生活方式的形成。经过几年的努力实现了"小病在社区，大病到医院"的"六位一体"服务功能。

截至 2012 年底，服务站共有员工 16 人，其中副主任医师 1 名，主治医师 2 名，医师 2 名，医士 3 名，主管护师 1 名，护师 1 名，护士 3 名，药剂士 1 名，其他 2 名。

服务站连续 4 年被同煤集团授予"卫生系统先进集体"称号。

历任站长：1983—1995 年高富荣；1995—2001 年李世杰；2001—2005 年付安旺；2005—2008 年王东伟。

现任站长（2008 年—今）：崔龙（代）。

二、华杰里社区卫生服务站

华杰里社区卫生服务站成立于 2008 年 3 月，位于华杰里 13 栋，占地面积 176 平方米。设有门诊、液疗室、检验科、B 超仪心电图室、药房、预防保健科、妇女保健科、儿童保健科等。主要设备有：B 超 1 台，血细胞分析仪 1 台，心电图机 1 台，尿液分析仪 1 台。张平、高春香负责。华杰里社区卫生服务站外景如图 8-6-5 所示。

服务站管辖区域有 5.75 平方公里，服务 4935 户居民、17956 人口。目前已为社区 4197 户家庭、14689 名居民建立了居民家庭健康档案，占社区人口总数的 85%；社区家庭规模 2.99 人/户，家庭组成以两代人居住一起为主，占家庭总数的 64.03%；15 岁以下儿童 63.90% 为独生子女。老年人口系数为 7.3%，儿童、青少年人口系数为 20.7%，老少比为 9.4；男性 8520 人，占 58%，女性 6169 人，占 42%。

服务站根据辖区具体情况，组建了家庭服务团队，由全科医师、社区护士、预防保健人员组成。服务内容包括社区居民的预防保健、慢病管理、健康咨询、疾病诊治和康复理疗等；服务方式是上门服务、电话咨询、家庭病床、双向转诊等。门诊日接诊 70 余人次，年接诊 2 万多人次。

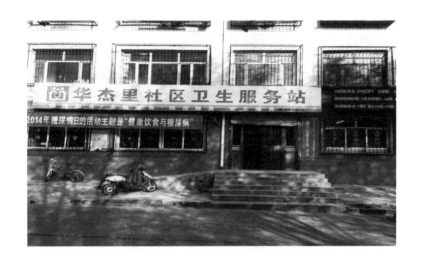

图 8-6-5　华杰里社区卫生服务站外景

社区工作人员在日常门诊或入户中经常讲解高血压、糖尿病等慢性病防治知识，定期给老年人检测血压、血糖和尿糖情况，进行用药指导，努力降低心脑血管疾病的发病率和致死率。并指导家属督促患者按时服药，要求高血压患者每周至少测血压 1 次，医生根据血压变化情况及时调整用药量，让患者和家属都认识到坚持服药的必要性和擅自停药的危害性，使老人克服不良生活方式和行为，积极配合社区工作人员做好老年保健工作。慢性病管理人数达 817 人，妇幼保健工作也进入了良性循环的轨道。

服务站针对"慢五病"居民及特殊人群每月开展健康教育讲座，与居民互动，为居民详细讲解各种疾病的一般知识，并进行饮食、运动、心理、药物指导；每周还为居民播放健康知识录像，服务站基本实现了"小病在社区、大病进医院"的医疗卫生服务模式。

截至 2012 年底，共有员工 7 名，其中行政人员 1 名，卫生技术人员 6 名，卫生技术人员中全科医师 3 人、药剂师 1 人、检验师 1 人、预防保健专业 1 人（中级职称 4 人，初级职称 2 人）。

负责人：崔龙。

第七节　新平旺社区卫生服务中心

新平旺社区卫生服务中心位于大同市矿区和平街九路小区，占地面积 3100 平方米，建筑面积 2300 平方米，使用面积 1745 平方米。新平旺社区卫生服务中心外景如图 8-7-1 所示。

中心设有全科门诊、中医诊室、液疗室、注射室、处置室、B 超室、心电图室、检验室、妇儿保健室、免疫接种室、康复理疗科、放射科、口腔科、健康教育科、信息管理科。设康复床位 28 张，液疗椅 30 个。

中心现有固定资产 595 万元。主要设备有：300 毫安光机 1 台，B 超机 1 台，血球分析仪 1 台，尿液分析仪 1 台，血液细胞分析仪 1 台，电子阴道镜 1 台，微波治疗仪 1 台，心电图机 1 台，全自动生化分析仪 1 台，微量元素分析仪 1 台，电解质分析仪 1 台，电动流产吸引器 1 台，牙科治疗仪 1 台等。

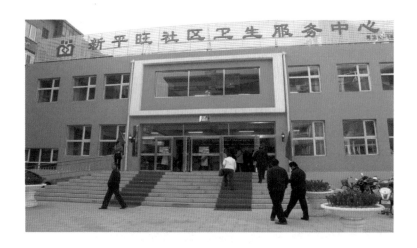

图8-7-1 新平旺社区卫生服务中心外景

历史沿革：1958年，大同矿务局附属医院在矿区和平街一路成立接生站，主要给在家生产的孕妇接生，归医院妇幼保健站领导。20世纪50年代末60年代初，医院在新平旺和平街九路设立卫生站。1963年接生站搬到和平街九路。1966年12月，改称和平街九路保健站，为巡回医疗形式，归医院门诊部领导，定员5人。1972年11月，医院革委会研究决定和平街九路保健站为单独科室，属医院机关支部领导，由杨淑静负责。1974年4月15日，医院决定九路保健站改称和平街九路卫生站，主要以家庭接生为主。保健站创建初期，设备十分简陋，工作人员不足，随着时间的推移，逐步有了门诊、药房、妇产科、注射室、挂号室。工作人员有11名，临时工1人，其中内科医生2人，妇科医生1人，药剂员1人，挂号员1人，护士2人，接生员5人。主要开展一般常见病、多发病、妇女病、上环、接生、打预防针、下地段、建病历等医疗和预防工作。负责妇幼保健工作和计划生育工作，建立了妇女计划生育卡片，分配了计划生育指标，开展计划生育宣传，进行了育龄妇女上环、取环和人流及妇女病的诊疗。1961—1984年杨淑静、张凤仙、蔡世和、赵桂芳、张丽琴先后担任卫生站负责人。

1991年，和平街改造，保健站被拆除，1992年搬入和九路11栋一层楼房，建筑面积720平方米。

1999年9月改称大同矿务局第一职工医院一分院，院长由段恭友担任。

2005年注册更名为和平街医院，开设病床12张，设有门诊、药房、化验室、放射科，医务人员15名，院长潘建强。

2007年10月，随着同煤集团医疗系统改制，和平街医院更名为新平旺社区卫生服务中心。王东伟任中心主任。

2011年新建的社区服务中心落成并投入使用，迁入新址后中心增加了医疗设备、医疗项目和人员。现在中心管理了4个居民小区，总户数7200余户，总人数20248人，已建档7040户、10680人，建档覆盖率达到98.96%，入微机管理的高血压患者1298人，糖尿病患者540人，脑卒中患者120人，冠心病患者108人，精神病患者 8 人，育龄妇女 5648 人。0～6 岁儿童计划免疫管理 718 人，建卡率 100%，接种率 100%。

新平旺社区卫生服务中心建立了 4 个社区卫生服务团队，与社区居委会共同进行健康教育、免费健康体检等工作。中心设立了心理咨询室，由一名国家二级心理咨询师给予心理治疗；中医门诊由一名副主任中医师常年坐诊，并聘请同煤集团总医院中医科博士每周一、三、五会诊。

2009 年，中心被大同市卫生局评为社区卫生服务免检机构；2010 年被山西省卫生厅评审为山西省社区卫生服务示范机构；2011 年被卫生部评审为全国社区卫生服务示范中心。

截至 2012 年底，中心共有员工 38 名（管理人员 3 名、卫生技术人员 35 名），其中副主任医师 1 名，主治医师 7 名，医师 4 名，医士 3 名，副主任护师 2 名，主管护师 5 名，护师 1 名，护士 8 名，药剂士 3 名，放射士 1 名；全科医师 11 名，社区护师 10 名。中心下设幸福路、平易街两个社区卫生服务站和工人新村、力泰两个卫生所。

现任中心主任兼支部书记：王东伟。

新平旺社区卫生服务中心历任站（分院）长、副站长见表 8-7-1。

表 8-7-1　新平旺社区卫生服务中心历任站（分院）长、副站长

任 职 时 间	院（站）长	副站长	护士长
1981 年 3 月—1986 年 3 月		田 荣	
1986 年 7 月—1992 年 1 月		魏玉莲	
1992 年 2 月—1995 年 3 月	杜效忠		
1999 年 9 月—2000 年 9 月	段恭友		
1999 年 9 月—2005 年 8 月		高宝和	
1999 年 9 月—2001 年 10 月			宋志坚
1999 年 9 月—2008 年 9 月			马桂英
2005 年 11 月—2007 年 9 月	潘建强		
2007 年 10 月—今	王东伟（中心主任）		

一、幸福路社区卫生服务站

幸福路社区卫生服务站位于大同市矿区新平旺新建路福园小区 46 栋商业房，占地面积 289 平方米，建筑面积 212 平方米。医疗设备有：心电图机 1 台，血常规分析仪 1 台，尿常规分析仪 1 台，腰椎牵引器 2 台，颈椎牵引器 2 台，神灯 5 台，微波治疗仪 1 台。设置病床 1 张、液疗椅 20 个，固定资产总值 52 万元。幸福路社区卫生服务站外景如图 8-7-2 所示。

服务站现有全科诊室、处置室、预防接种室、健康信息室、检验室、液疗室、健康教育室、治疗室、心电图室、康复理疗室。

历史沿革：1986 年 3 月大同矿务局四台沟工程处成立保健站，地址在原四台工程处劳动服务公司办公楼，医务人员 56 名，常秀隆任站长。设有内、外科门诊和急救室，担负工程处地面及井下急救和职工家属常见病、多发病的诊治服务。1992 年 12 月，搬迁至新平旺幸福路，更名为大同矿务局第一工程处保健站，常秀隆任站长。1994 年 8 月—2001 年 3 月，李

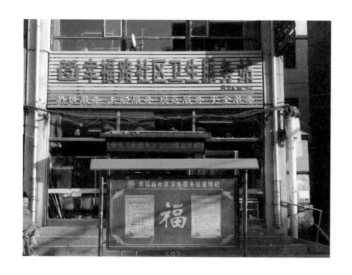

图 8 - 7 - 2　幸福路社区卫生服务站外景

青芳任站长。2001 年 3 月，更名为同煤集团宏远公司幸福路卫生所，李青芳任所长。

2005 年 10 月，归属同煤集团总医院领导，王东伟任所长。2006 年 6 月，购置了 212 平方米的二层商业用房。2007 年 4 月搬迁到现址新平旺新建路福园，6 月改称大同市矿区新平旺幸福路社区卫生服务站，温世春任站长（代）。

服务站服务半径为幸福路、安全苑、和三路三个社区的 4911 户居民、9922 人口。截至 2012 年底，已建档 4504 户、9858 人，筛查出的高血压 861 人、糖尿病 299 人纳入了微机管理，高血压 730 人、糖尿病 257 人、冠心病 58 人、脑卒中 57 人、0～36 个月幼儿 304 人、孕产妇 43 人全部纳入计划免疫管理。服务站根据实际情况全面推行了"六位一体"化管理，同时在建立居民健康档案的同时对各种慢性病进行筛查，对高血压、糖尿病患者进行规范化管理和健康教育，逐步改善了社区居民的健康理念，改变了居民的生活习惯，提高了社区居民的生活质量。

2008 年，服务站荣获同煤集团医卫中心防保先进单位称号；2009 年度荣获同煤集团总医院先进集体和大同市卫生局优秀单位称号；2010 年荣获卫生部心血管防治中心"全国社区高血压规范化管理项目"优秀单位称号。

截至 2012 年底，全站有医务人员 12 名，其中全科医师 4 人（主治医师 2 人，医师 2 人），护士 4 人，检验士 1 人，信息员 3 人。

现任站长：温世春（代）。

二、平易街社区卫生服务站

平易街社区卫生服务站位于矿区新胜街道平易街 33 栋旁，成立于 2008 年 5 月，当时有工作人员 10 名。2009 年获得国债投入 255 万元，新建社区卫生服务机构破土动工，2011 年底搬入三层新楼，占地面积 2700 平方米，建筑面积 1700 多平方米，业务用房 1400 平方米。平易街社区卫生服务站外景如图 8 - 7 - 3 所示。

主要医疗设备有：迈瑞全数字 B 超机一台，200 毫安 X 光机一台，牙科治疗机一台，全自动血球分析仪、生化分析仪各一台，尿液分析仪一台，心电图机一台。固定资产 296 万元，设康复床 20 张、

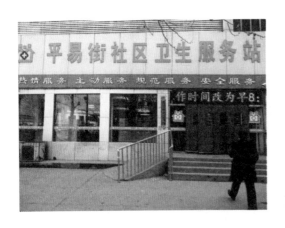

图8-7-3　平易街社区卫生服务站外景

液疗椅35个。

服务站按服务功能不同划分为基本医疗和公共卫生两个服务区。基本医疗区设有全科诊室、中医室、液疗室、处置室、临床检验、B超、X线科、心电图等科室，主要承担一般社区常见病、多发病以及诊断明确的慢性病的诊断和管理。公共卫生区设有妇女保健室、儿童保健室、康复理疗室、健康教育室、信息档案室，主要承担辖区内公共卫生服务和预防保健等工作。根据社区卫生服务"六位一体"功能的要求，到2012年12月共建档4338户，14462人；筛查高血压763人，糖尿病346人，冠心病96人，脑卒中病人149人，0~6岁儿童766人，累计预防接种7350人，妇女保健98人；健康教育42场，1268人受益。2008年10月，参加了国家高血压联盟"十一五"科研课题，高血压城市干预治疗30例，卫生部社区高血压规范化管理150例。于2010年3月组建家庭服务团队3支，开展慢性病规范化管理及社区卫生服务工作。

2010年、2011年连续两年被同煤集团总医院评为先进集体。

截至2012年底共有员工12名，其中中级职称2名，初级职称5名，药师1名，信息员1名、行政人员1名。

现任站长：郭宏胜（代）。

三、工人新村卫生所

工人新村卫生所位于大同市南郊区老平旺宏远公司，原名大同煤矿集团宏远有限责任公司工人新村卫生所，成立于1997年3月，建筑面积200平方米，使用面积85平方米，有四间平房，当时有医务人员14名，设有门诊、预防保健室，有观察床4张。工人新村卫生所外景如图8-7-4所示。

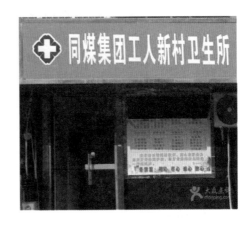

图8-7-4　工人新村卫生所外景

2005年10月，归属同煤集团总医院领导，改称同煤集团工人新村卫生所。

工人新村卫生所负责工人新村小区800户居民、3200人的医疗健康服务，2005年以来，主要对慢性病患者进行了周期性管理，定期检查，指导用药；设立了家庭病床，为行走不便的老年病人进行家庭输液、打针、测血压、查血糖等工作，为亚健康居民进行定期健康检查和健康教育。

目前已为716户居民、1286人建立了健康档案，包括25名高血压病人，18名糖尿病人，4名心脑血管病人；对0~6岁的儿童68人，每周进行预防接种，接种率达到100%。

截至2012年底,共有医务人员4名,其中全科医师1名,药剂士2名,护士1名。

现任所长:康旺(代)。

四、力泰卫生所

力泰卫生所于1992年1月在大同市城区西花园同怀路成立,时称大同矿务局第二机厂卫生所,建筑面积368平方米,有医务人员6名,所长张艳斌。2005年10月,同煤集团改制归属同煤集团总医院领导,改称同煤集团总医院力泰卫生所。力泰卫生所外景如图8-7-5所示。

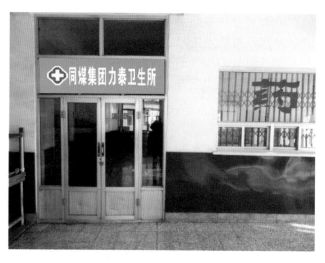

图8-7-5 力泰卫生所外景

截至2012年底,卫生所有医护人员6名,其中中级职称1名,初级职称5名。主要设备有心电监护仪一台,心电图机一台,妇科检查设备一套。固定资产有12万元。卫生所设有全科医疗科、预防保健科、中医科等诊疗科目。服务对象是所属辖区职工、妇女、儿童,以主动服务、上门服务为服务方式,对危重病人进行院前急救与转诊,同时积极开展中医中药服务。

2006年以来,卫生所以社区慢性病患者、残疾人与贫困居民为重点对全体社区居民进行了健康调查,给每一位社区居民建立了健康档案,并进行健康管理(包括定期体检和高危人群的筛选),开展健康教育,实施健康促进。已为社区480户居民建立了居民健康档案,建档率达90%;对“慢五病”和各类重点人群都进行了规范化管理。

现任所长:刘兴伟(代)。

第八节 社区卫生服务站

一、新胜街育新路社区卫生服务站

新胜街育新路社区卫生服务站(图8-8-1)位于技校小区院内,占地面积360平方米,建筑面积260平方米。

育新路社区卫生服务站原为同煤集团公司技校卫生站,1954年大同矿务局附属医院在技校设置保健站,建筑面积152平方米。首任校医王梦阳等2人,当时有工作人员3名,负责人王梦阳,主要服务对象是在校学生和教职员工。1956年人员增加到 5 人，属大同矿务局附属医院领导。1960 年改称卫生站。在 1967 年前属医院（卫生处）领导。1972 年改称卫生所，对全辖区居民开放，但也只能提供最基本的医疗服务。随着人员增加，卫生所归属技校总务科领导，历任负责人为王梦阳、李秀珍。1992 年成立卫生科，首任科长为王美玉。同年，办公地址迁入综合办公楼，占地面积 200 平方米，人员增加到 14 人。2005 年归属同煤集团总医院，同时迁入技校家属区。2009 年更名为新胜街育新路社区卫生服务站。

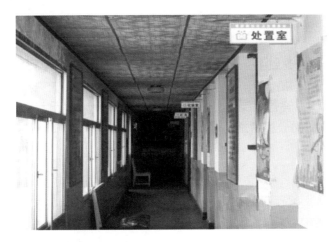

图 8-8-1　新胜街育新路社区卫生服务站

卫生站设置全科门诊、液疗室、药房、免疫室、健康教育室。设输液床 7 张。医疗设备有心电图机一台，显微镜一台。

服务对象主要是技校的两个居民区、技校、一中、二中、大同大学分校学生。医疗范围主要是一般常见病、多发病的诊断治疗及疫苗接种等。服务站面向社会，开展了"医疗、预防、保健、康复、健康教育及计划生育服务指导"六位一体的社区卫生服务工作。截至 2012 年底已为 5060 名固定居民建立了居民健康档案，每年为儿童接种疫苗 500 余人。

在防病治病工作中，充分利用各种方式开展健康教育讲座、设立宣传栏、进行大型义诊等，向群众宣传科学的生活方式，讲解疾病防治知识，利用健康教育室播放健康教育光盘，有效提高了社区居民对健康知识的认识和改变不良生活习惯的自觉性。卫生站认真贯彻以防治为主的工作方针，随时分析慢性病患者的动态变化，做好随访工作。积极参加了国家"十一五"科技支撑计划"高血压的综合防治研究"副课题"中国血压正常高值伴心血管危险因素者的干预研究"及"动脉粥样硬化临床前期病变干预研究"的学术活动。通过摸底建档对辖区内居民的心脑血管疾病、高血压、糖尿病以及无症状属于亚健康居民的情况基本做到心中有数，并因人而异制定了健康处方，使居民的健康水平有了大幅度提高。

2004 年卫生站荣获同煤集团公司先进科室称号。

截至 2012 年底共有医务人员 10 名，其中主治医师 2 名，助理医师 2 名，护士 5 名，药剂士 1 名。

现任站长：白云。

二、荣幸街社区卫生服务站

荣幸街社区卫生服务站（图8－8－2）位于新平旺后山公路旁，地处居民集中地带。现有医疗用房 12 间，面积 273 平方米。设有全科诊室、治疗室、处置室、液疗室、药剂室、资料信息室、健康教育室等。设临时观察床 2 张。

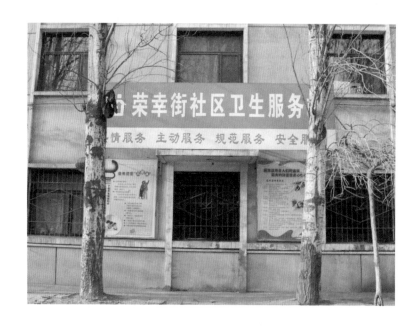

图8-8-2　荣幸街社区卫生服务站

历史沿革：1977 年原大同矿务局企业处成立保健站，建筑面积 85 平方米。当时有医务人员 5 名，且学历低、多无职称，无医疗设备，只能进行日常开药。1986 年更名为大同矿务局水泥厂保健站，后改称大同矿务局水泥厂卫生所。20 世纪 80 年代末，医务人员逐渐发展到 10 余名，能开展职工、家属常见病、多发病的防治及工伤简单包扎，由于资金短缺，职工每次只能开 1～2 天的药，药品品种也很少。1993 年卫生所建筑面积发展到 256 平方米，医务人员 18 名，年门诊人数 18000 人次。2003 年开展了心电图检查。2005 年 9 月，集团公司进行医疗资源整合，将卫生所划归同煤集团总医院领导。2007 年更名为荣幸街社区卫生服务站。2011 年开展了基础化验项目，包括血尿常规、血生化，药品发展到 500 余种，基本满足了社区群众的需求，并根据同煤集团总医院的安排降低了药价，实行惠民服务。

服务站服务范围包括两个居民社区，共 7386 户居民、19779 人。开展了"医疗、预防、保健、康复、健康教育及计划生育服务"六位一体的社区卫生服务工作。以防治常见病、多发病、慢性病为主，遇到疑难病例及时上转到同煤集团总医院。坚持充分发挥社区卫生服务功能，建立健全社区居民健康档案，目前服务站微机管理高血压、糖尿病、脑血管病、冠心病等慢性病例 1600 余人。全年门诊就诊人数 16000 余人。同时，开展了儿童预防保健工作，按程序对儿童进行预防接种，做到安全、有效、不漏、不重；把流动儿童作为重点，保证了各种疫苗的覆盖，并对儿童实行了系统管理，按程序开展 4∶2∶1 体检。

服务站充分利用各种方式开展健康教育，利用健康教育讲座、设立宣传栏、进行大型义诊、在健康教育室播放健康教育光盘等形式，向群众宣传健康的生活方式，讲解疾病防治知识，有效提高了社区居民对健康知识的认识和改变不良生活习惯的自觉性，在群众中反响良好。

2009 年与中国高血压联盟、北京大学附属第一医院开展高血压综合防治研究、正常血压高值干预、动脉粥样硬化前期干预等科研项目合作，为社区慢性病患者进行免费体检、免费干预。

大病到医院、小病回社区。服务站还与同煤集团总医院实行了预约挂号制，实行双向转诊制，既方便了群众就医，又为群众节省了费用，并对出院后的患者开展了康复治疗。

2010 年服务站被评为同煤集团医德医风建设先进集体。

截至 2012 年底，服务站有员工 13 名，其中主治医师 5 名，医师 2 名，护士 2 名，检验士 1 名。

负责人：郑开祥。

荣幸街社区卫生服务站历任站长、副站长见表 8-2-1。

表 8-2-1　荣幸街社区卫生服务站历任站长、副站长

任 职 时 间	站 长	副站长
1977 年—1985 年 4 月		郭汝镜
1985 年 4 月—1985 年 11 月		胡占宜
1985 年 11 月—1987 年 7 月	胡占宜	
1987 年 7 月—1994 年 7 月	张美莲	
1994 年 7 月—2002 年 12 月	胡占宜	
2002 年 12 月—今	郑开祥	

三、化工分厂卫生所

化工分厂卫生所原名大同煤矿集团有限责任公司化工分厂卫生所，始建于 1959 年 1 月，位于大同矿区民峰里，当时占地面积 400 平方米，隶属大同矿务局化工厂和大同煤矿医院领导，当时有医务人员 3 名，其中负责人 1 名、医士 1 名、护士 1 名。

20 世纪 70 年代初，员工增至 7 名，其中医士 3 名、护士 2 名、药剂员 1 名、其他人员 1 名、没有大中型设备，只设内科、外科、药房。1981 年更名为大同矿务局化工分厂卫生站，人员没有变化，设备没有增加。1988 年新建了办公楼，占地面积 700.12 平方米，建筑面积 682.12 平方米，员工增至 10 人，其中负责人 1 名、医生 3 名、护士 3 名、药剂员 1 名、检验员 1 名、其他 1 名。科室设置有内科、外科、化验室、药房、放射室、收费室、预防保健科，并设临时输液床 4 张。设备有救护车 1 辆。1991 年增购 X 光机 1 台，心电图机 1 台，B 超机 1 台，B 超记录仪 1 台。1998 年更名为大同煤矿集团有限责任公司化工分厂卫生所，当时有医务人员 20 名，其中所长 1 名、医师 3 名、医士 3 名、检验士 2 名、护士 6 名、其他 5 名，科室没变，临时输液床增至 5 张，设备增加了防护铅房和 722 分光光度计。卫生室历任负责人：初建至 1980 年王世振，1981—1991 年 6 月李进同，1991 年 6 月—2004 年 12 月时忠安，2004 年 12 月—今刘全生。

2005 年 10 月，卫生所归属同煤集团总医院民胜街社区卫生服务中心领导，科室设置为全科诊室、护理室、药房及收费室。

截至 2012 年底有医务人员 11 名，其中执业医师 1 名，执业助理医师 2 名，主管护师 1 名，护士 4 名，药剂师 1 名，其他 2 名。

负责人：刘全生。

四、北岳职业技术学院卫生所

北岳职业技术学院卫生所（图 8 - 8 - 3）位于大同市矿区迎新街，建筑面积 100 平方米。基本医疗设备有高压蒸汽消毒锅 1 台，显微镜 2 台，干燥器 1 台，恒温箱 1 台，心电图机 1 台，换药车 1 辆，器械柜 1 个。

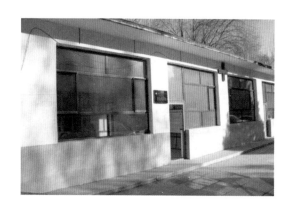

图 8 - 8 - 3　北岳职业技术学院卫生所

历史沿革：1978 年 9 月成立了大同矿务局职工大学卫生所，后改称山西矿业职业技术学院卫生所，2001 年 5 月更名为北岳职业技术学院卫生所。成立初期，卫生所建筑面积为 300 平方米，其中业务用房面积为 240 平方米，设挂号室、内科诊室、外科诊室、换药室、中医诊室、注射室、消毒室、药房、办公室等，配备人员 13 名。卫生所人员编制隶属于山西矿业职业技术学院，卫生所的经费由学院财务列支。服务对象为 300 名左右教职员工及居住在本小区的职工家属以及 2000 多名在校学生。服务内容主要是一般常见病、多发病的诊断，开药，打针输液，疫苗接种等；需要转至矿务局医院的患者及时开具三联单进一步诊治。

2005 年 10 月，卫生所从北岳职业技术学院分离，归属于同煤集团总医院领导。目前，卫生所主要担负全学院 400 多名教职员工和 3500 多名学生的医疗服务。

卫生所历任负责人：1978—1989 年靳春广，1990—1999 年谢玉芳，1999—2000 年焦慧明，2000—2002 年周丽，2002—2010 年关练，2010 年—今赵同娟。

截至 2012 年底，共有医护人员 4 名，其中副主任医师 1 名，主治医师 2 名，药剂师 1 名。

负责人：雷成宝（兼）。

五、煤气厂卫生所

煤气厂卫生所成立于 1989 年 4 月，当时占地面积 85 平方米，有医务人员 5 名，设有诊室、库房、药房、注射室、处置室，站长刘聪伟。1992 年搬迁到招待所底层，1993 年爱卫会和计生办归入保健站。在此期间，调入不少人员，其中医务人员增加至 24 名，有副主任医师 4 名。保健站设站长室、办公室、内科、外科、妇科、急诊室、值班室、观察室、处置室、注射室、药房、库房、防保科、职防办等，主要为厂区内 1500 名职工提供医疗、保健、急救、计划生育工作和卫生绿化。

随着机构精简和自然减员，保健站缩编，大部分科室取消。2005 年 9 月底，集团公司整合医疗卫生资源，煤气厂保健站划归同煤集团总医院领导，2009 年更名为煤气厂卫生所。更名后的卫生所在技术上得到了同煤集团总医院的支持，新增了中医针灸室、液疗室，同时开展了预防医疗、保健康复、健康教育、计划生育技术服务，对常见病、多发病及慢性病实行全程规范化管理，定期到厂家属区内进行防疫保健和健康教育工作，为厂内职工家属提供医疗保障。

卫生所占地面积216平方米，业务用房面积126平方米，主要设备有：高压消毒锅1个，产床1台，冰箱1台，急救床2张，电脑1台。开展诊疗科目有：全科医疗、急诊急救、预防保健、中医针灸等。

截至2012年底，共有工作人员6名，其中主治医师1名，医师1名，护师1名，护士1名，行政人员2名。

所长：刘桂花。

第九章 护　　　理

第一节 护理工作的起步与发展

一、护理工作的起步

1949 年 10 月建院时，医院只有一名日籍留用人员的护士，因没有病房，所以不存在护理工作的管理。1949 年 12 月从北京招收护士一名，1949 年底医院共有护士 2 名。1950 年医院从北京及复转军人中招收了 8 名护理人员。搬迁后又从北京等地招收护士 7 人，加上原有护士共计 17 人，医院真正有了一支护理团队。1951 年医院针对人员、床位、设备不足的情况，在大同矿务局人事部门的协助下，除接收部分部队转业的护理人员和正规院校毕业生外，从大同、北京、保定等地招收了多批护理人员，进行了为期 1 ～ 3 年的护理知识培训后相继上岗。

1950 年底大同矿务局附属医院设置了护士部，设总护士长 1 名，内、外科病房设置了带班护士，从有护士部开始到 1958 年，王淑德、王淑兰、张义德、高福祥、刘广泰、刘天恩、田秀清等先后担任正副总护士长和内、外科护士长，各科设置带班护士，护士部归院长和医务室领导。1958 年成立护理部，吴建春任护理部主任。1959 年将护理部主任改称总护士长，安士琴、王志英先后担任过护理部总护士长。从 1956 年开始设科护士长至"文化大革命"前，在内科担任过正副护士长的有安士琴、郝恩慈、张桂兰、陈志华、李秀蓉；在外科担任过正副护士长的

有郝恩慈、吴瀛洲、李秀珍、章元贞、田继娜、徐兆芬；在儿科担任过正副护士长的有郝恩慈、应文娟、陈志华、陆月华；在妇产科担任过正副护士长的有程淑娥、施英杰；在五官科担任过正副护士长的有付敬文、丁兰珍；在手术室担任过护士长的有张淑珍、应文娟、黄福；在肺病区担任过正副护士长的有应文娟、张政；在急诊室担任过正副护士长的有马洪儒、王振卿；在供应室担任过正副护士长的有陆璐琏、费凤娣、应文娟。

1952—1953 年，为了培养更多的护理专业人员，满足患者需要，医院先后举办护士班一期，护士轮训班多期，助产班一期，保健员班一期，接生员班一期，共培训或轮训专业人员 100 多人。培训结束后，大部分学员留在医院，其余的分到全局各基层矿厂保健站、卫生所。

1953 年 2 月、3 月和 7 月，分别接收了无锡助产学校、镇江第二护校、阜新卫校的中专毕业生。1954 年开滦卫校、阜新卫校毕业的 10 余名中专护士也分配到医院。随着就诊患者人数逐年增加，内科系统增设了隔离病区、肺病疗养所，外科系统增设了妇产科、五官科病房。随着护理单元增加，对护理工作的要求也逐渐提高，医院根据当时情况设置护士长和带班护士，护理工作逐步走上了正轨，护理操作、生活护理、陪床等制度也初步形成。1958 年医院又招收 100 名护士班学员，学习两年后，因"五九"事故抢险工作需要，提前分配上岗，为中专学历。

"文化大革命"开始后护理部被撤

销，1966 年 12 月护理管理纳入院办公室，陆月华、刘熙春先后调办公室任护理干事。

1979 年 5 月 12 日，根据大同矿务局政治部同煤干（79）119 号文件批复，医院恢复护理部为科级建制，负责全院的护理管理工作，各科设护士长，负责本科日常护理和管理工作。1979 年 6 月医院任命安士琴为护理部副主任，1983 年 4 月提任为主任至 1988 年 10 月。

20 世纪 70 年代，护理工作注重改进工作作风，要求护士做到"三心"——接诊热心，检查细心，解释耐心；"四勤"——腿勤、嘴勤、眼勤、手勤；"四个一样"——认识不认识一样热情对待，轻重病人一样检查细心，领导和工人一样服务周到，手术患者和非手术患者一样重视。同时要求严格执行护士交接班制度，坚持"三查七对"，着重抓基础护理工作，减少患者陪侍人，降低陪床率。20世纪 70 年代中期，护理人员在承担医院护理工作的同时，参加下乡下矿巡回医疗，既为基层群众服务，也为基层培养了专业护理人员，提高了基层护理水平。

20 世纪 80 年代，医院重视护理质量控制，进一步完善了护理质量检查标准，加强落实岗位责任制，制定了部分常见病的护理常规，开展了护理工作百日无事故竞赛，加强了基础护理理论的考核，制定了《护理工作差错管理暂行条例》等，对医疗差错事故做到三个不放过，即查不清原因不放过，本人不接受教育不放过，没有建立起有效防范措施不放过。在贯彻落实制度的同时，建立和加强了危重病人床头交接班制和危重症患者抢救制等环节。同时为了给患者创造一个安静、整洁、舒适、安全的医疗环境，医院从加强病房管理入手，限制陪侍人数量，加强基础护理，改善患者的膳食营养，对护士进

行基础护理技术训练，如各种铺床法、静脉输液、注射、导尿、灌肠、插胃管、洗胃、吸氧、口腔护理等基本操作。为了不断提高护理人员的技术水平，医院还开办在职护理人员基础理论班、护士班和护理员训练班进行短期培训。

1983 年，为了严格执行无菌操作，确保医疗安全，防止交叉感染，护理部、药材科、供应室和各病区护士长共同配合，全院开始使用一次性注射器。同年，医院实行了各科护士长夜间护理查房和值班制度，轮流到各病区检查护理工作，在基础护理上做了大量工作，同时坚持了护理班一周一倒班制度、分级分段护理制度，使重症护理和基础护理得到加强。从1983 年开始，护理部对全院护士开始建立技术档案，并定期考核，每年对全院护士进行两次护理专业知识考试。

1984 年开展了创建"文明医院"活动，要求护理工作做到病房实行分级护理，严格"三查七对"；基础护理做到"五包"到位，包括打水喂饭，洗头洗脚，递送大小便器，翻身擦背、更衣，晨间洗漱。

1985 年医院着重抓了基础护理和病房管理，多次组织全院护士进行技术比武活动和护理知识竞赛。在大同市举办的青年护士竞赛和技术比武活动中，取得了团体总分第一名的好成绩。

1986 年医院加强了对质控工作的领导，成立了护理质量控制小组，制定了部分质量控制标准。1986 年 3 月，按上级部署和安排，积极开展"五讲四美三热爱"活动，把精神文明建设和改善服务态度作为一项重要工作来抓。

1987 年护理工作的重点是做好目标管理，加强护理标准化工作。护理部制定了各项护理工作的具体质量标准，统一了护理技术操作规程，加强了护理人员的基

本功训练。

1988年医院制定了把以疾病为中心的功能制护理改革为以病人为中心的责任制护理，上半年部分科室试点，下半年在50%的病区推行，年底在全院推行。并在全院开展了"病人至上，优质服务百日竞赛活动"，推动了服务态度的进一步改善和医护质量的提高。护理部组织了168人次的"护理伦理学"学习班及"职业道德研讨会"，引导护理人员自觉执行医德规范，深刻理解医德教育的重要性。

1990—1991年，护理工作以提高标准化管理水平为中心，加强质量控制，建立质控机构及考核体系，修订考核标准，树立质量第一的思想，并引入患者家属参与管理的理念，建立意见簿，定期召开工休座谈会，真正做到让患者监督和评价护理服务质量，促进护理工作的发展。

1992年医院为了配合"三级乙等医院"的申报准备工作，增设了副科级编制的大内科和大外科护士长，分别管理大内系统和大外系统科室的护理工作，并在原标准化管理的基础上，全面结合"三级乙等医院"标准要求，将标准化与分级管理融为一体，以医院分级管理为主，重新修订了护理质量的考核标准，使科室和个人的各项工作任务指标量化。护理部对照"三乙"标准，全面进行了自查自评，从严从细，逐条落实，发现不足，制定措施积极解决。为了切实抓好基础质量、环节质量和终末质量，提高护理技术，医院按照培训的层次性、实用性和注重基本功训练的原则，对护理技术操作的28个项目进行实践训练与考核。在护理质量管理上，围绕护士应知应会500题和23项技术操作规程，全年进行了十余次全院性技术练兵和技术比武活动。护理部还随时下科室抽查"三基"护理知识掌握情况，使基础护理合格率、特级护理合格率、一级护理合格率及文书书写质量都有了不同程度的提高，在大同市和矿务局举办的专业知识竞赛及技术操作比武竞赛中双双获得团体第一名。医院还狠抓了护理查对制度和交接班制度，并通过护理工作的日常考核和季度大检查，促进了护理质量的提高。为了加强基础护理工作，印发了基础护理合格标准及检查表格，从生活护理入手，保证"三短"（指甲短、胡须短、头发短）、"七清洁"（五官、头发、皮肤、手足、会阴、肛门、被褥）、"五周到"的落实。

1993年6月，根据山西省医院分级管理评审团对护理工作存在的问题和差距反馈，医院针对护理方面存在的问题，制定了危重患者的护理及急救物品的管理制度，护士长重点检查危重病人管理制度的落实情况，每周检查本病区抢救器械及物品的完好情况，危重患者外出检查护士与主管医生共同陪护，二级以上护理患者和行动不便的患者由当班护士陪同。大内科和大外科护士长采取逐科蹲点的办法，帮助监督指导各科的护理工作，评估护理质量，切实发挥出两级护士长的作用。护理部每月召开护士长例会，及时反馈护理工作中存在的问题，积极采取行之有效的措施，并在落实各项规章制度和各项操作规程上狠下功夫，推动了全院护理质量不断提高。

2000年初，医院根据卫生部制定的护理工作质量标准，修订了各专科护理常规和技术操作规范，制定了护理紧急风险预案，进一步建立健全护理工作制度及护理人员岗位职责，规范了临床特级、一级护理和基础护理工作流程，引入了整体护理服务模式，制订了一整套整体护理检查标准。全院开展整体护理的病区达到12个，占全院病区的80%。

2003年，在防治非典型肺炎的战役

中，医院抽调各科护理骨干成立了护理专业组，共抽调3批近60名护士战斗在抗击"非典"战役第一线。

2004年，医院按照《山西省病历书写规范》统一护理文书的书写标准，执行了一般病人护理记录单的记录。

2005年，医院围绕创建温馨服务，开展以加强护理管理为主题的优质护理活动，护士不但要完成疾病护理工作，还要承担生活护理，如帮助病人洗脸、洗脚、擦身、按摩、剪指甲，端送便盆等。护士空闲时不允许在护理站里扎堆，要深入各个病房，到病人身边去，真正了解病人需要什么，为病人提供各种服务。还实行了对住院患者进行护理评估制度。在病房管理中强化一针一管，一桌一巾，一床一套，一人一消毒巾、一止血带的规范化服务，并加强了特级、一级护理患者的巡视管理。

二、开创护理工作新局面

2006年，医院党政提出了"创建高标准三级甲等医院"的奋斗目标，护理部围绕这一目标，根据医院护理工作的实际，首先从抓制度开始，重新建立完善护理质量管理组织，把严格执行规章制度、规范技术操作和护理常规，加强基础质量、环节质量和终末质量管理作为工作重点，建立和完善责任追究制度、监督评价机制和改进机制。其次制定了在全院护理人员中开展绩效考核制度和星级护士上岗制度。

2007年，医院根据卫生部组织开展的"医院管理年活动"，把提高护理质量、保障患者安全作为重点工作，认真对照标准，规范和完善了护理工作标准、制度及操作规程；定期召开病区护理质量和安全分析会，制定整改措施。同年，按卫生部"关于在全国卫生系统开展护士岗位技能训练和竞赛活动的通知"指示精神，把护理技术项目的考核作为质量管理年工作的目标和重点之一，在全院范围开展了护理技能训练和竞赛活动。同年，举办了两期以卫生部《护理技术操作考核重点》和《山西省护理技术操作规程》为主要内容的护理培训班，并特邀省内医院护理技术操作能手为医院护士进行了护理技术操作演示训练。

为了不断提高护理队伍的综合素质和业务技能，塑造一批技术过硬、行为规范、服务热情的优秀护士，2008年1月1日医院实行了护士个人绩效考核手册，记录护士的工作量及工作质量考核结果，要求各科每月必须将考核分数与护士见面并在科内公示，作为职称晋升、奖金分配、评选"星级护士"的依据；并制定了星级护士奖励标准，一星级护士每月奖励100元，二星级护士每月奖励150元，三星级护士每月奖励200元，四星级护士每月奖励250元，五星级护士每月奖励300元。2012年底，全院共评出星级护士114名，其中四星级护士7名、三星级护士15名、二星级护士44名、一星级护士48名。星级护士中有7位优秀的护理人员走上了护理管理岗位。

2008年5月12日，国家《护士条例》实施后，医院重新规范了护士岗位的设置，制定了《同煤集团总医院护士岗位设置原则和规定》，严禁在党务、行政、医技、后勤等部门设置护士岗位，并明确了根据不同岗位设置高、中级护士专业技术职称。此举稳定了护士队伍，调动了护士的积极性。全年招聘70名专科学校护理专业的毕业生，为逐步打造一支年轻化、高素质的临床一线护理团队奠定了基础，同时将高龄护士调离一线，充实到门诊部等二线科室从事导诊等服务工作，实现了各类人员的合理分工、合理使用。

2008 年护理部修订和完善了护理质量考核标准等多项制度和流程，强化了12 项核心制度的贯彻落实；以新招聘护士为重点，加强护理人员理论及技能的培训考核；召开护理人员外出进修学习归来经验交流汇报会，外请专家做护理技术指导，组织远程教育学习；建立示教室，不断对全院护理人员进行实践技能培训。同年，顺利通过了山西省"2008 医院管理年活动"督导组的检查验收，护理工作受到了省厅督导组的高度评价。2008 年10 月配液中心正式投入使用，医院实现了临床配液的安全、合理、科学、高效。

2009 年根据医院制定的三级甲等医院的目标，护理部确定了全面提升护理管理水平，把落实核心制度作为重点工作。第一，调整护理管理组织体系，成立了护理质量控制小组，包括基础护理管理检查组、特一级护理管理检查组、护士长管理检查组、护理文书检查组、病房管理检查组、急救物品及消毒隔离检查组。第二，编印了《同煤集团总医院临床护理安全应急预案与护理工作关键环节流程》《同煤集团总医院临床护理告知程序》《同煤集团总医院护理管理制度与各级岗位职责》和《同煤集团总医院疾病护理常规补充分册》。第三，修订了相关的工作制度和质量管理标准，制定了电子医嘱查对制度及护理流程，规范了危重患者、手术患者、新入院患者护理床头交接班制度，完善了疾病护理常规和告知应急预案，制定了护理文书书写标准。同时制定了急诊科、麻醉科、ICU 与病房间的转科制度，建立了转科登记本，全院更新抢救车 30辆，并规范了登记使用办法。第四，根据卫生部颁布的《急诊科建设与管理指南》和《重症医学科建设与管理指南》标准，制定了危重患者抢救制度及流程；考核了护理人员对呼吸机、除颤仪等急救仪器的

应用以及脏器功能衰竭、休克的抢救和心肺复苏技能等；组织全院各科护士在示教室应用急救模拟人教具进行成人心肺复苏术的操作培训。2009—2010 年护理部抽查了全院 20 个科室的现场模拟抢救演练，组织了三次全院急救知识专题讲座，为相关科室进行了急救技能培训。第五，为了加强高危及急救药品管理工作，下发了高危药品目录表，印发了 12 种抢救药品相关知识的小册子，全院护士人手一册。另外，各病区规范了使用高危药品识别卡，为了配合摆药机的使用，制定了全院口服药发放制度，保证了患者按时服药。第六，建立了护士素质考评组，将护士的基本素质、仪表规范、行为规范列入日常考核，完善了全院护士的技术档案。第七，根据医院"三甲"评审前工作安排，制定了相应的护理工作计划，要求各护理单元进行自检自查，根据自查情况对存在的问题制定了整改措施，规范了工作标准，确定了创"三甲"的工作目标。第八，护理部深入各护理单元进行检查，检查过程中，针对各科存在的不足现场对护士长进行了具体指导，对共性问题围绕"改进工作方法，理清工作思路，改进服务流程，强化护理管理"，积极探讨解决的办法，提出了切实可行的整改措施。同时加强了重点科室及重点监控部门的工作指导。第九，定期召开会议，及时通报情况。为了使创建活动有条不紊，按部就班地与计划同步进行，护理部定期召开护士长会议，对各阶段的工作进行总结，分析存在的问题，部署下一步的工作。第十，深入临床，具体指导。为了把创建活动搞得扎实有效，护理部深入临床一线，按照标准进行具体指导，重点对全院各临床科室的危重病人床头交接班进行了跟班督导，制定了适合临床护理工作的床头交接班模式，规范了床头交接班的内容，并组

织全院护士观摩了 ICU、神经外科、神经内科、心胸外科的床头交接班，使此项工作逐步达到了标准化、程序化、规范化的目标。第十一，加强护理安全管理，严格执行三查十对制度，制定了住院患者辅助检查陪检制度。重视卧床患者的压疮预防护理，根据压力伤护理的最新发展理念，结合临床实践经验，成立了院内压疮护理专业组，确定了专业组的职责与分工，修改完善了皮肤压疮管理制度，细化了皮肤评估表的具体内容，统一使用 Braden 评分表进行压疮风险评估；为了确保护理安全，重新修订了应急预案，告知程序，烫伤跟踪报告表，跌倒、坠床跟踪表。第十二，加强对患者的健康教育。将健康教育列入护理服务中的重要内容，由病区护士对每位住院患者进行入院宣教，包括疾病指导、饮食指导、各种检查指导、用药指导、护理操作中的配合和注意事项、手术前后指导、康复及出院指导，护理部每月进行质量考核。为搞好健康教育工作，护理部组织全院各护理单元观摩了神经外科针对中枢神经系统疾病导致肢体功能障碍患者，如何进行早期肢体功能锻炼，神经外科护士从评估、计划、确定健康教育的内容和目标到实施健康教育的方法、技巧及评价进行了全程演示，对提高全院护理健康教育水平起到了积极的推动作用。

2010 年 8 月 9 日山西省卫生厅等级医院评审专家对医院的护理工作进行了全面评估检查，护理专家对医院的护理工作给予了高度评价，医院顺利通过了等级医院的验收。

三、创建"优质护理服务示范工程"医院

2010 年 1 月，卫生部提出了创建"优质护理服务示范工程"活动倡议，医院党政高度重视，积极响应，多次召开专题会议，决定申报优质护理示范医院，同时将开展优质护理服务作为"一把手工程"列入医院的重点工作。

2010 年 2 月 4 日，护理部召开护士长例会，传达了卫生部《关于加强医院临床护理工作的通知》和《2010 年"优质护理服务示范工程"活动方案》文件精神，介绍了 2010 年"优质护理服务示范工程"活动的主题、目标及十六项临床护理工作重点。要求做到人人知晓"示范工程"的活动目标和具体内容，并根据通知要求，安排开展基础护理的前期准备工作。同时在全院员工中加强了宣传教育工作。

2010 年 3 月 9 日，院长王隆雁亲自主持全院护士长研讨会，听取护理部对开展此项工作的意见和设想，认真听取了全体护士长的意见和建议。要求全体护士长要提高认识、统一思想、转变观念，并要求护士长认真组织护士学习文件，领会精神，正确引导，从根本上转变观念，迎接挑战。同日，成立了同煤集团总医院"优质服务示范工程"工作领导组，院长王隆雁任组长，黄建军、周慧龙、陈向东、丁龙镇、孙玉红、孙洪志、雷成宝、赵爱英任副组长，成员有吴晓光、马文权、孙耀刚、席福龙、郑霞萍、陈彦芬、周安丽、王兴武、刘永栋、田成，办公室主任陈向东，副主任吴晓光。

2010 年 3 月 31 日医院召开全院"创建优质护理服务示范医院动员大会"，院长王隆雁在会上用三个"革命性"对这次活动进行了阐述，"要求全院员工的观念要有一次革命性的转变，各职能辅助部门对临床工作的支持要进行一次革命性的转变，护理工作模式和临床护理服务要进行一次革命性的转变。同时要求全院职工积极行动起来，提高认识、转变观念、相互配合，举全院之力，打造同煤集团总医

院优质护理服务示范医院"。会后，护理部印发了卫生部关于基础护理工作规范相关文件的小册子，护士人手一册，要求护士全面了解开展优质服务的内容、要求及意义，利用公休座谈会等形式积极向患者及家属宣传新的护理服务内容，取得患者及家属的理解和配合。同时，根据卫生部下发的《基础护理服务规范》要求，修改了基础护理及专科护理质量考核标准，首次把病人及家属对基础护理工作是否满意作为考核重点引入质量考核标准，并分批对全院护士进行了基础护理操作的全员培训。为了保证护士每天书写护理文书的时间不超过 30 分钟，护理部设计了危重病人护理记录单及符合临床护理工作需要的其他记录单，以减少护士在书写病历时所占用的精力，让护士有更多的时间为病人服务。

优质护理工程是一个需要全院共同参与的系统工程。医院党政要求从辅助科室到后勤机关等部门的一切工作都必须以优质护理服务工作为中心，服务到临床，服务到患者，减少护士与护理患者无关的任何工作。采取了以下措施：成立了外勤服务队，负责外送工作；住院病人执行检查预约制度；膳食科实行配送流食；为了解决护士生活上的后顾之忧，设立了护士休息室，配备了饮水机、微波炉等生活用品；为了杜绝医护人员子女放学后进入科室，影响工作，医院成立了学生辅导站，配备了图书、电脑等学习用品，设专人管理；同时为了适应基础护理工作的开展，充分利用有限的人力资源，护理部征求全体护士的意见，确定了根据工作需要实行弹性排班的新的排班原则，在基础护理工作较集中的晨间及晚间护理时间段增加了人力配备。

经过两个月紧张的筹备，4 月 1 日同煤集团总医院"优质护理服务示范工程"

活动进入运行阶段，首先护理服务支持系统正式启动，4 月 5 日神经外科率先按"优质护理服务示范工程"活动标准开展工作。4 月 12 日"优质护理服务示范工程"活动在全院 24 个护理单元全面启动。

为了将"优质护理服务示范工程"活动扎实有力、富有成效地开展起来，医院专门设立了专项基金，每月拨款 8 万元左右设立了优质护理服务专项奖金，由护理部制定了奖金分配方案，按照全院各护理单元当月的护理工作量及服务质量直接发放。这项举措体现了多劳多得、优劳优得的分配原则，充分调动了护士的积极性，此项奖励已形成长效机制。

"优质护理服务示范工程"活动启动后，医院领导高度关注活动开展情况，经常深入全院各临床科室及后勤服务部门进行巡查，发现问题，就地解决。医院要求各护理单元根据病人的实际需求逐项、扎实地开展基础护理工作。护理部主任带领护理部成员及各科护士长全程跟班指导，了解各科的工作进展情况，解决存在的问题。根据工作需要又增设了基础护理项目评估落实表，挂在病人床头，让患者及家属了解护士应提供的服务项目，参与监督；规范了晨晚间基础护理工作内容及操作流程，并要求护士长带头示范，让患者真正感受到护士的爱心和责任心。同时还开展了优质护理特色服务，如对患者的"迎、陪、送"服务；试点病房实行了住院患者包餐工作，每日三餐收费 10 元，中晚餐实行两菜一汤；儿科为患儿免费提供清洁的消毒尿布，方便了家属，改善了病房环境。另外开展了打造安静病区活动，各护理单元根据患者病情及自理能力发放陪侍证，有效实施陪、探视管理制度，为住院患者提供了良好的治疗环境。

2010 年 4 月中旬医院推广了分组包

床到护，4月底建立了整体护理包干制的模式，实现以病人为中心的人员组织结构和护理分工制度，确定与责任制护理相适应的排班方式及岗位职责；每组护理人员按病人分工、责任到人，把对每位患者的护理工作内容具体落实到每一个护理班次、每一个护理人员、每一个护理工作环节，使病人从入院到出院，由一名护士向病人提供整体化、系统化、个性化的护理服务，从而建立了更加明确的责任和更加密切的护患关系。

为了使优质护理活动更加扎实有效，医院探索护士的分层次管理，根据临床护理岗位的工作职责和技术要求，将护理岗位工作职责、技术要求与护士的分层次管理有机结合，充分发挥不同层次护士的作用，保证病人安全和改善护理质量。临床科室每个责任组配备不同层次的护士，高年资护士分管一定数量相对危重、疑难、大手术后、新技术开展的具体护理工作，同时负责本组其他低年资护士的技术指导及质量控制。

在开展优质护理活动前，医院已在临床科室对护士实行绩效考核，但考核结果只作为评选星级护士的依据，未真正与奖金、职称晋升挂钩。随着优质护理的深入发展，为了进一步激发护士工作的主观能动性，以绩效考核激发护士的潜能已势在必行。医院领导经反复调研，决定从优质护理专项奖金分配入手，探索绩效考核与薪酬挂钩的分配方案，根据全院各护理单元不同岗位夜班护士的工作量，将护士夜班费调整为3个档次，分别为50元、30元、20元。2011年3月再次调整为4个档次，分别为80元、60元、50元、30元。优质护理专项奖金从开始的以基础护理工作量及工作质量为主，逐渐加入其他护理工作量、工作质量、病人满意度、工作创新为分配方案依据，逐步建立起护士

能级对应的激励机制，有力地推动了医院优质护理活动示范工程健康发展。

2011年医院进一步确定了优质护理服务工作的重点是注重护理质量的持续改进，保障护理安全，提高护理满意度，推进优质护理服务。为了推进优质护理服务工作深入发展，医院制定了《同煤集团总医院优质护理服务推进计划》，再次对护士长及护理骨干进行优质护理及护理管理培训，为了使大家真正理解优质护理服务的内涵，教育护士长和护士要转变观念，彻底转变护理模式，消除将优质护理服务做成洗头洗脚、喂饭喂水的单一工程，还要满足患者的身心需求，提供心理疏导，把服务做到病人的心坎上。护理部再次修订了护理质量考核标准，按照标准严格监督检查，把护理质量控制在PDCA的良性循环中；重新修订了患者对护理工作满意度调查表，以基础护理、护理技能、服务态度、健康教育为主要内容；强化了压力伤管理组成员的职责，将压力伤列入信息化管理；强化了护士发药到口的监督检查；强化了护理不良事件非处罚性主动报告制度，鼓励上报不良事件和护理缺陷，做到经验共享，防止同类事件反复发生；强化了对核心制度、突发事件应急预案、应急流程、疾病护理常规等相关内容的检查；坚持不懈地狠抓基础护理工作的落实及监督检查，要求护士长每周跟班一次（早班或二班），护理部主任不定时下科抽查基础护理落实情况，夜班护士长每日检查晚间护理完成情况，护理部每月进行优质护理专项检查（包括基础护理），通过对患者的满意度调查，检查基础护理的落实情况，调阅录像资料，了解基础护理完成情况。

2011年为了提高护士的工作积极性，医院首先在12个科室试行绩效考核办法，将护士的工作量、工作质量、护理难度、

患者满意度纳入考核体系。利用 EDA 扫描，电脑自动统计工作量，为绩效考核提供可靠依据，保证了绩效考核的公开、公平、公正，体现了优劳优得、多劳多得。

2012 年，医院优质护理服务的重点是不断推进优质护理服务的创新活动。以不断改进护理质量，加强护理风险管理为目标继续深入开展优质护理活动，5 月医院调整了护理专业质量控制组成员，负责对全院护理质量进行控制，护理质量控制的重点放在对质量问题的追踪检查，直到问题解决，体现护理质量的持续改进。

2012 年在临床科室优质护理有序发展的基础上，医院重点推进门诊、急诊、麻醉科的优质护理服务工作。2012 年 1月起护理部加强了对护士长夜班工作的监督管理，尤其是夜间急救护理工作检查，要求夜间值班护士长必须在急诊科值班 1小时，指导急诊科的护理工作，提高护理急救水平。

2012 年医院认真贯彻执行卫生部《关于实施医院护士岗位管理的指导意见》，积极探索岗位管理，科学设置护理岗位。医院在科学管理、按需设岗、保障患者安全和临床护理质量原则的基础上，重新编制护理岗位设置，明确岗位职责和任职条件，编写了《同煤集团总医院护理岗位说明书》，制定了 N3 级护士竞聘方案，确定了在神经外科、神经内科、心胸外科、普外一科、消化内科五个科室进行竞聘试点。修订了护士人力紧急调配预案，及时补充临床护理岗位护士的缺员，确保突发事件及特殊情况下临床护理人力资源的应急调配。根据不同专科特点、护理工作量、护理难度实行科学的 APN 弹性排班模式，同时兼顾临床需要和护士意愿，当护理工作量较大、危重病人较多时，弹性增加护理人员，保证了为患者提供连续、全程、人性化的护理。根据绩效

考核的运行情况修订了护士绩效考核方案，完善了绩效考核制度。新的方案以岗位职责制为基础，结合护士的日常工作量、工作质量、护理风险、技术含量、患者满意度，更加注重护理工作的内涵建设。

2012 年医院根据卫生部《临床护理实践指南》及山西省《临床常用护理技术操作规程与考核标准》，结合医院的实际情况，编写了同煤集团总医院《常用护理技术操作规程及操作中常见并发症的处理》手册，用于指导临床护士及进修、实习护士的临床操作。

2012 年山西省卫生厅下发了新的《山西省三级综合医院评审标准实施细则》，护理部组织护士长进行了反复的学习讨论，对照新的"三级甲等医院评审标准"，寻找医院护理工作与标准的差距，会同医务、感染、药剂等职能部门对全院各科进行了全面检查，对存在的问题进行原因分析，制定了解决问题的措施，从制度、流程上探索解决办法，还完善了优质护理服务评价及监督管理体系，使护理工作目标更加明确，制度更加健全，管理更加规范，基本技能更加扎实，护理质量极大提高，使医院护理工作的整体水平有了新突破、新跨越，达到了一个新的水平。

经过三年的探索，同煤集团总医院已将优质护理的各项工作通过监督、检查、评价、改进，做实做细，已成为医院管理的长效机制，取得了巨大成就。2010 年 8月 5 日山西省卫生厅在大同举办了全省"优质护理服务示范工程"活动现场会，院长王隆雁在会上发言，护理部主任做了经验介绍，全省 150 余名与会代表来同煤集团总医院进行了参观访问，各位代表对医院的优质护理服务、信息化建设、后勤保障系统进行了实地参观了解，并深入病房走访了解患者的感受与评价，对同煤集

团总医院优质护理服务活动开展所取得的成绩给予了高度评价。由于医院优质护理表现突出，2010年医院被授予"山西省优质护理服务优秀示范医院"，评定为"全国优质护理服务示范工程重点联系医院"，院长王隆雁被授予"山西省推动优质护理服务突出贡献奖"，山西省劳动竞赛委员会分别授予医院及院长王隆雁"五一劳动奖状"和"五一劳动奖章"；神经外科病区及神经外科护士长齐润花分别被评为卫生部"优质护理服务优秀示范病房"和"优质护理服务先进个人"，并被山西省劳动竞赛委员会分别荣记"集体一等功"和"个人一等功"；护理部主任吴晓光被山西省卫生厅授予"推动优质护理服务特殊贡献奖"；授予神经内科"优质护理服务先进病区"；神经外科被评为卫生部"首批优质护理服务示范病房"。2011年5月医院对开展优质护理工作进行了全面总结，医院党政对在开展创建活动中表现突出的优秀护理个人及优秀护理单元给予了大力表彰，95名护理先进个人受到表彰，重奖了神经外科、神经内科2个优质护理示范病房及2名优秀护士长齐润花、曾媛。同时外科一病区主任被评为推进优质护理服务工作优秀科主任。

"优质护理服务示范工程"活动开展以来，医院先后接待了省内外100多家医院、1000余人的参观学习。2012年12月在卫生部对全国126个开展优质护理活动医院的暗访中，医院在综合评比中总分数名列全国第27名，有三项指标名列全国第一。

第二节　护理人力资源管理

截至2012年12月底同煤集团总医院护士总数674名（含合同制护士360

人），其中临床护士487名，其他岗位187名；护士床护比例全院为1∶0.67，临床护士为1∶0.49；护士中有本科学历187名，大专学历322名，中专学历134名，其他学历31名；护士中主任护师5名，副主任护师63名，主管护师146名，护师108名，护士352名。

从建院到20世纪末，医院护理人员的设置都是按照各临床科室和辅助科室的床位数、工作性质以及工作量的实际需要设岗，配置护理人员数量。虽然国家有规定，但是由于各种原因护理人员始终紧缺。

2008年以来，病人逐年增多，病床使用率高，有些科室在病人高峰季节还要加病床，临床护理工作量较大，护士短缺的矛盾就更加突显。为了尽快解决护士数量严重短缺、岗位及工作职责安排不合理等问题，全面提高护理工作质量，医院开始了护理人员招聘制度改革，把延续了近60年上级主管部门统一分配制度改革为自主招聘，固定制改为合同制，要求应聘人员必须是大专以上护理专业的毕业生，根据护理知识考试、面试成绩择优录用，签订劳动合同，进院进行为期2~3个月的岗前培训后分配上岗。截至2012年底医院共招聘合同制护士360名，极大地缓解了医院护士紧缺的局面，同时使护理队伍更加年轻化、知识化、专业化。

从2006年开始，医院加强了护理人员的资源管理，具体从六个方面进行管理。一是医院把护士的调配权、使用权交给护理部提出意见，向领导汇报后，按照各护理单元的实际工作量进行统筹安排，统一调配，而不是机械地以各科床护比确定科室的护理人员数量。二是建立了以ICU为基地的护理人力资源库，护理部根据科室的工作量在全院范围内弹性调配护理人员，确保临床护理人员的需求。三是实现了全院统一班次，最大限度地挖掘内部潜力，满足患者的需要。开展优质护理服务后，为了给患者提供从入院到出院、从治疗到护理，包括生活护理、病情观察、健康教育、康复指导等全程无缝隙服务，经过研究讨论及科室试运行，确定了APN排班模式，新的排班模式既保证了患者护理的连续性，又最大限度地节约了人力资源，护士分组管理病人；同时根据工作需要，实行弹性排班、弹性休息、弹性休假，并兼顾护士意愿实行人性化排班。护士长根据病人数、护理难度、护理工作量安排每天的护理人力，保证患者得到优质安全的护理。四是2007年开展了护士个人绩效考核，将护士的工作表现与奖金收入挂钩，并作为护士的评先评优及星级护士选拔的基础。2010年将优质护理服务的项目列入绩效考核中。2011年将护士个人绩效考核加入了电脑自动化统计管理系统，使护士的工作量及护理难度、护理风险、病人满意度的考核方案更加完善。五是根据护士的工作能力、年资、学历、职称等综合条件将护士分为四个层级进行管理，按年资、能力分管不同病情、不同护理难度的病人，同时上级护士还要负责对下级护士的工作指导，使年轻护士的专业能力尽快得到提升。高职称护士和高年资护士同时还承担科室的质控、业务查房、带教、讲课和病区管理工作。六是为了加强管理，制定并不断修订了合同制护士管理细则及考核办法，采取了"奖优罚劣、末位淘汰"的竞争机制，2012年合同制护士中有一位表现突出者被提拔为护士长，至2012年底全院有3名合同制护士被淘汰，14名护士给予黄牌警告，受警告的护士经过半年的培训学习，再重新竞聘上岗。

第三节　护理质量管理

近几年，医院把医疗护理质量管理作为医院管理工作的重中之重，下大力气强化管理，常抓不懈，以法律为准绳，以标准为依据，建立健全了各种质量管理体系。护理部根据医院的要求建立了从院到科护理质量逐级控制目标，成立了院科两级护理专业质量控制体系，制定了质量控制检查标准、实施方案，开创了医院护理质量管理工作的新局面。主要工作包括：

（1）制定了10项护理质量考核内容，包括分级护理、基础护理、病房管理、急救物品、消毒隔离、教学管理、护士素质、护士长管理、护理文书、健康教育。

（2）建立了护理质量控制方法，护理部每月定时检查与随机检查相结合，科室质控小组每周进行自检，每月进行一次质量分析。护理部对在检查过程中发现的问题，具体指导，并将考核结果以书面形式反馈给科室。

（3）建立了护理质量管理例会制度，护理部在每月的护士长例会上反馈存在的共性问题，针对管理方面的原因修改工作制度及工作流程。每季度召开一次分管院长参加的质量总体分析会议，达到持续改进护理质量的目的。

（4）根据国家、省、市卫生主管部门新的规范和要求及医院护理工作的具体情况，不断修订和完善护理质量标准和各项规章制度。2009年编写了《同煤集团总医院护理管理制度及各级各类护理人员的岗位职责》《疾病诊疗护理常规——同煤集团总医院护理分册》《临床护理安全应急预案与护理工作关键环节流程》。

（5）制定了护理评估、评价制度。同时制定了相关的健康教育内容，实施有效的健康教育，制定相关的康复训练内容，对护士进行统一培训，使健康教育真正达到预期效果。

（6）2009年12月为配合医疗临床路径的开展，护理部根据疾病护理常规设计了统一的临床护理路径表，试行后结合临床实际工作进行了完善和修订，为开展标准化的临床护理路径、规范护理行为打下了良好的基础。

（7）始终重视基础护理在保证患者安全、增进医疗效果和促进患者康复等方面的重要作用，坚持不懈地狠抓基础护理工作的落实。

（8）探讨新的更加适应临床工作及方便病人的APN排班模式，各护理单元实行弹性排班，最大限度地挖掘内部潜力，为患者提供从入院到出院连续无缝隙的护理服务。落实四个"做到"，即做到病人从入院到出院责任护士相对固定，减少病人不必要的倒床；做到病人当日当班的工作内容由责任护士完成，避免间接护士参与，造成护理服务上的遗漏或质量不能保证现象的出现；做到责任小组护士不在同一天休息；做到夜班护士也固定在责任小组。

（9）为了达到全员参与质量管理，全面控制质量的各个环节、各个阶段的目标，开展了"品管圈"活动，并邀请台湾专家进行了现场指导，激发了护士全员参与质量管理的热情，通过团队力量，促进护理质量的提高。

（10）重新修订了患者对护理工作的满意度调查表，以基础护理、护理技能、服务态度、健康教育为主要内容。引入第三方护理工作满意度调查，通过对出院后患者进行的电话回访，调查患者对护理工作的满意程度，以达到有的放矢地进行整改，提高护理服务水平的目的。

（11）加强护士长对夜班工作的监督管理，尤其是急救护理工作，从2012年1月起夜间值班护士长在急诊科值班1小时。

第四节　护理安全管理

从建院到21世纪医院把护理安全教育作为一项重要工作，也制定了一些规章制度，但由于制度不规范、不完善，医患纠纷、医闹事件时有发生。

2006年医院把医疗安全作为头等大事来抓，开始对护理不良事件实行非处罚性主动报告制度，建立不良事件主动上报的机制，鼓励上报不良事件和护理缺陷，做到经验共享。对于不良事件重点从制度、流程入手，找出问题根源，修订制度和工作流程，防止同类事件反复发生。规定各科室每月召开一次护理安全分析会，对本科不良事件及时进行原因分析，制定改进措施，护理部将存在的问题在全院护士大会进行通报和安全教育。同时护理部每季度对全院上报的不良事件进行综合分析，重点从管理方面入手，找出问题根源，修订制度和工作流程，防止同类型不良事件再次发生。定期对护理人员进行安全教育，并进行典型案例分析，增强安全意识。

2006年护理部把不良事件分为标本方面的缺陷、液体外渗方面的缺陷、医嘱执行缺陷、用氧方面缺陷、给药方面缺陷、管路滑脱缺陷等其他缺陷，制定了并修订了护理投诉管理制度、跌倒坠床防范制度、意外伤害预防及报告制度，使各类护理不良事件分类更加细化。

2008年10月10日医院集中配液中心投入使用，除儿科、感染性疾病科外，覆盖了全院各病区，保证了静脉用药的安全性。

2009年为确保患者安全，医院根据

卫生部"2009 年确保患者安全护理目标"，结合医院的实际情况，制定了同煤集团总医院 12 项护理安全目标和 44 条具体护理措施，利用护士长值班期间抽查护士的掌握情况，每月护理部质控专职人员对核心制度的落实情况进行监督检查，保证核心制度的知晓率达到 90% 以上，制度的落实率达 100%。

2009 年初护理部建立了手术核查制度，对入室—麻醉—术前—手术—术后管理五个步骤，每个步骤都要由巡回护士对护士工牌、患者腕带、房间号、麻醉师工牌、主刀医师工牌进行扫描核对，最大限度地避免了医疗差错的发生。住院患者除了通过腕带扫描识别身份外，也绝不放松扫描前的人工查对（如查对床头卡、与患者核对姓名、让患者自己说出姓名），并列入护理部每月质控的内容。以保证患者用药、检验、操作的安全管理。

2011 年 8 月医院在消毒供应中心安装了消毒供应器械自动化跟踪管理系统（无菌物品追溯系统），将医院感染管理理念与医院信息化建设相结合，通过对重复使用的诊疗器械、器具和物品从回收、清洗、消毒、包装、灭菌、贮存、发放、使用的全过程实行了自动化跟踪管理，极大地保障了医疗活动的安全性。

2012 年，医院把患者的安全管理作为护理质量控制的重点，修订了护理投诉管理制度、跌倒坠床防范制度、意外伤害预防及报告制度、压疮管理制度、皮肤压疮评估标准，调整了压疮护理专业组成员及分工、压疮护理专业组工作职责，制定了压疮预防护理规范，进一步严格了压疮的评估、预报、跟踪、防范、治疗等，使各类护理不良事件分类更加细化。同时，还加强住院期间的护理风险管理，实行了对全部住院患者进行护理评估，压疮风险、跌倒/坠床风险的评估及告知，对护理风险做到防患于未然。全院各科设立了班情交接本，弥补了交班报告中不能全部交接的不足，保证了护理工作的连续性，减少了遗漏工作所发生的护理缺陷。同年，护理部修订了同煤集团总医院护理安全目标，将安全目标分解到每月的质量检查中，值班护士长每班检查护士对十大安全目标及实现目标措施的掌握情况。

第五节　护理信息化建设

2006—2012 年，同煤集团总医院加大了护理工作的信息化建设，除建立了护士工作站外，2010 年在医院信息系统的支持下建立了移动护理工作站。

（1）实现了在用药、操作前通过扫描患者腕带、医嘱执行单、护士工牌，核对患者身份及是否正确执行医嘱，有效减少了护理差错的发生，从而保证了患者的安全。

（2）实现了全部检验标本条码化管理。护士采集标本时用 EDA 扫描条码，信息系统自动记录采集时间，确保检验标本及时送检，从而保证了标本分析前的质量和检验结果的准确性。

（3）实现了住院药房的单剂量摆药系统，既保证了用药的准确无误，又保证了干净卫生。

（4）实现了电脑上传物品申领计划，设备科、文具物品库等有关部门根据申领计划送到领用科室，减少了护士的额外负担。

（5）实现了电脑费用查询系统的应用，为病人提供了在住院过程中发生的入院登记、预缴押金、转科、费用记取、结算等查询服务，实现了"住院费用一日清"的目标。

（6）实现了科室费用统计、查询系统的应用，可以核算病区内每位医生、护士的工作量，使绩效考核指标更加细化、准确。

第六节 护理教学

建院初期因护理人员缺乏，医院开始自己承担起培养护理人员的教学任务。1952年7月—1954年9月从河北等地招收了20名有高小以上文化程度的未婚青年，医院进行了为期一年半的护士专业教学，教员由医院的医护人员承担，毕业后分配至医院各科室工作。1952年2月—1953年10月，医院招收了36名有高小以上文化程度的男女青年进行了为期半年的保健员专业学习，结业后分配至医院和各矿保健站工作。1952年对在职的20余名护理员进行了为期一年的护士轮训班学习。1953年9月—1955年7月，医院举办了为期两年的助产员培训班，有25人参加了学习。1956年10月—1958年10月，医院举办了有20多人参加的学制两年的护士班，专业课一年，实习一年，之后分配上岗。1958年7月大同煤矿医院（卫生处）成立了大同矿务局卫校，朱昌武院长兼任校长，赵子华副院长兼任第一副校长，门诊部主任田乃琛任教导主任，同年招收98名学生开办了为期两年的护士班教学任务，教员都由医院的高年资医生和护士担任。

1969年大同矿务局筹备成立二、三医院，根据全局护理人员严重不足的现状，成立了大同矿务局卫校，连续两年从大同矿务局、大同市1969届和1970届初中毕业生中招生护士，每届250名，学业一年。教师由医院高年资医师担任，学校的指导员由医院支部书记闫三保担任、连长由骨科护士长杜效忠担任，教员有徐世林、范琴珍、任伯伦、唐继德、张荣贵、刘亚俐、吴赢洲等高年资医师和护士担任。两届学生毕业后全部分配到全局各医疗单位。

20世纪80年代由于病人增多和床位增加，护士岗位设置远远满足不了临床需要，1980—1985年医院又从全局调入近100名未婚青年，进行了为期半年、一年、两年不等的护理教学，学员结业后在医院从事护理员和护士工作。

20世纪80年代后期医院注重继续教育，举办了英语培训班，对在职职工进行了文化课基础再教育，鼓励年轻护理人员参加成人自学高考学历再教育，每年都有不少护士接受了高一级的护理继续教育。这一时期医院有近百名护理人员取得了自学高考大专学历。

20世纪90年代，随着医学模式的转变，护理工作的范围已经由单纯的疾病护理扩大到了全身心的护理。随着护理工作的扩展，人们对护理工作的要求不断提高，护理教育的内涵和外延也逐步向更深、更广的范畴扩展。这一时期医院举办了各种护理教育培训班，目的是培养高素质的护理人才。

2000年后随着医院日益发展和技术水平提高，护理专业的实习生和进修人员来医院的数量不断增加，涉及的院校有15家。医院制定了教学大纲，对实习护士、进修护士进行规范化教育，临床带教培养不但要有过硬的专业操作技能和专业知识，还应具备社会学、心理学、伦理学等相关学科知识以及和病人沟通的能力。临床护理教学方法采取经验学习法、临床教学查房、书写护理病历、专题讲座等。临床带教老师根据教学及进修目标，实施多种临床教学策略，使实习学生和进修护士从认知、技能和情感领域得到全面发展和成熟。

为了不断提高护理人员的素质，医院根据合同制护士及来院实习生的不断增加，2011 年 9 月成立了护理培训部，对护理教学做了更完善细致的管理。

首先，建立了三级教学管理体系。一级管理组织由院长王隆雁和分管教学的副院长及教学管理委员会成员（各实习临床护士长）组成；二级管理组织由护理培训部负责，主要职责是根据学校的实习大纲和实习任务，制定总实习计划和质量控制标准，定期指导、督促检查，制定教学制度并严格执行做好教学控制；三级管理组织由各临床科室护士长和临床带教老师组成，主要职责是按实习计划带教，并保证实习计划的完成。

其次，实现了教学规范化管理。一是护士长和教学老师是学科带头人，通过提高教学水平发展学科；二是每年整顿科室带教队伍，2012 年共有带教老师 268 名；三是将科室打造为院内教学基地，运用疑难疾病完成教学查房来提升科室理论水平，完成专科护理技能带教，到 2012 年底急诊科为 CPR 急救技术教学基地完成 203 人 CPR 操作培训，神经外科为优质护理教学基地完成 100 人基础护理训练；四是确定专科操作项目的视频教学科室，有呼吸 I 科、神经外科、急诊科；五是要求各临床科室有教学记录本，实行教学目标质量管理，每周工作有重点，每日有内容，每轮回有反馈，对带教老师的质控考核做好记录（包括老师教学计划落实情况、带教方式、带教效果、存在问题及指导意见等）；六是各带教老师均使用教案备课；七是要求带教老师每月考核学生护理技术操作一次，并记录在临床实践手册上；八是护士长、教学老师坚持每天查房，检查督促教学工作的落实，征求带教老师和学生的意见，指导年轻带教老师的教学工作。

最后，制定了实习进修护士的临床实践目标管理。按本科、专科、中专分层次

带教，落实实习计划；要求每位实习进修人员准备实践教学笔记本；学会体检评估，并学会写护理病历；跟班进组做优质护理的基础护理实践，完成实践后写进修实习总结；参加护理培训部每周二下午的护理 PPT（视频）大讲座。2012 年进行 24 次讲座，每次参加人数约 200 人。

另外，医院还建立了对有教学任务科室的绩效考核制度，每年对全院带教老师的培训制度，示教室对临床教学老师和实习生全天开放，教学模具满足临床视频教学使用制度。2012 年举办了首期教学老师培训，全院共有 200 人参加了学习。

通过教学活动全院护士素质有了极大的提高，2006—2012 年全院护理专业共开展新技术 26 项。全院护士在各种杂志发表论文 104 篇。

1991—2012 年医院共接收实习护理人员 1650 名。

第七节　护 理 培 训

护理模式从功能制护理—责任制护理—整体护理—专科护理发展转变，护理培训也随着发生了转变。

医院最初对护理人员的培训只是偏重于传染病、职业病防治和中西医结合护理的培训。

1976 年唐山大地震后，培训课题以四大技术（止血、包扎、固定、搬运）和急救的相关知识为主，护士参与其中并完成相关内容训练。

1977 年以内科、儿科为主开展了家庭病床，对护士进行相应的专业培训，如传染病房进行消毒隔离制度知识的培训。1977 年 7 月开始恢复三级护理制度。1979 年护理部对全院 138 名护理人员进行了两次理论考核，并对全院护理人员进

行了静脉输液、铺床、吸氧等基本功培训。

1980年5月为了提高护理质量，开办了护士长培训班。1981年9月举办新学科护理学习班，同年举办了基础护理大比武。1982年针对护理人员状况，开办了两期护理人员培训班，使部分护理人员接受了半年基础理论学习，基础素质得到了提高。对参加工作时间较短的护理人员，进行了拉丁文和心电图知识的培训，共五期133人。还对新毕业的31名护理人员进行了技术操作考核，如洗胃、灌肠、导尿、给氧、输液等12个项目的操作。1983年，护理部分三次对全院307名护士进行了基础护理理论、基础医学理论、英语字母及拉丁文等业务知识考试和实际操作考核。1984年对全院护士进行一人一针一管的培训。同年4月在大同市举办的护理知识智力竞赛和技术比武活动中，医院取得团体总分第一名的好成绩。1988年，护理部组织140余名护理人员学习观看了21项护理基本技术操作的录像带，并组织各科护士进行了五项技术操作考试，选拔优胜者在"5·12"护士节进行了操作表演。同年还举办了120余名护理人员参加的医德知识培训班。

1993年3月26日卫生部颁发了《中华人民共和国护士管理方法》，医院举办多期学习班对全院护士进行了培训。1994年1月1日卫生部决定护士全部实行职业注册管理，未经注册的人员不得从事护理工作，医院对全院护士分批分期进行护理基础知识培训考试，全院护理人员实行注册执业。1999年6月医院对全院护士进行了仪表规范标准、禁忌用语和服务用语规范的培训，培养护士着装得体、言谈举止文雅。

2003年4月非典型肺炎流行期间，医院对非典型肺炎消毒隔离和防治知识进行了培训，保障了患者和医护人员的安全。2004年3月开办了整体护理培训班。2006年完善和健全医院护士培训机制，促进护士知识技能巩固、提高和扩展，培养高素质护理人才。针对培训对象的不同，实施新护士岗前培训、实习护士规范化培训、临床护士全方位培训等一系列活动，完善了护士培训的管理手段和方法。同年还举办了护理人员安全管理培训班1次，护士长和部分骨干参加研究生班法律讲座1次。

2003年、2004年医院有160名护士参加了集团公司举办的计算机培训班。

2005年12月，经香港姚瑞堂基金会资助，山西省护理学会推荐，护理部主任吴晓光前往香港进行了为期15天的护理新理念、新理论知识研修学习，期间参观学习了玛嘉烈医院、律敦治医院、红丝带治疗中心、香港护理学院等13家医院和单位，将研修学习中的新理念引入医院护理工作中。

2006年医院对所属11家矿厂医院和保健站的156名护士进行了三期培训并考试。

2006年11月医院开始实行合同制护士招聘制度，对招聘人员进行岗前培训，培训内容为护理工作制度的关键流程、护理文书书写规范、院内感染相关知识、相关护理操作、急救技术、护理质量、安全管理等，岗前培训考核合格者上岗。

2007年4月病房改造后安装了物流传输系统设施，医院制定了护理工作场景规范用语，并对全院护理人员进行了统一培训。

2007年9月22—23日医院邀请太原传染病医院技术操作能手，利用周六、周日为全院护士进行山西省卫生厅要求的14项护理技术操作培训；同年举办了20项护理技术操作比武，26名护士长、104

名护士参加。

2008年3月—2009年2月医院共举办了7期社区护士培训班，每期学员约100人，由本院11位优秀护理人员担任教学老师。

2009年着手开展抢救模拟演练的培训工作，5—7月完成抢救模拟案例的编写、抢救配合评审标准的制定；8月深入病房现场调研急救配合现状，针对存在的问题于9月成立培训师资队伍，并分四次对全院护士进行理论培训及考核，共计326人次参加了培训考核；10月分别对全院护士长及全体护士进行了三次急救配合模拟演练，共培训108人次；11月深入病房现场考核，重点考核护士长现场指挥及带教老师的急救配合能力，并评价了培训效果。对社区卫生服务站护理人员举办了四期专业培训班，走进社区现场给予督导和对护理操作进行规范。

2010年2月，对全院护士进行了"争创优质护理服务示范工程活动"的培训，培训的主要内容是护士如何全面履行护理职责，担负起对患者的专业照顾、病情观察、治疗处置、心理支持、健康教育和康复指导等护理任务，不断丰富内涵、拓展外延，为患者提供全面、全程、主动、专业、人性化、延续的优质护理服务。2010年4月组织全院护士观看了优质护理、基础护理培训光盘，强化护士的专业素质。2010年7月制定了专科护士培训制度，专科护士的培训按照山西省卫生厅对专科护士的管理要求进行培训并颁发专科护士证书。2010年9月有3人参加了卫生部主办的"全国护理管理大会"。2011年6月23日有3人参加了"2011年全国护理管理大会"。2011年4月6日通过卫生部检查，被卫生部定为全国110所优质护理重点联系医院。

2011年3—6月医院邀请协和医院16名护理专家来医院进行学术理论讲座，对在职教育与规范化培训、护士安全教育、护理质量控制与持续改进、沟通技巧、护士常用礼仪及行为规范、护理科研的相关问题、临床护理教学技巧、护理文章书写评价、重病病人的基础护理、病情观察、护理制度的规范与落实、护理纠纷与差错的防范、肠外营养液的输注方法、新型耐高压导管PICC的临床实践、院内感染控制、护理业务查房、流程与安全、压疮护理管理、造口康复护理新进展、健康教育实践、职业暴露与安全防护、病房在职护士专业培训、护理突发事件应急处理与风险防范、各类检查的护理配合、人性化服务理念及措施、护理绩效考核实施、濒死病人护理及临终关怀28个内容对全院护士实行一课三讲。2011年下半年开始选派护士长、科室护理骨干赴协和医院外出进修学习，每期进修时间为3个月，共派出六批48名人员实行专科对口进修培训，48名人员对进修内容做了总结，回院后12名在院里做了专题汇报，36名在科里进行了汇报。她们把协和医院的精髓和理念带回医院，使医院的护理工作更上一个新的台阶。

为了达到全员参与质量管理，全面控制质量的各个环节，实现各个阶段的目标，2012年3月医院开始推行"品管圈"管理模式。请专家为全体护理人员授课，将"品管圈"理论正式引入护理管理和临床护理实践工作中，让全体护理人员接受这种新理念，让大家深刻理解它的内涵。在活动中，以深入开展优质护理服务为重点，紧密结合专科特点，把护理质量中存在的棘手问题应用头脑风暴法选定主题。经过筛选，首期六个护理单元开展了"品管圈"活动，圈员们能绘制各种工具图，利用PDCA的循环理论，剖析现状问题，深度分析原因，设定活动目标，制定活动计划，并进行对策整改及实施。"品管圈"活动的开展，激发了护士全员参与管理的热情，增加了团队凝聚力，培养了分析问题、解决问题的能力，进一步促进了护理质量的提高。

2005年以后医院加大了护理人员专业知识的短期培训工作。2005—2012年共派出308名护理人员到太原、北京、天津、上海、浙江、山东、云南、陕西、福建、四川等地参加各类专业培训班学习。

2005年以后医院更加重视护理人员业务水平的提高，每年派出护理人员赴省内外知名医院进行3~6个月的进修学习。2005—2012年共派出123名护理人员赴山西省人民医院、北大医院、阜外医院、天坛医院、协和医院、中日友好医院、朝阳医院、解放军301医院、南京军区医院、海军总医院等医院进修学习。

第十章　科　研　教　学

第一节　科　研　工　作

同煤集团总医院从建院到2012年底，在历届领导的重视和医务人员的共同努力下，不断学习国内外医学领域的新理论，不断引进国内外医学领域的新技术、新项目，大力推广技术革命和技术革新，使医院的医疗技术水平不断发展，学科建设不断完善，设置建设不断齐全，科研水平不断提高，使医院的医疗水平由弱到强走在大同市属医院的前列，有的医疗技术水平填补了大同市、山西省的技术空白，有的跨入了国内先进行列。

据1959年度《大同煤矿统计年鉴》记载，1959年末医院共完成科研项目24项，推广新技术128项。内科对1955—1959年收治的306例心脏病患者同时进行了临床分析，从病原方面归纳了10种，即风湿性、肺源性、高血压性、梅毒性、产后性、甲状腺功能亢进性、贫血性、动脉硬化性、心律不齐和心包炎疾病，针对各种病况采取不同方法对症治疗。内科1959年对一年内收治的176例弥漫性肾小球肾炎进行了临床分析，制定出中西医结合的治疗方法，疗效最快，住院天数最短。20世纪50年代，胃及十二指肠溃疡穿孔是溃疡病的严重并发症，危险性很大，死亡率很高，外科从1956年8月对收治的胃及十二指肠溃疡病及合并穿孔的病例，制定了手术和非手术指征的诊断标准和治疗方法。从1957年起，对收治的骨结核病例进行探索，逐步开展了病灶清

除疗法，直接进入病灶内，清扫坏死肉芽组织及腐骨以求达到彻底根除结核病灶的目的。20世纪50年代末，检验科自制尿蛋白及糖两用检验器，提高了工作效率50多倍；五官科自制简便气管滴入导管，适应气管支气管镜麻醉，支气管碘油造影等；儿科应用重曹口服代替乳酸钠治疗中毒性消化不良，以及直肠点滴输液用于早产儿及新生儿的轻度脱水病例。

20世纪60—70年代，医院加强了人才培养，派出骨干医生到北京、天津、太原等地的知名医院进修学习。这些医生学习归来后，把学到的知识应用于临床实践中，大大提高了医院的医疗技术水平。20世纪60年代，韩济仁开展了脊柱和全身大骨关节结核病灶清除术及风湿性心脏病二尖瓣狭窄分离术；开展了胸腰椎骨折合并截瘫的早期手术及综合治疗、创伤性脾破裂行脾修补术等技术。获得5项科研成果，有多篇论文获奖。

1970年9—12月，骨科和中医科合作，应用中西药、针刺、穴注等方法对14例外伤性截瘫病例实施了治疗，收到了较好的效果。

1972年10月，医院为了加强对科研工作的领导，成立了医疗质量鉴定组。1974年，骨科成功进行了一例断指再植手术。

1975年，口腔科开展了指压麻醉62例。骨科应用中西医结合治疗骨折29例，小夹板治疗骨折68例。肺病区用0.25%的普鲁卡因穴位封闭疗法治疗肺结核、中小咯血20例，效果很好；还积极开展了

推优工作，共取得 52 项较大成果，如肺病区肌注链霉素，优选前每天注射 2 次 1 克，优选后 0.75 克一日一次，增强了疗效，又减少了副作用和病人打针时的疼痛，肺病区有 70 余人注射链霉素，原来只有半数病人用链霉素，推优后节约 6387.5 克，供 23 人用一年，价值 1146 元 7 角 5 分。骨科医生孙玉亭为治疗一矿患者李巨才的腿部慢性溃疡伤口，反复思索，多次试验，仅用三块纱布、500CC 生理盐水、三支庆大霉素就把一个曾经花了 300 余元、一年未愈的伤口在十几天里治愈。检验科肝功能检查，由原来的 48 小时出结果，降低到 24 小时，提前一天出结果，血沉试验由 1 个小时提前为 15 分钟出结果。这些推优成果，对于提高疗效、缩短疗程、加快床位周转、减轻病员痛苦、节约药品和开支都起到了一定作用。

1976 年，组织医护人员采集中草药 5241 斤，自制中草药制剂 30 多种，基本上满足了临床中西医结合治疗的需要。

1977 年，院科两级都建立了科研机构，制定了科研规划，明确了长远目标和近期科研项目，其中有些项目取得了较好的成绩，例如中西医结合治疗急腹症、腮腺炎、腕踝针止疼、TB 空洞 1 号治疗肺结核等，都收到了明显效果。

1978 年 7 月成立了医疗技术质量鉴定委员会。副院长贾宝珍任主任，副主任为周丽娟、马洪儒，同时医院制定了《大同矿务局平旺医院 1978—1985 年的八年科研规划》。同年，传染病区对各种传染病进行了中西医结合临床疗效观察。其中用自行设计的"解毒退黄汤""降酶冲剂"治疗急性病毒性黄疸型肝炎，疗效较为显著，据 51 例儿童成人混合组疗效统计，肝功恢复最短为 16 天，最长为 82 天，临床平均治疗为 31.8 天，较山西省中医研究所报道的"急肝汤"治疗病毒性肝炎平均治愈 50 天缩短 28 天。骨科开展的小血管吻合断肢再植术取得成功。内科治疗急性心肌梗死成绩显著，前 5 年的病死率为 20.9%，当年降为 12.9%。达历史最好水平，和北京 11.7% 的水平相差不远。

1979 年 10 月医院调整了医疗技术质量鉴定委员会，副院长冯继伟任主任，医务科科长杨振全、政治处副主任赵怀德任副主任。1979 年全院开展新项目 34 项，其中内科开展了对肾病免疫抑制治疗、扩张血管药治疗左心衰和顽固性心衰两项；外科采取氧气疗法治疗皮肤病一项；骨科开展了加压钢板固定骨折、脑溢血开颅术等六项；儿科采取静脉内给双氧水治疗严重紫绀等八项；妇科采取阴道壁脱垂修补术等五项；五官科采取冷冻治疗角膜炎等十项；肺所采取利福平十乙胺丁醇十香料治疗观察一项。

1980 年医院共完成科研和新技术项目 52 项，获得矿务局奖励的科研项目 13 项。中西医结合治疗 35 个病种，共 388 个病例，均取得了较好的疗效。如外科开展了动脉导管结扎术、胃底曲张静脉结扎术、门腔静脉吻合术、胰十二指肠切除术和胆总管空肠套入式吻合术；骨科开展了人工关节、髌骨骨折内缝合术以及显微外科手术等新项目；五官科开展了鼻侧切开术、青光眼小梁切除术、眼睑全层切除移植修补术和眶内深部血管瘤切除术；放射科开展了高仟伏照相和胆囊乳突等部位断层照相等新技术；病理科开展了冰冻快速切片技术；中医科开展了激光治疗等新技术。所有这些项目都为医院填补了空白，对提高医疗质量发挥了积极作用。全年全院医护人员发表学术论文共 51 篇，其中质量较好的 26 篇。

1981 年 5 月医院再次调整医疗技术

质量鉴定委员会，院长冯继伟任主任，副院长孙锡孚、孟维新任副主任。全年共完成科研项目33项，其中获矿务局奖励的6项，获二等奖的是小腿筋膜间综合征手术革新，获三等奖的是显微外科断指再植，获四等奖的四项；五官科异体牙移植，外科的前列腺切除术切口改进，放射科菌便器钡双重造影自动加压灌肠器，骨科的人工股骨头置换术，风湿性心脏病二尖瓣器械扩张分离术，治疗脑血栓的游离大网膜包脑术，均获得满意效果，填补了医院的空白。骨科开展的科研活动较为突出，共开展新技术和科研项目19项，特别是游离大网膜包脑术、断指再植术和运用新的方法抢救多发性粉碎骨盆骨折合并大出血休克的患者，都获得了成功，并撰写论文2篇，临床经验总结15篇，被矿务局评为技术革新先进集体。

1982年完成科研项目22项。

1983年开展新技术20项，如骨科的股骨颈骨折肌瓣移植术，大面积网膜植皮术；外科的甲状腺癌的双侧甲状腺全切除术，肝外阻塞性黄疸的经皮穿刺造影引流术；内科的腹腔内注药治疗肝昏迷，应用心得安治疗上消化道出血性心衰；儿科的重症肺炎血气分析等。其中有18项报矿务局科研所参加评比，有4篇学术论文获得大同市奖励。

1984年完成科研项目28项，其中有14项获矿务局科技进步奖。

1985年全院完成科研项目45项，其中有15项获矿务局科技进步奖。共撰写学术论文27篇。同年12月中旬，心脏科在进行了16例体外循环心内直视动物实验手术取得经验的基础上，经北京阜外医院心脏外科的协助，为四例室间隔缺损、一例房间隔缺损的先天性心脏病患者进行了体外循环心内直视手术获得成功，填补了雁同地区心脏外科手术的空白，为广大心脏病患者带来了福音。同年还开展了心导管检查，人工肾血透析治疗肾衰，骨盆骨折手术内固定治疗等新技术。

1986年全院完成科研项目45项，其中在体外循环心内直视手术下进行室缺、房缺修补术等20例手术全部成功。特别值得一提的是孙锡孚副院长发明研制的不稳定骨盆骨折外固定器治疗器荣获全国华佗金像奖，而且为我国医学领域治疗因骨盆骨折造成的大出血休克开了先河。

1988年全院被列为矿务局科研项目的共9项，其中6项进展顺利并基本完成。全院有23篇论文获大同市科协"优秀论文奖"。同年10月，神经外科主任郭多文和杨万澄为一名女患者摘除了一个8厘米×6.5厘米×5厘米的左侧额顶部巨大肿瘤；郭多文和黄建军为一名患者摘除了一个罕见的脑垂体瘤；心脏科开展了法鲁氏四联症、三联症根治术，冠状动脉右室瘘修补术，右房黏液瘤摘除术；骨科对骨盆骨折应用了闭式加压螺钉内固定法，还对一名右肢离断患者进行断肢再植手术获得成功；检验科应用"酶联免疫吸附试验"测定结核病；药剂科应用微机监测临床用药和配伍禁忌等也都取得了较好的成果。同年12月9日，医院成立了大同矿务局第一职工医院科学技术协会，并召开了首届科协大会，大会选举产生了大同矿务局第一职工医院科学技术协会。从此，医院对科研工作实行了统一管理，进一步调动了全院广大医务工作者学技术、搞科研的积极性和创造性，医院的科研能力和医疗技术水平得到了进一步提高。

1989年医院有18项科研项目获大同矿务局科技成果奖，39篇论文分别获大同矿务局科协"优秀论文"二、三、四等奖，2篇护理论文被大同市评为优秀论文。1989 年医院完成的"骨盆骨折外固定器生物力学实验研究"项目获能源部科学技术进步二等奖，如图 10-1-1 所示。

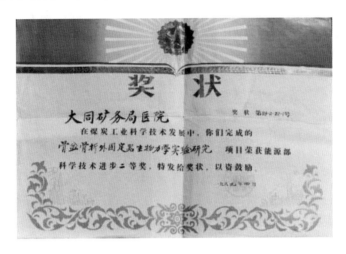

图 10-1-1 获奖奖状

1990 年 47 项科研课题被列为大同矿务局科研项目，年底完成 33 项，有 11 项获得科研成果奖。全院有 64 篇论文获大同市、大同矿务局科协优秀论文奖。

1991 年 8 月，医院成立了管理科研工作的专门机构——科教科，李卿云任科长。1991 年，全院有 83 篇论文达到了矿务局优秀论文评选等级，论文总数和获奖数均列全局榜首。同年 10 月，孙锡孚参加了 1991 年天津第二届国际骨科学术讨论会，在会上宣读了《骶髂关节骨折脱位经皮 AO 钉内固定》论文。同年 11 月，孙锡孚在第二届中日友好骨科学术交流会上发表了《骶髂关节骨折闭式加压钉内固定》论文，得到了同行的肯定。这一年，全院科研立项 52 项，参加立项人数为 205 人，上半年完成 39 项，有 13 项获大同矿务局科技成果奖。同年 8 月成功主办了全国煤炭系统妇产科学术交流会，9 月成功主办了山西省超声新技术推广交流会。

1992 年医院科研立项共 44 项，完成 21 项，有 12 项获大同矿务局科研成果奖，其中重大科研成果有心内科的人工心脏起搏器的临床应用，外科的 ERCP 应用，骨科的中西医结合治疗骨折不愈合等。有 85 篇论文获大同矿务局优秀论文奖，有 21 篇论文在大同矿务局、大同市以上刊物发表。

1993 年 4 月，经大同市科学技术咨询中心批示，医院成立了大同矿务局第一职工医院技术咨询委员会，院长刘亚俐任主任委员，副院长孟维新、高崇普、倪生贵任副主任委员，科教科科长李卿云任办公室主任。全年完成科研项目 17 项，突破新项目 78 项，其中多项是国内和省内领先的重点技术项目，如腹腔镜胆囊取石术、心脏二尖瓣狭窄球囊扩张术、神外科经枕小脑幕切开术、小脑上蚓部肿瘤切除术、骨科人工全关节置换术等。医技科室也积极配合临床开展了 45 项新检测项目。

1994 年 7 月，医院成立了"科技工作者之家"和"讲、比"活动领导小组。这一年医院共完成科研项目 39 项、技术项目 69 项，推荐发表学术论文 176 篇。同年，医院在年度"科普周"和"建家"

验收工作中获得了大同矿务局优秀奖，并被推荐为大同矿务局、大同市的先进科技单位。同年4月，超声科李海鸣撰写的《超声检查大动脉内径在心动周期中的变化》的论文参加了国际学术会议交流。

1995年10月召开了大同矿务局第一职工医院第二次科学代表大会，大会选举产生了大同矿务局第一职工医院科学技术协会，孟维新兼任科协主席，李卿云任科协常务副主席。大会分别通过了科协章程、工作制度和教学计划。1995年全院共有35项科研项目立项，先后有25项新技术被引进。全年撰写科技论文90篇，其中有45篇获大同矿务局优秀论文奖。同年11月，神经外科成功地为一名农村妇女摘除了重达2000克的复发性脑胶质瘤，关于这例罕见脑胶质瘤的成功摘除而撰写的论文被英国柯尔比文化信息中心评为最优秀论文，并获得进入全球信息网络资格。

1996年全院共开展必备技术项目94项，其中巩固的69项，比上年增加18项，新突破13项。全年科研立项42项，完成32项，征集论文76篇，其中11篇论文发表于国家级刊物，4篇论文参加了国际学术交流，13篇论文参加了全国学术交流。还有4项科研成果获大同矿务局"讲、比"一等奖，23项获二等奖。同年5月，胸心外科主任李先军成功地进行了两例胸膜剥脱手术（即胸膜切除术）。

1997年医院共开展技术项目34项，其中开展新技术12项，新突破6项；在全院征集学术论文51篇，其中11篇在国家级期刊上发表，有3篇获得大同矿务局优秀论文二等奖，受到了山西省卫生厅复审专家的好评。

1998年全院共征集论文54篇，其中两篇被评为大同矿务局优秀论文二等奖，介绍35篇外投发表，其中有两篇发表在《中华医学杂志》上。

1999年，神经外科主任黄建军成功地完成了经蝶入路脑垂体微腺瘤摘除术等高难度手术，消化内科主任吴富开展了微波治疗消化道息肉等新技术。

2001年3月，心内科在北京朝阳医院专家指导下，对3名患者施行了射频消融治疗心动过速，患者术后第二天即恢复了正常生活。8月25日，泌尿外科副主任侯建平引进了耻骨后保留尿道前列腺切除术，该手术的优点在于保留了老年患者的性功能，避免了膀胱造瘘引起的泌尿系统感染。

2002年，医院共开展先进的治疗技术19项，其中神经外科应用显微技术开展的颅－眶－鼻沟通肿瘤的手术治疗，微血管减压根治三叉神经痛；心内科开展的低分子肝素治疗急性冠状动脉综合征，B受阻滞剂合用转换酶抑制剂治疗慢性心衰；ICU开展的无创深静脉换管术，中心静脉导管心电定位法等新技术应用于临床，均收到了良好效果。全年共有65篇学术论文在各级刊物上发表，其中有4篇在《中华医学杂志》上发表。

2003年开展了新技术16项，其中泌尿外科开展了经尿道前列腺气化电切术；妇产科开展了超声诊断在妇产科的临床应用、无痛分娩法；血液泌尿内分泌科开展了环孢素加雄激素治疗再生障碍性贫血、干扰素治疗慢性粒细胞白血病、瑞格列奈治疗Ⅱ型糖尿病；老年病科开展了急性脑缺血疾病的低分子肝素治疗、中西医结合治疗顽固性心衰、急性脑梗塞溶栓治疗的临床应用；呼吸科开展了呼吸机相关性肺炎中长期疗效临床观察、代谢综合征临床干预研究；小儿科开展了婴幼儿地芬诺酯中毒的抢救、高压氧治疗新生儿缺氧、缺血性脑病疗效观察；呼吸科开展了静脉血栓形成并发肺栓塞的临床分析；神外科开展了显微手术与传统手术治疗巨大脑膜瘤的对比分析、高血压病危险因素调查与研究。

2004年，经大同市科技局认定和批准，医院成立了大同市高血压脑血管病研究所，经过对煤矿职工进行的高血压流行病学调查，初步掌握了本地区流行病学资料，为进一步做好本地区高血压、心脑血管疾病的预防和治疗提供了依据。同年6月，神经内科开设了"医学心理门诊"和"心理CT检测"服务，它不仅可对正常人的智力、记忆、情绪、能力、意志行为、性格等定量检测，还广泛用于心理咨询，适应于各级各类人员的心理健康评估及诊疗，全年共接诊60多人次。医院围绕三级医院技术标准和患者需求，大力加强科技兴院工作，一些科室的专业水平受到了评审专家的充分肯定，如消化内科摸索出一套抢救、治疗急性出血坏死型胰腺炎的成功经验，泌尿外科累计开展100余例前列腺电切术，磁共振室开展了心肌灌注显影及心室造影。医院全年共开展新技术、新疗法26项，有68篇论文在各级医学刊物上发表。

2005年，全院开展的新技术中有12项较为突出，如消化内科开展了无痛胃镜，普外科和妇产科开展了腹腔镜手术，ICU科开展了床旁血液灌流，B超室开展了经颅多普勒超声等。骨科成功开展了双侧膝关节人工关节置换术，神经外科开展了单鼻孔经蝶入颅脑垂体瘤根治术获得成功，填补了晋北地区医学史上的两项空白。在2005年11月3日同煤集团公司召开的优秀人才暨科技成果表彰大会上，有四项成果受到表彰奖励，其中煤矿人群高血压相关危险因素研究获科技二等奖，心肌灌注显影及心室造影、急性大面积烧伤救治等三项成果获得三等奖；另外煤矿人群高血压相关危险因素研究经权威专家鉴定，达到国内先进水平。同年5月，心胸

外科对一名患者成功施行了左肱动脉多发性动脉瘤切除术、自体大隐静脉重建术。骨科的微创技术治疗椎间盘突出症，神经外科的立体定向技术治疗高血压脑出血，心血管内科冠状动脉血管成形加支架术，五官科的白内障超声乳化术等，都走在了大同市的前列。

同煤集团总医院2006年有33项新技术应用于临床，如骨科的微创技术治疗椎间盘突出症，神经外科的立体定向技术治疗高血压脑出血，心血管内科的冠状动脉血管成形加支架术，五官科的白内障超声乳化术等；有5项成果在集团公司科技表彰大会上获科技进步奖励。这一年医院的技术创新工作有了明显提高，全年有93篇论文在省以上刊物发表。2006年大同市脑肿瘤研究所在医院挂牌成立，与中国高血压联盟密切合作，成为国家级"十一五"卫生科研课题的研究单位之一。

2007年6月5日，医院与中美脑中风协作组签署了一项为期五年的脑血管病综合治疗合作协议，正式加盟中美脑中风协作组，开展脑血管病综合治疗并建立了中美脑中风协作组大同工作站。2007年7月2日和10月15日，美国IHC医院康复中心主任、中美协作组首席专家大卫·鲁斯教授和卫生部国际交流中心教授张勤奕，美方副主席兼执行组长、美国IHC医学中心血管外科主任、著名血管外科专家道格拉斯·沃斯林教授，美方副主席著名心血管外科专家王乃栋教授，协作组副主席、中方组长张勤奕教授，中国高血压联盟研究所对外协作部主任、北京健宫医院神经介入专家博力扬博士分别到医院指导。医院举办了中美脑中风协作组·大同站第四次学术会议，并进行了专题学术讲学、病例会诊，还为72岁和67岁患有颈内动脉严重狭窄的男性患者成功实施了颈动脉内膜剥脱术，手术后通向大脑的颈动

脉重新通畅，恢复血运，患者几近失明的右眼在术后1小时又重见光明。颈动脉内膜剥脱术（CEA）目前在治疗脑中风方面属于国际顶尖技术，是防治脑中风的一种合并症少、安全系数高、病人花费少的治疗方法，国内仅几家大医院开展了此手术。2007年还新增了冠状动脉造影及支架植入术、先心病手术、大容量肺灌洗术等41项新项目。

2008年医院科技立项7项，有多项科技项目处于雁同地区领先地位，如神经外科开展的难治性癫痫手术、颅内肿瘤摘除术，胸外科开展的不停跳冠状动脉搭桥术、先心病封堵术、换瓣术，骨科开展的全髋关节置换、膝关节手术，心内科独立完成了冠脉造影、内镜室胶囊内镜检查及内镜下介入治疗等。

2009年黄建军等人合作的三叉神经痛与面肌痉挛微血管减压的显微解剖研究于2010年获中国煤炭工业科学技术二等奖（图10-1-2）；与北京大学第一医院合作参与了列入国家"十一五"科技项目计划的"冠心病早期诊断和综合治疗技术研究"课题；与日本著名神经外科专家森田教授联合开展了持续性植物状态的研究。同年4月28日，医院远程会诊中心正式开通，它是极其方便、诊断极其可靠的新型就诊方式，可以利用电子邮件、网站、信件、电话、传真等现代化通信工具，为患者完成病例分析、病情诊断，进一步确定治疗方案的会诊平台。同年5月30日，北京三博脑科医院·同煤集团总医院脑科疾病医疗协作基地暨北京东方维康·同煤集团总医院远程医学会诊中心揭牌成立。该中心的成立，标志着大同市首家癫痫外科治疗中心落户同煤集团总医院，填补了同朔地区癫痫外科治疗的空白。同年6月3日，党委书记、神经外科专家黄建军和主任医师白永文经过近17个小时的努力，成功地为一名患者切除了长达48厘米的脊髓髓外肿瘤，术后患者神经功能良好。该例手术不仅刷新了国际脊髓髓外肿瘤切除的最长纪录，而且也标志着同煤集团总医院神经外科对高难度复杂脊髓髓外肿瘤的手术治疗技术已达国内领先水平、国际先进水平。同年11月18日，中国脑中风筛查及干预工程大同站正式启动。同年，开展了核素心肌显像诊断冠心病，年底开展了急诊冠脉介入治疗急性心肌梗死。全年有8项科研立项申报并通过验收，全院发表在国家或省级刊物的论文有31篇。

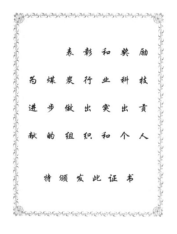 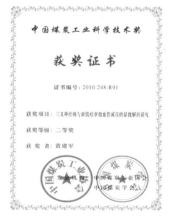

图10-1-2　获奖证书

2010 年开展了血管内超声诊断冠心病及心脏再同步化治疗心力衰竭新项目。

2011 年 1 月开始独立完成急诊冠脉介入治疗,在同朔地区处于领先地位,跨入省内及国内先进行列。

2012 年共申报科研项目 23 项,其中同煤集团公司 20 项,省级 3 项。医院专门聘请专家对所有填写的申报书进行审阅点评,逐步规范科研项目的申报。全年申报新项目有:康复科、心内科联合搞的"十二周运动处方对进行性亚急性期心脏康复的心肌梗死患者心脏功能和运动能力的影响",获得山西省卫生厅科研课题;急性心肌梗死规范化救治项目(国家合作);颅面沟通肿瘤经额颞—耳前颞下窝入路的相关解剖研究(省级项目);煤矿职工健康状况及影响因素的研究(集团公司)。

2012 年,医院主办山西省、大同市各级学术会议共 13 次;参与国家级继续教育项目 3 项,市级继续教育项目 2 项,集团公司继续教育项目 4 项;完成冠脉搭桥手术 93 例;成功召开了建院史上第一届科学技术大会,斥资 130 万元对近年来在科研工作中做出突出成绩的科室及个人进行了表彰奖励。

2012 年,为了进一步加强医院的学科建设与发展,促进部分薄弱环节或发展较慢专业学科的快速发展,医院领导审时度势,采取多途径、多方式对部分科室进行了改革和完善,11 月医院将心胸血管外科撤销,组建了心胸外科和血管介入外科。血管介入外科组建后,聘请北医三院血管外科专家团队积极开展了新项目。2012 年仅用两个月时间就完成了介入及血管外科手术 45 例,其中介入手术 33 例、血管外科手术 12 例,介入中完成血管介入手术 13 例、脑动脉造影 12 例、肝动脉造影 12 例、肝动脉化疗栓塞 6 例、经皮肝胆道引流术(PTCD)2 例。康复科从 2 月开始聘请中国康复研究中心教授来院进行康复查房、教学研究,不仅使康复科的医师和治疗师掌握了新的康复理念和提高了治疗技术,而且转变了观念,学会了思考,对偏瘫、截瘫及各种骨折、骨病患者的评估和预后的判断更加准确、更加规范。由于康复治疗技术的提高,治疗人数较 2008 年增加了 5 倍,平均住院天数由 2011 年的 72.7 天降为 42.13 天,加快了床位周转率。妇科 2012 年共申报新技术项目 5 项,其中宫腔镜诊治技术完成 98 例,腹腔镜下不全子宫切除术完成 19 例,宫腹腔镜联合诊治技术完成 17 例,"棒球缝合法"在子宫肌瘤剔除术中的应用完成 16 例,"阴道闭式缝合法"在子宫切除术中的应用完成 11 例,全部治愈,未发生不良事件,治疗效果显著;全科 2012 年出院人数由 2011 年的 692 人次增加至 1110 人次,手术量由 420 台增加至 669 台,增长了近一倍,门诊手术量增加了 1074 台,增长了 46.72%。产科 2012 年开展了院内婴儿游泳、洗浴、抚触等新项目,针对因怀孕及分娩造成的盆底肌损伤开展了盆底肌力测定和盆底康复治疗,极大地提高了产妇盆底肌力的恢复能力。2012 年 3 月 17 日,呼吸内二病区邀请美国宾夕法尼亚大学医学院睡眠和呼吸神经生物学中心医学博士理查德·施瓦博和茌璐琪博士来院,为双方科研合作项目"用立体磁共振成像技术研究中国人阻塞性睡眠呼吸暂停的上呼吸道危险因素"做了进一步指导与考察。眼科于 2012 年 3 月 17 日邀请加拿大司兆敏教授来院讲授了优质人工晶体一体化技术。心血管内科于 2012 年 5 月 31 日主办了"中国急性心肌梗死规范化救治项目"大同站启动仪式暨相关学术研讨会。2012 年医院还制定了《同煤集团总医院科技奖励办法》

《同煤集团总医院科研管理工作制度》。全年医院共发表科研论文98篇。

2006年以后，医院坚持"科技兴院"的发展战略，以"创名院、出名医、建名科"为目标，加强了专业人才的培养及重点学科的建设，坚持每年派出各学科业务骨干到国内知名医院进修深造，并多次派专业技术骨干到国外医院进修和进行学术交流，与国内外多所医院及科研机构开展了广泛的合作及学术交流活动，成立了远程会诊中心。大同市脑肿瘤研究所作为中国脑中风筛查及干预工程大同站的唯一基地，同时与北京天坛医院、北京大学第一医院、首都医科大学三博脑科医院、北京宣武医院等密切合作完成了4项应用解剖研究，其中3项获奖；与中美脑中风协作组合作的颈动脉内膜剥脱术完成20余例；进行了50余例颅内动脉瘤、脑血管畸形的介入治疗；开展了锁骨下动脉、颈动脉、椎动脉狭窄的支架治疗；对原发性三叉神经痛、面肌痉挛、顽固性癫痫开展了手术治疗，持续性植物生存状态的高位脊髓电刺激治疗，痉挛性斜颈等功能神经外科等手术治疗积累了丰富的经验。在此期间，医院各学科科研项目的发展也都逐渐成熟。骨科作为重要的临床科室之一，开展的医疗技术项目越来越多，先后增加新项目40多项，尤其在创伤诊断、治疗、抢救，颈椎病脊髓型手术治疗，人工全髋关节、全膝关节置换，膝关节镜，等离子刀射频消融，扎伊诺夫外固定架治疗跟腱挛，无痛病房的开展等技术方面成绩斐然。骨科近几年开展的人工关节置换术（含髋、膝、股骨头置换）至今已累计近千例。心脏科的经皮冠状动脉介入治疗，主动脉气囊反搏治疗冠心病急性心肌梗死、心力衰竭、心源性休克也取得了新进展。

1983—2012年医院科研成果获奖情况见表10-1-1。

表10-1-1 1983—2012年医院科研成果获奖情况

课 题 题 目	获奖时间、颁奖单位、等级	项目负责人或单位
骨盆外固定器的应用	1983年大同市科委一等奖	孙锡孚
骨盆外固定器的应用	1983年山西省科委二等奖	孙锡孚
骨盆骨折后路内固定治疗	1983年煤炭部三等奖	孙锡孚
骨盆骨折X线检查的研究	1984年大同矿务局四等奖	孙锡孚
煤矿重型颅脑损伤233例治疗体会	1984年大同矿务局四等奖	郭多文
山莨菪碱抢救各种微循环障碍疾病	1984年大同矿务局四等奖	徐 珠
煤矿工人肺脏病理改变	1984年大同矿务局四等奖	王琪等
氨茶碱抢救新生儿肺炎并呼吸衰竭	1984年大同矿务局四等奖	徐 珠
脊髓出血的手术治疗	1984年大同矿务局四等奖	郭多文等
颞颌关节成形术	1984年大同矿务局五等奖	项廷贵等
前臂易状皮瓣移植治疗手部不稳定性疤痕	1984年大同矿务局五等奖	张建国等
抗休克裤抢救休克	1984年大同矿务局五等奖	孙锡孚等
定期无菌导尿防治截瘫泌尿系感染	1984年大同矿务局五等奖	赵秀君等
腹腔内注射谷氨酸钠治疗肝硬化昏迷	1984年大同矿务局五等奖	刘安保等

表 10-1-1（续）

课 题 题 目	获奖时间、颁奖单位、等级	项目负责人或单位
脑瘤骨瘤切除颅骨修补一次完成手术	1984 年大同矿务局五等奖	郭多文等
闭合性创伤性膈疝的早期诊断和治疗方法	1984 年大同大同矿务局六等奖	冯继伟
早期切痂植猪皮治大面积灼伤	1984 年大同矿务局六等奖	卢春祥
消瘿汤治疗 20 例瘿瘤的临床报告	1984 年大同矿务局六等奖	吴士明
肌蒂骨瓣植骨治疗股骨头骨折	1984 年大同矿务局六等奖	孙锡孚等
大面积皮肤撕脱伤	1984 年大同矿务局六等奖	杜连恒等
肠系膜上动脉压迫综合征的诊断与治疗	1984 年大同矿务局六等奖	陈延令
骨盆外固定器的应用	1985 年煤炭工业部科技进步二等奖	孙锡孚
骨盆骨折手术内固定治疗	1985 年大同矿务局四等奖	孙锡孚
脊椎外固定器的临床应用	1985 年大同矿务局四等奖	孙锡孚
脑科手术头皮血管夹的制造和临床应用	1985 年大同矿务局四等奖	郭多文
体外循环心脏复跳成功的动物实验研究	1985 年大同矿务局四等奖	冯继伟
骨盆骨折 X 线检查的研究	1985 年大同矿务局四等奖	孙锡孚
原发性扩张性心肌病的临床特点（附 80 例分析）	1985 年大同矿务局四等奖	孟维新
支气管肺炎 120 例临床小结	1985 年大同矿务局五等奖	刘淑华
肾损伤的诊断和处理	1985 年大同矿务局五等奖	卢春祥
小儿散发性脑炎脑电图分析	1985 年大同矿务局五等奖	徐珠等
血气分析应用于支气管肺炎 30 例	1985 年大同矿务局五等奖	刘淑华等
654-2 辅助治疗小儿肺炎 50 例疗效观察	1985 年大同矿务局五等奖	徐珠等
门奇静脉断流术治疗食管胃底静脉破裂大出血	1985 年大同矿务局五等奖	冯继伟
煤矿地区六年来 157 例住院新生儿病例分析	1985 年大同矿务局六等奖	任伯伦
肝素和复方丹参治疗新生儿硬肿症的治疗体会	1985 年大同矿务局六等奖	张丽华
弓型针固定治疗股骨骨折	1985 年大同矿务局六等奖	王守印、孙玉亭
466 例尘肺观察对新标准的认识体会	1985 年大同矿务局六等奖	杜景隆
胆结石的病理分型与胆道疾病的术式探讨	1985 年大同矿务局六等奖	陈延令等
不稳定骨盆骨折应用外固定器治疗	1986 年华佗金像奖	孙锡孚

表 10-1-1（续）

课题题目	获奖时间、颁奖单位、等级	项目负责人或单位
颅内静脉窦损伤修补手术的技术改进	1986 年大同矿务局四等奖	郭多文
手术治疗主动脉窦瘤破裂合并心室间隔缺损伴严重心衰获得成功	1986 年大同矿务局四等奖	冯继伟、孟维新、李先军、王思远
心肌保护的临床研究	1986 年大同矿务局四等奖	冯继伟、孟维新、李先军、王思远、石爱群、焦世保、段维娜
心脏手术连续 36 例无死亡的经验总结	1986 年大同矿务局四等奖	冯继伟、孟维新、李先军、王思远、王贵云、贺明英
黉法检测输液热原的应用	1986 年大同矿务局四等奖	汪文川、张香媛、张雁平
应用肌瓣、肌皮瓣治疗小腿前部严重软组织损伤的体会	1986 年大同矿务局四等奖	薛世定
骨盆骨折外固定生物力学研究	1987 年大同矿务局三等奖	孙锡孚
颅内血肿的早期诊断及定位技术的改进	1987 年大同矿务局四等奖	郭多文
骨盆骨外固定器生物力学实验研究	1988 年煤炭工业部科技进步三等奖	大同矿务局医院和上海第二医科大学共同承担
骨盆骨折后路内固定治疗	1988 年能源部二等奖	孙锡孚、丁龙镇
骨盆骨折脱位内固定	1989 年大同矿务局三等奖	孙锡孚
骨盆骨折外固定器生物力学实验研究	1989 年能源部二等奖	孙锡孚、丁龙镇
骨盆骨折手术内固定治疗	1989 年大同矿务局四等奖	孙锡孚
研究脑科电动颅钻成功、严重软组织损伤的体会	1989 年大同矿务局四等奖	郭多文
游离皮瓣移植的体会	1989 年大同矿务局四等奖	薛世定
先天性心脏病合并肺动脉高压外科治疗的临床研究	1992 年大同矿务局三等奖	大同矿务局第一职工医院
煤矿外伤性断肢、指再植	1992 年大同矿务局三等奖	大同矿务局第一职工医院
手术与药物治疗脑出血的疗效研究	1992 年大同矿务局四等奖	大同矿务局第一职工医院
骶髂关节脱位内固定病理组织学实验研究	1994 年大同矿务局三等奖	孙锡孚
经皮球囊导管二尖瓣扩张术	1994 年大同矿务局三等奖	孟维新、马冰心、王贵云、纪存祥
肝癌的动脉内化疗与栓塞治疗	1994 年大同矿务局四等奖	时宗诚、刘锡同、吴景利、吴富、刘淑珍
正骨推拿治疗骨折不愈合	1994 年大同矿务局四等奖	丁龙镇、孙玉亭、董映文、何立斌、薛如清
鱼肝油酸钠注射液黏液囊肿囊内注射在临床的应用	1998 年同煤科技进步三等奖	周宝贵

表 10 - 1 - 1（续）

课 题 题 目	获奖时间、颁奖单位、等级	项目负责人或单位
射频消融治疗室上性心动过速	2002 年同煤科技进步二等奖	白敏聪
第一职工医院污水处理系统	2003 年同煤科技进步三等奖	院容科
经阴道超声波技术在妇产科临床的应用	2003 年同煤技术革新二等奖	妇产科
磁共振在心肌灌注中的应用研究	2004 年同煤科技进步三等奖	影像科
颅颈交界区先天性畸形的手术治疗	2005 年同煤科技进步三等奖	黄建军
煤矿职工高血压相关因素分析及防治对策	2004 年同煤科技进步二等奖	黄建军、王贵云
大面积、特重度烧伤的治疗	2004 年同煤科技进步三等奖	陈向东
运动平板试验诊断冠心病	2005 年同煤科技进步三等奖	心内科
人工心脏起搏器治疗缓慢型心律失常	2005 年同煤科技进步二等奖	心内科
人工关节置换术	2005 年同煤科技进步一等奖	骨科
腹式横切口筋膜内子宫切除术	2005 年同煤技术革新三等奖	妇产科
异丙酚静脉麻醉用于人工流产	2005 年同煤技术革新三等奖	妇产科
煤矿职工高血压相关因素分析及防治对策	2006 年大同市科技进步三等奖	黄建军、王贵云、孙玉红、李仰卿、曹宏
冠状动脉造影 + 经皮冠状动脉介入治疗冠心病	2006 年同煤科技进步二等奖	心内科
桥小脑角功能神经外显微解剖研究	2006 年同煤科技进步一等奖	白永文
内镜下高频电电切电凝息肉技术	2006 年同煤科技进步三等奖	吴 富
颅骨骨性标志与大脑中央区的显微解剖	2009 年同煤科技进步一等奖	黄建军、白永文
胶囊内镜对小肠疾病诊断价值	2008 年同煤科技进步三等奖	吴 富
内镜下 ERCP 治疗胰胆管疾病	2009 年同煤科技进步二等奖	吴 富
先天性心脏病介入治疗	2009 年同煤科技进步二等奖	心内科
64 排螺旋 CT 肺血管造影在肺栓塞诊断中的应用	2009 年同煤科技进步三等奖	白敏聪
三叉神经痛与面肌痉挛微血管减压的显微解剖研究	2010 年中国煤炭工业科学技术二等奖	黄建军、白永文、武日富
自动摆药机在药品数字化管理中的应用研究	2010 年同煤科技进步三等奖	周安丽等
立体定向技术研究	2010 年同煤技术革新二等奖	神经外科
立体定向治疗高血压脑出血技术研究	2010 年同煤技术革新二等奖	黄建军、白永文
顽固性癫痫的手术治疗	2010 年同煤科技进步二等奖	黄建军、白永文
颈动脉粥样斑块狭窄的手术治疗	2010 年同煤科技进步一等奖	黄建军、白永文
酸性氧化电位水消毒效果研究	2010 年同煤技术革新三等奖	医院感染管理科

表 10 - 1 - 1（续）

课题题目	获奖时间、颁奖单位、等级	项目负责人或单位
前颞叶切除对脑功能缺失的研究	2011 年同煤科技进步二等奖	白永文
等速测试仪对膝关节骨关节病患者肌肉功能和关节活动度的功能评价和治疗	2011 年同煤技术革新二等奖	康复科
多技术联合诊断治疗消化道早期肿瘤	2011 年同煤技术革新三等奖	消化内科
中国急性心肌梗死规范化救治项目	2012 年同煤科技进步一等奖	孙玉红、刘利平、张润华、白敏聪等 15 人
超声内镜对胃肠疾病的诊治	2012 年同煤科技进步二等奖	吴富、暴军玲
改良 VAC 技术在伤口愈合中的作用	2012 年同煤技术革新二等奖	丁龙镇、石雯等 10 人

第二节　教学培训

大同矿务局附属医院成立初期，由于医疗护理人员不足，医院通过招工形式招收了有一定文化基础的未婚男女青年来医院从事医疗护理工作，医院自己承担教学任务，举办培训班，进行 3～24 个月的岗前基础知识培训后上岗。

1952—1954 年，先后举办了护士班一期，护士轮训班一期，助产班一期，保健员班一期，接生员班一期，共培训或轮训专业人员 100 多人，培训结束后部分学员被分配到各矿（厂、处）卫生站，部分留在医院。

1952 年底，医院派李振国、邸福海、孙耀亭、包永峰、史相荣、史文郁、尹建周、徐兴华等人到北京医学院和协和医院学习。

1958 年 7 月，大同矿务局成立了"大同矿务局卫生学校"，教员和管理人员由医院的医务人员担任，同年招收医士班、护士班各 100 余人，学制三年。

1957—1963 年，医院先后送出数名1954 年以后毕业的大学生到外地知名医院进修或接受专业学科培训，像郭多文、冯继伟等人经过培养成为医院知名的医学专家和技术骨干。

1974—1976 年，受山西省卫生厅的委托，连续举办了三期山西省骨科培训班，每期半年，共为全省各地医院和本院培训学员 110 名。同年医院接收进修实习人员 150 多人次。

1975 年医院成立了政治夜校，对在职职工进行政治理论培训。同年还举办中医理论学习班两期，西医理论学习 10 次，有 1800 余人次参加。

1976 年 4 月，医院开办了"7·21"医科大学，学期两年半，共招收 47 名学员，学员来自医院、各矿厂保健站及大同南郊、北郊卫生站的医护人员。

1977 年医院积极推广中西医结合，开办了两期西医学中医脱产学习班，参加学习的学员经过半年多的集中学习和临床实践，运用中西医结合的方法治疗一些常见病、多发病和疑难杂症。全年为基层培养进修人员 60 名。

1978 年，医院举办了一期西医学中医学习班，培训学员 26 人。

1979 年，医院外派 9 名医务人员进修，参加大同市学术活动 435 人次，参加山西省学术活动 28 人次，参加北京举办的学术讲座 6 人次，邀请外单位来医院学术讲座 5 次。全年举办了两期西学中的培训班，有 26 人参加了学习。

1980 年开办了三期英语学习班，第六期"西学中"学习班，护理人员基础理论班、护士班和护理员训练班。参加脱产学习的共有 130 多人，其中本院医护人员 60 多人，为外单位培训 70 多人。此外还参加晋、京、津、沪等地的学术活动 362 人次，请外地专家来医院讲学 3 次，听讲的有 1000 人次，派出赴外地知名医院进修人员 16 名，接收外单位进修生 55 人、实习生 25 人，许多科室还坚持开展了小教学等小型学术活动。

1981 年，医院举办了以主治医师为主的新兴学科学习班，共有 70 人参加了学习，其中本院 43 人，为外单位代培 27 人。全年派 25 名医务人员到外地知名医院进修学习。

1982 年上半年对全院职工进行了文化基础的摸底工作，对 1968—1980 年的初、高中毕业生进行了文化补课和考试，全院参加考试的 154 名职工，有 117 名获得全科考试合格证，36 名职工获得单科或双科考试合格证，1 名职工考试不及格，全科合格率占 76%，单科、双科合格率占 23.3%，不合格率占 0.7%。专业学习方面，坚持就地培训为主、业余学习为主、自学为主、结合临床实践学习为主的方法，把就地培训与派出去进修结合起来，重点培养与普遍提高相结合，利用业余时间组织学习与适当占用一定脱产时间学习结合起来，收到了一定效果。其中参加英语班学习 60 余人，拉丁文、心电图班学习 130 余人，业余生理班学习 45 人，解剖班学习 40 余人。全年派出进修人员 33 名。

1983 年继续开办了英语学习班，有 60 余人参加，有的科室利用晨会开展小教学活动，有部分职工响应"开展读书活动、振兴中华"的号召，开展了自学和业余时间的读书活动。

1985 年，医院派到外地知名医院、医学院校进修深造 121 人次；举办了数理化、英语、药剂、检验、结核病等各类学习班 19 个，参加人数达 800 人次；邀请北京阜外医院的著名专家教授，举办了心血管外科、医疗统计、器械修理、麻醉等专科学习班，共有 150 余人参加；组织医务人员参加各种学术活动 31 人次。另外为基层医院、保健站培训医护人员 38 人，接收大同医专及雁北卫校等学校的实习生 80 人。

1986 年，全院共举办各类培训班 9 个，培训职工 453 人，外委培训进修人员 30 名。举办了一期全省范围的儿科围产期学习班。另外还为基层培训了 27 名医务人员，接收实习生 86 名。

1988 年共派出 52 名医护人员到外地知名医院进修学习，为基层矿办医院、保健站培养医生 83 人，接收大同医专、雁北卫校的实习生 50 余人。有 17 人考取了各类大、中专学校。

1989 年有 15 名职工考取了成人大、中专学校，53 名医护人员参加了成人大、中专自学考试，外派进修人员 36 人，邀请 14 名专家教授来医院进行讲学和会诊，举办各种培训班 6 期，培训职工 280 余人，举办了一期"CT、心血管造影"培训班。

1990 年有 19 人分别考入成人大、中专学校，派出 123 人次外出学习深造，接收进修实习生 145 人，医院内举办各种培训班 12 期。

1991 年，医院承办了"全国煤炭系统首届妇产科学术交流会"和"山西省超声新技术推广交流会"；还积极组织全院医务人员撰写论文，进行学术交流，全年共收到论文 115 篇，通过严格评审，向矿务局科协推荐 99 篇。同年，经矿务局评选上等级的论文有 83 篇，论文总数和获奖数均列全局榜首。全年邀请山西省肿瘤医院、山西省眼科医院、北京协和医院、天坛医院、宣武医院等知名专家教授来院做学术讲座共 20 余次，听讲人数465 人次；派到外地进修半年以上人员 13人。同年有 5 人考取了成人大、中专学校，48 人参加了全国性及省市专业学术交流活动。有 1 篇论文刊于《中华骨科杂志》，18 篇论文刊于《同煤科技》。为提高进修人员的素质，1991 年底医院对1992 年计划内的 23 名进修人员进行了基础理论和外语考试。

1992 年，为了加强教学管理工作，医院成立了教学管理委员会。在经费紧张的情况下投入培训费 6 万余元、科研费 7万元，按计划派出长短期进修人员 92 人。为了使专业技术骨干及时了解国内外学术动态，扩大学术交流，先后派出 50 余人参加了不同级别的学术交流。此外，6 次聘请北京等地著名学者来医院讲学。同年还接收了 10 所院校的 128 名实习生和基层 21 所医院、保健站的 137 名医务人员来医院进修学习。

1993 年全院共征集科研论文 104 篇，有 72 篇获奖。

1994 年，医院制定了《关于加强人才培养，进一步搞好人才梯队建设的规划与措施》，确定了今后五年内人才培训的目标和具体任务。全年参加各类培训的人员达 1385 人次。

1995 年，医院正式成为华北煤炭医学院的教学医院，医院被聘为正教授的有13 名，副教授 42 名，讲师 116 名。同时，医院按照山西省卫生厅的要求，对住院医师实行了规范化培训，并被山西省卫生厅定为住院医师规范化培训基地试点单位。全年先后聘请北京、太原等地的十余位专家来医院讲学；先后派出 82 名专业

技术人员到外地知名医院进修学习，有11 名医务人员考入成人大专院校。

1996 年接收大专院校实习生 215 人，为基层医疗单位培养进修人员 136 人。

1997 年，医院共举办各种培训班 14期，培训人员 300 余名。全年派出长短期进修学习人员 33 人，有 10 人考入成人大专院校，有 48 人取得了自学考试的大专以上学历，共接收各类医学院校的实习生190 人，接收进修人员 62 人。由于医院职工教育工作成绩突出，被矿务局授予"职工教育先进单位"称号。6 月 20—22日，由中华医学会主办、医院承办的全国神经外科新进展讲习班在大同矿务局召开，来自全国各地的代表共计 300 余人。本次大会邀请了多名国内著名的神经外科专家，有工程院院士、中华医学会神经外科学会主任委员。

1998 年制定了三基培训与考核计划，重点加强了以科为单位的学习和考核，要求全院各科室每月至少组织一次全科人员参加的书面考试，每季度将考核成绩上报医院。同年医院组织了一次全院医务人员的三基考试。

1999 年接受了山西医科大学临床教学医院评估。同年 6 月 15 日，举办了护士行为规范及素质教育培训班，有 150 余人参加。

2002 年，医院成为山西长治医学院的教学医院，并成为全省医学院校的一所主要教学基地。还选派了 11 名临床医生到北京、上海等地著名医院进修学习。

2005 年 10 月，医院制定出台了外出进修人员的培养方案，改革了过去进修费全部自理的规定，由医院承担部分费用。同时打破了外出进修论资排辈的旧规，按照医疗技术发展需要选派年轻的业务骨干外出进修学习；制定了后备人才培养方案，派出 9 名医生去国家级医院学习，派

出近百人到外地著名医院短期学习。还投资 5 万元建立了远程教学基地，与山西医科大学合作商讨了开办在职研究生班的意向。

2006 年，同煤集团总医院与山西医科大学合作开办的硕士研究生班按期开学，医院有 40 名医疗骨干参加了学习。与北京大学合作开办了远程教育系统，为培养高技术人才开辟了一条新途径。全年围绕大力发展新技术，引进急需人才和培养名医的需要，医院组织召开了新技术推广交流会，并根据专业技术发展的特殊需要，派出康复、急诊等专业骨干到高水平的医院进修学习，对有市场前景的新技术给予扶持，并积极引进先进设备予以支持。

2007 年，医院举办了"三基知识"讲座学习班、辐射及射线装置工作人员上岗资质培训班，重点科室建立了对外医疗协作关系，将国内外一流的教学模式、先进的管理制度引入医院，提高了医院的教学质量和管理水平。另外，还分期分批对社区医护人员进行了专业技能培训。

2008 年，医院陆续派出多名科室骨干前往北京阜外医院、协和医院、解放军 301 医院、安贞医院、朝阳医院等知名医院深造，通过学习外院先进的医疗知识和经验，推动了医院专业技术的发展。

2009 年，医院共举办各类大中型学术会议 13 次，全年累计举办大型培训讲座 17 次，对 30 名新分配的研究生、本科生进行了住院医师规范化培训，新进人员岗前培训率达 100%。接收二级、三级医疗单位的进修医生 28 名，组织专家到基层医院、社区卫生服务中心教学会诊 83 次，到基层医院、社区服务卫生中心讲学 231 次。

2010 年，医院加强了对医务人员的安全教育，严格落实医疗安全相关措施，重点加强了"医院患者十大安全目标"的教学培训。

2011 年，医院继续加大了对专业技术人才的培养，与国际名校美国宾夕法尼亚大学医学院等院校建立了交流协作关系，邀请知名专家来医院指导工作，外派 6 名专业技术骨干赴美研修，25 名护士赴台湾学习，与北京协和医院建立了培训协作协议，护理专家来医院进行为期半年的护理专业系统培训，同时有 6 名护士长或护理骨干在协和医院进修，有 26 名护士参加了重症监护培训。

2011 年 11 月，医院建立了电子图书馆，共配置电脑 24 台，连接 ENTER 网，引进万方数据库及大医院数据库，为广大医护人员查阅资料、学习医学新理论、发展新的科研项目提供了方便。

2012 年，医院在数字图书馆建立了"万方数据库""大医精诚数据库"等数据终端，提供各类医学图书阅览、医学文献检索及科技查新服务。

2012 年，医院与北京大学医学部合作建成数字化教学网络"医学论坛"。同年制定和完善了《临床教学管理工作制度》《继续教育管理工作制度》。

2012 年，医院成为山西医科大学非直属附属医院，并开始接收山西医科大学公共卫生学院、山西医科大学汾阳医学院的实习医师，临床教学工作逐步走入正轨。全年开展学术交流 13 项，进行岗位培训 56 次。同年 11 月 20 日，医院派出两位临床医师参加了山西医科大学 20 所非直属附属医院第一届教学竞赛，荣获三等奖 1 名、优秀奖 1 名，并荣获（集体）优秀组织奖。2012 年制定了医院论文奖励办法，全年共发表论文 98 篇，其中国家级论文 14 篇，省级论文 84 篇。2012 年完善了继续教育管理的相关制度和办法，制定了项目预算与支出细则，逐步开展了继续教育活动，共举办 5 项继续教育项目。

同煤集团总医院作为大同煤矿最大的医疗基地，除担负繁重的医疗任务外，还肩负着教学和实习任务。从 20 世纪 60 年代初开始接收第四军医大学实习生，1964 年接收了山西医学院的实习生，1966—1967 年又接收了唐山医学院学员的实习任务。20 世纪 70 年代初，接收了一些部队医务人员、大同铁路医院的医务人员来医院进修学习。在科教科成立之前，医务人员的培训进修实习工作由医务科管理。自 1991 年成立科教科以后，来医院进修实习由科教科负责，每年接收来自山西医科大学、大同大学、华北煤炭医学院、长治医学院、大同卫校、汾阳医学院、汾阳职业技术学院医学部等 20 多所医学院校的 400 多名学生的实习任务。

医院为了做好大中专院校学生的实习工作，制定了教学规划和实施细则，确定了教学教师，编写了《临床教学管理工作制度》。科教科根据规定对实习生进行两天岗前培训，对所有实习生进行轮转派科，除每月 1～2 次请专家进行讲课外，在科室期间每周进行一次理论小讲课和理论大讲课、两次教学查房、一次教学病例讨论，要求实习生在病房轮转时每周至少完成两份病例的书写任务，对每次讲课、带教老师和所在教研室的教学工作进行评价，在实习生离科时进行理论和实践的考试并把成绩记录在案。对临床教学人员包括主管院长、科教科科长、科教科教学专职人员、各教研室主任、带教老师均制定了相应的规章制度，并对带教老师进行规范教学培训和教学年度考核，每季度进行一次评教、评学的检查评价，每年进行一次评教评优活动，对先进的教研室、带教老师、实习生进行表彰，反之进行处罚。

医院 1983—2012 年论文发表情况（不完全统计）见表 10-2-1。

医院历年论文获奖情况（不完全统计）见表 10-2-2。

表 10-2-1　1983—2012 年论文发表情况（不完全统计）

论　文　名　称	刊物名称，发表时间	论　文　作　者
骨盆外固定器的应用	中华骨科杂志，1983 年	孙锡孚
五例 Landan - Kleffner 综合征的临床分析	中华儿科杂志，1993 年 3 月	黄建军等
颅后窝远外侧入路治疗脑干腹外侧区病变	中华外科杂志，1994 年 3 月	黄建军等
颅内动脉瘤的显微手术治疗	中华显微外科杂志，1994 年 5 月	黄建军等
眼针中药结合治疗血栓闭塞性脉管炎	中国针灸，1994 年	赵秉铭
急性硬膜外血肿的钻孔治疗	中华神经外科杂志，1996 年	郭多文、黄建军、武日富
手术摘除巨大复发性脑胶质瘤一例	中华神经外科杂志，1997 年 1 月	黄建军、武日富、杨万澄、杨生旺
外伤性脑梗塞溶栓治疗体会	中华神经外科杂志，1997 年 11 月	黄建军、刘培英、马喜等
颅脑损伤的尿崩症治疗	中华神经外科杂志，1998 年 4 月	郭多文、武日富
肝硬化 21 例死因分析	中华现代医学与临床，1998 年 12 月	李卿云
外科治疗高血压脑出血临床体会	中华神经外科杂志，2002 年 3 月	刘培英

表 10 - 2 - 1（续）

论 文 名 称	刊物名称，发表时间	论文作者
青霉素类抗生素在输液中的正确应用	中华现代护理杂志，2004 年 10 月	吴晓光
BIPAP 呼吸机治疗 2 型呼吸衰竭的疗效	国外医学呼吸系统分册，2004 年 12 月	马 霞
显微手术治疗巨大脑膜瘤的体会	中华神经外科杂志，2005 年 6 月	黄建军
合并内科疾病老年人髋关节骨折的手术治疗	中国综合临床，2006 年 7 月	邓 杰
PGA 支架上人与猪皮肤成纤维细胞增殖和基质分泌的比较	上海交通大学学报，2006 年 10 月	徐 福
距骨 LANGERHANS 细胞肉瘤 1 例	中华病理学杂志，2006 年 11 月	连亚莉
免疫性血小板减少紫癜 30 例临床分析	中国临床实用医学，2008 年 12 月	刘晓利
慢性咳嗽 58 例临床分析	世界中西医结合杂志，2008 年 10 月	刘晓利
合并内科疾病老年人髋关节骨折的手术治疗	中西医结合心脑血管病杂志，2008 年 12 月	栗晓宏
适时机械通气治疗重型颅脑损伤的呼吸衰竭	中国医药指南，2008 年 11 月	仝淑琴
超高倍显微仪直视活体检测呼吸道肺炎支原体感染的诊断价值分析	中国卫生检验杂志，2008 年 6 月	陈 鸿
DHS 内固定治疗股骨粗隆间骨折	中国临床实用医学，2008 年 12 月	李喜柱
三叉神经痛与面肌痉挛微血管减压的显微解剖研究	中华神经外科杂志，2009 年 3 月	黄建军
经外侧裂入路基底节区脑出血手术治疗体会	中华神经外科杂志，2009 年 3 月	黄建军、马 喜
闭式复位胫骨带锁钉治疗胫腓骨骨折	中国临床实用医学，2009 年 1 月	李喜柱
经阴道非脱垂子宫切除 47 例及同时附件切除 17 例临床分析	中国妇幼保健，2009 年 4 月	于爱萍
肺栓塞 28 例临床分析	中西医结合心脑血管病杂志，2009 年 4 月	白敏聪
400 例冠心病患者冠脉造影结果分析	中西医结合心脑血管病杂志，2009 年 6 月	常文华
盐酸多奈哌齐对拟 VaD 大鼠氧化应激反应影响的实验性研究	中西医结合心脑血管病杂志，2009 年 8 月	崔润梅
短暂性脑缺血发作对后继脑梗死影响的研究	中西医结合心脑血管病杂志，2009 年 8 月	燕虹
脑卒中后抑郁相关因素分析	中西医结合心脑血管病杂志，2009 年 11 月	燕 虹
通心络胶囊协同阿司匹林对急性脑梗死患者血小板聚集功能的影响	世界中西医结合杂志，2009 年 6 月	刘晓利
老年矽肺合并肺心病病人的夜间观察及护理	护理研究，2009 年 9 月	任玉红
A 型肉毒毒素注射治疗脑卒中后肌痉挛的临床观察	护理研究，2009 年 12 月	范雪梅

表 10 - 2 - 1（续）

论 文 名 称	刊物名称，发表时间	论文作者
羊水偏少孕妇阴道试产对妊娠结局的影响	中国妇幼保健，2010 年 1 月	李海英
针对性健康教育对高血压患者临床疗效的影响	中西医结合心脑血管病杂志，2010 年 2 月	庞尔莲
早期康复治疗脑卒中后肌肉痉挛疗效观察	中西医结合心脑血管病杂志，2010 年 2 月	范雪梅
复方甘草酸苷联合丹参治疗寻常型银屑病疗效观察	中国药物与临床，2010 年 2 月	董云昌
特拉唑嗪联合抗感染药治疗慢性前列腺炎 64 例分析	中国药物与临床，2010 年 5 月	张 谦
吸入噻托溴铵治疗稳定期慢性阻塞性肺疾病的疗效观察	中国现代药物应用，2010 年 4 月	曹玉海
十二指肠巨大间质瘤超声表现一例	中华医学超声杂志（电子版），2010 年 4 月	王晓宇
通心络胶囊联合卡维地洛治疗充血性心力衰竭 60 例疗效观察	中西医结合心脑血管病杂志，2010 年 6 月	郝世同
大同地区 10 年（2000—2009 年）新生儿疾病 476 例分析	中国优生与遗传杂志，2010 年 7 月	陈 鸿
早期康复护理干预对脑卒中病人异位骨化的影响研究	护理研究，2010 年 7 月	俞霄华
经皮冠状动脉介入术后并发症的预防和护理	护理研究，2010 年 7 月	吴建华
阵发性房室阻滞致心源性晕厥 1 例分析	中西医结合心脑血管病杂志，2010 年 8 月	栗全玲
短暂性脑缺血发作 126 例临床分析	中西医结合心脑血管病杂志，2010 年 12 月	王 识
盆腔后腹膜不缝合预防盆腔淋巴结清扫术后淋巴囊肿中的作用	中国药物与临床，2010 年 12 月	向 俐
婴儿肺炎的护理体会	实用心脑肺血管病杂志，2010 年 2 月	刘润花
新生儿反应低下 31 例诊疗体会	实用心脑肺血管病杂志，2010 年 2 月	陈 鸿
多索茶碱治疗慢性阻塞性肺疾病的疗效分析	中国现代药物应用，2010 年 6 月	刘俊伟
医疗机构药患纠纷的原因分析及防范	中国现代药物应用，2010 年 6 月	刘叶芳
支气管哮喘患儿雾化吸入的护理体会	实用心脑肺血管病杂志，2010 年 10 月	耿润梅
宫腔填塞在基层医院的应用	中国现代药物应用，2010 年	向 俐
肾损伤 96 例的诊断与治疗	中国药物与临床，2011 年 1 月	张 谦
左乙拉西坦与拉莫三嗪对海马细胞保护的对比研究	中西医结合心脑血管病杂志，2011 年 1 月	雷 军
脑梗死患者颈动脉粥样硬化与糖代谢关系探讨	中西医结合心脑血管病杂志，2011 年 12 月	燕 虹
剖宫产术中两种止血方式临床分析	中国药物与临床，2011 年 3 月	赵金凤
宫颈液细胞学检查宫颈病变的临床价值	中国药物与临床，2011 年	向 俐
剖宫产术后再次妊娠经阴道分娩 30 例临床分析	中国药物与临床，2011 年 9 月	张 敏

表 10 - 2 - 1（续）

论 文 名 称	刊物名称，发表时间	论 文 作 者
人类白细胞抗原 E 在子宫腺肌病在位及异位内膜的表达	中国妇幼保健，2011 年 7 月	李月琴
抚触腹部对剖宫产术后产妇肛门排气及早泌乳的影响	护理研究，2011 年 6 月	庞尔莲
药房使用自动摆药设备前后的工作效益对比	中国药物与临床，2011 年 2 月	王丽娟
依达拉奉对煤工尘肺患者的疗效观察及对血清细胞因子水平的影响	中国药物与临床，2011 年 7 月	刘俊伟
基层医院实行病人包餐制的优质护理服务	护理研究，2011 年 5 月	齐润花
临床路径实施现状的探讨及展望	中国药物与临床，2011 年 6 月	李瑞波
卡介苗多糖核酸注射液联合盐酸左西替利嗪片治疗慢性荨麻疹临床分析	中国药物与临床，2011 年 7 月	张学良
抗菌药物合理应用管理体会	中国药物与临床，2011 年 7 月	韩英英
慢性病毒性肝炎还原型谷胱甘肽治疗效果评价	中国公共卫生（增刊），2011 年	杨静宁
血液透析患者肝炎病毒感染的预防及控制	中华医院感染学杂志，2011 年	任丽峰
加压滑动髋螺钉治疗老年髋部粗隆间骨折的体会	中国实用外科杂志，2011 年	梁 冰
小儿心律失常的心电图检查临床分析	中西医结合心脑血管病杂志，2011 年 11 月	李红叶
冠状动脉造影并发症的护理干预	实用心脑肺血管病杂志，2011 年 1 月	李建梅
心脏监护病房护士的心理压力分析与对策	实用心脑肺血管病杂志，2011 年 2 月	刘宏宇
建立静脉药物配制中心的作用及意义	实用心脑肺血管病杂志，2011 年 2 月	阎秀峰
手足口病流行病学调查研究	实用心脑肺血管病杂志，2011 年 7 月	张建华
吉西他滨加顺铂联合治疗晚期肺癌 8 例临床报告	中国现代药物应用，2011 年 9 月	纪素清
手术治疗有移位髋臼骨折 36 例分析	中国药物与临床，2012 年 8 月	于 平
改良负压辅助闭合技术在下肢骨外露创面中的应用	护理研究，2012 年 7 月	石 雯
选择性静脉引流置管溶栓治疗肠系膜上静脉血栓疗效观察	中国综合临床，2012 年 3 月	杨 涛
传统疝修补术和无张力疝修补术的效果对比	中国药物与临床，2012 年 8 月	武 江
糖尿病足综合治疗 35 例临床观察	中国综合临床，2012 年 2 月	刘 杰
无创辅助通气治疗慢性阻塞性肺疾病急性加重期合并呼吸衰竭临床观察	中国实用医刊，2012 年 3 月	王志芳
临床护理路径在急性 ST 抬高性心肌梗死病人中的应用及效果	护理研究，2012 年 2 月	刘轶平

表 10 - 2 - 1（续）

论 文 名 称	刊物名称，发表时间	论文作者
青年女性冠心病临床特点分析	中国实用医刊，2012 年 5 月	史宏伟
2010 年临床常见病原菌分布及耐药性分析	中华医院感染学杂志，2012 年 9 月	贾 悦
去氧孕烯炔雌醇治疗子宫腺肌病临床价值	中国药物与临床，2012 年 5 月	齐美景
5 - 氟尿嘧啶与糖皮质激素联合治疗瘢痕疙瘩的临床体会	中国药物与临床，2012 年 7 月	寇鹏勇
山西某医院围术期单病种患者抗菌药物使用情况分析	中国药物与临床，2012 年 7 月	刘叶芳
信息化建设在优质护理服务中的重要作用	护理研究，2012 年 10 月	李 利
巴豆霜及其配伍改善肠道吸收的机制探讨	时珍国医国药，2012 年 1 月	王 新
以奥美拉唑为基础的三联和合用荆花胃康胶丸根除幽门螺旋菌的疗效分析	中国药物与临床，2012 年 5 月	孟云霞
64 层螺旋 CT 冠状动脉成像扫描技术及临床应用	世界中西医结合杂志，2012 年 11 月	王志斌
左房异常与心房颤动相关性分析	中西医结合心脑血管病杂志，2012 年 5 月	栗全玲
64 例扩张型心肌病心律失常分析	中西医结合心脑血管病杂志，2012 年 1 月	李红叶
抗菌药物临床应用信息化管理效果评价	中国医师杂志，2012 年 8 月	朱娇峰
尿微量白蛋白联合尿酶监测在糖尿病肾病早期诊断中的价值探讨	中国卫生检验杂志，2012 年 3 月	尹作骥

表 10 - 2 - 2　历年论文获奖情况（不完全统计）

论 文 题 目	获奖时间、颁奖单位、等级	论文作者
胆道系统结核误诊为胆囊炎胆石症	1955 年大同市科学技术协会二等奖	韩济仁
严重骨盆骨折脱位应用骨盆外固定器治疗初步报告	1983 年大同市科学技术协会一等奖	孙锡孚
煤矿重型颅脑损伤233 例治疗体会	1984 年大同市科学技术协会一等奖	郭多文
骨盆外固定器应用的探讨	1984 年大同市科学技术协会二等奖	孙锡孚
肾损伤的诊断和处理	1984 年大同市科学技术协会二等奖	卢春祥
煤矿重型颅脑损伤233 例治疗体会	1984 年山西省科学技术协会三等奖	郭多文
10 例煤矿工人肺脏病理变化初步观察	1984 年山西省科学技术协会三等奖	王 琪
抢救顽固性心力衰竭联合投药方法改进的体会	1984 年大同市科学技术协会三等奖	孟维新、王贵云、马冰心
严重创伤病人手术麻醉（附 120 例临床分析）	1984 年大同市科学技术协会三等奖	焦世保
闭塞性脑血管病的外科治疗	1985 年大同市科学技术协会三等奖	郭多文
煤矿重型颅脑损伤233 例治疗体会	1985 年大同矿务局科学技术协会四等奖	郭多文
重型颅脑损伤死亡病例分析	1985 年大同矿务局科学技术协会四等奖	郭多文

表 10 - 2 - 2（续）

论 文 题 目	获奖时间、颁奖单位、等级	论 文 作 者
182 例伤寒副伤寒并发症临床分析	1985 年大同市科学技术协会三等奖	李卿云
骨盆骨折内固定治疗（附 27 例报告）	1986 年大同市科学技术协会二等奖	孙锡孚
应用肌瓣肌皮瓣治疗小腿前部严重软组织损伤的体会	1986 年大同市科学技术协会三等奖	薛世定
尿石症 264 例临床分析	1986 年大同市科学技术协会二等奖	卢春祥
严重创伤病人手术的麻醉（附 110 例临床分析）	1986 年大同市科学技术协会二等奖	焦世保
我们是如何开展右心导管检查术的	1986 年大同市科学技术协会二等奖	孟维新、王贵云、石爱群
复方地卡因注射液的试制	1986 年大同市科学技术协会二等奖	汪文川、韩冰
婴幼儿体检前后两年概要对比	1986 年大同市科学技术协会三等奖	任伯伦
急性心肌梗死静脉应用尿激酶的溶血栓疗法临床体会	1986 年大同市科学技术协会三等奖	王贵云、刘淑贞
抗休克裤的临床应用	1986 年大同市科学技术协会三等奖	石爱群
对耻骨上经膀胱前列腺摘除术的几点改进	1986 年大同市科学技术协会三等奖	张金鉴
胆囊炎胆石症的分析与治疗	1986 年大同市科学技术协会三等奖	闫树玉
布比卡因硬膜外阻滞 70 例分析	1986 年山西省科学技术协会三等奖	焦世保
尿石症 264 例临床分析	1986 年山西省科学技术协会三等奖	卢春祥
继承发扬祖国医学，增补肾活血一法为妇人	1986 年大同市科学技术协会三等奖	白玉兰
中西医结合治疗重症小儿肺炎三例	1986 年大同市科学技术协会三等奖	刘淑华
煤矿脑外伤 1089 例治疗分析	1987 年山西省科学技术协会三等奖	郭多文
骨盆骨折内固定治疗	1987 年大同市科学技术协会二等奖	孙锡孚
伤寒副伤寒 30 例误诊原因分析	1987 年大同市科学技术协会三等奖	李卿云
颅内血肿 243 例治疗的经验与教训	1987 年大同市科学技术协会一等奖	郭多文、黄建军
重型颅脑损伤死亡病例分析	1987 年山西省科学技术协会三等奖	郭多文
腹腔内滴注心得安治疗肝硬化上消化道出血疗效观察	1987 年大同市科学技术协会三等奖	刘安保
颅内血肿的早期诊断及定位技术的改进	1988 年大同矿务局科学技术协会一等奖	郭多文
颅内血肿 243 例治疗的经验与教训	1988 年山西省科学技术协会三等奖	郭多文、黄建军
颅内血肿的早期诊断及定位技术的改进	1988 年大同市科学技术协会二等奖	郭多文
脑水肿研究的新进展	1988 年大同矿务局科学技术协会三等奖	郭多文
脑水肿研究的新进展	1988 年大同市科学技术协会三等奖	郭多文
骨盆骨折后遗症	1989 年大同市科学技术协会二等奖	孙锡孚
腰椎骨折脱位应用外固定器治疗	1989 年大同市科学技术协会三等奖	孙锡孚
颅内血肿需再手术处理的教训与经验	1989 年山西省科学技术协会三等奖	郭多文

表 10 - 2 - 2（续）

论 文 题 目	获奖时间、颁奖单位、等级	论 文 作 者
重型颅脑损伤中的多器官功能衰竭	1989 年大同矿务局科学技术协会二等奖	郭多文
重型颅脑损伤中的多器官功能衰竭	1989 年大同市科学技术协会一等奖	郭多文
经皮下腔静脉穿刺插管在抢救休克中应用	1989 年大同矿务局科学技术协会四等奖	丁龙镇、孙锡孚、杜连恒
游离皮瓣移植的体会	1989 年大同矿务局科学技术协会四等奖	薛世定
63 例颅脑损伤死亡病例分析	1989 年大同矿务局科学技术协会三等奖	郭多文、黄建军
63 例颅脑损伤死亡病例分析	1990 年大同市科学技术协会二等奖	郭多文、黄建军
多种皮瓣临床应用	1990 年大同矿务局科学技术协会三等奖	薛世定
脑瘤 66 例手术治疗	1990 年大同矿务局科学技术协会二等奖	郭多文、黄建军、张悦新
B 超在神经外科的应用附 15 例报告	1990 年大同矿务局科学技术协会三等奖	黄建军、郭多文、杨万澄
胃窦部幽门弯曲菌检查 128 例报告	1990 年大同矿务局科学技术协会四等奖	刘安保、杜兴海
急性硬膜外血肿的钻孔治疗	1990 年大同市科学技术协会二等奖	黄建军、郭多文
骶髂关节骨折脱位用闭式加压螺纹钉内固定治疗	1991 年大同矿务局科学技术协会一等奖	孙锡孚、周志淳
颅内血肿 243 例治疗的经验与教训	1991 年山西省科学技术协会三等奖	郭多文、黄建军
急性硬膜外血肿的钻孔治疗	1991 年大同矿务局科学技术协会二等奖	黄建军、郭多文、白永文
急性硬膜外血肿的钻孔治疗	1992 年大同市科学技术协会二等奖	黄建军、郭多文、白永文
急性硬膜外血肿的钻孔治疗	1992 年中华医学论文集编辑奖	黄建军
血清 CKLDHGOT 测定对判断颅脑损伤病情的临床价值—临床研究报告	1992 年大同市科学技术协会二等奖	黄建军、郭多文、杨万澄
巨大脑膜瘤的手术治疗	1992 年大同矿务局科学技术协会三等奖	黄建军、郭多文、杨万澄
骨盆骨折内固定治疗	1993 年大同矿务局科学技术协会、《同煤科技》编辑委员会优秀成果文章作者奖	孙锡孚
脑瘤 100 例手术治疗经验	1994 年大同矿务局科学技术协会二等奖	郭多文
脑瘤 100 例手术治疗经验	1994 年大同市科学技术协会二等奖	郭多文
超声检查大动脉内径在心动周期中的变化	1995 年大同矿务局科学技术协会二等奖	李海鸣等
超声检查大动脉内径在心动周期中的变化	1995 年大同市科学技术协会二等奖	李海鸣、王红
糖尿病对钙、磷代谢的影响	1997 年山西省第三届内分泌代谢病学术年会优秀论文	杜兴海
显微血管减压术治疗三叉神经痛临床分析	2005 年大同矿务局科学技术协会一等奖	黄建军、王勇、刘培英

表 10 - 2 - 2（续）

论 文 题 目	获奖时间、颁奖单位、等级	论文作者
显微手术治疗巨大脑膜瘤的体会	2005 年中华神经外科杂志编辑委员会博纳文章奖励金	黄建军
颈动脉粥样斑块狭窄的手术治疗	2010 年大同煤矿集团有限责任公司一等奖	黄建军
乳腺癌的超声表现	2010 年大同煤矿集团有限责任公司二等奖	李海鸣
三叉神经痛与面肌痉挛微血管减压的显微解剖研究	2010 年中国医学科学研究会一等奖	黄建军、马 东、白永文、武日富、马喜等
肺栓塞 28 例临床分析	2010 年中国医学科学研究会二等奖	白敏聪
大同煤矿心血管内科 10 年住院死亡病例分析	2010 年中国医学科学研究会一等奖	白敏聪、栗冬梅、孙玉红
三叉神经痛与面肌痉挛微血管减压的显微解剖	2011 年大同煤矿集团有限责任公司一等奖	黄建军

第三节 国际交流

20 世纪 80 年代以后医院开始重视了同国际医疗组织的联系，参加一些国际性的医学学术会议和培训。

1982 年 10 月，骨科主任郭多文赴日本大牟田市立医院和荒尾市民医院进行学术访问，并与荒尾市民医院院长共同进行了手术。

1988 年 9 月 1—30 日，副院长孟维新、放射科副主任刘锡同、医师冯凭、技师闫保堂赴德国西门子公司进行 CT 机考察和使用培训，并在科隆区医院考察学习，如图 10 - 3 - 1 所示。

1991 年 11 月 1 日，副院长孙锡孚参加了在北京召开的第二届中日友好骨科学术交流会，并在大会上发表了《骶髂关节骨折闭式加压钉内固定》论文。

1996 年 6 月 14 日，法国放射医学会国际交流委员会主席、法国图卢兹医学院神经放射科主任马尔内夫教授到医院进行学术交流并讲学，讲授脊柱脊髓疾病的快速影像学诊断。

1998 年 10 月 26—30 日，神经外科

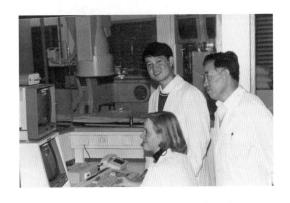

图 10 - 3 - 1 医院副院长孟维新等人在德国科隆区医院考察学习

主任黄建军应邀赴日本大阪参加第三届亚洲神经外科青年医生研讨会。

2003 年 6 月—2005 年 6 月，外科副主任医师董世定参加了山西省援外工作，在非洲多哥 KaRauniversity 医院工作 2 年，获山西省援外先进奖。

2004 年 7 月—2006 年 7 月，妇产科副主任医师辛淑芬参加了山西省援外工作，在非洲喀麦隆雅温得妇儿医院工作 2 年。

同煤集团总医院新班子组建以后，十分注重与国际医学界的协作和交流，经常组织学科带头人、技术骨干赴国外知名医院进行

学习和学术访问，同时邀请国外知名学者来医院进行学术讲座和临床教学示范活动，极大地推动了医院技术水平的发展。

2006年9月，党委书记、副院长黄建军及骨科副主任医师梁冰赴美国弗吉尼亚大学和费城马里兰大学进行了为期一个月的学术访问与考察。

2007年2月26日，日本藤田医学院神经外科森田教授一行3人，应医院邀请来医院开展学术活动，并成功开展了一例电刺激器植入治疗植物状态手术。

2007年7—9月，副院长丁龙镇、骨科副主任医师张永忠在美国弗吉尼亚大学进行学术访问与交流（图10-3-2）。

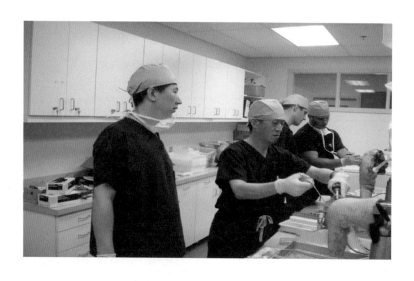

图10-3-2　丁龙镇、张永忠在美国弗吉尼亚大学工作照

2007年10月15日，中美脑中风协作组美方专家道格拉斯·沃斯林教授、王乃东教授，中方专家张勤奕教授等来医院进行专题学术交流，并为一名患颈动脉严重狭窄的病人进行了颈动脉内膜剥脱术。

2008年1月8日，美国弗吉尼亚大学医学中心教授应邀到医院示范关节镜微创手术和进行技术讲座，并为14位患有各种膝关节疾病的患者实施了膝关节手术。

2009年10月3—10日，黄建军应邀参观访问耶鲁大学、霍普金斯大学和杨百翰大学。

2009年11月8—9日，中美脑中风协作组到医院启动中国脑中风筛查及防控工程，并将医院列为中美脑中风协作组合

作基地，并进行了为期2天的健康讲座、学术讲座、会诊及手术等一系列学术交流活动。

2010年10月18—19日，美国宾夕法尼亚大学医学院及附属费城医院的茬璐琪教授和Tim（TimothyJAlbright）教授，在医院进行了为期2天的教学活动。时任LanKenau医院睡眠中心主任的茬璐琪教授主讲了"阻塞性睡眠呼吸暂停对心血管系统的影响"；身为2009年度"全美呼吸治疗师偶像"的Tim教授，进行了呼吸窘迫患者病例讨论，并在重症监护科进行了现场指导与教学。

2011年2月22日，美国宾夕法尼亚大学杰弗逊医学院外科学教授、雷奥诺阿南伯格医学教育会议中心总监、蓝肯瑙医

学中心外科住院医培训部主任、爵硕大学医学院兼职教授门柏瑞医学博士到医院考察。此次考察后,医院与美国宾夕法尼亚大学建立了交流协作平台,通过交流平台将医院人才送出去进行学习培训,同时将有计划地由美方派出专家来医院指导工作及手术等。

2011 年 5 月 15 日—7 月 15 日,呼吸内科二病区医师王大鹏赴美国宾夕法尼亚

大学睡眠医学中心学习。

2011 年 6 月 18—24 日,神经内科主任医师王俊海赴加拿大参加国际脑卒中会议。

2011 年 8 月 20 日—10 月 5 日,党委书记、副院长黄建军,副院长孙玉红及麻醉科副主任医师兰日明、重症医学科副主任医师乔智灏在美国华盛顿 Fairfax 医院、费城蓝肯瑙医院和杰弗逊大学神经外科进行了学术访问和交流(图 10 - 3 - 3)。

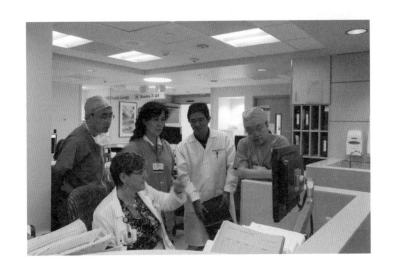

图 10 - 3 - 3　党委书记、副院长黄建军,副院长孙玉红等在美国费城蓝肯瑙医院访问和交流

2011 年 11 月 12 日,医院党委书记、副院长、神经外科主任医师黄建军教授应邀参加第 20 届世界神经病学大会,在会上对神经外科 2 例植物生存状态患者手术的成功做了专题交流(图 10 - 3 - 4),在世界神经病学大会上引起关注。

2011 年 11 月 23 日,在大同市举办的"海峡两岸医院管理文化"交流活动中,台湾医院管理文化参访团由台北医学大学教授高资彬团长带领一行 12 人,莅临同煤集团总医院进行参观访问,双方在友好和谐的气氛中进行了多方面的交流与沟通。

2011 年 12 月 18—30 日,医院挑选

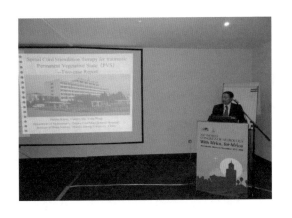

图 10 - 3 - 4　医院党委书记、副院长、神经外科主任医师黄建军教授在第 20 届世界神经病学大会上做专题交流

25 位护理骨干，由护理培训部主任俞霄华带队，赴台湾童综合医院、彰化基督教医院、彰滨秀传纪念医院和以高效管理著称的基隆长庚四家医院进行访问学习。

2012 年 2 月 23 日—3 月 25 日，呼吸内二科副主任医师王志芳及 CT 室医师王朝军、王建军在美国费城宾夕法尼亚大学蓝肯瑙医院进行睡眠呼吸暂停综合征的专题学习。

2012 年 3 月 27 日，美国宾夕法尼亚大学医学院睡眠和呼吸神经生物学中心医学博士理查德·施瓦博和茌璐琪博士专程来到医院，为双方科研合作项目做进一步指导与考察，届时，同煤集团总医院与美国宾夕法尼亚大学睡眠中心合作进行的"用立体磁共振成像技术研究中国人阻塞性睡眠呼吸暂停的上呼吸道危险因素"的科研项目正式启动。同时，理查德·施瓦博博士还在医院进行了学术讲座。

2012 年 3 月 27 日，加拿大教授司兆敏女士来医院进行学术讲座。

2012 年 9 月 12 日，加拿大 ValleyLaser 眼科中心教授司兆敏、约翰·布雷洛克和卢卡斯·朱莉一行三人，来医院进行学术交流与指导，并做了青光眼、白内障专业知识讲座。

第十一章 预 防 保 健

第一节 概 述

大同矿务局附属医院于 1951 年 3 月成立卫生室，任命张韬为卫生室主任，负责全局的卫生防疫工作。1953 年 9 月，卫生室划归矿务局行政处管理，称为卫生福利科。1954 年 10 月 21 日，大同矿务局成立了卫生处，卫生福利科划归卫生处，改称卫生防疫组，任命苏篪为组长，卫生防疫组有工作人员 6 人。1955 年 11 月 6 日，卫生处与医院合署办公，成立医疗预防科和卫生预防科，任命苏篪为副科长，有科员 4~5 人，负责全局的预防保健、传染病管理、劳动卫生、妇幼保健等工作。

1967 年 3 月，卫生处与医院分立，卫生预防科归卫生处，医院成立防疫办公室，归医务处领导，主要负责平旺地区居民区、学校等单位的预防保健、计划免疫、卫生监督等工作。1968 年霍秀芬调防疫办公室工作；1972 年更名为爱委会；1976 年后改为预防保健科，霍秀芬任临时负责人。1977 年底按大同市关于加强预防保健工作的文件，医院组建防保科，当时只有霍秀芬、刘秀丽两人，由霍秀芬负责筹备此项工作。1987 年 4 月改称预防保健科，1988 年初，工作人员增加到 4 人，主要工作是计划免疫、妇幼、儿童保健、传染病传报、院内感染、全院卫生检查、监督、消毒及健康教育；1989 年初工作人员增加到 9 人，人员按专业分工，工作也逐渐步入正轨。

1989 年 8 月—1993 年 3 月，医院集中全力抓了计划免疫工作，不论从制度的建立还是计划免疫、预防保健、传染病管理、院内感染等逐渐完善，各项指标均达到国家标准，受到了省、市的表扬和表彰。1990 年，世界卫生组织儿童基金会在医院检查计划免疫工作时给予好评并颁奖。在消毒监测工作上，医院名列山西省第 6 名、大同市第 1 名，连续多年被大同市、大同矿务局评为先进集体，1991 年被大同市政府授予先进防保科。1992 年，医院成立了院容科，卫生检查监督工作划归院容科管理。1993 年 3 月，医院成立了感染控制办公室，院内消毒、感染控制工作划归感染控制办公室管理。

1993—1995 年，预防保健科有医护人员 12 人，除上述工作外增加了健康教育、四病管理、矿务局养老院的保健工作。同时每年 4 月 25 日、12 月 5 日参加全国计划免疫日咨询活动、全国消灭脊髓灰质炎宣传工作，并发放宣传资料、糖丸上万余份。另外随季节变化进行计划免疫宣传工作，为矿区职工、家属和儿童注射各种疫苗，如伤寒、甲肝、流脑等；进入学校接种白百破二联疫苗和卡介苗；督促各科室更换板报内容，宣传健康教育知识。妇女保健工作主要承担孕期产检及产后入户访视工作，并建立了健康档案；孕妇学校对孕妇孕期进行健康教育；儿童保健工作承担了所管辖区内 0~7 岁儿童的体检工作。四病管理主要是对高血压、脑卒中、冠心病、肿瘤疾病下科室进行收卡并做好登记建卡工作。2003 年工作人员有 8 名，妇女保健工作移交妇产科，矿务局养老院的保健工作由矿务局职防所接管。2003 年 4 月非典型肺炎流行期间，防保科承担了非典型肺炎的监测、上报、咨询等工作，世界卫生组织来医院检查时给予了好评。2009 年有医护人员 6 名。截至 2012 年底有医护人员 8 名。

第二节 社 区 保 健

一、计划免疫

早在建院初期，大同矿务局附属医院就开展了儿童接种疫苗工作。从 1951 年起，推行了鼠疫菌苗、伤寒疫苗、霍乱混合疫苗、牛痘苗、卡介苗、白百破混合疫苗等预防接种。1954 年进行了"矿区 7 岁以下儿童传染病与死亡原因的调查分析报告"，发现矿区幼儿传染病患病率高达 85%，而 3 岁以下儿童占 72%，患麻疹、百日咳传染病的死亡率为 32%，主要死亡原因是合并肺炎。因此医院加强了预防儿童传染病的宣传教育工作，采取早发现、早隔离、早治疗、预防合并症的措施，达到推迟发病年龄、降低发病率及死亡率的目的。1955 年，由于发生流行性感冒、流行性脑脊髓膜炎、痢疾、麻疹、百日咳，为 1899 人注射了各种疫苗。1959 年，医院派崔正秀医师到矿务局托儿站、托儿所做婴儿和儿童保健预防工作，当时托儿站实行全托，负责出生 56 天至 3 岁的幼儿 400 名，3 岁至学龄前儿童 200 名。保健医定期为他们发放口服糖丸，打预防针，做一些治疗工作，发现传染病及时隔离。

1960 年以后，新生儿普遍接种牛痘疫苗预防天花。1963 年 3 月，矿务局机关托儿所连续发生了 10 名小儿麻痹患儿，呈爆发型，在严格隔离消毒的同时，根据

塞宾减毒活疫苗产生抗体的时效以及它可以控制排挤野毒株在人群中循环的机理，加用胎盘丙种球蛋白应急接种，取得了满意效果。

1974 年 1—8 月，为 2500 人次进行了预防接种，开展了对红眼病、乙型脑炎、痢疾、流行性感冒等传染性疾病的防治和宣传工作。全年共清除垃圾和积土 800 立方米。1975 年，医院按照分片包干责任制，先后召开基层专职预防保健干部会议三次，宣传预防为主的方针和部署了防疫工作；先后派防疫工作队四期 32 人，分赴二、三矿协助夏秋季肠道传染病和平旺地区的红眼病、流感的预防工作；对公共场所理发室、浴室等地方进行消毒，利用电影和幻灯宣传防治知识；对矽肺、冠心病、妇女病进行了普查，对接触 TNT 的 650 人拍胸片 3805 张；发放小儿麻痹糖丸 1、2、3 型两次共 3978 人次，种痘 950 人；注射伤寒副伤寒疫苗 85 人，乙型脑炎疫苗两次 5772 人，流感疫苗喷雾预防共 5648 人次；种卡介苗 6457 人次，注射麻疹疫苗 900 人份。1975 年开始使用麻疹、流脑疫苗。1976 年应用乙脑疫苗、白喉类毒素、小儿麻痹糖丸等疫苗。1976 年接种卡介苗 110 人次，牛痘 750 人次，麻疹 1120 人次，小儿麻痹 1886 人次，糖丸 2081 人次，麻疹 1800 人次，洗必泰 1500 人次；喷洒六六粉 150 公斤，敌敌畏 450 公斤。从 1977 年开始，每年对 0~7 岁的儿童进行体格检查，各种预防注射 16000 人次，发放小儿麻痹糖丸 2800 人份，注射乙脑菌苗 2800 人份，流脑 377 人份，牛痘 700 人份，伤寒菌苗 200 人份；为平旺地区居民建立健康卡 2991 户。1980 年注射各种疫苗 16550 人次，发放消毒灭虫药品 453 瓶。1981 年注射各种疫苗 16550 人次，发放消毒灭虫药品 453 瓶。1982 年 5 月，给平旺地区

儿童查体 950 人，给本院职工儿童查体 115 人。1983 年发放 1 ～ 3 号小儿麻痹糖丸 5266 人份，注射卡介苗 2600 人份、白破疫苗 160 人份、麻糖疫苗 640 人份。1984 年共注射麻疹、流脑、卡介苗等各种疫苗 5740 人次，发放小儿麻痹糖丸 3245 人份。1985 年为 6 个月 ～ 15 岁儿童注射流脑菌苗 2563 人次，发放小儿麻痹糖丸 2532 人份，注射百白破三联菌苗 1308 人次。1986 年深入居民区对 4290 人进行了摸底调查，为 6 个月 ～ 15 岁的婴幼儿童、少年注射麻疹疫苗 3149 人次、流脑疫苗 2563 人次，发放小儿麻痹糖丸 1900 人次。1987 年开始实施疫苗冷链管理，为了深入开展此项工作和提高居民群众的健康意识，防保科采取了规范化措施，对所管辖区域内的儿童实行一人一证一卡制度，计划免疫工作人员定期下地段，深入居民区普及预防接种知识，宣传计划免疫工作的意义，同时了解新生儿的出生情况，保证每一个适龄儿童都及时得到预防接种与补种，预防保健人员深入居民区挨门挨户地进行摸底登记，做到了心中有数。

1987 年，预防保健科分别制定了计划免疫工作制度和计划免疫人员职责。计划免疫工作制度内容是：①掌握医院划区内的儿童居住和儿童保健情况，出生儿童及时入保、建卡；②掌握各种生物制品的性质，准确掌握儿童免疫程序、接种方法、对象、次数、剂量、部位、给药途径、间隔时间，严格掌握禁忌证，减少和避免接种反应，保质保量地完成预防接种任务；③每次接种后认真填写卡档，每月总结上报上级防疫站，做到不漏种、不重种、不错种，努力提高接种率，使疫苗覆盖率达 95% 以上；④注射器严格一人一针一管；⑤做好疫苗冷藏、冷冻，发现问题及时处理，每日记温度一次；⑥接种同时进行预防接种知识宣传，提高群众的认识，得到家长积极配合；⑦入保率达到 85% 以上，接种程序符合率达 90%。同时制定计划免疫人员职责六款。1987 年 "六病" 发病率下降到十万分之一，得到了市、局卫生防疫部门的赞扬和表彰。

1988 年初，医院开设了计划免疫门诊，负责新平旺地区儿童的预防保健接种工作，直接管辖地段为和平街 1 路至 7 路、纬 1 路至 7 路、安全路、安新路、救护街等 9 个居委会，总户数 10790 户，总人口 52667 人；还有其他临时人口的防病治病任务，面积达 1002480.375 平方米，0 ～ 6 岁的散在儿童 3393 名，学校、托儿所、幼儿园的儿童 7398 名，学龄前儿童 1408 人，建卡率达 100%，疫苗接种率 95%；为儿童体检 1336 人次，发放各种疫苗 5126 人次。同年 5 月，云冈矿学校流行麻疹，防保科及时掌握疫情采取措施，有针对性地为学校 322 名学生注射了麻疹疫苗，避免了此病的扩散。同年防保科被矿区政府评为 "先进防保科"。

1989 年预防接种率达 95% 以上，被大同市卫生局和矿区爱委会评为 "计划免疫先进集体"。

1990 年为儿童体检 1245 人次，为 7724 名儿童进行了四苗接种工作。

1995 年 12 月 5 日，市、局主要领导来医院参加 "中国消灭脊髓灰质炎强化免疫日" 活动仪式，还到防保科亲自为儿童发放脊髓灰质炎免疫糖丸。

1996 年全年为各类人员接种疫苗 22658 人次。

1998 年计免接种 6862 人次。

2009 年，对所管辖地段内出生的新生儿进行免疫接种并建立了计免接种卡和接种本，全年共建卡 140 人，发放糖丸 315 粒，百白破接种 300 针次，麻疹接种 110 针次，乙肝接种 214 针次。

2010 年，对属于所管辖地段内出生的新生儿进行免疫接种，全年共建卡 75 人，其中发放糖丸 223 粒，接种百白破 344 针次、麻疹 169 针次、乙肝 209 针次、乙脑 135 针次、流脑 185 针次、甲肝 102 针次。同年还组织了两次大型的疫苗接种活动，共接种麻疹疫苗 300 余人，发放脊髓灰质炎糖丸 291 粒，无 1 例异常反应。

2011 年，全年共建卡 90 人，发放糖丸 543 粒，接种百白破 378 针次，麻疹 70 针次、乙肝 256 针次、乙脑 189 针次、A 群流脑 171 针次、A＋C 群流脑 48 针次、甲肝 121 针次、麻风 103 针次。同年组织了两次大型的麻疹和脊髓灰质炎糖丸的强化工作。

2012 年共建卡 136 人，其中发放糖丸 975 粒，接种百白破 1029 针次、麻疹 55 针次、麻风 96 针次、乙肝 378 针次、卡介苗 127 针次、乙脑 904 针次、甲肝 112 针次、A 群流脑 334 针次、A＋C 群流脑 123 针次、甲肝 112 针次、麻腮风 59 针次，还开展了脊灰疫苗和麻疹类疫苗的强化工作。同时积极开展学校查验和查漏补种工作，2012 年五种疫苗接种率在 95% 以上，新生儿乙肝、卡介苗 24 小时内接种及时率为 100%，法定传染病报告率 100%，儿童保健覆盖率达 90% 以上。

二、儿童保健

为了更好地掌握和指导医院所辖地区儿童的生长发育情况及营养状况，医院于 1987 年 6 月开设了儿童保健门诊，从小儿科抽调李翠荣医师专做儿童保健工作。并建立了儿童保健工作制度，按时完成本院职工儿童和所管辖地段内儿童的保健保偿工作，做好佝偻病、营养不良性贫血、肺炎、腹泻等多发病的防治工作。制定了

儿童的入保率达 85% 以上、"4∶2∶1" 体检率达 90% 以上的目标。

1988 年开展了儿童保健保偿工作，对 0～7 岁儿童实行 "4∶2∶1"（0～1 岁儿童 1 年查 4 次，2～3 岁儿童 1 年查 2 次，4～7 岁儿童 1 年查 1 次）体检及按免疫程序实行计划免疫；对 0～7 岁儿童筛查佝偻病、营养不良性贫血、肺炎、腹泻等多发病，发现后及时治疗；对先天性疾病、遗传性疾病做到了早发现、早治疗，降低了儿童 "四病" 的发病率，提高了儿童的健康水平。

1988 年为 2 岁以下儿童建卡 541 人，建卡率达 100%，1989 年儿童入保率、建卡率达 100%，被大同市卫生局和矿区爱委会评为 "儿保工作" 先进集体。

1996 年为儿童体检 1386 人次，托儿所 40 人次，幼儿园 318 人次，咨询 1485 人次，体检率为 92%；为新生儿体检 133 人，其中母乳喂养 96 人占 74%。全年为儿童注射伤寒疫苗、流行性腮腺炎、乙肝疫苗、乙脑疫苗 10000 余人次。儿童入保 133 人，矫治佝偻病 107 人、贫血 47 人。

2009 年对地段内 117 名儿童进行了系统管理，为儿童体检 130 多人次，咨询人数达 500 多人次。

2010 年对地段内 87 名儿童进行了系统管理，体检 87 人次。

2011 年对地段内 114 名儿童进行了系统管理，体检 114 人次。同年 9 月，开展了儿童生长发育及营养咨询工作，重点监测问题儿童，查出问题，及时指导。儿童体检人数达 337 人次，积极进行儿童卫生保健科学知识的宣教工作，全年咨询人数达 500 人次。

2012 年对辖区内儿童进行了摸底调查，0～7 岁儿童 1099 人（其中 0～3 岁儿童 484 人，新生儿 134 人），建档 340 人，建档率为 31%，其中 3 岁以下儿童

建档管理人数 291 人，占 86%。同时按要求进行 4：2：1 体检，给予发育、心理、营养等方面的指导，并对体检有问题的儿童及时进行转诊。对 98 名新生儿进行了体格检查，在喂养、母乳喂养、护理、疾病预防等方面进行指导，并做了针对性指导，尤其对新生儿脐疝的宣传指导，得到了家长的好评及认可。对儿童贫血、佝偻病、腹泻、肺炎等常见病、多发病及体弱儿进行了专案管理，筛查出轻度佝偻病 102 例、轻度贫血 10 例，并给予了及时治疗，避免了病情发展。发现体弱儿童 78 人，按常规随诊管理，指导喂养，及时补充微量元素，使 95% 的体弱幼儿能在出生 6 个月内追上正常儿童。

三、妇幼保健

新中国成立后，妇幼保健工作受到了党和政府的高度重视。1952 年，大同矿务局附属医院对大同矿务局的产妇、婴儿死亡原因进行了调查分析，调查发现矿工家属生产沿用旧法接生率占 87%，发生产褥热的占 28%，婴幼儿死亡率高达 255‰，四六风占 23%。

建院初期，医院在新平旺和平街一路设立了接生站，1956 年医院在南病区单独设置了妇产科病区，各矿卫生所也相继设置了妇产科门诊，永定庄矿设置了接生站，卫生处设置了妇幼卫生组。1952—1953 年，医院举办了助产员班、接生员班各一期，普及新法接生、无痛分娩法，为基层医疗单位培训接生员 50 名。

1955 年医院轮训了 4 名助产士，在新平旺和平街一路设立了妇幼保健站一所，对妇幼保健工作的开展起了一定的作用。全年有新生儿 2788 名，新法接生约占 70%，死亡率 3%，其中难产 4.9%，产妇死亡 1 个。1955 年的治愈率稍低于 1954 年，死亡率降低 1.83%，出院 337人，比 1954 年多 14 人，病床周转率达到 24.8 次，比 1954 年提高 10%。1955 年以后随着新的接生法的逐步推广，全矿区杜绝了旧法接生，旧有人员逐年淘汰，接生工作全部由国家正式职工接替，大大降低了产褥热、四六风的发生，大大降低了孕妇与婴儿的死亡率，为保护母婴健康起到了显著作用。

1966 年，妇幼卫生组工作人员下放调离，由防疫人员兼管妇幼保健工作。

1967 年卫生处与医院分家，医院的妇幼保健工作对象主要是新平旺地区和分片包干的矿厂、学校等单位。

1974 年 4 月 15 日，大同矿务局平旺医院革命委员会决定将九路保健站改称为和平街妇幼保健站，设编 16 人（包括原妇幼站），其中妇产科医生 1 人、助产士 2 人、接生员 4 人，主要工作仍以妇幼保健、接生、计划生育为主。随着九路保健站的发展，开展了妇女常见病、多发病的治疗，育龄妇女上环、取环和人流等医疗服务，还负责妇幼保健工作和计划生育工作，建立了妇女计划生育卡，分配计划生育指标，开展计划生育宣传。

1988 年由妇产科承担开展了孕产妇保健保偿工作，建立了孕期保健档案，定期做产检、产后访视工作。妇产科门诊安排 2 名助产师做门诊产检工作，妇保工作由预防保健科按妇幼保健管理常规做好孕期检查首诊负责制，及时准确填写妇保手册，做好高危产妇的筛查及监护、产时记录工作，按时完成各项报表，1988 年、1989 年孕妇入保率、建卡率达 100%，被大同市卫生局评为"妇保先进集体"。

1993 年响应卫生部的号召，开展了创建"爱婴医院"的工作。同年 8 月 26日，根据山西省卫生厅指示精神及大同市卫生局意见，成立了"大同矿务局第一职工医院创建爱婴医院技术指导组"，全院共建立爱婴医院制度 36 项，各类爱婴医院的牌板 166 块，各类设施百余件（台），有 966 人接受了爱婴知识培训，1036 人参加了爱婴知识测验，通过全院上下的共同努力，使各项工作在短时间内到位。

1994 年山西省爱婴医院评估团来医院评估时对预防保健科孕妇学校的工作非常满意，而且表扬医院是大同市爱婴医院最好的一所孕妇学校。

1995 年 4 月顺利通过了山西省卫生厅及卫生部对创建爱婴医院的评估，成为大同矿务局首家爱婴医院。

1996 年，医院加大了对爱婴医院的日常管理工作，加强了母乳喂养的宣传教育，实行了母婴同室、母乳喂养，使 4 ～ 6 个月的纯母乳喂养率由 1995 年的 66% 提高到 72%。在产后访视方面，建立了出院三天电话随访、产后 42 天返院复查的制度，及时掌握母婴动态，指导合理喂养，大大提高了婴幼儿纯母乳的喂养率。1997 年 4 月 19 日，山西省卫生厅爱婴医院评估团来院进行爱婴医院工作复查评估验收，医院顺利通过评估验收。

第三节　传染病防治和管理

大同矿务局附属医院建院时，医疗预防力量薄弱，当时医院卫生室只有 3 人，矿厂又无专职卫生防疫人员。为了有效控制传染病流行，降低发病率和病死率，医院制定了年季度综合预防措施计划，积极开展多种形式的宣传教育，对重点传染病制定出具体防治措施，指导基层单位实施，要求基层医疗单位上报疫情并执行传染病管理制度，卫生室的主要工作是发现传染病后及时防治、控制传播，同时收集门诊及住院患者中的传染病卡片，及时向大同市防疫部门报告。为有效控制传染病

的传播和交叉感染，建院初期医院设立了隔离病区由内科管理。

新中国成立初期，大同矿区伤寒、回归热流行，医院责成专人深入矿区宿舍接种伤寒疫苗，喷洒六六六、奎宁进行灭虱，开展卫生知识宣传教育，使上述传染病得以控制。

20 世纪 50 年代，矿区经常发生的传染病有 10 多种，冬春以麻疹、百日咳、流脑、猩红热为主，夏秋则以痢疾、伤寒、副伤寒、传染性肝炎为主，有时还爆发流行性感冒、小儿麻痹、斑疹伤寒等。这一时期，全局开展了"除四害、讲卫生"的爱国卫生群众运动，医院派出防疫人员和医护人员深入各基层单位指导防治工作，并对全局所有公共场所进行了消毒，有效控制了传染病的扩散。

1955 年 12 月，山西省人民委员会颁布并实施《山西省传染病管理办法实施细则》，规定管理的传染病为两类 19 种。1956—1957 年多次调整法定传染病病种。1955 年医院成立了肺结核疗养所，1956 年隔离病区搬到现康复科地段的平房。1958 年肺结核疗养所搬迁至校北街，成为独立的病区，隔离病区改为传染病区。

1962 年 10 月 29 日，大同矿务局第二中学发生猩红热，到 12 月 20 日共发生 169 例，在大同市防疫站的配合下，医院采取隔离消毒、口服磺胺类药物、清洁卫生等综合措施，终止了流行。1963 年，山西省人民委员会重新颁布《山西省传染病管理办法实施细则》。

1965 年，新平旺、煤峪口地区发生流行性脑脊髓膜炎 85 例，经医院采取有效措施得以控制。

1966—1976 年，伤寒、麻疹、百日咳、小儿麻痹等各种传染病每年在大同矿区均有不同程度的散在流行，在防疫办公室与卫生处的紧密配合下都得到了有效控

制。1975 年开始接种麻疹、流脑疫苗，使上述两种传染病逐年减少。

1978 年 9 月，卫生部颁发了《中华人民共和国急性传染病管理条例》，将管理的急性传染病规定为 2 类 25 种。医院根据管理条例将肺病疗养所改为结核病防治所，为一级科室。1979 年 6 月成立传染科，为一级科室。

1981 年 6 月，大同矿务局化工厂流行伤寒、副伤寒病，医院传染病区收治了 208 例患者，因传染病区床位不足，医院抽调医师、护士各一名支援化工厂保健站，使传染源得到了有效控制，因住院患者多伴有并发症，延续治疗 1 个多月全部痊愈出院。

1987 年，医院成立防保科，为了加强对传染病漏报率的控制，医院建立健全了传染病报告制度，配备了一名护士专管此项工作，使传染病漏报率控制在 0.36% 以下。1989 年，被大同市卫生局评为"传染病防治法宣传先进集体"。

1998 年 1 月 1 日《中华人民共和国传染病防治法》开始实施，医院根据该法将防保科撤销成立了预防保健科，组织全院医务人员学习《中华人民共和国传染病防治法》及《中华人民共和国传染病防治法实施办法》，制定了传染病报卡制度，建立了传染病报告三级监控机制，建立了严格的消毒隔离和传染病登记报告制度，并坚持每月由专人深入病区访视感染情况，使感染病历填报率达到了 100%，全院的传染病管理工作逐步走向正轨。为强化无菌观念，组织科主任举办了医院交叉感染知识学习班，并在全院范围内进行了院内感染和消毒隔离知识考试。

2003 年，在抗击非典型肺炎的战役中，医院按照卫生部的要求和部署，设置了发热门诊、隔离病区，为防止交叉感染制定了就诊患者流程，同时设置了一线医护人员生活区。在这场战役中由于从领导到医护人员认识一致，组织严密，措施到位，取得了抗击非典型肺炎战役的胜利。从 2003 年开始，医院改革了传染病的传报形式，由手抄上报过渡到网络上报。同时明确规定了各类传染病的报卡时间及管理办法，并将报卡工作纳入科室质量管理的考核机制。

2004 年 8 月 28 日，全国人大十届第十一次常委会通过了新修订的《中华人民共和国传染病防治法》，并于 2004 年 12 月 1 日施行。医院根据新颁布的《中华人民共和国传染病防治法》，首先进一步规范了医院的传染病报告制度，将医务人员的传染病报告列入日常考核，并实施了传染病网络直报，保障了传染病病情信息的畅通。其次进一步加强了医疗废物管理，加大了安全防护、消毒、隔离等工作的力度，严格控制院内感染，防止传染病的医源性感染和医院感染。进一步加强了对实验室的监督管理制度，对传染病病原体样本按照规定的措施实行严格监督管理，严防传染病病原体的实验室感染和病原微生物的扩散。

2006 年医院加强了对传染性疾病的管理，成立了公共卫生专业委员会和应急救援专业委员会，还专门成立了各种突发性公共事件领导组及办公室、疾病防控组、医疗救护专家指导小组。在"禽流感""口足蹄""甲型 HINI 感流"等传染病防治中，由于医院组织有方，措施得力，有效控制了疫情的扩散蔓延。

总之，医院在传染病的防治工作中审时度势，严密组织，科学防治，同时做到了对各种传染性疾病的早发现、早报告、早治疗和逢疑必报、逢泻必检的传染病防治机制。

第四节　卫生监督

一、卫生监督检查

1955 年卫生处与医院合并，成立了卫生防疫科，由张韬副处长负责此项工作。各大矿（厂）也相应成立了卫生科，编制 3~5 人，主要负责全矿卫生行政管理工作，开展群众卫生防疫工作。没有设卫生科的矿、厂，卫生行政工作由保健站兼管。1957 年各矿（厂）卫生科撤销，其职能由保健站接管。当时卫生防疫主要负责对全局居民饮水、矿区环境卫生管理及职工食堂食品卫生等进行监督管理。主要是发动职工、家属群众大搞"除四害、讲卫生""除九害、讲卫生"的爱国卫生运动，动员职工、家属消灭老鼠、麻雀、苍蝇、挖蛹、清除垃圾、拔杂草、填坑沟、改良厕所、改良畜圈、挖污水渗井等，以此消灭传染病传播。

1960 年医院开始贯彻饮食卫生"五四"制。20 世纪 60 年代初，医院（卫生处）组建了各矿厂民办卫生队并制订了管理章程，使矿区有了一支上千人的环境卫生清扫专业队伍，对维护环境卫生起到了保证作用。1967 年卫生处与医院分离后，1968 年医院成立了防疫办公室，分管新平旺辖区内的卫生工作。"文化大革命"期间，卫生监督工作基本处于无人管理状态。

20 世纪 70 年代，医院的卫生防疫工作一方面对新平旺地区和所辖单位的卫生进行检查监督，另一方面还要对医院内部环境卫生及室内外卫生实行管理监督。1972 年医院成立了爱国卫生运动委员会。爱卫会设在防疫办公室。1978 年 4 月调整了爱国卫生运动委员会，并坚持了每月一次卫生大检查的制度。

1983 年全院坚持了每星期六清洁卫生日，每月一次卫生大检查活动，同时发放了大量消毒、灭鼠、灭虫药品，做到了卫生经常化。夏季是细菌繁殖旺季，医院组织专业人员到病房消毒共 4 次。在预防流行性出血热和鼠伤寒时，组织有关人员学习资料明确临床症状和鉴别诊断，并开展灭鼠活动，消灭传染源和媒介物，防止了流行性出血热的流行。1986 年医院新建污水处理站 668.5 平方米。1989 年被大同市卫生局和矿区爱委会评为"卫生先进集体"。

1991 年调整了爱国卫生运动委员会。1992 年 10 月成立了环境保护委员会，调整了爱国卫生运动委员会。1995 年 8 月 2 日，山西省卫生厅厅长赵震寰率山西省城市卫生检查团一行 20 余人，在大同市和矿区及矿务局有关领导的陪同下，按城市卫生标准对医院的卫生工作进行了认真细致的检查，并对医院的卫生工作给予了充分肯定，赵震寰厅长还为医院题词："干净整洁，符合医院卫生标准，望再接再厉，努力提高医疗质量，改善服务态度，更好地为矿工服务"。1996 年调整了爱国卫生运动委员会和环境保护委员会。2004 年 4 月再次调整了爱国卫生运动委员会和环境保护委员会。2009 年，同煤集团总医院重新调整了爱国卫生运动委员会组成人员，同时制定了爱国卫生运动委员会工作制度。2012 年 1 月成立了同煤集团总医院污水污物处理专业委员会。

二、放射卫生防护

医院领导对放射防护历来高度重视。20 世纪 50 年代，医院按国家规定对从事放射线工作的场所做了一些防护措施，对从业人员执行了营养津贴补助，实行按天计算，月平均 8 元。20 世纪 60 年代以后，对新建的放射性场所按照规定进行建设，对从事放射线工作人员的操作做了明确规定，营养费改为每月 9 元并执行带薪年休假制度，开始执行 21 天。20 世纪 80 年代营养津贴调整为 12 元、20 元，同期医院增加了同位素检查。20 世纪 90 年代年休假改为 30 天。2005 年底，营养津贴调整为 200 元。

2004 年 4 月，医院调整了放射线防护领导组，组长由院长王贵云担任，副组长由副院长郁林杰、党委副书记王盛担任，成员由主管部门负责人和辐射科室科主任组成，形成了三级管理体系。业务副院长分管日常工作，对全院放射线安全及防护工作进行直接管理和监督，负责放射线工作人员的健康管理、个人剂量管理、培训管理以及放射诊疗设备的定期检测、场地的定期监测。各相关科室均指定专人兼职本科室的辐射安全工作。各相关科室设有兼职放射线防护专责人员，对各自科室进行日常放射线防护检查和补充。

放射防护小组定期和不定期对相关科室进行放射防护检查，排查放射防护隐患，解决放射防护工作中出现的问题及放射源安全保卫工作。并对照上级有关部门关于放射防护所要求的各项规章制度以及设施进行不断改进和完善。

医院现有放射从业人员 48 人，有射线设备 18 台及 3 种放射性同位素。

近年来医院依照国家有关规定，每两年对从事放射工作的医务人员进行一次培训，每季度对从事放射工作的医务人员检查一次个人放射剂量，并定期更换检测盒，每两年配合山西省卫生厅卫生监督所，对从事射线装置和同位素的放射工作人员进行健康监护。

2006 年以来，医院进一步规范和完善了放射防护管理的各相关规章制度；健全了放射源及射线装置的监测、管理及安全保卫方面的制度；各科室都按照相关法律法规的要求，制定和完善了场所管理的规程及制度；完善了相关的监测管理规定和制度；严格按照应急管理的要求，建立健全了相关的规章制度和应急预案；按照相关规定，建立和完善了从事放射线人员的管理制度，包括健康管理、培训管理、健康体检和培训记录等，并将相关法律法规知识上墙；建立健全了关于放射废物的管理和处理的各项规章制度并严格执行。

在放射防护与设施运行方面还做了以下几方面的工作：

（1）场所设施：各科都按照相关法律法规的要求，对场所的放射防护、报警、警示标志等进行了严格的检测和完善，基本达到了国家的有关规定。

（2）监测设备：各科都具有各种放射监测设备，运行良好，核医学科安装了放射报警仪和质量保证监测仪。2012 年 9 月通过太原市疾病预防控制中心对医院放射诊疗设备和工作场所检测，报告编号 2012SF38，检测全部符合国家标准。同月通过山西省辐射环境监督站换证监测（晋辐环监〔2012〕第 108 号）。

（3）放射性废物的合理处理。目前对核医学检查和治疗产生的放射性废物，按照放射性废物管理的相关要求进行分类存放处理，建立了三级衰变池，改造了分源箱，设立了放射性下水系统标识，并对病人专用卫生间上下水进行了改造，设立了病人专用卫生间和专门的休息室，库房安装了防盗报警装置，建立了场所分区管理和放射性三废管理规定。

（4）2011 年 7 月核医学科 I – 125 测试方法停止使用，被检验科最新测试方法取代。

对从业人员主要做了以下工作：

（1）对所有从事放射工作人员都颁发了上岗证，工作人员必须持证上岗。

（2）建立从业人员个人剂量档案，

进行统一管理。所有从事放射工作的人员都佩戴个人剂量计上岗；对个人剂量及时通知科室和个人，针对个别超标者认真详细地查找分析原因，及时安排休息。

（3）对所有从事放射工作人员定期进行健康体检。2011年对29人次体检异常者进行了复查，对复查后仍然异常者及时撤离岗位，安排休息，以确保从业人员的身心健康。

（4）定期组织从事放射线工作人员参加辐射安全知识培训班，不断提高放射防护相关专业知识。

同时核医学科加强了放射源的安全保卫工作，建立了院科两级放射源安全保卫相关制度，对放射源贮存放置及操作场所进行了专人专锁专管。

2006年以来，医院按照相关规定，加强了对受检者及陪护者的放射防护措施：一是对受检者严格掌握适应证，严格控制检查剂量；二是加强对未成年人敏感腺体的放射防护，如甲状腺、性腺、胸腺等；三是对必须入检查室的陪护者采取穿防护衣及其他防护用具等方法，减少公众对医疗放射的接触，保证公众的健康。同时依据《放射工作人员职业健康管理办法》要求，定期对放射工作人员进行职业健康检查。医院2009年被山西省卫生厅批准定为大同地区唯一一家放射工作人员健康体检定点医院。

三、食品卫生监督

大同矿务局附属医院于建院初期成立了营养食堂，1956年设置了传染病区营养食堂，1958年设置了肺病区营养食堂。

医院党政历来重视食堂从业人员的健康状况，20世纪90年代以前，坚持每半年对从业人员到指定的防疫部门进行健康体检，对体检有传染病的从业人员实行调离岗位制度。1990年以后每年进行一次

体检，同时每年由卫生防疫部门发给个人健康合格证，持证上岗，食堂办理了卫生营业许可证。

建院以来，医院食堂的餐饮工作人员健康体检合格率达100%，持证上岗率达100%。同时还制定了监督人员每周到食堂进行卫生监督检查制度，做到了生熟食品加工、隔离、餐具炊具消毒由专人负责，食品进货做到"三有"，即有生产许可证、有食品合格证、有保质期。

2007—2009年，对食堂从业人员进行1年1次的体检、培训工作改由大同矿区食品药品监督局管理，体检合格后由矿区食品药品监督局颁发从业人员健康体检合格证，方可持证上岗。在食品监督方面，2007—2009年每年检查两次，2010年后每年检查一次，检查合格后办理食品流通许可证，方可营业。

第五节　健康教育

健康教育是医疗卫生工作的重要组成部分，是贯彻"预防为主"方针的根本措施。

医院历来重视健康宣传教育工作。20世纪50—60年代，医院利用黑板报、专栏、简报、宣传单等不同形式的宣传工具，对群众进行了防病、治病等知识的健康教育宣传。

1976年，医院设立了4个大型专栏和玻璃橱窗，各临床科室建立了宣传园地，有针对性地进行各种疾病防治知识的宣传教育。1983年4月组织职工上街宣传卫生防疫知识，挂牌为群众治病，19名医生上街挂牌为1723人看了病，并发放宣传资料上万份。

1987年4月，医院成立预防保健科，建立了健康教育工作制度，在院内及社区利用宣传专栏、宣传单、电视录像和口头

电话咨询等方法，向广大群众进行防病、治病、康复等健康知识教育。

20 世纪 90 年代以后，医院经常利用"三八"妇女节、"五一"劳动节、劳模宣传月、"5·12"护士节、"六一"儿童节、"七一"党的生日、国庆节、某些疾病防治日等特殊纪念日，组织专家和医务人员在医院门诊楼前广场、矿务局办公楼广场、社区等公共场所进行义务测血压、量身高体重、咨询服务，防治常见病多发病的宣传，免费发放药品和宣传资料。同时利用宣传牌板进行健康知识教育。

1991 年，医院主办健康宣传专栏 18 期，宣传了防病治病、药物应用等知识，在《同煤科技》刊登了《对 255 名高级知识分子体检中几种主要疾病的防治》一文，在《矿工报》发表了《261 例不吃蔬菜儿童的临床观察》，指出不吃蔬菜儿童患病率高，提醒家长注意儿童饮食，保证儿童健康成长。

1995 年，先后组织了 7 次较大规模的健康宣传咨询活动，受教育面达 6000 余人次。

1996 年，组织了 3 次大型宣传活动，健康咨询和义诊 1300 余人次，发放宣传品 23 种 71800 份。同时，医院还制定了健康教育工作计划，每季度门诊和病房进行卫生科普知识宣教活动，每年主办《健康教育》四期，全年发放宣传资料 10000 余张，并根据问卷调查结果进行效果评价。

2006 年，医院创办了《同煤健康》报，利用 3、4 版栏目对各种疾病的防治进行宣传教育和指导，全院各科开办了各种专栏对住院患者和家属进行疾病防治知识的宣传教育，医务人员利用查房时间对患者进行个别指导。尤其是 2006 年以后，医院所辖各基层医院、社区卫生服务中心、卫生服务站（所），把宣传疾病防治知识作为社区工作的一项重要内容，利用各种宣传工具、义诊、建立健康档案等形式，把防病治病的宣传教育搞得有声有色，受到了广大患者和群众的欢迎和好评，也受到卫生部、省、市卫生厅（局）、同煤集团行政主管部门的充分肯定。

第六节 计 划 生 育

计划生育工作是党和政府的一项基本国策。医院的计划生育工作起步于 20 世纪 60 年代初，当时医院开设了避孕门诊，进行人工流产、女工结扎、放置宫内节育环，开始宣传和贯彻执行国家提倡的晚婚晚育和间隔 4 年生育二胎的计划生育政策，控制多胎生育，并大力推广避孕节育措施。"文化大革命"期间此项工作流于形式。

1974 年 9 月，医院成立了计划生育领导组，组长由革命委员会主任张韬担任，副组长由革命委员会副主任贾宝珍担任，成员有 17 人，并设置了计划生育办公室（属革委会办公室管理），杨淑静为干事，专门负责计划生育方针、政策的宣传教育，管理医院内部未婚青年、育龄员工的晚婚晚育工作及日常计划生育管理工作。1975 年 5 月 6 日，医院整顿了计划生育领导组，增加工会主任周丽娟为副组长。

1976 年 12 月 8 日，医院改组了计划生育领导组，组长由院长曹贵武担任，副组长由贾宝珍、周丽娟担任。这一年计划生育共召开大中小型宣传会议 33 次，受教育 1200 人次，做到了宣传上门、手术上门、避孕药具送上门。全院职工节育率、合理出生率、晚婚率比上一年都有增长。妇产科和九路卫生站共做人流 640 人次，上环 339 人次，女扎 79 人。下矿医疗队共做人流 73 例，女扎 97 例，男扎 1 例，上环 161 人。1978 年，中央发出"只生一个孩子好"的倡议，1979 年医院有 15 名已婚夫妇报名响应了只生一个孩子的倡议并领取了独生子女证。1980 年医院独生子女率为 41%。1981 年 5 月 8 日调整了计划生育领导组成员，组长由党委副书记张丙有担任，副组长由副院长孙锡孚、王杰、孟维新担任。1982 年，全院有生育条件女职工 368 人，采取措施 344 人，节育率 93.4%。独生子女率达到 94.1%。1986 年 9 月调整了计划生育委员会，主任为倪生贵，副主任为杨生芳、刘亚俐。1987 年 1 月医院转发了大同矿务局《关于重申认真落实计划生育有关政策的通知》。1979—1986 年，全院共有 16 名超生职工按政策给予了经济处罚。

1990 年 2 月 14 日调整了医院计划生育委员会，主任为刘亚俐，副主任为倪生贵、杨生芳。同时下发了《关于认真贯彻局文件精神，进一步抓紧抓好计划生育工作的补充规定》。1992 年调整了计划生育领导组，主任为高崇普，副主任为倪生贵、杨生芳。1997 年 12 月 29 日成立了计划生育协会，会长为高崇普，副会长为倪生贵。办公室主任一直由院办主任担任。

医院党政历来高度重视计划生育工作，经常根据领导班子成员的变化调整计划生育委员会成员，始终将计划生育工作当作基本国策常抓不懈。同时根据不同时期党和政府的计划生育政策做好群众的宣传教育工作。

计划生育办公室自成立以来，做了大量工作，使医院的计划生育工作走在了大同矿务局的前列。在宣传方面，每年都要做出计生协会工作安排、计划生育宣传教育规划、计生活动内容以及学习培训等工作安排，并制定落实措施；每年至少独立举办一次有较大影响的大型宣传活动，举办启发儿童智力、健康儿童体魄、引导儿童积极向上的寓知识性、趣味性为一体的独生子女系列活动；每年对计生专兼职人员进行政策业务培训，对计划生育的各类对象进行分层次、有针对性的培训学习。对新分配来医院的大中专毕业生、研究生以及新招聘的合同工进行岗前培训中，把计划生育列为一项培训内容，使新来的职工了解和执行计划生育政策。

在管理方面，每年参照集团公司计生委下发的《计划生育目标管理责任书》《计划生育工作标准》和《考核奖罚办法》，并联系医院实际，建立了严格的检查和考核制度，制定了相应的责任书、考评标准和奖罚办法。同时，按照"横向到边、纵向到底、责任到人"的原则，同各基层领导组及人事、财务等十几个部门签订了"目标管理责任书"，每年进行两次检查，并且实行了平时考核与年终考核相结合的评分办法，根据评分结果，兑现奖罚；按政策做好开具新生儿出生证明的工作，计生委和人事部门严格了婚假、产假、四术假、独生子女陪侍假的审核，对各项手续完备者，享受上述待遇，否则不予办理；按照政策发放工作男、女职工独生子女保健费，对独生子女及其家长以及"四术"女工每年年初进行慰问；详细掌握受罚职工和其他违反计划生育政策受处罚职工的情况，做到对每个超生职工的超生时间、胎次、执行文号、受罚时间、罚款比例和停发时间等情况掌握准确；对调出调入医院的职工，严格执行集团公司计生委的规定，认真审查其计生情况，严格履行有关手续，并如实填报，做到对组织负责、对个人负责、对工作负责。同时对生育服务证做到了按上级要求管理；对避孕药具管理，按标准规定做到季报药具管理情况，药具发放登记记录和药具明细账相符合。多年来，医院的计划生育各项指标均达到了国家要求。

计划生育技术服务方面，一是利用"计生活动室"和大型街头咨询活动宣传"三优"知识，配合妇产科、科教科、防保科共同进行母乳喂养、母婴同室、胎教知识、孕期监护等优生宣传教育，在培训中也纳入了"三优"知识；二是计生委每月将女工监护的基本情况填写在孕妇优生监护月报表上，按时报集团公司计生委；三是对45岁以下育龄女工进行生殖健康普查工作，包括查环、查孕情、补环等，并根据普查结果进行统计，填写生殖健康普查统计表，写出查、补、访总结，及时上报集团公司计生委。

2002年医院再次调整了计划生育领导组，组长李凤平、副组长王盛。2004年医院成立了计划生育委员会，李凤平任主任委员。2006年调整了计划生育领导组，主任王隆雁、副主任刘伟龙。医院计生办从2005年开始，对职工的计生信息、开具新生儿的出生证实行了信息化管理，不仅提高了工作效率，而且极大地方便了群众。多年来，计生的各项工作在同煤集团名列前茅。1992—2012年连续21年被集团公司评为计划生育工作红旗单位。

第七节 职 工 保 健

医院党政历来重视本院职工的健康保健工作。20世纪60年代初，由段运昌和牛耀荣两名医师兼管医院职工的保健就诊。1979年5月，医院抽调内科崔正秀医师专做本院职工的保健医师，负责本院职工的医疗保健工作。1984年因暴发性肝炎的流行，医院给传染科全体工作人员注射了肝炎预防针。建院初期至1999年初，职工患病在门诊各科室就诊，由门诊部和院长办公室按公费医疗管理办法执行。

1999年5月，根据《大同矿务局医疗制度改革方案》的精神，医院为1723名在职职工和退休人员更换了医保卡。

进入21世纪以后，医院更加注重在职职工和离退休人员的身心健康，每遇爆发型传染病都要给员工免费注射疫苗，减少了员工的感染机会。

2002年为全院600余名女职工分批进行了体检。

2003年"非典"期间，为本院977名在职职工和280名离退休职工注射了胸腺肽疫苗。

2005—2012年，连续8年为离退休职工注射流感疫苗3406人次。

2008—2012年，为离退休职工进行了体检，共1079人次，发生费用35万余元。

2008年为16名新招研究生进行了体检。

2009年HINI甲流高峰时为全院1219名在职职工注射了甲流疫苗。

2010年，为全院683名女职工进行体检，发生费用24万余元。

2011年为7名新招研究生进行了体检。

2010年为全院50岁以上的200名职工进行了体检，发生费用95714元。

2010—2012年为本院放射科工作人员进行职业体检121人次，发生费用38436元。

2011—2012年，为消毒供应室、血液透析室、液疗室、检验科等科室工作人员体检317人次，发生费用70846元。

第十二章　医疗设备及其管理

第一节　医疗设备

大同矿务局附属医院建院时，除注射器、听诊器、一台血压计外没有任何医疗设备和器械。

1950年10月，医院从永定庄矿迁入现址后购置了一台美国产50毫安X光机，从此医院有了第一台医疗设备。

1950年底，医院购置了第一辆小型嘎斯救护车，并逐步购置了接生床、牙科椅、紫外线太阳灯、高压煮沸消毒锅，还为病房购置了木质病床40张。

1951年，医院购置了手摇病床、紫外线太阳灯、洗眼装置、离心管、显微镜灯、血球分类计算机、光电学比色计、超短波电疗机、X光观片灯、美式十二指肠管、担架床等。

1951年医院购买了第二辆中型道奇救护车。

1952年购买了SHIT牌100毫安X光机、血球分类计算机、光电学比色计、超短波电疗机、电消毒器、电器冰箱等。

1954年医院投入资金购置了X光机等医疗设备。截至1954年底，医院（包括个别矿卫生所）有X光机4台、超短波电疗机13台（使用10台）、紫外线太阳灯22具（使用19具）、显微镜16架（使用9架）、手术床5架（使用4架）、接生床5架、电冰箱7台。

1956年购置了匈牙利500毫安大型X光机，医院有了第一台大型进口医疗设备。20世纪50年代以后，增添了基础代谢率测定仪、心电图机、离心机。

1959年增加了直流感传电机1台、万能手术床2架、杜氏比色计2具、心动电疗图1具、万能产床1台等医疗设备和器械。

20世纪60年代初，新增了光电比色计、脑电图机、光度计、石蜡切片和冰冻切片机、A型超声波诊断仪。

1966年8月购置了国产KC-400毫安X光机1台。

1966—1976年，购置了电测听仪、膀胱镜、心脏起搏器、新陈代谢测定仪、人工自动呼吸器、同位素扫描仪、麻醉机、中压电泳仪、低温治疗机等医疗器械。

1977年9月，购置了价值8万多元的德国产350毫安X光机1台。

1980年购置了上海产嘎斯救护车1辆。

1982年新增医疗设备43台，其中包括纤维胃镜、纤维支气管镜、高级显微镜、万能膀胱镜、血气分析仪、人工心肺机、人工肾、进口多人用心电监护系统、同位素配套设备、多导联心电图机、手术显微镜、胃镜、心脏监护仪等，增设了脑电图机、脑血流图机、放射免疫测定仪、超声净化器、支气管镜、显微胃镜、B型超声波、心脏复律起搏器、肝功能机、妇科内窥镜、膀胱镜、血象分析仪等。1982年底，医院的大、中型医疗设备已达132万元，占全部固定资产的22.14%。

1983年8月购置了捷克产800毫安透视摄影断层机1台。

1979—1983 年，购置了 200 毫安 X 光机、捷克产 800 毫安 X 光机、捷克产 X 光缩影机、眼科激光治疗机、检查 X 光机等。

1986 年 7 月购置了日本产 DT－FV500 毫安 X 光机 1 台。

1988 年引进德国产 DRH－2 全身 CT 扫描机 1 台。

1989 年购置两舱式医用高压氧舱并投入使用。

1990 年购置了日本产 1250 毫安心血管造影 X 光机 1 台、日本岛津 800 毫安 X 光机 1 台、日本阿洛卡 B 超 2 台、MK－600 型 B 超 2 台、50 毫安南京产电视 X 光机 1 台、德国和美国产呼吸机 6 台、美国生化分析仪 1 台、美国动态心电仪 1 台。

1992 年购置大型医疗设备 25 台，包括软膏搅拌机、电化疗治疗仪、骨内压测量记录仪、蓝鲸 109 型便携式 X 光成像仪、乳腺诊断仪、肺功能机、红外线辐射煎药炉、微波手术刀、德国产多功能监护仪、美国产动态心电图、丹麦产人工心肺机、日本产 500 毫安胃肠造影机、血气分析仪、钾钠生化分析仪、900－B 自动呼吸机、人工肾机、美国产手提式 B 型超声波诊断仪等。

1993—1995 年，购置了国产 F99－IIAX 光诊断机、国产 DEC－L 红外线乳腺诊断仪、国产 FC－125 移动电容 X 光机、彩色 B 超、B 超热敏记录仪、纽帮呼吸机、电视 X 光机、光电子内窥镜显像仪。

1996—1997 年，新增了透析机、关节镜、移动式 X 光机、彩色 B 超、微波前列腺治疗机、155 管球治疗机、全自动组织脱水机等。

2000 年 11 月，由医院职工集资 356.7 万元、集团公司出资 50 万元购置美国 GE 公司产螺旋 CT 机 1 台。

2002 年新增磁共振成像系统、螺旋 CT 机、血气分析仪、血液分析仪、呼吸机等。

2003 年新增西门子呼吸机、移动 X 光机、呼吸机、飞利浦多参数监护仪、东芝彩色多普勒超声诊断仪等设备。

2004 年新增双目手术显微镜、骨密度仪、制氧机、人工心肺机、核磁屏蔽工程等。由国家煤矿安全监察局拨款 120 万元购置日本产救护车 1 台。

2005 年新增了手术无影灯、组织脱水机、显微镜、微波治疗仪、电脑全能呼吸机、离心机、压力泵、高压灭菌器等。

2006 年新增数字血管造影机、ECT、生物共振仪、单人用透析装置、超声乳化仪、脑立体定位仪、无线中央监护系统、尿动力分析仪、远望六中心监护系统、体外碎石机、电子内窥镜诊断和治疗系统、上消化道电子镜、电子内窥镜图像处理中心、上下消化道电子镜、十二指肠电子内窥镜、黑白超声诊断仪、单人用血液透析滤过装置、全自动血凝分析仪、静脉曲张激光治疗系统、三晶片腹腔镜系统等大中小型设备。

2007 年新增智能胶囊内窥镜系统、医用悬吊系统、彩色多普勒超声诊断仪、64 排 CT 机、康复设备、全数学双探头 ECT 系统等设备。

2008 年新增中央遥测监护系统、数字胃肠机、B 超、彩超等设备。

2009 年，医院投入资金 4000 万元购入各类设备 113 台件，其中耗资 1000 余万元引进大型西门子医学检验工作站，600 余万元的康复设备，200 万元的 XA-NA4001 全自动单剂量（药品）分包机。

2010 年新增多功能显微镜、电子支气管镜、血液透析机、数字化移动 C 型壁、乳腺可视化检查系统、DR 数字 X 光机、腰背训练器、呼吸机。6 月门诊药房在全省首家安装了 ATOLLO - 840 三维门诊自动投药机。

2011 年新增血液透析机、冷链设备无线监控系统采集模块、救护车配套设备、显微镜、宫腔镜、数字化平板血管造影机、婴儿培养箱等。

2012 年新增数字化口腔全景 X 光射线机软件、口内压片机数字成像系统、数字化口腔全景 X 光摄像机、中央监测分析集成系统软件、神经肌肉刺激治疗仪、生命体征检测仪、3G 车载视频终端、3G 无线视频监控管理系统软件、3G 无线视频服务器软件款、嵌入式监测软件、无线网络生理参数监测系统硬件、中央监测分析集成系统软件、多功能空气消毒机、二氧化碳激光治疗机、神经肌肉刺激治疗仪和主机、电动手术椅、双击电凝、超声诊断系统、体外临时心脏起搏器、注射泵、监护仪、血板恒温震荡保存箱、移动式射线防护屏、高频电刀、肠内营养泵、麻醉剂、自动角膜屈光机、裂隙灯、手持无散瞳检眼镜、可移动手术床、眼科手术显微镜、奔驰凌特救护车及配套设备。

2009—2010 年，医院共投资 272 万元为消毒供应中心购置了最先进的医疗消毒设备。

医院 2002—2012 年 50 万～100 万元医疗设备见表 12 - 1 - 1。

医院 1988—2012 年 100 万元以上大型医疗设备见表 12 - 1 - 2。

表 12 - 1 - 1　2002—2012 年 50 万～100 万元医疗设备

固定资产名称	规格型号	原值（元）	使用部门	使用日期
东芝彩色多普勒超声诊断仪		686800.00	体检中心	2003 年 1 月
飞利浦多参数监护仪	M1205A	702960.00	ICU 室	2003 年 1 月
双目手术显微镜	M400E	577719.97	手术室	2004 年 1 月
骨密度仪	PLUS	988900.00	骨科	2004 年 1 月
制氧机		747000.00	老干科	2004 年 12 月
麻醉工作站	primus	570000.00	手术室	2006 年 3 月
CR + IP 板	850	730000.00	影像科	2006 年 3 月
中央遥测监护系统	PM900	648000.00	心内科	2008 年 1 月
智能胶囊内窥镜系统	OMOM	520000.00	消化科	2007 年 4 月
医用悬吊系统	Gemina3100HL	550000.00	心内科	2007 年 4 月
便携式彩色超声诊断仪		860000.00	B 超室	2007 年 11 月
彩色多普勒超声诊断仪		860000.00	B 超室	2007 年 11 月
中央监护系统	飞利浦 INTELLIVU	950000.00	ICU 室	2008 年 4 月
肌电图诱发电位仪		500000.00	物理诊断科	2008 年 7 月
脑电图仪	视频长程监护	710000.00	神外科	2009 年 3 月
平移门脉动真空灭菌器	XG1 - HWB - 1B	520000.00	供应室	2009 年 7 月
多功能显微镜	M525 F40	777700.00	手术室	2009 年 12 月
超声切割止血刀	HARMONI GENO	525200.00	手术室	2010 年 12 月
宫腔镜	日本 0TV. S7V	870000.00	手术室	2011 年 4 月
超声诊断系统	mglab30 cv	780000.00	B 超室	2012 年 10 月

表 12 - 1 - 2　1988—2012 年 100 万元以上大型医疗设备

固定资产名称	规格型号	原值（元）	使用部门	使用日期
计算机体层摄影机全身 CT	DRH 2 型	3451102.62	影像科	1988 年 12 月
高压氧舱	芜湖	1294579.85	高压氧	1989 年 12 月
彩色 B 超	ATLHD2 超 9	2787600.00	B 超室	1995 年 12 月
螺旋 CT 机			影像科	2002 年 11 月
磁共振成像系统	MR - S1002	14408500.00	影像科	2003 年 12 月
计算机放射成像设备		1180000.00	影像科	2005 年 12 月
全自动生化仪	东 TBA120FR	1350000.00	检验科	2005 年 12 月
DR 数字 X 线摄影系统	飞天	2700000.00	影像科	2005 年 12 月
彩色多普勒成像系统	TECHNOSMPX	1770000.00	B 超室	2006 年 3 月
智能超声心电图机	飞利浦心悦 IE33	2280000.00	B 超室	2006 年 3 月
血管造影机	LCE +	4800000.00	影像科	2006 年 5 月
全数字双探头 ECT 系统	Minenniunmg	3124940.00	核医学科	2006 年 12 月
彩色多普勒超声诊断仪	意大利 Mglol50 × visin	1226000.00	B 超室	2007 年 1 月
64 排 CT 机	日本 Corlios DB Lightspeed vct	12200000.00	影像科	2007 年 9 月
康复设备		1100000.00	康复科	2007 年 11 月
数字胃肠机	BSX - 150B	2777500.00	影像科	2007 年 12 月
彩超	飞利浦 HOLL 炫影	1150000.00	B 超室	2007 年
彩超	美国 LOGIQ SEXPERT	1280000.00	B 超室	2008 年 1 月
B 超		1280000.00	B 超室	2008 年 10 月
乳腺照相机	performefegm - 1	2030100.00	影像科	2008 年 1 月
彩色超声多普勒	美国 logig7	3272400.00	B 超室	2009 年
DR 数字 X 光机	飞天 6000	2545200.00	影像科	2009 年 12 月
单剂量包药机		1290000.00	药剂科	2009 年 7 月
多普勒超声诊断仪	IV22	3131000.00	B 超室	2010 年 12 月
数字化平板血管造影机更新		9797000.00	导管室	2011 年 12 月
奔驰凌特救护车及配套设备		1004950.00	急诊科	2012 年 12 月

第二节　医疗设备管理和维护

建院初期，医疗设备的采购是由医院做计划报大同矿务局，由局或局以上管理部门审批后方可购置，安装和维修都是外请专业人员。1959 年，医院派 X 光室谷明正到太原东风制药厂参加医疗设备学习班一年，结业后兼职修理 X 光机。

20 世纪 70 年代初医院成立了医疗器械维修组，有维修人员 4 人，仅限血压计、吸痰器等小型医疗器械的维修，X 光机仍由放射科维修，归药剂科领导。

20 世纪 70 年代以后，医疗设备的采购实行由医院打报告，卫生处做计划，报矿务局计划处审批，大部分由卫生处采购的规定。

1988 年 2 月，医院成立了医疗设备科，设专职维修人员6人，负责仪器设备的选型、采购、验收、立账、保养、维修和报废等全过程管理。设备维修只负责一些小型设备的维护维修，技术含量高的仪器外请专业人员维修。随着医院的不断发展壮大，医疗设备种类、数量有了突飞猛进的发展，维修费用从最初的每年6000元发展到现在的每年100多万元。

设备科成立以后，逐步建立了设备总账、分账、固定财产账、低值易耗品账、设备档案和各项规章制度，在购置大型和贵重仪器设备方面，建立了技术论证、效益分析程序和购入后专管共用的制度，全面修订健全了医疗设备管理制度和下科保养维修制度，固定专人从事计量管理工作。

20世纪90年代中后期，大型医疗设备的采购由医院打报告，大同矿务局统一招标采购。2006年山西省卫生厅给医院颁发了大型医疗设备配置许可证，但采购仍由集团公司统一招标采购，供货商安装维修。

第一节 概　述

一、后勤管理组织

1950 年底医院有后勤服务人员 14 名，其中管理人员 5 名，勤杂人员 7 名，洗衣工 2 人。1953—1955 年李应任办事员。1955 年 11 月成立行政科，行政科下设财务组、住院处、仓库、食堂、营养室、汽车库、马车组、木瓦组、锅炉房、洗衣房等小组。1956 年 8 月李应任行政科长，办事员靖玉善。1957 年李玉庆、齐永顺为总务负责人。1958 年 6 月，行政科更名为总务科，管理员有孟作才、李延令、马银忠。1959 年 4 月耿玉林任总务科副科长。1962 年 9 月王洪文任总务科科长。1962 年 9 月，建井公司财务科长王逸远调入后，医院成立财务科，王逸远任财务科科长。1966 年 12 月 7 日，医院党委会议研究决定将财务科、总务科合并称为财总务科。1967 年 3 月撤销财总务科设行政办公室负责全院后勤工作。1968 年 9 月，基层科室改为队级编制，全院按工作性质划分为四个队，后勤为四队，1969 年 6 月，队改为连，后勤为红四连。1971 年 3 月，矿务局党委首次任命副院级领导、革命委员会副主任纪金魁分管后勤工作；同年 5 月机关机构改革，后勤系统成立后勤组。1973 年 5 月，撤销后勤组，成立院务处。1981 年 2 月，撤销院务处，恢复总务科和财务科。1983 年 3 月，成立住院管理处。1992 年 8 月，成立院容科和膳食科。

二、后勤服务体制改革

医院后勤作为医疗、教学、科研的服务和保障系统，对医院的建设和发展有着重要作用。建院以来，医院后勤服务体系也随着医院的发展和壮大而逐步形成和完善起来。后勤先后建立了一系列保障制度，并逐渐形成了供水、供电、供汽、供暖、维修、房产管理、物资保障、住院收费、财务管理、院容院貌、清洁卫生、食堂、浴室、洗衣、配电、电梯、污水处理等运行和管理系统。为了保障医疗、教学、科研工作的顺利进行。在各个时期随着医疗服务工作的发展，后勤工作围绕医疗服务建立了一系列规章制度，不断完善保障系统，从而使医院形成了今天的规模。但是，随着医院体制改革的不断深化，后勤保障制度改革和后勤服务社会化已成为历史发展的趋势。

后勤服务制度改革，最先从病房清洁工和锅炉房用工开始。20 世纪 70 年代后期，病房清洁工由固定工改为临时工，2006 年之后改由医院保洁公司劳务工承担。20 世纪 80 年代开始，锅炉房除少量技术工使用固定工外，司炉工、推煤工一般都用临时工。洗衣房于 1986 年由医院劳动服务公司承包经营，2010 年由福奈特洗衣店承包经营。1999—2011 年，通信、供暖先后归属同煤集团统一管理；撤销汽车队，公务用车实行货币支付规定，货物运输实行了租赁制度，救护车划归急诊科管理和大同市急救中心统一调度；

木、瓦、水、电、暖维修服务雇佣外包人员承包；食堂委托社会餐饮服务机构经营；浴室雇用临时工管理，理发室由私人理发师经营。汽车队、木瓦组、锅炉房、水暖组、电工组相继撤销，总务科成立了维修服务中心（事务组），管理人员主动深入科室，巡回检查、协调各方面工作，对社会服务质量进行检查监督等。供水、供电、集中供氧、电梯、污水处理、后勤物资保障、房产、基本建设等仍由总务科直接管理。

第二节 基本建设

一、办公建筑

1950年，大同矿务局将大同市矿区新平旺纬七路原日本侵略军占领大同煤矿时遗留的平旺医院旧址加以修缮重建，作为大同矿务局附属医院沿用。主要建筑有住院部、隔离病院、办公室、药库、地下室库房、锅炉房、太平间等，总建筑面积3300多平方米，均为一层式砖木结构、玻璃门窗、水泥瓦顶。

1950年，大同矿务局在原基础上进行了修复、扩建，旧办公室改为宿舍和办公室，新建了锅炉房、地下库房、伙房、烘干室、西院小锅炉房、新太平间等。

医院1950年主要建筑物见表13-2-1。

1956年，大同矿务局在住院部东侧新建门诊部1353.7平方米；在住院部西南侧扩建手术室366.96平方米（现医务科所在地）；在后院（现康复科）建小儿科病区、传染病区（包括食堂）676.5平方米；在原隔离病区北扩建内科病区443

表13-2-1 1950年主要建筑物

序号	建筑物名称	建筑面积（平方米）	建筑年度	备 注
1	门诊部、住院部	2445.79	1940年前	1950年在原基础上修复
2	隔离病区	892.39	1940年前	1950年在原隔离病院基础上修复
3	办公室、宿舍等	816.8	1940年前	1950年在原旧办公室基础上修建
4	小锅炉房	72.8	1940年前	
5	烘干室	60.3	1950年	
6	地下室库房	77.3	1950年	
7	西院小锅炉房	36	1950年	
8	伙房	56.2	1950年	
9	药库及其他	约250	1940年前	1950年在原基础上修建

平方米，建简易马车房174.64平方米；平整了场面，建了围墙等。

1958年，大同矿务局把矿务局一中对面原基建局训练班的五栋平房经过修缮作为医院肺病疗养所的住院部（时称肺病区），总建筑面积1089平方米，三栋做病房，一栋做医生办公室、护理站，一栋

做伙房。

同煤集团总医院1960年底医院建筑面积见表13-2-2。

1962年5月，前住院楼开始施工建设，1965年建成并投入使用。该楼建筑面积5569平方米，设计为五层，一～四层为病房，五层为会议室，群楼一层为住

表 13 - 2 - 2　1960 年底医院建筑面积

序号	类　别	建筑面积 （平方米）	备　注
1	内科病房	1290.17	
2	外科病房	2347.00	
3	门诊部	1353.79	
4	小儿科病房	640.40	本表未包括东门外肺病疗养所
5	办公室	824.00	
6	手术室	366.96	
7	锅炉房	79.57	
8	厨房	481.00	
9	库房	168.00	

院病区放射科、药房等，二层为手术室，楼内安装电梯两部，是医院第一座楼房建筑。同年，新建了大锅炉房、自行车棚、传达室、车库、煎药室、汽油库、浴室、制剂室、木工房、简易库房、太平间、动物饲养室（包括兔窝猪圈等）、大伙房等，包括前住院楼全年共完成新建工程9477.74 平方米。

1971 年建太平间 75.61 平方米；1972 年建行政库房 221.76 平方米；1973 年建传达室 43.2 平方米，汽车库 46.36 平方米。

1974 年，完成新建工程 10 多项，其中制剂室 460.8 平方米，煎药室 57.95 平方米，浴室 230 平方米，总务办公室116.5 平方米，暖气沟 250 米，院内水泥路 343.8 米，锅炉房水池一个，自行车棚244.8 平方米，动物饲养室 120 平方米，木工房棚 118 平方米，续建汽车库 85.28平方米，安装人工电话交换机一部，新增救护车一辆。1974 年还建了防空洞砌石墙 200 米，碹石顶 100 米，挖土方 410 立方米，清理巷道 200 米。截至 1974 年 11月，医院总建筑面积 20441.13 平方米。

1975 年，新建木工房 320.8 平方米，病案室 149.6 平方米。1976 年建劳动服务公司木工房和办公室 262 平方米。

1976 年 10 月，新建肺病疗养所（现同煤集团肿瘤结核专科医院）投入使用，原肺病区移交地质勘探队。

1980 年，后住院楼开始施建（时称"职业病大楼"），1982 年投入使用。该楼总建筑面积 5459 平方米，主楼的一～四层为病房，五层为水房，。

1980 年，建同位素室 651.8 平方米，洗衣房 601 平方米，太平间 191.25 平方米。

1981 年，续建锅炉房 736.5 平方米，大修浴室 331 平方米。

1982 年底新建成的 1762.25 平方米二层传染科住院楼投入使用。

1984 年门诊楼开始施工，1986 年 10月 1 日投入使用。该楼建筑面积 9539 平方米，设计为主、副楼结构，主楼七层，一～六层为门诊和办公室，七层为水房；东配楼三层，一～二层为门诊，三层为会议室；西配楼两层，一层为急诊科，二层为急诊观察室。

1985 年，建新电话室 243.8 平方米。

1985 年，后花园开始施工，经过三年的施工建设，1987 年 5000 平方米的后花园、200 平方米的花房竣工落成。

1986 年，建小儿科住院楼 1262 平方米，污水处理站 668.5 平方米。

1987 年，建公安科小楼和封闭式车棚 371 平方米，CT 室和扩建手术室合计1552.5 平方米，行政仓库 303.3 平方米。

1988 年，建高压氧科 980.97 平方米。

1989 年，建集中供氧室 324.65 平方米。

1995 年 1 月，新建的老干住院楼投入使用。该楼设计为四层，建筑面积4091.5 平方米，一层为胸心外科，二～三层为老干病房和老年病科，四层为重症医学科。

2002年，对门诊楼主楼一层进行了装修和改造，新建了门诊楼至前住院楼连廊、二楼专家门诊部、一楼住院收费大厅，改造了门诊候药厅；拆除了院前旧围墙、旧大门和门面房，新建了院前围墙、大门；扩大了广场面积，新建了花坛、花廊；还大修了院内环行路面132米；新建了同位素放射性物理衰变池。

2003年，原集团公司礼堂拆除，医院建紫逸园花园一处，2011年归属同煤集团。

2005年11月—2006年6月对前住院楼进行改造装修，并扩建1~4楼男女卫生间215平方米。

2006年，改造装修了后住院楼，对手术室进行了装修改造，在手术室楼顶基础上加层新建心内科病区1050平方米（包括CCU）。前后住院楼装修改造后的大厅改造为护士工作站，改造后的病区都增设了污物转运系统，安装了气动物流系统、5立方米的液氧容器（集中供氧装置）和直饮水系统、监控系统。同年改造和扩建了职工食堂和营养食堂。2006年将门诊楼西配楼二楼改造为体检中心，一楼改为液疗中心。2010年，二楼改为功能检查科和B超、心电图检查室候诊厅，原一楼液疗中心改为急诊科观察室。

2007年，对门诊楼一~四层（医疗区）和小儿科住院楼进行了改造和装修；在儿科住院楼的基础上加层新建了ICU病房631平方米；将高压氧科二楼（原高压氧科病房）改造为骨科办公室；对全院的供水系统进行了改造，建了新水泵房，新建配液中心242平方米。

2008年施工，2009年竣工的7321平方米老年病住院楼和新供应室投入使用；新建了后住院楼至康复科连廊；将原锅炉房改造为体检中心和职工浴室；对变电所进行了改造，新建了348平方米的6千伏新配电室；对全院计算机系统进行了改造。

2009年，对原老干住院楼进行了装修；对手术室的男女更衣室、消毒机房进行了改造；对体检中心周围地面进行了硬化；在家属区安装了监控系统。

2010年，将原卫生处中心制剂室一层改造为康复科功能锻炼室，二层改造为针灸科和理疗科；原供应室改造为感染性疾病科病房；原公司商店、药店、饭店改造为医务科、门诊部、预防保健科等办公区和液疗室；后办公楼（原卫生处办公楼）改造为教学楼和实习生公寓、电子图书馆和有关科室；原卫生处中心制剂室锅炉房改造为学术报告厅；对洗衣房和原供应室进行了彻底改造，并加建了机房大厅；新建了康复科环院马路。同年，对医院大门东侧民宅，通过谈判给予经济补偿，进行彻底拆除后修建了东侧围墙和自行车棚。

2010年8月，收购了开发商建造的杏林小区家属院私家车库二层所有房屋，建筑面积1010平方米，作为工会、团委、院容科、大内、大外等党支部、总务科、财务科的办公室。

2010年11月，新建体育馆1950平方米。

2011年10月11日—11月7日，扩建了门诊药房157.63平方米；将原卫生处中心制剂室库房、片剂车间改造为信息科、档案科、监审科、退管科、老干支部、计划生育办公室、病案库等办公区；对教学楼西侧环行路进行了改造；2011年8月对杏林小区家属住宅主供暖系统进行了改造，将门诊楼东侧建筑面积1629平方米的副楼拆除。

2012年，扩建专家门诊部380平方米；在原门诊二楼化验室基础上加层建钢结构化验室检验流水线用房 957.69 平方米；在集中供氧室上面加层新建手术室 324.65 平方米；扩建了营养食堂厨房；新建了通往后山的安全通道；大修了院前广场和院内所有道路，将陈旧水泥路面改造为沥青路面。

2012 年 8 月 8 日，投资 675 万元的污水处理设施改造工程破土动工；建筑面积 3500 平方米的三层应急病房于 9 月份破土动工；对全院供水系统进行了改造，实现了变频供水和各病区全天 24 小时不间断供应开水。

医院 2012 年底主要建筑见表 13 - 2 - 3。

表 13 - 2 - 3　2012 年底主要建筑

建筑物名称	建筑年份	建筑面积（平方米）	备　　注
1. 业务用房			
门诊楼主楼	1984	5937	1986 年投入使用
门诊楼西副楼	1984	1910	1986 年投入使用
门诊楼东副楼	1984	1629	1986 年投入使用，2011 年拆除
血液透析室、B 超室	2006	577.5	
前住院楼	1962	5784	1965 年投入使用
后住院楼	1980	5459	1982 年投入使用
小儿科楼	1986	1262	1987 年投入使用
重症医学科（ICU）	2007	631	2008 年投入使用
康复科住院楼	1982	1762.25	原为传染科病区，2007 年改造
前住院楼二楼手术室	1964		一层连廊建于 1980 年，二层手术室建于 1964 年，三层心内科（1050 平方米）建于 2006 年
前后住院楼连廊	1980	2500.36	
手术室上加层心内科病房	2006		
CT 室、扩建手术室	1987	1552.5	1989 年投入使用
新增手术室	2012	324.65	集中供氧车间房顶上面
高压氧科	1988	980.97	
感染性疾病科住院部	1987	1424.16	原为供应室，2010 改建为感染性疾病科，楼上加层建部分神内科病房
同位素室	1980	651.8	
原老干住院楼	1993	4091.5	1995 年投入使用 2010 年改为妇科、心胸外科、骨三病区、眼科病房
门诊楼至前住院楼连廊及门诊二层专家门诊部	2002	987.28	连廊包括住院处、集团公司社保处医疗保险科
核磁共振室及连廊	2003	115	
配液中心	2007	242	
老年病住院楼、供应室	2008	7321	2009 年 9 月投入使用
体检中心	1981	736.5	原锅炉房，2008 年改造为体检中心
后住院楼至康复科连廊	2008	317	2009 年投入使用

表 13 - 2 - 3（续）

建 筑 物 名 称	建筑年份	建筑面积（平方米）	备 注
新增门诊药房	2011	157.63	
新建门诊 1~5 层扶梯、候诊大厅	2011	1105.5	
新增专家门诊部	2012	380	
针灸科、理疗科、康复科、功能锻炼大厅	1982	1152	原为卫生处中心制剂室，2009 年改造，一层康复科功能锻炼大厅，二层针灸科、理疗科
医务科、液疗室	1956	440	已报废，在用
防保科	1991	145	
设备库、药库	1980	1200	原为卫生处药库

2. 辅助用房

建 筑 物 名 称	建筑年份	建筑面积（平方米）	备 注
电话室、实验室	1985	243.8	现二层集团公司通讯公司机房，一层医院电工组
配电站	2008	348.15	
公安科、自行车棚	1987	371	
体育馆	2011	1950	
信息科、病案室、监审科、退管科、档案科、计生办	1980	698.5	原为中心制剂室片剂车间，2010 年改造为办公区
医院门岗	2002	48	
教学楼	1980	2162	原为卫生处办公楼
公司办	1976	262	原旧浴室改造
水泵房	2007	114	
污水处理站	1986	668.5	
浴室	1981	552.81	原为医院锅炉房，2008 年改造为职工浴室
食堂	1985、2006	1640.5	食堂包括一厨两厅，原食堂一厨一厅，建于 1985 年，计 965.5 m² ，2006 年新扩建现职工餐厅 675 m²
新水泵房	2007	70	
新 120 车库	2007	181.5	
集中供氧车间	1989	324.65	
设备废品库	1980	196	
设备废品库	1980	245	
新印刷厂	1980	397.11	
洗衣房	1980	315	
学术报告厅	1980	364.63	原为中心制剂室锅炉房，2010 年改造
原供应室	1980	315	2011 年改为洗衣房
新增洗衣房	2011	250	洗衣房面积 880 m²

表 13 - 2 - 3（续）

建 筑 物 名 称	建筑年份	建筑面积（平方米）	备　注
现行政仓库	1987	303.3	原为卫生处车库，2006 年改造
纬七路杏林小区家属院私家车库二层工会和总务科楼	2009	1010	2010 年 8 月投入使用（收购开发商建造的办公用房）
3. 钢结构临时建筑			
检验科	2012	957.96	
产房	2012	286.94	
儿科输液大厅	2012	150	

近年拆除的房屋建筑有：

（1）原行政仓库、木瓦组院、水暖组院，建筑面积合计 1107.8 平方米；实业公司大院建筑面积 1019.55 平方米。上述建筑于 1968 年建设，2007 年拆除，拆除后建了家属住宅。

（2）原医院西侧药剂科、设备科老旧建筑，1994 年建家属楼时拆除。

（3）原汽车库、配电室（1983 年建，建筑面积 116 平方米）、水泵房，2007 年拆除。汽车库拆除后建了集团公司供热交换站，水泵房拆除后重建。

（4）原院容科办公室于 2010 年拆除，原后住院楼与核医学科、传染科结合部花园和花房于 2008 年拆除。

（5）原焚烧炉，1987 年建，建筑面积 32 平方米；原太平间，1980 年建，建筑面积 191.25 平方米；原殡仪馆，1996 年建，建筑面积 235.19 平方米。以上建筑 2010 年全部拆除，拆除后建体育馆。

（6）门诊楼东配楼 2011 年拆除。同年，原污水泵房拆除。

二、家属住宅及住房制度改革

大同矿务局职工住宅从建局到 1991 年住房制度改革前，一直实行福利房分配制度。医院在没有自建家属住宅前，职工住宅由大同矿务局统一分配和管理，医院

的职工居住在市区、全局各个地方，所以医院除了管理内部公共用房外没有职工住房管理职能。1974 年医院开始建职工福利住房，大同矿务局不再给医院职工分配住房。

医院有了房产以后总务科负责全院的房产管理，包括房屋建设施工、验收、接管、分配、管理和维修等。根据国家和地方政府房地产管理的规定，向有关部门申请登记，办理房产证书和有关手续；制定并实施房地产管理制度、办公用房的分配使用、住宅分配、产权变更、固定资产的折旧与报废、水电管理、房产档案管理及收缴水、电、暖费用等。

1991 年 6 月，大同矿务局进行住房制度改革，将福利分房制度改为商品房制度，同时启动了住房公积金补贴制度。

1991 年 7 月，总务科对医院管理的家属住宅进行了评估，将原住房租金标准划分为三个等级：纬七路楼房住宅为一等，按每平方米 0.42 元收费；安新路为二等，按每平方米 0.38 元收费；新胜街、安全路为三等，按每平方米 0.34 元收费。

1991 年，纬七路 1 号住宅楼开始施工，1992 年完工。医院按照大同矿务局住房制度改革实施方案和国家优惠政策向职工出售商品房 36 套。

1994 年，按照大同矿务局〔1994〕

0565 号文件关于转发《国务院关于深化城镇住房制度改革的决定》和煤炭工业部《关于深化煤炭行业住房制度改革的实施办法》的通知，对职工现有住房实行先租后售，同时将医院西侧纬七路两栋家属住宅楼（现杏林小区 2 号、3 号楼）共计 72 套出售给原住户。同年，在平易街新建住宅楼一栋，于 1995 年 7 月出售给职工，共 72 套。

1996 年，在纬七路新建 4 号、5 号住宅楼（现杏林小区），于 1998 年 4 月出售给职工，共计 60 套。

1998 年，在纬七路新建 6 号住宅楼（现杏林小区），于 1999 年 5 月出售给职工，共计 30 套。

1999 年，完成了 270 套职工住宅的产权出售工作，办理了个人分户产权证书。

2009 年在杏林小区新建 7 号、8 号、9 号住宅楼，于 2010 年优先出售给研究生 34 套，其余出售给医院职工，共计 147 户，并办理了个人分户产权证。

2011 年将纬七路住宅小区改名为杏林小区。

医院 1974—2010 年所建职工住宅见表 13 - 2 - 4。

表 13 - 2 - 4　1974—2010 年所建职工住宅

建 筑 年 代	住 宅 名 称	建筑面积（平方米）	备 注
1974—1978 年	安新路平房	2664（13 排 65 户）	2008 年已拆除
1979 年	安全路平房	540（4 排 15 户）	2008 年已拆除
1979 年	农林处平房	390（2 排 9 户）	
1986 年	纬七路二号楼	2143	现为杏林小区 3 号楼
1986 年	纬七路三号楼	2143	现为杏林小区 2 号楼
1991 年	纬七路一号楼	2278.2	现为杏林小区 1 号楼
1994 年	平易街家属楼	4020	
1996 年	纬七路四号楼	2030	现为杏林小区 4 号楼
1996 年	纬七路五号楼	2030	现为杏林小区 5 号楼
1998 年	纬七路六号楼	2436	现为杏林小区 6 号楼
2010 年	纬七路七号楼	4245.98	现为杏林小区 7 号楼
2010 年	纬七路八号楼	5757.4	现为杏林小区 8 号楼
2010 年	纬七路九号楼	9592.3	现为杏林小区 9 号楼
	合计	37065.88	不含安新路、安全路平房

第三节　财务管理

一、管理机构及领导成员更替

建院初期，医院没有设立独立的财务科，而是在总务部门设财务室，成员由张谦吉、靖玉善、涔雁秋组成，张谦吉任财务负责人。财务室负责医院的医药卫生补助金的核算及门诊、住院、挂号的收费工作。

1955 年 11 月，医院成立了行政科，财务室仍属行政科管理，方炎凌任财务室负责人，张荣轩、张福信、张谦吉、靖玉善为财务室成员，靖玉善担任出纳员。

1957年7月，方炎凌调离医院，财务室负责人由张荣轩代理。1958年6月，行政科改为总务科。1959年6月耿玉林任总务科副科长，分管财务室的工作，期间，财务室工作人员有熊永沂、李凤琴、靖玉善、张荣轩、张福信和陶慧芳。

1962年9月，建井公司财务科长王逸远调入医院，任财务科长。1966年12月财务科、总务科合并成立财总务科，王逸远仍负责财务工作。1968年5月，"文化大革命"期间，王逸远被停职审查下放劳动。1968年5月，奚其章负责财务工作。

1971年5月，医院将财总务科改称后勤组，医院革命委员会副主任纪金魁兼任组长，郭炳刚任后勤组副组长分管财务工作。1973年5月，撤销后勤组，成立院务处，财务科工作隶属院务处，负责人仍是郭炳刚。

1981年2月，医院机构改革时恢复了财务科，并根据大同矿务局政治部的文件，恢复王逸远财务科长的职务，成员有陶慧芳、徐志辉、陈秀芬、孟淑华、李淑芳、王建华。财务科成立后，负责医院经费、医疗费收支的核算及门诊、住院、挂号收费的结算工作。1983年3月，医院成立了住院管理处，将挂号、门诊、住院收费的结算工作由财务科划归住院管理处。1983年4月陶慧芳提任财务科副科长；1984年1月王逸远退休，陶慧芳主持财务科的工作；1986年8月陶慧芳提任财务科长；1987年2月被任命为副总会计师，直到1992年12月退休。1990年10月黄卫东任财务科副科长，1992年8月调监审科任专职审计员。1992年8月李淑芳提任财务科副科长，主持财务科的全面工作，1995年3月提任财务科科长，1996年8月任副总会计师，直到2009年

2月退休。2009年5月，侯林由北京阳坊文化交流有限公司调任医院财务科长。

1989年1月，根据财政部和大同矿务局财务处的要求，医院财务科着手会计达标工作，从会计基础工作入手，建立健全了各种规章制度，进一步规范了会计基础工作。经过一年的努力工作，1990年4月，经上级有关部门的验收，医院财务科被评为会计工作达标单位。

1990年11月，为了减少工资核算中烦琐的计算过程，提高工作效率，微机室刘永栋为医院编制了大同矿务局第一职工医院职工工资计算机程序。医院工资计算程序正式实行了电算化，改变了长期以来工资核算抄表数量多，计算容易错的弊端，为医院全面实行会计电算化走出了可喜的第一步。1996年1月，医院按矿务局财务处的要求，开始使用财务处电算化科编制的大同矿务局财务会计软件，手工账与计算机账同步进行了一年时间。1998年1月，甩掉了手工账务，全部实行了会计电算化，并得到了上级有关部门的认可，会计工作实现了一个新的跨越。2001年10月，为了适应新会计制度的要求，医院根据大同矿务局的安排，开始使用用友公司编制的财务软件，使会计电算化工作和矿务局相关部门同步接轨。

2012年，财务科有财会人员10人，医院的财务工作本着"科学管理，服务临床"的原则，为医院的改革发展提供了可靠的经济数据。

二、财务管理及核算体制

从建院开始，根据大同矿务局的有关规定，医院财务费用采用医药卫生费补助金拨付的办法，医药卫生费补助金实行局院两级管理、两级核算。各厂、矿、处等单位按比例提交矿务局，医药卫生费由大同矿务局统一掌握运用，矿务局财务处负

责总的控制掌握与监督检查，医院负责年度医药卫生补助金计划的具体执行和核算事项。

矿务局对医院的财务管理主要实行预算（计划）管理，即年初医院制订年度收支预算计划报矿务局财务处，财务处审核批准后下达医院经费正式的收支计划，医院要严格按照计划执行。年末把收支总额转矿务局核销，如有超计划部分，统一由矿务局财务处进行补贴核算。医院每月按时向财务处报送经费计划，财务处扣抵自行收入部分后，将经费下拨医院，医院负责具体掌握与核算。基本建设工程、大型医疗设备由医院提报计划，矿务局批准后统一支付，不在医药补助金中列支。

医院核算主要包括医疗费收入和医疗补助金支出两大部分。收入部分主要是外单位提交、对外及家属住院收入、门诊收入、挂号收入和其他收入。支出部分包括医药费支出和医疗管理费支出。固定资产一直由矿务局财务处核算，医疗制度改革后，2000年5月转入医院，由医院正式核算。但大型设备购置仍然由医院申报购置计划，由矿务局招标，器材处、机电处购置，并通过矿务局财务处内部转账，转入医院进行固定资产核算。

建院初期，医院会计核算工作是按照大同矿务局的要求进行核算，核算办法主要是学习苏联的核算办法。1952年，国家统一了国营工业企业的会计核算工作，颁发了统一的会计制度，医院的会计核算工作也走向正规，在账务组织报表格式、会计事务处理上有了一定的规范。1957年，根据山西省煤矿管理局的要求，大同矿务局推行凭单日记账核算形式，医院也采用了凭单日记账的核算办法，简化了会计账表结合手续，能及时在账簿上反映出经济业务情况。1958年8月，山西省煤矿管理局进行了会计核算办法改革，在凭单日记账核算形式的基础上，制定了统一的会计科目和会计凭证、账簿、报表格式。医院也采用了这一会计核算办法。1992年11月30日财政部颁发了《企业会计准则》，进一步规范了会计核算形式，改进了会计核算办法。根据财政部的要求，1993年6月大同矿务局下发了《关于新旧会计制度衔接中有关问题的处理意见》。医院根据同煤财字〔1993〕0403号、0441号和0449号文件精神，对新旧会计制度衔接中的会计事务进行调整，并且于1993年7月1日正式实行了新企业会计准则规定的核算办法，一直沿用至今。

从建院开始，医院医疗收费的模式为矿务局职工门诊、住院就医均为免费，职工所供养的直系亲属凭单位证明或三联单享受门诊、住院就医半价收费的优惠。与医院签订就医合同并且按合同提交医疗费的单位的职工也享受门诊、住院免费就医。到20世纪80年代初，根据计划生育的优惠政策，大同矿务局职工的独生子女也享受门诊、住院免费就医。一方面，由于长期以来医院都是以免费医疗为主，收费医疗为辅，医院各种收入微乎其微；另一方面，由于矿务局拨付的医疗补助金有限，而且医院的药品、器械都是按照每月矿务局所拨经费的多少进行采购的。所以，这种根据资金额定采购量的药械采供办法，根本不能满足患者治疗的需求，为了救治病人，医院一段时期实行了满足住院病人治疗用药的基本需求，在这种情况下，门诊药品供应量不能满足患者的需求。1999年6月，大同矿务局实行了医疗制度改革，取消了职工免费、家属半费和独生子女免费的医疗收费办法，改为医疗保险制度，结束了医疗补助金核算的历史，使医院步入社会化和市场化。

1999 年，医疗制度改革后，医院实行"全额收费，独立核算，自主经营，自负盈亏"的运营模式。为了保证医院的正常运营与发展，矿务局根据医院的经营状况、服务范围，对医院实行"总量控制，定额补贴，考核奖惩"的补贴办法，从此医院的经费来源不再是矿务局拨付的医疗补助金，而主要是医院的医疗收入。

进入 21 世纪以后，医院加大了各方面的管理与服务，使医院的病人逐年上升，各项收入逐年提高。1999 年医院医疗收入 1097.04 万元，2009 年医疗收入为 19657.70 万元，2012 年医疗收入为 37000.40 万元。从医改以来到现在，医院的医疗收入已经增加了 32.7 倍。

财务制度：从建院开始，医院的财务工作一直执行的是大同矿务局的财务制度。1990 年初，根据会计工作达标的要求，制订了《医院财务科工作制度》《医院现金管理制度》《差旅费报销制度》《财务收支预算制度》《医院物价管理制度》《医院会计核算制度》。为了进一步明确财务人员的工作职能及范围，增强财务人员的责任心，实行岗位责任制，于 1993

年初制定和实施了《副总会计师职责》《财务科长职责》《会计制证员职责》《会计审核员职责》《出纳员职责》《工资核算员职责》《报表记账员职责》。为了保证医院经营管理目标的实现，保护资产的安全完整，保证会计信息的真实性和可靠性，2000 年制定了一系列内部控制制度，具体有《财务会计内部控制制度》《医院经费审批及授权制度》《医院会计监督制度》《会计电算化管理制度》《重大经济事项领导责任制度》等。2009 年 9 月，根据三级甲等医院的要求和医院改革发展的需要，按照财政部颁发的《企业会计制度》和财政部、卫生部颁发的《医院会计制度》，重新修订完善了原有的各项规章制度，进一步规范了会计基础工作，促进了会计工作水平和经营管理水平的提高，使会计工作在医院经营管理中发挥了有效作用。

三、医院历年业务指标统计

医院 1949—1968 年收支情况见表 13 - 3 - 1。

医院 1972—1998 年收支情况见表 13 - 3 - 2。

表 13 - 3 - 1　1949—1968 年收支情况　　　　　　　　　　　　　　　　元

年度	医药费收入			医药费支出		
	医疗补助金拨入	对外及家属收入	合计	医疗费支出	医疗管理费支出	合计
1949				49972.10	22301.10	72273.20
1951				79914.03	72714.38	152628.41
1952	379663.79	35810.26	415474.05	139206.26	114388.32	253594.58
1953	699780.07	45946.08	745726.15	492746.85	238753.66	731500.51
1954	787893.30	176925.50	964818.80	523601.00	427272.00	950873.00
1955	898499.13	158454.66	1056953.79	610012.04	510898.94	1120910.98
1956	1626446.83		1626446.83	758574.11	828316.01	1586890.12
1957	1683248.56		1683248.56	792108.22	893330.72	1685438.94
1958	1754056.86		1754056.96	903208.83	817442.02	1720650.85

表 13 - 3 - 1（续） 　　　　元

年度	医药费收入			医药费支出		
	医疗补助金拨入	对外及家属收入	合计	医疗费支出	医疗管理费支出	合计
1959	2323145.40		2323145.40	937929.00	759347.00	1697276.00
1960	2546249.72		2546249.72	1261799.75	1140232.86	2402032.61
1961				1313000.00	1007000.00	2320000.00
1963	2574974.34	327142.99	2902117.33	1687845.94	931933.91	2619779.85
1964	2802299.42	329143.62	3131443.04	1596834.96	1212377.92	2809212.88
1965	2724559.15	345390.51	3069949.66	1816117.94	1351342.93	3167460.87
1968	2820873.73	342823.60	3163697.33	1323781.21	1225797.23	2549578.44

表 13 - 3 - 2　1972—1998 年收支情况 　　　　元

年度	医疗费收入						医药费支出		
	住院收入	门诊收入	挂号收入	其他收入	外单位收入	合计	医疗费支出	医疗管理费支出	合计
1972	91375	41874	9730	5598	17094	165671	461289	568245	1029534
1973	86915	39144	10935	7446	17527	161967	559062	630885	1189947
1974	85986	43429	8912	5394	16758	160479	574679	614849	1189528
1975	97538	48575	13471	7921	17065	184570	603309	645696	1249005
1976	92276	48200	9685	5402	16599	172162	601584	748123	1349707
1977	117707	52597	14815	5133	21010	211265	449621	669358	1118979
1978	177133	57151	13404	4398	20945	273031	684815	540259	1225074
1979	205218	54636	10700	6450	24014	301018	779775	603278	1383053
1980	253278	57978	12155	10679	28245	362335	981144	681443	1662587
1981	261898	62673	13145	11677	35991	385384	772021	1006113	1778134
1982	287566	68318	14270	8238	51895	430287	898527	1219858	2118385
1983	349227	74031	15930	10185	57686	507059	1140463	1333912	2474375
1984	430344	90412	17674	57805	67048	652483	1240432	1394358	2634790
1985	580877	107632	19444	75954	106495	890403	1418302	1842891	3261193
1986	641958	108777	18335	75728	214705	1059504	1634808	2419868	4054676
1987	704056	152195	22984	63768	268698	1211701	2059644	2470651	4530295
1988	680520	159933	25330	69125	283441	1218349	2721848	2550424	5272272
1989	1025404	376917	37305	78125	284757	1802509	3516295	2974917	6491212
1990	1557924	683173	40271	103452	288705	2673526	4886375	3948482	8834857
1991	1531990	615686	40737	126422	287529	2602365	5561602	5220138	10781741
1992	1879870	675760	37402	106944	317063	3017040	6777619	4913000	11690619
1993	2390384	761935	31268	113619	396496	3693702	7932787	5786415	13719203
1994	2560756	769297	33230	126876	273479	3763638	9990474	7371201	16361675
1995	2473071	722175	27780	149453	246473	3618952	12830328	8870331	21700659
1996	2239308	1217434	55497	124175	318204	3954619	14726445	11059307	25785752
1998	3206930	560574	35400	48162	29305	3870370	8083417	8072645	16156062

表13-3-3　1999—2012年业务收支及集团公司补贴明细（医改后）

单位：元

年度	业务收入					业务支出				集团公司补贴
	门诊收入	住院收入	挂号收入	其他收入	合　计	医疗费支出	医疗管理费支出	工资支出	合　计	工资及附加费补贴
1999	731225.91	4367456.90	40881.40	78754.91	5218319.12	4020101.53	3236783.70	3713415.60	10970300.91	5752020.91
2000	668139.72	5256848.45	36121.40	74261.65	6035371.22	3713233.94	3197654.85	3917215.01	10828103.80	4792732.50
2001	841366.06	8480072.50	49776.50	49580.33	9420795.39	6843088.09	2789899.25	6178478.21	15811465.55	6390670.16
2002	1418934.69	16061236.48	39876.00	81998.31	17602045.48	12661073.97	3397328.90	7698533.13	23756936.08	6187541.00
2003	1450412.20	17997337.13	56610.50	82876.93	19587236.76	14685099.53	5814799.22	9883798.68	30383697.43	10797400.00
2004	3984629.58	35387653.92	177839.00	638366.39	40188488.89	29752893.03	7981117.08	14471357.53	52205367.64	14813100.00
2005	5650917.08	50471482.77	260275.70	787513.81	57170189.36	32944281.09	14201634.85	24083043.51	71228959.45	20932677.00
2006	20417342.48	78981546.88	479997.30	1097200.10	100976086.76	54300619.57	31101845.61	41708660.41	127111125.59	30991248.54
2007	34520039.63	91799077.01	678834.30	770341.79	127768292.73	85564554.80	41945597.82	42067772.13	169577924.75	41238420.33
2008	45448174.13	108632680.88	756174.60	2433342.67	157270372.28	113976633.15	39434877.46	50696067.98	204107578.59	49114405.10
2009	59851804.02	139017172.49	920320.50	2397702.48	202186999.49	138593718.81	48248628.89	47216470.41	234058818.11	33028097.57
2010	54937183.57	162070676.10	1088154.69	1343780.25	219439794.61	160050105.39	43697047.25	52601464.48	256348617.12	36217690.79
2011	72583244.94	192453667.94	1332789.59	1136136.70	267505839.17	188429525.57	64878106.82	73203406.34	326511038.73	63765636.93
2012	108506427.15	250326518.74	1632903.00	1082286.27	361548135.16	256674842.23	100544476.53	71528795.58	428748114.34	74165852.70

医院 1999—2012 年业务收支及集团公司补贴明细（医改后）见表 13 - 3 - 3。

医院 2001—2012 年固定资产统计表（医改后）见表 13 - 3 - 4。

表 13 - 3 - 4　2001—2012 年固定资产
统计表（医改后）　　元

年度	固定资产投资额	固定资产总额
2001	2240686.25	78259296.88
2002	10243584.00	88442223.94
2003	19680852.07	107162433.43
2004	1694196.00	108621705.10
2005	38243565.27	146551526.77
2006	17783843.00	164339349.77
2007	29292646.80	193537648.57
2008	3785469.00	203787253.15
2009	22884842.00	227337095.15
2010	1741736.91	224422073.88
2011	27265554.00	251687627.88
2012	22192751.00	273880378.99
合计	197049726.30	2068028613.51

注：医改前，医院固定资产归集团公司财务处核算。

四、医疗收费制度

1950 年 1 月 24 日，医院制定了《大同矿务局附属医院暂行简章（草案）》。简章规定："本局职工看病一律免费诊疗，家属暂按买药成本收费，其他机关军民来院就诊者，应经院长批准，并按规定先行收费"。"家属入院每半月预交医药及伙食费小米二百斤，如无力预交者，由所属主管负责担保"。

1951 年 2 月 26 日，中华人民共和国政务院颁布《中华人民共和国劳动保险条例》（简称《条例》）。《条例》规定："工人与职员因工负伤，应在该企业医疗所、医院或特约医院医治。如该企业医疗所、医院或特约医院无法治疗时，应由该企业行政方面或资方转送其他医院医治。其全部诊疗费、药费、住院费、住院时的膳费与就医路费，均由企业行政方面或资方负担"。"工人与职员疾病或非因工负伤，在该企业医疗所、医院、特约医院或特约中西医师处医治时，其所需诊疗费、手术费、住院费及普通药费均由企业行政方面或资方负担；贵重药费、住院的膳费及就医路费由本人负担"。"工人与职员供养直系亲属患病时，得在该企业医疗所、医院、特约医院或特约中西医师处诊治，手术费及普通药费由企业行政方面或资方负担二分之一，贵重药费、就医路费、住院费、住院时的膳费及其他一切费用均由本人自理"。

政务院《条例》颁布后，大同矿务局在贯彻执行《条例》规定的同时，1951 年 4 月 28 日下发了《关于职工及职工眷属在医院治病补充办法》："遵照新的劳保条例，本局职工及职工眷属在本局医院（或诊疗所）治病：职工眷属所用之药品，一律按半价收费；凡非因工伤之职工，如需贵重药品，一律收费或自备（贵重药品表另附）；凡治疗之必须使用贵重药品，无论职工或职工眷属，如非自备时，须事先申请批准；合作社、供销社应将职工工资总额，每月提交附属医院为百分之五，其职工和家属可享受合同规定的有关医疗待遇"。之前，还下发了《居民治病办法》，对本局所属各矿的矿区居民要求当地矿厂诊疗所治病："一、在不影响职工诊病的原则下，居民要求看病经矿长批准者，可以为之医疗。二、居民治病，仅收药费，其挂号费及诊疗费均应豁免。三、药费一律照医院通告之价目加收十分之一"。

1951 年 8 月 28 日，大同矿务局再次下发通知，本局职工家属到附属医院或分诊所诊病收费："一、职工直系亲属（如祖父母、父母、妻、子、女、孙）可享受普通药品半价之待遇。二、职工非直系亲属按成本收费外，加百分之十。三、职工非直系亲属，如伯、叔、弟、妹因年老或幼小不能劳动，根据证明切实依靠该职工生活者，可享受半价"。以上办法，从1951年9月1日起试行。

职工看病享受免费、职工直系亲属看病收半费、矿区服务单位职工和家属按合同规定收费、非本企业人员看病全额收费加收百分之十的管理费的制度，一直延续到1999年医疗保险制度改革。收费标准，执行山西省的有关规定。

医疗保险制度改革前，大同矿务局职工的医疗费统一由大同矿务局财务处按照国家规定从福利费中提取，医院的经费来源主要是矿务局财务处按计划拨付。

1998年12月，国务院下发国发〔1998〕44号文《国务院关于建立城镇职工基本医疗保险制度的决定》。决定指出，建立城镇职工基本医疗保险制度的原则是：基本医疗保险的水平要与社会主义初级阶段生产力发展水平相适应；城镇所有用人单位及其职工都要参加基本医疗保险，实行属地管理；基本医疗保险费由用人单位和职工双方共同负担；基本医疗保险基金实行社会统筹和个人账户相结合。国务院要求各地建立城镇职工医疗保险制度工作1999年初开始启动，1999年底基本完成。

依据国务院的规定，1999年5月20日大同矿务局下发了《大同矿务局医疗制度改革方案》。在山西省、大同市城镇职工基本医疗保险实施办法出台前，先在矿务局内部试行。该办法实施后，取消了职工供养直系亲属的半价医疗；职工看病，非工伤患者门诊诊疗一律现金交费；住院治疗取消了医院直接免费的制度，无

论是职工还是家属，一律按全额收费标准结算。对原享受免费医疗的职工，门诊诊疗按工龄长短由职工所在单位每月发给本人不同数额的医疗费；住院治疗按企业和职工个人双方共同负担的原则，应由职工自负的部分由本人负担，其余主要由医疗统筹基金支付。住院个人支付部分，通过设"起付线""封顶线"和自负比例来实现；统筹基金支付部分由医院通过大同矿务局社保处结算。

1999年8月，山西省人民政府下发了贯彻《国务院关于建立城镇职工基本医疗保险制度的决定》的实施意见。2000—2005年，大同市、大同煤矿集团有限责任公司根据国务院和山西省的规定先后下发了一系列文件。按照属地管理的原则，同煤集团职工医疗保险纳入大同市管理，同煤集团社保处作为大同市医疗保险派出机构，负责本企业内部医疗保险基金的筹集、使用和管理；医疗保险基金的筹集，企业缴费为职工工资总额的6.5%，职工个人由过去不缴费，改为按本人上年度平均工资的2%缴纳医疗保险金，退休人员个人不缴费。医疗基金管理实行个人账户和医疗统筹相结合，企业为职工建立医疗保险个人账户，发行了社会保障卡，职工个人缴费全部纳入个人账户，企业缴费的一部分按年龄和职工本人上年度平均工资（退休职工以本人退休费为基数）的一定比例划入个人账户，（划入比例为：在职职工为0.5%~1.5%，退休职工为4%，新中国成立前参加革命工作的退休老工人为5%）。职工门诊诊疗由现金交费改为社保卡刷卡和现金交费两种形式；住院治疗个人支付部分通过设"起付线""封顶线"和自负比例来实现，三级医院住院"起付线"第一年为300元，第二年为500元，第三年达到大同市标准700元，退休职工起付线

为在职职工的50%。"起付线"以下的住院费由本人支付，"起付线"以上"封顶线"以下的住院费，按照可纳入医疗统筹基金支付范围的住院费总额分段计算，个人支付比例在职职工为6%～10%，退休职工为3%～5%，新中国成立前参加革命工作的退休老工人为2%～4%，其余由统筹基金支付。统筹基金支付最高限额（封顶线）为当地职工上年度平均工资的4倍左右，具体数额按大同市公布的标准执行，统筹基金支付限额超过"封顶线"部分，纳入"大额医疗统筹"。国家规定的《基本医疗保险药品目录》"乙类"药品，本人先自付10%，然后进入统筹；非医疗统筹药品目录用药，全部由本人自付；经批准外转诊住院，本人先付10%，然后进入统筹；大型设备检查，本人先付30%，然后进入统筹；血液透析、心导管检查等特殊检查和治疗，本人先负担15%，然后进入统筹；安装心脏起搏器、人工关节、血管支架、器官移植等，统筹支付50%，个人支付50%。个人支付的医药费，患者出院时由住院处同本人结算；统筹支付的医药费，由医院同社保处结算。职工因工负伤医疗纳入工伤医疗保险免费治疗，新中国成立前参加革命工作的离休干部医疗费用按原支付渠道实报实销，不纳入医疗保险。

五、住院处与收费组

建院初期，门诊设专人收费，在医院行政部门负责人的领导下负责对门诊、住院患者费用的结算。20世纪50年代，医院的服务对象主要是本企业职工和职工家属，职工看病享受直接免费、家属看病收半费，因此收费工作量不是很大。住院处和门诊收费工作人员分别为2～3人，已知最早的工作人员有靖玉善、王长秀、白汝英、徐宗蟾、齐世英、孟淑华等。

20世纪60年代后期，医院规模不断扩大，对外收费患者增多，住院和门诊收费的工作量增加，医院成立了住院部，主要负责住院出院手续的办理。卫生处置室、接待室、电梯、营养食堂的管理由冯庆章负责。1983年3月，成立住院管理处，杜效忠任住院管理处主任，王建华任副主任。住院管理处工作人员有文宝、王先兰、张庆珍、马玉花、张翠莲、眷桂兰、陈秀英、边素芬、靳雅玲等；收费组工作人员有张玉环、纪桂英、钱丽萍、赵亚萍、眷英、孙东升等。

住院管理处成立前后，所有工作程序都是手工操作，工作十分繁忙，由于记账不及时或临床送账不及时，漏费情况时有发生。

1999年，大同矿务局进行了医疗制度改革，改革后取消了家属看病收半费、职工看病医院直接免费的制度，所有患者来医院看病都按全费结算，因此住院收费的工作量急剧增加。2002年，住院处配备了电脑，对电脑操作人员进行了培训。2005年以后，患者收费类别划分为自费、医保在职、医保退休、大同市医保、在职生育、慢病患者、新农合、认定工伤，并成为城镇居民医保定点医院。2008年9月至今，新农合报销范围已经扩大整个大同市九个县区。

2002年之后，门诊收费也由简单的手工操作——一本发票、几张复写纸、一把算盘、一支圆珠笔发展成电脑操作，同时医院对收费环境进行了改善，工作效率得到了极大提高。2008年以后随着来院就诊患者大幅度增加，医院将挂号室和收费组合并，实行了挂号、收费、划价一体化，收费人员由原来8人增加到17人，挂号收费窗口也由原来8个增加到16个窗口，每天的挂号量在1500～2000人次，门诊收入从2003年的199.37万元增加到

2012 年的 9682.96 万元，翻了 48 倍。同时为了解决患者提前排队挂号的问题，医院又推出了预约挂号的服务项目，极大地缓解了门诊挂号排队的压力。

2009 年 1 月，医院实现了与集团公司社保处医疗保险的计算机系统联网工程，实行了专卡专用的医保收费体制，使职工切实体会到了医保带来的实惠。同年，又与大同市医疗保险联网，安装了市医保程序，方便了持有市医保卡患者来医院就医，出院后即可报销的便利途径。临床科室按照医嘱给患者及时记账，有效杜绝了漏费、多收费、乱收费现象，同时为病人提供一日清单让患者查询，明明白白花钱看病。因此，医院的信誉度、满意度直线上升，住院患者人数提高了两倍，住院收入由 2003 年的 2844 万元增到 2012 年的 14265 万元，同比增长了 4 倍。

2012 年底，住院管理处有工作人员 30 人，其中住院处 13 人，挂号收费处 17 人，蔡秀芳任主任，李秀荣任副主任。

第四节　后勤服务

一、供水

医院从建院至今不论是医疗用水还是生活用水都是由大同矿务局统一供应。20 世纪 70 年代，由于大同市供水量有限，大同矿务局对医院实行定时供水；医院通过水库进行加压，对病房、家属区实行定时供水。1992 年以前建 100 立方米蓄水池一个，1995 年增建 400 立方米蓄水池一个。水费缴收标准按同煤经地字〔2008〕600 号文件执行。2011 年，医院对病区实现了 24 小时不间断供应凉水，早 6 时至晚 8 时供应开水；2012 年全院实现了 24 小时不间断供水。

二、供电及电工组

建院初期医院的供电是由大同矿务局供电部门统一免费供应，电力工程也由大同矿务局管理。随着医院的不断发展，医院在 20 世纪 50 年代中期有了自己的电工，60 年代中期成立了电工组，当时有电工 3 人，设组长 1 人，主要任务是负责全院照明设施、机电设备及电梯的维护和维修。

20 世纪 70 年代设立了配电盘，电工人数增加到 8 人，维修任务增加了医疗器械（血压计、吸痰器）修理。1983 年电工组人数增加到 11 人（包括配电盘），1983—1997 年保持在 12 人左右。1988年，医疗器械维修划归医疗设备科管理。

1997 年起，电工组开始自然减员。到 2011 年维修电工减到 3 人，配电室值班电工减到 5 人。随着医疗用房面积的不断增加，医院配电室由原来的 1 个总配电室扩展到 9 个分配电室。2009 年 7 月新建配电站启运，增容 500 千伏安，总计 1975 千伏安至今。

电梯：1965 年，前住院楼投入使用后，安装电梯 2 部，配备电梯工 2 人。1982 年，后住院楼投入使用，安装电梯 2 部，电梯工增加到 5 人，成立了电梯组。1986 年门诊楼投入使用，安装电梯 2 部，电梯工增加到 7 人。1995 年老干住院楼投入使用，安装电梯 2 部，电梯工增加到 9 人。1998 年，由于电梯越来越多，技术要求越来越高，监管部门监管的力度越来越大，电梯设备开始由专业公司维保并由劳动监察部门颁发电梯运营合格证、电梯工上岗证。2009 年老年病住院楼投入使用后，全院电梯增加到 10 部。2011 年门诊增加 8 部扶梯，全院电梯增加到 18 部。2012 年除医院的 18 部电梯外，还负责监管住宅杏林小区的 9 部电梯。

随着电梯自动化程度的提高，原来的手动关闭轿厢电梯更新为直流曳引式电梯，再由直流曳引式电梯更新为变频电梯，2006年起电梯工人数逐步减少。原有电梯工有的退休，有的改做其他工作。2008年后电梯工改由临时工担任。

历任电工组组长：仝成德、于春生、王建国。历任电梯组组长：罗贵泉、于春生、王建国、乔玉、韩文富。

三、锅炉房与水暖组

医院迁至现址后，1950年新建锅炉房一处，有旧的单心蒸汽立炉一台，维修工作由大同矿务局修理股代管。1956年医院续建了锅炉房，新增立式蒸汽锅炉两台，配备锅炉工12人，水暖工1人。锅炉工有祖连贵、修德业、史占鳌、傅怀林、吕玉成、李荣、吕大宝、杨起臣、白殿举、高银、孟吉、苏兴业，水暖工为李基祥。1958年增加孙林、连生义两名锅炉工，修德业改为水暖工。

20世纪60年代，医院对锅炉房及其设备进行了技术改造。1964年，新建了大锅炉房，安装锅炉4台。1974年，供暖面积扩大到20000多平方米，锅炉房定员增加到24人，其中司炉工17人，推煤工4人，维修工3人。1980年初，医院供暖面积继续扩大，医院改造安装了快装锅炉，1981年续建锅炉房736平方米，冬季供热由蒸汽锅炉改为水暖锅炉。1982年锅炉房正式编制为25人，其中司炉工17人，推煤工4人，水暖维修工4人，锅炉房与水暖组仍为一个组。"文化大革命"时期锅炉房员工合影如图13-4-1所示。

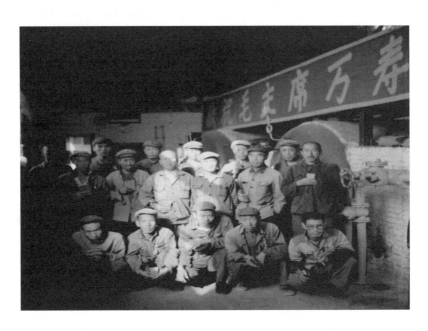

图13-4-1 "文化大革命"时期锅炉房员工合影

1991年，医院共有锅炉7台，其中无锡太湖锅炉厂产的KZL4-13AⅡ型蒸汽锅炉4台，无锡太湖锅炉厂产的KZL4-13AⅠ型水锅炉2台，张家口工业锅炉厂产的SZL360-90/70型水炉1台。供暖期间运转4~5台，备用或待修1~2台，非供暖期间运转蒸汽消毒锅炉1台。1990年初，全院供热面积达4万多平方米。

1992 年，锅炉房和水暖组划分为两个组。锅炉房设管理人员 1 人，固定工司炉工和季节性司炉工合计 36 人，代班 3 人，化验员 4 人，检修工 2 人，电焊工 1 人。水暖组有水暖工 4 人，负责锅炉房室外管道和水暖设备维修。1992 年，更换了 1 ~ 4 号锅炉的鼓风机、引风机、除尘器等，同时更换了 5 ~ 7 号锅炉的除尘器。1993—2000 年更换 3 ~ 6 号锅炉。2002 年将 1 ~ 6 号锅炉的除尘器更换成脱硫除尘器。

2007 年同煤集团公司成立热力公司，实行集中供热。2008 年 8 月，集团公司平旺物业公司在医院原汽车库旧址建 2 号热交换站，从此医院结束了自己供暖的历史。供热方式由人工烧煤锅炉供热转换成电厂集中供热，洗衣房、供应室、浴室高压蒸汽也由平旺物业公司供应。

历任锅炉房组长：修德业、谢忠山、崔玉清、耿修明、刘刚、侯义、卢建峰等。历任水暖组组长：修德业、崔玉清、耿修明、王建全、靳玉奇。

四、食堂

1950 年医院迁到现址后新建了病人食堂，称营养食堂，当时有炊事员 2 人。1955 年设专职营养师，炊管人员按医疗需要开展治疗饮食，饭菜送到住院患者床前。1957 年食堂共有工作人员 14 人，其中管理员 1 人，会计 1 人，营养师 1 人，营养护士 1 人，厨师 10 人（合同炊事员 3 人）。郭福和任管理员，徐宗蟾任营养师，田瑞明任营养护士，厨师有齐禄、邢义、李德、张富、李林、尤忠、张维有、张瑞、左金全等。孔繁伦、马银忠先后任食堂管理员。

1965 年新建了大伙房，1965—1977 年胡殿臣任食堂管理员，据胡殿臣回忆，当时除了大伙房另外还有四个食堂：内科食堂（在内科病区）、外科食堂（在外科病区）、传染科食堂（在传染科病区）、肺病区食堂（在肺病区）。医院本部食堂共有炊管人员 30 名，每天送餐三顿到各病房，外科食堂负责做手术饭，内科食堂固定一位厨师，根据患者病情制定适合病人的食谱，送到病人床前。在那个年代工伤患者住院吃饭由医院记账，单位拨款补贴。

1977—1983 年王树勇、张二桃先后任食堂管理员，1983—1985 年王满仓任食堂管理员。

1985 年，医院新建了职工餐厅，食堂在负责住院患者伙食的同时，开设了职工餐饮服务。当时，有炊管人员 20 人，营养人员 1 人，张二桃任食堂管理员。1987 年 8 月—1989 年 8 月，王儒堂任总务科副科长分管食堂工作。1990 年 10 月—1992 年 8 月，李健任总务科副科长分管食堂工作。从建院到 1992 年前食堂一直隶属行政科、总务科领导。

1992 年 8 月，医院成立膳食科，李健任膳食科科长，田成任管理员。1994 年 10 月—1996 年 7 月田成任膳食科副科长，1996 年 7 月至今田成任膳食科科长。2010 年 10 月至今李志娥任膳食科副科长，专管营养室。

1996 年医院投资 10 余万元，为食堂安装了煤气灶。

2006 年，医院对食堂进行了改造、装修，原职工餐厅改为住院患者及陪探视家属餐厅，新建了 675 平方米的职工餐厅，两个餐厅同时可容纳近千人就餐，炊管人员的工作环境和就餐人员的就餐环境得到了很大改善。2006 年 10 月 28 日，食堂餐饮工作委托社会餐饮服务机构经营。改制后原膳食科长、营养师负责监管，原食堂厨师和炊事员全部转岗。

五、救护车、汽车管理

1950 年底，大同矿务局给医院购买了一辆小型嘎斯救护和行政共用小车。1951 年购买了一辆中型道奇救护车。1952 年 10 月 5 日大同矿务局同政字〔52〕3736 号文件通知："救护汽车归附属医院掌握，所有行驶的支配，成本的核算，费用的摊担，款项的收取均由院方负责"。除救护车外，当时的运输工具主要是马车，1952 年医院有马车 2 辆。

1953—1966 年，医院有汽车 4 辆，其中美国威利斯吉普车 2 辆，嘎斯－51 大救护车 1 辆，嘎斯－51 卡车 1 辆；有马车 2 辆，骡子 4 匹。车辆管理由总务科负责。汽车司机有周锦荣、李世起、徐文会、郭艮娃、徐力、杨乃成、郝丙和、戴玉、翟长等，组长周锦荣。马车官有刘润元、张存莲、赵巨保、胡成德 4 人。

1976 年，救护车增加到 4 辆，其中苏联嘎斯－51 改装的救护车 2 辆，苏联胜利 M－20 轿车改装的救护车 1 辆，波兰华沙轿车改装的救护车 1 辆。生活行政用车 4 辆，其中上海 58－1 三轮汽车 1 辆，广东肇庆产红卫牌载重车 1 辆，上海 SH－130 轻型载重车 1 辆，苏联胜利 M20 公务轿车 1 辆。1976 年 8 月，购北京牌救护车 1 辆（后归肺病区专用）。1977 年用波兰华沙救护车换唐山 130 载重车 1 辆；1978 年用苏联胜利 M20 救护车换武汉 130 载重车 1 辆；1982 年购跃进牌救护车 2 辆；1984 年购上海牌 760 轿车 1 辆；1985 年购上海产轻型救护车 1 辆，解放牌 141 载重车 1 辆。

1986 年，新增丰田旅行车（右置方向）1 辆，北京吉普 1 辆加上海牌 760 轿车，医院共有 3 辆公务用车，司机马岗、曹金荣、徐继林，归属院办公室管理。

1986 年以后医院陆续购置以及矿务局调拨的车辆有：江西萍乡安源牌工具车 1 辆，河北邢台工具车 1 辆，重庆长安微型救护车 1 辆，成都产凤翔牌救护车 1 辆，北京红叶救护车 1 辆，四川成都产野马牌警车 1 辆（归公安科），上海产普通桑塔纳轿车 1 辆（归院办），上海产普通桑塔纳 2000 轿车 1 辆（归院办），解放面包车 1 辆（归院办），韩国现代救护车一辆，北京产 1041 载重车 1 辆。车辆管理由总务科负责。

1989 年 11 月成立汽车队，任命马岗为汽车队队长，管理医院救护车及工作和生活用车。当时有救护车 4 辆，卡车 4 辆，面包车 1 辆，小轿车 1 辆，司机和修理工 10 名。

1992 年汽车队划分为救护组和大车组。1996 年 7 月，任命魏峰为汽车队副队长，当时有救护车 4 辆，卡车 4 辆，面包车 1 辆，小轿车 1 辆。

2000 年撤销汽车队，救护车由 120 急救中心调度，2 辆双排座货车由总务科管理。

2004 年 1 月，同煤集团进行公务用车制度改革，小轿车全部卖给司机，公务用车实行有偿补贴，医院只剩面包车 1 辆，北京 1041 载重车 1 辆，双排座 1041 车 1 辆，两年后全部报废。

2005 年 12 月，医院购置江铃救护车 2 辆。2006 年 5 月，医院进行了机构改革，将救护车和司机归急诊科管理，原汽车队队长魏峰任急诊科副主任，分管救护车及司机的管理工作。

2011 年，救护车由大同市 120 急救中心统一调度，但车辆的维修与保养、司机的调配与管理仍由医院负责。

2007 年和 2012 年，由国家安全生产监督管理总局拨款 300 余万元分别购置奔驰救护车两辆。

六、洗衣房

1950 年底，医院在原日本占领时期的办公用房处设洗衣房，并在现妇产科楼后建烘干室 60.3 平方米。当时没有洗衣机，靠人工洗涮，冬天在房里支一口大锅烧热水供洗涮。1955 年购买了洗衣机和甩干机，建烤房一间，部分物品（被单、被套）用洗衣机洗，小型物品用人工洗。1963 年房屋有 5 间，有洗衣室、烤干室、叠衣兼更衣室、烘干机室、仓库，设备有洗衣机 1 部、甩干机 1 部。1980 年搬到新建洗衣室，面积 601 平方米。1983 年增加了烘干机（由于气不足基本未使用），1984 年增加了小洗衣机 1 部、大甩干

机 1 部，每天将收回的工作服和床单、被套等洗净后烘干叠好，实行"周一送，周二收"的换洗制度。洗衣工先后有 15 人，历任组长为翟植培、郜玉兰、刘淑英、刘国珍。

1986 年，洗衣房由院劳动服务公司承包，人员由服务公司安排，监督管理工作由感染办负责。2011 年，医院投资对洗衣房进行了改造、扩建（图 13-4-2），将原供应室改造为洗衣房工作间，新建了洗衣设备安放大厅，增加房屋面积 600 平方米，并更新了部分设备。洗衣房现有洗衣机 3 台（100 公斤 1 台，50 公斤 2 台），烘干机 2 台，缝纫机 2 台，烙台 5 个，烙铁 4 把，烫平机 1 部，折叠机 1 部；现有洗衣工 20 人，实行当天收隔天送的制度。

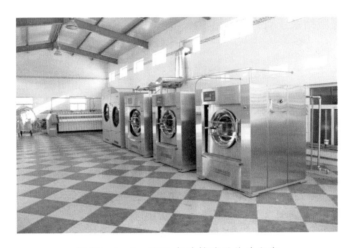

图 13-4-2　2011 年改扩建后的洗衣房

七、通信

从建院到 1974 年以前，电话安装和维修由大同矿务局电话室管理。随着医院的发展原有电话台数已远远不适应医院的医疗救护和工作需要。1974 年 3 月大同矿务局批准将矿务局电话室替换下的 150 门捷克产的旋转式自动交换机调拨医院，同时给了 4 条中继线，医院在办公室原广播站两间不足 30 平方米房间做了机房，

安装了机器，从此医院有了电话室，也解决了全院的通信需要。在满足医院医疗救护、办公通信的同时，还给医院领导、科长的住宅也安装了电话。当时有话务员 5 人，第一任组长张振武。当时电话号码是 5 位数。

1987 年，随着医院的发展，150 门电话交换机已经不适应医院的需要。医院投资 25000 元购置了上海产的 200 门纵横交换机，同时矿务局把中继线增加到了 6

条，电话室从旧址搬到新址（原动物实验室），二楼为机房和话务员值班室，电话号码仍为 5 位数。

1990 年电话室实行文明用语、报号服务，获全局通信系统"十佳"称号。

1994 年，根据医院的需要，医院又购置了 500 门纵横交换机，除保证临床、办公通信需求外，因工作需要为相关人员安装了住宅电话。另外将剩余电话号码对居住在医院周围家属住宅开放。当时号码为 7031×××。

1996 年随着通信设施不断发展更新，医院购入 1000 门纵横交换机，电话号码为 7028×××，不仅保证了医院办公的使用，同时扩大了对外开放收费的数量。2004 年与矿务局通信公司并轨后电话室归属通信公司，医院结束了管理通信设施30 年的历史。

八、仓储管理

1950 年医院建地下室行政库房 77.3平方米，建院初期物品由办公室管理。总务科成立以后负责全院文具、印刷品、行政物品的采购、保管和供应。1959 年在原门诊部北侧设了木质地板库房 5 间，配备库工 2 人、采购员 1 人，除负责文具、行政物品的采购、储存、发放外，增加了机电、水暖、汽车配件的采购、保管和供应。

1984 年医院建门诊楼，将原门诊部和库房拆除；1986 年在木工院建新库房303 平方米；1987 年库房搬入新址。仓库迁入后和原木瓦组组成一个大院，门房设专人 24 小时值班，配备了规范的防火、防盗设施。

1992 年，仓库设负责人 1 人，会计 1人，保管员 3 人，有被服类库、五金类库和低值易耗纸张品库，同时还设立了废品库。被服类库主要负责全院工作人员白大褂、口罩、手术衣、包皮、被褥、被套、床单、枕芯、枕套等物品保管、发放；五金类库主要负责全院水、电、暖维修材料的保管、发放；低值易耗纸张类库主要负责全院清洁物品，临床科室各类医用表格，办公用品的保管、发放。

2007 年，仓库院拆除建 7～9 号家属楼，医院将原卫生处汽车库改为行政库房。仓库自 1959 年建新库以来，逐步完善了物品的计划、采购、保管、发放制度，建立各类在库和在用账目，2011 年后半年全院各科室领用物品实行了计算机管理。

九、木瓦维修

建院初期设有木瓦工，负责全院的木、瓦维修工作。20 世纪 70 年代初，医院设立了木瓦组，木工组 4 人，组长于松茂；瓦工组 5 人，组长陈明贵。木瓦组的主要任务是维修门窗、房屋、路面，同时也完成了一些医院自己施工的简易建筑、临时建筑工程。20 世纪 80 年代之后，主要是完成日常维修，于松茂退休后，张志平担任木工组长，木瓦工人维持在 5～8人。2007 年，木瓦组撤销，木瓦维修工作由社会服务机构承揽，原木瓦组 3 人安排到其他岗位。

木工师傅先后有董山成、于松茂、于世昌、张志平、罗茂华、杨玉田、李学军等，瓦工师傅先后有陈明贵、马世田、王福礼、乔玉、李文生等。

十、服务设施

（1）浴室理发室。建院初期设置了理发室。1974 年建了职工浴室 230 平方米，2009 年 1 月将原锅炉房改造成浴室，建筑面积为 552.81 平方米，可容纳 260人洗澡。

（2）自行车棚。20 世纪 50—80 年代

设自行车棚，后多次调换位置。1987 年
新建封闭式车棚，面积为 371 平方米，可
容纳自行车、摩托车约 200 辆。

（3）茶炉、电开水器。建院初设置
了茶炉房，配备了烧茶炉工，为住院患者
和职工提供开水。1986 年为各病区安装
了电热开水器（现已淘汰）。2012 年改为
电锅炉集中汽打水，通过管道输送到各病
区。

（4）学生辅导站。2010 年 3 月成立
学生辅导站，内设电脑 28 台，由专人负
责管理，为临床医护人员子女放学后提供

了一个良好的临时学习环境。

（5）职工生活服务。20 世纪 90 年代
前，我国城市人民生活物品粮、油、主要
副食品大部分凭证供应，为改善职工生
活，后勤每年在冬季来临之前为职工拉运
一部分蔬菜，春节前通过矿务局行政处统
一调拨，为职工调剂一部分主副食。
1990—1998 年医院开始自己组织车队到
河北、山东等地为职工冬季储备白菜等蔬
菜。

医院 1980 年、1981 年、1983 年、1989 年
给职工调剂粮油、副食品见表 13 - 4 - 1。

表 13 - 4 - 1　1980 年、1981 年、1983 年、1989 年给职工调剂粮油、副食品

年度	品种与数量（斤）								
	面粉	大米	食油	肉类	鱼类	蛋类	大麦黄豆	其他食品	大宗蔬菜
1980		89628	6327	20095	7108			2500	138000
1981	60000	123000	16200	11259	7000	3850	16480	11400	284400
1983		133870			18202				
1989		372000							

第五节　院容院貌与环境绿化

建院初期，医院的环境卫生、院内绿
化管理工作由院办、总务科负责。1954
年医院大力开展"讲卫生，除四害"的
爱国卫生运动，1959 年开展了"除九害、
讲卫生"，消灭老鼠、消灭麻雀、消灭苍
蝇、挖蛹、清除垃圾、拔杂草、填垫坑
沟、改良厕所、改良畜圈、挖污水渗井的
爱国卫生运动。

20 世纪 70—90 年代，医院对院容院
貌、绿化工程进行了系统改造，种植各种
树木和花草数百株，改扩建围墙和下水
道、排水沟，新建了污水处理站、化粪池
等，1984 年和 1985 年在传染病区前空地
建了假山、花园一处，花房 300 平方米。

医院多次荣获大同矿务局环卫绿化工作先
进集体。1987 年建成了大同市医院唯一
一座污水处理站，采取污泥脱水生物处理
工艺。2008 年更新为二氧化氯处理工艺
设备。

1992 年医院设置院容科，院容科既
是一个职能科室又是医院"三委"会的
办公室，即绿化委员会、环境保护委员
会、爱国卫生运动委员会办公室，担负着
全院的绿化、美化、环境保护、院容院貌
建设和管理工作。

院容科成立后负责对全院卫生、绿化
和清洁工的管理；制定了完善的清扫制
度，划分了责任区；负责病房卫生，建立
了定期检查评比的制度，检查结果与科室
奖金挂钩。

2002 年，对门诊楼前广场进行了改

造，新建了花坛、花廊。2003 年，大修了环院路面，新建了门诊楼后休闲花园，安装了健身器材。2003 年，原集团公司礼堂拆除新建了紫逸园（2011 年归属同煤集团）。

2003 年非典型肺炎流行期间时任同煤集团公司董事长彭建勋陪同世界卫生组织工作人员前来医院视察污水处理设施的运转情况，医院的污水处理工作受到了卫生部的肯定。随着医院医疗事业的发展，现有的污水处理设施已经不能满足污水的处理需要，2011 年医院向集团公司申请更新污水处理设施，拟建日处理污水1200 吨的处理设施。2012 年同煤集团下达计划，8 月通过公开招标确定了施工队伍，预计 2013 年完工。污水处理站改造后，医院的污水处理设备及工艺是目前大同市医院处理能力比较先进和最大的污水处理站。

医疗废物的管理是医院环卫工作的特殊任务，医院根据国家要求制定了一套医疗废物管理办法，并每天派专人穿戴防护服到各科室收集，置黄色塑料袋封口、贴标签，送往固定医疗垃圾暂存点，由大同市医疗废物回收中心回收。

辐射源及射线装置的管理也是医院防治污染的特殊任务。2002 年医院新建了同位素放射物衰变池，并严格按照国家辐射源及射线装置管理办法安全操作使用，建科以来从未发生过丢失和污染事故。工作中经常组织相关人员进行污染源治理，建立了各类重点污染源档案和各级污染源信息数据库；建立健全了环保设施运行台账，保证环保设施有效运行率在 95% 以上；制定了单位环保考核制度，对一些环保类基础资料进行了建档建卡；制定了本单位突发环境事故应急预案，对每年的各项申报、报表的各项工作都配备专职人员管理，如实、及时、规范填报各类报表；

按照国家《排污费征收使用管理条例》要求，按照核定的数额及时上缴排污费。

2006 年，医院成立了保洁公司，全院的清洁卫生工作由三产保洁公司全权管理运作，院容科监督，使医院的环境卫生和病区卫生面貌发生了前所未有的变化，清洁、保洁人员的工资待遇也相应得到了很大提高。

2006 年以来，为把医院建成花园式医院，为广大员工及患者营造一个更加舒适、安逸、祥和的工作环境和就医环境，医院领导高度重视绿化工作，大力开展了绿化、美化、硬化、净化创建活动和综合治理活动。近几年医院投资上百万元进行了绿化和硬化工程。现在全院绿化面积为31104.06 平方米，绿化覆盖率 42.4%，绿化庭院 5 个，即康逸园、紫逸园、神逸园、住院部东西花园各类景点，有凉亭 4个，长廊 3 个，院内现栽植各类乔木4205 余株、灌木 682 余丛、花卉 200 余平方米、草皮 20000 平方米、绿篱 2000延长米。种类有国槐、白腊、云杉、香花槐、紫叶矮樱、金叶榆、卫茅球、丁香、水蜡等，原有神逸园内有凉亭长廊小道、花房等。2008 年，为了更好地方便和服务患者，医院将神逸园的西面传染病科与后住院楼建了一条连廊方便了患者通行，在连廊南面的花园新建了一座老年病科楼，至此对花园重新规划布局，新建花园取名"德池"。2010 年对儿科后楼进行了新增绿化小游园一座，面积 400 平方米，种有丁香、独干金叶梅、红宝石海棠、金叶梅、景田、龙爪槐、山桃、水腊、卫矛球、油松、云杉、紫叶矮樱等。2011 年在教学楼前进行了绿化美化工程。现在的同煤集团总医院春有花、夏有荫、秋有果、冬有青；亭台、花廊错落幽静、相互映衬，是一所环境优雅且适合于患者治疗、康复、休养的花园式医院。医院多次被同煤集团授予矿山绿化达标单位、绿化先进单位，被大同市授予"园林绿化达标单位"，被同煤集团绿委授予达标庭院景区。2011年荣获山西省爱国卫生委员会"卫生先进单位"。

2012年底，院容科有职工9人，科长1人，干事2人，污水处理工5人，其中化验员1人。

第十四章 人 物

第一节 历任院党政主要领导

一、历任院长

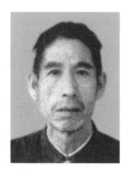

邸福海 男，1908 年 6 月出生，山西省原平县人，汉族，大学学历，1949 年 10 月参加工作。1949 年 10 月—1950 年 4 月任大同矿务局附属医院代院长；1950 年 6 月—1958 年 6 月任医院医务室主任；1958 年 7 月—1966 年任儿科主任；"文化大革命"期间受到冲击，落实政策后恢复儿科主任职务；1975 年 5 月退休。

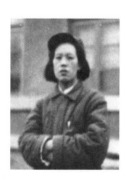

刘玉琴 女，1912 年 4 月出生，河北省建平县人，汉族，中共党员，1939 年 1 月参加革命工作。1939 年 1 月—1949 年 5 月先后在河北省建平县、北岳区党委政治部、北京察哈尔省办事处工作；1949 年 5 月—1950 年 4 月任大同矿务局干部科科员、托儿所所长；1950 年 4 月—1951 年 3 月任大同矿务局附属医院副院长；1951 年 4 月调到北京煤炭管理总局。

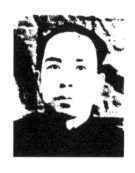

李振国 男，1918 年 2 月出生，河北省蔚县人，汉族，中共党员，1940—1942 年任晋察冀军区独立一团一分区后方医院主治医师、军区卫生部医务科科员，1942 年 11 月复原回家；1949 年 10 月在宣化龙烟铁矿二次参加工作，任医生；1950 年 11 月—1952 年 7 月任大同市人民医院医务主任；1952 年 7 月—1954 年 11 月任大同矿务局附属医院院长；1954 年 12 月因犯错误被停职，后被撤销院长职务；1957 年调往北戴河煤矿工人疗养院。

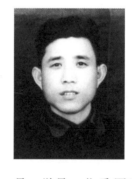

赵子华 男，1926 年 9 月出生，河北省深县人，汉族，中共党员，1945 年 4 月参加革命工作。1945 年 4 月—1949 年 8 月在河北深县任小学教员、学员、北岳军区军械厂医助；1949 年 8 月—1950 年 2 月任大同发电厂、大同市人民医院医助；1950 年 2 月—1955 年 3 月任大同市卫生局、医师副科长、科长；1955 年 3 月—1967 年 3 月，任大同矿务局附属医院副院长、卫生处第一副处长、附属医院第一副院长，主持医院行政工作；"文化大革命"期间受到冲击，落实政

策后 1970 年 9 月调到潞安矿务局医院。

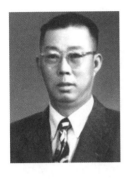

朱昌武 男，1917 年 2 月出生，江西省吉水县人，汉族，中共党员，大学文化，1932 年 1 月参加红军。1932 年 1 月—1954 年 7 月，历任部队看护员、卫生所所长、队长、副处长、师卫生部副部长、兵站医院院长、空军卫生部保健科长、解放军第四航空学校卫生处处长；1954 年 8 月—1958 年 8 月任山西省工业厅职工医院副院长、大同市第三人民医院院长；1958 年 11 月—1967 年 3 月任大同矿务局卫生处处长、医院院长；医院和卫生处分家后 1967 年 5 月任卫生处处长；1975 年 8 月调到北戴河煤矿工人疗养院。

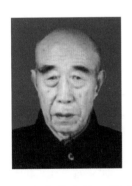

吴子明 男，1917 年 12 月出生，河北省滦县人，汉族，中共党员，1943 年 2 月参加革命工作。1943 年 2 月—1948 年 12 月任冀东一区军医、卫生队副队长、冀东十七军医务副主任、独立十旅医务主任、冀东军区卫生部军药科副科长；1948 年 12 月—1949 年 10 月任华北独立师军药股长；1949 年 10 月—1958 年 6 月任志愿军 67 军后勤一分部军药科科长；1958 年 6 月—1961 年 8 月任大同矿务局永定庄矿保健站站长、副矿长；1961 年 8 月—1967 年 3 月任大同矿务局医院副院长；1967 年 3 月—1967 年 11 月任大同煤矿医院革命委员会主任；

1967 年 11 月—1971 年 5 月任中共大同煤矿医院核心小组组长；1971 年 6 月调任卫生处副处长、处长，直至离休。

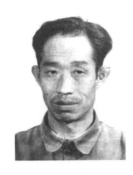

王秉政 男，1929 年 5 月出生，山西省天镇县人，汉族，中共党员，1948 年 3 月参加中国人民解放军，历任战士、司务长、政治副指导员、指导员；1964 年 3 月—1965 年 9 月任大同矿务局化工厂二车间党支部书记；1965 年 9 月—1967 年 3 月任大同矿务局医院第二党支部书记、政治处主任；1967 年 3 月—1967 年 11 月任大同煤矿医院革命委员会副主任；1967 年 11 月—1969 年 6 月任大同煤矿医院革命委员会主任、核心小组副组长；1969 年 6 月，"文化大革命"期间受到冲击；落实政策后 1976 年调到大同矿务局一中。

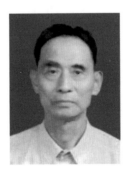

张韬 男，1924 年出生，河北省饶阳县人，汉族，中共党员，1939 年 7 月参加革命工作。1939 年 7 月—1950 年 1 月在部队任护士、司药、医助、医生；1950 年 1 月转业到大同矿务局，先后任大同矿务局附属医院医生、卫生室主任、行政处卫生福利科科长；1954 年 12 月任大同矿务局卫生处副处长；1958 年 2 月—1967 年 3 月任大同矿务局医院副院长；1967 年 5 月，医院和卫生处分家后任卫生处副处长；1970 年任大同矿务局三医院筹备委员会主任；1972 年 8

月任大同矿务局三医院革命委员会主任；1974 年 1 月—1976 年 6 月任平旺医院革命委员会主任；1974 年 3 月至 1976 年 6 月兼任医院党委副书记；1976 年 6 月调到大同矿务局卫生处。

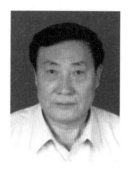

曹贵武 男，1934 年 9 月出生，辽宁省北镇县人，汉族，中共党员，1958 年 9 月从辽宁阜新卫校毕业后参加工作。1958 年 9 月—1966 年 10 月任大同煤校医士；1966 年 10 月—1970 年 2 月任大同煤矿医院医师、二队队长；1970 年 2 月—1973 年 10 月任大同煤矿医院革命委员会副主任；1973 年 10 月—1976 年 6 月任卫生处副处长；1976 年 6 月—1980 年 7 月任平旺医院革命委员会主任、院长兼党委副书记；1980 年 7 月被免职后调离医院。

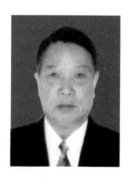

冯继伟 男，1931 年 1 月出生，广东省顺德县人，汉族，中共党员，大学学历，主任医师，1954 年 8 月从山东大学医学院毕业后参加工作。1954 年 8 月—1970 年 4 月任大同矿务局医院外科医师；1970 年 4 月—1979 年 7 月任大同矿务局二医院医师、外科副主任、主任；1979 年 7 月—1980 年 7 月任大同矿务局平旺医院副院长；1980 年 7 月—1991 年 5 月任院长兼党委副书记，享受国务院特殊津贴；1994 年 4 月退休。在职期间曾任山西省和大同市人大代表，

为全煤系统心血管病研究会理事会顾问。

1959 年起陆续开展了肺叶、全肺切除术，食管癌切除术，缩窄性心包炎的心包切除术及风湿性心脏病二尖瓣狭窄的左经手指分离术等重大心胸外科手术。1985 年 12 月主持开展了体外循环心内直视手术，治疗了各种先天性心脏病复杂畸形疾病，成功率为 97.8%。其中大手术有：右室双出口法鲁氏三联、四联症纠治，先天性二尖瓣裂成形术，冠状动脉右室瘘直视修补术，深低温低流量直视修补术，动脉导管未闭合并脉高压手术，二尖瓣、主动脉瓣置换术，左房黏液瘤直视摘除手术等。发表了《肺放线菌病误诊为肺癌的报告》《膈肌破裂与创伤性膈疝》《躯干部钝挫伤所致的创伤性膈疝》等论文。1972—1978 年被评为大同矿务局劳动模范、矿山标兵、山西省煤炭系统先进工作者。1987 年出席了全国煤炭系统群英会。1987 年获大同矿务局科研三等奖。

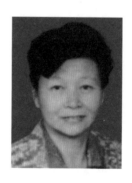

刘亚俐 女，1940 年 10 月出生，河北省宁津县人，汉族，中共党员，大学学历，主任医师，1964 年 8 月从山西医学院毕业后参加工作。1964 年 8 月—1979 年 3 月任大同矿务局医院妇产科医师、科负责人；1979 年 3 月—1984 年 5 月任妇产科副主任、主任；1984 年 5 月任大同矿务局第一职工医院副院长；1991 年 5 月—1999 年 3 月任大同矿务局第一职工医院院长，享受国务院特殊津贴；1999 年 5 月退休。

参加工作后一直从事妇科工作，在医疗科研中先后完成了中西医结合治疗宫外孕、恶性葡萄胎，开展绒癌合并肺转移、

脑转移、阴道转移的手术加化疗，采用中西医结合治疗外阴白斑等妇产科难治症。先后成功地开展了摘除巨大卵巢囊肿（重达38斤）、巨大卵巢胎瘤（重达32斤）、巨大子宫阔韧肌瘤（14斤）等一批高难度手术。特别是在计划生育方面，在大同矿务局卫生系统率先开展了腹式、阴式输卵管结扎术，曾在两个月之内创下了做节育手术1000余例无任何差错的突出成绩，因而成为周边地区闻名的妇产科专家。在走上院长岗位后的几年里，把大同矿务局第一职工医院建设成卫生部授予的三级乙等医院和爱婴医院。

1991年撰写的《140例异位妊娠的临床分析》等论文在全国煤炭系统妇产科第一届学术大会上发表。连续多年被评为大同矿务局、大同市的"三八"红旗手，并在1996年被评为"大同市十大女杰"。1998年7月被收入《中华巾帼大典》名人录。

栓疗法、1986年独立开展的人工心脏起搏器植入手术、1987年开展的冠状动脉造影在基层医院的应用、1994年开展的动态血压监测对高血压药物治疗的研究等十二项科研成果分别获大同市和大同矿务局奖励。

在市级以上杂志发表论文五十余篇，编写图书5部：《职业与心血管疾病》，任主编，1998年11月由中国医药科技出版社出版；《实用冠心病诊断治疗学》，任第一副主编，1999年12月由中国科学技术出版社出版；《心脏病治疗学》，任第一副主编，2005年5月由中国医药科技出版社出版；《尘肺肺心病》，任主编，2007年3月由化学工业出版社出版；《尘肺病》，任编委、编写者，2010年7月由煤炭工业出版社出版。曾获"大同市劳动模范"称号、山西省政府抗击"非典"二等奖。

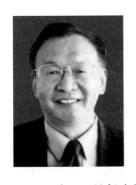

王贵云 男，1946年10月出生，山西省沁县人，汉族，中共党员，大学学历，主任医师，1970年8月在山西医学院毕业后参加工作。1970年8月—1977年11月任大同矿务局一医院、云岗医院医师；1977年11月—1982年6月任云岗医院内科负责人、副主任；1982年6月—1994年5月任第一职工医院内科副主任、心内科主任；1994年5月—1999年3月任第三职工医院副院长；1999年3月—2005年9月任第一职工医院院长；2005年9月—2006年11月任调研员；2006年11月退休。

1983年开展的急性心肌梗死静脉溶

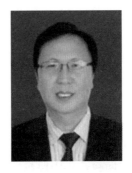

王隆雁 男，1958年10月出生，河北省抚宁县人，汉族，中共党员，大学学历，主任医师。1983年8月毕业于山西医学院，1983年8月—1986年10月任平朔煤矿公司医院医师；1986年11月—1994年10月任大同矿务局第一职工医院外科医师、主治医师、副主任医师；1994年10月任外科副主任；1999年10月任医院改革办主任；2000年10月—2005年9月任大同矿务局第三职工医院院长；2005年9月至今任同煤集团总医院院长。

2000年10月—2005年9月任大同矿务局第三职工医院院长期间，率先在集团公司医疗系统实施各项改革，把一所濒临倒闭的医院，建设成为集团公司的样板医院。

2005年9月任同煤集团总医院院长后，提出"创名院、建名科、出名医，大力加强学科建设，大力加强人才培养和技术创新，深化依法办院，努力构建和谐的医患关系，全面推进三个文明建设，创建名副其实的三级甲等医院"的奋斗目标。他带领院领导班子成员和全院职工，狠抓医院基础建设和内涵建设，对医院所有业务用房实施了整体改造，多方筹资引进各类高精尖医疗设备400余台（件），投巨资建设了山西省医疗系统一流的计算机网络系统、消毒跟踪系统，同时加强与国际国内知名医院的联系与合作，加强学科建设，注重人才培养，积极开展新技术新项目，召开科技大会巨资奖励科技人才，使同煤集团总医院在学科建设上实现了巨大飞跃；同时坚持大胆改革、敢于担当，对工资分配制度进行了一系列改革，充分体现多劳多得的分配原则，极大地调动了广大员工的积极性，使医院的整体技术水平逐渐走在了大同市的前列。在他领导下，同煤集团总医院于2010年12月被评为三级甲等医院。2010年，以提高服务质量为重点工作，在山西省率先开展"优质护理服务示范工程活动"，使全院的护理质量有了空前的提高，在山西省产生了较大的影响。2011年5月荣获山西省"优质护理服务示范工程活动示范医院"称号。医院在2012年卫生部组织的"优质护理服务示范工程活动"的第三方满意度调查中，在全国112家医院中名列第27名，其中3项并列全国第一。

他高度重视社区卫生服务工作，经过努力以总医院为龙头、以社区卫生服务中心为骨干、以社区卫生服务站（所）为补充的社区卫生服务网络已初步建成。总医院所属的7个社区卫生服务中心，两个被授予"全国示范社区卫生服务中心"和"全国高血压社区规范管理项目优秀社区服务中心"称号，两个被山西省授予"山西省省级社区卫生服务中心示范中心"称号，一个被大同市授予"大同市社区卫生服务示范单位"称号。

2006年以来，同煤集团总医院荣获山西省五一劳动奖，山西省集体一等功，山西省卫生厅"全省医院内涵建设工程"先进集体、党风建设先进单位、文明和谐标兵单位、山西省卫生厅和纠风办医德医风建设先进单位、优质护理服务示范工程活动示范医院；荣获大同市卫生系统先进集体、文明和谐单位、行风建设工作先进集体、新型农村合作医疗定点医疗机构工作先进集体；荣获同煤集团公司2007年、2008年、2009年、2010年、2012年标兵单位等荣誉。王隆雁被评为全国煤炭系统劳动模范并获山西省五一劳动奖章。

二、历任党支部书记、党委书记

田耕夫　男，1915年出生，汉族，中共党员，1943年参加革命工作。参加工作后曾在抗联组织部、工会宣传部任宣传委员及主任，担任过军区工会宣传部干事、矿工会书记、工会主任、矿支书、矿务局干部科科长、教育科科长等职；1951年3月—1952年12月任大同矿务局附属医院指导员、党支部书记；1953年1月调离医院。

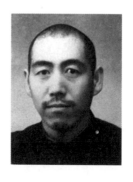

贾济民　男，1915年1月出生，河北省唐县人，汉族，中共党员，1939年参加革命工作。历任河北省唐县区农会宣传部部长、农会主任、绥

远省兴和县一区区长、河北省宛平县察北留守处总务科科长、招待所所长、察哈尔省工会张家口东山坡组织部副部长等；1950年—1953年1月，任大同市煤矿矿区工会组织部副部长、工会主席；1953年1月—1957年7月，任大同矿务局附属医院党支部书记；1957年8月调离医院。

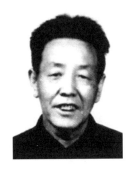

杨墨林 男，1921年12月出生，河北省肃宁县人，汉族，中共党员，1944年10月参加革命工作。1944年10月—1947年10月在河北省肃宁县任区委组织部委员、副书记；1947年11月—1948年8月在河北省安平县任区委组织委员、区委代书记、代区长；1948年8月—1949年8月在河北省冀中区党校学习，任地委党校副队长；1949年8月—1954年7月任河北省定县地委党校科员、队长、组织科副科长；1954年7月—1955年4月任大同矿务局人事处教育科科长；1955年4月—1957年7月任大同矿务局技术处副处长；1957年8月—1963年3月任大同矿务局医院党支部书记；1963年3月调到大同矿务局一中。

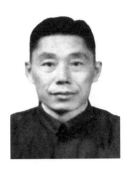

魏彦义 男，1920年7月出生，河北省定县人，汉族，中共党员，1937年3月参加革命工作。1937年3月—1949年2月，先后任原籍村党支部书记、定北县二区区委副书记、冀晋区

银行书记；1949年3月—1954年7月任大同市城南工作队队员、口泉区委宣传队副队长、大同市委工业部科长；1954年7月—1961年10月任大同煤矿党委宣传部部长、白洞矿党委书记；1963年3月—1965年5月任大同矿务局医院党支部书记；1965年5月—1966年3月任中共大同矿务局医院党委代书记；"四清""文化大革命"期间受到冲击，落实政策后1970年9月调到大同矿务局政治部。

何锡录（军代表） 男，1967年3月—1967年10月任中共大同煤矿医院核心小组组长。

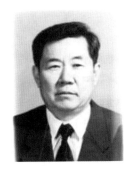

张兴国 男，1935年7月出生，河北省安平县人，汉族，中共党员，高级政工师。1952年12月—1953年2月在山西保险公司训练班学习；1953年3—8月在山西临汾保险公司任办事员；1953年9月—1954年3月在山西省团校学习；1954年4月—1970年8月历任大同矿务局土建公司办事员、科员、企业处副科长、局干教处副科长、挖金湾矿办公室主任、代副矿长等职；1970年8月任中共大同煤矿医院核心小组副组长；1971年6月—1980年1月任医院党委书记；1971年8月—1974年1月兼任医院革命委员会主任；1980年7月调离医院。

王之荣 男，1925年4月出生，河北省曲阳县人，汉族，中共党员，1947年9月参加革命工作。1947年9月—1948年7月为晋绥边区大同县九区游击队队员；1948年7月—1958年12月任大

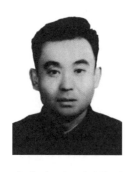

同矿务局马脊梁矿、四老沟矿记工员、副井长、井口党支部书记、党总支副书记、书记；1958年12月任四老沟矿党委副书记；1959年—1972年1月任永定庄矿、雁崖矿矿长，在"文化大革命"期间受到冲击；1972年1月—1980年1月任大同市矿区新平旺街道、云岗医院、工大技校党委书记；1980年7月—1982年12月任平旺医院党委书记；1982年12月调到大同矿务局卫生处。

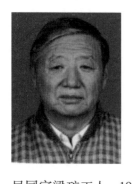

王秉孝　男，1933年7月出生，山西省大同市人，汉族，中共党员，高级政工师，1948年3月参加工作。1948年3月—1950年12月为大同矿务局同家梁矿工人；1950年12月—1958年6月在秦皇岛煤矿工人学校、北京煤炭部干部学校学习；1958年6月—1966年10月任马家梁矿、晋华宫矿党委干事、宣传部部长；1966年10月—1967年12月在马脊梁矿主持党务工作；1967年12月—1977年10月在晋华宫矿政工组工作；1970年10月—1979年8月任大斗沟矿核心小组副组长、革命委员会副主任、党委副书记；1979年8月—1982年12月任大同矿务局三医院党委副书记、书记；1982年12月—1986年10月任大同矿务局第一职工医院党委书记；1986年10月调到大同矿务局卫生处。

罗乾纪　男，1934年9月出生，山

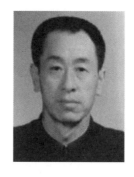

西省大同市人，汉族，中共党员，高级政工师，1950年2月参加工作。1950年2月—1969年12月任同家梁矿工人、工会秘书、党支部书记、党总支书记、政治处主任；1969年12月—1972年12月任雁崖矿政工组组长、政治处主任；1972年12月—1986年10月先后任大斗沟矿党委书记、大同矿务局工大党委书记、设计处处长、信访处处长、大同矿务局生活服务公司党委书记、大同矿务局劳动服务总公司党委副书记；1986年10月—1991年5月任大同矿务局第一职工医院党委书记；1991年5月调到大同矿务局供水处。

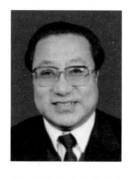

元来存　男，1946年7月出生，山西省朔县人，汉族，中共党员，大学学历，高级政工师，1970年8月大学毕业后参加工作。1970年8月—1972年4月在大同矿务局工程处劳动锻炼；1972年5月—1982年9月任大同矿务局工程处党委秘书；1982年9月—1991年5月任大同矿务局党委组织部干事、副部长；1991年5月—1995年4月任大同矿务局第一职工医院党委书记；1995年4月调到大同矿务局党委组织部。在任医院党委书记期间，组织开展了创建三级乙等医院活动，1994年医院被评为三级乙等医院和爱婴医院。

王金文　男，1946年3月出生，山

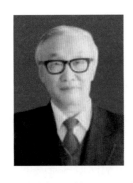

西省左云县人，汉族，中共党员，大学学历，高级政工师。1969 年 7 月毕业于北京外国语学院；1969 年 7 月—1973 年 6 月在北京外国语学院进修；1973 年 7 月—1974 年 6 月任大同矿务局教育处干事；1974 年 7 月—1988 年 9 月任四老沟矿宣传部干事、党委办公室副主任、主任；1988 年 10 月—1995 年 8 月任大同矿务局党委办公室副主任；1995 年 8 月—2005 年 9 月任大同矿务局第一职工医院党委书记；2005 年 9 月任调研员；2006 年 4 月退休。

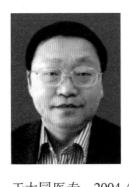

黄建军　男，1958 年 7 月出生，山西省大同市人，汉族，中共党员，大学学历。1975 年 7 月在大同矿务局工程处参加工作，1980 年 12 月毕业于大同医专，2004 年毕业于内蒙古医学院。1981 年 2 月—1990 年 10 月任大同矿务局第一职工医院骨科、神经外科医师、主治医师；1990 年 10 月—2000 年 9 月任神经外科副主任、主任；2000 年 9 月—2005 年 9 月任医院副院长；2005 年 9 月至今任同煤集团总医院党委书记兼业务副院长。为大同大学教授、大同市医学会事故技术专家库专家组成员、卫生部思想政治工作促进会常务理事、中国医师协会神经调控学会委员、中国老年脑血管病学会委员、卫生部脑卒中筛查与防治工程基地医学专家委员会常委、大同市神经外科学会副主任委员、中华医院管理协会副理事

长、山西省神经外科学会委员、山西省神经外科医师协会常委。

能熟练应用显微技术开展各类颅内肿瘤、脊髓肿瘤、脑血管疾病和颅底疾病的手术。开展了脑干病变显微手术以及高位脊髓髓内肿瘤等高难度神经外科手术，在治疗各种复杂颅脑损伤方面具有丰富的经验。20 世纪 90 年代初开展了硬膜外血肿的钻孔治疗和外伤性脑梗塞的溶栓治疗，并完成"罕见巨大复发性脑胶质瘤的摘除术"（摘除肿瘤重 2000 克）。

2005 年与中美脑中风协会合作成立了大同市脑血管病研究所，并在山西省首次开展了颈动脉内膜剥脱术治疗颈动脉狭窄。2006 年成立大同市脑肿瘤研究所，开展了颅底及脊髓髓内、外及颅内各种肿瘤的显微手术。2007 年与北京大学第一医院神经解剖教研室合作进行基础实验研究，承担教育部基础医学研究课题"颅面沟通肿瘤的显微解剖研究"。2008 年成立了功能神经外科分支学科，开展了脊髓电刺激治疗持续性植物生存状态和顽固性癫痫的手术。2010 年"三叉神经痛、面肌痉挛微血管减压的显微解剖研究"获中国煤炭工业协会科技成果二等奖。2012 年 5 月被卫生部脑卒中筛查与防治工程委员会聘为基地医学专家委员会常务委员。近年来，出版神经外科专著 3 部，发表论文 30 余篇。

特别重视医院的精神文明建设、医德医风建设和科研教学工作。2005 年与山西医科大学联合开办了硕士研究生培训班。2010 年在医院组织开展做一个"好医生"的活动，与医院的党务工作者、学科带头人、研究生团队等交流座谈，讲述自己的亲身经历与感悟，促进了医德、医风和职业道德建设。同时他心系煤矿职工，于 2003 年开展了"煤矿职工高血压相关因素及防治对策"的研究，被山西

省科技厅认定为具有国内先进水平；制作了"健康与长寿"课件，并在同煤集团公司二级单位巡讲10次，同时还在同煤电视台做了多期的健康讲座，为广大员工和家属健康知识的普及做出了积极贡献。

在他的领导下，医院2006—2011年荣获同煤集团"先进党委"称号，2010年荣获同煤集团"红旗党委"称号，2010年和2011年荣获同煤集团"党风建设先进单位"称号，2007—2011年被大同市评为"文明和谐单位"，2010年被山西省评为"医德医风先进集体"。

第二节　现任党委副书记、
副院长、调研员
（按姓氏笔画为序）

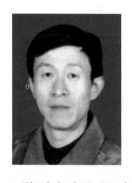

丁龙镇　男，汉族，1958年1月出生，安徽省淮南市人，中共党员，大专学历，骨科专业副主任医师，副院长。2008年被山西省国资委评为"省国资委党委联系的高级专家"。

1980年12月毕业于大同医专医疗专业，被分配到大同矿务局平旺医院骨科，历任骨科医师、主治医师、副主任医师、骨科副主任、主任，2005年任医院副院长。曾在上海医科大学新华医院进修成人骨科一年，在首都医科大学宣武医院学习介入导管技术四个月，2007年在美国弗吉尼亚大学医疗中心学习三个月。

工作以来一直刻苦钻研业务技术，许多专业技术及业务能力达到国内先进水平，能熟练完成颈椎前后路手术、骨盆半盆切除术、全关节人工关节置换术等。多年来带领大家开展的技术项目达40多项，

如AO技术的临床应用、人工血管搭桥术、腰椎小切口手术、微创等离子刀射频消融技术、腰椎短节段固定技术、膝关节镜技术、干细胞在骨科临床的应用、骨密度检查的临床意义等。作为学科带头人，将骨科建设为大同市重点学科，成为朔同地区骨科专业的"领头羊"。2012年经山西省卫生厅批准骨科成为朔同地区唯一的人工髋关节、人工膝关节置换术准入科室。

1988年"骨盆骨折外固定生物力学实验研究"获能源部科技进步二等奖，1988年"骨盆骨折脱位"获大同矿务局科技进步三等奖，1992年"中西医结合治疗骨折不愈合"获大同矿务局科技进步四等奖，1993年"骨盆骨折后路内固定治疗"获煤炭工业部科技进步二等奖，1993年"煤矿断肢再植"获大同矿务局科技进步三等奖，2006年"人工关节置换术"获集团公司科技进步一等奖。

撰写并发表论文22篇，其中国家级论文5篇、省部级论文8篇、局级论文9篇。"骶髂关节脱位经皮内固定"于1991年11月刊登在《中华骨科》杂志第11卷第4期，"浮髋损伤"于1995年8月刊登在《中华骨科杂志》第15卷第8期，《有限固定结合外固定架治胫腓骨复杂骨折》于2001年4月刊登在《美国中华创伤》杂志第3卷第2期，《经皮空心钉内固定治疗股骨颈骨折》于2001年4月刊登在《美国中华创伤》杂志第3卷第2期，《骨关节炎玻璃酸钠黏弹性物补充治疗的临床观察》于2001年6月刊登在《美国中华创伤》杂志第3卷第3期，《股骨颈及转子间骨折合并糖尿病的围手术期治疗》于2004年刊登在《中华医学研究杂志》第6期，《DHS内固定治疗粗隆间骨折》于2008年12月刊登在《中国临床实用医学》杂志第2卷第12期，

《闭式复位带锁钉治疗胫腓骨骨折》于2009年1月刊登在《中国临床实用医学》杂志第3卷第1期。

在同煤集团总医院骨科工作至今，在骨科创伤、脊柱外科、关节外科、显微手外科、关节镜外科等方面有丰富的临床经验，赢得了患者的信任。1999年被同煤集团评为拔尖人才，2001年被同煤集团评为优秀科技人才，2002年被同煤集团评为优秀党员。

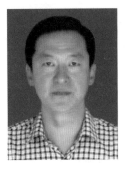

刘伟隆 男，汉族，1966年8月出生，山西省大同市人，中共党员，大学本科学历，主任医师，党委副书记兼纪委书记。中华医学会会员。

1988年毕业于大同医专，2003年毕业于山西省中医学院，1988年9月—1996年3月任大同矿务局二医院心内科医生，1996年3月—2001年10月大同矿务局二医院医务科科长，2001年11月—2005年9月任同煤集团三医院医务科科长、院长助理，2005年9月—2012年5月任同煤集团三医院党委副书记兼纪委书记，2012年6月调任医院党委副书记兼纪委书记。

曾在北京阜外医院心内科进修，每年参加各类专业学术培训班或学术交流会议。多年在医疗一线工作，对医疗技术精益求精，能准确及时地对常见病、多发病做出诊断和治疗，熟练掌握心内科常规技术并开展了大面积心肌梗死的溶栓治疗技术等；主持和参加完成10余项新技术或科研项目，均收到良好或显著的效果，如1996年独立主持的"急性心肌梗死Q-TC演变"获得大同矿务局科技论文二等奖，2003年完成了"低氧血症与心肌代谢的关系"项目，并发表了论文；1999—2005年发表了多篇有价值的论文，如2003年《急性心肌梗死Q-TC演变与临床》发表于《中华临床医学研究杂志》，2004年《低氧血症对心肌代谢的影响》发表于《中华临床内科杂志》，2005年《低分子肝素和小剂量尿酸酶溶栓对不稳定型心绞痛治疗的疗效观察》发表于《中华现代内科学杂志》等。

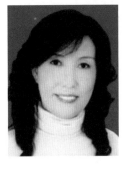

孙玉红 女，汉族，1961年12月出生，河北省宣化县人，中共党员，1984年8月毕业于华北煤炭医学院医疗系，大学学历，主任医师，副院长。中华医学会会员、中国医师协会心血管内科分会委员、山西省医学会起搏与电生理学会委员、山西省女医师协会副主任委员、大同市资深专家，大同市医学会事故技术鉴定专家库专家组成员。

1984年8月从华北煤炭医学院毕业后分配到大同矿务局第一职工医院，先后任心内科医师、主治医师、副主任医师、主任医师；1995—2005年任心内科副主任、主任；2005年9月任医院业务副院长（分管内科系统）；2005—2008年兼任心内科主任。

近年来多次参加国内外心血管内科学术会议，1991年、1997年分别在北京阜外医院心内科及介入中心进修学习，2011年赴美国华盛顿医院及美国宾夕法尼亚大学费城蓝肯脑医院参观学习。近年来主持完成冠心病急性心肌梗死、高血压急重症、恶性心律失常的抢救。撰写论文10余篇，均发表在国家级及省级刊物上。近年来完成科研项目四项，其中三项为第一完成者。2008 年作为本单位项目负责人参加北京医科大学主持的"十一五"国家科技支撑计划"冠心病早期诊断和综合治疗技术体系的研究"。2011 年作为医院负责人参加了卫生部"中国急性心肌梗死规范化治疗"项目。

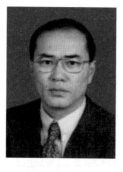

孙洪志 男，汉族，1962 年出生，河北省容城县人，大学本科学历，副主任医师，副院长。大同市医学会耳鼻咽喉专业委员令副主任委员，大同市医学会变态反应专业委员会副主任委员，山西省健康管理学会理事，山西省劳动能力鉴定医疗卫生专家，大同市矿区第七届政协委员、第九届人大代表。

1984 年 7 月毕业于大同医专医疗专业，2003 毕业于内蒙古医学院临床医疗本科专业。1984 年 8 月毕业分配就职于大同矿务局第一职工医院，从事眼耳鼻喉科专业；2000 年 9 月—2005 年 9 月先后任五官科副主任、主任；2005 年 9 月任同煤集团总医院业务副院长，主管眼科、耳鼻喉科、口腔科、门诊部、体检科及医技各科室等。

从事耳鼻喉 - 头颈外科工作近 30 年，其中功能性鼻内窥镜外科技术率先在大同地区开展并一直处于领先地位，填补了本地区的空白；鼻内窥镜下完成鼻及鼻窦的常见病、多发病和疑难病的手术治疗，大部分的良性肿瘤可以微创手术摘除（如乳头状瘤包括内翻性乳头状瘤、纤维瘤、混合瘤、平滑肌瘤、鼻窦骨瘤等）；鼻出血在鼻内窥镜下烧灼治疗准确率高；完成鼻眼相关方面如鼻腔泪囊造口术、视神经

减压术、眶壁修补术、脑脊液鼻漏修补术等。对头颈部的肿瘤诊治也为强项。头颈部肿瘤主要以喉部肿瘤为主，完成各种术式（包括颈廓清术和支撑喉镜下的微创手术），填补了三级医院的技术空白。耳科开展了鼓室成形术及乳突根治术；开展了呼吸睡眠暂停综合征的监测和手术治疗；在支气管镜下成功地从气管切口取出因长期佩戴金属套管而腐蚀脱落到右支气管的套管等。

近几年发表了十多篇有价值的论文，如《鼻出血与气候变化的关系》《慢性鼻窦炎 319 例临床分析》《鼻内窥镜下电凝止血 212 例临床分析》等文章在《北京医学》《基层医学论坛》等医学刊物上发表。

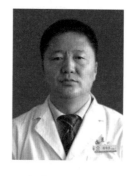

陈向东 男，汉族，1961 年 4 月出生，山西大同人，中共党员，大学学历，主任医师，副院长。中华医学会创伤学会煤矿创伤分会委员、中国煤矿创伤学会委员、山西医师学会普外专业和烧伤专业常委。

1982 年毕业于大同医专；2003 年在山西职工医学院就读本科，2006 年 1 月毕业，并获得学士学位；1982 年 9 月毕业分配大同矿务局第一职工医院普外科工作；1998 年 4 月任普外科副主任；2001 年 5 月任普外科主任；2005 年 9 月任副院长；2005 年 9 月—2008 年 12 月兼任普外科主任。

1989 年在北大医院进修 EPCP 技术、肠道镜技术。1990 年在雁同地区首先开展了肠道镜技术，达到国内先进水平，并于 2004 年被山西省科技专家协会认定为

纤维肠道镜治疗专家。2000 年独立完成十二指肠切除术，填补同煤集团医疗系统空白，并能够独立完成胃、肠、甲状腺、乳腺癌的根治手术和半肝切除术。带领外科团队成功治疗大面积特重度烧伤，最重烧伤面积达 90%。多篇论文发表在省级及国家级杂志。主持并参与的 6 项科研项目获得同煤集团科技进步奖。

2004 年被同煤集团评为首批优秀人才。多次被评为同煤集团和大同市的劳动模范、优秀党员。2008 年、2010 年分别带队参加汶川、玉树抗震救灾，受到各级部门和灾民好评。2008 年被国家安全生产监督管理总局授予"抗震救灾先进个人"称号，获记大同市一等功。

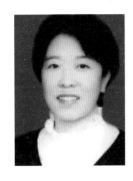

赵爱英 女，汉族，1960 年 12 月出生，山西省盂县人，大学本科学历，中共党员，高级政工师，工会主席。1976 年 7 月参加工作；1976 年 7 月—1977 年 12 月在大同市南郊区下窝寨公社插队；1977 年 12 月—1984 年 7 月在四老沟矿中学任教；1984 年 7 月—1986 年 7 月在大同矿务局第三中学任教；1986 年 9 月—1988 年 7 月在山西省教育学院外语系学习；1988 年 7 月—1994 年 1 月在大同矿务局第三中学任教；1994 年 1 月—2005 年 8 月在同煤集团工会劳保生活部任副部长；2005 年 9 月—2010 年 6 月在同煤集团肿瘤结核医院任工会主席；2010 年 6 月调任医院工会主席。

雷成宝 男，汉族，1961 年 9 月出生，山西省山阴县人，大学本科学历，主任医师，副院长。中华医学会会员、山西

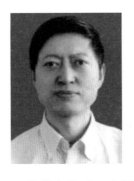

老年医学会老年保健专业委员会副会长、中国高血压联盟理事、中华老年医学会山西老年医学分会委员、山西医师协会心血管分会常委、山西老年医学分会常委、大同市矿区第八届政协常委。

1983 年毕业于大同医专，1999 年毕业于山西中医学院。历任大同矿务局第一职工医院内科医师、主治医师、副主任医师。1995 年 3 月任老年病科副主任、主任；2005 年 9 月任同煤集团总医院副院长；2005 年 9 月—2009 年 8 月兼任老年病科主任。

1992 年在北京协和医院心内科进修学习一年。从事老年内科心血管工作 29 年，参与国家"十一五"科技支撑课题"高血压综合防治""冠心病综合防治体系"等六个国家级项目的研究。主要领导医院各社区高血压、糖尿病的防治工作。擅长冠心病的介入治疗，对复杂心律失常、顽固性心力衰竭、难治性高血压、糖尿病急慢性并发症有独到见解。

多篇论文在国家级刊物发表。2010 年被山西省卫生厅评为"健康教育先进个人"。

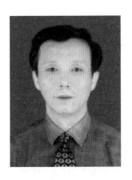

王 盛 男，汉族，1952 年 4 月出生，山西省大同市人，中共党员，大学学历，高级政工师，调研员。

1970 年 10 月毕业于大同矿务局卫校，1989 年从山西大学党政专业毕业，

1996 年从中央党校经济管理专业毕业。

1970 年 10 月—1974 年 6 月任大同矿务局第一医院肺病区、内科护士；1974 年 7 月—1983 年 10 月任医院政治处理论教员、党委办公室秘书；1983 年 11 月—1986 年 3 月先后任大同矿务局生活服务公司党委秘书、团委副书记、"打办"副主任；1986 年 4 月在行政处任办公室主任；1990 年 3 月—2001 年 2 月任大同矿务局招待所书记；2001 年 3 月—2005 年 9 月任同煤集团一医院党委副书记兼工会主席；2005 年 9 月—2008 年 7 月任同煤集团机关事务处副处长；2008 年 7 月至今任医院调研员。

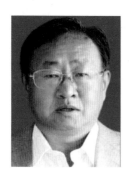

李凤平　男，汉族，1952 年 8 月出生，河北省顺平县人，中共党员，大学学历，经济师，调研员。

1969 年 11 月参加工作；1981 年 4 月由雁崖医院调到平旺医院工作，先后任院办公室秘书、副主任、主任；1983 年 9 月—1985 年 7 月在同煤党校大专班学习；1990 年 3 月任大同矿务局第一职工医院副院长；2005 年 9 月—2008 年 9 月任医院工会主席；2008 年 9 月任调研员。

第三节　历任党委副书记、副院长

纪金魁　男，汉族，1919 年 11 月 20 日出生，山西省怀仁县人，中共党员，革命委员会副主任。

1928 年 12 月至 1946 年 3 月，在怀仁县吴家窑大西湾背煤；1946 年 3 月—1949 年 10 月，在白洞矿、吴家窑矿当工

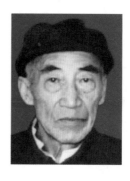

人；1949 年 10 月—1952 年 6 月，在大同矿务局同家梁矿八号井当工人；1952 年 6 月—1955 年 11 月，在大同矿务局同家梁矿任班长；1955 年 11 月—1957 年 12 月，任大同矿务局同家梁矿采煤一区副区长；1958 年 1 月—1959 年 5 月，任大同矿务局马脊梁矿采煤一区区长；1959 年 6 月—1960 年 3 月，任大同矿务局晋华宫矿井口党总支书记；1960 年 3 月—1963 年 6 月，任大同矿务局晋华宫矿生产副矿长；1963 年 7 月—1966 年 7 月，任国家经委驻大同矿务局挖金湾矿专员代表；1966 年 7 月—1971 年 5 月，任大同矿务局挖金湾矿第一副矿长；1971 年 5 月—1972 年 10 月，任大同矿务局第一医院革委会副主任（分管后勤）；1972 年 10 月调任大同矿务局煤质处副处长；1988 年 12 月离休。

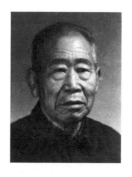

孙毓文　男，汉族，1915 年 3 月出生，山西省沁县人，中共党员，党委副书记，1938 年 2 月参加革命工作。

1938—1942 年在山西省牺盟会工作；1942 年加入共产党，1942—1947 年在山西省沁县南里高小任教师；1947—1949 年在山西省沁县南里中学任校长兼党支部书记；1949—1950 年任山西省沁县第三行政区副区长；1950—1953 年任山西省沁县民政科科长；1953—1954 年山西省长治专署人事科科长；1954—1957 年任大同矿务局煤峪口矿干部科科长；

1957—1961 年任大同矿务局煤峪口矿党委副书记；1961—1967 年任大同矿务局党委组织部副部长；1967—1972 年任大同矿务局政治部领导小组副组长；1972 年 8 月—1976 年 12 月任中共大同矿务局第一医院党委副书记；1973 年 4 月—1974 年 11 月兼任大同矿务局第一医院工会主任；1976 年 12 月—1979 年 3 月离职休养；1979 年 3 月—1982 年 12 月任中共大同矿务局平旺医院党委副书记；1982 年 12 月离休。

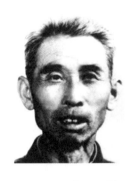

李三民　男，汉族，1917 年 6 月出生，山西省繁峙县人，高小文化，中共党员，革命委员会副主任，1939 年 10 月参加革命工作。

1939 年 10 月—1940 年 3 月，在山西省五台县牺盟军政学校学习；1940 年 4 月—1941 年 1 月，任山西省繁峙县四区农会主任、区委组长；1941 年 2 月—1941 年 11 月，在晋察冀区党委党校学习；1941 年 12 月—1944 年 10 月，任山西省应县三区区委组织委员、区长、区委书记；1944 年 11 月—1945 年 4 月，任山西省繁峙县八区区委书记；1945 年 5 月—1947 年 8 月，任山西省阳高县三区区委书记、城工部部长；1947 年 9 月—1949 年 5 月，任北岳军分区城敌部干事；1949 年 6 月—1950 年 6 月，任大同市企业接管组组员、火柴厂副厂长；1950 年 7 月—1952 年 8 月，任大同电业局总务组副组长、电厂人事科科长；1952 年 9 月—1953 年 1 月，任大同市委农村整党工作组组员；1953 年 2 月—1964 年 5 月，任大同矿务局干部处副处长；1964 年 5 月—1965 年 9 月，任大同矿务局马脊梁矿党委代书记；1965 年 10 月—1966 年 10 月，任大同矿务局教育处负责人；1966 年 11 月—1971 年 10 月，任大同矿务局监委委员、阶级教育展览馆负责人；1971 年 11 月—1972 年 8 月，任大同矿务局第一招待所所长；1972 年 8 月—1973 年 4 月，任大同矿务局第一医院革命委员会副主任；1973 年 4 月调任大同矿务局机关党委委员。

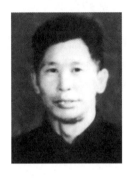

贾维真　男，汉族，1920 年 6 月出生，山西大同人，高小文化，中共党员，革命委员会副主任，1949 年 3 月参加工作。

1931—1942 年在大同市煤峪口煤矿当工人；1943—1946 年在大北沟矿当工人；1949 年 3 月—1952 年 7 月在大同矿务局永定庄矿当工人；1952 年 7 月—1953 年 12 月在大同矿务局永定庄矿五号井当班长；1953 年 12 月—1958 年 2 月任大同矿务局永定庄矿副区长、区长；1958 年 2 月—1961 年 3 月，任大同矿务局挖金湾矿调度主任、区长、党支部书记；1961 年 4 月—1965 年 10 月任大同矿务局挖金湾矿副矿长、代矿长；1965 年 10 月—1968 年任大同矿务局生产处副处长；1968—1972 年任大同矿务局生产学习大队、"五七"干校副校长；1972 年 12 月—1973 年 9 月任大同矿务局云岗矿副矿长；1973 年 9 月—1976 年 11 月任大同矿务局平旺医院革命委员会副主任；1976 年 12 月因病退休。

贾宝珍　男，汉族，1936 年 3 月出生，山西省大同市人，中专学历，中共党

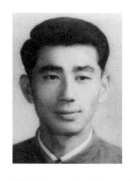

员，革命委员会副主任，1951 年 6 月参军。

1951 年 6 月参加中国人民解放军；1952 年 10 月—1953 年 12 月在军委张家口公安医院当护士；1954 年 1 月—1955 年 2 月在大同矿务局附属医院当护士；1955 年 2 月—1964 年 7 月在大同矿务局永定庄矿卫生站当护士；1964 年 7 月—1972 年 10 月任大同矿务局永定庄矿卫生站副站长、党支部书记；1972 年 10 月—1973 年 10 月任大同矿务局永定庄矿教育科科长；1973 年 10 月—1979 年 7 月任大同矿务局平旺医院革命委员会副主任，分管医疗；1979 年 8 月调到大同矿务局卫生处任副处长；后任大同矿务局计划生育办公室主任直至退休。

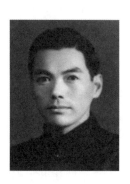

费殿璧　男，汉族，1921 年出生，河北省抚宁县人，中共党员，革命委员会副主任，1948 年 10 月参加工作。

1940 年—1948 年 10 月在河北省秦皇岛华北煤矿、长城煤矿任记工员、修理工；1948 年 10 月—1950 年 4 月任河北省长城煤矿考工股主管；1950 年 11 月—1957 年 5 月任大同煤矿基本建设局工程科科长；1957 年 5 月—1959 年 3 月任大同矿务局晋华宫矿筹备组主任、代副矿长；1959 年 4 月—1961 年 12 月任大同矿务局晋华宫矿副矿长；1961 年 4 月—1964 年 12 月任大同矿务局挖金湾矿副矿长；1965—1968 年在大同矿务局财务处、工资处工作；1969—1973 年任大同矿务局"五七"干校生产组、供销组组长；1973 年 4 月—1975 年 9 月任大同矿务局雁崖医院革命委员会副主任；1975 年 9 月—1981 年 4 月任大同矿务局平旺医院革命委员会副主任兼肺所党支部书记。

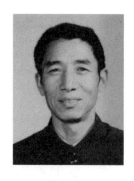

张丙有　男，汉族，1937 年 9 月出生，山西省原平县人，中共党员，党委副书记，1952 年 8 月参加工作。

1952 年 8 月—1953 年 2 月在山西省忻县地委干校学习；1953 年 10 月—1954 年 4 月在山西省委团校学习；1954 年 4 月—1958 年 1 月在中共大同矿务局党委会工作；1958 年 1 月—1959 年 1 月在大同矿务局同家梁矿劳动；1959 年 1 月—1966 年 9 月任大同矿务局同家梁矿运输区、工程区党支部书记；1966—1969 年任大同矿务局学习大队党支部书记；1969 年 9 月—1976 年 12 月任大同矿务局印刷厂党支部书记；1976 年 4 月—1982 年 12 月任大同矿务局平旺医院党委副书记；1982 年 12 月调任大同矿务局中央机厂工会主席。

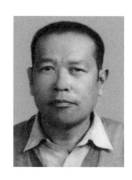

王有光　男，汉族，1934 年出生，河北省安平县人，中共党员，副院长，1951 年 1 月参加工作。

1951 年 1 月—1952 年 7 月在河北省井陉煤矿保健站学习；1952 年 7 月—

1956 年 11 月在河北省井陉煤矿医院当保健员；1956 年 11 月—1966 年 10 月在大同矿务局医院当保健员；1966 年 11 月—1967 年 11 月在大同矿务局医院政治处工作；1967 年 11 月任中共大同煤矿医院核心小组成员；1968 年 9 月任大同煤矿医院一队队长；1969 年 6 月—1972 年 7 月任大同矿务局一医院红一连连长；1972 年 7 月—1976 年 11 月任大同矿务局一医院第一党支部书记；1976 年 11 月—1980 年 7 月任大同矿务局平旺医院革命委员会副主任、副院长，分管后勤；1980 年 7 月被免职后调离医院。

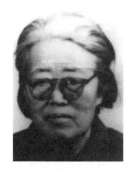

白　冰　女，汉族，1924 年 12 月出生，山西省怀仁县人，中共党员，党委副书记，1938 年 7 月参加革命工作。

1938 年 7 月—1940 年 3 月任山西省怀仁县妇救会主任；1940 年 4 月—1942 年 7 月任山西省大任县、山阴县妇联主任；1942 年 8 月—1943 年 12 月在延安党校学习；1944 年 1 月—1950 年 12 月任山西省雁北地区妇联委员；1951 年 3 月—1953 年 3 月在中央政法干校学习；1953 年 4 月—1955 年 6 月任大同市中级人民法院审判厅厅长；1956 年 7 月—1980 年 4 月任大同矿务局化工厂工会主席、大同矿务局工会女工部部长、大同矿务局工会组织部部长、大同矿区新平旺街道办事处主任；1980 年 5 月—1982 年 12 月任大同矿务局平旺医院党委副书记；1983 年 1 月离休。

孟维新　男，汉族，1935 年 11 月出生，山西省怀仁县人，中共党员，大学学

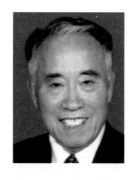

历，主任医师，业务副院长，1959 年 8 月从山西医学院毕业参加工作，享受国务院特殊津贴。

1959 年 8 月—1970 年 4 月任大同矿务局医院内科医师；1970 年 4 月—1980 年 9 月任大同矿务局二医院内科医师、主治医师、内科副主任、内科主任；1980 年 9 月—1996 年 12 月任大同矿务局第一职工医院业务副院长兼内科第一主任、华北煤炭医学院心内科兼职教授、全国煤炭系统心血管学会理事、中华医学会大同分会心血管组副组长、大同矿区及大同市人大代表；1996 年 12 月退休。

20 世纪 80 年代在大同矿区首先开展了风心病二尖瓣狭窄闭式交界分离术、右心导管检查术、腹膜透析治疗尿毒症、低能量直流电除颤治疗心脏病房颤、同步直流电击转复室上性心律失常、快速肝穿、气脑造影术等技术，并组织领导开展了低温高钾心脏停搏复苏、体外循环心脏保护、ACT 监测等一系列体外循环的动物实验，1985 年应用于临床。出版著作及发表论文有：1978 年与人合作编译了美国罗伯特所著的《心脏急症的诊断与治疗》一书；《急性一氧化碳中毒神经、精神系统后遗症》于 1979 年刊登在《中华神经精神科杂志》；《急性一氧化碳中毒若干问题的探讨》于 1980 年刊登在《山西医学》杂志；《原发性扩张型心肌病临床特点分析》于 1983 年刊登在《心血管论文集》；《风心病、单纯二尖瓣狭窄球囊扩张 7 例报告》于 1993 年刊登在《综合临床医学》杂志；任《职业与心血管病》一书副主编，1998 年由中国医药科技出版社出版；任《心脏病治疗学》一

书主编，2000 年由中国医药科技出版社出版。

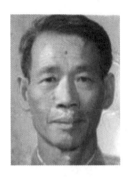

孙锡孚　男，汉族，1927 年 9 月出生，天津市人，中共党员，大学学历，主任医师，业务副院长。1954 年 8 月从山西医学院毕业参加工作，生前为全国骨伤科外固定学会理事，享受国务院特殊津贴。

1954 年 8 月—1960 年 5 月在河北省井陉矿务局医院任医师；1960 年 5 月—1973 年 10 月任大同矿务局医院外科医师、主治医师；1973 年 10 月—1974 年 2 月任大同矿务局平旺医院外科副主任；1974 年 2 月—1980 年 10 月任大同矿务局平旺医院骨科副主任、主任；1980 年 10 月—1988 年 4 月任大同矿务局第一职工医院业务副院长兼骨科第一主任；1988 年 4 月—1993 年 3 月专职从事专业技术工作；1993 年 3 月退休。

参加工作以后，一直从事创伤骨科工作，亲手创建了大同矿务局一医院骨科，培养了一批优秀骨科人才，使骨科成为大同市首批重点专科，为祖国的创伤外科事业做出了重大贡献。

20 世纪 80 年代，研制的骨盆骨折外固定器得到同行高度评价。1985 年，"骨盆骨折外固定器临床应用"获煤炭工业部科技进步二等奖；1986 年 9 月，"不稳定骨盆骨折应用外固定器治疗"获华佗金像奖，1988 年，该项目获能源部科技成果二等奖。1991 年 11 月，在第二届中日友好骨科学术交流会上发表《骶髂关节骨折闭式加压钉内固定》论文，受到国内外专家的好评。担任《临床创伤外科》一书副主编，同时参与《骨科复位固定器疗法》和《临床骨盆外科》两部著作的编写工作。1987 年被聘为全国煤矿创伤研究协作组副组长兼《煤矿创伤》杂志副主编。多篇论文获省部级或大同市、大同矿务局奖励。多次被评为大同矿务局优秀党员和先进工作者。

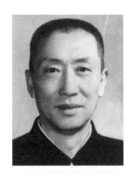

王杰　男，汉族，1924 年 8 月出生，山西省大同市人，中共党员，初中文化，副院长，1939 年 1 月参加革命工作。

1939 年 1—7 月为山西省大怀县游击队队员；1939 年 7—10 月为晋绥五分区干训班学员；1939 年 10 月—1943 年 8 月为延安抗大七分校学员；1943 年 8 月—1945 年 8 月为延安抗大七分校三大队事务员；1945 年 8 月—1947 年 12 月为晋冀鲁豫边区政府托儿所管理员；1947 年 12 月—1948 年 12 月任晋冀鲁豫军区警卫团副连长；1949 年 1—12 月任十八兵团补训师六团一连指导员；1950 年 1—7 月任大同市民政局股长、教养院股长、大同市第四戒烟所所长，并在察哈尔省党校学习；1951 年 7 月—1952 年 6 月任大同市民政局抗美援朝分会秘书；1952 年 6 月—1955 年 5 月任大同矿务局行政处总务科科长、南厂科长；1955 年 5 月—1956 年 12 月任大同矿务局煤峪口矿副矿长、大同矿务局基本建设处副处长；1956 年 12 月—1966 年任大同矿务局行政处第一副处长；1966—1979 年任大同矿务局行政处副处长；1979 年—1980 年 2 月任大同矿务局供水站站长；1980 年 2 月—1981 年 1 月任大同矿务局行政处副处长；1981 年 1 月—1983 年 7

月任大同矿务局平旺医院行政副院长；1983 年 7 月调任大同矿务局生活服务公司副经理；1985 年 2 月离休。

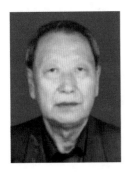

王卫东 男,汉族,1929 年 10 月出生,山西省怀仁县人,初中文化,中共党员,高级经济师,副院长,1949 年 11 月参加工作。

1949 年 11 月—1959 年 7 月任大同矿务局马脊梁矿会计、股长、办公室副主任；1959 年 8 月—1965 年 10 月任大同矿务局晋华宫矿党委宣传部部长、党总支书记；1965 年 11 月—1970 年 2 月任大同矿务局党委宣传部干事；1970 年 3 月—1971 年 6 月任大同矿务局王村矿办公室主任；1971 年 7 月—1975 年 5 月任大同矿务局雁崖矿办公室主任；1975 年 5 月—1982 年 12 月任大同矿务局雁崖矿革命委员会副主任、副矿长；1982 年 12 月—1988 年 9 月任大同矿务局第一职工医院行政副院长；1988 年 9 月—1991 年 10 月任调研员；1991 年 11 月退休。

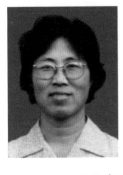

杨世荣 女,汉族,1944 年 11 出生,天津市人,大学学历,高级政工师,党委副书记,1967 年从天津师范大学毕业后参加工作。

1967—1969 年在大同矿务局煤峪口矿土建队劳动锻炼；1969—1984 年任大同矿务局政治部宣传处干事、统战科科长；1984 年 4 月—1986 年 10 月任大同矿务局第一职工医院党委副书记；1986 年 10 月调任大同矿务局教师进修学校党支部书记。

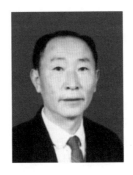

倪生贵 男,汉族,1939 年 10 月出生,山西省大同市人,中共党员,大学学历,高级政工师,党委副书记,1965 年 7 月从山西大学毕业后参加工作。

1960 年 9 月—1965 年 8 月在山西大学生物系学习；1965 年 8 月—1966 年 10 月在雁北地委组织部待分配参加“四清”运动；1966 年 10 月—1976 年 2 月在怀仁县委组织部、县广播站、县委办公室工作；1976 年 3 月—1983 年 7 月任大同矿务局干部处干事；1983 年 7 月—1983 年 10 月任大同矿务局干部处副处长；1983 年 11 月—1986 年 4 月任大同矿务局培训处副处长；1986 年 5 月—1986 年 10 月任大同矿务局劳动服务总公司纪委副书记；1986 年 10 月—1988 年 9 月任大同矿务局第一职工医院党委副书记；1988 年 9 月—1990 年 1 月任大同矿务局第一职工医院行政副院长；1990 年 1 月—1999 年 12 月任大同矿务局第一职工医院党委副书记；1999 年 12 月退休。

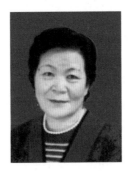

杨生芳 女,汉族,1937 年 3 月出生,山西省临猗县人,中共党员,高级政工师,工会主席,1952 年 7 月参加工作。

1952 年 7 月—1953 年 9 月在山西省运城干校学习；

1953 年 9 月—1954 年 2 月在山西省委团校学习；1954 年 2 月—1962 年 9 月任大同矿务局同家梁矿党委宣传部干事；1962 年 9 月—1964 年 8 月任大同矿务局雁崖矿党委宣传部干事；1964 年 8 月—1966 年 7 月在太原参加"四清"工作队；1966 年 7 月—1971 年 3 月在大同矿务局雁崖矿党委宣传部工作；1971 年 3 月—1976 年 10 月任大同矿务局文教组副组长、教育处副处长；1976 年 10 月—1980 年 5 月任大同矿务局政治部副主任、党总支书记；1980 年 5 月—1983 年 7 月任大同矿务局工会副主席、党支部书记；1983 年 7 月—1985 年 10 月任大同矿务局教育处副处长；1985 年 10 月—1986 年 10 月任大同矿务局教师进修学校党支部书记、校长；1986 年 10 月—1997 年 5 月任大同矿务局第一职工医院工会主席；1997 年 5 月调到大同矿务局南戴河疗养院。

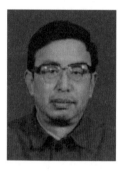

高崇普 男，汉族，1942 年 8 月出生，山西省大同市人，中共党员，大学学历，主任医师，副院长，1966 年 9 月从山西医学院医疗系毕业后参加工作。

1969 年 11 月—1971 年 5 月任大同市平旺公社医师；1971 年 5 月—1973 年 5 月任大同矿务局同家梁矿保健站医师；1973 年 5 月—1986 年 8 月任大同矿务局第一职工医院内科住院医师、主治医师；1986 年 8 月—1986 年 11 月任大同矿务局第一职工医院内科副主任；1986 年 11 月—1992 年 2 月任大同矿务局第三职工医院副院长；1992 年 2 月—2001 年 3 月任大同矿务局第一职工医院业务副院长、主任医师；2002 年 9 月退休，退休后返聘为内科主任医师。

1993 年主持 10 例尘肺病人的全肺灌洗术；1994 年主持筹建重症加强护理病房；1996 年主持人工肾科的组建并开展工作；在担任第一职工医院副院长期间兼任大内科主任，主持大内科每周查房及疑难危重病的会诊讨论工作；1994 年主持大内科二级科室的分科组建工作，主持爱婴医院的创建工作。在省部级医学杂志上发表论文 7 篇。

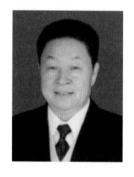

薛世定 男，汉族，1945 年 11 月 26 日出生，山西省怀仁县人，中共党员，大学学历，主任医师，副院长，1970 年 8 月从山西医学院毕业后参加工作。

1970 年 8 月—1971 年 3 月在大同矿务局晋华宫矿劳动锻炼；1971 年 3 月—1973 年 6 月任大同矿务局二医院外科医师；1973 年 6 月—1977 年 4 月任大同矿务局三医院外科医师；1977 年 4 月—1980 年 6 月任大同矿务局晋华宫矿外科医师；1980 年 6 月—1990 年 10 月任大同矿务局第一职工医院骨科医师、主治医师、副主任医师；1990 年 10 月—1996 年 3 月任大同矿务局第一职工医院医务科科长；1996 年 3—2001 年 3 月任大同矿务局第一职工医院业务副院长、主任医师；2001 年 3 月—2005 年 10 月按政策规定不再担任行政职务，专职从事主任医师工作；2005 年 11 月退休，退休后返聘为骨科主任医师。

曾在骨科开展断肢、指再植术，应用各种皮瓣平移植治疗软组织缺损、拇指再造等。《应用肌瓣、肌皮瓣治疗小腿前部严重软组织损伤的体会》获大同市科委1986年度优秀论文三等奖，并获大同矿务局科研四等奖。《游离皮瓣平移植的体会》被评为1989年大同矿务局科研四等奖。《Enlder钉用式内固定治疗胫腓骨骨折后体会》于1992年刊登在《山西医药杂志》第4期，并于1993年3月在《中国工矿医学论文选编》第七辑上登载。《多种皮瓣临床应用》获1990年大同矿务局优秀论文三等奖，于1992年刊登在《山西医药杂志》第5期并在《中国医药卫生学术文库》上登载。

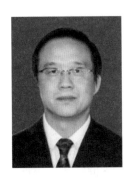

郁林杰　男，汉族，1961年5月出生，江苏省启东市人，中共党员，主任医师，副院长，1983年7月从苏州医学院临床医学系毕业后参加工作，大学本科学历，中国人民大学EMBA硕士学位。全国煤矿创伤学会委员、全国矿山救治中心专家组成员、华北煤炭医学院兼职教授、大同市医疗事故鉴定专家组成员、《工矿》《中华医学实践》杂志编委。

1983年8月—1984年11月平朔煤炭公司医院医师；1984—1994年任大同矿务局第一职工医院骨科医师、主治医师、副主任医师；1994年11月—1999年3月任大同矿务局第一职工医院重症监护治疗科（ICU）副主任、主任、主任医师；1999年3月—2005年9月任大同矿务局第一职工医院副院长、主任医师；2005年9月任大同矿务局第三职工医院院长、主任医师。

在大同矿务局第一职工医院工作期间发表论文多篇：《介绍一种创伤评分计算尺》发表于《中华创伤》杂志；《TRISS法在开放性骨盆骨折中的应用》发表于《煤矿创伤》杂志；《浮髋损伤》发表于《中华骨科杂志》；《多发伤病人的代谢支持》《多发伤病人的呼吸支持》《11例重症脂肪栓塞综合征的临床治疗》发表于《广州医药》杂志；《开放性骨盆骨折》《中心静脉置管心电定位法》《急性中毒病人的生命支持》发表于《煤矿创伤》杂志。"经皮AO钉治疗骶髂关节脱位"获煤炭工业部科技进步三等奖（参与者之一）；《多发伤病人的代谢支持》获美国医学信息中心优秀论文一等奖；"钩刀小切口治疗筋膜间室综合征"获大同市三等奖；主持开展的"人脱钙骨的研制与应用""肱骨下三分之一骨折的生物学探讨""煤矿创伤断指再植术"等研究项目获大同矿务局技术革新、科技进步一、二、三等奖。1998年荣立山西省劳动竞赛三等功；1996年、1997年、1998年被评为大同市劳动模范和优秀共产党员；1996年、1997年、1998年被评为大同矿务局特等劳动模范和优秀共产党员。所领导的大同矿务局第一职工医院重症监护治疗科被评为大同矿务局青年文明号等，开展的"CRRT治疗多脏器功能衰竭"科研项目获大同矿务局科技创新一等奖。

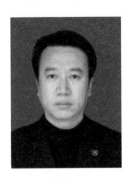

赵　海　男，汉族，1960年8月出生，河北省怀安县人，中共党员，高级政工师，工会主席，1980年7月毕业于大同师专，中央党校函授大学学历，1981年10月参加工作。

1981年10月—1984年12月在大同矿务局二中任教；1985年1—12月任大

同矿务局二中党支部干事；1986 年 1 月—1987 年 10 月任大同矿务局教师进修学校团委书记；1987 年 10 月—1990 年 4 月任大同矿务局第一职工医院工会秘书（副科级）；1990 年 4 月—1992 年 4 月任大同矿务局第一职工医院第一党支部书记；1992 年 4—8 月任大同矿务局第一职工医院政工科科长；1992 年 8 月—1999 年 3 月任大同矿务局第一职工医院工会副主席；1999 年 3 月—2000 年 9 月任大同矿务局第一职工医院工会主席；2000 年 10 月调任大同矿务局第二职工医院党委书记；2005 年任同煤集团三医院党委书记。

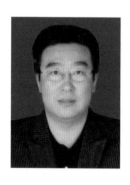

　　周慧龙　男,汉族，1962 年 12 月出生，河北省怀安县人，大专学历，中共党员，政工师，党委副书记兼纪委书记，1980 年 2 月参加工作。

　　1980 年 2 月—1985 年 8 月大同矿务局四老沟矿工人、区工会干事、区团总支书记；1985 年 9 月—1987 年 7 月在大同矿务局党校脱产学习；1987 年 8 月—1988 年 9 月任大同矿务局第一职工医院办公室秘书；1988 年 9 月—1990 年 10 月任大同矿务局第一职工医院办公室副主任；1990 年 10 月—1992 年 8 月任大同矿务局第一职工医院办公室主任；1992 年 9 月—1999 年 9 月任大同矿务局第一职工医院政工科科长；1999 年 4 月—1999 年 10 月兼任第一职工医院医疗改革办公室主任；1999 年 10 月—2008 年 12 月任大同矿务局第一职工医院办公室主任；2001 年 12 月—2005 年 9 月任院长助理；2005 年 7 月—2008 年 12 月兼任一医院实业公司经理；2005 年 10 月—2010 年 12 月任

同煤集团总医院党委副书记兼纪委书记；2011 年 1 月调任同煤集团环境卫生管理处党委书记。

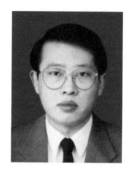

　　陈庆春　男,汉族，1968 年 11 月出生，山西省山阴县人，中共党员，大学本科学历，高级政工师，工会主席，1986 年 11 月参军。

　　1986 年 11 月—1993 年 3 月任中国人民解放军马武山卫生所医师；1993 年 3 月—1995 年 9 月任大同矿务局第一职工医院骨科医师；1995 年 9 月—1997 年 7 月在山西职工医学院学习；1997 年 7 月—1998 年 4 月任大同矿务局第一职工医院骨科医师；1998 年 4 月—2001 年 8 月任大同矿务局第一职工医院骨科副主任；2001 年 8 月—2005 年 9 月任大同矿务局第一职工医院门诊部主任；2005 年 10 月—2009 年 4 月任同煤集团二医院工会主席；2009 年 4 月—2010 年 6 月任同煤集团总医院工会主席；2010 年 6 月任同煤集团肿瘤结核专科医院党委书记。

第四节　退休正副主任医师、科主任

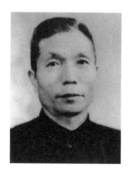

　　史相荣　男,汉族，1916 年 6 月出生，山西省浑源县人，群众，大学文化，副主任医师，内科主任。

　　1949 年毕业于国防医学院；1950 年 10 月在大同矿务局附属医院参加工作；1956 年 9 月任内科主任；“文化大革命”

期间受到冲击，落实政策后恢复内科主任职务；1984 年 11 月退休。

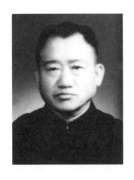

李玺玉 男，汉族，1915 年 10 月出生，山西省灵丘县人，群众，大学本科学历，主治医师，内科副主任。

1949 年从山西大学医疗系毕业，1954 年 5 月参加工作，1975 年退休。退休前任内科副主任。1965 年调到医院以后，一直从事内科工作，工作积极认真负责，精通内科专业理论，熟练掌握临床各种操作，能准确诊断内科各种疾病，对一些疑难病能做出正确诊断。

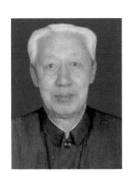

韩济仁 男，汉族，1922 年 12 月出生，辽宁省朝阳县人，群众，大学文化，主任医师，外科主任。1943 年毕业于伪满军医大学；1944—1947 年任伪满军医院及国民党九九后方医院军医及主治医师；1948—1949 年任湖南中湘煤矿医院外科主任；1950—1972 年任大同矿务局一医院主治医师及科主任；1973 年调到大同矿务局三医院，先后任该院外科主任、副院长。享受国务院特殊津贴。从事骨、外科专业 40 多年，能进行专业系统（如普外、骨、胸、脑及泌尿外科等）疑难病症的诊断、治疗并开展骨外科难度大而复杂的手术。在论著方面，《胸腰椎骨折合并截瘫的早期手术综合疗法》收入 1980 年全国煤矿第二届创伤外科会议论文汇编；《胆道系统结核误诊为胆囊炎胆石症》刊登在 1955 年《临床外科》杂志第三期，并获大同市科协二等奖；科研项目"创伤性脾破裂行脾修补术"获 1984 年山西省科协二等奖。

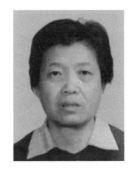

于怡箴 女，汉族，1930 年 1 月出生，山东省潍坊市人，群众，大学学历，主任医师，医务科科长。

1954 年从山东大学医学院毕业，1983 年任医院医务科科长。1995 年 3 月退休。1954 年被分配到山西大同矿务局医院任外科医师。1965 年赴北京儿童医院外科进修一年后，回院从事普外兼儿外专业。1973 年任主治医师、外科副主任。1986 年根据临床资料总结的《躯干部钝挫伤可致的创伤性膈疝的早期诊断及治疗》一文在全国煤矿创伤外科会议上交流，并被收入会议论文汇编。1987 年晋升为主任医师。

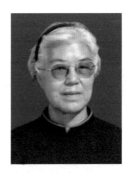

马冰心 女，汉族，1940 年出生，河北省东光县人，民盟盟员，主任医师，心血管内科主任。1963 年毕业于山西医学院，1998 年 5 月退休。曾在北京阜外医院进修深造，从 1985 年起从事心血管专业 10 余年，任职期间带领心血管内科完成冠状动脉造影 10 余例，每年进行射频消融诊治室上性心动过速 10 余例，开展二尖瓣球囊扩张治疗风湿性心脏病、二尖瓣狭窄。在省级刊物上发表学术论文 10 余篇。

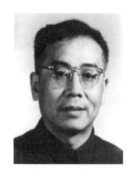

马鸣林 男,汉族,1937 年 2 月出生,山西省大同市人,群众,大学学历,主任中医师,中医科主任。1962 年毕业于北京中医学院,1981 年 2 月任中医科副主任;1990 年任科主任;1993 年 3 月晋升主任中医师;1975—1976 年参与中医教学一年,主编中医讲义四套;1997 年 4 月退休。治疗各型胃炎、关节炎、神经痛、小儿厌食症及中西医结合治疗胃炎经验丰富。发表论文 11 篇,其中获二等奖两篇、三等奖七篇,获大同市三等奖两篇。

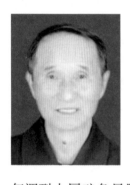

王琪 男,汉族,1934 年 2 月出生,北京市顺义县人,中共党员,副主任医师,病理科副主任。1951—1955 年在张家口医士学校学习,1957 年调到大同矿务局附属医院,1994 年 7 月退休。中华医学会会员、中华医学会大同分会病理学组副组长。长期从事病理专业理论研究与临床实践工作,尤其是在病理方面积累了丰富的实践经验。两次获矿务局劳动模范称号,一次获自学成才二等奖,并多次受到医院的表彰和奖励。撰写论文 10 余篇,均获得大同市及矿务局科协优秀论文奖。

王树雄 男,汉族,1944 年 9 月出生,河北省束鹿县人,中共党员,毕业于大同市六二卫校,大专学历,副主任医师,神经内科主任,2004 年 9 月退休。

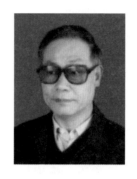

1968 年 3 月参加工作,开展的"血液稀释法治疗脑血栓""小剂量、长疗程、大剂量吡喹酮治疗脑囊虫病""脑血管病的康复治疗""联合应用多巴酚丁胺硝普钠治疗肺心病"等均取得较好的疗效。撰写《非常规慢病毒感染》等较高水平的论文,被收入《全国煤炭心血管研究会第二届学术大会交流论文集》。

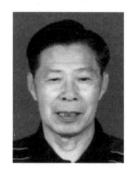

卢春祥 男,汉族,1931 年 2 月出生,河北省滦南县人,中共党员,1954 年 2 月从河北医学院毕业后到医院参加工作,1987 年 2 月晋升为副主任医师,1993 年 2 月晋升为主任医师,中华医学会大同市泌尿外科分会副组长,在职时任外科主任,1993 年 6 月退休。具有丰富的临床经验,经常参加院内外会诊及有关技术鉴定,先后进行过一系列高难度外科手术,如胃癌根治术、十二指肠切除术、半肝切除术、胰腺部分切除术、乳腺癌根治术、巨大脾脏切除术、肾癌根治术、膀胱癌根治术、肾部分切除术、肾盂成形术等。发表论文 30 余篇,《肾脏损伤的诊断和处理》1984 年分获中华医学会山西学会、大同市科协优秀论文三等奖和二等奖,《尿石症 264 例临床分析》1986 年获大同市科协优秀学术论文二等奖。

乐兰芳 女,蒙古族,1932 年 11 月出生,内蒙古自治区昭盟克旗人,副主任

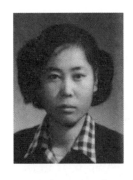

医师，1954 年 2 月从河北医学院毕业后分配到医院内科工作，1988 年 11 月退休。从事内科工作 30 多年，熟练掌握内科各系统疾病的诊断治疗和处理原则，以及常见病的技术操作，如胸穿、腹穿、腰穿、骨穿等各种穿刺和血液循环时内静脉压测定、肝穿活检等。1957 年在湖南湘雅医院进修心电图，回院后在病房兼做心电图，是大同市第一个开展心电图专业的人。1964 年在山西医学院进修血液病，回院后开展骨髓象涂片、染色、分析工作。

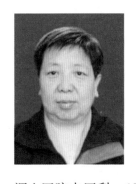

白玉兰　女，回族，1946 年 1 月出生，山西省大同市人，中医专业副主任医师。1966 年毕业于大同六二卫校，1968 年 2 月参加工作，1969 年 12 月调入医院中医科，1997 年 2 月退休，退休前任中医科主任。一直从事中医专业，有较扎实的中医知识，坚持走中西医结合的道路，擅长对常见病、多发病进行治疗。在妇科方面有一定的经验。有多篇论文在国家级和省部级刊物上发表。

任伯伦　女，汉族，1935 年 8 月出生，山东省莱阳市人，九三学社社员。1958 年 9 月从青岛医学院本科毕业后分配到大同医专当教师，1964 年 9 月调入医院从事儿科临床专业，1993 年 2 月晋升为儿科主任医师，1995 年 8 月退休。专业基础理论知识扎实，操作熟练，对新

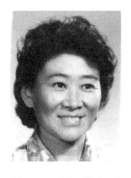

生儿疾病治疗经验丰富，熟练掌握儿科急慢性病诊治和新生儿的治疗抢救工作。对贫血症、佝偻病的诊治有独到之处，能独立主持指导科研工作，并开展对新药的临床实验，带教工作出色。有 4 篇论文获大同矿务局科协优秀论文三等奖。

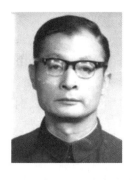

刘安保　男，汉族，1936 年 11 月出生，上海市人，中共党员。1960 年 8 月从山西医学院毕业后参加工作，1987 年 12 月晋升为副主任医师，1993 年 2 月晋升为主任医师，1996 年 12 月退休，退休前任内科主任。熟悉大内系统各科诊疗技术，能正确处理急、危、重、疑难病人的诊断及其他复杂技术问题；熟练掌握心电图、消化道片的阅片、肝穿、脾穿、胸膜活检、心包穿刺、骨髓活检、纤维胃镜、肠镜、腹腔镜等技术；对肝、肾疾患所致水肿、顽固性腹水采用多途径联合给药，临床上取得满意效果。多篇论文发表在《全国煤炭医学论文集》《同煤科技》上，《其中腹腔内给药新途径》《胃窦部幽门弯曲菌检查 128 例报告》获大同矿务局 1984 年科技进步奖。

刘以智　男，汉族，1936 年 10 月出生，山西省大同市人，中共党员，主任医师，传染科主任，1996 年 11 月退休。1961 年毕业于河北医学院医疗系，1987 年在上海第二军医大学进修学习感染性疾

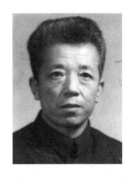

病治疗，1991 年在北京协和医院学习传染病学。担任科主任期间规范了传染科的病房管理和传染科病人的消毒隔离，并规范了乙型肝炎、伤寒、副伤寒、菌痢、猩红热等疾病的诊疗。发表论文 5 篇，其中《伤寒、副伤寒 30 例误诊临床分析》获大同市优秀论文三等奖。

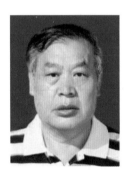

刘宝德　男，汉族，1942 年 12 月出生，河北省唐山市人，中共党员，大学本科学历，副主任医师，煤峪口矿医院院长，2002 年 12 月退休。

　　1964 年 8 月毕业于唐山煤矿医学院，同年 9 月分配到医院做外科医生；1964 年 10 月—1966 年 9 月在太原、大同搞"四清"运动；1966 年 10 月—1967 年 12 月在医院组建办工作；1967 年 12 月—1972 年在妇产科、内科担任负责人；1973 年任儿科负责人；1981 年 5 月任内科主任；1981 年调到煤峪口矿医院；1985 年—1988 年 4 月任煤峪口矿医院副院长，1988 年晋升为副主任医师；1989 年任煤峪口矿医院院长。先后在国内医学刊物发表论文 13 篇，1998 年、2000 年先后编写出版《职业与心血管病》和《心脏病治疗学》，担任副主编。曾担任全国煤炭系统心血管病研究会副会长。2001 年 2 月被同煤集团授予优秀科技人才称号，曾多次被评为大同市、同煤集团劳动模范、优秀共产党员。

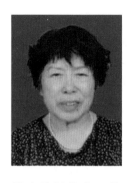

刘淑华　女，汉族，1933 年 12 月出生，河北省深县人，中共党员，主任医师，儿科副主任，1956 年毕业于山西医学院医疗系，1994 年 6 月退休。

从事儿科临床工作 41 年，除能抢救危重病儿、处理疑难病症外，还擅长中西医结合治疗儿科、传染科常见病和疑难病。擅治小儿高热、咳喘、肝、肾疾病、紫癜、泄泻及久治不愈的肺炎、婴幼儿腹泻、婴儿肝炎综合征、脑炎后遗症的失语、眼球震颤、皮质性目盲、耳聋、局部抽搐症、甲状腺疾患等。曾在全国学术会议上发表论文 20 余篇、在省市级刊物发表论文 13 篇，其中获市级优秀论文奖 9 篇、矿务局级 14 篇；获矿务局科研奖 5 项。为大同市三八红旗手、矿务局优秀党员。曾荣获山西省卫生厅授予的"赵雪芳式白衣战士"称号。

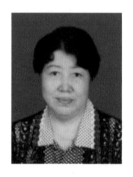

刘淑贞　女，汉族，1936 年 10 月出生，山西省大同市人，中共党员，1961 年 9 月从山西大同医专毕业后分配到医院内科任医师。历任主治医师、副主任医师、主任医师。1986 年担任内科副主任、主任。曾任全国煤炭系统心血管学会理事。多次被评为医院先进工作者。1980 年、1981 年先后在山西医学院二院、北京阜外医院进修心血管专业。1984 年参加全市病案研讨会，其专题发言获一等奖。1985 年开展血液流变学测定。1987 年后开展氧疗换血治疗高血压、脑血管病变 200 例，采用尿激酶治疗急性脑血栓、急性心梗临床应用效果良好。1992 年领导大内科开展科研项目 42 项，主要有支气管镜检查、肺动脉栓塞、肝穿、肺结节病、小肝癌病、过敏性疾病、过敏试验等。发表国家级论文 3 篇、省级论文 15 篇。

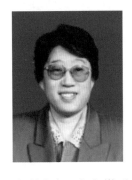

刘生莲 女，汉族，1947 年 3 月出生，山西省怀仁县人，中共党员，1970 年 8 月从山西医学院医疗系本科毕业，1997 年 9 月晋升为主任医师，心内科主任，为全煤系统心血管病研究会理事，2002 年 3 月退休。从事心内科专业时是专业学科带头人，有丰富的临床经验，掌握急、重、疑难病人的抢救治疗，对急性肾衰、病毒性心肌炎的诊治有独到之处。成功抢救垂体危象患者 1 例，及时诊断治疗急性铅中毒患者 1 例。撰写论文 10 篇，其中 3 篇获大同矿务局优秀论文三等奖。

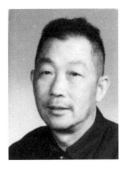

负希亭 男，汉族，1923 年 5 月出生，内蒙古自治区凉城县人，群众，1948 年中国人民大学经济系肄业，1951 年 3 月参加工作，1979 年 11 月晋升为主治医师，1988 年 7 月退休。从事放射科工作 38 年，精通放射诊断、造影等技术。20 世纪 50—80 年代是大同矿务局卫生系统公认的放射学科带头人。他是医院放射科第一任科主任，筹建了放射科，培养了放射人才，为煤矿工人尘肺病普查和诊断等做出重要贡献。

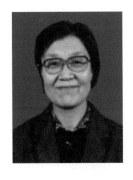

闫树玉 女，汉族，1935 年 7 月出生，山西省定襄县人，群众。1958 年 8 月从山西医学院医疗系本科毕业，1958 年 9 月被分配到山西医学院附属二院外科任医师，1965 年 7 月调入医院外科，1993 年 2 月晋升为主任医师，1995 年 8 月退休。从事外科工作 37 年，每年进行手术 100 余例。1984 年独立完成胆囊切除、胆肠内引流及重症胆道感染的治疗，1985 年对门脉高压症伴食管胃底静脉曲张大出血开展了贲门胃底周围血管离断术。1988 年采用巨脾切除治疗原发性血小板减少性紫癜。1986 年《胆囊炎、胆石症 200 例分析》论文获大同矿务局科技成果奖及市科协优秀论文奖。

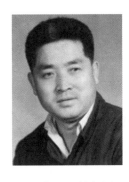

吕克争 男，汉族，1936 年 10 月出生，山西省大同市人，中共党员，主治医师，医院针灸科主任，1996 年 12 月离休。1949 年 5 月参加工作，1955 年 10 月调入医院理疗室从事针灸、理疗工作，能针对不同病情合理使用毫针、耳针、火针、三棱针、水针、芒针等治疗风湿、类风湿，各种急性痛症、偏头痛，三叉神经痛等顽固性疾病；开展推拿、按摩治疗各种颈、肩、腰腿疼痛，软组织损伤，腰椎间盘突出，关节挫伤，半身不遂等取得明显疗效。曾多次荣获大同矿务局、大同市劳动模范、优秀共产党员称号。

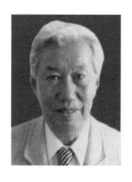

孙玉亭 男,汉族,1939 年 11 月出生,河北省容城县人,中共党员,九三学社社员。1960 年毕业于大同矿务局卫校医士专业,骨科副主任医师,1986 年 8 月任骨科主任,1995 年 3 月任显微手外科主任,1996 年 11 月退休。1994 年已完成脊柱侧弯矫形、全髋关节置换等技术项目。1980 年在大同市率先开展显微外科手术。1981 年再植成功的"右足移位左小腿"手术为山西省首例,获大同市科技成果奖。1994 年 8 月 27 日"正骨推拿治疗骨折不愈合"项目被山西省专家组鉴定为具有国内先进水平,其论文和《前臂骨折的力学探讨及复位手法》论文在中医骨伤国际学术研讨论文集上发表;《粉碎性骨折钢丝缝合治疗》发表在《煤炭创伤》杂志上;1993 年《腓骨移植桡腕关节成形》《椎体间植骨治疗不稳定型脊柱骨折》《井下急救》《显微外科技术治疗腰椎间盘突出》《慢性骨髓炎的治疗》等论文在中华医学会骨科分会会议上交流并收入汇编。曾任大同市第一届九三学社委员、第二届九三学社副主任委员、矿区支社二届主委,矿区政协常委,大同市政协委员。

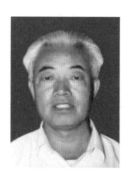

孙辅义 男,汉族,1939 年 11 月出生,山西省阳高县人,中共党员,1961 年 8 月从太原医学院毕业后参加工作,1987 年从阳高县医院调入医院,耳鼻咽喉专业副主任医师,1996 年任耳鼻喉科主任,1999 年 7 月退休。一直从事五官科专业,熟练掌握各种耳鼻喉疾病的治疗技术。

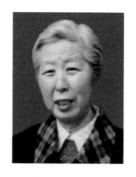

安士琴 女,汉族,1933 年出生,河北省通县人,中共党员,护理部主任。1954 年 7 月从河北开滦卫校毕业,1983 年 8 月晋升为主管护师,1988 年 3 月晋升为副主任护师,1988 年退休。

1954 年 7 月参加工作,1954—1956 年任内科护士,1957—1959 年任护士长,1959—1962 年任代总护士长,1963 年 1—5 月任内科护士长,1963—1966 年任代总护士长,1966—1975 年任儿科护士长,1975—1979 年任护代医,1979—1988 年任护理部副主任、主任,1988—1994 年返聘。1987 年被评为大同市优秀党员干部,1974 年、1975 年被评为大同矿务局劳动模范。

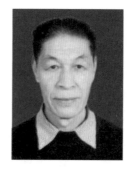

阮国俊 男,汉族,1937 年 10 月出生,河北省蔚县人,中共党员,大专学历,副主任医师。1959 年 11 月毕业于大同煤矿卫生学校,1959 年 11 月—1966 年 1 月任小儿科医生,1966 年 2 月—1981 年任忻州窑矿保健站小儿科医士、医师、主治医师,1976 年 10 月在北京儿童医院进修一年,1981 年 11 月任忻州窑矿医院副院长,1985 年 10 月任忻州窑矿医院院长,1988 年 10 月晋升为副主任医师,1997 年任医院党支部书记,1998 年 1 月退休。

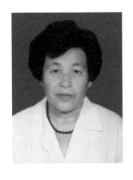

李剑明　女,汉族,1939 年 10 月出生,辽宁省盘山县人,群众,眼科主任。1963 年 9 月从阜新医学专科学校毕业后被分配到医院工作,1987 年 12 月晋升为眼科副主任医师,1988 年 5 月退休。熟练掌握五官科诊断技术,掌握眼科青光眼、白内障、各种眼外伤、上睑下垂矫治、泪小管吻合、眼睑成形、球内磁性异物取出、斜视矫正、视网膜脱离等手术,在耳鼻喉方面掌握扁桃体摘除、鼻息肉摘除、上颌窦根治、乳突根治、鼻咽部肿瘤摘除、气管异物取出等手术。"白内障手术缝合口改进""眼外伤分析与治疗"获大同矿务局科技进步四等奖。

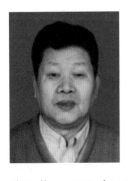

李先军　男,汉族,1937 年 6 月出生,河南省沈丘县人,中共党员,心胸外科主任。1960 年 4 月毕业于山西医学院,1960 年 4 月被分配到太原医院工作,1965 年 7 月调入医院外科,1987 年 12 月晋升副主任医师,1993 年 2 月晋升主任医师,1997 年 8 月退休。擅长胸、心外科疾病治疗。

李卿云　女,汉族,1935 年出生,山西省山阴县人,中共党员,主任医师,1960 年 8 月毕业于西安医学院。曾任传染科副主任、医务科副科长、科教科科长。1995 年 7 月退休。系中华医学会会员及中国中西医结合研究会会员。负责小儿科期间,推行每日对重症患儿全科集体

查房制度。1972 年在大内科抢救了大量的危重病人,尤其是心梗、肝硬化、肝昏迷、上消化道出血等病人,对少见的疑难杂症具有独到见解。积极开展中西医结合治疗工作,运用中医中药在小儿急性肠炎、急慢性肾炎、菌痢等的治疗方面取得一定疗效。在传染科抢救了重症伤寒多种并发症患者。对乙型肝炎病例进行了筛查登记以了解致病因素,制定了肝炎的诊疗规范。在国家和省级刊物上发表学术论文数篇,并获得优秀学术论文奖。

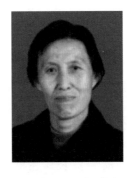

时宗诚　男,汉族,1936 年 7 月出生,河北省丰润县人,中共党员,影像诊断科主任、副主任医师。1955 年 7 月从开滦卫校放射专业毕业后被分配到医院,1996 年 12 月退休。业务专长为放射影像学诊断。从事放射科工作 40 年,熟练掌握胃肠、泌尿、胆系、颅脑、脊髓、生殖系统、支气管等造影检查技术和诊断,1994 年开展消化道低张钡气对比检查并亲手制作检查器具,提高了肿瘤及溃疡病的检出率。改进副鼻窦瓦氏位角度,该成果获大同矿务局科技奖;撰写论文多篇;编写教学讲义五万余字。

陈延令　男,汉族,1934 年 10 月出生,广东省梅县人,外科副主任。1955 年 12 月从辽宁旅大市医士学校毕业,1987 年 12 月晋升为副主任医师,1994 年

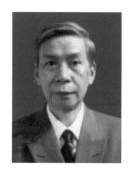

10月退休。

1955年被分配到山西省浑源县医院外科工作，1964年3月调入医院外科。从事外科工作30余年，以腹部外科最为擅长，在肝胆系统治疗上，如肝叶切除、门脉高压断流、重症胆道感染及胆道的重建等方面取得过不俗的成绩。在抢救危重、疑难病人方面也颇有建树，对坏死、出血性胰腺炎，甲状腺癌，重度烧伤病例的治疗具有一定的专业水平。

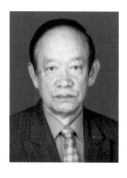

杨万澄 男，汉族，1933年5月出生，山西省大同市人，中共党员，副主任医师，神经外科副主任。1959年从大同矿务局卫校毕业，1953年7月参加工作，1994年1月退休。

参加工作后一直从事骨外科工作，1980年8月从事神经外科工作，熟练掌握神经外科常见病、多发病的诊断和治疗，能熟练开展颅骨骨折、硬膜下及硬膜外血肿清除术，重型脑挫裂伤骨板减压术，高血压脑出血颅内血肿清除引流术等多种手术。

张金鉴 男，汉族，1936年8月出生，河北省香河县人，中共党员，大学文化，主任医师。1962年毕业于山西医学院医疗系，1986年任急诊科主任，1990年任普外科主任，1996年退休。

从20世纪80年代起，能够独立开展肝门部的解剖、腹腔镜胆囊摘除、急性坏

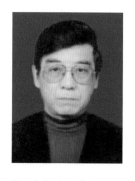

死性胰腺炎的手术治疗。曾在省级刊物发表《纤维支气管镜的临床应用》《急性坏死性胰腺炎手术治疗和围手术期的治疗》《原发性甲状旁腺机能亢进的手术治疗》《重度烧伤（总面积占40%以上，二度烧伤总面积占20%以上）一期削痂植皮术（异体皮）抢渡感染关》等论文。

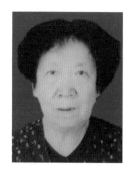

张桂兰 女，汉族，1943年1月出生，山西省大同市人，中共党员，大学文化，主任医师，神经内科主任，1998年退休。1967年7月从山西医学院医疗系毕业后参加工作，先后在大同县公社医院、大同矿务局卫生处从事医疗及防疫工作，在大同矿务局工大医疗教研组任教，1980年调入医院内科从事临床工作。1990年任内科主任，负责指导全科的医疗、教学及科研工作。成功抢救重症脑出血、癫痫持续状态、重症格林－巴利等危重病例。所属科室开展的"全脑血管造影（DSA）26例诊断蛛网膜下腔出血病因"项目为当时雁同地区首例，论文获得同煤科技二等奖。1993—1997年被评为大同矿务局劳动模范，1996年和1997年被评为大同市劳动模范，1995年被评为"山西赵雪芳式白衣天使"。撰写论文20余篇，分别发表在国家级、省部级和市局级期刊上。撰写的《大剂量尿激酶溶栓治疗脑梗塞》一文获同煤科技三等奖。

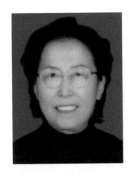

张丽华 女,汉族,1946 年 12 月出生,山西省和顺县人,大学文化,主任医师,儿科主任,1970 年 8 月毕业于山西医学院,2002 年 2 月退休。

1988 年任儿科副主任,1990 年任儿科主任。独立及组织获矿务局科研成果奖的技术项目有:小儿慢性腹痛与幽门螺旋菌感染;洋地黄与钙剂并用抢救肺炎心衰伴低钙惊厥;围产新生儿血糖监测;消普合剂治疗小儿秋季腹泻。有 10 余篇论文在市级以上刊物发表:《小儿惊厥 260 例头颅 CT 与临床》刊登在《实用急救医学》上;《DANDY – WALKE 综合征一例》刊登在《临床儿科杂志》上;《新生儿惊厥 50 例临床分析》刊登在《山西妇幼卫生》上;《幽门螺旋菌血清抗体检测分析》刊登在《山西妇幼卫生》上;《小儿支原体肺炎临床分析》刊登在《中国临床医学》上;《巯甲丙脯酸治疗心衰 30 例》刊登在《实用儿科临床杂志》上;《围产新生儿血糖检测 120 例分析》刊登在《综合临床医学》上。

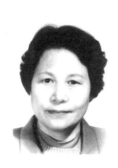

张萼云 女,汉族,1938 年 12 月出生,湖南省益阳县人,中共党员,1957 年 8 月毕业于山西省汾阳护校,副主任护师,护理部主任。1998 年 5 月退休。

1957 年 8 月—1959 年 8 月任外科护士;1959 年 8 月—1966 年 12 月任手术室护士;1967—1973 年任药剂科护士;1973 年—1982 年 6 月任手术室护士长;1982 年 6 月—1983 年 10 月任护理部护士长;1983 年 10 月—1984 年 3 月在山西医科大学第一医院护师提高班学员;1984 年 4 月—1984 年 7 月任护理部护士长;1984 年 7 月—1989 年 8 月任护理部副主任;1989 年 8 月—1998 年 5 月任护理部主任。

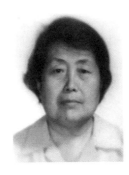

张雅鑫 女,汉族,1931 年 8 月出生,辽宁省凌源县人,中共党员,大学文化。1954 年 2 月从河北医学院毕业后被分配到医院工作,1987 年 12 月晋升为副主任医师,1993 年 2 月晋升为主任医师,1993 年 6 月退休。业务专长为眼科和耳鼻喉科,在职时曾任医院五官科主任、眼科主任医师。参加工作后一直从事五官科工作,熟练掌握各种外眼手术。发表论文 10 多篇,其中《眼外伤 307 例统计分析》《中西医结合治疗眼球钝挫伤》等论文 1979 年在东北三省眼外伤防治研讨会上交流。

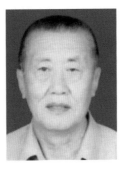

杜连恒 男,汉族,1936 年 4 月出生,北京市人,中共党员,骨科专业副主任医师,在骨科副主任。1959 年毕业于大同矿务局卫校医士班,1996 年退休。

1953 年 7 月参加工作以后从事大外科临床工作,1959 年从事骨科工作,有一定的专业理论水平,能熟练处理创伤外科各种疾病及疑难杂症，对全髋置换术、脊柱骨折合并截瘫治疗有一定的见解。

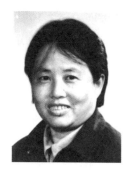

　　孟淑珍　女，汉族，1934 年 10 月出生，辽宁省辽阳县人，大学学历，副主任药师，药剂科副主任。1957 年 9 月从沈阳药学院毕业后分配到大同矿务局附属医院工作，1990 年 6 月退休。

　　1957 年 9 月—1962 年 6 月任医院药剂师；1962 年 7 月—1973 年任四老沟矿保健站药剂师；1973 年—1981 年 2 月任医院药剂师、主管药师；1981 年 2 月—1988 年 3 月任医院药剂科副主任；1988 年 4 月—1990 年 6 月任药剂科副主任、副主任药师。

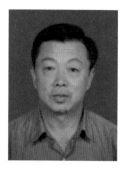

　　周宝贵　男，汉族，1941 年 9 月出生，山西省山阴县人，中共党员，1961 年毕业于大同矿务局卫校，中专学历，副主任医师，口腔科主任，1998 年 4 月退休。

　　1961 年 7 月参加工作后一直从事口腔科工作，对口腔颌面部的疑难病症，如口腔颌面部肿瘤的诊断和处理、面神经解剖及严重的创伤性颌面外伤的抢救，有比较完整的治疗经验，曾获得大同矿务局科研奖四次。

　　周秀芝　女，汉族，1940 年 10 月出生，河北省唐山市人，中共党员，大学学历，副主任医师，物理诊断科副主任。

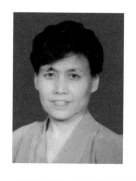

1965 年 7 月毕业于唐山煤矿医学院，1998 年 4 月退休。

　　主持撰写的《室性心律失常综述》给临床医师提供了较准确的诊断依据，主持并参加了各种心功能试验，对历年来室性早搏心电图病例进行分析整理，结合有关资料撰写的《室性早搏与疾病严重变的探讨》分获 1992 年医院优秀论文奖、大同矿务局科协优秀论文三等奖。

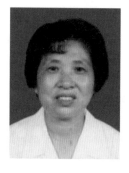

　　赵桂芳　女，汉族，1940 年 5 月出生，河北省丰南县人，中共党员，大学文化，副主任医师，妇产科主任。1964 年 9 月从唐山煤矿医学院毕业后分配到医院工作，1998 年 4 月退休。

　　熟练掌握妇产科疾病的检查和诊断技术。对产科侧切、胎吸产钳、臀牵引、内外倒转、剖腹产、中期牵引等，以及对妇科前庭大腺囊脓肿造口切除、巨大卵巢囊肿切除、宫外孕止血、腹式子宫次切和全切、复杂子宫切除、绒癌的综合治疗、巨大子宫肌瘤、巨大阔韧带肌瘤、子宫内膜异位症等技术，均能熟练掌握。《雷夫奴尔引产快速脐带脱落法》《婴儿阿氏评分法》两篇论文获大同矿务局 1985 年科技三等奖。

　　赵秉铭　男，汉族，1943 年 3 月出生，山西省太原市人，中共党员，副主任医师，理疗科主任。1965 年 7 月毕业于山西省卫校，1998 年 8 月退休。

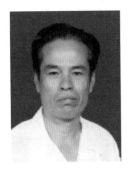

1965—1973 年在大同矿局医院、二医院任针灸技师。1975 年 8 月—1998 年 8 月在大同矿务局一医院任理疗科主治医师、科副主任、主任；1994 年晋升为副主任医师。

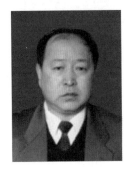

胡占宜　男，汉族，1950 年出生，山西省山阴县人，中共党员，大专学历，副主任医师，保健站站长，2010 年退休。

1969 年入伍，任卫生员；1973 年 8 月从湖北宜昌医学专科大学毕业后任部队助理军医、军医；1982 年转业到矿务局水泥厂保健站任医师、主治医师；1984 年 4 月任水泥厂保健站副站长，同年 11 月任站长；1987 年调到水泥厂任爱委会主任；1994 年任保健站站长；1995 年晋升为副主任医师。

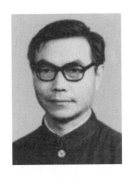

郭多文　男，汉族，1931 年 1 月出生，河北省阳原县人，中共党员。1954 年 8 月毕业于山西医学院，大学文化，神经外科主任，主任医师。著名神经外科专家，享受国务院特殊津贴。曾任大同市、山西省人大代表，中华医学学会山西分会神经外科学会委员、大同分会理事。1996 年 2 月退休。

1954 年到退休一直从事骨科、神经外科的临床、教学、科研工作，积累了丰富的临床经验，为雁同地区神经外科专业的业务骨干，并培养了一大批骨科、神经外科医师，救治了无数颅脑损伤的患者。在雁同地区享有盛名，在山西省同行中有很高的声誉。

1961 年在北京神经外科研究所宣武医院进修学习，1982 年赴日本医学考察。20 世纪 60—80 年代，成功开展各种脑外伤和脑肿瘤手术，对重型颅脑损伤多器官功能衰竭及各种复杂脑肿瘤的诊断与治疗进行了深入研究，积累了丰富经验。对神经外科疾病、创伤、脑瘤、脑血管病的外科手术治疗，均有独到见解。他亲手创建了医院神经外科，培养了众多后继人才，为大同煤矿医学事业的发展做出了很大贡献。20 世纪 80 年代在雁同地区开展了显微神经外科手术及数字减影全脑血管造影、脊髓血管造影技术。为了提高对脑外伤患者的诊断符合率，在尚无 CT、核磁共振检查手段的情况下，创造了"矢状夹角法"行颅内血肿定位技术；为了提高手术效率，减轻患者痛苦，研制了"电动颅钻"技术。该两项技术应用于临床实践后，受到同行的一致好评。还研制了头皮血管夹、轻便手术器械台等手术器械。

撰写多篇论文并发表在国内各种学术会议及杂志上，如《煤矿脑外伤 1069 例治疗分析》《煤矿重型颅脑损伤 233 例治疗体会》《重型颅脑损伤死亡病例分析》等论文获省、市、矿务局优秀论文奖。

郭多文医德高尚，从不收取患者"红包"，被广大患者及家属称为"矿工的好医生"。1982 年、1986 年、1992 年荣获"山西省劳动模范"称号，1985 年、1989 年分别被煤炭部、能源部评为劳动模范，曾多次当选矿务局劳模标兵、大同市劳动模范。

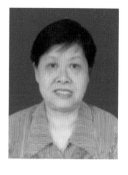

徐　珠　女,汉族,1930 年出生,浙江省平湖县人,中共党员,大学文化,主任医师,儿科主任,中华医学会大同分会理事。1954 年从山西医学院毕业后分配到大同矿务局附属医院儿科工作,1996 年 12 月退休。

一直从事儿科工作,在儿科传染病、神经系统的疾病、血液及心肾疾病等方面积累了较丰富的临床经验,是大同地区小儿内科学科带头人之一。所著的《氨茶碱抢救新生儿呼衰》一文在全国小儿急救会议上交流,《小儿散发性病脑电图分析》及《V-D 缺乏症手足搐搦症诊治的改进》获大同矿务局科技成果奖及大同市优秀论文奖。1987 年在儿科创立计算机室,用计算机诊治儿科疾病,并用计算机进行前瞻性临床用药配伍禁忌监测。

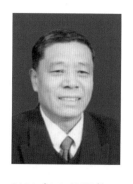

项廷贵　男,汉族,1943 年 9 月出生,山西省怀仁县人,中共党员,口腔专业副主任医师,口腔科主任。1961 年 7 月毕业于大同矿务局卫校,2003 年 9 月退休。1961 年 7 月参加工作,1969 年从事口腔科工作,从业 30 多年对口腔常见病、多发病有较扎实的理论基础,能正确诊断和治疗。多篇论文在省、市、矿务局刊物上发表并获奖。

梁凤桐　女,汉族,1928 年 9 月出生,河北省浦城县人,中共党员,大学文化,副主任医师,放射科副主任。1949

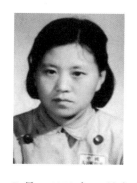

年 3 月—1953 年 3 月就读于第一军医大学,1986 年 5 月退休。

1949 年参加工作;1953 年 3 月—1954 年 7 月任军委装备司军医;1954 年 7 月—1970 年 3 月在大同矿务局医院工作;1970 年 4 月—1981 年 11 月任大同矿务局二医院放射科副主任医师,1981 年—1986 年 4 月任医院放射科副主任。具有系统的放射专业知识和较高的专业技术水平。

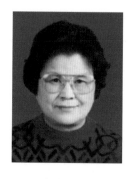

韩　冰　女,回族,1935 年 6 月出生,河北省河间县人,中共党员,大学学历,主任药师。1957 年毕业于沈阳药学院,1995 年 7 月退休。

为大同矿务局药学专业资历深、学历高的专业学科带头人,在开展制剂、药检、临床药学方面起到了骨干作用,为大同矿务局培养医药人才 2000 余人,在国家及省市级杂志上发表论文共 27 篇。任副主任药师后,创办《药讯》,介绍国内外新药、药理与临床评价、药物不良反应、配伍禁忌等。

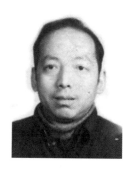

焦世保　男,汉族,1939 年 9 月出生,山西省大同市人,九三学社社员,副主任医师,麻醉科主任。1961 年 7 月从大同矿务局卫校毕业后参加工作,

1998 年 6 月退休。

从事麻醉工作三十余年，熟练掌握麻醉技术和常用药物的使用，积极配合临床开展新技术，参加危重病人抢救。熟练掌握气管插管技术，配合临床开展了一系列大型复杂手术，如妇科的子宫全摘、外科的体外循环心内直视、肺叶切除等手术。《严重创伤病人手术麻醉 110 例分析》《200 例严重创伤病人麻醉体会》收入全国第四届麻醉会议论文集，获大同市科技三等奖。

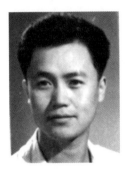

崔继先 男，汉族，1939 年 10 月出生，山西省大同市人，中共党员，中专学历，副主任医师，骨科副主任。1961 年从大同矿务局卫校毕业后参加工作，1998 年 6 月退休。

从事骨科工作多年，能独立完成多发性骨盆骨折、创伤失血性休克、腰椎骨折、椎板减压、四肢骨折的复位及内固定等治疗（手术）。1985 年成功开展足背岛状皮瓣转移及同期植骨术治疗开放性胫腓骨骨折合并骨髓炎和骨不连。1986 年开展骨盆骨折外固定架固定，并撰写论文获大同矿务局科协三等奖。

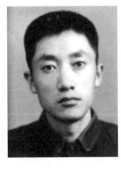

潘亚平 男，汉族，1933 年 8 月出生，山西省怀仁县人，中共党员，检验专业副主任医师，检验科主任。1954 年 8 月毕业于大同矿务局护士班，1994 年 7 月退休。

1952 年 10 月参加工作后一直从事检验工作，有丰富的实践经验，熟悉专业技术理论知识，掌握检验专业国内外技术发展趋势和动态，在大同地区首先开展了妊娠免疫试验，有多篇论文发表在省级刊物上。

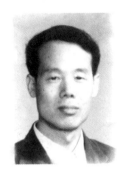

管立成 男，汉族，1945 年 3 月出生，河北省定州市人，中共党员，1966 年 8 月晋东南医专毕业参加工作，大专学历，副主任医师，高压氧科主任，1998 年 7 月退休。

1963 年 7 月—1966 年 7 月在晋东南医学专科学校学习；1966 年 7 月—1968 年 10 月在校待分配；1968 年 10 月—1973 年 1 月任灵丘县医院外科医师；1973 年 1 月—1978 年 6 月任大同矿务局第二职工医院外科医师；1978 年 6 月—1984 年 1 月任王村矿医院外科医师；1984 年 1 月—1987 年 7 月任王村矿医院副院长；1987 年 7 月—1989 年 1 月任大同矿务局劳动服务总公司卫生科副科长；1989 年 1 月调到第一职工医院，筹备成立高压氧科；1989 年 6—8 月在海军总医院高压氧科进修学习；1989 年 8 月—1998 年 7 月任高压氧科副主任、主任。

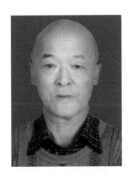

穆兆铭 男，汉族，1939 年 1 月出生，天津市人，中共党员，大学文化，主任医师，物理诊断科主任。1961 年 7 月毕业于山西省医学院卫生专业后

参加工作，1999年1月退休。

撰写的论文《幽门管溃疡29例》《食道贲门黏膜撕裂分析》分别获大同矿务局科协优秀论文奖和大同矿务局论文三等奖，并在全国呼吸疾病学术研讨会上交流。最早开展了"食道静脉曲张出血急诊硬化治疗"，其论文在全国胆道外科学术会议上交流。"微波治疗息肉"等成果，曾被山西省卫生厅、大同市卫生局、大同矿务局科协评为引进新技术三等奖。

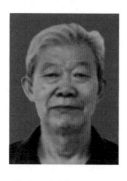

冀渝洲 男，汉族，1943年7月出生，山西省平遥县人，中共党员。大学学历，副主任医师。1962年10月参加工作；1969年8月毕业于山西医学院，同年8月被分配到忻州窑矿卫生站工作；1980年任站长；1988年任党支部书记；1990年7月调到新区管理处医院任院长；2003年7月退休。

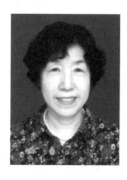

王 红 女，1953年11月出生，河北省隆尧县人，大学学历，中共党员，主治医师，1997年12月从山西医科大学函授毕业。

1969年9月—1970年10月在大同矿务局卫校学习；1970年11月—1973年12月为大同矿务局第一职工医院内科护士；1974年1—12月在大同市南郊区下乡带队；1975年1月—1976年1月—1976年5月任大同矿务局平旺医院医务处干事兼党支部书记；1976年6月—

1978年12月在大同矿务局平旺医院"七·二一"大学学习；1978年2月—1984年9月任医院内科医师；1984年9月—1987年7月在大同医专医疗系学习；1994年9月—1997年12月在山西医科大学函授班学习；1988年9月—2008年12月任大同矿务局一医院超声诊断科主治医师、副主任（主持工作）。

与李海鸣合著的《成人房间隔缺损7例长期误诊分析》在《山西医药杂志》刊登，获大同矿务局优秀论文奖；《超声检测动脉内径在心动周期中的变化》在全国煤炭系统第二届心血管病学术会议上交流，并获大同市优秀学术论文二等奖；《扩张性心肌病与心包积液》在全国煤炭系统第三届心血管病学术会议上交流，并在《综合临床医学》杂志发表；与李海鸣合著的《冠状动脉窦瘤破的超声诊断》《超声造影对房间隔缺损的诊断价值》在山西省第五届超声学术会议上交流；《经阴道超声技术在妇产科临床的应用》获同煤集团公司技术革新二等奖。

1972年、1973年连续两年获"大同矿务局劳动模范"称号。

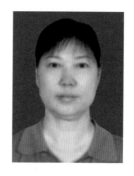

郝立玲 女，汉族，1954年2月出生，山东省新泰县人，中共党员，大专学历，副主任药师，药剂科科长。1985年7月毕业于山西省医药卫生专科学校，1971年10月参加工作，2009年2月退休。

1988年受聘担任全国煤矿医疗情报站华北分站药学协作组成员；1989年被大同市卫生局聘为药品质量监督员；1991年被大同矿务局科协评为《同煤科技》

优秀作者，同年被选为大同药学会第三届理事；1993 年参加全国煤炭系统药学学术会议，当选为中国煤炭药学会理事，并被医院科协评为"讲、比竞赛先进个人"。出版药学专著两部，任副主编；撰写论文多篇，在国家级学术刊物或学术会议上发表 14 篇。

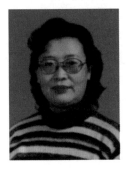

吴晓光　女，汉族，1954 年 9 月出生，山西省交口县人，中共党员，本科学历，主任护师。1971 年毕业于大同煤矿卫校护士班，1985 年毕业于山西职工医学院护师大专班，1996 年毕业于长治医学院护理系，1998 年任护理部主任，2010 年退休。

任职期间，通过规范护理质量管理，增强服务意识，规范护士的执业行为，建立健全护理规章制度，把护理质量始终控制在 PDCA 的良性循环运行中。组织编写了《同煤集团总医院护理管理制度及各级各类护理人员的岗位职责》《疾病诊疗护理常规——同煤集团总医院护理分册》《临床护理安全应急预案与护理工作关键环节流程》。2010 年积极响应卫生部号召，在山西省率先开展优质护理服务工作，积极推广"包床到护"，实现了从单纯疾病护理向心理、社会等全方位更深层次护理模式的转变，使优质护理工作走在了山西省前列。2010 年 8 月 5 日，在山西省卫生厅组织召开的优质护理服务现场会上做经验介绍。在职时担任中华护理学会山西省大同分会副理事长、中国煤矿创伤学会护理学会委员、大同市医学会医疗事故技术鉴定专家库成员。主持开展的"全面质量管理在护理管理中的应用"技

术项目，在 2004 年获中国煤炭工业协会优秀质量管理小组奖。1987—2005 年在省级医学杂志上发表了《应用现代管理理论提高护理管理水平》等论文 8 篇。1991 年参与编写了《150 种疾病护理查房汇编》一书，作为副主编编写了妇产科部分。2005 年被大同市工会、大同市卫生局授予"优秀护士标兵"称号并荣立一等功，2008 年被同煤集团评为优秀人才，2010 年获山西省卫生厅颁发的推进优质护理服务特殊贡献奖。

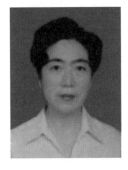

郑霞萍　女，汉族，1955 年 9 月出生，河北省邢台市人，中共党员，主任医师，医务科科长。1981 年毕业于同煤集团职工大学，1993 取得医院管理专业大学文凭，2011 年退休。

在《中华医学》等杂志发表论文十余篇。与华北煤炭医学院合作编写《尘肺肺心病》一书，任副主编；其撰写的《尘肺肺心病合并冠心病诊断》一文发表在《中国综合临床》杂志上，《对解决医疗纠纷问题的思考》一文发表在《中华医院管理》杂志上。在医疗安全管理中，熟悉和掌握国务院颁布的《医疗事故处理条例》及有关方面的法律法规，在数起重大医疗纠纷案中，努力规避医院风险，同时兼顾患者利益，妥善处理了医疗纠纷。在 2003 年抗击非典型肺炎期间，任医院防治"非典"办公室主任，拟定了全院防"非典"应急预案，组织协调各部门开展工作，较好地完成了防治"非典"的各项任务，受到世界卫生组织的好评，当年被评为大同矿务局的优秀党员。多次被评为先进工作者和优秀党员，

其所在医务科多次被评为先进科室。2005年被评为集团公司优秀人才。

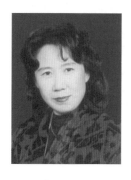

张树琴　女,汉族，1953 年 10 月 23 日出生，河北省安平县人，中共党员，大专学历，主治医师，高压氧科副主任。

1969 年 10 月—1970 年 10 月在大同矿务局卫校学习；1970 年 11 月—1974 年 3 月任大同矿务局一医院儿科护士，1974 年 4 月—1976 年 12 月在大同矿务局"七·二一"大学学习；1976 年 12 月—1985 年 8 月任大同矿务局一医院儿科医师；1984 年 9—1987 年 4 月在大同医专学习；1988 年 8 月—1989 年 1 月任大同矿务局一医院儿科医师；1989 年 1 月—1989 年 10 月在北京海军总医院高压氧科进修；1989 年 10 月—2008 年 11 月任大同矿务局一医院高压氧科医师、主治医师、副主任（主持工作）。

1993—2008 年多次在青岛、烟台、上海、北京、太原等地参加全国高压氧医学培训班。

撰写的《高压氧治疗急性一氧化碳中毒病例分析》《高压氧治疗脑血栓病例分析》论文于 1993 年发表在《同煤科技》和《中国工矿论文集》上；《高压氧下发生氧中毒一例》于 1994 年发表在《中国工矿论文集》上，该论文 1995 年被《中国改革经纬录》收录；《高压氧治疗突发性耳聋57 例疗效分析》于 1996 年发表在《中国工矿论文集》。1983 年有 1篇论文获大同市科技奖，2 篇论文获同煤科技 4 等奖。

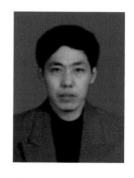

魏力平　男,汉族，1954 年 12 月出生，河北省定州市人，群众，大专学历，主治医师。1971 年从大同矿务局卫校毕业，1997年从山西医科大学毕业，1998—2004 年任功能检查科副主任，主持工作。

领导全科开展心电图、动态心电图、心音图、脑电图、脑血流图、肺功能、肌电图、内窥镜等多学科的辅助检查和诊断。从事心电图专业多年，对心电图专业理论有深刻的理解，对心电生理有较深的认识。擅长复杂心律失常的分析诊断，对折返、双径路、超常传导、分层阻滞、裂隙现象、干扰等各种电生理现象能准确分析和正确诊断，对宽大畸形 QRS 波群的诊断和鉴别诊断有独到之处，能准确快速地对心肌梗死作出诊断。在省级杂志上发表了《HOLTER 对室性心律失常的分析》《HOLTER 分析无症状心肌缺血》等学术论文。

第五节　现任科主任

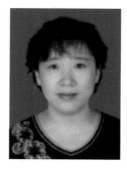

于爱萍　女,汉族，1963 年 9 月 7 日出生，山西省忻州市人，群众，主任医师，产科主任。1985 年 7 月从大同医专毕业，2003 年12 月从内蒙古医学院本科毕业。

从事妇产科临床工作 20 余年，能够熟练掌握妇产科的常见病、多发病及疑难病症的诊治技术，能熟练诊治妇产科各种急症、重症，能独立完成妇产科常见手术，如新式剖宫产术、腹膜外剖宫产术、产钳术、胎吸术、臀牵引术、复杂子宫全切除术、肿瘤根治术、阴式子宫切除术等，具有丰富的临床经验。撰写论文多篇，其中《新生儿窒息 132 例产科原因分析》《巨大胎儿 75 例临床分析》《经阴道非脱垂子宫切除 47 例同时附件切除 17 例临床分析》等论文在国家和省部级刊物上发表。

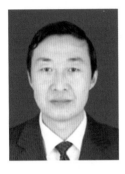

王兴武　男，汉族，1965 年 1 月出生，山西省怀仁县人。1989 年 7 月毕业于山西医学院预防医学系，医学学士，九三学社社员，主任医师，信息科主任。山西省卫生厅医疗质量控制中心病历质量控制部专家组成员、山西省医院协会情报图书管理委员会常务委员。1989 年分配医院神经外科工作，2008 年从事信息质量管理工作。

在神经外科工作期间参与的"脑解剖显微结构的研究"，获得同煤集团科技进步一等奖；参与开展中美脑中风协作组大同基地的宣传及临床治疗工作。撰写论文多篇，其中《老年人硬膜下积液的分析》《重型颅脑损伤氮质血症的特征分析》《老年人脑室出血的救治》《高血压脑出血的微创治疗》《脊髓拴系综合征的显微手术治疗》《颅底骨折合并脑脊液鼻漏的手术治疗》《适时呼吸支持治疗重型颅脑损伤》《额叶小血肿的治疗》《经蝶入路切除垂体腺瘤》等分别在国家和省部级刊物上发表。

王俊海　男，汉族，1964 年出生，山

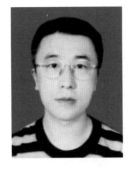

西省大同市人，中共党员，1989 年 7 月毕业于山西医科大学，大学本科学历，主任医师，高压氧科主任兼神经内科副主任。中华医学会会员、同煤集团司法鉴定组成员、山西省医师协会神经内科分会会员、山西省高压氧医学会委员、大同市资深专家协会会员、大同市医疗事故鉴定委员会专家组成员、卫生部脑卒中发病风险筛查大同基地工作组成员、颈动脉内膜剥脱术中美协作组成员、国际卒中调查合作组大同中心主要成员。

擅长诊治脑出血、脑梗死、中枢神经系统感染、癫痫、头痛、头晕、面神经麻痹、一氧化碳等有害气体中毒，尤其对微创（锥颅穿刺）治疗颅内血肿有丰富的临床经验。在国内核心期刊上发表了《尿激酶颈动脉溶栓治疗脑梗塞的临床分析》《脑卒后迟发型癫痫的治疗》《青年急性脑血管病的病因及治疗策略》《颅内血肿穿刺抽吸引流术治疗脑出血 80 例临床分析》等论文 10 余篇。

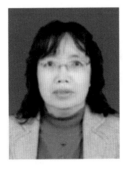

王改珍　女，汉族，1962 年出生，山西省沁县人，群众，1985 年 7 月毕业于山西医学院医疗专业，主任医师，呼吸内科二病区主任。

主导开展了技术项目有睡眠呼吸监测、无创通气治疗慢性阻塞性肺疾病急性加重致呼吸衰竭、持续气道正压通气治疗阻塞性睡眠呼吸暂停低通气综合征、气道反应性测定、经皮肺穿刺活检术、胸膜活

检术等。在《山西临床医药》等杂志发表《慢性呼吸衰竭急性加重期酸碱失衡临床分析》等论文5篇，其中《慢性呼吸衰竭急性加重期酸碱失衡临床分析》获山西省煤炭学会2002年度优秀学术论文三等奖。

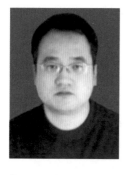

王　献　男，汉族，1969年出生，山西省大同市人，中共党员，1994年毕业于华北煤炭医学院，2006年山西医科大学硕士研究生班结业，主任医师，重症医学科主任。

2007年6月全面负责重症医学科工作，独立开展的技术项目和组织领导的重症医学科技术项目有：危重患者不同营养方式并发症临床观察、早期肠内营养在危重病人中的应用、连续性有创中心静脉压监测在重症医学科中的应用、危重病人急性病理生理健康评分、危重病人的血乳酸监测、中心静脉导管相关的血流动力学监测、重症监护患者特殊细菌前瞻性监测及防治等。2003年被评为抗击非典型肺炎先进个人，2008年、2009年被评为大同市先进个人。在《临床医学》等杂志上发表《肺源性心脏病并发多脏器功能衰竭56例》等学术论文多篇。

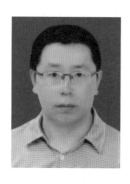

王占海　男，汉族，1970年出生，山西省大同市人，九三学社社员，大学本科学历，副主任医师。中华医学会会员，国家安全生产监督管理总局

特聘救援专家，同煤集团司法鉴定组成员，山西省医师协会急救医学分会副会长、秘书长，大同市医疗事故鉴定委员会专家组成员。

1993年7月毕业于山西医科大学临床医学系，2006年山西医科大学硕士研究生班结业。历任骨科主治医师、副主任医师。2005年全面负责急诊科及120工作，2008任急诊科主任。擅长诊治骨折整复固定、康复功能锻炼、危急重病人抢救。任急诊科主任以来，带领全科医护人员及院前急救人员进行规范化、现代化建设，把医院急诊科打造成大同市较先进的急救中心，被国家安全生产监督管理总局定为国家级救护中心。发表《小切口治疗筋膜间隔综合征》《三种方法治疗肩锁关节脱位》等学术论文10余篇。

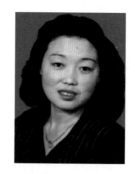

王彦华　女，汉族，1962年出生，河北省保定市人，中共党员，大学本科学历，副主任医师，理疗科主任。1996年毕业于山西职工医学院，2004年7月毕业于山西医科大学。

在《东方基础医学论坛》《基础医学论坛》上发表《二氧化碳激光治疗宫颈糜烂293例疗效观察》《物理疗法治疗肩周炎192例观察》、《超短波加针灸治疗颞下颌关节紊乱综合征84例临床观察》、《HE－NE激光联合CO_2激光治疗慢性咽炎体会》等多篇论文。

尹作骥　男，汉族，1954年出生，河北省玉田县人，中共党员，副主任检验师，检验科主任。1973年毕业于黑龙江省鸡西卫校检验专业，2011年毕业于长

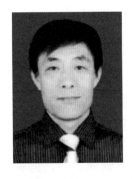

春医学院医疗专业。

从事医学检验工作40余年,熟悉临床检验、生化检验、免疫检验、微生物学检验、血型检验等工作,特别对检验仪器的设计原理造诣较深,可对常规检验仪器进行维修保养。在《临床检验杂志》《实用医技杂志》等杂志发表论文10余篇。

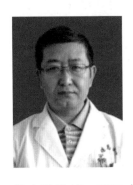

白永文 男,汉族,1966年10月出生,山西省浑源县人,中共党员,硕士研究生,主任医师,神经外科二病区主任。1987年7月毕业于大同医学专科学校,2003年7毕业于徐州医学院神经外科专业。山西省医学会神经外科专业委员会青年委员、大同市神经外科学会委员、山西省劳动能力鉴定医疗卫生专家、大同市医学会医疗事故鉴定专家库成员、大同市资深专家学会会员。

独立开展的技术项目和组织所属科室开展的技术项目有:应用显微技术开展高血压脑出血、各类颅脑损伤、各类颅内肿瘤、脑动静脉畸形、颅内动脉瘤、颅底畸形脊髓空洞症、颈动脉内膜剥脱等显微手术。开展了全脑血管造影和颅内动脉瘤、脑动静脉畸形、颈动脉-海绵窦漏、硬脑膜动静脉漏、颈动脉、椎动脉的介入治疗,以及立体定向脑内血肿引流、软通道治疗高血压脑出血、神经内镜等微创手术。2007年以来,"桥小脑角功能神经外科显微解剖研究"等5项新技术,获得集团公司科技进步一或二等奖;2010年

"三叉神经痛与面肌痉挛微血管减压的显微解剖研究"获中国煤炭工业科学技术二等奖。撰写的《慢性扩张性脑内血肿的诊断和治疗》等12篇学术论文在《中国微循环杂志》、《中华神经外科杂志》等杂志发表。多次获得集团公司"劳动模范"称号,为集团公司优秀人才。

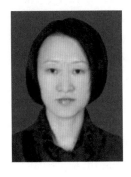

白敏聪 女,汉族,1963年8月出生,山西省忻州市人,中共党员,主任医师,心血管内科主任。1982年7月毕业于大同医专医学专业,2009年1月于大同大学医学院临床医学系毕业,曾在山西医科大学第一医院心血管内科医师进修班学习深造。

从事心内科工作近30年,参加国内国际各种学术活动10余次。专业基础知识扎实,20世纪80年代末期开展急性心肌梗死静脉内溶栓及顽固性心律失常诊治(经食道心房调搏);主持冠心病介入诊治、起搏器安装及射频消融术;与有关科室合作,开展了肺动脉CT诊断肺栓塞等新技术,带动了科室技术水平的提升。多次被评为优秀共产党员、优秀带教老师,2010年被评为集团公司先进个人。有10余篇论文发表于省级及国家级刊物,参与及主持的4项科研项目获同煤科技进步二或三等奖。

田振虎 男,汉族,1961年4月出生,河北省晋县人,中共党员,1982年7月从大同医专中医系毕业,副主任中医师,中医科主任。中国科学技术协会、中国中西医结合研究学会、中国针灸学会会员、大同市医学会医疗事故技术鉴定专家

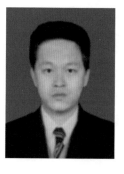

库成员，2004 年被华北煤炭医学院聘为客座副教授。

1994 年 7 月从大同南郊区人民医院中医科调到医院中医科。在 30 年的行医历程中，潜心研究中医诊疗技术，对内、外、妇、儿、五官科的疾病均有独到的见解。发表《大补元气治疗崩漏的体会》等 5 篇论文。

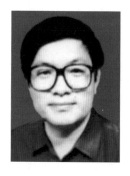

石爱群　男，汉族，1959 年出生，北京市人，中共党员，1982 年 7 月从大同医专医疗系毕业，1998 年 7 月从山西职工医学院临床医学专业毕业，主任医师，心胸外科主任。

1987 年 10 月—1988 年 10 月在北京阜外医院心脏外科、血管外科进修，1992 年 6 月—1993 年 6 月在北京安贞医院胸外科进修。从事心胸外科工作 20 余年，擅长心胸外科、普胸外科、血管外科的诊断和治疗。2009 年主持完成"先天性心脏病介入治疗"专题研究，获同煤集团科技进步二等奖。参加编著《中华现代医学》《尘肺肺心病》两部书籍，在国家级、省部级杂志发表论文 28 篇。

闫立功　男，汉族，1964 年 9 月出生，山西省大同市人，大学学历，中共党员，1990 年 7 月毕业于山西医学院，口腔专业主任医师，门诊部主任。

1983 年 8 月参加工作，从事口腔治疗工作 20 余年。率先开展后牙牙髓病去

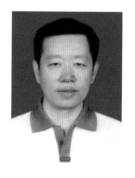

髓术治疗；主持开展口腔颌面外科手术 200 余例，涉及颌面肿物、延腺肿物、颌骨肿物、唇腭裂修补，颈部肿物及上下颌骨骨折坚固内固定，面神经解剖，腮腺肿物及腮腺浅叶切除，颌下腺肿物及颌下腺切除，舌下腺囊肿切除，甲状舌管囊肿切除；积极推进烤瓷、铸造牙的修复治疗，均取得显著疗效，并与省级医院接轨。在省级、国家级刊物上发表论文多篇，论文曾获医院科技三或四等奖。

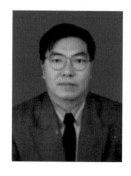

孙元成　男，汉族，1956 年出生，山西省大同市人，中共党员，毕业于山西医科大学，学士学位，主任医师，神经内科主任。山西省医师协会神经内科分会常委、老年医学分会委员、中华医学会大同市神经内科分会常委。

1993 年 1 月—1994 年 1 月在北京天坛医院进修学习。带领神经内科完成了煤矿地区高血压病流行病学调查。擅长诊治脑血管疾病、中枢神经系统感染、脊髓疾病、脱髓鞘疾病，同时对变性疾病、癫痫、各类神经遗传病有较丰富的诊治经验。在国内核心期刊上发表学术论文 20 余篇。

孙晨明　男，汉族，1970 年 1 月出生，山东省章丘市人，中共党员，1994 年毕业于华北煤炭医学院临床医学系，主任医师，科教科科长。

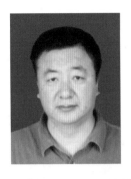

从事泌尿外科工作 18 年。2009 年任医务科副科长、医疗纠纷办公室主任，2010 年 8 月调到科教科工作。在科教科任职期间，主持拟定了医院科研管理制度、教学管理制度、继续医学教育管理办法、考核细则以及医院科技奖励办法，使医院的科教管理进入制度化、规范化良性发展的轨道。自任科长以来，医院共有 11 个科研课题获省、厅、市级科研立项，等级医院复审继续医学教育管理工作获得 A 级的最高评价。在省级刊物发表论文 5 篇、在国家级刊物发表论文 3 篇；多次荣获医院、集团公司劳动模范称号。

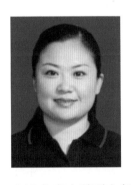

刘 杰 女，汉族，1971 年 3 月出生，辽宁省铁岭市人，中共党员，1995 年毕业于华北煤炭医学院临床医学专业大学本科学历，副主任医师，血液免疫内科副主任。

2008 年 3 月开展了糖尿病足坏疽的临床诊治工作，使之成为内分泌科的特色。2010 年在中国医学科学院天津血液病医院进修临床血液病诊治，回院后应用国内最先进的血液病治疗理念对良恶性血液病开展个体化治疗。《糖尿病足综合治疗 35 例临床观察》和《应用高压氧治疗糖尿病足坏疽治疗临床疗效观察》发表在国家级医学杂志上，另有十余篇论文发表在省级刊物上。其中《糖尿病足内科综合治疗 15 例临床体会》获得"CMSA 第三届全国卫生系统优秀医学论文评选"

三等奖。

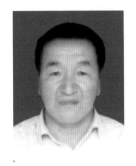

刘俊伟 男，汉族，1960 年出生，山西省原平市人，中共党员，1981 年 8 月毕业于大同医专，2010 年 8 月获得大同大学医学本科学历，副主任医师，呼吸内一科主任。

组织全科开展了常规支气管镜检查及经支气管镜下取活检、取异物、微波治疗、灌洗等技术，肺功能及支气管激发、舒张等全套检查，支气管哮喘及慢性阻塞性肺疾病诊断；初步完成了 RICU 的组建，开展了有创呼吸机治疗危重呼吸衰竭等，使呼吸内科救治重症呼吸衰竭的水平上了一个新台阶；开展了无创呼吸机治疗慢性呼吸衰竭；开展了大容量全肺灌洗术治疗尘肺病，使医院成为晋北地区定点医院；通过与 CT 室及 B 超室合作，完成了数十例 CT 或 B 超引导下经皮肺活检术；开展了支气管动脉栓塞术治疗大咯血；开展了急性肺栓塞的诊断及溶栓治疗、急性肺脓肿的诊断与治疗等多项新技术项目。在国家级和省级刊物上发表了《多索茶碱治疗慢性阻塞性肺疾病的疗效分析》等多篇学术论文，并参与编写了《尘肺肺心病》一书。

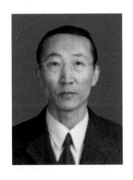

刘贵成 男，汉族，1952 年 3 月出生，山西省右玉县人，中共党员，1976 年 9 月毕业于大同医专，大专学历，副主任医师，2009 年 12 月任血

液透析室主任。中华医学会、山西省血液净化委员会委员，山西省肾脏病委员会委员。

1994 年前在大内科工作；1995 年 1 月调血液透析室，任负责人；1996 年 7 月任副主任，负责透析室全面工作。从事血液净化工作 19 年，对急慢性肾功能衰竭的治疗和合并肾衰的多脏器的功能衰竭及严重的酸碱失衡、电解质紊乱等危重病人抢救有丰富的临床经验。2003 年带领科室开展血液灌流，2004 年开展血液滤过，2006 年开展了床旁组合型血液净化技术。"血液净化联合灌流在 MODS 中的应用"获得同煤集团技术革新一等奖。开展了组合型血液净化对多病种的治疗，如对甲亢危象、急性坏死性胰腺炎均取得了一定的疗效。2007 年开展了 CRRT 技术。

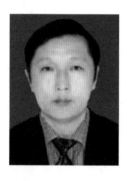

刘锡同 男,汉族，1953 年 2 月出生，山东省肥城市人，中共党员，1971 年毕业于大同矿务局卫校，1989 年毕业于华北煤炭医学院放射大专班，主治医师，放射线科主任。先后赴天津医学院第一附属医院、北京阜外医院、华北煤炭医学院附属医院进修学习。

从事 X 线、CT、核磁影像学诊断及介入放射诊断和治疗四十余年，尤其在心血管疾病的 X 线和 CT 影像学诊断、颅脑疾病的 CT 和核磁影像学诊断以及煤工尘肺的 X 线诊断方面有专长。带领科室人员开展的冠状动脉、肺动脉、头颈部动脉、上下肢动脉、胸肺肺心病腹腔动脉 CT 血管造影在大同市范围内处于领先地位，为临床提供了可靠的影像学诊断依据。曾在市级以上刊物上发表《先天性心脏病 X 线平片分析》等论文数篇，并参加了《尘肺肺心病》一书的编写。曾获同煤集团科技进步奖二次。

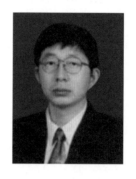

李海鸣 男,汉族，1957 年 10 月出生，山西省怀仁县人，中共党员、农工党员。1976 年毕业于大同卫校，1981 年毕业于大同医专，2004 年毕业于山西医科大学，大学学历，主任医师，超声科主任。山西省超声影像工程学会理事，曾任山西省超声医学工程学会常务理事、全国煤炭系统心血管病研究会理事。中国农工民主党大同市副主委；历任大同市政协第十、十一、十二届政协委员，十三届政协常委；大同矿区人大第六、八届常务委员会委员。

1976 年被分配到新荣区医院工作，1981 年被分配到大同矿务局四老沟矿医院工作，1985 年 3 月调大同矿务局第一职工医院 B 超室。参加工作以来历任超声医学专业主治医师、副主任医师、主任医师，科副主任、主任。

从事内科临床及医学超声工作 30 余年，能解决超声复杂疑难病例的诊断，熟悉超声专业的发展动态，适时引进专业最新技术，为专业学术带头人，为大同地区知名的超声医学专家。主持开展了术中超声、经食道超声心动图、胃肠道疾病诊断，腹腔、浅表器官的超声引导下穿刺活检、胸腹腔脓肿、囊肿穿刺引流术、右心声学造影及肿瘤超声造影，经皮肝穿胆管置管引流术等多项新技术。医院超声科成为大同地区唯一能开展以上项目的科室，同时成为大同地区唯一的重点学科。在大同地区带出了一批优秀进修医师，推动了大同地区超声技术的普及和发展，并得到大同地区甚至省内外临床专家的认可。曾多次承办省级专业年会和超声新技术研讨会，专业学术水平得到同行认可，为医院赢得了声誉，为大同市超声医学的发展、学术交流做出了贡献。

多年来发表论文 10 余篇，分别刊登于《山西医药杂志》《综合临床医学杂志》《中国超声诊断杂志》等杂志上。其中一篇在第四届亚洲超声医学生物学联合会学术大会上交流，并获大同市优秀科技论文二等奖。参加编写了中国医药科技出版社出版的《职业与心血管病》一书。

2007 年被集团公司评为优秀人才。2008—2012 年连续五年被集团公司评为特等劳模。2008 年被评为山西省卫生系统先进个人。2011 年获山西省"五一劳动奖章"。2011 年获集团公司突出贡献优秀人才称号。

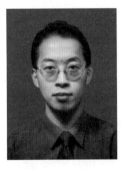

李雪松 男，1972 年 6 月出生，贵州省修文县人，中共党员，1995 年毕业于华北煤炭医学院，大学本科学历，副主任医师，血管介入外科副主任。

从事心胸血管外科工作 17 年，先后在山西医科大学第一附属医院胸心外科、北京安贞医院心血管外科、天津医科大学第二附属医院进修学习，曾协助科室完成了不停跳冠状动脉搭桥术、放射性粒子植入治疗胸部肿瘤、大隐静脉曲张的激光治疗等新技术项目的开展，在心血管外科、普胸科、胸部创伤的救治等方面有较深的造诣。在省部级刊物发表多篇论文，论文

曾获 2008 年山西省第十四届优秀论文二等奖，2003 年被共青团山西省委授予"山西省优秀青年服务标兵"称号。

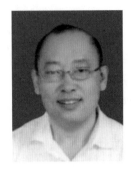

李喜柱 男，汉族，1963 年出生，山西省原平人，民革党员，1985 年 7 月毕业于大同医学专科学校，1998 年毕业于北京医科大学成人自学本科班，副主任医师，骨科一病区主任。

1998 年任骨科副主任，2006 年"人工关节置换"项目获同煤集团科技进步一等奖。2010 年《DHS 内固定治疗股骨粗隆间骨折》获得"CMSA 第三届全国卫生系统优秀医学论文评选"一等奖，《闭式复位胫骨带锁钉治疗胫腓骨骨折》获得"CMSA 第三届全国卫生系统优秀医学论文评选"二等奖。《经皮空心双头螺纹自动加压钉治疗股骨颈骨折》《有限内固定结合外固定架治疗复杂胫腓骨骨折》在《美国中华创伤》《中国临床实用医学》杂志发表。

2007 年获"山西省青年科技奖"和"山西省青年优秀科技工作者"称号，2008 年获同煤集团"特等劳动模范"称号，2008 年在四川抗震救灾中荣获山西省个人一等功，2010 年被评为集团公司优秀人才。

李和平 男，汉族，1953 年 4 月出生，山西省怀仁县人，中共党员，1970 年 10 月从大同矿务局卫校护士班毕业，1987 年 9 月从大同医专毕业，主治医师，放射科主任。

从事放射科工作 41 年，主要在对骨病 X 线、胃肠道 X 线诊断，以及小儿肠

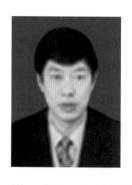

套叠的复位等方面有专长。1974 年在天津医院进修诊断学一年，1982—1983 年在山西医学院放射诊断医学班学习一年。1979 年开展腕关节碘油造影，该项目当年在山西省处于领先地位。1983 年开展低张双重胃肠道钡剂造影，该项目填补了医院低张双重气钡造影的空白，尤其是小肠插管气钡低张双重造影当时在大同市处于领先地位。同年与外科主任张金鉴合作开展经皮肝穿胆道造影，该项目当年在大同地区处于领先地位。

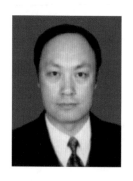

杜兴海 男，汉族，1957 年出生，山西省清徐县人，中共党员，1981 年毕业于大同医专，副主任医师，内分泌肾病科主任。中华医学会山西省内分泌学会委员、大同市内分泌学会副主任委员、大同市糖尿病学会副主任委员、大同市医学会事故技术鉴定专家库专家组成员、大同煤矿集团医疗鉴定专家库成员。

1982 年在医院任内科医师，1988 年 4 月任大内科主治医师，1996 年晋升为血液内分泌科副主任医师，1994 年 2 月任内分泌肾内科主任。1988—1989 年在山西医科大学附属二医院进修内科专业一年，1992—1993 年在天津医科大学附属总医院内分泌科进修一年。

1994 年任科主任以后为提高科室整体业务技术水平和管理水平，在院领导的大力支持下，很快在科内制定各种规章制度和技术操作规程，以及日常工作流程，使科室工作很快步入正常秩序。主持完成了三级医院必备的技术项目，使就诊患者连年增加。如开展了糖尿病各种并发症的诊治和急危重病人的抢救，肾上腺、垂体、性腺激素测定的临床应用及肾上腺、垂体、性腺激素的诊断治疗，各种甲状腺疾病的诊治等项目。开展了胰岛素泵控制糖尿病对比性依据、GLP－1 类似物的应用、甲状腺疾病的诊治等项目，在急慢性肾衰竭抢救方面积累了丰富的临床经验，治愈好转率不断提高，使很多危重患者转危为安。在工作中注重对下级医师的培养教育，以身作则，营造了良好的科风，使科里学习风气浓厚，年轻专业人才不断成长。

在省级以上医学杂志上发表论文 10 余篇，其中《糖尿病对钙磷代谢的影响》获山西省内分泌代谢病年会优秀论文奖。

2003 年被评为山西省抗击"非典"先进个人、同煤集团优秀人才；2004 年以来多次被评为同煤集团特等劳动模范、特级劳动模范、优秀党员，两次被评为大同市劳动模范；2005 年被评为山西省卫生系统先进个人；2008 年被评为大同市优秀党员，2010 年被评为大同市行风建设先进工作者。

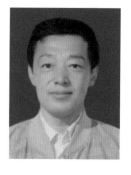

张 谦 男，汉族，1961 年 5 月出生，山西省左云县人，中共党员，九三学社社员，1983 年毕业于吕梁卫校，2002 年毕业于山西医科大学，主任医师，体检科主任。山西省泌尿协会会员、大同市医疗事故鉴定委员会专家组成员。

从事医疗工作 28 年，在普外科工作 3 年后从事泌尿外科工作 17 年，每年独立完成手术 100～150 例，先后完成膀胱切除、肾癌根治、膀胱阴道瘘修补等高难度泌外大型手术。2007 年任总医院体检科主任，建立了网络应用系统，实现了体检的跨越式发展。先后在国家级杂志发表文章 2 篇，省级杂志发表文章 8 篇，部分学术论文获大同矿务局科协优秀论文三等奖。2009 年被评为集团公司劳动模范。

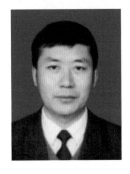

张学良 男，汉族，1961 年 10 月出生，山西省大同市人，中共党员，1983 年毕业于大同医学专科学校，2011 年毕业于山西职工医学院，副主任医师，皮肤科主任。中华医学会会员、中国医师学会山西省皮肤性病专业委员会常委、中华医学会大同市皮肤性病专业委员会副主任委员。

1996 年担任皮肤科主任，独立开展激光加干扰素治疗尖锐湿疣、艾洛松治疗斑块状白癜风，卤米松合并维 A 酸霜治疗角化性皮肤病、冰黄肤乐乳膏治疗神经性皮炎等技术项目。组织和领导所属科室开展变态反应变应原检测及变态反应脱敏治疗、微波治疗激光治疗与冷冻治疗、滤过紫外线检查及性病咨询门诊等技术项目。发表《卡介菌多糖核酸注射剂联合盐酸左西替利嗪片治疗慢性荨麻疹临床分析》等 4 篇论文。

吴 富 男，汉族，1955 年 5 月出生，山西省大同市人，中共党员，1981 年 12 月毕业于大同医专医学专业，副主任医师，消化内科主任。中华消化学会大同消化学分会副主任委员、山西省医师协会常委、山西省医师协会肝病分会委员、山

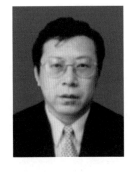

西医师协会消化内镜分会委员、山西省医学会消化学分会委员、医疗事故鉴定大同市专家组成员。

从事消化内科工作 30 余年，擅长处理各种消化系统疾病，熟练掌握了内镜下的诊断，尤以内镜下的介入治疗及放射导管介入治疗见长。开展了食管狭窄内镜下扩张术及支架置入术；消化道出血的内镜下治疗；食管胃底静脉曲张内镜下硬化剂注射、组织胶注射、圈套器治疗；消化道息肉的高频电凝电切除术；消化道异物取出术；肝癌肝动脉栓塞化疗术；内镜下胰胆管疾病的诊断、取石及支架治疗。带领全科人员把消化内科建成大同市重点学科。在大同地区开展了多项新技术项目，有些专业技术及业务水平达到了国内先进水平和三级甲等医院的技术项目要求。撰写论文数十篇，获矿务局科技进步奖三次；1995 年编撰的《新编消化系统疾病诊疗手册》，由金盾出版社出版；2007 年内镜下胃肠道息肉高频电凝、电切术等 3 项新技术，获同煤集团科技进步二或三等奖。

1999 年被评为大同市劳动模范及大同矿务局劳动模范，2008 年被评为集团公司优秀人才。

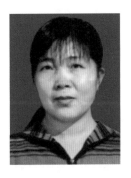

苏丽环 女，汉族，1965 年 11 月出生，山西省原平市人，中共党员，主任医师，1989 年 7 月毕业于山西医科大学，2000 年 10 月任感染性疾病科

主任。独立开展的技术项目和组织领导所属科室开展的技术项目有：乙肝 DNA 定量检测、丙肝 RNA 定量检测、乙肝五项定量检测。从事感染性疾病防治、诊疗临床工作 20 多年。针对慢性病毒性肝炎，积极开展抗病毒、免疫调节、抗炎、抗纤维化四联治疗。针对慢性病毒性乙型肝炎、慢性病毒性丙型肝炎，积极开展乙肝五项定量检测，乙肝病毒 DNA 检测，丙肝病毒 RNA 检测，为慢性乙肝、慢性丙肝抗病毒治疗及疗效的判断提供可靠依据。在 2003 年的非典型肺炎防治工作中，被评为大同市优秀党员，并当选为大同市十二届人大代表。在 2009 年的抗击甲型 H1N1 流感战役中，带领全科同志，不分昼夜，连续作战，共接收发热患者 2500 多例，收住院隔离患者 65 例，确诊 15 例，危重症 8 例，被评为山西省卫生系统先进个人。在《中国药物与临床》、《中国煤炭工业医学杂志》等国内核心刊物上发表学术论文 10 余篇。

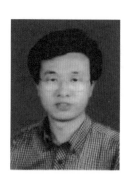

何立斌 男，汉族，1961 年 8 月出生，山西省大同市人，群众，副主任医师，骨科三病区主任。大同市医学会医疗事故技术鉴定专家库成员。1982 年 7 月从大同医专医学系毕业，同年 8 月参加工作。毕业后一直从事临床医学工作。全面系统掌握了骨科的业务知识和专业技术。1990 年在北京积水潭医院创伤骨科进修，进修期间参加了国际"AO"技术研讨会的学习培训班。1995 年 11 月参加第二届全国煤炭系统的四肢软组织修复及外固定架技术的应用。撰写的《Ender 氏针用于不稳定的粗隆间或粗

隆下骨折的闭式治疗》《中西医结合治疗骨折不愈合》论文获集团公司科技进步四等奖，开展的"人工关节置换术"获集团公司科学技术一等奖。

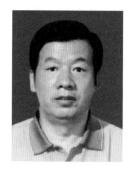

武日富 男，汉族，1958 年 3 月出生，山西省山阴县人，中共党员，主任医师，神经外科一病区主任。1982 年 7 月毕业于大同医学专科学校医学系，2009 年 1 月取得大同大学临床医学专业本科学历。1985 年开始从事神经外科工作。擅长颅脑创伤、高血压脑出血、脑积水、癫痫等疾病的急救和手术。对高血压脑出血手术颇有研究，无论是 CT 定位下穿刺，还是直切口锁孔下手术，均取得良好效果。经常被周边县医院、个别二级医院邀请参加会诊手术。是大同市医疗、工伤鉴定神经外科专家之一。在国家级、省级刊物上发表论文 8 篇，其中《头部外伤后尿崩症的诊断和治疗》在《中华神经外科杂志》上发表，填补了国内对外伤性尿崩症系统诊断治疗的空白。曾获同煤集团科技进步一等奖 3 次、二等奖 2 次、三等奖 2 次。获中国煤炭工业科学技术二等奖 1 次。2008 年被评为同煤集团优秀人才。

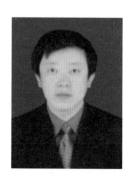

武宇斐 男，回族，1965 年 4 月出生，山西省大同市人，群众，1989 年从山西医学院医学系毕业，大学本科学历，主任医师，老年病科主任。中

华医学会会员、中华老年医学会会员、山西老年医学会会员、山西医学会大同分会高血压病学会会员。

曾在中国科学院北京阜外心血管病医院、上海瑞金医院进修学习。从事内科心血管疾病和老年性疾病的临床治疗工作20多年，在治疗各类心血管病疾患、高血压病、糖尿病及其并发症以及各种老年慢性疾病的综合治疗等方面积累了丰富的临床经验。曾抢救急性心肌梗死合并心源性休克多例，在植入永久型人工起搏器治疗缓慢心律失常、冠状动脉造影和冠状动脉内支架植入等心血管疾病的介入治疗方面取得良好的临床效果。2003年组织了与中国医学科学院阜外心血管病医院联合开展的国家"十五"科技攻关课题：冠心病、脑卒中综合危险度评估及干预方案的研究"的研究工作。曾发表《低分子肝素治疗难治性不稳定型心绞痛60例的临床观察》《心肌缺血预适应对AMI后并发症的影响》《胺碘酮治疗充血性心力衰竭合并室性心律失常的临床观察》《华法林治疗慢性非瓣膜性心房颤动合并左心房血栓的溶栓疗效观察》《受体阻滞剂治疗充血性心力衰竭的临床观察》等论文10余篇。

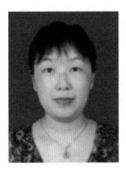

范雪梅　女，汉族，1969年10月出生，山西省大同市人，中共党员，1990年7月毕业于大同医专，2004年7月毕业于山西医科大学，主任医师，康复科主任。中国医师协会山西省康复医学分会常委、中华医学会山西省物理与康复医学分会委员。

2009年12月任科主任后在大同地区开展了神经康复、骨科康复工作，建立了特色治疗室，如运动疗法室、作业疗法室、语言疗法室、康复评价室、物理因子治疗室；建立了一整套系统的诊疗规范，独立开展偏瘫、截瘫、脑瘫、颈椎病、腰腿疼、各种骨折、骨关节病后功能障碍及人工关节置换术后的康复治疗，以及言语障碍和认知障碍的康复评价和治疗。开展的骨折、骨病及关节、韧带损伤患者的等速肌力评价和训练，属于国内先进水平。肉毒素注射和肌电生物反馈治疗脑卒中后肌痉挛，属于省内先进水平。还开展了平衡功能评定和训练、神经肌肉激活技术对腰痛的治疗、持续植物状态的促醒治疗、脑卒中后肩关节半脱位的运动疗法、重型颅脑损伤的康复治疗、脑瘤术后的康复治疗。在国内刊物发表《早期康复治疗对脑出血预后的影响》《早期康复治疗对脑卒中后肩痛患者的作用》《早期康复治疗对脑卒中后肌肉痉挛患者的影响》和《A型肉毒毒素注射治疗脑卒中后肌痉挛》等论文多篇。

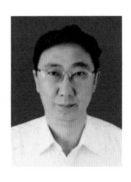

周晓波　男，汉族，1962年10月出生，山西省灵丘县人，中共党员，1984年8月毕业于大同卫校口腔专业，1987年9月—1990年6月在鸡西煤炭职工学院取得专科学历，2005年6月在山西医科大学取得本科学历，副主任医师，口腔科主任。

1984年8月被分配到医院口腔科工作，1996年开展人工种植牙技术。1998年开展牙周病翻瓣术及牙半切除术。2000年开展高速涡轮钻辅助拔除阻生齿及腮腺肿瘤区域性切除术。2000年开展前后牙光固化美容修复术、冠延长术及牙龈美容术。2002 年开展上下颌骨骨折和颧骨及颧弓骨折微型钛板坚强内固定术。2002 年开展烤瓷牙固定修复技术和铸造支架及精密附着体修复技术。2006 年开展纤维桩桩冠修复术。2011 年组织科室开展根管治疗机扩及热牙胶充填技术。在《现代口腔医学杂志》、《基层医学论坛》等杂志发表论文 6 篇。

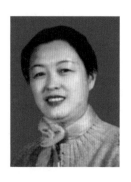

周安丽　女，汉族，1958 年出生，湖北省麻城县人，中共党员，1984 年 7 月毕业于山西医科大学药学系，副主任药师，药剂科主任。

独立开展和组织领导所属科室的技术项目有：静脉药物集中配置、治疗药物监测与个体化用药、医疗机构药患纠纷的原因分析及防范、药学信息咨询服务、中心摆药自动化在药品数字化管理中的应用研究（获同煤集团科技进步三等奖）。撰写的《具有抗癌作用的非抗癌药物》《抗肿瘤药物的合理使用》《提高医院药学人员素质的体会》《抗肿瘤药物的时间给药》《尿激酶溶栓治疗急性心肌梗死 52 例》等学术论文发表于《中国临床医药·肿瘤诊断与治疗》《中国药房》《山西医药杂志》等刊物。

段维娜　女，汉族，1961 年 8 月出生，河北省满城县人，中共党员，大学学历，副主任医师，麻醉科主任。

开展的技术项目"三叉神经痛与面肌痉挛微血管减压的显微解剖研究"获中国煤炭工业科学技术二等奖。开展了心血管麻醉颈动脉剥脱术，创立麻醉恢复

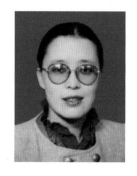

室。发表的学术论文有：《盐酸戊乙醛醚对冠状动脉旁路移植术患者体外循环前后白介素及肿瘤坏死因子的影响》，发表于《中华实用诊断与治疗杂志》；《恩丹面酮预防妇科腔镜手术后恶心呕吐的疗效观察》，发表于《中国现代医生》杂志；《氯胺酮用于瑞芬太尼术后痛觉过敏的疗效观察》，发表于《现代医学与临床》杂志；《芬太尼、舒芬太尼、丁丙诺用于手术后静脉镇痛疗效比较》，发表于《现代医学与临床》杂志。

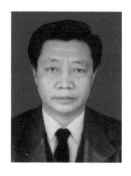

席福龙　男，汉族，1952 年 7 月出生，山西省代县人，中共党员，大学学历，主任医师，医院院长办公室主任兼医改办主任。

1968 年 9 月在大同矿务局同家梁矿参加工作；1969 年 3 月—1972 年 2 月在 1798 部队当卫生员；1972 年 3 月—1975 年 10 月在内蒙古医学院医疗系学习，毕业后在守备二师任军医；1983 年 9 月在解放军 109 医院任军医；1987 年 3 月—1996 年 2 月在解放军 322 医院传染科任主治医师、副主任；1996 年 3 月转业到医院传染科任主任医师、副主任；2000 年 10 月任医改办主任；2007 年 6 月任医院院长办公室主任兼医改办主任。

在省部级杂志发表《肝炎后再生障碍性贫血 10 例临床分析》《大同地区 550 例传染性疾病临床流行病学特点》等论文 14 篇，在医改办期间撰写了《强化管

理,科技兴院再铸辉煌》《核算与医保政策简述及新机制探讨》《医院医疗质量考核和科室成本核算方案操作细则》《关于医疗改革对同煤集团医疗系统的影响分析与对策探讨》《同煤集团公司医疗改革探讨》等文章。

1993年在解放军322医院荣立三等功一次,2000—2007年5次被评为同煤集团优秀党员,2004年、2005年被评为集团公司共产党员标兵,2007年、2008年被评为同煤集团"文明员工标兵",2005年被评为山西省国资委优秀党员,2012年被评为同煤集团"精神文明建设先进工作者"。

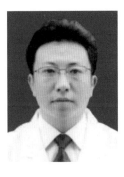

徐　福　男,汉族,1969年8月出生,山西省山阴县人,中共党员,1991年6月毕业于山西长治医学院,2005年6月毕业于贵州遵义医学院,外科学硕士,副主任医师,普通外科二病区主任。

独立开展了腹腔镜胆囊切除手术,2010年独立开展腹腔镜胆总管探查、胆道镜取石T型管引流手术,2011年开展腹腔镜胆总管探查、胆道镜取石胆管I期缝合手术。在省级以上刊物发表的论文有:"PGA支架上人与猪皮肤成纤维细胞增殖和基质分泌的比较研究",为国家重点基础研究发展规划基金("973"项目,2002AA20503)资助项目;"5-FU联合CDDP新辅助化疗治疗进展期胃癌的临床研究";"腹腔镜下急性坏疽性胆囊炎处理方法探讨";"急性重症胆管炎56例腹腔镜治疗体会"。合著:《腹股沟疝平片无张力修补180例报告》《获得性疝的pro-lene网无张力修补》《组织工程肌腱种子细胞的比较研究》《大鼠小肠上皮类器官单位的分离培养鉴定》。2010年被评为同煤集团优秀人才和卫生工作先进个人。2011年被评为同煤集团优秀共产党员。

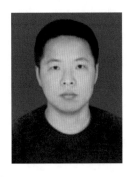

贾　悦　男,汉族,1969年7月21日出生,山西省忻州市人,中共党员,1993年毕业于天津第二医学院医学检验系,副主任技师,考核办主任。

2000年任检验科副主任,2010年任输血科主任。先后在检验科临检、生化、细菌、免疫和血气分析等室工作,在北京协和医院免疫室学习并开展医院的自身免疫疾病检查,并被医院确定为学科带头人,从事新检验项目的引进。配合临床开展自体输血及血液治疗血浆置换等,指导临床科学合理用血,推广成分输血和输血新技术,宣传现代输血理念及专业知识。对临床输血工作实行国际标准的质量管理。参与临床疾病的诊断与输血方案的制定,负责临床输血疗效的判断及临床输血咨询。在《中国医学创新》《中华医药感染管理》杂志发表《浅谈检验科质量管理过程与医疗安全》《2009—2010年临床常见病原菌分布特点及耐药性分析》等论文。

崔贵明　男,汉族,1961年出生,山西省左云县人,中共党员,1984年毕业于山西医学院儿科系,大学学历,主任医师,儿科主任。

毕业后被分配到医院从事儿科临床工作。1996年开始进入重症医学领域工作,主要进行各种急危重症新生儿的抢救治

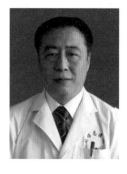

疗。2009 年 10 月按照卫生部下达的《新生儿病室建设与管理指南》组建了新生儿科。发表有《高压氧治疗新生儿缺血缺氧性脑病》《特布他林佐治婴幼儿喘憋性肺炎》等多篇论文。曾多次获得劳动模范称号。

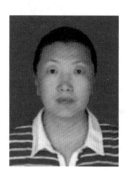

韩 洁　女,汉族,1963 年出生,陕西省汉中市人,群众,1983 年 8 月从大同卫生学校毕业,2005 年从山西中医学院大学毕业,大学本科学历,副主任医师,针灸科主任。

撰写论文多篇,其中《针刺加枕颌牵引治疗颈椎病 120 例》《胞轮振跳耳压疗法》《阻力针法临床应用》《针刺治疗老年带状疱疹后遗症》等发表于《针灸临床杂志》《江西中医药》《吉林中医药》等刊物。

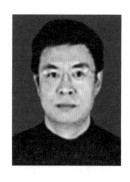

廖继强　男,汉族,1963 年出生,广东省梅州市人,群众,1989 年毕业于山西医科大学,本科学历,副主任医师,泌尿外科主任。

毕业后一直从事临床工作,技术水平逐年提高,操作下尿路腔镜手术近百台,使泌尿外科规模逐渐扩大,形成腔镜组、碎石组、尿控组、男科组,学科建设更加合理。开展了腹腔镜肾囊肿去顶术、腹腔镜精索静脉曲张高位结扎术、腹腔镜输尿管切开取石术、腹腔镜肾上腺腺瘤切除术、腹腔镜肾癌根治术,使泌尿外科的技术水平得到快速提高。在省级杂志上发表论文 10 余篇。

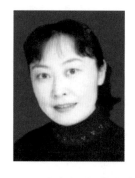

翟继芳　女,汉族,1965 年出生,山西省大同市人,大学学历,中共党员,1988 年 7 月从徐州医学院医疗系毕业,主任医师,妇科主任。

从事妇产科临床工作 23 年,1998 年起任妇产科副主任,主持全面工作。1994 年开展腹膜外剖宫产,1999 年主持开展了复杂子宫全切术、显微输卵管吻合术、产后大出血 DIC 的救治及滋养叶细胞疾病的化疗。2005 年主持开展了妇科腹腔镜技术,2006 年主持开展的"腹式横切口筋膜内子宫全切除术"及"无痛人流技术的应用"项目分别获集团公司科技进步奖及技术革新奖。2008 年以来率领全科独立开展阴式子宫切除术、恶性肿瘤根治手术及综合治疗、女性盆底修复等技术。在《实用妇产科杂志》《中国现代医药杂志》《山西医药杂志》等省级及国家级杂志发表论文 20 余篇,多次获同煤集团优秀论文奖。

2011 年获得同煤集团"巾帼'五最佳'建功标兵""最佳服务创新能手"称号,被评为同煤集团优秀人才。

蔡建军　男,汉族,1965 年出生,河北省曲阳县人,中共党员,1988 年 7 月毕业于山西医学院临床医学系,山西医科大学在职研究生学历,主任医师,普通外

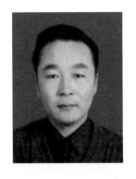

科一病区主任。中华医学会会员、山西省抗癌协会大肠癌专业委员会委员、大同市肛肠专业委员会委员。

2002 年任普通外科副主任，2005年任普通外科主任。2001 年开展了腹股沟疝无张力修补术、肛周疾病的治疗无痛性治疗、胃肠道肿瘤的根治性手术切除、大肠癌的腹腔镜手术。普外科在静脉营养及肠内营养、闭合性腹部损伤的诊断及治疗方面均有一定的建树，并逐步开展胃癌的腹腔镜治疗。在《中国煤炭工业医学杂志》《基层医学论坛》《中国实用外科杂志》等刊物发表多篇学术论文，其中《大面积特重度烧伤的治疗》《腹股沟疝平片无张力修补术》获同煤集团公司 2005年、2006 年科技进步三等奖。多次获同煤集团劳动模范及优秀共产党员称号。

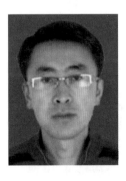

霍 成 男，汉族，1980 年 6 月出生，山西省大同市人，中共党员，2004 年 7 月毕业于华北煤炭医学院，主治医师，病理科主任。

独立开展和组织领导的技术项目有：病理活体组织检查、各种细胞学病理检查（包括液基细胞学检查）、免疫组织化学染色、特殊染色。

第六节 退休正副主任医(护)师

丁淑贞 女，汉族，1935 年 12 月出生，山西省大同市人，1956 年 1 月参加工作，1962 年 10 月从晋东南医专毕业，曾任儿科副主任医师。

王伯英 女，汉族，1943 年 5 月出生，河北省遵化市人，1962 年 9 月从大同六二卫校毕业，1966 年 7 月参加工作，曾任内科副主任医师。

王光宇 男，汉族，1935 年 12 月出生，山西省大同市人，1961 年 9 月从大同医专毕业后参加工作，曾任传染科副主任医师。

王守印 男，汉族，1938 年 11 月出生，山西省大同市人，1954 年 5 月从太原第一卫校毕业后参加工作，曾任骨科副主任医师。

王玉莲 女，汉族，1941 年 1 月出生，山西省大同市人，1961 年 7 月从山西晋中医专毕业后参加工作，曾任妇产科副主任医师。

王 耐 男，汉族，1944 年 11 月出生，山西省大同市人，中共党员，1963年 8 月乌兰察布盟卫校毕业参加工作，曾任眼科副主任医师。

王关林 男，汉族，1944 年 4 月出生，浙江省上虞区人，1964 年 8 月从上海中医学校毕业后参加工作，曾任针灸科副主任医师。

田润华 女，汉族，1943 年 3 月出生，山西省大同市人，1961 年 7 月从太原卫校毕业后参加工作，曾任 B 超室副主任医师。

刘俊臣 男，汉族，1938 年 12 月出生，河北省怀安县人，1963 年 9 月从山西医学院毕业后参加工作，曾任影像科主任医师。

刘玉梅 女，汉族，1942 年 10 月出生，山西省阳高县人，中共党员，1963年 7 月从晋东南医专毕业后参加工作，曾任内科副主任医师。

刘庆梅 女，汉族，1944 年 3 月出生，河北省阜平县人，中共党员，1961年7月从大同矿务局卫校毕业后参加工作，曾任神经外科副主任医师。

刘保国 男，汉族，1955年6月出生，山西省阳高县人，1978年7月从大同医专毕业后参加工作，曾任耳鼻喉科副主任医师。

刘秀梅 女，汉族，1941年6月出生，河北省阳原县人，1961年7月从大同矿务局卫校毕业后参加工作，曾任传染科副主任医师。

刘玉仙 女，汉族，1942年12月出生，山西省浑源县人，1965年7月从大同六二卫校毕业后参加工作，曾任五官科副主任护师。

纪香兰 女，汉族，1945年12月出生，山西省怀仁县人，1961年7月从大同矿务局卫校毕业后参加工作，曾任同位素室副主任医师。

纪存祥 女，汉族，1954年7月出生，山西省怀仁县人，中共党员，1970年10月参加工作，1993年从长治医学院毕业，曾任超声医学科副主任医师。

池中月 女，汉族，1941年7月出生，山西省朔州市人，1961年7月从大同矿务局卫校毕业后参加工作，曾任耳鼻喉科副主任医师。

毕妙林 女，汉族，1934年3月出生，浙江省宁波市人，1952年10月从阜新卫校毕业后参加工作，曾任急诊科副主任护师、急诊科护士长。

应文娟 女，汉族，1933年7月出生，上海市人，中共党员，1953年7月从阜新卫校毕业后参加工作，曾任护理部副主任护师、护理部护士长。

张 莉 女，汉族，1936年12月出生，辽宁省盖平县人，1955年7月从开滦卫校毕业后参加工作，曾任检验科副主任检验师。

张静林 男，汉族，1938年10月出生，北京市人，1954年3月参加工作，1959年11月从大同矿务局卫校毕业，曾任心内科副主任医师。

张丽琴 女，汉族，1941年6月出生，北京市人，中共党员，1966年7月参加工作，1968年从大同六二卫校毕业，曾任门诊部副主任医师。

张玉芳 女，汉族，1945年11月出生，辽宁省阜新市人，1964年9月从唐山医学院毕业后参加工作，曾任传染科副主任医师、传染科副主任。

张玉娥 女，汉族，1949年11月出生，河北省怀来县人，1968年7月从大同卫校毕业后参加工作，曾任传染科副主任医师。

张翠英 女，汉族，1948年9月出生，河北省行唐县人，1968年6月从大同二医院护校毕业后参加工作，曾任耳鼻喉科副主任医师。

张应娟 女，汉族，1943年11月出生，河北省阳原县人，1961年7月从大同矿务局卫校毕业后参加工作，曾任儿科副主任医师、防保科副主任。

张秀兰 女，汉族，1949年11月出生，山西省怀仁县人，中共党员，1967年7月参加工作，1968年6月从大同二医院卫校毕业，曾任感染科副主任护师、感染办公室主任。

张巨银 男，汉族，1942年10月出生，河北省怀安县人，中共党员，1961年7月从大同矿务局卫校毕业后参加工作，曾任皮肤科副主任医师。

张 萍 女，汉族，1953年6月出生，山西省大同市人，中共党员，1970年11月参加工作，1996年从长治医学院毕业，曾任医务科副主任护师、医务科医患办公室副主任。

张宪一 女，汉族，1954年8月出生，山东省平原县人，中共党员，1970年10月参加工作，1998年从长治医学院毕业，曾任护理部副主任护师、护理部护士长。

张广敏 男，汉族，1941年10月出生，天津市蓟县人，中共党员，1964年8月从唐山煤矿医学院毕业后参加工作，曾任副主任医师、煤峪口矿医院副院长兼党支部书记。

李 勤 女，汉族，1943年1月出生，河北省唐山市人，1964年8月毕业于河北开滦医学专科学校医疗系，曾任忻州窑矿医院妇产科副主任医师。

李德林 男，汉族，1944年1月出生，山西省大同市人，1968年8月从山西医学院毕业后参加工作，曾任呼吸内科主任医师。

李向东 男，汉族，1931年6月出生，广东省梅县人，1955年12月从旅大医士班毕业后参加工作，曾任外科副主任医师。

李俊兰 女，汉族，1946年1月出生，山西省原平市人，1967年7月从晋东南医专毕业后参加工作，曾任内科副主任医师、老年病科副主任。

李进云 男，汉族，1942年9月出生，山西省大同市人，中共党员，1961年8月参军，1968年从北京军医学院毕业，曾任外科副主任医师。

李云贞 女，汉族，1947年2月出生，山西省原平市人，中共党员，1965年7月从大同卫校毕业后参加工作，曾任感染办公室副主任护师、感染办护士长。

杨素英 女，汉族，1939年12月出生，河北省丰润区人，1964年9月从唐山煤矿医学院毕业后参加工作，曾任传染科副主任医师。

杨素英 女，汉族，1942年9月出生，河北省丰润区人，1961年7月从大

同矿务局卫校毕业后参加工作，曾任骨科副主任护师。

辛桂花 女，汉族，1937年3月出生，山西省大同市人，1958年9月从太原第二卫校毕业后参加工作，曾任高压氧科副主任护师。

吴清明 男，汉族，1947年9月出生，山西省大同市人，1969年12月参加工作，1977年从吉林医科大学毕业，曾任中医科副主任医师。

赵美玉 女，汉族，1946年11月出生，山西省应县人，中共党员，1969年8月从山西医学院毕业后参加工作，曾任儿科主任医师。

赵志强 男，汉族，1944年1月出生，山西省大同市人，中共党员，1962年12月从山西化工学院毕业后参加工作，曾任药剂科副主任药师。

赵文明 男，汉族，1942年1月出生，山西省大同市人，中共党员，1961年7月从大同矿务局卫校毕业后参加工作，曾任外科副主任医师。

赵秀君 女，汉族，1944年2月出生，河北省束鹿县人，中共党员，1961年7月从大同矿务局卫校毕业后参加工作，曾任神经外科副主任护师、神经外科护士长。

侯变弟 女，汉族，1947年5月出生，河北省赵县人，1968年7月从山西医学院护理班毕业后参加工作，曾任传染科副主任护师、传染科护士长。

贺明英 女，汉族，1943年9月出生，山西省忻州市人，1965年12月从山西医学院毕业后参加工作，曾任心电图室副主任医师。

梁惠珍 女，汉族，1944年1月出生，辽宁省沈阳市人，1964年9月从唐山医学院毕业后参加工作，曾任中医科副主任医师。

秦淑云 女，汉族，1941年5月出生，河北省秦皇岛市人，1964年9月从唐山医学院毕业后参加工作，曾任传染科副主任医师。

董瑞珍 女，汉族，1940年9月出生，河北省唐山市人，1961年7月从大同矿务局卫校毕业后参加工作，曾任妇产科副主任医师、副主任。

董映文 男，汉族，1942年9月出生，山西省忻州市人，中共党员，1961年7月从大同矿务局卫校毕业后参加工作，曾任骨科副主任医师。

葛淑斋 女，汉族，1944年4月出生，河北省安平县人，1961年7月从大同矿务局卫校毕业后参加工作，曾任药剂科副主任药师。

葛秀珍 女，汉族，1945年1月出生，山西省忻州市人，1965年7月从大同市六二卫校毕业后参加工作，曾任接诊室副主任护师。

韩秀珍 女，汉族，1948年3月出生，山西省大同市人，1968年12月从大同护校毕业后参加工作，曾任门诊部副主任护师、门诊部护士长。

蔡世和 男，汉族，1938年9月出生，辽宁省海城市人，1963年9月从阜新医专毕业后参加工作，曾任外科副主任医师。

霍秀芬 女，汉族，1943年6月出生，河北省丰润区人，1961年7月从大同矿务局卫校毕业后参加工作，曾任防保科副主任医师、感染办公室主任。

第七节 在职正副主任医（护）师

丁 华 女，汉族，1967年4月出生，湖南省怀化市人，中共党员，2004年毕业于山西职工医学院，眼科副主任医师，眼科负责人。

丁晓亭 男，汉族，1970年10月出生，黑龙江省庆安县人，1996年毕业于华北煤炭医学院，儿内科副主任医师。

于 平 男，汉族，1962年7月出生，山西省怀仁县人，中共党员，1985年毕业于山西医科大学，骨科副主任医师。

于武秀 女，汉族，1962年11月出生，山西省浑源县人，中共党员，2008年毕业于山西职工医学院护理专业，副主任护师、内分泌肾病科护士长。

马 东 男，回族，1973年1月出生，山西省大同市人，1997年毕业于山西医科大学，神经外科副主任医师，中心实验室主任。

马 喜 男，汉族，1964年11月出生，山西省大同市人，2009年毕业于大同大学医学部，神经外科副主任医师，神经外科二病区副主任。

马利萍 女，汉族，1964年11月出生，山西省山阴县人，1983年毕业于大同医学专科学校，传染科副主任医师，感染性疾病科副主任。

马 霞 女，汉族，1972年7月出生，山西省怀仁县人，2008年毕业于山西医科大学，获硕士学位，呼吸内科主任医师，呼吸内科一病区副主任。

马连清 女，汉族，1969年10月出生，山西省怀仁县人，2009年毕业于山西医科大学护理专业，外科副主任护师。

王 有 男，汉族，1969年6月出生，山西省阳高县人，中共党员，2006年毕业于遵义医学院妇产专业，硕士研究生学历，妇产科副主任医师，产科副主任。

王 识 女，汉族，1971年10月出生，辽宁省阜新市人，1995年毕业于华北煤炭医学院，神经内科副主任医师。

王 洪 女，汉族，1971年3月出生，山西省大同市人，1993 年毕业于华北煤炭医学院，心血管专业主任医师。

王　勇　男，汉族，1965 年 5 月出生，山西省大同市人，1988 年毕业于山西医科大学，神经外科主任医师、神经外科一病区副主任。

王　勇　男，汉族，1967 年 10 月出生，山西省大同市人，1990 年毕业于山西医科大学，心胸外科副主任医师。

王文生　女，汉族，1967 年出生，山西省大同市人，1989 年毕业于华北煤炭医学院，神经内科主任医师。

王志芳　女，汉族，1972 年 4 月出生，山西省定襄县人，1994 年毕业于华北煤炭医学院，呼吸内科副主任医师，呼吸内科二病区副主任。

王志宏　男，汉族，1971 年 10 月出生，山西省灵丘县人，2004 年毕业于内蒙古医学院，儿内科副主任医师。

王兴乐　男，汉族，1968 年 2 月出生，山西省阳高县人，中共党员，1993 年 7 月毕业于山西医学院预防医学专业，煤峪口矿医院内科副主任医师。

王建军　男，汉族，1958 年 5 月出生，山西省河曲县人，1981 年 12 月毕业于大同医学专科学校，忻州窑矿医院内科副主任医师。

王晓宇　女，汉族，1973 年出生，山西省大同市人，中共党员，1995 年毕业于山西医科大学，医学影像专业副主任医师，超声科副主任。

王彩玲　女，汉族，1963 年 5 月出生，山西省运城市人，2005 年毕业于山西医科大学，中央机厂医院口腔科副主任医师。

王润华　女，汉族，1971 年出生，山西省阳城县人，2005 年毕业于大同大学护理专业，心内科专业副主任护师。

王爱弟　女，汉族，1971 年 12 月出

生，山西省应县人，2009 年毕业于大同大学护理专业，透析室副主任护师。

王美美　女，汉族，1968 年 9 月出生，山西省原平市人，2009 年毕业于大同大学护理专业，儿科副主任护师。

王润娣　女，汉族，1968 年 8 月出生，山西省应县人，中共党员，2009 年毕业于大同大学，忻州窑矿医院妇产科副主任医师，妇产科主任。

王志斌　男，汉族，1967 年 10 月出生，山西省大同市人，2004 年毕业于山西医科大学，放射医学技术专业副主任技师。

王俊萍　女，汉族，1964 年 7 月出生，山西省应县人，中共党员，2008 年毕业于河北北方医学院，妇产科副主任医师。

王素萍　女，汉族，1968 年 9 月出生，山西省怀仁县人，2005 年毕业于大同大学护理专业，心内科副主任护师。

王荣琴　女，汉族，1969 年 5 月出生，山西省大同市人，2001 年毕业于长治医学院护理专业，副主任护师，血液透析室护士长。

王雁玲　女，汉族，1966 年 1 月出生，辽宁省兴城市人，2005 年毕业于山西中医学院，药学专业副主任中药师。

王　懿　男，汉族，1970 年 8 月出生，山西省大同市人，中共党员，2004 年毕业于山西医科大学，放射医学技术专业副主任技师。

丰　录　男，汉族，1967 年 6 月出生，山西省山阴县人，中共党员，2006 年毕业于山西医科大学，放射医学诊断专业副主任医师。

邓　杰　男，汉族，1965 年 12 月出生，河北省唐山市人，1990 年毕业于华北煤炭医学院，骨科副主任医师。

孙一铭　女，汉族，1974 年 6 月出

生，河北省青县人，1997 年毕业于山西医科大学，体检科内分泌专业副主任医师。

孙荣莉 女，汉族，1961 年 11 月出生，河北省河间市人，中共党员，1981 年毕业于大同医学专科学校，妇产科副主任医师。

仝春芳 女，汉族，1971 年 4 月出生，山东省惠民县人，2006 年毕业于山西医科大学，医学影像专业副主任医师。

仝淑琴 女，汉族，1969 年 11 月出生，山西省大同市人，2005 年毕业于山西医科大学，儿内科副主任医师。

石 雯 女，汉族，1962 年 3 月出生，北京市人，中共党员，1998 年毕业于长治医学院护理专业，国际伤口治疗师，副主任护师，骨科护士长。

史永胜 男，汉族，1963 年 10 月出生，山西省代县人，2004 年毕业于大同医学专科学校，骨科副主任医师，急诊科副主任。

史宏伟 男，汉族，1971 年出生，山西省长治市人，1994 年毕业于华北煤炭医学院，心内科副主任医师。

田 如 女，汉族，1958 年 12 月出生，天津市人，2005 年毕业于山西医科大学，急救医学专业主任医师，急诊科副主任。

田爱军 女，汉族，1970 年 9 月出生，山西省忻州市人，中共党员，2008 年毕业于大同大学护理专业，培训部副主任护师。

叶秀枝 女，汉族，1971 年 9 月出生，河北省青县人，2009 年毕业于大同大学护理专业，煤峪口社区副主任护师。

冯 凭 男，汉族，1956 年 6 月出生，广东省顺德市人，中共党员，2004 年毕业于山西医科大学，放射医学诊断专业副主任医师，CT 室副主任。

兰日明 男，汉族，1968 年 6 月出生，山西省朔州市人，2006 年毕业于遵义医学院麻醉学专业，硕士研究生学历，麻醉科副主任医师、麻醉科副主任。

闫连云 女，汉族，1970 年 6 月出生，山西省大同市人，2008 年毕业于大同大学护理专业，麻醉科副主任护师。

闫东革 女，汉族，1971 年 6 月出生，山西省灵丘县人，中共党员，2005 年毕业于长治医学院护理专业，副主任护师，泌尿外科副护士长。

闫世霞 女，汉族，1969 年 7 月出生，山西省朔州市人，2002 年毕业于长治医学院护理专业，副主任护师，康复科护士长。

齐润花 女，汉族，1961 年 12 月出生，河北省平山县人，中共党员，2000 年毕业于长治医学院护理专业，主任护师，神经外科护士长。

齐俐梅 女，汉族，1969 年 4 月出生，河北省曲阳县人，2009 年毕业于大同大学，内分泌肾病专业副主任医师。

齐美景 女，汉族，1962 年 6 月出生，北京市人，中共党员，2005 年毕业于山西医科大学，体检科妇产专业副主任医师。

乔秀清 女，汉族，1966 年 10 月出生，山西省怀仁县人，2010 年毕业于山西医科大学，放射医学技术专业副主任技师。

乔智灏 男，汉族，1974 年 7 月出生，山西省大同市人，2008 年毕业于山西医科大学，重症医学专业副主任医师。

向 俐 女，土家族，1959 年出生，湖南省溆浦县人，中共党员，2004 年毕业于内蒙古医学院，妇产科副主任医师。

任玉红 女，汉族，1962 年 8 月出生，山西省洪洞县人，中共党员，1999 年毕业于长治医学院护理专业，主任护师，急诊科护士长。

任丽峰　女，汉族，1970年1月出生，山西省左云县人，2001年毕业于长治医学院护理专业，血液透析室副主任护师。

朱云丽　女，汉族，1970年11月出生，山西省新绛县人，2006年毕业于山西医科大学，血液透析专业副主任医师。

许晓红　女，汉族，1971年9月出生，河北省藁城市人，2008年毕业于山西医科大学，医学检验专业副主任技师。

许爱梅　女，汉族，1965年2月出生，山西省忻州市人，2003年毕业于山西中医学院，神经内科主任医师。

邬玉梅　女，汉族，1968年9月出生，山西省河曲县人，中共党员，2005年毕业于长治医学院护理专业，副主任护师，感染性疾病科护士长。

纪素清　女，汉族，1968年7月出生，山西省阳高县人，2004年毕业于山西医科大学，呼吸内科副主任医师。

安晋云　女，汉族，1961年6月出生，山西省怀仁县人，民主同盟会会员，2003年毕业于内蒙古医学院，妇产科副主任医师。

刘利平　男，汉族，1969年出生，河北省保定市人，1993年毕业于华北煤炭医学院，心内科主任医师，心内科副主任。

刘永红　女，汉族，1966年出生，山西省怀仁县人，1989年毕业于山西医科大学，呼吸内科主任医师。

刘向阳　男，汉族，1970年12月出生，河南省开封市人，2004年毕业于山西医科大学，耳鼻喉科主任医师。

刘凤英　女，汉族，1969年11月出生，山西省大同市人，2009年毕业于山西职工医学院护理专业，急诊科副主任护师。

刘晓利　女，汉族，1968年12月出生，山西省大同市人，九三学社社员，1992年毕业于华北煤炭医学院，神经内科主任医师，康复科副主任。

阴淑英　女，汉族，1962年8月出生，河北省容城县人，中共党员，2004年毕业于山西医科大学成人本科班，平泉盛秀苑社区卫生服务站妇产科副主任医师。

邹　颖　女，汉族，1972年6月出生，吉林省通化市人，2000年毕业于长治医学院护理专业，副主任护师，门诊部护士长，院团委副书记。

肖陆清　女，汉族，1965年出生，山西省大同市人，1987年毕业于华北煤炭医学院，呼吸内科主任医师。

辛淑芬　女，汉族，1956年9月出生，河北省阜平县人，中共党员，2004年毕业于内蒙古医学院，妇产科副主任医师。

陈　琳　男，汉族，1961年8月出生，山西省大同市人，中共党员，2003年毕业于内蒙古医学院，麻醉科副主任医师，麻醉科副主任。

陈步云　女，汉族，1967年11月出生，山西省大同市人，中共党员，1990年毕业于苏州医学院，呼吸内科主任医师。

陈　鸿　女，汉族，1971年9月出生，山西省大同市人，2008年毕业于山西医科大学，硕士研究生学历，儿内科副主任医师。

陈改英　女，汉族，1971年出生，山西省山阴县人，2005年毕业于山西中医学院，针灸专业副主任医师。

陈彦芬　女，汉族，1957年3月出生，河北省阜平县人，中共党员，2000年毕业于长治医学院护理专业，副主任护师，感染管理科主任。

陈桂梅　女，汉族，1970 年 9 月出生，山西省大同市人，2009 年毕业于大同大学护理专业，急诊科副主任护师。

李军　女，汉族，1969 年 7 月出生，山西省怀仁县人，2004 年毕业于山西医科大学，心血管内科副主任医师。

李利　女，汉族，1971 年 11 月出生，山西省大同市人，中共党员，2003 年毕业于长治医学院护理专业，副主任护师，护理部副主任。

李小芳　女，汉族，1871 年 8 月出生，山西省怀仁县人，2005 年毕业于山西医科大学，心血管内科副主任医师。

李冬梅　女，汉族，1967 年 11 月出生，山东省即墨市人，1991 年毕业于山西中医学院，新平旺社区卫生服务中心全科副主任医师。

李树平　男，汉族，1964 年 11 月出生，山西省右玉县人，大学本科学历，副主任检验师，医学检验科副主任。

李桂萍　女，汉族，1969 年 12 月出生，山西省大同市人，1998 年毕业于山西中医学院，针灸专业主任医师。

李振东　男，汉族，1956 年出生，河南省沁阳市人，中共党员，2005 年毕业于承德医学院，眼科副主任医师。

李志娥　女，汉族，1963 年出生，山西省大同市人，中共党员，2001 年毕业于山西中医学院，临床营养专业副主任营养医师，营养科副科长。

李青芳　男，汉族，1960 年 4 月出生，山西省芮城县人，中共党员，1981 年毕业于大同医学专科学校，内分泌肾病专业副主任医师。

李海英　女，汉族，1968 年 9 月出生，山西省浑源县人，九三学社社员，2005 年毕业于山西医科大学，妇产科主任医师。

李国峰　男，汉族，1972 年 6 月出

生，山西省怀仁县人，中共党员，2004 年毕业于山西医科大学，放射医学技术专业副主任技师，放射科副主任。

李素萍　女，汉族，1963 年 1 月出生，山西省山阴县人，中共党员，1999 年毕业于长治医学院护理专业，副主任护师，护理部护士长。

李瑞波　女，汉族，1963 年 12 月出生，河北省定县人，中共党员，2001 年毕业于山西中医学院，医疗管理专业副主任医师。

连亚莉　女，汉族，1969 年 12 月出生，湖北省孝感市人，中共党员，2005 年毕业于山西医科大学，病理诊断专业副主任医师，病理科副主任。

杜叶　女，汉族，1975 年 5 月出生，山西省浑源县人，2000 年毕业于长治医学院护理专业，急诊科副主任护师。

杜华　男，汉族，1963 年 9 月出生，山西省朔州市人，2004 年毕业于内蒙古医学院，骨科副主任医师。

杜改转　女，汉族，1965 年 7 月出生，山西省大同市人，1989 年毕业于徐州医学院，耳鼻喉科副主任医师，耳鼻喉科负责人。

杜翠英　女，汉族，1970 年 4 月出生，山西省朔州市人，2010 年毕业于大同大学护理专业，副主任护师，血管介入科副护士长。

宋永红　女，汉族，1968 年 7 月出生，山西省怀仁县人，1999 年毕业于长治医学院护理专业，副主任护师，供应室护士长。

宋志坚　女，汉族，1963 年 3 月出生，山西省大同市人，中共党员，2009 年毕业于大同大学护理专业，副主任护师，普外一病区护士长。

张怡　女，汉族，1966 年 10 月出生，河北省香河县人，中共党员，2006

年毕业于山西职工医学院，妇产科副主任医师，妇科副主任。

张　晔　女，汉族，1964年5月出生，河南省偃师市人，2009年毕业于山西职工医学院，急救医学专业副主任医师。

张　敏　女，汉族，1973年4月出生，山西省大同市人，1995年毕业于华北煤炭医学院，妇产科副主任医师。

张世连　男，汉族，1966年4月出生，山西省忻州市人，中共党员，2004年毕业于山西医科大学，普外科副主任医师。

张红松　男，汉族，1973年1月出生，山西省大同市人，中共党员，1998年毕业于山西职工医学院，重症医学专业副主任医师。

张永忠　男，汉族，1968年7月出生，河北省安平县人，1993年毕业于华北煤炭医学院，骨科副主任医师。

张志兵　男，汉族，1967年9月出生，山西省怀仁县人，2010年毕业于山西职工医学院临床医学系，忻州窑矿医院外科副主任医师。

张宗昌　男，汉族，1963年4月出生，山西省大同市人，2004年毕业于山西医科大学，胸外科副主任医师。

张顺利　男，汉族，1963年2月出生，山西省榆社县人，1986年毕业于山西医科大学，内分泌专业副主任医师，血液透析科副主任。

张润华　女，汉族，1967年8月出生，山西省忻州市人，1989年毕业于山西医学院，心血管内科主任医师，心内科副主任。

张丽茹　女，汉族，1970年11月出生，山西省广灵县人，中共党员，1998年毕业于长治医学院护理专业，主任护师，麻醉科护士长。

张宪英　女，汉族，1958年1月出生，山东省平原县人，1998年毕业于长治医学院护理专业，副主任护师，急诊科护士长。

张培花　女，汉族，1968年9月出生，河北省阳原县人，2009年毕业于大同大学护理专业，副主任护师，泌尿外科护士长。

张艳萍　女，汉族，1968年10月出生，河北省唐山市人，1990年毕业于山西大同大学医疗系，煤峪口矿医院妇产科副主任医师。

张慧英　女，汉族，1965年6月出生，山西省繁峙县人，2009年毕业于大同卫校护理专业，产科副主任护师。

张慧敏　女，汉族，1961年6月出生，山西省大同市人，1997年毕业于山西医科大学，医学检验专业副主任检验师。

吴　屹　女，汉族，1968年8月出生，江苏省常州市人，2004年毕业于山西医科大学，心电诊断专业副主任医师。

吴　丽　女，汉族，1971年10月出生，山西省大同市人，2009年毕业于大同大学医疗系，消化内科副主任医师。

吴建华　女，汉族，1975年10月出生，山西省山阴县人，2004年毕业于长治医学院护理专业，心血管内科副主任护师。

吴建军　男，汉族，1971年11月出生，山西省阳城县人，1995年毕业于华北煤炭医学院，泌尿外科副主任医师。

吴跃男　男，汉族，1958年8月出生，山西省交口县人，1996年毕业于山西中医学院，中医专业主任医师。

何　晔　女，汉族，1971年2月出生，北京市人，2001年毕业于长治医学院护理专业，产科副主任护师。

杨　涛　男，汉族，1972年11月出生，辽宁省锦州市人，1995 年毕业于华北煤炭医学院，普外科副主任医师。

杨　涛　男，汉族，1963 年 10 月出生，山西省大同市人，2007 年毕业于大同卫校，口腔科副主任医师。

杨志红　女，汉族，1968 年 4 月出生，山西省大同市人，1991 年毕业于山西医科大学，神经内科主任医师。

杨郁兰　女，汉族，1966 年 11 月出生，山西省怀仁县人，2005 年毕业于山西医科大学，儿内科副主任医师。

杨晓红　女，汉族，1972 年 4 月出生，山西省阳高县人，中共党员，2004 年毕业于山西医科大学，妇产科副主任医师。

郑美艳　女，汉族，1970 年 6 月出生，山西省大同市人，中共党员，2004 年毕业于长治医学院护理专业，副主任护师，护理部护士长。

武　江　男，汉族，1963 年 5 月出生，山西省大同市人，中共党员，1996 年毕业于山西职工医学院，普外科副主任医师。

武翠兰　女，汉族，1962 年 12 月出生，山西省大同市人，1998 年毕业于长治医学院护理专业，副主任护师，体检科护士长。

武建琴　女，汉族，1971 年 9 月出生，山西省五台县人，中共党员，2011 年毕业于山西医科大学护理专业，副主任护师，呼吸内科一病区护士长。

林玉兰　女，汉族，1968 年 6 月出生，河北省万全县人，2009 年毕业于大同大学医疗系，妇产科副主任医师。

庞尔莲　女，汉族，1960 年 2 月出生，山西省怀仁县人，中共党员，1998 年毕业于长治医学院护理专业，副主任护师，产科护士长。

周　静　女，汉族，1960 年 5 月出

生，山西省襄汾县人，中共党员，2007 年毕业于山西医科大学，麻醉专业副主任医师。

周晓红　女，汉族，1970 年 10 月出生，山西省大同市人，2006 年毕业于山西医科大学，心血管内科副主任医师。

周补焕　女，汉族，1971 年 1 月出生，山西省怀仁县人，中共党员，2009 年毕业于大同大学护理专业，心胸外科副主任护师。

孟居安　女，汉族，1873 年 10 月出生，山西省应县人，2006 年毕业于长治医学院护理专业，副主任护师，耳鼻喉科护士长。

孟云霞　女，汉族，1964 年 1 月出生，山西省怀仁县人，2004 年毕业于山西医科大学，消化内科副主任医师，消化科副主任。

段志坚　男，汉族，1975 年 2 月出生，山西省怀仁县人，1998 年毕业于华北煤炭医学院，消化内科副主任医师。

苑宇丽　女，汉族，1972 年 12 月出生，山西省怀仁县人，2010 年毕业于大同大学，血液免疫科副主任护师。

贺廷永　男，汉族，1965 年 10 月出生，山西省大同市人，中共党员，2006 年毕业于山西医科大学，骨科副主任医师，骨科三病区副主任。

贺晨业　女，汉族，1971 年 10 月出生，山西省山阴县人，2009 年毕业于大同大学护理专业，副主任护师，普外二科护士长。

赵金凤　女，汉族，1962 年 11 月出生，山西省大同市人，2004 年毕业于山西医科大学，妇产专业副主任医师。

赵鸿艺　女，汉族，1968 年 8 月出生，山西省左云县人，2008 年毕业于山西职工医学院护理专业，新平旺社区副主任护师。

郝世同　男，汉族，1960 年 4 月出生，山西省黎城县人，2009 年毕业于大同大学医疗系，心血管内科主任医师。

郝守华　女，汉族，1973 年 9 月出生，山西省大同市人，2002 年毕业于长治医学院护理专业，康复科副主任护师。

姚富枝　女，汉族，1961 年 10 月出生，山西省大同市人，2009 年毕业于大同大学护理专业，产科副主任护师。

郜文清　女，汉族，1966 年 6 月出生，江苏省句容市人，2005 年毕业于山西医科大学，口腔科副主任医师。

胡嫦娥　女，汉族，1966 年 2 月出生，山西省文水县人，2003 年毕业于山西中医学院，儿内科主任医师。

俞霄华　女，汉族，1964 年 2 月出生，河北省怀安县人，中共党员，1999 年毕业于长治医学院护理专业，主任护师，护理培训部负责人。

徐丽坤　女，汉族，1975 年 8 月出生，山西省浑源县人，1998 年毕业于华北煤炭医学院，消化内科副主任医师。

徐艳霞　女，汉族，1970 年 9 月出生，山西省五台县人，2008 年毕业于山西职工医学院护理专业，血液免疫科副主任护师。

袁涛　女，汉族，1971 年 7 月出生，辽宁省铁岭市人，2009 年毕业于大同大学护理专业，儿科副主任护师。

袁海波　女，汉族，1970 年 9 月出生，山西省天镇县人，2009 年毕业于大同大学护理专业，普外二病区副主任护师。

栗全英　男，汉族，1971 年 11 月出生，山西省大同市人，2008 年毕业于大同大学医疗系，呼吸内科副主任医师。

栗全玲　女，汉族，1968 年 5 月出生，山西省大同市人，中共党员，2008 年毕业于山西中医学院，心电诊断专业副主任医师，功能检查科副主任。

栗冬梅　女，汉族，1965 年 12 月出生，山西省大同市人，1989 年毕业于山西医学院，心血管内科主任医师。

栗晓宏　女，汉族，1974 年 11 月出生，山西省大同市人，1998 年毕业于华北煤炭医学院，神经内科副主任医师。

郭华　女，汉族，1970 年 12 月出生，山西省原平县人，2009 年毕业于大同大学护理专业，耳鼻喉科副主任护师。

郭晓英　女，汉族，1970 年 4 月出生，山西省怀仁县人，中共党员，1999 年毕业于长治医学院护理专业，副主任护师，老年病科护士长。

郭旗艳　女，汉族，1969 年 2 月出生，山西省大同市人，1994 年毕业于华北煤炭医学院，儿内科副主任医师。

高日金　男，汉族，1970 年 7 月出生，山西省怀仁县人，中共党员，2007 年毕业于遵义医学院，消化内科副主任医师。

高燕　女，汉族，1968 年 12 月出生，山西省山阴县人，2003 年毕业于长治医学院护理专业，呼吸内科一病区副主任护师。

高志勇　男，汉族，1964 年 9 月出生，山西省朔州市人，1988 年毕业于铁道部医学院，普外科副主任医师。

寇鹏勇　女，汉族，1966 年 12 月出生，山西省山阴县人，2006 年毕业于山西职工医学院，整形外科专业副主任医师。

梁军　男，汉族，1968 年 10 月出生，天津市人，1992 年毕业于华北煤炭医学院，普外科副主任医师。

梁冰　男，汉族，1972 年出生，河北省易县人，1993 年毕业于华北煤炭医学院，骨科副主任医师。

梁立军　女，汉族，1961 年 2 月出生，山西省新绛县人，中共党员，2001年毕业于长治医学院护理专业，副主任护师，心内科护士长。

梁金涛 女，汉族，1970年11月出生，山西省山阴县人，毕业于长治医学院护理专业，麻醉科副主任护师。

梁振艳 女，汉族，1966年1月出生，内蒙古自治区土佐旗人，2002年毕业于长治医学院护理专业，副主任护师，门诊部副护士长。

梁咏梅 女，汉族，1968年5月出生，辽宁省盘山县人，2006年毕业于山西职工医学院护理专业，感染管理科副主任护师。

梁振清 男，汉族，1972年2月出生，山东省威海市人，1996年毕业于华北煤炭医学院，泌尿外科副主任医师。

崔润梅 女，汉族，1966年3月出生，山西省大同市人，2004年毕业于山西医科大学，神经内科主任医师。

康进军 男，汉族，1970年4月出生，山西省大同市人，中共党员，1995年毕业于内蒙古医学院，骨科副主任医师。

康翠梅 女，汉族，1963年9月出生，山西省山阴县人，1997年毕业于山西中医学院，中医专业主任医师。

常文华 女，汉族，1968年2月出生，山西省大同市人，1991年毕业于华北煤炭医学院，心内科主任医师。

常东锋 男，汉族，1971年9月出生，山西省原平县人，2004年毕业于山西医科大学，中医专业副主任医师。

常美兰 女，汉族，1971年12月出生，山西省大同市人，2008年毕业于大同大学护理专业，眼科副主任护师。

韩英英 女，汉族，1966年10月出生，山西省大同市人，中共党员，1989年毕业于天津第二医学院，临床药学主任

药师，药剂科副主任。

韩玉霞 女，汉族，1957年8月出生，河北省定州市人，2001年毕业于长治医学院护理专业，体检科副主任护师。

董云昌 女，汉族，1958年9月出生，辽宁省阜新市人，民盟盟员，2000年毕业于山西中医学院，皮肤性病专业主任医师。

董世定 男，汉族，1955年3月出生，山西省万荣县人，1981年毕业于大同医学专科学校，普外科副主任医师。

靳秀玲 女，汉族，1969年10月出生，山西省山阴县人，2009年毕业于山西医科大学护理专业，产科副主任护师。

窦巧娥 女，汉族，1966年8月出生，山西省朔州市人，1989年毕业于华北煤炭医学院，儿内科主任医师。

蔡瑞芳 女，汉族，1963年7月出生，河北省容城县人，1998年毕业于长治医学院护理专业，影像科副主任护师。

储秀清 女，汉族，1972年3月出生，山东省汶上县人，2006年毕业于山西职工医学院，医学检验专业副主任技师。

暴军玲 女，汉族，1967年2月出生，山西省大同市人，中共党员，1989年毕业于山西医科大学，消化内科主任医师，消化内科副主任。

薛晓弘 女，汉族，1972年9月出生，山西省临县人，2003年毕业于西安交通大学临床医学系，肿瘤内科副主任医师。

樊凤智 女，汉族，1960年8月出生，山西省大同市人，1998年毕业于长治医学院护理专业，副主任护师，信息科副主任。

燕虹 女，汉族，1969年12月出生，河北省定州市人，中共党员，2003年毕业于山西医科大学，神经内科主任医

师。

魏连梅 女，汉族，1968年8月出生，山西省广灵县人，2004年毕业于长治医学院护理专业，心内科副主任护师。

第八节 退休高级工程（会计、政工）师

王建华 女，汉族，1953年9月出生，山西省襄垣县人，中共党员，高级会计师，1969年10月参加工作，1998年8月退休，曾任住院管理处主任。

陆祥森 男，汉族，1939年7月出生，江苏省镇江市人，中共党员，高级工程师，1956年7月参加工作，2000年10月退休，曾任医疗设备科副主任。

尚志芬 女，汉族，1954年2月出生，河北省武邑县人，中共党员，高级政工师，1971年11月参加工作，2009年2月退休，曾任专职纪检员。

徐海坤 女，汉族，1953年6月出生，河北省隆尧县人，中共党员，高级政工师，1970年11月参加工作，2008年9月退休，曾任医技党支部书记。

第九节 在职高级政工（会计、经济）师

丁明丽 女，汉族，1973年6月出生，山西省应县人，中共党员，1993年8月参加工作，2000年10月毕业于长治医学院，高级政工师，组织部副部长。

王桂芳 女，汉族，1963年4月出生，河北省秦皇岛市人，中共党员，1985年7月参加工作，2007年7月毕业于山西省委党校，高级政工师，工会副主席。

邓有 男，汉族，1957年1月出生，山西省浑源县人，中共党员，1974年6月参加工作，1995年6月毕业于中

央党校，高级政工师，文委办公室主任。

刘永栋 男，汉族，1961年3月出生，河北省涞源县人，中共党员，1983年7月毕业于山西医学院计算机专业，1983年11月参加工作，高级工程师，计算机室主任。

安玉梅 女，汉族，1961年7月出生，山西省大同市人，中共党员，1977年1月参加工作，1995年6月毕业于中央党校，高级政工师，后勤党支部书记。

吴永亮 男，汉族，1959年9月出生，山西省大同市人，中共党员，1981年7月参加工作，1992年7月毕业于中国人民大学，高级政工师，实业公司党支部书记兼经理。

李秀荣 女，汉族，1972年11月出生，山西省山阴县人，中共党员，1993年8月参加工作，2004年7月毕业于对外经济贸易大学，高级会计师，住院管理处副主任。

李涌刚 男，汉族，1960年11月出生，山西省五台县人，中共党员，1981年8月参加工作，1993年12月毕业于中央党校，高级政工师，组织部部长。

李淑梅 女，汉族，1965年6月出生，山西省灵丘县人，中共党员，1986年8月参加工作，1996年12月毕业于中央党校，高级经济师，机关二支部书记。

赵红 女，汉族，1968年11月出生，山西省浑源县人，中共党员，1986年11月参加工作，2000年10月毕业于中央党校，高级政工师，专职纪检员。

赵永生 男，汉族，1956年8月出生，山西省左云县人，中共党员，1973年12月参加工作，1994年2月毕业于中央党校，高级政工师，院容科科长。

林建华 女，汉族，1968年6月出生，河北省沧州市人，中共党员，1989年7月参加工作，2004年7月毕业于中

国政法大学，高级政工师，机关一支部书记。

项文进 男，汉族，1953年12月出生，山西省朔州市人，中共党员，1971年11月参加工作，1994年毕业于中央党校，高级政工师，煤峪口矿医院工会主席。

胡迎霞 女，汉族，1964年12月出生，山西省大同市人，中共党员，1982年5月参加工作，2005年7月毕业于山西省委党校，高级政工师，老干党支部书记。

贾世芳 女，汉族，1960年4月出生，山西省万荣县人，中共党员，1972年7月参加工作，1994年12月毕业于中央党校，高级政工师，大内科党支部书记。

康树良 女，汉族，1973年4月出生，河北省平山县人，中共党员，1992年8月参加工作，2009年1月毕业于山西财经大学，高级会计师，住院管理处会计。

黄静泉 男，汉族，1957年4月出生，山东省安丘市人，中共党员，1976年参加工作，1989年毕业于山西省委党校，高级政工师，中央机厂医院党支部书记。

蔡建国 男，汉族，1956年8月出生，山西省平鲁区人，中共党员，1974年12月参加工作，1996年12月毕业于中央党校，高级政工师，党委办公室副主任。

魏伟 男，汉族，1970年出生，山西省阳高县人，中共党员，1992年7月参加工作，2005年毕业于太原理工大学，高级经济师，医技党支部书记。

赵喜生 女，汉族，1977年3月出生，山西省应县人，中共党员，1998年4月参加工作，2005年毕业于太原理工大学，高级经济师，人事科干事。

第十五章　荣　　　誉

第一节　医院荣誉

1982 年荣获：

大同矿务局"模范集体"称号。

1984 年荣获：

山西省统配煤矿"先进单位"称号。

1988、1989 年荣获：

大同矿务局"先进集体"称号。

1989 年荣获：

能源部"科学技术二等奖"；

山西省"科技工作二等奖"；

大同矿务局"先进单位"称号。

1990 年荣获：

大同矿务局"爱国卫生运动达标单位"称号；

大同矿务局"会计工作达标单位"称号。

1991 年荣获：

大同市"卫生支农先进单位"称号；

大同矿务局"先进集体"称号；

大同矿务局"预备役工作先进单位"称号；

大同矿务局"党管武装先进党委"称号；

大同矿务局"拥军优属先进单位"称号。

1992 年荣获：

大同市"先进单位"称号；

大同矿务局"先进单位"称号；

大同矿务局"先进党委"称号；

大同矿务局"文明单位"称号；

大同矿务局"预备役工作先进单位"称号；

大同矿务局"党管武装先进党委"称号；

大同矿务局"拥军优属先进单位"称号；

大同矿务局"医疗卫生系统先进单位"称号；

大同矿务局"计划生育红旗单位"称号。

1993 年荣获：

大同矿务局"先进党委"称号；

大同矿务局"党风廉政建设先进集体"称号；

大同矿务局"预备役工作先进单位"称号；

大同矿务局"党管武装先进党委"称号；

大同矿务局"统战工作先进单位"称号；

大同矿务局"拥军优属先进单位"称号。

1994 年荣获：

大同市"医院分级管理工作成绩显著"称号；

大同市"创建爱婴医院工作成绩显著"称号；

大同市"放射防护红旗单位"称号；

大同矿务局"预备役工作先进单位"称号；

大同矿务局"党管武装先进党委"称号；

大同矿务局"先进党委"称号；

大同矿务局"拥军优属先进单位"

称号。

1995 年荣获：

大同市人民政府"放射防护红旗单位"称号；

大同矿务局"预备役工作先进单位"称号；

大同矿务局"统战工作先进单位"称号；

大同矿务局"党管武装先进党委"称号；

大同矿务局"拥军优属先进单位"称号。

1996 年荣获：

大同矿务局"预备役工作先进单位"称号；

大同矿务局"拥军优属先进单位"称号。

1997 年荣获：

大同矿务局"拥军优属先进单位"称号。

1998 年荣获：

大同矿务局"预备役工作先进单位"称号；

大同矿务局"拥军优属先进单位"称号。

1999 年荣获：

大同市"模范单位"称号；

大同矿务局"预备役工作先进单位"称号；

大同矿务局"先进单位"称号；

大同矿务局"拥军优属先进单位"称号。

2000 年荣获：

大同市"模范单位"称号；

同煤集团"预备役工作先进单位"称号；

同煤集团"模范单位"称号；

同煤集团"拥军优属先进单位"称号。

2001 年荣获：

山西省卫生厅"先进集体"称号；

大同市"模范单位"称号；

同煤集团"先进单位"称号；

同煤集团"文明单位"称号；

同煤集团"思想政治工作先进单位"称号；

同煤集团"预备役工作先进单位"称号；

同煤集团"'讲理想 比贡献'竞赛活动先进单位"称号；

同煤集团"拥军优属先进单位"称号。

2002 年荣获：

大同市"模范单位"称号；

大同市"文明单位"称号；

大同市"创安达标单位"称号；

同煤集团"先进单位"称号；

同煤集团"精神文明建设达标单位"称号；

同煤集团"文明单位"称号；

同煤集团"先进党委"称号；

同煤集团"预备役工作先进单位"称号；

同煤集团"党管武装先进党委"称号；

同煤集团"思想政治工作先进单位"称号；

同煤集团"绿化矿山先进集体"称号；

同煤集团"拥军优属先进单位"称号。

2003 年荣获：

大同市"模范单位"称号；

大同市"文明单位"称号；

大同市"抗击非典先进集体"称号；

大同市"先进基层组织"称号；

大同市"无偿献血先进集体"称号；

同煤集团"模范单位"称号；

同煤集团"文明单位"称号；

同煤集团"精神文明建设达标单位"称号；

同煤集团"创建消防安全先进单位"称号；

同煤集团"先进党委"称号；

同煤集团"防治非典先进单位"称号；

同煤集团"计划生育红旗单位"称号；

同煤集团"预备役工作先进单位"称号；

同煤集团"拥军优属先进单位"称号；

同煤集团国防教育委员会第二届"'同武杯'国防建设 煤矿安全知识竞赛优秀奖"；

同煤集团"信息化建设先进单位"称号。

2004 年荣获：

大同市"模范单位"称号；

大同市"无偿献血先进集体"称号；

同煤集团"计算机应用先进单位"称号；

同煤集团"先进单位"称号；

同煤集团"先进党委"称号；

同煤集团"文明单位标兵"称号；

同煤集团"预备役工作先进单位"称号；

同煤集团"信息化建设先进单位"称号；

同煤集团"科技工作先进单位"称号；

同煤集团"拥军优属先进单位"称号。

2005 年荣获：

大同市卫生局"医疗机构管理年活动先进集体"称号；

大同市卫生局"'行业作风建设'先进集体"称号；

大同市卫生局"血液管理先进集体"称号；

大同市卫生局"卫生下乡先进集体"称号；

同煤集团"先进党委"称号；

同煤集团"文明单位标兵"称号；

同煤集团"先进单位"称号；

同煤集团"无偿献血促进奖先进集体"称号；

同煤集团"拥军优属先进单位"称号；

同煤集团"预备役工作先进单位"称号；

同煤集团"信访先进集体"称号。

2006 年荣获：

大同市"模范单位"称号；

大同市"文明和谐单位"称号；

大同市"医疗机构管理年活动先进集体"称号；

同煤集团"计量管理工作先进单位"称号；

同煤集团"无偿献血促进奖先进集体"称号；

同煤集团"先进单位"称号；

同煤集团"精神文明标兵单位"称号；

同煤集团"先进党委"称号；

同煤集团"党风廉政建设先进单位"称号；

同煤集团"节水先进单位"称号；

同煤集团"预备役工作先进单位"称号；

同煤集团"信访先进集体"称号；

同煤集团"拥军优属先进单位"称号。

2007 年荣获：

山西省"全省民主评议医院行风先进集体"称号；

大同市"先进基层党组织"称号；

大同市"模范单位"称号；

大同市"文明和谐单位"称号；

大同市卫生系统"行业作风建设工作先进集体"称号；

大同市"社区卫生服务工作先进集体"称号；

大同市卫生局"卫生系统先进集体"称号；

大同市卫生局"新型农村合作医疗定点医疗机构工作先进集体"称号；

大同市物价局、大同市价格协会"大同市价格诚信单位"称号；

同煤集团"标兵单位"称号；

同煤集团"精神文明标兵单位"称号；

同煤集团"先进党委"称号；

同煤集团"党风廉政建设先进单位"称号；

同煤集团"重视老龄工作先进党委"称号；

同煤集团"节水先进单位"称号；

同煤集团"预备役工作先进单位"称号；

同煤集团"双拥工作先进单位"称号；

同煤集团"信访先进集体"称号；

同煤集团"无偿献血先进集体"称号；

同煤集团安全中心、应急指挥中心、医疗中心"医疗卫生应急救援演练优秀奖"。

2008 年荣获：

山西省卫生厅"全省卫生系统先进集体"称号；

大同市"先进基层党组织"称号；

大同市"文明和谐单位"称号；

大同市"行业作风建设先进单位"称号；

大同市总工会"医德高尚 医术精湛"称号；

同煤集团"先进党委"称号；

同煤集团"标兵单位"称号；

同煤集团"精神文明建设和谐单位"称号；

同煤集团"党风廉政建设先进集体"称号；

同煤集团"抗震救灾先进基层党组织"称号；

同煤集团"信访先进集体"称号；

同煤集团"双拥工作先进单位"称号。

2009 年荣获：

山西省"五一劳动奖状"；

山西省"抗震救灾五一劳动奖"称号；

山西省"医德医风建设先进单位"称号；

山西省"医院内涵建设工程先进集体"称号；

大同市卫生局"全市卫生系统先进集体"称号；

大同市"标兵单位"称号；

同煤集团"精神文明标兵单位"称号；

同煤集团"先进党委"称号；

同煤集团"党风廉政建设先进集体"称号；

同煤集团"计量先进集体"称号；

同煤集团"信访先进集体"称号；

同煤集团"双拥工作先进单位"称号。

2010 年荣获：

山西省"医德医风建设先进单位"称号；

大同市疾病预防控制中心"消毒与病媒控制工作先进集体"称号；

大同市卫生局"公立医院改革先进

集体"称号；

同煤集团"先进单位"称号；

同煤集团"先进党委"称号；

同煤集团"文明和谐标兵单位"称号；

同煤集团"党风建设先进单位"称号；

同煤集团"计量先进集体"称号；

同煤集团"信访先进集体"称号；

同煤集团"信息化先进单位"称号；

同煤集团"双拥工作先进单位"称号；

同煤集团"玉树抗震救灾小组卫生工作先进集体"称号。

2011年荣获：

山西省"五一劳动奖状"；

山西省"集体一等功"；

山西省爱国卫生委员会"卫生先进单位"称号；

山西省卫生厅"优质护理服务示范医院"称号；

山西省卫生厅"城乡医院对口支援工作先进集体"称号；

国家矿山医疗救护中心、山西省大同市省级分中心"队伍建设先进奖"；

大同市委"先进基层党组织"称号；

同煤集团"标兵单位"称号；

同煤集团"文明和谐单位标兵"称号；

同煤集团"党风廉政建设先进单位"称号；

同煤集团"红旗党委"称号；

同煤集团"后勤'三供'工作先进单位"称号；

同煤集团"计量标兵单位"称号；

同煤集团"双拥工作先进单位"称号；

同煤集团"信息化先进单位"称号。

2012年荣获：

卫生部全国医院感染监测网、监控管理培训基地"全国医院感染横断面调查组织先进单位"称号。

同煤集团"文明单位标兵"称号；

同煤集团"先进党委"称号；

同煤集团"标兵单位"称号；

同煤集团"党风廉政建设先进单位"称号；

同煤集团"效能监察优秀单位"称号；

同煤集团"人口和计划生育标兵单位"称号；

同煤集团"党管武装先进党委"称号。

第二节　科级单位荣誉

肺病疗养所：1954年荣获大同煤矿"先进集体"称号。

五官科：1960年荣获大同煤矿"先进集体"称号。

和平街保健站：1961、1962、1989年荣获大同煤矿"先进集体"称号。

放射科、骨科病区：1963年荣获大同市"五好集体"称号。

骨科病区：1963年荣获大同煤矿"五好集体"称号。

洗衣房：1964年荣获大同煤矿"五好集体"称号。

锅炉房：1969年荣获大同煤矿"先进集体"称号。

红二连：1970年荣获大同矿务局"四好连队"称号。

急诊室班、六二六医疗队、肺病区班：1970年荣获大同矿务局"四好班排"称号。

肺病区、锅炉房、骨科病区：1972年荣获大同矿务局"先进集体"。

外科：1973年荣获大同市"先进集

体"称号；1993 年荣获大同矿务局"先进集体"称号。

骨科：1974、1981—1985、1995、1996 年荣获大同市"先进集体"称号；1981、1988 年度荣获山西省统配煤矿"先进集体"称号；1973—1975、1980、1981、1983、1985、1990、1991、1995、1996、1999 年荣获大同矿务局"先进集体"称号；2004 年荣获同煤集团"先进集体"称号。

内科：1976、1984 年荣获大同矿务局"先进集体"称号。

内科、外科骨病区、洗衣房：1977 年荣获大同矿务局"先进集体"称号。

外科骨病区：1978 年荣获大同矿务局"先进集体"称号。

小儿科：1979、1990 年荣获大同矿务局"先进集体"称号。

心脏科：1988 年荣获山西省统配煤矿"先进集体"称号；1986 年荣获大同市"先进集体"称号；1986—1988 年荣获大同矿务局"先进集体"称号。

心脏内科：1991—1993 年荣获大同矿务局"先进集体"称号；2000—2002 年荣获同煤集团"先进集体"称号。

神经外科：1988—1993 年荣获大同市"先进集体"称号；1988—1992、1994、1997 年荣获大同矿务局"先进集体"称号；2002、2003 年荣获同煤集团"先进集体"称号。

第五党支部：1989 年荣获大同矿务局"先进党支部"称号。

医技党支部：1990、1994、1995、1998 年荣获同煤集团"先进党支部"称号。

第二党支部：1992 年荣获大同矿务局"先进党支部"称号。

神经内科：1993、1994、1997 年荣获大同市"先进集体"称号；1993—1997 年荣获大同矿务局"先进集体"称号。

老年病科：1995 年荣获大同矿务局"先进集体"称号。

急诊科、骨科：1995 年荣获大同矿务局"精神文明十好"称号。

护理部：1996 年荣获大同市"卫生系统先进单位"称号；2004 年荣获煤炭部"优秀质量管理小组"称号；2007、2008 年荣获同煤集团"护理工作先进集体"称号；2010 年荣获同煤集团"卫生工作先进集体"称号。

消化内科：1998 年荣获大同矿务局"先进集体"称号。

骨科、煤峪口矿医院：2005 年荣获同煤集团"先进集体"称号。

大外党支部：2006—2008、2010—2011 年荣获同煤集团"先进党支部"称号。

消化内科、宏远分院棚户区医疗卫生服务站：2006 年荣获同煤集团"先进集体"称号。

消化内科、骨科：2007 年荣获同煤集团"先进集体"称号。

骨科、血液内分泌科、消化内科：2008 年荣获同煤集团"先进集体"称号。

感染性疾病科、神经外科、和瑞社区卫生服务中心：2009 年荣获同煤集团"先进集体"称号。

康复科、心内科、煤峪口矿社区卫生服务中心：2010 年荣获同煤集团"先进集体"称号。

总务科：2006—2007 年荣获同煤集团"节水先进单位"称号；2009—2011 年荣获同煤集团"三供先进单位"称号。

赴四川灾区救护医疗小分队：2008 年荣获同煤集团"精神文明十好"称号。

大内党支部：2009 年荣获同煤集团"先进党支部"称号。

超声诊断科：2010 年荣获同煤集团

"医德医风建设工作先进集体"称号。

神经外科：2012 年荣获卫生部"全国首批优质护理服务示范病房"称号。

神经外科：2011 年荣获山西省"优质护理服务先进病区一等功"。

心胸血管外科：2012 年荣获山西省科教文卫体工会委员会、卫生厅"优秀护理站"称号。

煤峪口社区卫生服务中心、平泉社区卫生服务中心、新泉街社区卫生服务中心、新平旺社区卫生服务中心：2011 年荣获山西省卫生厅"省级示范中心"称号。

康复科、心内科、新平旺社区卫生服务中心：2011 年荣获同煤集团"先进集体"称号。

神经外科：2012 年荣获山西省卫生厅"首批优质护理服务示范病区"称号。

神经内科：2011 年荣获山西省卫生厅"优质护理服务先进病区"称号。

和瑞社区卫生服务中心、心内科、医务科：2012 年荣获同煤集团"先进集体"称号。

后勤党支部：2012 年荣获同煤集团"先进党支部"称号。

煤峪口矿医院、大内党支部：2012 年荣获同煤集团"人口和计划生育先进单位"称号。

心内科、药剂科、消化内科、胸心外科、普外二科、煤峪口社区卫生服务中心、和瑞社区卫生服务中心：2012 年荣获同煤集团"医德医风建设工作先进集体"称号。

超声科、妇科、产科、护理部、公安科、平泉南秀苑社区卫生服务站、平泉盛秀苑社区卫生服务站：2012 年荣获同煤集团"卫生工作先进集体"称号。

消化内科、心胸外科、消毒供应中心、神经外科、新平旺社区卫生服务中心护理站、中央机厂医院：2012 年荣获同煤集团"护理工作先进集体"称号。

第三节　省部级劳动模范及其他荣誉

李承文：1957 年 3 月荣获山西省"先进生产者"称号。

韩　冰：1964 年荣获山西省"社会主义建设积极分子"称号。

郭多文：1985 年荣获煤炭部"劳动模范"称号；1989 年荣获能源部"全国能源工业劳动模范"称号；1989 年荣获能源部"煤炭系统后勤最佳服务员"称号；1981、1982、1986、1989、1992 年荣获山西省"劳动模范"称号；1981 年荣获山西省煤炭工业管理局"先进工作者"称号；1983 年荣获山西省卫生系统"先进工作者"称号；1984 年荣获山西省煤管局"劳动模范"称号，荣立山西省"四化建设一等功"；1986 年荣获山西省卫生厅"先进工作者"称号；1987 年荣立山西省煤炭系统"个人一等功"；1988 年荣获山西省卫生厅"优秀服务先进个人"称号，荣立山西省"四化建设一等功"，荣获山西省煤管局"优秀医务人员"称号；1989 年荣获山西省"煤炭系统劳动模范"称号；1990 年荣立山西省"社会主义四化建设二等功"。

吕克争：1994 年荣获山西省卫生厅"'赵雪芳式白衣战士'标兵"称号。

刘淑华：1995 年度荣获山西省卫生厅"'赵雪芳式白衣战士'标兵"称号。

赵桂芳：1994 年荣获山西省卫生厅"山西省创建爱婴医院先进个人"称号。

张桂兰、孙素萍：1994 年荣获山西省"优秀党员"称号。

刘和平：1994 年荣获山西省"优秀党务工作者"称号。

郁林杰：1999 年荣立山西省劳动竞

赛委员会"在社会主义现代化建设中成绩显著三等功"。

王贵云：2003年荣立山西省抗击"非典"工作二等功。

杜兴海：2003年荣获山西省人事厅、山西省卫生厅"抗击传染性非典型肺炎工作积极贡献奖"；2005年度荣获山西省卫生厅"卫生系统先进个人"称号。

李雪松：2003年被共青团山西省委授予"山西省优秀青年服务标兵"称号。

席福龙：2005、2006年荣获山西省国资委"优秀党员"称号。

马文权：2004年荣获山西省"爱心助残募捐活动先进个人"称号。

王隆雁：2007年荣获"全国煤炭工业系统劳动模范"称号；2011年荣获山西省"五一劳动奖章"；2011年在"全国高血压社区规范化管理项目"工作中，被卫生部评为年度"优秀组织者"。

陈向东、高日金：2008年荣获国家安全生产监督管理总局"抗震救灾先进个人"称号。

李海鸣：2008年荣获山西省卫生系统"先进个人"称号；2008年荣获中国农工民主党山西省委员会"优秀党务工作者"；2011年荣获山西省"五一劳动奖章"；2012年荣获山西省各民主党派、工商联、无党派人士"为全面建设小康社会作贡献先进个人"称号。

景　峰：2008年荣获山西省女职工职业技能大赛"护理技术比赛优秀奖"；2010年荣获山西省"护理标兵"称号；2010年荣获山西省劳动竞赛委员会授予的个人二等功。

张秀珍：2008年荣获山西省女职工职业技能大赛"护理技术比赛优秀奖"，全国煤矿"第二届创伤护理急救技术竞赛一等奖"；2012年被卫生部、中华全国总工会授予"全国女职工岗位创新技能

竞赛提名奖""全国卫生系统护士岗位创新技能竞赛优胜奖"，同年荣获山西省五一劳动奖章、山西省"三八红旗手"称号；2012年荣获山西省第四届女职工职业技能大赛"重症护理组第一名"，并代表山西省参加了全国第四届女职工职业技能大赛。

张玮花：2008年荣获全国煤炭系统"护理急救比武第一名"，同年荣获山西省女职工职业技能大赛"护理技术比赛优秀奖"；2012年荣获全省"优质护理服务标兵"称号。

李喜柱、马霞：2009年荣立山西省劳动竞赛委员会"支援抗震救灾个人一等功"。

苏丽环：2009年荣获山西省卫生系统"先进个人"称号。

李宝春：2009年在国家"十一五"科技支撑计划"高血压综合防治研究"工作中，被卫生部心血管病防治研究中心评为"先进个人"；2010年荣获卫生部、中国红十字总会"全国无偿献血奉献奖金奖"；2011年在"中国高血压正常高值伴心血管危险因素者干预研究"工作中，被卫生部心血管病防治研究中心评为"优秀个人"。

吴晓光：2011年荣获山西省卫生厅"推动优质护理服务先进个人"称号。

齐润花：2011年荣获山西省优质护理服务先进个人一等功。

李建军：2010年荣获山西省卫生厅"十佳明星护士"称号；2011年荣获山西省妇联"三八红旗手"称号；2011年荣获山西省卫生厅"优质护理服务先进个人"称号。

黄建军：2011年在"全国高血压社区规范化管理项目"工作中被卫生部评为年度"优秀组织者"。

雷成宝：2011年荣获山西省健康教

育所"健康教育先进工作者"称号。

辛丽霞：2012 年荣获山西省第四届女职工职业技能大赛"儿科组第二名"，并荣立山西省劳动竞赛委员会个人一等功。

第四节 大同市劳动模范及其他荣誉

刘秀云：1958 年荣获大同市"社会主义建设积极分子"称号。

韩济仁、孙锡孚、冯继伟、吴瀛洲、张桂兰、刘淑华、王有光、修德业、阮国俊、时宗诚、吴清连、王守印、韩冰、杨生旺、蔡兰英、穆富贵、杨淑静、王淑兰、马银忠、王振卿：1963 年荣获大同市"五好职工"称号。

尚玉林：1963 年参加大同市中医中药针灸大比武，荣获"全市技术全能"第二名。

崔继先、陈明贵、汪文川、杨凤江：1973 年荣获大同市"工业学大庆先进个人"称号。

崔继先：1974 年荣获大同市"工业学大庆先进个人"称号。

尚志芬：1977 年荣获大同市"工业学大庆先进工作者"称号。

刘淑华：1978 年荣获大同市"向社会主义现代化进军先进个人"称号。

冯继伟：1979、1981 年荣获大同市"先进工作者"称号。

郭多文：1981—1992 年连续 12 年被评为大同市"劳动模范"；1985 年荣获大同市"社会主义精神文明建设积极分子"称号；1990 年荣获大同市"双学一创标兵""学习白求恩先进个人""讲理想比贡献先进个人"称号；1992 年荣立大同市"中国特色社会主义建设一等功"。

安士琴：1983—1987 年荣获大同市"优秀党员"称号。

安玉梅：1986 年荣获大同市团委"新长征突击手"称号。

马月平：1986 年荣获大同市"优秀护士"称号。

石 雯：1987 年荣获大同市团委"青年突击手"称号。

张萼云：1987 年荣获大同市"劳动模范"称号。

张润甫：1987 年荣获大同市"在严厉打击严重刑事犯罪活动斗争中成绩突出先进个人"称号。

吕克争：1988、1989、1993—1995 年荣获大同市"劳动模范"称号；1990 年荣获大同市"学习白求恩先进个人"、大同市"'双学一创'先进个人"称号；1996 年荣获"'四大战役、五个一工程'共产党员标兵"称号；1995 年荣获大同市"优秀共产党员"称号。

曹金荣：1988—1990、1993、1995 年荣获大同市"劳动模范"称号。

张宪英：1990、1998、2005 年荣获大同市"优秀护士"称号。

薛如清、王桂莲：1990 年荣获大同市"优秀护士"称号。

薛如清：1991—1993 年度连续三年荣获大同市"劳动模范"称号。

彭喜娥：1991 年荣获大同市"优秀护士"称号。

侯 静：1992 年荣获大同市"优秀护士"称号。

孙秀红：1993—1996、2001、2011 年荣获大同市"优秀护士"称号。

刘亚俐：1994 年荣获大同市"劳动模范"称号。

高翠萍：1994 年荣获大同市"优秀护士"称号。

孙红赟：1995 年荣获大同市"优秀护士"称号。

张桂兰：1995 年荣获大同市"优秀党员"称号。

沈小华：1995 年荣获大同市"优秀党务工作者"称号。

郁林杰、张桂兰、王金文、刘亚俐：1996 年荣获大同市"劳动模范"称号。

郁林杰、张桂兰：1997 年荣获大同市"劳动模范"称号。

宋志坚、杨小红：1997 年荣获大同市"优秀护士"称号。

郁林杰：1998 年荣获大同市"劳动模范"称号。

刘香兰、李艳芳：1998 年荣获大同市"优秀护士"称号。

于武秀：1999 年荣获大同市"优秀护士"称号。

陈向东：1999—2000 年荣获大同市"劳动模范"称号；2008 年荣立大同市"支援四川抗震救灾一等功"。

周　霞：2000、2002 年荣获大同市"优秀护士"称号。

赵焕叶：2001 年荣获大同市"优秀护士"称号。

齐润花：2001、2003、2005、2006 年荣获大同市"优秀护士"称号；2008 年荣立大同市"支援四川抗震救灾一等功"。

王树雄：2001、2002 年荣获大同市"劳动模范"称号。

景　峰：2002 年荣获大同市"优秀护士"称号；2005 年荣获大同市"医德医风先进个人"称号；2007 年荣获大同市"卫生系统护理岗位知识技能竞赛三等奖"。

武建琴：2002 年荣获大同市"优秀护士"称号；2009 年荣获大同市"讲比领导组技术标兵"称号。

夏富花：2002 年荣获大同市"优秀护士"称号。

王贵云、王盛、刘培英：2003 年荣获大同市"劳动模范"称号。

杨明霞、郑文清、翟立红：2003 年荣获大同市"优秀护士"称号。

王金文：2004 年荣获大同市"劳动模范"称号。

杜兴海：2004、2006 年荣获大同市"劳动模范"称号；2004、2008 年荣获大同市"优秀共产党员"称号；2010 年荣获大同市"行业作风建设先进工作者"称号。

李　娜：2004 年荣获大同市"优秀护士"称号。

吴晓光：2005 年荣获大同市"优秀护士标兵"称号，并荣立一等功。

贺晨业：2005、2006 年荣获大同市"优秀护士"称号。

黄建军：2006 年荣获大同市"劳动模范"称号。

吴晓光、李荣生、高燕：2006 年荣获大同市"优秀护士"称号。

李海鸣：2006 年被评为大同市"优秀政协委员"；2009 年度荣获大同市"卫生系统先进个人"称号。

梁立军：2008 年荣立大同市"支援四川抗震救灾一等功"。

徐艳霞：2010 年荣获大同市"优秀护士"称号。

薛红英：2011 年荣获大同市"三八红旗手"称号。

冀秀兰、张玮花、李兰英：2011 年荣获大同市"优秀护士"称号。

暴军玲：2012 年荣获大同市"优秀共产党员"称号。

宋永红、武建琴：2012 年荣获大同市"优秀护理管理人员"称号。

张云玲、杜玲瑞、李建军、张秀珍、辛丽霞、王润华、管凤霞、杨明霞、徐艳霞、宋丽：2012 年荣获大同市"优秀护士"称号。

第五节　同煤集团劳动模范及其他荣誉

五十岚（日本）：1951 年荣获大同煤矿"丙等劳动模范"称号。

齐德元：1954 年荣获大同煤矿"劳动模范"称号。

郭多文：1956、1962 年荣获大同矿务局"先进工作者"称号；1981 年荣获大同矿务局"劳动模范标兵"称号；1982—1991 年连续 10 年荣获大同矿务局"矿山标兵"称号；1988 年荣获大同矿务局"党风建设先进个人"称号；1989—1991 年荣获大同矿务局"优秀共产党员""讲比竞赛活动先进个人""党风廉政建设先进个人""特等劳动模范"称号；1993 年荣获大同矿务局"优秀共产党员""优秀科技工作者"称号；2004 年荣获同煤集团"为大同煤矿的建设和发展做出贡献奖"。

韩济仁、杨生旺：1959 年荣获大同矿务局"先进生产者"称号。

李　森：1961 年荣获大同煤矿"先进个人"称号。

蔡兰英：1963 年荣获大同煤矿"五好个人"称号。

王有光、李凤茹、杨生旺、王振卿：1964 年荣获大同矿务局"五好个人"称号。

聂海志、陈明贵、邓花荣、张秋莲、马洪儒、张智儒、何安娃、李卿云：1967 年荣获大同煤矿"学习毛主席著作先进个人"称号。

马洪儒、赵潘进、刘宝德、吴再娣、赵敬德、郭增成、谢忠山、何安娃、曹贵武、陈明贵：1968 年荣获大同煤矿"活学活用毛泽东思想先进个人"称号。

何安娃、谢忠山、张秋莲、聂海志、张政：1969 年荣获大同矿务局"活学活用毛泽东思想先进个人"称号。

谢忠山、杜如宣：1970 年荣获大同矿务局"活学活用毛泽东思想先进个人"称号。

谢忠山、陈明贵、崔继先、王红：1972 年荣获大同矿务局"劳动模范"称号。

陈明贵、崔继先、王凤莲：1973 年荣获大同矿务局"劳动模范"称号。

崔继先、王凤莲、王红、安士琴：1974 年荣获大同矿务局"劳动模范"称号。

陈明贵、王凤莲、尚志芬、杜连恒：1975 年荣获大同矿务局"劳动模范"称号。

陈明贵、杜连恒、尚志芬、吴晓光：1976 年荣获大同矿务局"劳动模范"称号。

杜连恒、刘国珍、刘淑华、吴晓光、尚志芬、纪存祥：1977 年荣获大同矿务局"劳动模范"称号。

刘国珍、刘淑华、吴晓光、尚志芬、纪存祥、常凤荣、郭多文：1978 年荣获大同矿务局"劳动模范"称号。

刘国珍、刘淑华、吴晓光、常凤荣、潘亚平：1979 年荣获大同矿务局"劳动模范"称号。

刘翠英、潘亚平、刘淑华、冯继伟：1980 年荣获大同矿务局"劳动模范"称号。

冯继伟、耿玉梅、康巨莲、段恭友、刘国珍、刘翠英：1980 年荣获大同矿务局"模范党员"称号。

李文富、于春生、尚志芬、冯继伟、段恭友、刘翠英：1981 年荣获大同矿务局"模范党员"称号。

冯继伟、崔玉清、薛如清：1981年荣获大同矿务局"劳动模范"称号。

安士琴、崔玉清、侯林：1982年荣获大同矿务局"劳动模范"称号。

安士琴、崔玉清、潘大玲：1983年荣获大同矿务局"劳动模范"称号。

安士琴、崔玉清：1984年荣获大同矿务局"劳动模范"称号。

安士琴、崔玉清、石雯：1985年荣获大同矿务局"劳动模范"称号。

赵志华：1991年荣获大同矿务局"优秀党务工作者"称号。

崔玉清、石雯、张萼云、魏佃仕、黄伟：1986年荣获大同矿务局"劳动模范"称号。

徐珠、安士琴：1986年荣获大同矿务局"优秀党员"称号。

杨万澄、张萼云、张金鉴、李翠兰、闫吉：1987年荣获大同矿务局"劳动模范"称号。

吕克争：1987—1989、1992年荣获大同矿务局"劳动模范"称号；1988、1994年荣获大同矿务局"党风廉政建设先进个人"称号；1990年荣获大同矿务局"优秀思想政治工作者"称号；1992、1995、1996年荣获大同矿务局"优秀共产党员"称号；1993—1995年连续3年荣获大同矿务局"特等劳模"称号。

安玉梅：2011—2012年荣获同煤集团"优秀党务工作者"称号。

纪存祥：1988年荣获大同矿务局"劳动模范"称号。

曹金荣：1988—2003年连续16年荣获同煤集团"劳动模范"称号。

薛如清：1989—1993年连续5年荣获大同矿务局"劳动模范"称号。

段恭友：1989年荣获大同矿务局"优秀党支部书记"称号。

王桂莲：1989年荣获大同矿务局"优秀党员"称号。

王通贵：1990年荣获大同矿务局"劳动模范"称号。

孙锡孚：1990年荣获大同矿务局"'讲比'竞赛先进个人"称号；1993年荣获大同矿务局"优秀科技工作者"称号。

李月兰：1991年荣获大同矿务局"劳动模范"称号。

李海鸣：1991—1992年连续两年荣获同煤集团"先进统战对象"称号；2008—2010年连续3年荣获同煤集团"特级劳动模范"称号；2009—2010年连续两年荣获同煤集团"医德医风标兵"称号；2011年荣获同煤集团"突出贡献优秀人才""特级劳模"称号；2012年荣获同煤集团"特级劳模标兵""医德医风标兵"称号。

王琪：1992年荣获大同矿务局"优秀党员"称号。

元来存、钮万生：1992年荣获大同矿务局"优秀党务工作者"称号。

王琪、王大煜：1993年荣获大同矿务局"劳动模范"称号。

张桂兰、孙素萍：1993—1994年荣获大同矿务局"优秀党员"称号。

刘和平：1993—1994年荣获大同矿务局"优秀党务工作者"称号；2009年荣获同煤集团"精神文明建设先进工作者"称号。

尚志芬、徐海坤：1993—1994年荣获大同矿务局"党风廉政建设先进个人"称号。

王琪、王大煜、张桂兰、刘亚俐、元来存：1994年荣获大同矿务局"劳动模范"称号。

刘永栋：1994 年荣获"全局首届青年科技明星、科技成果"银奖，被授予"煤海青年科技明星"称号。

张桂兰：1995 年荣获大同矿务局"优秀党员"称号。

徐海坤：1995—1998 年荣获大同矿务局"优秀党支部书记"称号；2003 年荣获同煤集团"优秀党务工作者"称号。

沈小华：1995 年荣获大同矿务局"优秀党务工作者"称号。

张桂兰、索霞、王大煜：1995 年荣获大同矿务局"劳动模范"称号。

张桂兰、田润华、王大煜、郁林杰、王金文、刘亚俐：1996 年荣获大同矿务局"劳动模范"称号。

张桂兰、陈彦芬、李国峰：1997 年荣获大同矿务局"劳动模范"称号。

郭永胜：1997 年荣获大同矿务局"精神文明十好"称号。

郁林杰：1997—1998 年连续两年荣获大同矿务局"特级劳模"称号。

吕克争、段恭友：1998 年荣获大同矿务局"优秀党员"称号。

李国峰、施丽灵：1998 年荣获大同矿务局"劳动模范"称号。

陈向东、吴富、李国峰、张润女：1999 年荣获大同矿务局"劳动模范"称号。

陈向东、李国峰、李素萍：2000 年荣获同煤集团"劳动模范"称号。

陈向东、李国峰、王树雄、梁立军：2001 年荣获同煤集团"劳动模范"称号。

陈向东、王树雄、李国峰、齐润花：2002 年荣获同煤集团"劳动模范"称号。

王树雄、沈凌鸿、韩秀芬：2003 年荣获同煤集团"劳动模范"称号。

孙玉红、李建军、武建琴：2003 年荣获同煤集团"文明员工标兵"称号。

任玉红：2003 年荣获同煤集团"优秀党员"称号。

张润甫、郭永春：2003 年荣获同煤集团"精神文明十好"称号。

陈向东、孙玉红、杜兴海、吴晓光、吴翠英、武建琴：2004 年荣获同煤集团"劳动模范"称号。

杜兴海：2004—2006 年连续 3 年荣获同煤集团"特级劳动模范"称号；2004、2006、2007 年荣获同煤集团"文明员工标兵"称号；2004—2007 年连续 4 年荣获同煤集团"优秀共产党员"称号；2009—2010 年荣获同煤集团"医德医风标兵"称号；2011 年荣获同煤集团"文明员工"称号。

黄建军：2005 年荣获同煤集团"重视支持工会工作优秀领导"称号。

赵永生：2005 年荣获同煤集团"优秀共产党员"称号。

杜兴海、吴富、王勇、李喜柱、石雯、刘玉萍、赵焕叶：2005 年荣获同煤集团"劳动模范"称号。

杜兴海、张学良、杨晓红、李喜柱、李国峰、王俊海、李荣生：2006 年荣获同煤集团"劳动模范"称号。

席福龙、杜兴海、王建国、李素萍：2006 年荣获同煤集团"优秀共产党员"称号。

李涌刚：2006—2009、2012 年荣获同煤集团"优秀党务工作者"称号；2009 年荣获同煤集团"精神文明建设先进工作者"称号。

丁明丽：2006—2008、2011—2012 年荣获同煤集团"优秀组织工作者"称号。

李喜柱：2007 年荣获同煤集团"特级劳动模范"称号。

王兴武、蔡建军、王占海、李国峰、安志宏、刘玉萍：2007 年荣获同煤集团"劳动模范"称号。

席福龙、王建国、吴晓光：2007 年荣获同煤集团"优秀共产党员"称号。

席福龙：2007—2008 年荣获同煤集团"文明员工标兵"称号。

白永文：2008 年荣获同煤集团"'讲理想、比贡献'活动先进个人"称号。

李海鸣、尹作骥、李喜柱、安志宏、王占海、宋志坚、齐润花、王志宏、高日金：2008 年荣获同煤集团"劳动模范"称号。

王俊海、魏峰、曹金荣、齐润花、梁立军：2008 年荣获同煤集团"优秀共产党员"称号。

赵润花、李利：2009 年荣获同煤集团"文明员工标兵"称号。

李海鸣、白永文、杜兴海、张谦、马霞、张宪英、宋熙福：2009 年荣获同煤集团"劳动模范"称号。

杜兴海、吴晓光、郑美艳、曹金荣、温世春：2009 年荣获同煤集团"优秀共产党员"称号。

王隆雁：2010—2011 年荣获同煤集团"信息化先进领导者"称号。

李海鸣、宋熙福、尹作骥、王占海、王改珍、齐润花、宋志坚：2010 年荣获同煤集团"劳动模范"称号。

白敏聪：2010 年荣获同煤集团"文明员工标兵"称号。

白敏聪、齐润花、魏峰、贾彦、宋志坚：2010 年荣获同煤集团"优秀共产党员"称号。

王占海、白永文、孙晨明、宋熙福、

贾悦：2011 年荣获同煤集团"劳动模范"称号。

蔡建军、李建军、安志宏、陈彦芬、闫吉：2011 年荣获同煤集团"优秀共产党员"称号。

于爱萍、刘杰、林建华、翟继芳、王体：2012 年荣获同煤集团"劳动模范"称号。

李海鸣、李建军、白敏聪、田爱军、周桂叶、李峰、王志琛、闫吉、张丽茹：2012 年荣获同煤集团"优秀共产党员"称号。

李建军：2012 年荣获同煤集团"文明员工标兵"称号。

席福龙：2012 年荣获同煤集团"精神文明建设先进工作者"称号。

李海鸣、辛丽霞、张玮花、李万山：2012 年荣获同煤集团"医德医风标兵"称号。

丁龙镇、石爱群、刘培英、杜兴海、陈向东：2003 年荣获同煤集团"优秀人才"称号。

席福龙：2004 年荣获同煤集团"优秀人才"称号。

白敏聪、郑霞萍：2005 年荣获同煤集团"优秀人才"称号。

武日富、吴晓光、吴富、李海鸣：2008 年荣获同煤集团"优秀人才"称号。

翟继芳、马霞、张谦：2011 年荣获同煤集团"优秀人才"称号。

范雪梅、马东、白永文：2012 年荣获同煤集团"优秀人才"称号。

附　　录

一、领导讲话

社区卫生惠万家　一体化管理显优势

——2009年10月3日同煤集团总医院院长王隆雁在山西省城市
社区卫生工作大同现场会上的讲话

三级医院办社区，是我国现行社区卫生服务工作的一种全新模式，在全国范围内也有一些较为成功的例子。同煤集团总医院从2005年底开展社区卫生服务工作，积极探索"三级医院—社区卫生服务中心—社区卫生服务站"一体化管理方式，取得了一些较为成功的经验。

同煤集团总医院是大同矿区规模最大的三级综合医院，承担着矿区及周边地区40余万职工群众的医疗任务和山西太原以北地区的矿山急救任务，社区卫生覆盖人口21万。近年来，随着医院的快速发展，患者数量骤增，医院长期处于超负荷工作状态。同时患者在三级医院就医的高成本，带来了群众看病难、看病贵等一系列问题。

2005年，大同煤矿集团公司对医疗资源进行调整重组，矿区及周边14个厂、矿一级医院、卫生所划归总医院管理，医务人员达600余人。

由于多年来基层医疗机构投入的严重不足，新参组单位普遍存在着医疗设备陈旧短缺、人才匮乏、技术力量薄弱等诸多问题，归组时大部分单位已无法开展正常

工作，如何生存、如何继续发展成为急需解决的现实问题。

针对这种状况，总医院将新参组单位发展定位在全部转型从事社区卫生服务工作上。在对这些单位基础设施、医疗设备、人力资源等情况进行详细调研的基础上，经与政府协调，按照国家城市社区卫生发展规划要求，采取就地转型和按需新建的方式，以所属街道为单位，通过调整重组后转型为社区卫生服务中心。同时为保证服务的全覆盖，新成立若干社区卫生服务站作为补充，人员也全部转型从事社区卫生服务工作。经过近五年的努力，完成了以总医院为龙头、8所社区卫生服务中心为骨干、9所社区卫生服务站为补充，覆盖矿区21万居民的社区卫生服务三级网络。

在管理上，我们实行了"三级医院—社区卫生服务中心—社区卫生服务站"一体化的管理模式，即在行政上实行人、财、物的统一管理，在业务上以总医院为"龙头"，带动和扶持各社区卫生服务中心（站）开展社区卫生服务工作。这种管理模式，实现了经济、技术、资源、信

息以及服务的一体化，社区卫生服务得到全面、协调、持续发展，显示出强大的生命力，在缓解老百姓看病难、看病贵问题方面发挥着越来越重要的作用。

一、三级医院办社区的优势

（1）发挥资金优势，加强社区卫生服务基础设施建设，实现了经济一体化。在一体化管理下，没有了利益冲突，使总医院对社区卫生服务机构的投入有动力、有想法。我们充分发挥三级医院资金方面的优势，对社区卫生服务机构硬件建设提供大力支持。几年来，经过统筹安排，分轻重缓急，在不同阶段以不同程度投入资金，按国家社区卫生服务机构设置标准进行了业务用房的改造、重建、购置以及设备的完善和更新等，累计投入资金达1200余万元。2009年8月，我们高起点、高标准、严要求地完成了中央投资国债项目新平旺社区卫生服务中心、煤峪口社区卫生服务中心改扩建工程，新建中心环境优美、布局合理、设施完备。目前新建的青磁窑中心也即将投入使用。2009年11月全省社区卫生服务工作现场会在同煤集团召开，省、市各级领导对我院的社区卫生服务工作给予高度评价。

（2）发挥技术优势，提高社区卫生服务技术水平，实现了技术一体化。在一体化管理下，我们充分发挥了三级医院的技术优势，为社区卫生服务机构无偿提供人才、技术上的大力支持。一是派出专家到各社区卫生服务中心（站）讲课、坐诊等，对社区医务人员进行全方位的业务指导；二是将社区医护人员分批次转回总院进行医学基础知识及临床实践技能的强化培训；三是进行以社区常见病、多发病、传染性疾病的防控知识为重点内容的全员培训；四是聘请北大医院、空军总院等国内知名专家、学者为社区医务人员授

课，帮助他们了解目前国内较为先进的医学科学技术。四年累计下派专家382人次，培训社区医师110余人，举办大型培训16期，有效缓解了社区卫生服务机构技术力量薄弱的问题。

（3）发挥管理优势，合理调配现有资源，实现了资源一体化。我们统揽全局，对所属社区卫生服务机构人、财、物进行有效整合，实现各种资源利用率的最大化，有效地缓解了社区卫生服务机构人才、设备、技术短缺的问题，避免了重复投资，使有限的资金得以合理使用。目前我院所属社区卫生服务中心（站）均按省厅要求配备了X光机、B超、心电图机、半自动生化仪、血球分析仪、尿液分析仪、血糖仪、电子阴道镜、理疗康复等必需设备，同时将一大批总院闲置或利用率较低的医疗、办公等设备无偿提供给社区卫生服务中心（站）使用。

（4）发挥网络优势，完善信息互通，实现了信息一体化。总医院拥有一套完善的现代化医院信息管理系统，依托这个平台，我们又投资100余万元建成了总医院与社区卫生服务机构的互联互通网络。通过这个平台，社区居民健康档案管理实现了网络化，网上预约挂号成为现实，这极大地促进了双向转诊工作的开展。目前在我们所建17.4万份居民健康档案中，纳入计算机管理的占84%以上，慢病患者纳入计算机管理1.2万人，总院及社区医师经授权后，通过网络平台可直接检索患者健康档案信息，死档变为活档，卫生资源实现共享。

（5）发挥整体优势，统一政策标准，实现了服务一体化。一体化管理使我们的社区卫生服务工作不再是单打独斗，而是形成了一体化的服务，在惠民措施、价格调整、政策落实诸多方面都有明确的规范和要求，服务效果更加显著。

二、创新服务之特色

在我们三级医院办社区这几年的实践过程中，一体化管理使我们社区卫生服务工作开展得更加顺利，我们通过不断探索服务模式、创新服务手段、拓展服务空间，创造出许多社区卫生服务的新特色，为社区居民提供更多项目、更大范围的贴心服务。

（1）网络预约挂号、便民惠民。2008 年底，我们依托所建立的信息系统，通过互联网开展社区预约挂号，已建档社区居民在社区卫生服务中心（站）即可挂总医院专家及普通专科门诊号，并享受六折优惠，居民就医更加方便、快捷、实惠。

（2）以下转带上转，做活双向转诊。双向转诊是解决看病难、看病贵问题的一项有效措施。虽然国家积极倡导三级医院和社区卫生服务机构建立双向转诊，但实际情况一直是上转多、下转少，真正意义上的双向转诊难以实现。

我们充分发挥一体化管理的优势，建立了双向转诊绿色通道，在总医院与各社区中心（站）互通网络的支持下，总医院各科室主治大夫可通过网络直接将属本辖区管理、处于恢复期和病情稳定的患者及时转回所属社区卫生服务中心（站），由社区"片医"根据总医院经治医师提供的患者治疗信息建立患者健康档案，通过电话及上门进行访视，根据需要联系总医院专家到社区定期巡诊，为患者进行全程的后续服务。

通过为下转病人提供后续服务，增加了社区卫生服务机构与总医院的沟通机会，社区医师与总医院医师成了朋友，使得社区卫生服务中心（站）遇急、重、疑难疾病即自觉地与总医院联系上转，实现了以下转带动上转，做活双向转诊的目标。

双向转诊的顺利实施，使病源得到合理分流、资源得到有效利用，缓解了大医院病床紧张的问题，拓展了社区卫生服务机构服务空间，解决了患者就医费用高的问题，真正实现了小病进社区、大病到医院、康复回社区。2009 年 4 月 15 日至 10 月底，已累计下转患者 2806 人次，上转患者 640 人次。

（3）力促价格下降，维护患者利益，激发社区活力。药价虚高是造成老百姓看病贵问题的一个重要原因。为了从根本上解决这一问题，充分让利于民，我们建立了良好的药品议价机制，通过与药品供货单位协调，将采购价降到最低，在所属社区卫生服务机构实行了统一购销价，药品销售价整体下调 10%，2008—2009 年共为患者减少药费支出 220 万元。

2009 年 4 月，我们挑选出 60 种常用药，在大同地区率先实施了零差价销售，群众反响强烈。6 月，大同市卫生局规定 100 种药品在社区卫生服务机构执行零差价，到目前我们共有 142 种药品实现了零差价销售。

（4）惠民服务落实处，居民得实惠。一体化管理保证了惠民措施的有效实施。近 4 年来，总医院指导社区卫生服务机构为 1.2 万人次妇女进行了妇科病免费普查；为纳入管理的高血压、糖尿病患者定期免费进行相关检查、为矿区低收入患者免费提供药品等累计让利 678 万元；2009 年 7 月开始，在大同市矿区政府的支持下，总医院补贴 200 余万元为社区 65 岁以上居民进行免费体检。各项惠民服务的实施，使居民真正得到了实惠，社区医疗机构美誉度也大大提高。

（5）公共卫生全覆盖，基本医疗上水平。公共卫生是社区卫生服务的重要工作内容之一。我们通过与街道、社区建立的良好的衔接机制，实现了辖区计划免疫全覆盖，保证了疾病防控无死角。2009年完成计划免疫接种9122人次，覆盖率达100%，儿保建卡率达98%以上，同时妥善处理了多起突发性公共卫生事件。在2009年甲型H1N1流感防控工作中，我们充分发挥一体化管理的优势，通过双向转诊绿色通道，每日由社区管理办公室专职人员将总院发热门诊筛查出需隔离观察的患者名单下转至各社区卫生服务中心（站），由社区工作人员进行居家观察、指导治疗，累计下转观察患者2000余人，有效控制了疫情的扩散。

我们对社区卫生服务机构的基本医疗服务提出了更高要求，通过全科医师定向到省内和国内医疗机构委托培训、分批到总医院进行科室轮训、下派专家坐诊、增添医疗设备等方式，使社区疾病诊治水平得到不断提高，居民就医更加踏实放心。如我们在棚户区所设和瑞社区卫生服务中心，日均门诊量达200人次以上，居民到社区医疗机构就医成为首选，社区医疗方便、安全、质优、价廉的优势得以充分发挥。

（6）创"片医"模式，做"私人"医生。我们在社区推行"片医（责任医师）"负责制，每名医生以管理3000居民、300慢性病为基数，负责健康档案的建立、慢性病的管理、计划免疫的实施、急危重症的转诊以及康复患者的回访等工作，固定的服务群体使"片医"与社区居民成为朋友和"私人"医生，发挥了社区医师"大病当参谋、小病做医生、康复为助手"的作用。

（7）中医进社区，迎合社区特点，满足患者需求。传统中医、中药在慢性病治疗方面有着独特的优势，深受广大社区居民欢迎。总医院将中医科专家下派到社区，既解决了大医院中医科工作量不足的问题，又发挥了中医专家的技术优势，同时也满足了社区居民的就医需求。

（8）科研进社区，促进全科医师素质提升。一体化管理促进了科研项目在社区的推广，科研进社区也促进了社区医务人员业务水平的提高，增强了社区居民健康意识。总医院作为一所大型医院，与各类医疗、学术机构有着密切的联系，经常有国内外专家来院讲学、合作开展科研项目等。利用这个平台，我们指导社区卫生服务机构参与了卫生部心血管病防治研究中心、中国高血压联盟、北京大学第一医院等科研机构、院所开展的"高血压综合防治研究""中国血压正常高值伴心血管危险因素者的干预研究""动脉粥样硬化临床前病变队列构建""全国高血压社区规范化管理""心血管病危险因素监测、预防预警和诊治技术推广""心血管病危险因素监测和高血压规范化管理"等多项国家级科研项目，居民得到实惠，社区卫生人员能够更多地了解最前沿的相关专业知识和学术动态，得到一流专家的规范化培训，业务素质有效提升。

（9）开展特色服务，拓宽服务领域。我们充分发挥社区卫生服务机构直接面向社区居民，方便、快捷的优势，开展了一系列特色服务。平泉中心开办了养老院、忻州窑中心成立了精神疾病康复科等，使社区卫生服务领域得到充分拓展。

三、几点体会

三级医院办社区，主要具有以下几方面的效果：

（1）能够充分发挥大医院技术、设备、资金诸多优势，使社区居民得到便捷、低价、亲情式、全方位服务，从根本上缓解老百姓看病难、看病贵的问题。

（2）合理的资源调配，大力的技术支持，使原来濒临倒闭的矿办医院、卫生所等得以起死回生。

（3）合理分流病人，减轻三级医院压力，保证有更多的精力投入急、危、疑难、重症病人的救治和新技术、新项目的开展。

社区卫生服务是一个全新的领域，需要我们不断地去追求、探索和完善，未来任重而道远，相信在所有同仁的共同努力下，这项惠及民生的重大工程定会越办越好，道路定会越走越宽。

患者满意是标准　患者感动是追求

——2011年3月14日同煤集团总医院院长王隆雁在山西省医改工作会议上的经验介绍讲话

"恪守服务宗旨，增强服务意识，提高服务质量"，胡锦涛总书记为我们医疗卫生行业如何强化服务功能指明了方向。服务是医疗卫生行业永恒的主题，优质服务是医院良性发展的必须保证。我院始终把为广大患者提供满意服务作为办院的根本宗旨，尤其近几年，采取了一系列促进医院整体服务水平有效提升的措施，努力打造"服务好、质量好、医德好、群众满意"医院，真正让患者看得舒心、治得放心、住得安心。

一、多措施并举，为患者提供温馨的就医感受

1. 夯实基础护理服务

护理是临床最贴近患者的服务，直接关系着住院患者的就医感受。我们以卫生部开展的"优质护理服务示范活动"为契机，推动整体护理服务水平的提高，从2010年1月开始将其作为院长"一把手"工程在全院推开。我们的工作重点是夯实基础护理，将原先缺失的生活护理补上，开展了为行动不便的患者洗脸洗脚、梳头、喂药和为重症监护患者翻身、擦浴等活动，通过无微不至的生活护理，让患者感受到了护士的爱心、细心、耐心和责任心。

2. 强化包床到护

为了把护士管病人工作做扎实，真正做到管得精细、管得全面、管得专业，我们在临床推广包床到护工程，即每个护士都要管一定数量的病人，不仅要做好基础护理，责任护士还需要全面了解患者的疾病、心理、家庭经济等情况，参与医生查房和疑难病例讨论，制定出有针对性的专科护理计划，为患者提供从入院到出院包括心理疏导、健康宣教、观察病情等全程、连续、无缝隙的护理服务。

通过包床到护这种护理模式，护士与患者成了朋友，经常性的沟通使护士能够及时发现患者病情早期变化，为医生提供第一手资料；对患者经常性的心理疏导增强患者战胜疾病的信心，提高治疗的依从性；通过专业化的健康教育，帮助患者建立良好生活方式，树立健康生活理念。

优质护理有效提高了护理服务内涵，使护理工作从单纯的身体疾病护理向心理、生理等全方位更深层次发展，达到了患者满意、家属满意、社会满意的效果。我们的护士曾收到过多封患者表扬信，这在医院历史上是少有的。

3. 注重医患沟通

强化医生与患者的沟通。优质护理服务促进了护患关系和谐，但医生的优质服

务在临床工作中也是举足轻重的。目前医生在服务方面存在着与患者沟通不够、对患者关注不够、没有亲切感以及重技术、轻服务倾向严重等诸多问题，这也是目前反应强烈、容易导致医患矛盾产生并引起医患纠纷的问题。为此，我们把开展优质护理服务的成果推广延伸到医疗活动中，采取以下措施加强医生与患者的沟通：

一是我们在各临床科室成立"医患沟通小组"，每月至少组织一次患者或家属活动，了解患者所想、解决患者所难。

二是在全院推广"病友会"这种能够有效缩短医患距离，增进医患、患患关系的活动，医院拿出了专项资金予以支持。

三是建立"医患联系卡"，在患者入院时由经治医师送到患者手上，使患者能够了解经治医师、所住科室等相关信息。

四是规范医生自我介绍，通过提倡入院、出院时的规范用语来加强住院医师与患者的沟通。

五是注重查房质量与频次，真正做到"个个患者见你、你见个个患者"。我们的目标是"让患者时时感到医生就在身边"。

重视患者投诉管理。我们摸索了一套以首诉负责制为前提，以医患关系办公室为纽带的患者管理体系。要求各科要重视投诉，积极处理投诉，客观上报投诉。我们的医患关系办公室除了接待患者咨询和投诉外还积极回访，主动下去征求意见，进行总结，每月医患关系办公室都要召开一次例会，总结投诉内容，归纳投诉趋势，发现苗头问题，寻找形成原因，而后警示全院。

加强入、出院宣教。患者一入院即由责任护士介绍院内、科内制度，病区环境、设施以及主管医生、责任护士、科主任、护士长等，让患者了解所住科室情况；患者出院时，责任护士告知患者服药方法、复诊时间并进行康复指导等。

4. 打造亲情式服务

开展"迎、陪、送"病人服务。患者入院有人迎接，检查有人陪，出院有人送，如我们的普外科在患者出院时，由科主任、护士长、主管医生、责任护士集体到床旁边慰问，告知出院后需注意的事项，预留联系方式等，由责任护士帮助整理物品，并送至电梯口，让患者时时感到温馨的服务。

实施"称呼工程"。医护人员对患者实行亲情式称呼，使患者对医护人员有亲人般的感受。

注意细节服务。我们要求服务从细微之处做起，关注每一个与患者相关的细节，只要是能让患者满意的，我们就努力去做。如为患者及时加枕头、加被子；如妇产科针对本地区产妇生产后有喝红糖水的习惯，推行了"一杯水"服务，让患者和家属都非常感动，花钱不多，收效很好。

5. 注重患者心理感受

加强对出院患者的回访。我们要求主管医师必须在普通患者出院后第三天进行电话随访；科主任必须对特殊随访对象（住院期间手术患者、疑难病例患者、危重抢救成功患者、属于本科室技术项目病例患者等）在其出院后第三天随访，同时要进行不定期跟踪随访；对特殊病人根据实际情况做家庭随访。

实施"牵手行动"。手术病人进入手术室以后，巡回护士与患者握手并介绍自己、告知患者手术相关情况，陪伴其整个手术过程，消除病人紧张情绪，保证顺利完成手术。

6. 拓展服务空间

实施患者包餐制。在与患者的沟通中，我们发现住院患者用餐极不便利，为此从 2010 年 10 月开始，在部分科室尝试"患者包餐制"，标准为 10 元钱每天，做到"一日三餐、荤素搭配"。目前我们已在胸外、神外、神内三个大科开展了此项工作。住院患者包餐制的开展得到患者、家属及社会的广泛赞誉，下一步要在全院逐步推广。

免费为患儿洗尿布。针对儿科提出患儿家属洗尿布不方便的问题，我们为住院患儿免费提供统一尿布、统一清洗、统一消毒服务，既保证了病房环境的整洁，又减少了患儿家属的负担。

开通"就医直通车"。针对本地区人群居住较分散，患者路途远，交通不方便而造成看病困难的特殊情况，我们开通了"就医直通车"，定时定点免费接送患者。目前已经开始接送恒安新区（同煤棚户区）以及我院所属社区卫生服务中心到总院的预约挂号患者和出院患者，把优质服务延伸到患者家门口。

着力探索"志愿者医院服务"长效机制。"志愿者医院服务"是卫生部要求推广的医院优质服务内容之一，我们从去年年底开始着手建立并完善"志愿者医院服务"体系，逐步推动我院志愿者服务活动的开展。目前，由志愿者组成的服务团队长期活动在医院及社区，在医院门诊大厅设立长期便民服务台，免费为就诊患者测血压、进行咨询及健康宣教，并到社区及敬老院开展义诊、健康宣教等。近日我们又启动志愿者下病房活动，协助病房护士导诊、带领患者检查、为患者做心理疏导等。

7. 优化服务流程

优化门诊服务流程。门诊是医院的窗口，是患者就医的第一站，其服务质量直接关系着患者的就医感受。我们对门诊重新进行合理布局，实现了"一医一患一诊室"，充分保护患者的隐私，增加挂号、收费窗口，设置导诊台，增加候诊椅，安排导诊护士，并增设专家门诊、方便门诊等，同时实施预约挂号与社区挂号相结合，满足患者需求，给患者以最大便利。

近两年，随着我院信息系统的逐步完善，又陆续开通了门诊电子叫号和挂号"火车票"式管理；引进的门诊自动发药系统，实现了"人等药"到"药等人"的转变；门诊就诊的"条码化"管理，使患者就诊效率、安全性都大大提高。为满足患者节假日就诊需求，我们又开展了节假日门诊和双休日门诊，打造"无假日医院"；针对患者门诊就诊三次以上不能明确诊断以及治疗效果不佳的问题，我们建立了内科门诊专家会诊中心，从根本上解决门诊医疗服务的瓶颈问题。

这一系列措施的实施，使我院门诊服务能力大大提高，门诊量也迅速增加，从 2005 年的日门诊量不足 200 人上升到目前的千人以上。今年为进一步提高门诊服务能力，我们正筹备成立外科会诊中心，同时根据患者需求增加专家诊位，并在目前专科门诊的基础上逐渐增加特色、特需门诊和省级专家门诊等。

优化医技科室流程。针对住院患者排队等候检查时间长的问题，我们对医技科室预约流程进行优化，逐步改变检验、超声、影像等科室原有工作流程，实现由病人自己持单排队到科室预约方式的转变，病人只需在护士的陪同下按时去做检查，无需长时间排队等候；同时又实施辅助检查大提速工程，临床检验项目出具结果时间大大提前，方便患者就医，提高了诊治的及时有效性。

在信息系统的支持下，我们的各项检验项目全部实现网络即时传送，医生工作站可同步查询检验结果，大大方便了临床。为方便患者对检验结果的及时查询，我们在门诊大厅设置自助式检验结果查询打印机，患者可凭单据随时查询检验结果，不久以后，门诊患者还可以通过互联网在我院网站上直接查询检验结果。

8. 改革保障体系

优质服务不是单纯的临床工程，而是全院所有系统、所有部门相互协调的一个系统工程。临床的优质服务必须得到全院配合才能保证。为此，我们开展了"医生护士围着病人转，后勤、医技、机关围着临床转"的活动，要求机关、后勤等保障部门建立"一切为临床"的服务理念，通过提供全方位、方便快捷的服务，使临床能够集中精力全身心为患者服务。目前我们临床所需的所有器械、文件、耗材等物品全部由相关部门下送，临床有什么需要只需电话通知即可，同时成立外勤服务队，负责临床检验标本的取送、住院病人的陪检等。目前我们正筹备成立后勤保障调度中心和计算机调度中心，使临床一线办事更方便，保障更有力。

二、强化质量和安全，为患者提供放心的医疗服务

为患者提供放心的医疗服务是优质服务的核心内容之一，医疗质量和医疗安全是提供放心服务的保证，是提高患者就医满意度的根本，我们除了重点加强核心制度、病历质量、围手术期等重点环节以及急诊科、重症监护、血液透析等重点部门和医技科室的质量控制外，质量和安全工作主要有以下几个特色：

（1）药品质量及安全控制。建立了计算机控制的抗菌素分级使用制度，对药物使用的种类、数量、时间等进行控制，同时药品从配药、摆药、发药、服药等要经过计算机审核医嘱、配液中心及摆药机用法用量审核、药师人工审核、发药审核以及护士掌上电脑用药审核等多道核查关口，机械化摆药机和集中配液流水线保证了患者的用药安全。

（2）患者身份的准确识别。在信息系统的支持下，门诊全部实行条码管理，挂号即生成对应条码，患者从就诊到进行各项检查、交费、取药等全部通过条码识别。病房全部实行腕带条码标识管理，在为患者办理住院手续时即自动生成用于患者身份识别的条码腕带。同时实施执行医嘱的信息化安全核查机制，在患者住院期间一切诊疗活动（服药、输液、检查、手术等）均实行条码管理，严防差错的产生。

（3）临床检验的质量及安全控制。我院检验标本全部实行条码化管理，检验流水线实现了标本的自动抽取和自动识别，为检验标本的安全管理提供了保证；同时建立了检验危急值电话、短信报告双通路，在临床检验危急值发现并确认后，通过信息系统自动发送到申请检验医师手机上，同时电话通报给相关临床科室，以保证临床能够及时采取救治措施，有效避免病情延误。

三、加强监督考核，促进优质服务工作长期持续开展

我们制定了一整套科学合理的考核标准，同时通过定期对医院各项服务相关工作进行评估和分析，根据发现的问题提出持续改进措施并落实于临床。医院在目前逐步推行的分配制度改革中，将优化医院服务流程相关工作纳入绩效考核体系，实现了服务的质量与医护人员奖金直接挂钩，有效激励了广大医务工作者依法执业、患者至上的工作精神，工作效率、服务水平、服务质量均有大幅的提升，带动了医院整体管理水平的迅速提高。

四、开展优质服务工作的体会

（1）优质服务不是单纯的对患者有一个好的服务态度，它是一个包括就医环境、服务、质量、安全、技术等多方面的系统工程。

（2）必须树立服务与技术同等重要的理念，二者缺一不可，重技术轻服务是打造不出优秀的人才、一流的科室和老百姓满意的医院的。

（3）开展优质服务首先要解决的问题是领导的决心、员工的认识和持之以恒的信心。

（4）就其他做强医院的手段而言，抓服务是投入少、见效快的捷径手段。

（5）优质服务要立足于患者需求和本院实际，不能走形式。

（6）优质服务必须是医院的全员行为，应涵盖医院医疗、护理、后勤、机关等所有部门，不能在某一部门单独开展。

优质服务是促进医患和谐，强化医院内涵，提高医院社会满意度的重要手段，需要我们医疗卫生系统持之以恒地去做，其核心就是"患者满意是标准，患者需求是动力，患者感动是追求"。

谢谢大家！

认真贯彻集团公司"两新"战略思路，努力建设以人为本、创新发展、和谐美好的现代化三级甲等新医院

——2012年2月同煤集团总医院党委书记黄建军在全院中层干部会议上的讲话

同志们：

党的纯洁性学习教育活动要求在全体党员中结合本单位工作的实际进行宣讲活动，今天利用这次会议的机会在全院中层干部中结合集团公司的要求和我院发展的实际上一次大党课。集团公司新一届领导班子上任以来，提出了同煤发展新战略，这就是"建设新同煤，打造新生活"，集团公司要求各二级单位，迅速开展学习贯彻"两新"战略的热潮。为此，我院要把这次会议开成一个努力贯彻党的纯洁性学习教育活动，认真落实集团公司"两新"战略的推进会。

今天我主要讲两个方面的内容：一是"两新"战略的内涵及对我院科学发展、均衡发展有哪些现实指导意义；二是我院如何结合当前的形势和医院目前发展的态势，具体贯彻落实"两新"战略思想，从而形成我院进一步发展的新战略思路。

集团公司在三届三次职代会暨2012年工作会议上确立了以"建设新同煤，打造新生活"为核心的企业发展战略。这是集团公司深入贯彻落实党的十七届六中全会和省第十次党代会精神的重大战略部署，是新一届领导班子立足转型发展和谋划战略全局作出的重大决策，也是企业创新发展思路、破解发展难题的实际需要。"两新"战略中新同煤的内涵包括企业经营形态由传统型向国际化跨越，建设多元发展、开放创新、安全高效、实力强盛的国际化新同煤。新生活的内涵包括员工生活在现有基础上向现代化跨越，打造环境优美、民主和谐、文明快乐、殷实富足的现代化新生活。纵观"两新"战略

的内涵，整体反映出一种核心理念就是：转型跨越，关注民生。深刻理解领会这一重要战略思想对于我院建立指导今后若干年发展的战略思路，打造适应新形势、实现新跨越的全新战略远景，具有十分重大的现实指导意义。

我院从1949年建院以来，历经起伏，几经发展，有过辉煌，也遭遇过艰难。在几届班子的带领下，在几代员工的拼搏下，我院由一个五间平房，11个医务人员，只做救护和转院工作的医院，发展成为如今具有1700多名员工，建设面积达6万余平方米，功能齐全的综合性现代化三级甲等医院。这60多年期间我院经历了国民经济恢复时期，医院由永定庄矿随局机关迁至新平旺，各项工作百废待兴；经历了"文革"时期，医院医疗发展受到挫折，一大批医务人员受到冲击；经历了改革开放新时期，医院医疗事业发展走入了稳步健康发展时期。纵观我院发展历史，产生了一批知名人才，如韩济仁、孙锡孚、冯继伟、郭多文等；创新了一些科研成果，如骨盆内固定架、心脏体外循环手术等。医院医疗水平的发展体现了大同煤矿医疗卫生事业发展的进程。不过，由于体制和机制的原因，我院的每一步发展都不可避免地打上了煤矿企业医院的烙印，人才、技术、服务的目标和对象都具有鲜明的企业特色。企业的目标，就是医院的目标，企业的任务，也是医院的任务，企业的战略规划亦是医院的规划。可以说企业兴，我院兴，矿务局二百三，我院就要渡难关。这反映出我院在医疗发展的定位、方向、目标、步骤、重点和战略科研项目等方面做得不多，坚持得不好。因此，我们在遵循医疗发展规律，从理论上和实践中探索煤矿企业医院如何适应在社会主义市场经济条件下，创造具有生机活力的战略规划和发展之路方面，还有很

长的路要走。随着国家经济体制改革的深入，医疗卫生事业有了长足的发展，医疗技术、医疗服务要求、医疗生存环境等都发生了非常大的变化，我院在这个大背景下，医疗水平已有了根本性的改变，特别是近几年，在上级部门的支持下，在院班子和广大员工的努力拼搏下，我院成功地晋升为三级甲等医院，这是我们大家引以为豪的荣耀。但是，毛泽东同志在七届二中全会上说过一句话：新中国成立以后，只是万里长征走完了第一步，革命以后的路更长工作更伟大，务必使同志们保持谦虚谨慎的精神，务必使同志们保持艰苦奋斗的优良作风。所以我们医院的广大干部和员工，一定要在科学发展观的引领下，时刻牢记"两个务必"，努力夯实基础，做实内涵，使我院成为名副其实的真正意义上的现代化的三级甲等医院。这就要求我们医院必须要有长远眼光，必须要有战略规划，必须明确提出我院的战略思路和愿景，目的是统一思想，凝聚人心，鼓足干劲，继续前进。这是我院进一步发展的内在要求。同时，从外部来讲，国内外经济形势变幻莫测，机遇与挑战并存，改革逐步进入了深水区，医疗体制改革也进一步推进，一些影响医院发展的矛盾进一步显现，有些还非常突出，看病难、看病贵，医患纠纷严重，医生的职业操守和医生的生存状况堪忧等等问题缠绕着医院发展的方方面面。从宏观方面来分析，对我院发展产生重要影响的因素有三方面：一是国家医改的政策性因素，如体制、机制、运作模式等，近期北京一些医院已开始试行医药分开的做法；二是山西省作为国家综改试验区，在能源大省实现转型跨越，我院作为煤矿企业的一所医院，在这一过程中有些方面必然要涉及我们的战略方向，如医院的归属问题、全省实行医疗一卡通的问题；三是集团公司在职代会上

提出整合医疗资源的构想和目前煤炭市场面临困难局面的问题。这些因素摆在我们面前，可能是机遇，也可能是挑战，如果我们能正确分析形势，作好预判，科学进行战略规划，努力在医院的医疗、科研、服务上下功夫，在人才梯队建设上下功夫，在提高医院核心竞争力方面下功夫，这些因素可能正是我院实现跨越式发展的重要因素。如果我们不能有一个积极的姿态面对这些因素，不能客观冷静地认识我院的现状，一味沉湎于成绩和经验上，我院的发展可能出现滑坡。或者，面对机遇我们没能认真分析、判断、扎实工作、深化改革的步伐，出现战略选择的偏差，我院的发展就会滞后，就会走弯路。因此，无论从内部和外部两方面来讲，医院要生存，要发展，就要迎接挑战，要迎接挑战就必须要有明确的战略规划和坚实的实施步伐。

那么我们应该建立什么样的战略规划？医院战略作为集团公司"两新"战略的分支，"两新"战略会给我们带来什么指导意义？我理解集团公司两新战略思想涵盖两方面：一是在经营上实现转型跨越；二是关注民生，提高员工生活水平。两者相辅相成，不可偏废。跨越是基础，民生是目的。具体到医院，我们的战略主旨应该是围绕提高医院的核心竞争力，将医院做强做大。同时，要注重员工生活水平的改善，创造一个员工工作安心、安全，患者就医舒畅的和谐环境。医院的主业是治病救人，提供良好的医疗服务。而支撑一个医院的核心要素是人才、技术和服务。要想将医院做强做大，必须在人才、技术、服务这些核心竞争力上下功夫。在这些要素中人才是基础，技术是创新，服务是根本。但将医院做强做大并不是我们的单一目标，如果一个医院整天员工怨声载道、事故连连、纠纷不断，做强

做大又有什么意义呢？因此，我们需要的是一个和谐美好的新医院。将这些概括起来，就是我们医院的战略愿景：建设一座以人为本、创新发展、和谐美好的现代化三级甲等新医院。（简称"十二字"新战略或"新医院"战略）。

战略愿景确立以后，要实现这一愿景就需要长期的坚持，扎实的工作，科学的方法、步骤、规划等，否则就是空中楼阁，或者被束之高阁。所以我们要有战略定位、战略要求、战略思路、战略路径、战略目标、战略布局这些东西。这些王院长在三届一次职代会报告中已经提到，我这里再概括地讲一下。

☆　**战略定位：**

以人为本——用科学发展观的思想武装人，以人为本地推动医院科学发展，促进医患和谐，服务人民群众。

创新发展——医疗技术领先，管理科学系统，服务优质一流。

和谐美好——就医环境、工作环境绿色、现代、舒适，医患关系和谐，员工收入提高，力争达到本地区较高水平。工作心情舒畅、精神饱满，医院民主文明，员工积极奋进、崇尚科学、钻研技术，学术氛围浓厚。

☆　**战略要求（"四个一"总体要求）：**

建设一个在科学发展观引领下团结奋进、有事业精神、能总揽全局、带领广大员工真抓实干的领导班子和干部队伍；打造一支严谨求实、充满活力和拼搏进取的员工队伍；培养一批具有前沿思想、技术领先、能够扎根煤矿医院的人才梯队；形成一种关爱员工、尊重患者、公平正义、勇于创新、文明和谐的良好局面。

☆　**战略思路（"三三二"工作思路）：**

坚持三个依靠：依靠各级组织，依靠

全体干部，依靠广大员工。

抓好三项工作：惠及员工群众，提高医疗水平，优质服务患者。

改进二种风气：改进医德医风，改进干部作风。

☆ **战略路径（坚持九条发展路径）：**

医疗科研教学、医疗质量安全、医疗技术提升、人才梯队建设、医疗环境改善、医患矛盾沟通、员工收入提高、管理科学系统、体制改革创新。

☆ **战略目标：**

开放床位数达到1200张，年门诊量达到60万人次，住院量达到3万人次，业务收入达到3亿以上，员工收入以每年10%的速度递增。5年内新增临床及医技科室12个，全院达到47个。到"十二五"末，市级重点专科达到10个，院级重点专科达到15个。5年内至少要有3~5个科研项目获省部级科研成果二等奖。"十二五"期间，至少开展、引进新技术项目100项。引进20名医学博士、100名以上医学硕士，争取各专业都有博士；通过招聘临床高学历护理人员，使我院床护比达到1：0.6以上。

☆ **战略布局：**

（1）加强学科建设，全面提高医疗技术水平。

（2）加强规范化建设，有效提升医院管理水平。

（3）倡导优质服务，充分促进医患关系和谐。

（4）关注员工收入，创新分配机制。

（5）加强医德医风建设，全面提升医院文化水平。

（6）强化基础设施建设，为医院全面腾飞提供有力保障。

（7）完善社会服务体系，推动公益性事业持续发展。

（8）加强社区内涵建设，为居民提供全方位优质服务。

同志们，深入学习贯彻集团公司发展战略，并根据"两新"战略要求做好各二级单位相应的战略规划，是集团公司对各单位的要求，扎实落实各自的战略规划也是各级党组织当前及今后一个时期的重要任务，我们一定要科学规划、认真研究、努力实施我院的战略愿景，把我院建设成一座以人为本、创新发展、和谐美好的现代化三级甲等新医院。

开创精神文明建设工作新局面　努力建设创新型现代化医院
实现"建设新同煤，打造新生活"的战略愿景

——2012年5月同煤集团总医院党委书记黄建军在全院精神文明建设表彰会上的讲话

同志们：

大家好！今天我们召开总医院精神文明建设表彰会议，在此我代表院党政对获得表彰的文明科室、文明员工和先进工作者表示热烈的祝贺！对在各自岗位上兢兢业业、辛勤工作、大胆实践、不断创新，为我院精神文明创建工作做出努力的全院医务人员和员工表示衷心的感谢。

总医院在集团公司和上级主管部门的领导下，以党的十七届五中、六中全会精

神为指导，贯彻落实科学发展观，全面引深创先争优活动，开展保持党的纯洁性活动，认真贯彻集团公司"建设新同煤、打造新生活"战略愿景和"五个一"总体要求、"三个三"的工作思路，坚持精神文明重在建设的方针，坚持"以病人为中心"的服务理念，构建和谐的医患关系，稳步提升医疗服务质量和医疗服务水平，以提高员工素质和医院文明程度为目标，进一步完善基础设施，增强服务功能，提高文化品位，优化诊疗环境，塑造良好形象，努力形成人人是文明建设的主体、个个为文明建设做贡献的良好氛围，着力打造"三好一满意"和"百姓放心"的创新型现代化医院，开创精神文明建设工作新局面，为实现"建设新同煤、打造新生活"的战略愿景作出新的更大的贡献。

下面我把近年来医院精神文明建设工作做一个简要的总结：

一、建立健全了组织机构、领导体制和工作机制，取得了精神文明建设工作新成绩

精神文明建设委员会设主任2名，副主任6名，下设办公室主任1名，主要成员单位11个，辅助成员单位7个，根据人员变动情况，及时调整、补充精神文明委员会成员，始终保持组织机构的健全。坚持"党委统一领导、党政群齐抓共管、文明委组织协调、有关部门各负其责、全院员工积极参与"的领导体制和工作机制。明确了党支部是精神文明建设的战斗堡垒，党员是精神文明建设的骨干力量。做到目标明确、管理规范、任务到岗、责任到人，使精神文明建设的各项工作和任务真正落到实处。我院2010年荣获山西省"医德医风建设先进单位"，2007—2009年连续三年荣获大同市"文明和谐单位"，2006—2010年连续五年荣获集团公司"文明和谐单位标兵"等荣誉称号。

二、围绕以"病人为中心"的服务理念，狠抓精神文明创建工作，提高了患者就医满意度

我们以患者的实际需求为出发抓服务。针对患者普遍反映的看病流程、等候时间、医护人员服务质量和态度等诸多问题，从多方面着手逐步改进。

（1）优化服务流程。今年我们新增加18个诊位，增设了老年痴呆、糖尿病、康复等特色门诊，并在就诊量大的科室实施了弹性出诊；通过打造"无假日医院"，解决患者节假日就诊的需求；在门诊大厅设置了导医台，免费提供开水，新制作就诊流程图，公布医疗服务价格、常用药品价格及价格监督电话；科室设有举报箱，诊室有意见簿；实行病人选医生和住院费用一日清单制。为了方便患者的就诊，开展了现场预约挂号、电话预约挂号、诊间预约挂号、社区预约挂号服务项目。

为解决同煤集团棚户区患者就诊不便的问题，我们于2012年3月开通了"就医直通车"，每天6次定时定点免费接送患者，并在车上提供预约挂号，把服务延伸到患者家门口。

为方便患者及时查询检验结果，门诊大厅设置了两台检验自助取单机，患者可凭单据随时查询、打印检验结果；不久以后，门诊患者可通过互联网在我院网站上直接查询检验结果，并可以自助打印放射报告。

（2）深化优质护理。我们继续在全院落实责任制整体护理，并将优质护理与医院绩效考核挂钩，促进优质护理服务持续深入开展。护士的真诚服务在感动着患者，我们的护士经常会收到患者的感谢信，据不完全统计，2011 年收到感谢信 31 封。

（3）志愿者服务在医院。我院从 2010 年底开始着手建立并完善"志愿者服务在医院"体系，组建了一支由医院员工、在校学生以及社会其他工作人员组成的近 300 人的志愿者服务团队，长期活跃在医院门诊、病房以及社区、敬老院等地。医院门诊大厅设立长期便民服务台和志愿者服务台，每日为近 200 人免费测血压，并开展咨询及健康宣教等；每月不定期开展 1～2 次为住院患者提供一般生活护理、沟通交流、陪同检查、健康教育、陪护等服务；各个节日、主题日组织义诊、健康宣教等活动。目前已基本形成了长效活动机制。2011 年，开展志愿服务达 2790 小时，进行大型义诊 11 次，服务对象 3500 人次。9 月 30 日，我们对志愿者服务工作出色的单位和个人进行了表彰。今年开展了"与雷锋精神同行，志愿服务在医院"主题活动。

三、大力推进新项目新技术的开展，将精神文明建设落到实处，有效降低了患者住院费用

2011 年，我院新开展技术项目 35 项。如我们在大同市首先开展的急诊 PCI，目前已独立完成 50 例。同时我们逐步建立并完善了药品应用质量控制体系、病历质量控制体系、临床路径质量控制体系、门诊专家会诊体系、辅助检查危急值报告体系、手术安全核查体系、医院感染质量控制体系、患者投诉管理体系、急诊救治体系等九大质量控制体系的建设，医疗技术质量得到持续提高，医疗安全工作得到进一步加强。

我院于 2009 年 12 月开始实施临床路径，到目前共开展病种 108 个，涉及 23 个科室，累计病例数 6000 例。通过我们

在质量控制等方面的不懈努力，2011 年 1—9 月住院患者平均费用为 5910 元，较 2010 年同期人均住院费用 5967 元下降 57 元。

四、深入开展保持党的纯洁性活动，以优秀的文化引领医院发展

2011 年是我院精神文明建设和医院文化建设工作立足新起点，谋求新发展的一年。我们按照集团公司"建设新同煤，打造新生活"的战略和总体工作思路，以坚持公益性办院方针为主线，以全心全意为患者服务，解决员工看病难、看病贵为宗旨，全员参与，创新机制，大力开展精神文明创建活动和医院文化建设工作，努力构建文明和谐医院。

（1）引深创先争优活动，深入开展保持党的纯洁性活动，推动医院转型跨越健康发展。

我们以"坚持科学发展，把同煤集团总医院建设成为和谐美好、强势竞争、充满活力、殷实小康的三级甲等医院"为目标，以"推动科学发展，促进医院和谐，服务员工群众，加强基层组织建设"为总体要求，引深创先争优活动，深入全面地开展保持党的纯洁性活动，明确医院要实现"什么样的发展、怎么发展、依靠什么发展"等全局性、根本性问题，充分解放了思想，鼓舞了斗志。2011 年 7 月纪念中国共产党建党 90 周年期间，结合医院工作特点，在全院广泛开展"党员挂牌优质服务活动"和"重温入党誓词活动"。同时通过院报、网站等媒体开展宣传工作，要求全体党员干部在工作中处处起到模范带头作用，锐意改革，大胆创新，引领医院转型跨越健康发展。

（2）加强医德医风教育，弘扬崇高的职业操守。

我们将加强员工医德医风素质教育作为强化行业作风的抓手，在全院开展了"创名院、建名科、出名医""树立好医德、争做好医生"大型活动，举办"如何做一名好医生"培训，同时广泛开展"如何做好学科带头人""如何做一个好党员"研讨会。要求医护工作要从以"医疗为中心"转变为以"病人为中心"。要以解决患者需求为着眼点，不断增强员工的工作责任心和对患者的关爱心，要从细微之处做起，为患者提供满意服务、感动服务。如根据气候变化及体位要求为患者及时加枕头、加被子；妇产科针对本地区产妇生产后有喝红糖水的习惯，推行了"一杯水"服务；手术室实施"牵手行动"；儿科免费为患儿提供尿布等，让患者和家属都非常感动。同时，各病区开展医患座谈会、对出院病人开展电话回访活动、在门诊大厅设置医患投诉接待处，及时解决了出现的医患矛盾和问题，使医患关系更加和谐。

我们采取了"换位教育"模式，组织科主任到其他医院以一名患者的身份去就诊，通过体验从挂号到看病的整个过程，使大家切身感受患者就医的难处，从而不断增强医生的工作责任心和对患者的关爱心。2011年，共退还"红包"25人次合计9300元，收到锦旗48面。

（3）以提高服务水平为突破口，全面加强医院文化建设。

我们按照集团公司"文化强企，快乐工作"企业文化建设要求，紧密结合医院工作特点，坚持以理念渗透为前提，以行为养成为基础，以优质服务为突破口，以提升医疗技术水平、更好地服务煤矿生产和员工健康为目标，扎实推动医院文化建设，努力打造"以高超的医术救人"的医院精神、"德厚术精、严谨求实"的医院作风、"以人为本、科技兴

院"的管理理念、"患者满意、社会满意"的经营理念、"让病人满意从跨入医院开始"的服务理念、"以病人为中心、视质量为生命"的核心理念、"德为先、识为重、能为本"的人才理念、"勇于奉献争创一流"的价值理念等总医院文化建设理论体系，不断提高医疗质量、不断推动科技兴院进程、不断转变医德医风。

我们从规范医护人员及员工的行为入手，大力加强医院文化建设，编制了《同煤总医院员工手册》，详细规定了员工守则、员工荣辱观、会议纪律、公共卫生服务用语和各岗位标准服务用语及仪表礼仪等要求，在全体员工中开展"说文明话、做文明人、办文明事"活动，并提出了"用我们的耐心、关心、细心，换取您的安心、舒心、放心"的服务理念，提倡主动服务，关注患者困难，努力创建文明的就医环境，体现和谐医患关系。

重视宣传工作，推榜样，树典型，弘扬主旋律，创办了总医院《煤海健康》报、创建了同煤总医院网站、培育了通讯员队伍，充分利用宣传阵地和各大媒体有效地宣传医院建设、学科发展、教学水平和研发成果，起到了很好的品牌传播和信息传递作用。

医院聘请园林专家对庭院建设重新进行了规划，兴建了凉亭、石桌石凳，并种植各种花草树木，全院环境变得更加优美，员工和住院病人的工作、医疗、生活、休养环境变得更加安全、舒适、幽雅。

五、积极履行社会职责，勇于承担社会责任

积极履行社会职责，顾全大局，讲政治、讲奉献，勇于承担社会责任，积极参与公益事业。积极开展帮贫助困活动，为汶川、玉树地震灾区捐款，为雪灾地区捐

款，为遭受各种自然灾害地区捐款，为特困学生开展"爱心助学"捐款，为在我院接受治疗的困难患者捐物捐款，免费救治了一些民政及公安单位送来的患者。积极对口支援农村医疗，捐助医疗设备，派出专家到县级医院进行技术指导。认真地把卫生帮扶工作做细、做实，以办实事、求实效为基本要求，推动卫生常下乡、常在乡，更好地服务农民的生产生活，服务农村的改革发展，起到了"老百姓有实惠、乡镇医院上水平、县级医院创等级"的效果。

六、强化内部治安防范管理，创建平安医院

在狠抓医疗服务质量的同时，我们更加注重医院的安全和稳定建设。以集团公司安全工作会议精神为指导，坚持"预防为主，打防结合"的方针，落实院科两级责任制，强化内部管理，查危堵漏，确保患者和医护人员有一个安全的就医和工作环境。

（1）巩固医疗安全。医疗安全是医院经营工作的重中之重，我们通过开展安全专题会议，对医学知识竞赛中的案例进行分析，进行疑难病例、死亡病例讨论，外请律师举办法制讲座等反复强化医务人员在日常医疗活动中的安全意识；医院的医疗安全委员会每月定期活动，通过查验医疗安全活动记录了解科室存在的安全隐患。

（2）强化内部防范。我们新增8名安保人员，加强全院24小时安全巡视；由交警五队增派警员3名实施现场管理，有效解决了门前拥堵问题；院内进行了大

规模的环境整治，先后兴建了车库和单车棚，为加强车辆管理提供了保障；从后勤抽调夜间值班下夜人员9名充实到仓库等重点部位；同时加强了剧毒、放射、核医学等部位的管理工作，强化了制度建设，确保责任到人。

（3）加强消防管理。我院重新修订了《消防安全管理制度》《消防应急预案》等，制定了年度工作计划和安全保证措施；筹集资金20余万元改造了医院门诊大楼消防配套工程，安装消防自动报警装置以及消防水泵系统，通过培训、演练等提高全员消防防范意识；坚持每月例行检查，重大节日重点查，并把检查情况及时总结通报整改；将消防设施器材的检查、保养和卫生保洁等工作落实到每个相关科室和责任人。

（4）加强地面安全专项整治。重点加强对供水、供电设备设施以及高压氧舱、消毒设备等压力容器的安全专项整治工作。对医院老年病住院楼、门诊楼、前后住院楼等区域配电室进行安全整改，以达到规范要求；邀请省质监部门对全院10部医用电梯、3部杂物梯以及高压氧舱等进行专项检验，杜绝安全隐患。

同志们，在过去的一年中，我院精神文明工作取得了一定的成绩，保持了稳步发展。在新的一年里，让我们在国家医药卫生体制改革政策的正确指引下和集团公司的大力支持下，在院班子的领导下，齐心协力，谋求新发展，为开创精神文明建设工作新局面，努力建设"三好一满意""百姓放心"的创新型现代化医院，实现"建设新同煤，打造新生活"的战略愿景而奋斗。

二、重要文件

大同矿务局附属医院暂行简章草案

（一九五〇年一月二十四日）

本院为本局职工伤病治疗总机关，以收容各矿重伤病需要住院疗养者为目的。其宗旨为使伤病职工尽速恢复其健康，并努力缩短其治疗时间，以提高生产效能，凡患急性病亚急性病意外病症及产科病人皆可尽量收容，但不治之痼疾及精神病患者因限于人员及病房之设备恕不收容。本局职工一律免费诊疗，家属暂按买药成本收费，其他机关军民来院就诊者，应经院长批准，并按规定先行收费。

一、门诊

1. 凡能行动之伤病均须于门诊时间持诊疗证到本院挂号室登记挂号领取号牌在各科门前等候按次呼号，就诊不得稽故争先。

2. 诊疗证由工薪科填发，要填写清晰，填发人应签名盖章，如系家属并注明其关系。患者领到诊疗证后应妥为保存可长期使用但不得互相借用。

3. 门诊或出诊患者如诊疗医生认为有住院必要时可出具证明由该管主管签请局方批准后入院疗养。门诊时间规定下午一点半开始挂号两点开诊五点停诊。

二、出诊

本院医生出诊仅限于本局各单位不能行动之伤患者及产科病人外矿职工一律由各分诊所处治。

三、急症

本院设有急诊室无论日夜皆可应诊准谨以危急病症为限凡非急症患者概请来院门诊。

四、住院

1. 本院病房不分等级按病情分配床位凡病人入院时外矿者由矿方备具介绍公文带同治疗经过及工资等级其因公致伤病者并须带同因公致伤病之证明文件到院后经值班医生会同有关科负责医生检查认为有住院必要时签注意见交由患者呈局方办公室批准后送注册被注册登记由护士长按科别轻重分配病室指定床位并发给服装。

2. 病人住院须签具住院诊疗愿书外科及产科病人住院另签外科及产科手术愿书。

3. 患者入院后已经指定之床位不得私自搬挪并不准占用空床。

4. 病房禁止赌博喧哗及一切有碍高声噪音（如收音机乐器等）不准私按电线以防危险或造成火灾。

5. 患者须按规定时间起床就寝（重症例外）。

6. 患者于医生检查体温及开饭时间内必须在自己床位等候（集体吃饭例外）。

7. 患者出院转院由医生或院方决定之。

8. 患者一律不准外出如有特殊事故需经护士长医生同意院长批准返院后必须

销假。

9. 患者及随带人员不得随意出入办公室配膳室产房婴儿室手术室及使用科内电话。

10. 患者随带人员及家属在病房内均得服从护士之指导。

11. 患者随带人员由院方统一管理教育除规定时间外一律不准出入病房。

12. 患者应爱护国家财产厉行节约不得任意损毁公物或浪费食品及水电。

13. 患者入院后不必要的衣物须交院方保存出院时发还。

14. 患者如携带有贵重物品入院后交院方收库保管否则万一遗失院方不负赔偿责任。

15. 患者应注意公共卫生禁止随地吐痰及抛掷废纸碎物等。

16. 患者不准偷看病历及涂抹修改。

17. 凡住院之交费者出院时须将一切费用交清后始准离院。

18. 探视病人者须先到传达室登记领取探视证，经病房护士长允许后方准入病房，但禁坐病床，十岁以下儿童禁止入病房。

19. 传染病房禁止探视病人，但病重病危者例外。

20. 患者在住院期间应遵守本院一切规定并听从医护各级人员指导以利疗养。

21. 患者病情不宜出院而自愿出院者须由主治医生许可并签具自动出院愿书以资证明。

22. 患者在住院期间其工资由院方发给但为手续简便特规定由下半月起领其本半月之工资仍由原单位在发给出院时其本半月之工资仍由本院发给。

23. 患者伙食按病情需要分普通、便饭、流质、半流质四种饮食，由主治医生针对病情指定应何种伙食，患者不得自行调动，伙食费由工资扣除。

24. 家属入院每半月预交医药及伙食费小米二百斤如无力预交者由所属主管负责担保。

五、附则

1. 本简章如有未尽事宜得随时修正之。

2. 病人及其家属或单位对本院服务情形有所建议，经向本院院长提出均受欢迎。

大同煤矿附属医院更名为大同煤矿医院启用新印章的通知

医办字〔1958〕38号

我局大同矿务局附属医院机构名称经研究确定改为"大同煤矿医院"印章已刻妥，并从即日起启用新印章，原章缴回剪角同时作废。

附：新印模（本书略）

大同矿务局

1958年6月10日

大同煤矿医院改为大同矿务局医院的通知

局办字〔1965〕402 号

根据局党委（65）15 号通知建立矿务局医院，为统一名称，将我局煤矿医院改为大同矿务局医院，现将该医院及办公室公章式样发给你们，以利工作。

特此通知

附：新印模（本书略）

大同矿务局
1965 年 5 月 22 日

大同矿务局革命委员会关于变更一医院、二医院隶属关系的通知

革办字〔1970〕265 号

各矿、厂、处、学校、机关各部、组、室、干校、矿区政府、机关领导小组、一医院、二医院：

随着斗、批、改运动的深入发展，为了更好地适应革命和生产的需要，加强党的领导，遵照伟大领袖毛主席"共产党不但要民主，尤其要集中"的教导，经大同矿务局革命委员会党的核心小组研究决定：原隶属于局后勤部的一医院、二医院，从即日起直属大同矿务局革命委员会领导。启用公章分别为"大同矿务局第一医院革命委员会"、"大同矿务局第二医院革命委员会"。

特此通知

附：新印模（本书略）

大同矿务局革命委员会
1970 年 10 月 21 日

大同矿务局革命委员会关于启用大同矿务局第一、二医院革命委员会公章的通知

革办字〔1971〕62 号

第一医院革命委员会、第二医院革命委员会：

为了更好地适应飞速发展的形势和我

局"抓革命，促生产，促工作，促战备"的需要，使医院更便于面向基层，面向井下，面向工人群众，便于集中领导，经大

同矿务局革命委员会研究决定，将原隶属于大同矿务局革委会后勤部领导的一医院、二医院改为直接隶属于大同矿务局革命委员会领导。并从一九七一年三月十六日开始启用"大同矿务局第一医院革命委员会"和"大同矿务局第二医院革命委员会"公章，同时，原"大同矿务局革命委员会后勤部一医院革命委员会"和"大同矿务局革命委员会后勤部二医院革命委员会"公章一并作废。

特此通知

新印模：大同矿务局第一医院革命委员会（本书略）

新印模：大同矿务局第二医院革命委员会（本书略）

大同矿务局革命委员会

一九七一年三月十五日

中共大同矿务局委员会关于云岗矿、三个医院党委启用新公章的通知

同煤发〔1973〕53号

各矿、厂、处、矿区、医院、学校党委（支部）：

从四月二十八日起，云岗矿党委、平旺医院、雁崖医院、云岗医院党委启用新公章，原来一医院、二医院党委旧印章作废。

特此通知

附：新印模（本书略）

中共大同矿务局委员会

一九七三年四月二十六日

大同矿务局关于大同矿务局平旺医院更名的通知

同煤卫字〔1984〕62号

经局研究决定将大同矿务局平旺医院恢复为大同矿务局第一职工医院，从即日起启用"大同矿务局第一职工医院"印章，原"大同矿务局平旺医院"印章作废。

附：新印模（本书略）

大同矿务局

1984年1月21日

大同煤矿集团有限责任公司董事会秘书处关于
第一职工医院更名的通知

同煤董秘字〔2002〕12 号

大同煤矿集团有限责任公司一医院：

按照晋政函〔2000〕88 号文件精神，大同矿务局改制为大同煤矿集团有限责任公司，原大同矿务局第一职工医院，相应更名为大同煤矿集团有限责任公司一医院。由于工作需要，从即日起正式启用"大同煤矿集团有限责任公司一医院"印章，同时废止原大同矿务局第一职工医院印章。

特此通知

附：启用印模　废止公章（本书略）

大同煤矿集团有限责任公司
董事会秘书处
二〇〇二年十二月二十六日

中共大同煤矿集团有限责任公司委员会
大同煤矿集团有限责任公司关于一医院更名的通知

同煤党发〔2005〕113 号　同煤董发〔213〕号

各二级单位、公司、机关各部门：

经二〇〇五年十一月二十四日集团公司党政联席会议研究决定，将"大同煤矿集团有限责任公司一医院"更名为"大同煤矿集团有限责任公司总医院"，其职责和管理范围不变。

特此通知

中共大同煤矿集团有限责任
公司委员会
大同煤矿集团有限责任公司
二〇〇五年十一月二十四日

山西省卫生厅关于山西省 94 年度医院分级管理
达标上等医院的通报

晋卫医字〔1994〕106 号

各行署、市卫生局、各大型厂矿企业卫生处及各有关医院：

我省的医院分级管理及评审工作，在去年评审的 77 所（三级医院 6 所、二级医院 14 所、一级医院 57 所）达标医院的基础上，今年省、地两级医院评审委员会对全省 193 所医院（三级医院 7 所、二级医院 14 所、一级医院 172 所），进行了认真审议，193 所医院均达到了相应的标准。通过医院分级管理及评审工作的开展，对促进各级各类医院科学管理、提高医疗质量、服务质量起到了很大作用（附二级以上达标医院名单及各地、市达标上等医院汇总表）。

希望已达标上等的医院，巩固成绩，再接再厉，向更高的标准迈进。未申报及未达标的医院，要积极创造条件，迎头赶上，力争在 95 年第一周期的最后一年一举达标。

山西省卫生厅
一九九四年十二月十九日

附：94 年达标上等医院名单（二、三级）

6 月 10 日通过的医院（3 所）

山西省人民医院　三级甲等

山西医学院第二附属医院　三级甲等
山西医学院第一附属医院　三级甲等

12 月 17 日通过的医院（18 所）

山西省肿瘤医院　三级甲等
大同矿务局第一职工医院　三级乙等
大同市第五人民医院　三级乙等
大同市第三人民医院　三级乙等
太原重型机器厂职工医院　二级甲等
……

达 标 证 书

大同矿务局第一职工医院经山西省医院评审委员会评审，认定为三级乙等医院，有效期自 1994 年 12 月 17 日至 1997 年 12 月 17 日。

此证

山西省卫生厅
1994 年 12 月 20 日

山西省卫生厅关于山西省肿瘤医院等 73 所医院评审评价结论的通知

晋卫医管〔2011〕2 号

各市卫生局、各有关医院：

按照《医疗机构管理条例》和山西省医疗机构评审评价有关规定，经山西省医疗机构评审委员会于 2010 年 12 月 21 日召开全委会议审议，山西省肿瘤医院等 73 所医院（见附件）通过审议，其中 68 所医院评审有效期为三年，从 2011 年 1 月 8 日起计算。大同市第一人民医院、大同市第五人民医院、长治医学院附属和平医院、晋城市人民医院、山西西山煤电集团总医院因搬迁、装修等原因申请延期评审，该 5 所医院原评审结论延至 2011 年 12 月底。

附件：2010 年医院评审评价情况

山西省卫生厅
二〇一一年一月二十日

附件：

2010 年医院评审评价情况

序号	地市	医　院　名　称	医院等级
1	厅直	山西省肿瘤医院	三级甲等
2	太原市	太原市人民医院	二级甲等
3		大同煤矿集团有限责任公司总医院	三级甲等
4		大同煤矿集团有限责任公司肿瘤医院	二级甲等
5	大同市	大同市南郊区人民医院	二级乙等
6		浑源县人民医院	二级乙等
7		广灵县人民医院	二级乙等
8		阳高县人民医院	二级乙等
……	……	……	……

山西省卫生厅关于同意山西大医院　大同煤矿集团
有限责任公司总医院　长治市人民医院增加
山西医科大学附属医院名称的批复

晋卫医政〔2012〕50 号

山西医科大学：

你校《关于增设山西大医院等三所医院为我校附属医院的请示》（山医大校字〔2012〕66 号）收悉。根据《医疗机构管理条例》的有关规定和原国家教委、卫生部、国家中医药管理局《普通高等院校临床教学基地暂行规定》（教高〔1992〕8 号）的精神，同意山西大医院、大同煤矿集团有限责任公司总医院、长治市人民医院增加山西医科大学附属医院名称为第二名称，以上医院增加名称后原隶属关系、领导体制和经费渠道不变。

此复

山西省卫生厅

二〇一二年七月十一日

山西省卫生厅关于公布山西省医学重点（建设）学科和省市共建学科名单的通知

晋卫科〔2012〕25号

各市卫生局、厅直各有关医疗卫生单位：

根据《山西省医学重点学科评审方案》要求，省卫生厅组织专家对全省三级医院申报的103个学科类别进行了评审。现将评审确定的39个重点学科、15个省医学重点建设学科和13个省市共建医学重点学科名单（附件1）予以公布，并对学科建设提出以下要求：

一、各学科所在单位应按《山西省医学重点学科建设方案》（附件2）要求，10月15日前与省卫生厅签订《山西省医学重点学科目标任务书》，并制定发展规划和年度目标任务，明确考核验收指标，按期完成建设任务。省卫生厅对项目建设单位学科实行过程管理和目标管理，将组织专家进行不定期考核评估，2017年底进行终期评估验收。每年年底对照年度建设计划进行年度验收。学科建设周期为五年。

二、各医学重点学科所在单位要结合自身实际，加大对医学重点学科的经费投入，建立健全各项管理制度，完善激励机制和约束机制，保证建设目标顺利完成。

附件：1. 山西省医学重点（建设）学科（本书略）和省市共建医学重点学科名单

2. 山西省医学重点学科建设方案（本书略）

3. 山西省医学重点学科合同任务书（本书略）

山西省卫生厅
2012年9月20日

附件1：

山西省省市共建医学重点学科名单

单　位	省市共建学科	对口援建单位及学科
太原精神病院	精神病学	山医大一院精神科
大同一医院	妇产科	山西大二院妇产科
大同一医院	儿科	省儿童医院儿科
潞安总医院	骨科	山西大二院骨科
大同三医院	神经内科	山医大一院神经内科
大同三医院	心血管内科	省心血管病医院心血管内科
大同五医院	泌尿外科	山医大一院泌尿外科
同煤总医院	神经外科	省人民医院神经外科
晋煤总院	医学影像、核医学科	山医大一院医学影像、核医学科
晋煤总院	普外科	山西大医院普外科
长治市人民医院	眼科	省眼科医院眼科
汾阳医院	耳鼻喉科、呼吸科	山医大一院耳鼻喉科、呼吸科
合计	13	

后　　记

悠悠辉煌岁月，漫漫医疗征程。与共和国同年诞生的同煤集团总医院，至 2012 年已经走过 63 个年头了。为了回顾其半个多世纪的发展轨迹和创业兴院历史，全面展示医院各个时期的精神风貌和工作业绩，2011 年医院领导班子决定组织力量编纂《同煤集团总医院志》，以服务医院当下工作、开启医院美好未来。其功在当前，利在长远。

《同煤集团总医院志》的起草和编纂工作是由院志办公室负责牵头和实施的。2011 年 10 月医院成立了院史编纂委员会和院志办公室，医院院长王隆雁、党委书记黄建军担任编纂委员会主任，原党委副书记兼工会主席、调研员王盛任编纂委员会副主任兼编纂办公室主任，返聘医院原人事科科长赵怀德、原工会副主席赵志华和弓晓玲、原党支部书记徐海坤组成了编纂办公室，并开始了资料收集、查阅、调研、座谈、采访工作。

编纂人员用了 5 年的时间，经过广泛收集资料、大量调查研究、缜密分析研判、反复推敲确认，在几易其稿后完成了志书的编纂工作。由于志书反映的事件和人物众多，时间跨度很长，因此资料的收集和辨析工作非常艰难，可谓"句句淌汗水，字字皆辛苦"。

医院领导高度重视和大力支持是完成志书编纂工作的动力和重要保证，编纂人员不辞辛劳、兢兢业业、一丝不苟的敬业精神，是完成这部志书编纂的重要因素。在编纂过程中，得到了医院党委办公室、医院办公室、人事科、档案科、医务科、护理部、总务科及各部门、各临床科室的支持和配合，大家积极提供了大量资料，起草了初稿；同时得到了同煤集团公司档案处、组织部、人事部、工会、科研等部门的大力支持。部分已退休的老领导、老专家、老同志也对志书编纂工作给予了高度重视和无私支持，为我们充实和完善相关资料做出了很大贡献。因此，《同煤集团总医院志》是一部凝聚了众人的心血和汗水之作，是集体智慧和力量的结晶。在这里，我们向所有为志书编纂工作做出贡献的领导、单位、部门和人员表示最诚挚的敬意和最衷心的感谢！

在志书的编纂过程中，我们还为《大同市卫生志》《大同煤矿卫生志》《同煤印象》《山西省志·医疗卫生志》等提供了 20 余万字的资料，有的资料已被收入其中。我们深信，《同煤集团总医院志》正式出版，必然会受到社会各界人士和本院职工的欢迎。

金无足赤，人无完人。虽然我们做了百分之百的努力，在编纂过程中先后召开座谈会 10 余次，走访在职和退休的新老同志 300 多人，查阅档案资料 3000 余卷，并到北京、太原、朔州、河北等地进行了走访调查，对健在的历任医院领导和建院初期的老同志进行了面对面采访，对在外地的老同志进行了电话采访，但由于志书内容时间跨度长，资料匮乏，建院初期的大部分老同志已去世，有些事情很难验证，再加上我们是第一次从事志书编纂工作，缺乏经验，因此书中可能会存在这样那样的缺憾和不足，我们诚恳希望读者多提宝贵意见和建议，以便日后再版时更正。

《同煤集团总医院志》编纂办公室
2016 年 12 月 1 日